JN448161

정형외과 수술을 위한 마취

노영진 양홍석 지음

UUP

대표 저자
양 홍 석 울산대학교 의과대학 서울아산병원 마취통증의학과 교수
노 영 진 울산대학교 의과대학 서울아산병원 마취통증의학과 교수

공동 저자
이 상 석 인제대학교 의과대학 상계백병원 마취통증의학과 부교수
신 원 정 울산대학교 의과대학 서울아산병원 마취통증의학과 조교수
최 병 문 울산대학교 의과대학 서울아산병원 마취통증의학과 조교수
김 용 범 가천의과대학 인천길병원 마취통증의학과 조교수
최 우 종 울산대학교 의과대학 서울아산병원 마취통증의학과 임상부교수
전 인 구 울산대학교 의과대학 서울아산병원 마취통증의학과 임상부교수
서 정 훈 울산대학교 의과대학 서울아산병원 마취통증의학과 임상부교수
고 원 욱 울산대학교 의과대학 서울아산병원 마취통증의학과 임상조교수
이 화 미 울산대학교 의과대학 강릉아산병원 마취통증의학과 강사

정형외과 수술을 위한 마취

- 2016년 4월 15일 개정판 인쇄
- 2016년 4월 22일 개정판 발행
- 2006년 5월 19일 2판 발행
- 1998년 1월 24일 초판 발행
- 지은이 노영진, 양홍석
- 펴낸이 오연천
- 펴낸곳 UUP (울산대학교출판부) 680-749 울산광역시 남구 대학로 93(무거동)
  울산대학교출판부
- 전화 (052)259-2488 팩스 (052)277-3011 ▪ 홈페이지 http://uup.ulsan.ac.kr
- 출판등록 제370-1996-000001호(1996.3.13)
- ₩ 35,000

불법복사는 지적재산을 훔치는 범죄행위입니다. 저작권법 제136조(권리의 침해죄)에 따라 위반자는 5년 이하의 징역 또는 5천만 원 이하의 벌금에 처하거나 이를 병과 할 수 있습니다. 이 책의 판권은 울산대학교 출판부에 있습니다. 잘못된 책은 바꾸어 드립니다.

ISBN 978.89.7868.390.6 (93510)

책을 만들면서

마취과학의 발달은 외과학의 발전에 기본이 되는 것으로 다른 기초 분야보다 임상에서는 중요한 역할을 한다. 마취과학의 발전을 위한 움직임과 함께 한글로 된 교과서를 편찬하였으며, 소아마취, 산과마취, 신경외과, 흉부외과와 장기이식, 통증치료 등 마취과학도 세분화되면서 마취 관리에 대한 지침서와 세부 전문 분야에 대한 서적이 출판되기 시작하였다.

정형외과 분야도 일반적인 마취 관리에서는 다른 분야와 크게 차이는 없지만 수술에 따른 체위와 감시, 출혈과 수혈, 나이에 따른 문제점, 외상, 미세 현미경 수술 및 부위마취의 적용과 통증 관리에서 특수성에 대한 요구가 점차 증가되고 있다. 정형외과 수술이 요구하는 마취과적 특수성을 정리하여 마취통증의학과와 정형외과 의사 서로를 이해하고 효과적인 마취를 제공하는 데에 도움이 되고자 하여 이 책을 쓰게 되었다.

의학용어는 의사협회에서 발행한 의학사전을 기준으로 하였고 표와 그림은 영어로 표기하였으며 간단한 지침서로 하려고 참고문헌과 찾아보기(색인)는 생략하였다.

이 책을 만드는 데에 도움주신 서병태 원장님과 이동명 과장님을 비롯한 마취과 선생님들과 정형외과 조우신 선생님, 울산대학교 출판부에 감사드립니다.

1997년 1월

두번째 책을 만들면서

정형외과 수술이 요구하는 마취과적 특수성을 정리하여 마취통증의학과 의사와 정형외과 의사가 서로를 이해하고 효과적인 마취를 제공하여 성공적으로 수술을 할 수 있도록 도움이 되고자 관심 분야를 정리하게 되었습니다. 초판을 내고 벌써 6년이라는 시간이 지나면서 정형외과뿐만 아니라 마취통증의학 분야에서도 많은 변화가 있어 두 번째 정리를 하게 되었습니다.

정형외과 분야의 기본적인 마취 관리는 다른 외과 분야와 차이는 없지만 수술에 따른 체위와 감시, 지혈대의 적용, 출혈과 수혈, 나이에 따른 문제점, 외상, 미세현미경 수술 및 부위마취의 적용과 당일 수술 및 통증 관리에서 점차 특수성이 증가되고 있습니다. 최근에는 전신마취에서 새로운 흡입마취제와 정맥마취제가 소개되었으며, 부위마취에서도 약물뿐만 아니라 경막외마취와 척추마취를 함께 시술하는 방법과 지속적인 말초신경 차단 및 수술 후 통증치료를 위한 기구의 개발로 많은 변화가 있었습니다.

초판에서는 Wedel이 쓴 "Orthopedic Anesthesia"를 중심으로 번역하여 간단한 지침서를 목적으로 만들었습니다. 그러나 여러 가지로 미비점이 많아 재정리를 하면서 정형외과 수술에서 기본 기구인 공기지혈대, 흔히 동반되는 신경근 질환, 마취와 수술 후 진통을 위하여 적용되는 척추마취와 경막외마취를 함께 시술하는 방법 등 정형외과 수술과 마취에 대한 종설을 참고로 하여 보완하였습니다. 색인과 참고문헌도 만들어 이해에 도움이 되도록 하였습니다. 물론 보다 더 전문적인 분야는 전문서적을 참고로 하시고 임상 마취의 간단한 지침이 되고, 환자 곁에서 한번 더 생각하는 기회를 갖는 데 도움이 되고자 합니다. 의학용어는 의사협회에서 발행한 2003년판 의학용어집을 기준으로 하였습니다. 여러분들에게 많은 도움이 되었으면 합니다.

이 책을 만드는 데에 도움을 주신 마취통증의학과와 정형외과 선생님들께 감사드립니다.

2005년 5월

양홍석

세 번째 책을 만들면서

정형외과 수술을 위하여 마취를 시술하면서 정형외과 의사와 마취통증의학과 의사를 서로 이해하고 효과적인 마취를 제공하여 성공적으로 수술을 할 수 있도록 도움이 되고자 하여 관심을 가져야 할 분야들을 세번째 정리를 하게 되었습니다. 초판을 내고 벌써 15년, 두 번째 출판하고 7년 이라는 시간이 지나면서 정형외과뿐만 아니라 마취통증의학 분야에서도 많은 변화가 있어 다시 정리를 하게 되었습니다.

정형외과 수술을 위한 기본적인 마취 관리는 다른 외과 분야와 차이는 없지만 수술에 따른 체위와 감시, 지혈대의 적용, 출혈과 수혈, 나이에 따른 문제점, 외상, 미세 현미경 수술 및 부위마취의 적용과 당일 수술 및 수술 후 통증 관리 등에서 점차 특수성이 증가되고 있습니다. 전신마취에서 새로운 흡입마취제 sevoflurane, desflurane과 정맥마취제 propofol, etomidate 뿐만 아니라 다양한 마취 보조 약물로 안정제 dexmedetomidine, 근이완제의 길항제 sugammadex 등이 소개되고 부위마취에서도 약물뿐만 아니라 경막외마취와 척추마취를 함께 시술하는 기구와 지속적인 말초신경 차단에서 신경자극기와 초음파를 적용하고 수술 후 통증치료 기구(intravenous patients-controlled analgesia, iv-PCA), 기도유지를 위한 video 후두경, supraglottic airway 등의 개발과 임상 적용으로 많은 변화가 있었습니다.

초판에서는 Wedel이 쓴 "Orthopedic Anesthesia"를 중심으로 번역하여 지침서를 목적으로 만들었으나 여러 가지로 미비점이 많아 2판에서 재정리를 하였으며, 정형외과 수술에서 기본 기구인 지혈대, 수술을 위한 체위와 수술대, 흔히 동반되는 신경근 질환, 기도유지, 마취와 수술 후 진통을 위하여 적용되는 수기와 결과에서 직접 경험을 바탕으로 한 자료와 함께 2000년 이후에 보고된 자료들을 참고로 하여 보완하였습니다. 보다 더 전문적인 분야는 전문서적을 참고로 하시고 정형외과 수술을 위한 임상 마취의 간단한 지침이 되고, 환자 곁에서 한번 더 생각하는 기회를 갖는 데 도움이 되고자 합니다. 의학용어는 의사협회에서 발행한 2008년판 의학용어집을 기준으로 하였습니다. 여러분들에게 많은 도움이 되었으면 합니다.

정형외과 수술이 갖는 특수성에 맞추어 마취통증의학과 의사로서 필요하다고 생각되는 부분을 3번째 정리하게 되었습니다. 마취통증의학과 의사는 정형외과 의사를, 정형외과 의사는 마취통증의학과 의사와 환자관리에 대하여 서로 이해하고 협력하여 정형외과의 특수성을 이해하고, 환자에게 최대한의 효과와 안전을 제공할 수 있었으면 합니다. 이렇게 정리할 수 있도록 함께 참여해주시고 도움을 주신 마취통증의학과와 정형외과 교수님들께 다시 한 번 감사드립니다.

2016년 03월
노영진, 양홍석

목 차

| 제1장 |

술전 환자 관리

술전에 실시하는 환자에 대한 분석과 평가는 마취 관리에서 가장 기본적인 과정이다. 정형외과 환자들은 선택 또는 응급수술 모두에서 심장, 폐, 신장과 간 및 대사성 기능장애가 동반되는 노인 환자가 많으며 관절이나 척추질환으로 인한 이차적인 변화로 활동성이 점차 감소하고 체력이 저하되는 경우도 흔하다. 이러한 변화는 심혈관계와 호흡기 기능의 판단을 더욱 어렵게 한다.

소아 정형외과 환자는 마취 관리에 영향을 줄 수 있는 선천성 기형이 동반될 수 있으며, 외상 환자에서는 다른 부위의 손상을 동반하거나 위 내용물이 남아 있는 경우가 많다. 그러므로 광범위하게 술전 검사를 하는 것이 안전하고 마취의 질을 높일 수 있다.[1)]

술전 검사는 다음과 같이 네 가지 단계로 구분할 수 있다.

1. 적절한 타과에 대한 진료 의뢰를 포함하여 환자의 병력을 재검토한다.
2. 현재 호소하는 증상과 과거력 및 예정된 외과적 처치 과정에 대하여 검토한다. 특히 심혈관계와 폐질환의 증상들과 증상발현 병력에 주의한다.
3. 이학적 검사에서 환자의 기도와 폐 상태에 대한 판단과 함께 신경학적, 심혈관계, 대사성 및 정형외과적 이상을 정확하게 판단한다. 부위마취를 계획하고 있다면 시술 부위의 해부학적 이상이나 감염 여부를 관찰한다.
4. 술전 일상적 검사와 함께 진단을 위한 검사를 추가로 시행한다.

술전 방문은 환자가 원하는 것이 무엇인가와 수술과 마취에 따른 위험도 및 마취 관리에 필요한 정보를 얻고, 충분한 설명과 함께 수술 및 마취 동의서를 받기 위하여 필요하다. 환자에게는 시행할 수술과 마취 계획에 대한 설명을 하고 의문점과 두려움이나 잘못 알고 있는 점에 대하여 상세한 설명을 하여야 하며 동의서를 받아야 한다. 적절한 술전 방문의 목적은 마취 관리를 위하여 합리적인 사고를 가지고 주술기의 이환율을 증가시킬 수 있는 인자를 찾아내어 영향을 최소화하고 환자의 안전을 도모하는 데 있다.[2,3]

1. 술전 검사

1) 의무 기록의 검토

환자의 병력을 관찰하여 마취에 영향을 줄 수 있는 흡연, 복용하고 있는 약물, 동반된 질환 등과 같은 문제점들을 검토하고 진단을 위한 검사와 함께 해당되는 각 과에 진료를 의뢰하여 확인한다. 또한 수혈이 필요하다면 혈액형의 확인과 교차검사를 한다. 과거에 시술한 마취기록을 검토하는 것은 마취제나 마취수기 및 기관내 삽관 곤란 등 기도유지에 따른 문제점과 술중의 합병증 등을 알 수 있으므로 자세한 검토가 필요하다. 만약 최근에 입원한 병력이 있거나 내과적 또는 외과적으로 치료를 받고 퇴원하였다면 입원 기록이나 퇴원 정리 기록의 검토는 최근의 환자 상태 파악을 위한 중요한 자료가 된다.[2)]

2) 병력의 청취와 이학적 검사

환자의 병력을 정확하게 파악하는 것은 술전 마취과학적 분석과 평가에서 가장 중요한 부분이다. 환자에게서 직접 얻은 정보는 비싼 임상 검사 소견보다 훨씬 유효한 것이다. 환자의 나이, 사용하였거나 투약 중인 약물의 종류와 용량, 최근의 신체 상태 등이 중요하다. 운동부하(exercise tolerance)에 견디는 정도, 최근 급성 질환 병력, 술전 2주 동안에 신체 활동의 제한 정도 등을 포함한 전신적인 신체 상태의 판단에 도움이 되는 질문을 하여야 한다.[2)]

정형외과 수술의 범위는 사지의 재건 수술을 받아야 하는 소아와 외상 환자에서

부터 골절의 정복, 관절의 치환 등이 필요한 노인 환자까지 매우 폭이 넓다. 술전에 알아야 할 것은 대부분이 연령과 관련된 것이다. 예를 들면 소아 환자는 선천성 심장질환, 기도 관리에 영향을 주는 두개골 또는 안면골 이상, 외상환자에서는 동반된 다른 장기의 손상, 노인에서는 허혈성 심질환, 경추 이상을 초래할 수 있는 류마치스성 질환이 정형외과적 이상과 함께 동반되는 경우가 많다.

3) 마취와 관련된 병력

과거에 마취를 받았던 병력은 매우 중요하다. 많은 정형외과 환자들은 여러번 수술을 받은 경험이 있다. 마취 병력에 관한 상세한 내용은 기록지를 점검하거나 환자와 면담을 통하여 얻을 수 있으며, 환자와 친족의 병력에서 악성 고열증, pseudocholinesterase 결핍, 기형, 약물에 대한 특이반응 및 알러지 등 여러 가지 문제점을 찾을 수 있다. 그 외 다른 문제점으로는 기도 관리, 감염 관리와 수술 중 수혈과 관련된 문제들이 있다. 수혈에 따른 문제 발생 유무의 확인은 중요하다. 의치 또는 흔들리는 치아 유무 등 치아 손상 정도의 확인과 흉통(heartburn), 식도열공 탈장(hiatal hernia) 또는 위식도 역류(gastroesophageal reflux) 등도 술전 방문에서 확인되어야 한다. 술전 금식 또는 최종 음식섭취 시간은 위배출 시간(gastric emptying time)이 길어지는 환자, 예를 들면 자율신경계 이상이 동반된 당뇨, 비만, 통증이 있거나 마약성 진통제(narcotics)를 복용한 환자에서는 반드시 확인하여야 한다.[4)]

4) 복용 약물의 확인

술전 방문에서 복용하고 있는 약물에 대한 조사를 상세하게 하여야 한다. 일부 환자에서는 비스테로이드성 소염제(nonsteroidal anti-inflammatory agents, NSAIDs), 항응고제, 심장 및 혈관 작용제 또는 항고혈압제, 기관지 확장제, 스테로이드제제 또는 면역억제제, 항우울제, 항종양제 등 장기간 약물투여 병력이 있는 경우도 있다. 대부분의 약물들은 마취에 거의 영향이 없지만 특별한 약리작용은 관련 장기에 영향을 주게 되어 마취 관리에 다양한 문제를 초래할 수 있다.

장기간 복용하고 있는 약물들은 마취제 또는 보조약물과 상호작용으로 마취 깊이와 회복에 영향을 줄 수 있으므로 주의하여야 한다. 약물에 관한 병력은 상세한 술전 조사에서 확인할 뿐만 아니라 마취통증의학과 의사는 약물 복용이 적절하게 되었는가, 마지막 복용 시기와 용량 및 복용한 이유는 무엇인가 등을 파악하여야 한다. 약물에 대한 알러지 또는 특이 반응과 그 외 codeine 복용 후 오심, 국소마취제에 함유된 epinephrine에 의한 빈맥 등의 부작용이 있었는가를 확인하여야 한다.

5) 심장질환

심장질환은 수술과 마취에 많은 문제점을 초래할 수 있으므로 심장질환이 있는 위험도가 높은 환자에서는 신중하게 술전 분석을 하여야 한다. 운동 허용능(exercise tolerance)은 심폐기능의 여력(cardiopulmonary reserve)을 검사하는 좋은 지표이다. 그러나 대부분 심장질환이 있는 정형외과 환자는 퇴행성 관절질환이 동반되어 활동장애가 있을 수 있다. 허혈성 심장질환, 심장판막질환 및 심근병증 환자와 부정맥, 고혈압 울혈성 심부전 증상들을 미리 파악하고 술전에 필요한 검사들을 시행하여야 한다.[3)]

심근허혈은 심장에 필요한 산소를 공급하지 못하여 발생한다. 산소요구량을 증가시키는 인자로는 심박수 증가, 전부하 또는 후부하의 증가, 수축 촉진 상태(inotropic state)를 유발하는 경우 등이 있다. 심근에 산소 공급이 저하되는 경우는 저혈압, 빈맥, 저산소증, 빈혈, 심실 충만압의 증가, 관상동맥 질환과 관상동맥 혈관의 긴장도 증가 등이 있다. 이러한 산소 요구량과 공급에 영향을 주는 요인들의 적절한 균형을 유지시키는 것이 마취 관리의 주요 과제이다. 일부 술중 심장질환의 발병 위험 인자들은 아직 확실하게 밝혀지지는 않은 상태이다.[5)] 이러한 심장 증상 또는 질환의 발생 요인으로는 협심증, 심근경색, 울혈성 심부전, 당뇨 등이 있다. 노인 환자에서는 위험 요인을 하나 이상 가지고 있으므로 술중 심장이상의 발생 위험도가 증가된다. 고령 그 자체만으로는 특이한 위험 인자는 아니며 건강한 80대로 판단되는 경우가 드물지는 않다. 반면에 젊은 환자에서도 심각한 심장질환을 가지고 있는 경우가 있으므로 모든 환자에서 나이와 관계없이 심장기능에 대하여 상세한 관찰과 분석이 있어야 한다. 술전에 환자 상태의 개선과 마취 전 준비를 할 수 있도록 이러한 검사를 시행하고 해당 전문과에 의뢰하여 위험 인자의 존재 여부와 심한 정도를 평가하여 치료할 수 있어야 한다. 환자에게서 얻어야 할 것은 협심증 발현 양상,

동반된 호흡곤란, 운동허용능, 심계항진, 실신병력 등이다.

심장질환이 있는 환자에서 비심장 수술을 받는 경우에 술중 심근경색의 발생 위험도에 대하여 다양한 연구 분석이 있다. 술중 심근경색의 발생 위험도는 일반 환자에서는 0~0.7%이지만 관상동맥 질환이 있는 경우에는 1.1%로 증가하고, 최근에 심근경색이 있었던 환자에서는 5~8%로 증가되며, 특히 3~6개월 이내에 발생되었다면 더욱 위험도가 증가한다.[6] 술중뿐만 아니라 술후 회복실과 중환자실에서 적극적인 감시와 치료는 위험부담을 감소시킬 수 있다.[7]

심근허혈의 병태 생리적 변화에서 심근의 혈류 저하는 혈역학적 지표와 관련이 있으며 동맥경화성 죽상판(plague), 혈전 형성과 국소적 혈관반응성 등의 기능적인 상호작용에 의하여 영향을 받게된다. 협심증 환자에서 허혈의 기전은 관상 혈관의 협착(stenosis)으로 심근의 산소수요 증가에 따른 공급불안정과 관련이 있다. 그러나 허혈의 정도는 관상혈관의 경련 정도에 따라서 변화된다. 이러한 질환의 진행 경과는 관상혈관질환과 심실 기능부전 정도와 관계가 있다 허혈은 혈류와 스트레스 정도의 불균형과 관련이 있으나 국소적 혈관반응성에 의하여 조절된다. 반면에 불안정 협심증에서 허혈은 동맥경화성 플라그의 파열과 혈전 형성에 의하여 감소된 관상혈류와 관련이 있다. 이러한 진행과정은 국소 동맥의 반응성에 의하여 조절되며 내과적 치료에 따른 초기 안정화에도 불구하고 수술 직후에 높은 빈도의 급성허혈을 초래하는 심근 경색증과 관련이 있다. 심근 전층의 경색은 관련된 관상동맥의 완전 폐색 외에 불안정 협심증과도 관련이 있다.[8]

술전에 수술실로 출발하기 직전까지 심장치료제의 지속적인 복용은 중요하다. 술전에 β-차단제, 질산염제와 칼슘통로 차단제의 복용 중단은 술중에 심근의 허혈과 경색, 부정맥과 심정지 등의 위험을 증가시킨다. 관상동맥 단락 이식술 또는 관상동맥 혈관 확장술을 받은 환자에서는 시술을 받지 않은 환자보다 술중 심장기능의 장애 발생 빈도가 저하된다.[9] 대동맥판막 협착증과 같은 판막 질환을 가진 환자에서는 전신마취나 부위마취 어느 방법을 선택하든지 위험부담은 증가된다.[5] 심한 대동맥판막협착증 환자에서 척추마취와 경막외마취는 상대적인 금기이다. 이는 심한 회복불능의 심박출량과 혈압 저하 및 교감신경 차단과 전부하의 저하로 인한 정맥환류량과 심장충만압이 저하되어 관상혈류가 감소될 수 있기 때문이다.

6) 혈관질환

고혈압은 증상이 없거나, 내과적 치료가 필요한 경우 또는 전체 장기에 영향을 주는 후유증 또는 합병증이 있는 경우로 구분될 수 있다. 내과적 치료는 마취 관리에 심각한 영향을 줄 수 있다. 만성 고혈압은 심장, 뇌, 신장 등 신체의 모든 부위에 영향을 줄 수 있는 폐쇄성 혈관질환의 원인이 되고 뇌졸중, 허혈성 심장질환, 신부전 등을 초래할 수 있으며, 술전에 항고혈압제 투여를 중단하면 술중에 쉽게 혈압 변화를 초래할 수 있다. 이는 심근 산소요구와 공급 불균형의 원인이 되며, 관상동맥 질환의 위험 신호이다. β-차단제, 칼슘 차단제와 같은 모든 항협심증제와 항고혈압제는 술중에도 계속 투여하여야 한다. 술전에는 경구 투여가 가능하며 술후에는 주사제가 효과적이다. Angiotensin II antagonists(AIIA)는 마취유도 후 심각한 저혈압을 유발할 수 있으므로 마취 전에 투여를 중단하여야 한다.[10,11] 경동맥 혈관질환을 가진 환자는 심근경색증과 같은 허혈성심장질환의 위험이 높다.[12]

7) 폐질환

술전에 호흡기계에 대한 적절한 검사는 기능장애의 정도를 판정하고 진단하는데 필요하다. 운동 검사를 견딜 수 있다면 충분한 호흡기능을 유지하고 있는 것으로 추측하지만 정형외과적으로 활동에 제한을 받는 경우에는 진단적 검사를 시행하여 술중에 폐합병증 발생 위험의 증가를 피할 수 있다. 기관지 경련의 병력이 있으면 수술 전에 적절한 폐기능을 유지하는 가를 분석 평가하여야 한다. 흡연은 만성 폐쇄성 폐질환의 가장 흔한 원인이며, 술중에 폐합병증의 발생 요인으로 작용한다.[13] 즉 염증성 폐분비물의 증가와 체온 상승, 기관지 확장제의 투여가 필요한 기관지 경련, 배액이 필요한 늑막염 또는 기흉, 소폐엽의 허탈 등을 초래할 수 있다.

심한 폐질환을 가진 환자에서는 부위마취가 선호될 수 있다. 그러나 척추마취나 경막외마취는 보조 호흡근의 작용에 영향을 줄 정도로 마취 범위가 높을 경우에는 호흡부전의 유발 인자로 작용할 수 있다. 기흉을 유발할 수 있는 쇄골상부 상완신경총 차단(supraclavicular brachial plexus block)과 늑간신경 차단은 심한 호흡부전의 원인이 될 수 있으며 사각근간 상완신경총 차단(interscalene brachial plexus block)은 횡격신경을 차단할 수 있으므로 양측의 동시 차단은 금기이다.

8) 신경질환

신경학적 이상은 이학적 검사로 찾을 수 있다. 경련, 뇌졸중, 말초신경 또는 두부 손상, 다발경화증(multiple sclerosis), 회백질척수염(poliomyelitis, 소아마비), 뇌성마비(cerebral palsy), 떨림(tremor)과 그 밖에 감각이나 운동이상 등의 병력을 확인하여야 한다. 경련성 질환(epilepsy), 중증 근무력증(myasthenia gravis), 파킨슨씨병(Parkinson's disease) 등을 가진 환자에서는 투여 약물의 용량 조절이 필요하다.[14,15] 특히 근이완제를 사용하는 경우에는 작용시간의 변화가 동반될 수 있으므로 신경근 기능 감시와 함께 약물의 선택과 용량에 유의하여야 한다.

9) 신장질환

신장질환이 의심되거나 40세 이상 환자에서는 혈액뇨질소(BUN)와 혈장 creatinine과 전해질, 요소, 혈색소와 혈소판의 기능을 검사하고 신장기능에 이상이 있다면 마취 관리 중에 약물 투여량과 전해질, 수액 공급 등을 적절하게 조절하여야 한다.

신기능이 저하된 환자에서는 복막 또는 혈액 투석을 실시하게 되며 신장과 관련이 없는 수술을 받게 되는 경우가 점차 증가되고 있다. 투석은 과혈량, 전해질과 산 염기 불균형, 정신기능 이상, 말초 신경병변, 근허약과 혈액 응고이상과 같은 뇨독 증상과 혈압을 상승시킬 수 있다. 투석을 받은 직후에는 투석 불균형 증후군(dialysis disequilibrium syndrome)으로 허약, 오심과 구토가 나타날 수 있으며 드물게 경련과 혼수상태가 초래될 수도 있다.[16]

10) 간질환

간기능 이상은 병의 진행 과정의 다양성과 여러 가지 마취제와 관련되어 변화될 수 있다. 황달의 병력이 있는 환자는 간염, 담도계 폐색과 간기능의 이상 유무를 술전에 확인할 수 있는 검사가 필요하다. 일반적으로 혈액응고와 간효소 검사로 간기능의 정도를 분석한다. 마취약물의 대사, 분포 용량, 간에서 생산되는 pseudocholinesterase 등의 변화로 약역동학적 변화가 초래될 수 있다. 약물 대사의 변화뿐만 아니라 혈액응고기전의 변화가 동반된 경우에는 마취 방법의 선택 특히 부위마취가 고려되는 경우에 영향을 줄 수 있다.

11) 내분비와 대사성 질환

당뇨, 갑상선, 부갑상선 또는 부신기능 이상, 카시노이드 종양(carcinoid tumor) 등과 같은 여러 가지의 내분비 질환은 정형외과 환자의 마취 관리를 변화시킬 수 있다. 이러한 환자의 평가를 위하여 목이 마르거나, 자주 소변을 보고 싶거나 심계항진, 발한, 홍조, 또는 추위를 견디지 못하거나 근육경련 등의 증상이 있었는가를 확인하여야 한다.

당뇨 환자는 점차 환자수가 증가될 것이며 투병기간이 길어지면서 고혈압, 허혈성 심장질환, 신장질환, 자율신경계 이상 등과 같은 이차적인 합병증이 동반될 것이므로 혈역학적 안정을 유지하는 것이 중요하다. 또한 수술 중에 혈당이 상승 또는 저하될 수 있으므로 Alberti method 등을 이용하여 적극적인 감시와 치료가 필요하다. 마취 중에 사용하는 약물의 종류와 용량의 선택에도 유의하여야 한다.[17,18]

12) 혈액질환

혈액질환이 의심되는 모든 환자에게 쉽게 멍이 들거나 출혈 병력이 있었는가를 환자뿐만 아니라 가족력도 함께 조사하여야 한다. 혈액의 응고이상은 혈우병 또는 von Willebrand's disease, 기존의 간기능 또는 신장기능 이상, 혈소판 감소와 같은 후천성 질환, 처방에 따르거나 임의로 복용한 항응고제 또는 항혈소판제제와 관련이 있다. 혈액의 응고이상은 술중 과도한 출혈에 따른 수혈의 부담을 증가시킴과 동시에 부위마취는 금기이다. 이러한 문제점을 술전에 찾아내고 치료하는 노력은 술전 환자 관리에서 중요한 문제이다.

Sickle cell disease는 용혈성 빈혈, 간헐적 혈관폐색으로 통증과 장기 손상을 초래할 수 있다. 정형외과 환자에서는 감염, 관절 치환술, 근골격계 이상 등에 따른 수술이 증가하고 있다. 수술과 마취 중에는 산소공급, 수액공급, 산 염기 균형 유지, 체온 유지, 수혈 등에 유의하여야 하다.[19,20]

13) 술전 방문과 일상 검사의 평가

마취통증의학과 의사의 술전 방문은 수술에 대한 환자의 불안을 저하시키며 술

전 투약보다 효과적이다.[9)]

수술을 시행할 건강한 사람에서는 술전 일상 검사가 반드시 필요한 것은 아니다. 적절한 검사실 검사는 환자의 병력과 이학적 검사 결과에 따라서 선택된다. 일반적으로 혈색소와 적혈구 용적을 포함한 혈액검사와 간기능, 소변 검사, 심전도 및 흉부 X-선 검사를 시행하고 있다. 그러나 응급 환자에서는 병력과 물리적 검사를 기준으로 기본적인 진단에 필요한 검사만 시행하고 수술을 우선하는 것을 원칙으로 한다.[21,22)]

표 1-1. 미국마취과학회 분류 신체등급표

1. 전신질환이 없는 환자: 수술이 필요한 국소적인 병리학적 과정.
   예; 서혜부 탈장을 가진 건강한 환자.
2. 경한 또는 중등도의 전신질환을 가진 환자: 수술이 필요한 질환과 동반된 질환이 있는 경우.
   예; 말기의 장기 손상과 심한 ketoacdosis 가 없으면서 경구 조절이 되는 당뇨.
3. 환자의 활동을 제한 할 수 있는 심한 질환
   예; 지난 1년 동안에 심근 경색이 있었으며 현재 내과적 치료로 조절이 되는 협심증을 호소하는 환자.
4. 생명에 영향을 줄 수 있으며 활동을 제한하는 심한 질환.
   예; 울혈성 심부전을 가지면 50m 이상 걸을 수 없는 환자.
5. 계획된 수술과 관계없이 24시간이내에 50%이상의 사망 가능성이 있는 환자.
   예; 장경색, 무뇨, 의식소실과 함께 dopamine 주입으로 혈압이 70/40으로 유지 되는 환자.
6. 뇌사가 선언되고 장기이식을 위하여 수술을 하는 환자.
   예; 자동차 사고 후 72시간이 경과되고 신체상태는 1등급이지만 뇌사로 간과 신장 이식을 위하여 증여할 환자.

E. 응급수술을 필요로 하는 환자. 신체상태와 관계없이 “E”를 첨가하여 표기한다.
   예; 공급되는 혈관이 폐색되기 전의 목조름 탈장(stragulation hernia)을 가진 당뇨환자의 신체등급은 “2E”이다.

수술 전 평가를 기준으로 미국마취과학회가 분류한 신체등급(표 1-1)으로 기록한다.[23)] 신체 등급의 분류는 환자에 대한 일반적인 상태를 나타내는 것으로 마취와 관련된 사망률과 관련은 있으나 위험도를 결정하는 것은 아니다. 수술의 위험도는 선택수술과 응급수술 모두에서 환자와 관련된 인자들과 수술과 연관된 인자와 수술에 임하는 외과 의사와 마취통증의학과 의사의 경험 및 선택된 마취방법과 약물의 영향을 받게 된다.

2. 특수 상황에 대한 고려

1) 소아 환자

소아 환자는 술전 방문에서 마취 관리에 대한 것보다 더 큰 관심을 가져야 하는 것은 부모와 어린이에게 믿음을 주어야 하는 것이다. 정형외과 수술을 받는 어린이들은 과거에 여러 번 수술을 받았을 수 있으며, 두려움을 가지고 있으므로 설명하여야 하는 문제를 많이 가지고 있다.[24] 이러한 어린이와 부모들은 술전 투약, 정맥로 확보, 마취 유도와 유지 및 술후 통증 관리에 대하여 분명한 설명을 요구하기도 한다. 기도 관리에 대한 병력, 최근 상기도 감염, 악성 고열증에 대한 감수성, 과거 마취에 관한 합병증 등 모든 분야에 결쳐서 상세하게 질문을 하여야 한다. 간단한 이학적 검사는 심폐기관, 정맥로 확보, 부위마취를 시행할 부위의 상태 등에 초점을 두어 실시한다. 술전에 체중 측정은 적절한 수액 공급과 약물의 용량 결정에 중요하다. 수술 동의서는 술전 방문 동안에 술후 통증 관리를 포함하여 마취 전반에 대한 설명과 함께 받아야 한다.

2) 노인 환자

노령은 수술기 중 이환과 사망률을 예측할 수 있는 중요 인자이며, 심장, 폐, 간 및 신장 기능의 이상 유무 확인과 함께 검사를 하여야 한다. 흔히 노인 환자들에서는 고혈압, 심장질환, 당뇨, 퇴행성 관절 질환, 류마치스성 질환 등 만성 질환을 동반하여 기능 장애와 함께 장기간 약물을 복용하고 있다. 개인적으로 마취 관리에 영향을 줄 수 있는 약물을 복용하거나 영양결핍, 탈수 등이 동반될 수 있으며, 때로는 치매, 혼수상태 등으로 병력을 청취할 수 없는 경우도 있으므로 가족 또는 보호자로부터 병력 청취와 수술과 마취에 대한 설명과 함께 informed consent를 받아야 할 것이다. 그러나 대부분의 노인 환자는 수술이나 마취에 따른 병태생리학적 부담을 잘 견디며 표준 감시와 술후 관리만을 필요로 하는 경우가 많다.[25]

노인 환자에서 여러 가지 원인으로 후두경 조작과 기관내 삽관, 안면마스크 거치 등이 어려운 경우가 있으므로 입 벌림, Mallampati classification, 목 움직임, 치아 상태, 의치 유무 등을 확인하여야 하며, 기도유지를 보조할 수 있는 기구의 추가 준비도 필요하다. 환자 상태와 수술 부위와 종류에 따라서 전신마취와 부위마취의 선택에 대한 고려도 필요하다.[26,27]

3) 류마치스성 관절염(Rheumatoid arthritis)

류마치스성 관절염은 만성 염증성 질환으로 여성에 많다. 모든 연령에서 발병하지만 성인의 류마치스성 관절염은 대부분 30~50대에서 발병한다. 어떤 관절이든지 다발성으로 손, 손목, 무릎 관절에 대칭적으로 발생한다. 또한 심장, 신장, 폐와 눈에서도 변화가 나타날 수 있다.

류마치스성 관절염 환자들에게는 주로 인공관절, 관절고정술을 시행하는 경우가 많다. 수술을 받는 어떤 환자든지 술전 평가는 병력과 이학적 검사에서 시작한다. 류마치스성 관절염은 기도에 직, 간접으로 영향을 주게 되는 중요한 문제이므로 관심을 가지고 관찰 검사하여야 한다. 경추에서는 목의 굴절과 신전에서 운동범위가 제한된다. 또한 악관절(temporomandibular joint) 이상이 병발될 수 있으므로 턱의 움직임도 함께 조사한다. 쉰 목소리나 최근에 목소리의 변화는 윤상피열 관절(cricoarytenoid joint)에 류마치스성 관절염의 발생을 의심하여야 하며 이비인후과 의사에게 자문이 필요한 경우도 있다. 이러한 경우에는 기관내 삽관을 위한 튜브도 작은 크기를 선택하여야 하며, 기관내 삽관이 곤란한 경우가 있으므로 유의하여야 한다.[28]

심장의 이상은 대동맥판 역류(aortic regurgitation) 등과 같은 판막 질환, 심낭삼출(pericardial effusion), 관상동맥 염증성 질환(coronary arteritis), 심전도(cardiac conduction) 이상 등이 있다. 술전에 쉽게 심전도로 발견할 수 있지만 청진에서 잡음이 들리는 경우에는 심초음파(echocardiogram)와 stress radionuclide perfusion image가 도움이 된다.[28]

흉강삼출액(pleural effusion)은 류마치스성 관절염 환자에서 가장 흔한 증상이다. 류마치스성 결절(rheumatoid nodule)이 흉막이나 폐실질에 나타나며 결핵이나 종양과 혼돈되는 소견이다. 드물게 진행성 폐섬유화가 합병증으로 나타날 수 있다. 진행성 기침이나 호흡곤란 병력을 가진 환자는 흉부 X-ray와 폐기능 검사를 하여 제한성 폐질환(restrictive lung disease)의 유무를 판별한다. 늑골과 연골의 접합부에 병변이 있는 경우에는 FEV1과 FVC가 감소한다.

비스테로이드성 소염제를 장기간 복용한 경우에는 만성 출혈성 증상을 보일 수 있으며 지난 6개월 이내에 2주 이상 스테로이드를 복용한 환자는 술중에 추가 투여가 필요하다.

4) 척추측만증(Scoliosis)

척추수술을 시행할 환자에서 심혈관계 기능의 평가는 호흡기계에 초점이 맞추어진다. 척추측만은 특이성과 비특이성(다른 질환과 관계된)으로 분류할 수 있다. 비특이성의 원인은 선천성, 신경근 또는 근육 질환과 관계가 있다. 선천성인 경우에는 신경학적 결손이 있는 수막척수류(meningomyelocele)를 가진 환자에서 발생한다. 이러한 경우에는 선천성 심장, 생식기나 비뇨기계 질환을 동반하는 경우가 많다. 신경근 또는 근육이상으로 척추측만이 있는 경우에는 뇌성마비, 회백색질 척수염(poliomyelitis) 또는 근육퇴행위축 등을 동반한다. 회백색질 척수염을 위한 예방주사가 출현한 후에는 대부분이 특이성이다. 특이성 척추측만증은 유아형(infantile), 소아형(juvenile), 청년형(adolescent)의 세 가지로 구분할 수 있다. 유아형은 0~4세에 나타나고 남자에 많으며, 저절로 회복된다. 소아형은 4~9세에서 나타나며, 성에 따른 차이는 없다. 청년형은 여자에 많으며 흉추가 오른쪽으로 휘어지는 경우가 많다.

척추측만증은 Cobb angle을 측정하여 체계적으로 심한 정도를 구분한다. 각이 클수록 척추의 휘어짐이 심하다. 특이성 척추측만증에서는 Cobb angle과 폐기능 장애는 비례한다. 각의 크기가 50°보다 적으면 폐기능에 이상이 없으며, 100°보다 크면 심한 호흡부전 증상이 나타난다. 비특이성 측만증에서는 근육기능에 이상이 있으므로 폐여력(pulmonary reserve)이 저하된다. 그러나 발육장애가 있으면 적절한 폐기능 검사를 시행할 수 없다. 이러한 경우에는 운동허용능 또는 폐감염의 횟수 등으로 폐기능의 여력을 예상할 수 있다. 적절한 폐기능 검사를 얻을 수 있다면 환자의 술후 경과를 예상할 수 있다. FVC가 30~40% 이하이면 술후에 세심한 호흡 관리가 필요하다. 폐기능 검사는 기관지 확장제의 사용 전과 후 모두를 측정하여 폐쇄성 폐질환의 유무와 술전 처치를 할 수 있도록 한다. 전형적인 폐기능 이상은 TLC, FEV1, FVC가 감소하는 형태를 보인다.[29] 가스교환의 이상은 환기관류비 불균형(ventilation/perfusion mismatch)에 의한 이차적인 것이다. 경미하거나 중등도의 저산소증은 동맥혈 가스분석으로 알 수 있으며 과이산화탄소혈증은 심한 이상이 있다는 것을 의미한다. 만성 저산소증은 진행성 폐고혈압과 폐성심(cor pulmonale)을 초래한다. 우심부전(right ventricular failure)의 정도를 파악하고 적절한 감시를 하여야 한다. 또한 척추측만증은 승모판 탈출증이나 선천성 심장질환을 동반할 수 있다.[30]

척추측만증 환자의 술전 방문에서 예상되는 마취수기와 앞으로 무엇을 더 검사하여야 할 것인가의 설명과 함께 수혈, 술후 호흡 관리와 술후 통증 관리 등을 함께 의논하여야 한다. 그 외 술전에 고려할 사항으로는 수술의 범위, 악성고열증, 기존의 신경학적 이상의 악화, 술중에 수혈할 혈액의 확보 등이다.[31] (제12장 참조)

5) 강직성 척추염(ankylosing spondylitis)

강직성 척추염은 천장골 관절과 척추에 발생하는 염증성 질환으로 비류마치스성 관절질환이다. 질환의 50%에서 척추 이외 관절에서도 발현될 수 있다. 강직성 척추염은 비교적 흔한 질환으로 인구의 1.6%에서 발병하며 20~30대에 호발하고 성별에 차이없이 비슷한 빈도로 나타난다고 한다. 그러나 남자에서 심하며 광범위하게 관절 외의 다른 장기에도 침범을 한다.[32]

경추에 나타나는 경우에는 기도 관리에 문제가 있을 수 있으며 진행된 환자에서는 작은 손상에서도 경추골절의 위험이 높다. 갑작스럽게 경추의 움직임이 커질 때는 통증 유무와 관계없이 경추골절을 의심하여야 한다. 경추 X-ray는 굴절과 신전 상태 모두를 검사하여야 하며, 악관절이나 윤상피열 관절에도 이상이 있을 수 있다. 쉰 목소리나 음성에 변화가 있으면 이비인후과에 의뢰하여 확인하여야 한다.

심장 합병증으로 전도이상, 대동맥 판막, 승모판의 병변이 많다. 술전 심전도에서 전도 지연, 심방심실 차단, 또는 다른 급격한 변화를 찾을 수 있다. 청진에서 심잡음이 들리면 심초음파를 시행하여 어떤 판막에 이상이 있는가를 확인한다.

폐의 이상은 섬유화, 제한성 폐질환 또는 드물게 이차성 아밀로이드증으로 나타난다. 제한성 폐질환은 폐섬유화와 함께 흉추에 병변이 있을 경우 이차적으로 나타난다. 신경학적 이상은 흔히 나타나며, 척수 압박, 말초신경 이상, 간질, 마미증후군(馬尾, cauda equina syndrome) 등이 있다

마취 방법의 선택에서 척추마취와 경막외마취는 기술적으로 어려움이 있으며 합병증 발생 위험도가 높다.[33]

6) 비 만

비만은 골관절염 발생의 위험 인자이며, 관절염으로 재건술을 받은 환자의 대부분에서 과체중을 호소한다. 비만의 기준은 신체비만지수(body mass index, Quetelet index)로 판단할 수 있다. 비만으로 인하여 수명이 단축되고 고혈압, 지질대사 장애, 죽상경화성 혈관질환, 당뇨, 담석, 과뇨산혈증과 통풍, 암, 골관절염, 정신과적 및 정서적 장애 등의 발생율이 높다. 심혈관계에서는 혈액량, 휴식기 심박출량, 심장크기가 증가되어 심근 운동량이 증가된다. 호흡기는 폐기능에서 기능적 잔기량과 폐활량의 감소로 빠르고 짧은 호흡을 하며 PaO_2는 저하되고 $PaCO_2$는 증가하게 된다. 수술에 따른 합병증으로는 상처의 감염, 혈전 및 색전 질환과 폐합병증의 빈도가 높다. 조기 거동, 적극적인 폐 분비물의 배출과 함께 심부 정맥혈전증의 예방은 술후 처치의 기본적인 사항이다.[34]

비만에서 마취는 기술적인 면과 대사와 생리적 차이점으로 복잡하다. 마취 관리에 따른 문제점들은 약물과 수액 공급을 위한 정맥로 확보가 어렵고 후두경과 기관내 삽관에서 해부학적 특성에 대한 관심이 필요하며, 안면 마스크로 호흡을 할 경우 높은 압력으로 하여야 하므로 위 내용물의 흡인 위험이 있다.[35] 기능적 잔기량의 저하로 동맥혈 산소포화도가 쉽게 저하되고 폐포내 마취제 농도는 빠르게 상승한다. 비만 환자에서는 흡입마취제의 대사에도 차이가 있다. 마취 시간은 한정되어 있지만 회복 후에도 독성 대사산물이 축적되어 신장과 간장에 손상을 줄 수 있다. 부위마취에서는 해부학적 지표를 찾기가 어렵다. 척추 마취에서 호흡기능의 저하가 병발될 수 있으며 척추강의 용량을 예견할 수 없으므로 마취제 요구량이 명확하지 않다. 탈수와 저혈량증의 판단이 어려워서 적절한 수액 균형에도 유의하여야 한다.

7) 다발성 손상 환자

일반적으로 많은 정형외과 환자들은 사고에 의한 다발성 손상을 가지고 있다. 이러한 경우 정형외과적 손상의 응급처치 중에 긴 뼈(long bone) 골절의 조기 고정으로 사망률뿐만 아니라 성인 호흡부전증(adult respiratory distress syndrome), 기계적 호흡 관리 등의 빈도를 낮추어 입원 기간을 줄일 수 있으므로 내과적 문제의 판단과 처치 없이 수술을 하는 경우가 많다. 불안정한 골반과 긴뼈 골절의 즉각적인 고정은 출혈을 중지시키고, 환자의 안정과 활동성을 증가시키며, 손상에 따른 감염을 예방할 수 있으며, 조기에 앉을 수 있게 하여 폐기능의 호전과 음식 섭취를 촉진한다. 더욱이 24시간 이내 골절의 고정은 국소적인 염증반응과 손상에 따른 전신반응을 저하시킨다. 다발성 골절 환자의 대부분은 입원 당시가 가장 양호한 건강 상태를 유지하는 시기이므로 골절의 고정이 지연되면 건강 상태가 점차 악화될 수 있다.

수술 후에는 사고의 원인에 대하여 분석을 하여야 한다. 음주, 약물의 오용과 남용, 간질환, 금단 현상, 심근경색증, 부정맥, 경련과 저혈당 등 인지하지 못한 문제에 대한 분석과 평가가 필요하다. 이러한 모든 것은 술후 합병증의 원인이 될 수 있다.[36)]

8) 스테로이드(steroid)를 사용한 환자

장기간 스테로이드를 복용한 환자에서 술중에 심혈관계의 허탈이 보고된 이후 합병증의 위험에 대하여 지속적으로 관심이 집중되고 있다. 여러 질환에서 치료를 위하여 스테로이드를 다양하게 사용하고 있다. 이것은 시상하부 뇌하수체 부신축(hypothalamic - pituitary - adrenal(HPA) axis)에 영향을 주어 예견치 못한 부신억제(adrenal suppression)를 초래하게 된다. 부신피질의 기능저하는 스테로이드 금단현상으로 진행되며, 외과적 자극이 동반될 때까지 나타나지 않을 수도 있다. 심한 부신피질 부전에서 내분비적 또는 의인성으로 유발된 Cushing 증후군은 일반적으로 쉽게 발견할 수 있으나 술전에 스테로이드를 복용하였거나 복용하는 중에 있으면 발견이 어려우며 투여를 중단하게 되면 부신피질 부전이 유발될 수 있다. 부신피질 부전이나 스테로이드 금단현상에서 식욕부진, 체중 손실, 병감(病感, malaise), 근육통(myalgia), 관절통(arthralgia), 정서불안(emotional instability)과 미열 등과 같은 증상이 나타난다. 외인성 스테로이드도 내분비성 Cushing 증후군과 같은 증상이 나타나지만 원인은 다를 수 있다. 비만, 부종, 상처 회복의 지연, 정신과적 증상은 양쪽에서 다 나타나지만 뇌압 증가, 녹내장, 백내장, 췌장염, 지방층염(panniculitis)과 뼈의 무균성 괴사(aseptic necrosis) 등은 외인성 환자에서 볼 수 있다. 고혈압, 여드름, 생리 불순, 조모증(hirsutism), 자반증(purpura)과 다혈증(多血症, plethora) 등은 내분비 장애에 의한 Cushing 증후군 환자에서 관찰된다. 스테로이드를 일정 기간 이상 투여하면 일부 환자에서는 더 심한 부작용이 나타날 수 있다. 스테로이드 병력 조사는 이학적 검사와 전해질 등 술전 일상 검사보다 더 도움이 될 것이다.[37)]

9) 알러지가 있는 환자

알러지를 가지는 환자는 지속적으로 증가하고 있으며 수술을 받게 되는 외과 환자의 40%에서 양성 반응을 가진다. 이러한 환자들은 수술과 마취 중에 사용되는 많은 약물과 화학물질에 노출되게 된다. 약물에 대한 알러지 반응에 따른 많은 약물의 부작용은 서로 유사한 증상을 나타내며, 사망과 이환율뿐만 아니라 비용부담도 증가된다. 이러한 반응들은 수술전 검사에서 극히 제한된 환자에서만 밝혀진다. 알러지 반응을 가진 환자들은 다른 약물에도 교차반응을 가지게 되므로 쉽게 예측을 할 수 없다.[38)] 알러지 반응은 매우 광범위하게 발현되며 경미한 피부 발진과 가려움증에서부터 치명적인 anaphylactic reaction으로 혈압저하, 기관지 경련, 심혈관계 허탈(cardiovascular collapse) 등이 초래될 수도 있다.[39,40)] 예방을 위하여 위험도가 높은 환자를 찾아내려면 술전에 상세한 환자의 병력 청취와 적절한 마취 방법의 선택, 약리학적으로 필요한 약물의 전투여(premedication)와 함께 진단을 위하여 의심되는 환자에서는 정밀 검사가 필요하다.[41)]

10) 체내삽입형 전자기구를 가진 환자

심장의 리듬을 조절하기 위하여 체내삽입형전자기구(cardiac implantable electronic devices, CIEDs)를 가지고 있는 환자는 점차 증가되고 있다. 이들 환자 중에서 수술이 필요한 수가 점차 증가되고 있으므로 마취통증의학과 의사는 이들 가구의 종류와 기능, 적응증, 관리 방법, 수술 중에 유의 사항 등 관리에 대하여 인지하여 환자가 위험에 노출되지 않도록 심장내과, 외과 의사의 협조(team approach)가 필요하다.42)

이러한 기구를 가지고 있는 환자는 각 개인별로 특징이 있어 접근법에도 차이가 있으며 수술 전에 여러 전문분야가 함께 team 접근법이 효과적이다. 기구의 종류에는 목적에 따라서 pacemaker 와 implantable cardioverter defibrillator가 있다.

Pacemake는 체외에서 작동하는 형(external pacing pad), 중심 정맥로를 통하여 삽입하는 형(transvenous pacing pad), 영구적으로 심장 내에 삽입한 형(permanant intracardiac leads along with a pulse generator) 등이 있으며 환자 상태에 따라서 적용한다. 심장 박동을 위한 자극이 방출되는 방법에 따라서 single chamber, dual chamber, multiple chamber로 분류되며, 또는 unipolar와 bipolar로, 반응방법에 따라서는 inhibited 형과 triggered 형으로, 심박수 modulation 방법 등에 따라서 기능을 분류할 수 있다.[42,43]

Implantable cardioverter defibrillators(ICD)는 심실성 부정맥(예; 심실성 빈맥, 심실 세동 등)을 감지하여 제세동 shock을 방출하는 기능을 가진다. 전극은 중심 정맥로를 통하여 거치하고 장비는 피하에 심어둔다. ICD는 심실 세동의 98% 이상에서 치료 가능하지만 서맥, 심정지 등을 초래할 수도 있다. 적응증은 허혈성 및 비허혈성 심근병증(ischemic, nonischemic cardiomyopathy), 심실기능 저하(LVED $\leq$ 35%), 악성 심실성 부정맥 등이 있다.(표 1-2)[43,44]

수술 전에 기구의 기능에 대한 확인이 필요하다. 수술 중에는 이러한 기구를 거치한 환자에서는 기구의 거치 위치를 확인하고, 수술의 종류와 소요시간 및 필요한 체위, 전기소작기의 형태와 사용여부, 신경차단을 위한 신경자극기, 신경근기능을 감시하기 위한 전기자극기의 사용여부 등을 확인하여 사전에 조정하여야 한다. 그 외 수술 중에 CIEDs에 영향을 줄 수 있는 수기나 전기적 자극이 유발 될 수 있는 기구 사용(예; magnnetic resonance image, electric shock therapy, extracorporeal shock wave lithotripsy) 등은 자제하거나 사전 조율이 필요하다. 수술 후에도 지속적인 감사와 함께 항상 예비 기구를 즉시 적용할 수 있도록 한다.[42,43]

마취 수기와 약물들은 CIEDs 기능과 역치에 영향이 없는 것으로 알려져 있다. 그러나 마취 관리에 따라서 발생할 수 있는 과환기, 심각한 산 염기와 전해질 불균형, 과도한 수액 공급, 수혈, 심근허혈, 국소마취제의 혈중 농도 증가 등은 전극의 감지

역치(capture threshold)를 증가시키고 임피던스(impedance)를 변화시킬 수 있다.[42,43]

표 1-2 . Permanent pacemaker의 적응증

1) Acquired AV block
   A) Third degree AV block
      Bradycardia with symptome
      After drug treatment that cause symptomatic bradycardia
      Postoperative AV block not expected to resolve
      Neuromuscular disease with AV block
      Escape rhythm <40 bpm or asystole> 3s
   B) Second degree AV block
      Permanent or intermittent symptomatic bradycardia
2) After myocardial infarction :
   persistent second degree or third degree block
   Infranodal AV block with left bundle branch block(LBBB)
   Symptomatic second or third degree block

3) Bifascicular or trifascicular block
   Intermittent complete heart block with symptomes
   Type II second degree AV block
   Alternating bundle branch block

4) Sinus node dysfunction
   Sinus node dysfunction with symptomes
   as result of long term drug therapy
   Symptomatic chronotropic incompetence
5) Hypertensive carotid sinus and neurocardiac syndromes
   Recurrent syncope associated with carotid sinus stimulation
   Asystole of >3s duration in absence of any medication

11) 혈액 투석 환자

혈액 투석이 필요한 만성신장질환을 동반한 환자 즉 말기신장질환(end - stage renal disease, ESRD)이 점차 증가하는 추세이다. 말기 신장질환은 수술 중에 사망, 심장기능이상, 부정맥 등의 위험이 증가되므로 신장내과, 마취과, 외과 집도의 모두의 협조가 필요하다.

수술 전에 여러 장기의 기능이 저하되어 있으므로 위험 부담을 저하시키기 위한 사전 처치와 수술 후 관리가 필요하다.[45)]

① 대사 균형 유지를 위한 투석 : 혈액투석은 수술 기간 중에 가장 중요한 처치로서 생화학적 검사로 판단하기는 어렵다. 투석의 충분함은 Kt/V를 이용하여 평가할 수 있다.(K: dialiser clearence, t: 시간, V : 환자의 체내 수분량) 투석의 충분함은 정상값을 목표로 하며, 수술의 결과를 개선할 수 있다.[46)]

② 빈혈 치료 : 대부분의 투석이 필요한 말기신장 환자에서 빈혈이 동반된다. 빈혈은 심장기능이상과 함께 aerobic capacity와 삶의 질을 저하시킨다. 치료를 위하여 철분 섭취와 erythropoietic-stimulating agents를 이용하여 hemoglobin 농도를 11~12g/dl(hematocrit 33~36%)를 목표로 한다. 수술중에 수혈 부담을 줄이기 위하여 수일전부터 erythropoietic - stimulating agents 용량 조절이 필요하며, 술후에는 수술에 의한 빈혈과 염증반응 저하에도 효과적이다.[47)]

③ 혈압 관리와 심부전 치료 : 고혈압은 흔히 동반되며 술전에 적절한 치료는 수술중 안정 유지에 중요하다. 술전에 투석으로 적절한 체중 유지와 항고혈압제 투여로 조절할 수 있다. 그러나 투석으로 빠르고 과도하게 수분을 제거하거나, 심장 기능이상, 과격한 항고혈압 치료, 감염, 심낭 삼출(pericardial effusion), 과도한 말초혈관 이완, 교감신경계 기능이상 등으로 혈압이 저하될 수 있다.[46)]

④ 혈당 관리 : 특히 당뇨가 동반된 환자에서 중요하다. 개인적으로 또는 병원의 조절 원칙을 기준으로 하며, 일반적으로 180 mg/dL 또는 10 mmol/L을 기준으로 조정한다. 과도하게 엄격한 조절 원칙은 저혈당을 초래할 수 있으므로 유의하여야 한다.[48)]

⑤ Calcium, phosphate와 부갑상선 호르몬 치료 : 말기 신장환자에서 비타민 D, phosphate와 부갑상선 호르몬 감소와 함께 미네랄 대사 장애가 흔하다. 부갑상선 절제술을 받은 환자의 12~30%에서 tetany, seizure와 같은 증상과 장기간 저칼슘혈증 등 이른 바 "hungry bone syndrome"이 타날 수 있다. 수술 후에도 칼슘과 phosphate 조절이 필요할 수 있으므로 유의하여야 한다.[45)]

⑥ 수액과 전해질 균형 : 충분한 투석으로 안정된 체중("dry weight")과 수분상태(euvolemic state)를 유지하도록 한다. 효과적으로 체중 조절이 되지 않는다면 폐부종, 조절이 어려운 고혈압 등이 초래될 수 있으며, 외과적 손상에 따른 조직의 회복

이 지연될 수 있다. 체중이 과도하게 조절되어 저하된다면 외과적 출혈로 인하여 심한 저혈압이 초래될 수 있다. 수액공급에서 0.9% 생리식염수의 과도한 주입은 hypernatremia, hyperchloremic acidosis를 유발 할 수 있다. Lactated Ringer's solution (Hartman's solution)은 sodium과 chloride는 적으나 칼륨이 있어 유의하여야 한다.[45)]

⑦ 영양 관리 : 투석이 충분하지 못하면 식욕이 저하되어 영양 섭취가 저하된다, 투석이 증가되면 영양 섭취가 증가된다. 말기 신장환자에서 영양 섭취에 영향을 주는 인자들로는 a. 식사량과 수분 섭취의 제한, b. 음식물 섭취, 장기능, 식욕 등의 장애를 유발 할 수 있는 약물의 복용, c. 투석으로 영양분의 손실, d. 투석으로 인한 이화작용(catabolism) 증가, e. 만성적인 감염 등이 있다.

⑧ 혈액투석과 수술 중 투약을 위한 정맥로 관리 : 투석 환자에서 투석을 위한 혈관 확보는 생명선과 같다. 그러므로 투석을 위한 혈관은 응급 상황을 제외하고 절대적으로 사용을 금지하며, 약물 투여 압력 측정 등을 위한 중심혈관은 다른 부위에 확보하여야 한다.[45)]

마취제 선택에서는 정맥마취제(예; propofol) 지속 주입법으로 영향을 받지 않는다. 흡입마취제 sevoflurane은 이산화탄소가스흡수제와 반응하여 compound A를, 체내 대사를 통하여 inorganic fluoride 이온을 생산하지만 임상용량에서는 안전하다.[49)] 비탈분극성 근이완제 rocuronium은 sugammadex에 의하여 길항될 수 있으며,[50,51)] cisatracurium은 장기의존형 대사과정이 아니므로 용량조절과 신경근 기능 감시를 하면서 사용한다면 문제점은 없을 것이다.[52,53)] 아편유사제는 약물과 대사산물이 신장을 통해서 배설되므로 작용시간이 연장될 수 있으므로 작용시간이 짧고 빠르게 대사되는 remifentanil 지속 주입법이 선호된다. 국소마취제는 bicarbonate 농도가 낮아서 작용발현이 늦고, 단백과 결합이 낮아져서 작용시간이 짧아진다.[45)] 수술 후 통증치료 목적으로 bilateral transversus abdominis plane(TAP) block 적용은 아편유사제의 요구량 저하와 함께 효과적으로 통증치료를 할 수 있다.

12) 장기 이식을 받은 환자의 분석

장기이식은 국내에서도 30년 이상의 역사와 함께 신장을 비롯하여 심장, 간, 폐, 췌장, 골수, 소장과 대장을 포함한 위장관 등 여러 장기를 하나 또는 둘 이상을 이식받은 환자가 점차 증가하고 있다. 이러한 환자들의 수가 증가되면서 이식 장기가 아닌 다른 부위 특히 정형외과 수술을 받게 될 경우 마취 관리에 대하여 설명하고자 한다.

장기 이식을 받은 환자는 1) 장기이식을 받기 전과 후에 이미 심각한 건강상태를 경험하였으며, 2) 지속적으로 장기이식과 관련된 면역억제제, 스테로이드, 항생제 등 약물들을 복용하고 있으며, 3) 환자와 가족 구성원들은 이미 사회적으로, 정서적으로 장기이식이라는 충격을 받았으며, 4) 건강을 잃어버림과 함께 나쁜 과정으로 접어들고 있다고 생각하게 될 수 있다. 5) 생체 또는 뇌사자 장기이식을 받게되어 다른 사람의 희생으로 도움을 받게 되었다는 부담을 가지게 된다. 술전에 환자의 불안감 등 정신과적 지원이 필요할 수 있다.[54,55]

이식을 받은 환자에서 장기간 복용하는 약물(예; cyclosporine, tacrolimus, rapamycin 등)들은 종류에 따라서 다양한 독성과 마취약제와 상호작용을 유발할 수 있다. 그러므로 이식을 받은 환자에서는 복용하고 있는 약물의 종류, 용량, 투여기간 또는 현재 지속 투여여부 등과 함께 독성의 유무를 확인하여야 한다.[54,55]

이식 환자에서 수술 전에 확인하여야 할 사항들은

1) 이식 받은 장기의 기능을 확인하여야 한다. 예를 들면 신장이식 환자에서 혈액투석이 필요한가? 심장이식 환자에서 좌심실 기능이 유지되는가? 간이식 환자에서는 INR(international normalized ratio) 값이 얼마인가? 등이 있다.

2) 이식된 장기의 기능을 가능한 범위 내에서 수술 전에 정상범위를 유지할 수 있도록 조절한다. 예를 들면 췌장 이식 환자에서 insulin 투여가 필요한가? 간이식 환자에서는 신선동결혈장 수혈이 필요한가? 심장 이식 환자에서는 후부하 감소가 필요한가? 등이 있다.

3) 장기 이식을 받은 환자에게 이상적인 마취제는 없으나 가능하다면 이식된 장기의 기능에 영향이 적은 마취제들을 선택한다, 수술전부터 끝나고 난 후까지 무균 조작을 적용하여 감염되지 않도록 주의한다. 필요하다면 항생제, 스테로이드 등을 준비하고 폐 이식 환자에서는 적은 일회호흡량(low volume protective ventilation)을 적용한다, 간이식 환자에서는 혈류를 유지할 수 있도록 중심정맥압을 가능한 범위에서 낮게 유지한다.[54,55]

4) 환자가 수술 직후에 어떻게 진행 될 것인가를 예측할 수 있도록 조정한다. 예를 들면 수술 후에 혈액투석이 필요한가? 혈역학적 처치(mechanical hemodynamic supports)가 필요한가? 등에 대하여 마취통증의학과, 외과, 간호사, 물리치료사, 호흡관리사 등 모두가 서로 협조하여 빠른 시간내에 안정을 찾을 수 있도록 한다.

3. 정형외과 수술의 특성

정형외과 수술은 전세계적으로 점차 증가되는 추세이며, 수술의 목적은 통증 조절, 관절 움직임의 증진과 기능 개선 등이다. 대부분의 환자에서 다음과 같은 특성을 가지고 있으므로 술전에 환자 상태와 함께 고려하여야 한다. 수술을 위한 체위 변화, 피부 소독 등 수술전 준비와 수술 후에는 부목 거치, X-ray 촬영 등과 같은 처치에 많은 시간이 필요하다. 수술에 필요한 체위가 다양하고 변화가 많으므로 신경과 주위 조직의 손상이 쉬우며, 때로는 수술 중에 방사선 투시법(C-arm)을 사용하거나 지속적으로 견인장치의 유지가 필요하다. 수술 중 오염에 따른 감염으로 심각한 합병증을 초래할 수 있으므로 수술 기간 중에 무균 상태의 유지뿐만 아니라 항생제의 예방 투여가 시도되기도 한다. 지혈대 사용으로 수술 시야 개선과 출혈을 줄일 수 있다. 그러나 수술 중에는 지혈대 통증과 함께 혈압을 상승시킬 수 있으며 지혈대 압력을 낮추면서는 수술 부위에 출혈, 혈압 저하, 혈중 이산화탄소분압 증가 및 색전증이 초래될 수 있으므로 주의하여야 한다. 정형외과 수술 후에 합병증으로는 크게 5 가지로 구분할 수 있다. 1. 기도관리, 2. 폐 기능 저하, 3. 심혈관계 기능 손상, 4. 급성 또는 만성 통증, 5. 노인, 소아 등과 같은 특수한 환자들에서 관련된 문제점 등으로 술전 검사와 평가는 이러한 문제점을 줄일 수 있을 것이다.[56)]

참고문헌

1. Wedel DJ: Orthopedic anesthesia. New York Churchill Livingstone 1993 pp1-14.
2. Garcia-Miguel FJ, Serrano-Aguilar PG, Lopez-bastida J. Preoperative assessment. Lancet 2003; 362 : 1749-57.
3. De Hert S, Imberger G, Carlisle J, Diemunsch P, Fritsch G, Moppett I, et al. Preoperative evaluation of the adult patient undergoing non-cardiac surgery : guidelines from the European Society of Anaesthesiology. Eur J Anaesthesiol 2011; 28 : 684-722.
4. Søreide E, Eriksson LI, Hirlekar G, Eriksson H, Henneberg SW, Sandin R, et al : Pre-operative fasting guidelines: an update. Acta Anaesthesiol Scand 2005; 49: 1041-7.
5. Mangano DT: Perioperative cardiac morbidity. Anesthesiology 1990; 72: 153.
6. Tarhan S, Moffitt EA, Taylor WF et al: Myocardial infarction after general anesthesia. JAMA 1972; 220 : 1451.
7. Rao TLK, Jacobs KH, El-Etr AA: Reinfarction following anesthesia in patients with myocardial infarction. Anesthesiology 1983; 59 : 499.
8. Vetrovec GW: Changing concepts in the pathophysiology of myocardial ischemia. Am J Cardiol 1989; 64 : 3F-9F.
9. Huber KC, Evans MA, Bresnahan JF et al: Outcome of noncardiac operations in patients with severe coronary artery disease successfully treated preoperatively with coronary angioplasty. Mayo Clin Proc 1992; 67 : 15.
10. Bertrand M, Godet G, Meersschaert K, Brun L, Salcedo E, Coriat P. Should the angiotensin II antagonists be discontinued before surgery? Anesth Analg. 2001; 92: 26-30.
11. Behnia R, Molteni A, Igić R. Angiotensin-converting enzyme inhibitors: mechanisms of action and implications in anesthesia practice. Curr Pharm Des 2003; 9 : 763-76.
12. Momjian-Mayor I, Burkhard P, Murith N, Mugnai D, Yilmaz H, Narata AP, et al : Diagnosis of and treatment for symptomatic carotid stenosis: an updated review. Acta Neurol Scand 2012 [Epub ahead of print]
13. Warner MA, Divertie MB, Tinker JH: Preoperative cessation of smoking and pulmonary complications in coronary artery bypass patients. Anesthesiology 1984; 60 : 380.
14. Palibrk I, Kalezic N, Vucetic C, Dimitrijevic I, Arsenijevic V, Stefanova E, et al : Preoperative assessment ans preparation of patients with neurologic disorders.Acta Chir Iugosl 2011; 58 : 137-42.
15. Lerman J : perioperative management of the paediatric patient with coexisting neuromuscular disease. Br J Anaesth 2011; 107(Suppl 1) : i79-89.
16. Miller RD Anesthesia 5th ed. Philadelphia, Churchill Livingstone. 2000 pp1934-59.
17. Kadoi Y : Anesthetic considerations in diabetic patients. Part I : preoperative considerations of patients with diabetes mellitu. J Anesth 2010; 24 : 739-47.
18. Kadoi Y : Anesthetic considerations in diabetic patients. Part II : intraoperative and postoperative

managemant of patients with diabetes mellitus. J Anesth 2010; 24 : 748-56,
19. Warltier DC : Sickle cell disease and anesthesia. Anesthesiology 2004; 101 : 766-85.
20. Firth PG, Head CA : Sickle cell disease and anesthesia. Anesthesiology 2004; 101 : 766-85.
21. De Hert S, Imberger G, Carlisle J, Diemunsch P, Fritsch G, Moppett I, et al. : Task Force on Preoperative Evaluation of the Adult Noncardiac Surgery Patient of the European Society of Anaesthesiology. Preoperative evaluation of the adult patient undergoing non-cardiac surgery: guidelines from the European Society of Anaesthesiology. Eur J Anaesthesiol 2011; 28 : 684-722.
22. Narr BJ, Hansen TR, Warner MA: Preoperative laboratory screening in healthy Mayo patients: cost-effective elimination of tests and unchanged outcomes. Mayo Clin Proc 1991; 66 : 155.
23. Longnecker DE, Murphy FL: Introduction to Anesthesia. 9th Ed. WB Saunders, Philadelphia, 1982 pp11-9.
24. Jankovic R, Bogicevic A, Stosic B, Pavlovic A, Petrovic A, Markvic D, et al : Preoperative preparation of geriatric patients. Acta Chir Iugosl. 2011;58 : 169-75.
25. Hosking MP, Warner MA, Lobdell CM et al : Outcomes of surgery in patients 90 years of age and older. JAMA 1989; 261 : 1909.
26. Steinmetz J, Rasmussen LS. The elderly and general anesthesia. Minerva Anesthesiol 2010; 76 : 745-52.
27. Borgeat A, Ekatodramis G. Orthopedic surgery in the elderly. Best Pract Res Clin Anaesthesiol. 2003; 17 : 235-44.
28. Samanta R, Shoukrey K, Griffiths R. : Rheumatoid arthritis and anaesthesia. Anaesthesia. 2011; 66 : 1146-59.
29. Tsiligiannis T, Grivas TB. : Pulmonary function in children with idiopathic scoliosis. Scoliosis. 2012 7 : [Epub ahead of print]
30. Koumbourlis AC. : Scoliosis and the respiratory system. Paediatr Respir Rev. 2006; 7 : 152-60.
31. S대 HJ, Kim HJ, Rol YJ, Yang HS : Non-neurologic complications following surgery for scoliosis. Kor J Anesthesiol 2013;64 : 40-6.
32. Sinclair JR, Mason RA: Ankylosing spondylitis. The case for awake intubation. Anaesthesia 1984; 39 : 3.
33. Woodward LJ, Kam PCA : Ankylosing spondylitis: recent developments and anaesthetic implications. Anaesthesia 2009; 64 : 540-8.
34. Domi R, Laho H. : Anesthetic challenges in the obese patient. J Anesth. 2012; [Epub ahead of print]
35. Lundstrøm LH. Detection of risk factors for difficult tracheal intubation. Dan Med J 2012; 59 : B4431.
36. Hsu JM, Pham TN. : Damage control in the injured patient. Int J Crit Illn Inj Sci. 2011; 1 : 66-72.
37. Nicholson G, Burrin JM, Hall GM. : Peri-operative steroid supplementation. Anaesthesia 1998; 53 : 1091-104.
38. Demoly P, Bousquet J : Epidemiology of drug allergy. Curr Opin Allergy Clin Immunol 2001; 1: 305-10.
39. Ebo DG, Fisher MM, Hagendorens MM, Bridts CH, Stevens WJ. Anaphylaxis during anesthesia: diagnostic approach. Allergy 2007; 62: 471-87.
40. Brown SGA. Clinical features and severity grading of anaphylaxis. J Allergy Clin Immunol 2004;

114 : 371-6.
41. Velicković J, Ladjević N, Milaković B, Likić-Ladjević I, Ugrinović D, Kalezić N. Preoperative evaluation of patients with history of allergy. Acta Chir Iugosl 2011; 58 : 177-83.
42. Stone ME, Salter B, Fischer A perioperative management of patients with cardiac implantable electronic devices. Br J Anaesth 2011; 107 : i16-i26.
43. Allen M. : Pacemaker and implantable cardioverter defibrillators. Anaesthesia 2006; 61 : 883-90.
44. Rastogi S, Goel S, Tempe DK, Virmani S : Anaesthetic management of patients with cardiac pacemakers and defibrillators for noncardiac surgery. Ann Card Anaesth. 2005; 8 : 21-32.
45. Keegan MT, Plevak DJ The transplant recipient for nontransplant surgery. Anesthesiology Clin North Am 2004; 21: 827-61.
46. Feltracco P, Falasco G, Barbieri S, Milevoj M, Serra E, Ori C. Anesthetic consideration for nontransplant procedures in lung transplant patients. J Clin Anesth 2011; 23 : 508-16.
47. Trainor D, Borthwick E, Ferguson A. Perioperative management of hemodyalysis patient. Semin Dial 2011; 24 : 314-26.
48. Hemodialysis Adequacy 2006 Work Group: Clinical practice guidelines for hemodialysis adequacy, update 2006. Am J Kidney Dis 2006; 48(Suppl. 1) :S2−S90.
49. Peralta CA, Shlipak MG, Wassel-Fyr C, Bosworth H, Hoffman B, Martins S, et al : Association of antihypertensive therapy and diastolic hypotension in chronic kidney disease. Hypertension 2007; 50 : 474−480.
50. Sheehy AM, GabbayRA : An overview of preoperative glucose evaluation, management, and perioperative impact. J Diabetes Sci Technol 2009; 3 : 1261−1269.
51. Gonsowski CT, Laster MJ, Eger EI 2nd, Ferrell LD, Kerschmann RL : Toxicity of compound A in rats. Effect of increasing duration of administration.
52. Sorgenfrei IF, Norrild K, Larsen PB, Stensballe J, Ostergaard D, Prins ME, et al : Reversal of rocuronium-induced neuromuscular block by the selective relaxant binding agent sugammadex: a dose-finding and safety study. Anesthesiology 2006; 104 : 667−674.
53. Staals LM, Snoeck MM, Driessen JJ, van Hamersvelt HW, Flockton EA, van den Heuvel MW, et al : Reduced clearance of rocuronium and sugammadex in patients with severe to end-stage renal failure: a pharmacokinetic study. Br J Anaesth 2010; 104 : 31−39.
54. Dahaba AA, Suljevic I, Bornemann H, Wu XM, Metzler H. No regional difference in cisatracurium dose-response and time-course-of-action between patients in China and Bosnia. Br J Anaesth 2011; 106 : 331-5.
55. Bryson HM, Faulds D. Cisatracurium besilate. A review of its pharmacology and clinical potential in anaesthetic practice. Drugs 1997; 53 : 848-66.
56. Taylor JM, Gropper MA. : Critical care challenges in orthopedic surgery patients. Crit Care Med 2006; 34(9 Suppl): S191-9.

| 제2장 |

정형외과 수술에서 지혈대와 뼈시멘트의 적용

1. 지혈대(pneumatic tourniquet)

지혈대는 수세기 전부터 전쟁터에서 통증 저하와 지혈을 목적으로 사용되어 왔으나, 1718년 Jean Louis Petit가 기계적 비틀림 기구(mechanical twisting device, 불어에서 "tourner"에서 유래)를 처음 소개하면서 명명하였다. 이후 19세기 후반에 Esmarch가 고무 붕대(Esmarch bandage)를 소개하였으며, 1904년 Harvey Cushing이 사지 수술에서 출혈 없는 수술시야를 제공하기 위하여 공기지혈대(pneumatic tourniquet)를 소개하였다.[1)] 대부분의 정형외과 의사들은 출혈 없는 수술시야 개선을 위하여 신경손상 등의 위험성이 있음에도 불구하고 통상적으로 지혈대를 임상 적용하고 있다. 지혈대를 사용하면 수술 중 출혈을 감소시키고, 수술 시야 개선과 함께 뼈와 뼈시멘트의 결합을 좋게 하고 수술 시간을 줄일 수 있는 장점이 있다.[1-4)]

정형외과 수술에서 출혈 감소와 수술시야 개선을 목적으로 적용할 수 있는 방법으로는 약리학적 방법과 기구 사용법으로 구분할 수 있다. 약리학적 방법으로는 지혈작용을 갖는 tranexamic acid, 국소마취제에 혈관수축제(예; epinephrine)를 혼합하여 사용하거나[5)] 혈관이완제 등 약물을 이용한 유도저혈압 등이 있으며 기구를 사용하는 방법으로 지혈대를 적용하는 것이다. 이러한 방법 중에 환자의 상태와 수술의 종류와 범위, 정형외과 의사의 선호도 등을 기준으로 장점과 위험부담을 감안하여 선택하게 될 것이다. 지혈대 적용에서는 지혈대의 형태, 적용압력과 적용시간을 고려하여 결정한다.[6)]

지혈대는 많은 개선으로 장기간 전향적 조사에서 합병증의 빈도를 저하시키고 부작용도 현저하게 감소시킬 수 있다고 하였다.[5,6)] 그렇지만 지혈대의 임상 적용은 심각한 이환[9-13)] 및 사망과[14)] 관련이 있다. 그러므로 정형외과 수술에서 지혈대에 의한 골격근 허혈 및 재관류와 관련된 손상의 병태생리와 위험성에 대하여 알고 있어야 할 것이다. 분자생물학의 발달로 지혈대에 의한 세포의 허혈과 재관류에 의한 변화를 밝혀내어 안전한 적용시간과 적절한 압력에 대한 과학적인 지침을 제공하게 되었다.[4)]

1) 지혈대의 모양과 관리

최근에 소개되는 지혈대는 과도한 압력 또는 수술 중에 사고로 인한 압력저하 등과 같은 안전과 기낭의 압력조절을 위한 여러 가지 구성 요소를 개선하였다. 지혈대 팽창에는 가압된 가스를 사용한다. 가스는 실린더 또는 중앙공급 가스관을 통한 질소 또는 공기를 사용한다.

지혈대는 팽창시키기 전에 미리 조절된 압력과 시간 등을 입력하여 적용하게 되어 있다. 소형처리장치 (microprocessor)를 이용하여 자동으로 조절되어 사지의 움직임이나 크기와 관계없이 미리 조절된 압력을 일정하게 유지하도록 되어있다. 최대압력 조절장치에 의하여 과도한 압력 (>600 mmHg)의 적용을 예방하며 추가된 안전장비로 기낭의 압력이 유지되고 있는 상태에서 가스나 공기 공급이 중단되거나 수술 중에 기낭 압력이 상승 또는 저하되면 감지할 수 있는 장치도 도입되었다.[1)]

그러나 압력계 또는 압력판이 부적절하게 작동되거나 기능이상이 있어 합병증을 초래할 정도의 과도한 압력이 적용될 수도 있다. 그러므로 지혈대의 압력계와 압력판은 항상 정상 작동되어야 한다. 특별한 점검사항으로는 매일 압력을 조절하여 두어야 하고 일정한 간격을 두고 수술 중에 지혈대 기능을 감시하여야 하며, 매달 엄격하게 기능점검을 하여야 한다. 이러한 점검은 200 mmHg 이상에서 이력현상과 함께 적용 압력이 5% 범위 내에서, 15분 동안 10% 범위 내를 유지할 수 있어야 한다.[15)]

2) 지혈대의 적용

지혈대는 사용법과 합병증의 위험에 대한 지식을 가지고 숙련된 후에 적용하여야 한다. 지혈대를 적용하기 전에 말초혈관 질환 및 인공혈관 이식수술을 받았거나 광범위한 연조직 손상 등과 같은 병발된 질환과 sickle cell 질환 등을 확인하여야 한다. 이러한 경우에는 지혈대와 관련된 합병증의 위험이 증가되므로 지혈대 적용은 상대적 금기이다. 합병증을 피할 수 있는 엄격한 주의 사항이 필요하다. 예를 들면 sickle cell 질환이 있는 경우에는 수술 전에 산소화와 산염기 균형을 조절 한 후에 지혈대를 적용하는 것이 안전하다.[16,17]

지혈대 모양은 직선형과 곡선형 (원뿔형)이 있다.(그림 2-1) 근육형이거나 비만인 환자에서 팔과 다리의 모양이 원뿔형일 경우에는 낮은 동맥 폐쇄압을 유지할 수 있는 곡선형이 효과적이다.[18]

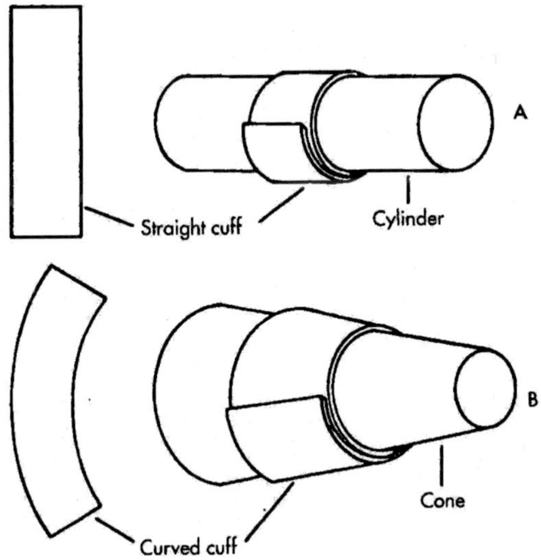

<그림 2-1> A. 직선형(사각형) 지혈대는 원통형 사지에서 적합하며, B. 곡선형 지혈대는 원뿔형 사지에서 적합하다.

지혈대의 사전 검사는 팽창시켜서 하며 거치하기 전에는 완전하게 공기를 제거하여야 한다. 일반적으로 사지에서 3~5분 동안 높게 들거나 압박을 위한 고무밴드

(Esmarch bandage)를 이용하여 먼저 방혈을 한다. 특히 사지에 감염, 종양 등이 있어 방혈로 인하여 다른 부위로 전파될 가능성이 있다면 변화된 다른 방법으로 방혈 없이 지혈대를 거치할 수 있다.

지혈대는 피부가 조였을 경우에 나타날 수 있는 주름지거나 수포를 예방할 수 있도록 완충할 수 있는 패드(예; 의료용 솜 등)를 대고 거치하여야 한다. 거치할 위치는 압박으로 부터 신경을 보호할 수 있는 충분한 근육이 있는 상박부와 대퇴부가 효과적이다.

지혈대를 거치한 후에 기낭 팽창은 동맥이 차단되기 전에 표면에 가까운 정맥의 충만을 예방할 수 있도록 빠르게 하여야 한다. 지혈대 제거를 위한 가스 방출은 상처를 봉합하기 전에 주요 출혈 혈관의 지혈을 확인한 후에 하여야 한다.

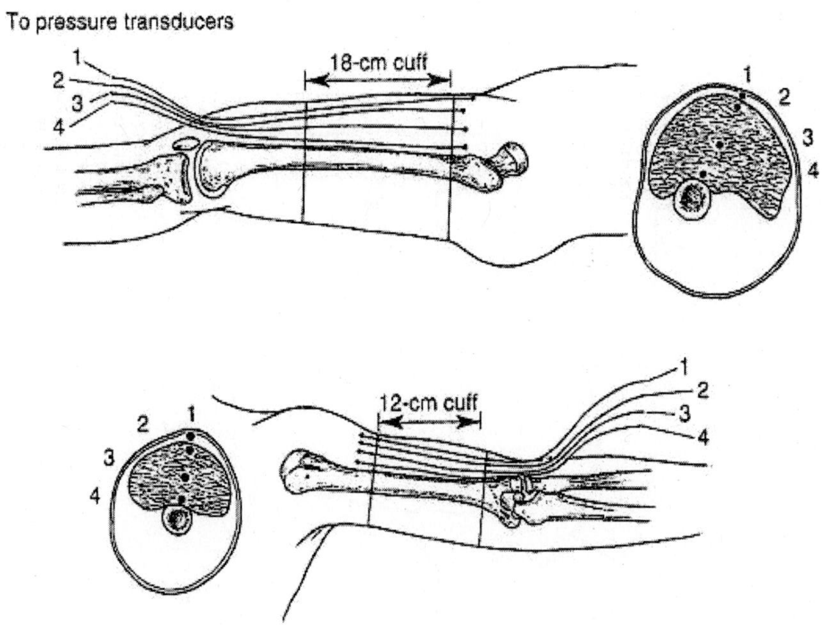

<그림 2-2> 상지와 하지에서 기낭의 위치 및 4 단계의 깊이를 보여주는 카테터 위치를 보여주는 종단면. (1) 피하, (2) 근막하, (3) 근육내, (4) 뼈 주위. 상지와 하지에서 깊이를 표시하는 카테터 위치를 보여주는 횡단면.

3) 팽창 압력

지혈대의 팽창 압력은 환자의 혈압과 거치부위의 모양과 크기에 따라서 조절되어야 한다. 예를 들면 근육형이거나 비만 환자에서 기낭은 원뿔형이 사각형보다 낮은 동맥폐쇄압력을 적용할 수 있어 효과적이며,[18] 넓은 형은 좁은 형보다 낮은 팽창압력을 적용할 수 있으므로 효과적이다. Crenshaw 등은[19] 지혈대에 의한 깊은 부위로 압력 전달과 혈류차단 효과에 대한 연구(그림 2-2)에서 4단계 깊이에서 조직액의 압력(tissue-fluid pressure)은 넓은 형의 기낭에서 전체 깊은 조직에 넓고 일정한 압력을 유지하였으며 지혈대 압력의 대부분이 고르게 영향을 미칠 수 있다고 하였다.(그림 2-3) 조직액의 압력은 항상 기낭의 중간부위가 가장 높다. 맥박을 차단할 수 있는 압력(Doppler를 이용한 검사에서 맥박을 차단할 수 있는 압력)은 넓은 형이 낮은 압력에서 수술 부위의 혈류 차단과 충분한 지혈을 유지할 수 있다.(그림 2-4) 여러 가지 방법이 사지 수술에서 적절한 기낭의 팽창압력 결정에 적용되고 있다.(표 2-1)[20-22]

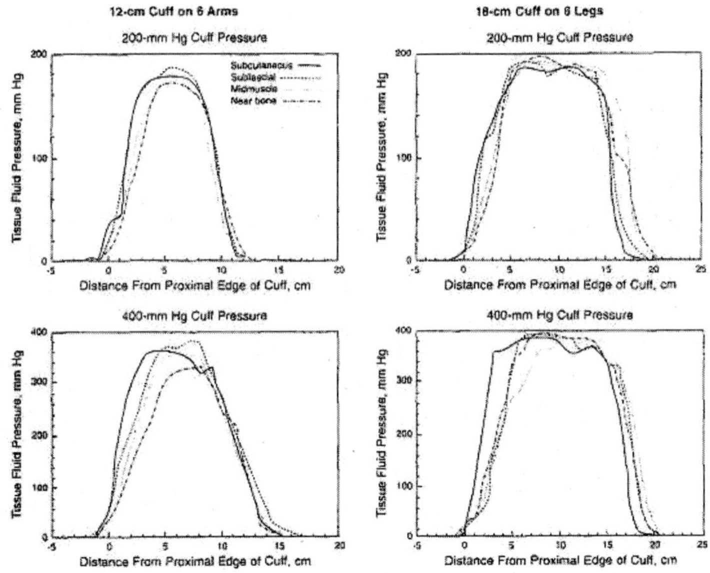

<그림 2-3> 상지 6례에서 12 cm 기낭과 하지 6례에서 18 cm 기낭 아래에서 조직액의 압력 변화 곡선. 지혈대 압력은 200 mmHg와 400 mmHg를 적용하였다.

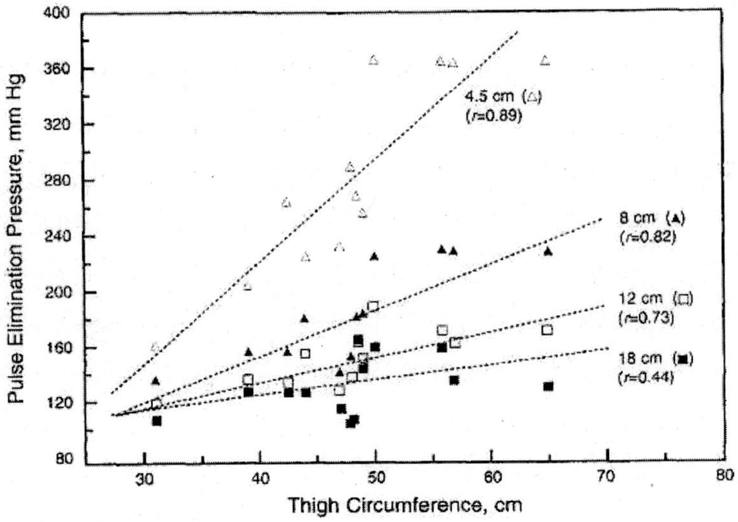

<그림 2-4> 네 단계의 기낭 넓이에서 맥박을 차단하는 압력과 대퇴부의 둘레 관계. 점선은 각각의 너비에서 가장 알맞은 분포를 나타내는 선이다. 상관계수는 r 값으로 표시하였다.

표 2-1. 지혈대 거치에서 안전 수칙

압력

a. 예측 시간이 2.5시간 이내

상지 ≤ 250 mmHg

하지 ≤ 300 mmHg

b. 예측 시간이 2.5시간 이상

혈관 폐쇄압력(limb occlusion pressure)을 고려하여 50~75 mmHg 높게 유지하는 것이 안전하다. 기낭은 폭이 넓은 것이 안전하다.

거치 시간

2시간을 기준으로 수술에 따라서 판단한다.

예측 시간이 2.5시간을 초과하면 10분의 감압 시간을 경과하고 다시 1시간을 거치한다.

* 폐쇄압력 : 도플러 청진기를 사용하여 말초의 맥박을 차단할 수 있는 압력.

** 선행적으로 상지 수술에서는 상지 수축기 혈압보다 50~70 mmHg 높게, 하지에서는 상지 수축기 혈압보다 100~150 mmHg 높게 유지한다.

4) 지혈대 허혈(tourniquet ischemia)과 지혈대 증후군(Posttourniquet syndrome)

혈류 차단은 조직에 저산소증과 산증을 초래할 수 있다.[23,24] 이러한 변화는 모세혈관 투과성을 증가시키고[25] 혈액 응고기전에 변화를 초래한다.[26] 고 에너지 phosphate의 저하는 sodium 펌프의 활성을 저하시켜 세포막을 통한 생리적 이온농도 차이를 유지하지 못하게 된다.[27] 혈류가 상당한 시간동안 차단된다면 결국에는 세포 괴사를 초래하게 된다.

지혈대에 의한 허혈의 심한 정도는 조직과 종(種, species)에 따라서 차이가 있으며 허혈의 지속 시간과 측부 혈류(collateral circulation)의 정도에 영향을 받게 된다. 지혈대를 이용한 동물에서 허혈 실험이 다양하게 시도되었다. 그러나 작은 동물의 근육 세포는 사람과 개보다 허혈에 더 예민하다.[28,29] 동물실험에서 3시간 지혈대 가압에 의한 허혈은 골격근 세포의 회복은 가능하지만 치사에 가까운 광범위한 손상을 초래할 수 있다.[29]

근육은 사지의 다른 조직에 비하여 허혈에 의한 손상에 더 예민하다.[30] 사람에서 하지 수술을 위하여 2시간 이상 지속되는 허혈은 마취 없이 사지부종, 경직(stiffness), 창백(pallor), 마비가 없는 허약, 감각이상(numbness) 등이 나타나는 지혈대 증후군을 초래할 수 있다.[9] 지혈대 증후군은 지혈대를 거치한 후 가장 이환율이 높을 것으로 예상되지만 아직은 저평가되고 있다.[29] 발생 빈도는 수술후에 상처 보호를 위하여 통상적으로 석고붕대 등을 하므로 과소평가될 수 있다. 또한 지혈대 증후군은 상당기간 지속될 수 있으나 대부분에서 1주일 이내 회복된다[9]

조직의 허혈은 신경학적으로 반사성 전신적 교감신경계 압력반응에 의하여 심혈관계 변화를 유발할 수 있다.[31] 발생기전과 임상적 관련성은 아직 확실하게 밝혀지지 않았다. 이러한 반사성 반응은 지혈대 사용과 관련된 고혈압의 병태생리적 변화와 같이 나타난다.(지혈대 고혈압, tourniquet hypertension)[32,33]

5) 지혈대 가압과 고혈압

지혈대를 압박한 후 시간이 경과할수록 환자는 지혈대로 인한 통증을 호소하며 이와 관련하여 지혈대에 의한 고혈압이 발생하게 된다.[14] 지혈대에 의한 고혈압은 기준치 혈압보다 30% 이상 증가하는 경우로 지혈대를 압박한 후 시간이 길수록 발생빈도가 높으며[34] 전신마취에 비하여 빈도는 낮지만 부위마취에서 충분한 마취높이를 유지하여도 지혈대로 인한 통증과 고혈압이 발생하며,[35-38] 이를 완전히 차단할 수 없을 뿐만 아니라 지혈대 감압에 따른 저혈압의 발생 빈도도 전신마취에 비하여 높다.[39,40] 지혈대를 가압한 직후에 일시적으로 혈압이 증가하였다가 감소한 후 다시 서서히 상승하는데 이는 지혈대 가압 직전에 방혈(exsanguination)로 인하여 일시적으로 혈장량이 증가하였다가 보상작용으로 감소하는 것으로 사료된다. 하지의 경우 방혈로 인하여 전신마취에서 15%, 척추마취에서 2.7% 혈량이 증가하며, 이는 중심정맥압의 변화 없이 정맥순환계에 의하여 보상된다.[32,41] 지혈대 거치 후 30~60분이 지나면 혈압과 심박수가 증가한다. 이것은 지혈대 거치에 따른 통증 때문으로 지혈대 통증(tourniquet pain) 이라고 한다. 지혈대 통증은 마취를 하지 않은 상황에서 평균 31분 후에 발생하여 약 30분 정도의 유예기간을 가지게 되고[42] 부위마취의 경우 60~90분 후에 발생하며[38] 나이가 많을수록, 압박시간이 길수록, 고혈압 환자일수록 많이 발생된다.[32] 지혈대로 인한 고혈압 발생을 줄이고 원인을 밝히기 위해 마취방법의 변화뿐만 아니라 지혈대의 압력 또는 넓이 변화, 방혈 방법의 변화,[40] 교감신경 차단,[14,15] EMLA® (eutectic mixture of 2.5% lidocaine base and 2.5% prilocaine) 도포,[43] 부위마취를 위한 긴 작용시간의 국소마취제 선택 등 여러 가지 방법을 적용할 수 있다.

지혈대 통증의 원인은 처음에는 다른 통증 전달 신경섬유보다 굵은 신경섬유의 활성에 의한 것으로 추측하였다.[36,44] 척추마취 후 시간이 경과하면서 이들 굵은 신경섬유 부위의 국소 마취제 농도가 급격히 떨어져 지혈대와 관련된 통증을 차단하는 데 충분하지 못하므로 국소마취제 농도를 증가시킴으로써 통증의 빈도를 줄일 수 있을 것이다. 이후 De Jong과 Cullen은[45] 지혈대로 인한 통증은 전달속도가 느린 C 섬유(slow conducting C-fiber)에 의하여 교감신경을 따라서 감각차단 부위보다 상위의 척수로 전달된다. 전달속도가 느린 C 섬유는 전달속도가 빠른 A-delta 섬유(fast conducting fiber)에 의해 억제되는데 지혈대 압박 30분 후에는 A-delta 섬유들이 먼저 차단되므로 억제되었던 C 섬유들이 기능을 함으로써 통증이 나타난다고 하였다. 교감신경계와 관련은 불확실하며 교감신경계 활성도 증가와 관련성에 대하여 아직 논란이 많다.[46-48] 고혈압 발생기전에 대해서는 명확히 밝혀진 바는 없지만 고혈압 발생 중에 norepinephrine 증가와[47] 교감신경계 활성도 증가 등이 관련있다는 보고가 있어[48] 교감신경계 활성에 의한 catecholamine 분비가 주요 인자로 추측되며, NMDA 수용체 활성과 관련 있다는 주장도 있다.[49] 고혈압의 발생 빈도는 마취방법에 따라 차이가 커서 전체적으로는 11%에서[34] 발생하며, 전신마취에서는 53~67%, 척추 마취에서 2.7~6.7%, 정맥 부위마취에서 18.6%, 상완신경총 마취에서 2.5%로 부위마취보다는 전신마취에서 빈도가 높다.[32,38] 또한 상지보다는 하지 수술에서, 지혈대 폭이 좁을수록, 가압시간이 길수록, 나이가 많을수록 빈도가 높다.[38] 나이에 따른 차이에서 전신마취를 한 65세 미만 젊은 군에서 31.8%, 65세 이상 노인군에서는 39.3%에서 발생하였다.[33]

6) 지혈대 사용과 체온 변화

지혈대를 가압한 후에는 중심체온이 점차 증가하고 감압 후에는 중심 체온이 감소되며 약 15분이 경과되면 정상으로 회복된다. 이러한 변화는 성인과 소아 모두에서 비슷한 양상으로 나타난다.(그림 2-5)[24,50-52]

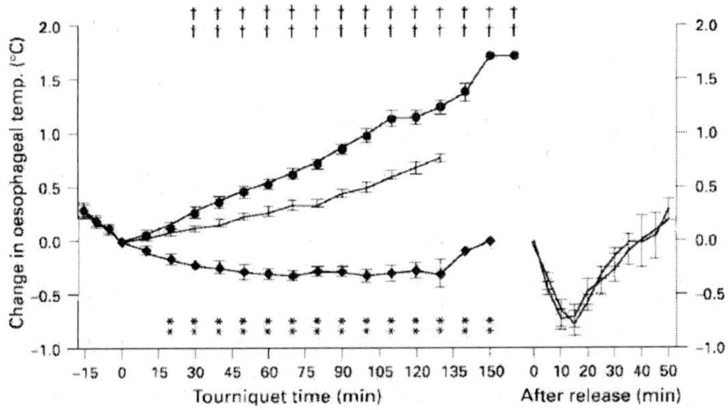

<그림 2-5> 지혈대 가압과 감압에 따른 식도체온의 변화(mean, SEM). (●) 적극적으로 가온 장비를 가동한 군, (-) 지혈대는 사용하였으나 가온 장비를 사용하지 않은 군, (◆) 지혈대를 사용하지 않은 환자군.

지혈대를 가압할 때 중심체온이 상승하는 원인은 지혈대 가압으로 인한 혈압과 심박수 증가[53]에 따른 대사 증가와[54,55] 중심체온이 지혈대 이하 부위로 재분배되지 못하고 사지로부터 허혈성 대사산물이 혈관을 따라 서서히 유리되기 때문이다.[56]

지혈대를 적용하는 동안에는 관류가 중단되어 허혈 상태가 유지 되어 산소 공급이 중단되고 세포 대사에 필요한 에너지 부족과 함께 수술 부위가 상온에 노출되어 수술 부위 온도가 낮아지게 된다. 지혈대 감압 이후에는 지혈대 이하 부위의 허혈과 노출로 인하여 차가워진 조직으로 따뜻한 중심 혈액의 관류가 시작되고 대사산물들이 전신 혈류로 유입됨으로써 pH 저하, 동맥혈 이산화탄소 분압 증가와 함께 혈압이 저하되고 중심체온이 하강하게 된다.[52,57-60] 이러한 체온 하강은 수술과 마취로 인한 체온 감소에 더하여 저체온을 유발 할 수 있으며 마취 중 발생되는 경도의 저체온만으로도 창상 감염, 입원 기간 연장, 심각한 심장 합병증 및 심실성 빈맥의 빈도 증가, 응고 장애, 그 외 마취 약제의 효과 연장, 회복실에서 퇴실 지연, 전율(shivering) 및 면역기능 약화 등 저체온과 관련된 다양한 합병증들이 유발될 수 있다.[61-67] 특히 고위험도 환자에서는 마취 중 또는 회복 중에 심각한 체온 저하 위험성이 증가될 수 있으므로 체온 유지를 위한 노력이 필요하다. 체온을 유지하기 위한 방법으로 공기가온법, 수액가온법 등을 적용한다면 변화의 폭을 줄일 수 있을 것이다.[60]

7) 지혈대 적용에 따른 뇌혈류 변화

지혈대 적용은 뇌혈류에도 영향을 줄 수 있으므로 뇌손상이 있거나 의심스러운 환자에서는 유의하여야 한다.[68] 뇌 손상 환자에서 지혈대 감압 후에 뇌혈류 증가로 뇌압 상승과 같은 심각한 합병증을 초래할 수 있기 때문이다.[69,70]

지혈대의 감압과 함께 동맥혈 pH 저하, 이산화탄소 분압($PaCO_2$) 증가, 혈중 lactate 증가 등이 나타나게 되면서 뇌혈류(cerebral blood flow)를 변화시키게 된다.[71-73] 특히 $PaCO_2$ 증가는 뇌혈관 긴장도에 영향을 미치게 되고[74] 뇌동맥 이완으로 뇌혈류와 혈류 속도를 증가시키게 된다. 뇌혈류와 혈류 속도 변화는 상지보다 하지에서 높다.[75] $PaCO_2$ 증가는 자발호흡 환자에서 조절호흡보다 적으며,[76] 급격한 동맥혈 $PaCO_2$ 증가를 예방하기 위하여 과환기를 적용하면 중간대뇌동맥(middle cerebral artery)에서 뇌혈류와 혈류 속도 증가를 저하시킬 수 있다.[71,72]

마취제도 지혈대 감압 후에 뇌혈류에 영향을 주게 된다. 감압 후 증가된 이산화탄소 분압을 저하시키기 위한 과환기와 함께 propofol과 sevoflurane은 뇌혈류를 저하시키지만 isoflurane은 예방하지 못하였다.[68] 아산화질소 (N_2O)를 함께 사용한다면 같은 효과를 갖는 농도의 흡입마취제를 단독으로 사용하는 방법보다 뇌혈관 확장 작용이 증강되어 뇌혈류를 저하시킬 수 있다.[77]

지혈대 적용에 따른 허혈과 재관류는 대사에도 영향을 주게 된다. 허혈과 재관류에 따른 손상은 내피세포 기능장애와 호중성 백혈구 (neutrophils) 침윤을 유발하여 과도한 자유기 (free radicals)를 생산하게 되고,[78] nitric oxide(NO)는 세포 독성으로부터 보호하기 위하여 증가하게 된다. 자유기 (예; superoxide anion(O_2^+), hydrogen peroxide (H_2O_2), hydroxyl radicals (OH^+) 등)가 재관류와 함께 증가하면 호중성 백혈구에서 nicotinamide adenine dinucleotide phosphate (NADPH2), oxidase, xanthine oxidase (XO), 미토콘드리아에서 oxidative phosphorylation 장애가 유발된다.[79] 항산화 작용과 자유기 제거 작용을 갖는 마취제는 이와 같은 변화에서 보호하는 작용을 할 수 있다. 지질에 녹아 있는 propofol과 부위마취는 sevoflurane을 이용한 전신마취보다 지혈대 적용에 따른 허혈 재관류 손상에서 산화 반응과 내피세포 손상을 감소시킬 수 있다.[79] 그러므로 지혈대를 사용하는 정형외과 수술에서 환자 상태에 따라서 마취제 선택에서도 신중하여야 한다.

8) 지혈대 적용시간

하지 수술에서 적합한 지혈대 거치시간을 결정할 수는 없으나 사람의 상지 수술에서 2시간은 안전하다.[80] 지혈대 기낭 부위와 원위부에서 허혈, 근육 손상 등에 의하여 저산소증, 과칼륨혈증, pH 저하와 혈중 CPK (creatinine phosphokinase) 농도가 증가되므로 안전한 거치시간의 기준이 된다. CPK 농도는 개의 뒷다리 허혈 실험에서 1시간 이내에는 변화가 없으나 2~3시간 후에는 증가된다.[28,34] 지혈대 거치를 1.5시간으로 제한한다면 골격근의 허혈성 손상에 의한 CPK 증가를 예방할 수 있을 것이다.[29]

임상에서 지혈대 거치를 2시간 이하로 한다면 주요 위해반응은 유발되지 않는다.[80,81] 지혈대의 임상 적용시간 지침은 골격근의 재관류 손상에 따른 세포 변화를 기준으로 한다.

재관류에 뒤이은 짧은 시간의 허혈로 인한 증상발현에서 골격근은 저항을 갖게 된다.[82] 이러한 현상은 심장수술에서 심근을 보호하므로 관상동맥 우회혈관 이식수술(coronary artery bypass grafting, CABG)에서 적용하게 되었으나 사지수술에서 장시간 지혈대 거치에는 적용되지 않고 있다. 저체온은 흰쥐의 골격근에서 허혈에 의한 손상을 감소시키며,[83] 동물실험에서 장시간 지혈대 적용을 가능하게 하였다.[84] 이러한 기술은 임상 적용 전에 많은 실험을 실시한 후에 장시간 거치할 수 있는 안전한 방법으로 권고될 수 있을 것이다.

9) 지혈대 가스 방출 후 재관류

허혈은 재관류 동안 발생하는 조직 손상을 예비하는 과정이다. 그렇지만 재관류는 에너지의 재충전과 독성 대사산물의 제거에서 허혈 조직을 보호하기 위하여 필요하다. 독성 대사산물의 순환은 대사성 산증, 과칼륨혈증, 미오글로빈뇨증 및 신부전과 같은 전신 대사성 기능부전을 초래할 수 있다(예 myonephropathic metabolic syndrome).[85]

재관류에 의한 손상(reperfusion syndrome)은 근본적으로 자유기와 활성화 다핵백혈구(activated polymorphonuclear leukocytes)에 의하여 중개되지만 다른 중개물질인 nitric oxide, cytokines과 arachidonic acid와 같은 대사산물들도 관련이 있다.[86,87] 이러한 인자들의 조절은 골격근의 허혈과 재관류에 의한 손상을 변화시키고 지혈대를 거치한 수술시간을 연장시킬 수 있다.

허혈 근육세포의 세포막을 중심으로 이온 경사가 없어지면 간질조직으로 칼륨이온의 누출을 초래한다.[27] 세포내 효소(예; CPK, lactic acid dehydrogenase; LDH, glutamate-oxaloacetic transaminase; GOT)와 미오글로빈은 rhabdomyolysis를 유발한다.[11,86] 신장 collecting tubule에 미오글로빈 침착은 급성 신부전과 대사성 산증을 유발하여 과칼륨혈증으로 급작스런 죽음을 초래할 수 있다.[85,88]

기낭에서 공기를 제거하면서 폐색전증 위험이 있으므로 적극적인 감시가 필요하다. 심초음파 검사에서 양에는 차이가 있으나 대부분 환자에서 발생하며 임상적 의의는 낮지만 최고 색전 소견이 나타나는 시간은 공기 방출 5초 후이며 지혈대 거치 시간과 반비례한다.[89-91] 이와 같이 색전증 위험이 증가되는 원인으로는 정맥혈전, 뼈 시멘트 등과 지혈대 거치로 혈소판 응집과 혈액 과응고(hyperercagulability)

등과 같은 반응이 유발되기 때문이다.[91-93]

수술 부위에서 지혈대 거치에 따른 정맥 투여 약물의 농도와 조직 침투에 영향을 줄 수 있으므로 감염을 예방하기 위한 항생제 투여는 지혈대 압력을 올리기 5분 전에 투여하는 것이 효과적이다.[94,95]

10) 합병증

지혈대 사용은 이환[9-13] 및 사망[14]과 관련이 있다. 그러나 합병증 빈도에 대한 정보는 적다. 지혈대 허혈에 예민한 조직은 신경과 근육이다.[26-28] 임상에서 흔한 합병증은 허혈성 신경병증과 압박성 신경무동작(compressive neurapraxia) 등이다.[28,29] 허혈성 신경병증 또는 근육 손상 보다는 압박성 신경무동작이 지혈대 마비(tourniquet paralysis)의 원인으로 추측된다.[96] 연조직 손상과 지혈대 마비의 빈도는 0.15% 정도이다.[15]

짧게 또는 장시간 지속되는 지혈대에 의한 손상이 기능적 또는 조직학적으로 근육에서 나타난다. 지혈대를 거치한 무릎수술 후에 다리를 올리는 힘의 회복은 현저하게 지연된다.[97] 수술 후 사두근(quadriceps) 허약은 통증과 허혈성 근병증의 원인이 되며 압박성 신경무동작을 초래하기도 한다. 이러한 골격근의 기능장애는 재활을 지연시킬 수 있다.[97]

표 2-2 공기지혈대 사용에 따른 합병증들

국소부위	전신
수술후 부종과 경직	중심정맥압 상승
근육 힘의 회복지연	고혈압
압박성 신경무동작	심혈관계 대상부전(decompensation)
상처부위 혈종	뇌경색
상처 감염	산 염기불균형
직접 혈관 손상	횡문근융해(rhabdomyolysis)
뼈와 연조직 괴사	심부정맥혈전(deep vein thrombosis)
분획증후군	

사지의 방혈과 지혈대 제거에 의한 반응성 충혈(congestion)로 전신 순환 혈액량에 변화가 나타난다.[98] 이러한 변화는 심혈관계와 호흡기계 합병증의 원인이 된다.[12,14] 혈역학적 변화는 양측 하지에 지혈대를 동시에 적용하는 경우에 더욱 현저하다.[41] 그러므로 한 번의 마취로 양측 슬관절 치환술을 하려고 지혈대를 양측에서 동시에 팽창하고 동시에 제거하는 방법은 위험부담이 있다.

그 외의 지혈대에 의한 심혈관계 후유증으로는 고혈압,[32] 중심정맥압 상승 등이 있다. 지혈대는 직접 혈관손상의 원인이 될 수 있으며 특히 혈관벽에 질환이 있는 경우에 심각하다.[99,100] 또한 지혈대는 정맥 울혈을 유발하고 원위부 사지 허혈 후에 정맥 판막부위에서 혈소판 응집이 증가된다.[101] 이러한 효과는 고관절 치환술(50%)보다 슬관절 치환술(80%) 후에 항응고제 투여가 없었던 환자에서 심부 정맥혈전의 진단을 위한 정맥촬영 검사에서 빈도가 높다.[19,102] 그러나 수술 후 심부정맥혈전과 지혈대가 관련이 있다는 것은 논란이 많다.[101-103]

지혈대 제거 후에 반응성 충혈은 사지의 크기가 10% 증가되어 수술 후 부종과 경직을 초래하게 된다. 연조직 긴장도 증가는 지혈대 거치부위에서 대퇴부 통증을 유발한다. 또한 허혈 후 부종은 지혈대를 사용한 수술에서 볼 수 있는 상처 감염 빈도의 증가와 관련이 있다.[104,105]

림프 부종(lymphendema)은 유방제거술, 상완과 겨드랑이 임파선 절제술, 방사선 치료 등을 받은 환자에서 지혈대를 사용한 후에 발생할 수 있다. 그러므로 무균수기, 예방적 항생제, 수술 후 상지 거상 등을 적용하면서 짧은 시간 수술에서는 지혈대를 적용할 수도 있다.[106,107]

11) 합병증의 예방

지혈대는 종류와 적용방법 및 부위뿐만 아니라 적용압력과 시간에 따라서 인체에 주는 영향에는 큰 차이가 있으므로 사전에 환자 상태 및 수술 부위와 시간을 고려하여 선택 적용하는 것이 합병증을 예방하고 환자의 안전을 도모할 수 있을 것이다.[108]

지혈대 사용과 관련된 합병증의 위험을 저하시키기 위하여 여러 가지 측정과 분석이 시행되었다.(표 2-3) Tredwell 등은[105] 소아 환자에서 지혈대 사용의 지침을 정리하였다.(표 2-4) 앞에서 설명한 바와 같이 넓은 기낭은 낮은 압력으로 사용할 수 있다.(그림 2-3) 그러므로 넓은 기낭의 적용은 조직괴사, 압박성 신경무동작과 직접 혈관 손상의 빈도를 감소시킨다.[22]

표 2-3. 공기지혈대 사용에 따른 합병증의 예방법

수술 전에 조심스러운 환자의 선택
넓은 기낭과 낮은 압력의 기낭 적용
지혈대 거치 시간은 2시간을 넘지 않는다.
지혈대를 2개 거치하여 번갈아 적용한다.
지혈대 아래에 적절한 패드를 적용한다.
지혈대 아래 피부에 소독액 등 어떠한 액체도 스며들지 않게 한다.
심폐혈관계 기능의 여력이 저하된 환자에서는 수술 중에 세심한 혈역학적 감시를 한다.
사지를 차게 하여 저체온을 유지한다. (통상적으로 임상에 적용하는 방법은 아니다.)

표 2-4. 소아환자에서 지혈대 사용에서 주의점

기낭의 위치는 가장 근위부로 한다.
사지에서 수술 위치와 수기에 적합한 넓은 형의 지혈대를 선택한다.
가능하다면 선택된 지혈대 기낭에 적합한 보호대(sleeve)를 선택하고 그렇지 못하다면 거치하였을 때에 약간 늘어나는 정도로 두 겹의 stockinet을 적용한 후에 거치한다.
정맥압을 20mmHg 이하 또는 꼭 맞는 것 보다는 조금 조이게 한다.
소아에서는 사지 보호대 위에 꼭 맞게 지혈대 기낭을 거치한다.
사용하는 기낭은 사지 혈관 폐쇄 압력을 측정하여 안전범위 (정상소아 환자에서 50mmHg)를 더하여 적용한다.)
방혈을 하는 방법은 탄력붕대를 사용하거나 사지를 높게 한다.
지혈대 기낭의 팽창과 감시는 제조자의 권장사항을 따른다.
지혈대 기낭에서 동맥압이 관찰된다면 혈류가 차단된 압력보다 25mmHg 정도를 높게 한다.
지혈대 거치 시간은 가능한 범위에서 짧게 한다.
지혈대에서 공기를 제거 한 직후에 사지로부터 기낭과 보호대도 함께 제거한다.

기낭의 압력은 혈류를 완전히 차단하는 방법도 있을 수 있지만 압력을 낮추어서 큰 혈류 (macrocirculation)는 차단하고 미세혈류 (microcirculation)를 유지시키는 방

법으로 적용하면 저산소, 재관류에 따른 조직에 주는 영향 등을 최소화할 수 있을 것으로 예측은 되지만 아직은 확실하지 않다.[108,109]

두개의 기낭을 갖는 지혈대를 거치하여 번갈아 팽창시키는 방법은 각각의 기낭이 직접 압박하는 시간을 저하시킨다. 또한 지혈대 아래에 패드를 대어주면 압력 분포를 일정하게 하여 피부 조임을 피할 수 있다. 국소 피부 손상의 원인이 되므로 소독액이 지혈대 아래로 스며들지 않게 하여야 한다. 국소 저체온은 사지 부종을 저하시키고[110] 허혈에 따른 손상에서 말초신경 기능을 보호한다.[83]

장시간 지혈대 적용은 분획증후군을 유발할 수 있다. 수술이 3시간 이상 소요될 경우에는 2시간 허혈 후에는 지혈대 재팽창은 30분 간격으로 적용하여야 한다.[111] 이러한 짧은 휴식시간(breathing period 3~20분)은 지혈대 제거 후 전신적인 대사 변화를 정상으로 회복시키기에 충분하다.[23,111] Crenshoaw는[22] 공기지혈대 적용은 나이에 따라서 차이가 있으며 50세 이하의 건강한 성인에서는 2시간 이하를 권장하였다. 수술이 2시간 이상 소요될 경우에는 10분간의 재관류 후에 재팽창 시키는 것보다는 수술을 빨리 끝내는 것이 합병증 예방에 효과적이다.[112-114]

지혈대를 적용하는 사지수술에서 수술 중의 혈역학적 감시는 심폐혈관계 기능이 저하된 환자에서는 필수적이다. 마취방법도 심혈관계 합병증의 빈도에 영향을 준다. 지혈대 고혈압은 척추마취(2.7%)와 상완신경총 차단법(2.5%)보다 전신마취에서 빈도(67%)가 높다.[31,115] 또한 전신마취에서 기계적 보조호흡을 실시한다면 지혈대 제거에 따른 심혈관계 대상 반응을 완화시킬 수 있다.[111] 부위마취(상완신경총 차단) 등은 지혈대를 사용하는 수술에서 심혈관계 합병증을 피할 수 있는 효과적인 방법이며 특히 심혈관계 기능이 저하된 노인에서 선호된다.[32,111] 동반된 이상이 없는 환자에서 지혈대 감압 후에 혈압은 3분 동안 저하되며, 심박수 증가는 1~3분 지속되고, 혈장 pH 저하는 약 7분 동안 지속되며, 혈장 lactate는 10분동안 증가 된다고 하였다.[68]

환자의 선택도 지혈대와 관련된 합병증의 예방에 중요하다. 광범위한 전향적 조사와 분석을 통하여 이러한 문제점들이 알려지지 않았다면 환자 선택은 증례보고나 학설을 기초로 하게 되었을 것이다. 이러한 합병증의 위험은 심혈관계와 신기능 저하, 심각한 산 염기 불균형, 심장내 션트(심방중격결손, 난원공개존증 등) 또는 말초혈관 질환이 있는 환자에서 높다. 말초혈관 질환이 의심스러운 경우에는 수술 전에 세심한 분석으로 지혈대 적용에 따른 위험과 장점의 관계를 판단한 후에 결정하는 것이 효과적이다. 이러한 과정에는 원위부 혈관 상태의 판단을 위한 혈관촬영술과 동맥의 병변을 조기 발견하기 위한 도플러를 이용한 구획별 압력 측정 등이 있다.[100)]

낫적혈구 빈혈 (sickle cell anemia) 환자에서는 지혈대 적용을 권장하지 않다. 그러나 지혈대를, 반드시 사용을 하여야 한다면 합병증을 예방하기 위하여 술전에 hydroxyurea 제제 투여를 금하고, 적절한 수액공급, 방혈을 위하여 높이 올리는 방법보다는 Esmarch bandage를 사용하고, 안정된 산소화를 유지하며 산염기 균형은 pH 7.0이상 유지할 것을 권장한다.[16,17,116-119)]

2. 뼈시멘트(Bone cement)

뼈시멘트는 정형외과 수술에서 많이 사용되는 물질로서 1940년에 두개골 결손을 보정하기 위한 성형 수술에서 처음 임상 적용을 하였다. 정형외과 수술에서는 1950년대에 대퇴골 고정을 위하여 사용하기 시작하였으며, 1960년대 이후 점차 사용이 증가 되었으며 최근에는 정형외과를 비롯하여 신경외과, 안과, 치과 등 많은 수술분야에서 사용되고 있다. 특히 정형외과 분야에서는 고관절과 슬관절 치환술 및 척추성형 (예; vertebroplasty, kyphoplasty) 등에서 사용되고 있다. 그러나 수술 중에 혈압저하, 저산소증, 부정맥, 심혈관계 허탈 등 부작용이 초래될 수 있으며, 적용 환자의 0.6~1.0%에서 심정지가 유발 될 수 있다.[120,121)] 이러한 이유로 최근 영국에서는 뼈시멘트를 사용하지 않는 고관절 치환술이 약 30%에 이르게 되었으며, 입원기간의 단축과 이환율 및 사망율도 저하시킬 수 있다.[120-122)]

1) **성분과 반응** : 뼈시멘트는 polymethyl methacrylate (PMMA)의 화학 구조식은 (CH_2=C(CH_3)COOH, $C_5H_8O_2$)이며, radio-opacifer 특성을 갖는 기폭성의 무정형 분말 pre-polymerized PMMA와 안정과 억제 작용을 갖는 액체 MMA monomer로 되어있다. 사용하기 직전에 두 성분을 혼합하면 자유기 중합반응 (free radical polumerization)으로 기폭제가 활성화되면서 중합체 (polymer)가 단량체 (monomer)로 된다. 이러한 반

응으로 반죽형태(dough)로 되어 안전하게 적용할 수 있으며 곧 굳어져서 원하는 모양을 하게 된다. 이와 같은 중합반응 과정에서 70~110℃의 높은 열이 생산된다.[120-123)]

일부에서는 항생제 등 다른 약물을 혼합하여 체내에 주입하여 지속적으로 유리시키는 방법으로 임상 적용을 하고 있다. 이와 같은 임상 적용은 항상 안전한 방법은 아니므로 직접 인체에 적용하기 전에 안전에 대한 확인이 필요할 것이다.[120,123)]

2) **독성과 감수성** : 중합반응과 혈관 이완작용에 의한 심혈관계 증상으로는 혈압저하, 저산소증, 부정맥, 혈전증, 심혈관계 허탈 등이 발생한다. 혈전증은 MMA의 직접 작용으로 혈액세포와 내피세포의 손상으로 응고기전이 활성화되기 때문이다. MMA는 세포내와 외에서 혈관의 평활근 흥분수축결합(excitation-contraction coupling)을 포함한 칼슘 대사를 방해하여 혈압을 저하시킨다. MMA 0.1~1 μg/mℓ은 단독 또는 활성화된 조직인자들에 의하여 혈전을 생산할 수 있다. 또한 MMA의 반응과정에서 생산되는 열은 주위 조직에서 열손상을 초래할 수 있다. 그 외 PMMA에 포함된 소량의 DMPT (dimethyl para toluidine), BaSO4, ZrO2 (Zirconium dioxide)의 잔류 효과에 의한 독성작용이 있다.[124,125)]

임상에서 뼈시멘트를 사용하면서 대퇴골 골수내에 가해지는 압력은 동물실험에서는 900 mmHg로 상승하였으며, 사람에서는 680 mmHg이었다. 뼈시멘트를 사용하지 않는다면 100 mmHg 이하를 유지할 수 있다.[126,127)] 이러한 대퇴골내 골수 압력(intramedullary pressure)이 높아지면 미세혈전을 증가시키게 되면서, 혈액, 지방 및 혈소판들이 집합체를 형성하게 되면서 정맥 순환으로 들어가게 되어 bone cement implantation syndrome (BCIS)를 유발하게 된다. BCIS는 폐순환에서 폐션트 증가, 폐고혈압, 심박출량 감소 등 심각한 합병증을 초래하며, 원인으로는 histamine과 같은 조직에서 유래된 매개체(tissue mediators)로 의심하고 있으며, 일부에서는 anaphylaxis (type I hypersensitivity)와 contact hypersensitivity (type 4 hypersensitivity)으로 설명하고 있다.[120-122,128)]

색전이 우심방 결손(예: atrial septal defect, patent foramen ovale) 또는 폐순환을 지나서 뇌혈류로 들어가게 된다면 수술후 착란현상(postoperative delirium)을 유발 할 수 있다.[120-122)]이러한 색전은 수술후 착란현상을 호소하는 환자의 40~60%에서 뇌

초음파 소견에서 색전이 발견되거나 국소 신경학적 이상을 발견할 수 있으며, MRI를 이용한다면 다발성 지방 색전을 발견할 수 있다.[129,130] 일부 뇌손상을 받은 환자에서는 혈액내 astroglial S-100B protein 농도가 현저하게 증가되는 것을 확인할 수 있다.[127,131]

3) **작업 환경 오염** : 정상 성인이 과도하게 높은 농도의 MMA에 노출되면 산염기 균형과 호흡성 장애를 초래할 수 있다. 혈중 이산화탄소 분압을 증가시켜 대사성, 호흡성 산증을 초래하게 된다. MMA에 과민성이 있는 사람이 노출된다면 피부, 호흡기, 신경계 등에서 과민반응을 초래할 수 있으나 임상 농도에서는 안전하다. 그러나 직접 접촉을 하지 않도록 보호장비를 사용하여야 하며 특히 천식환자에서는 조심하여야 한다.[120-122]

4) **세포 독성과 발암 효과** : 동물실험에서 MMA가 미토콘드리아의 기능과 구조에 영향을 줄 수 있으며, 세포독성과 발암효과의 위험성을 주장하고 있다.[132,133]

고관절 치환술에서 뼈시멘트 주입에 따른 응고기전의 변화는 주입 직후의 응고기전의 활성화와 수술후 첫 1주일 내에 나타나는 변화와 같이 2단계로 나눌 수 있다. 뼈시멘트를 주입한 주변에서 혈구 세포와 내피세포에 악영향을 주게 되며, MMA의 세포독성은 발생시기에 따른 차이가 있다. 수술 중에는 심혈관계 허탈이, 수술 후에는 혈관계 이상과 관련이 있다. PMMA에서 유래된 MMA와 PMMA 입자들은 결합조직, 뼈와 다형핵세포에 독성을 가진다. 이러한 효과는 생체외 실험에서 농도와 노출된 시간에 비례하여 나타난다. 독성은 MMA 5 μg/mℓ 이상에서 나타나기 시작하며, 10 μg/mℓ 이상에서는 백혈구와 내피세포의 모양에서 변화가 나타나며 노출 후 10분이 경과하면 심각한 세포독성이 나타난다. MMA의 반감기는 1시간이며 일부 환자에서는 혈중 농도가 120 μg/mℓ 이상 증가되는 경우도 있다.[134,135]

5) **합병증** : 뼈시멘트 사용에 따른 Bone cement implantation syndrome (BCIS)의 발생기전으로 ① 단량체 유도형(monomer mediated model) : 순환 혈액내에서 MMA가 직접 폐와 심혈관계에 영향을 줄 수 있는 농도 이상으로 증가되거나 뼈시멘트를 삽입하면서 대퇴골내 압력이 증가되면서 색전을 유발하여 심혈관계 변화를 초래한

다.[122] ② 색전형(embolic model) : 초음파를 이용하여 우심방, 우심실 및 폐동맥에서 색전들을 발견할 수 있다.[136,137]이러한 색전들은 생리적인 반응으로 기계적인 효과와 유도제 유리를 유발하여 폐혈관의 긴장도를 증가시킨다. 색전에서 지방, 골수, 뼈시멘트, 공기, 뼈 조각 및 혈소판과 fibrin의 결합체 등의 파편들을 발견할 수 있다.[138,139] ③ 그 외의 기전으로 색전에 의한 기계적인 폐색으로 histamine 유리, complimant 활성화 또는 6-keto PGF 1α, tissue thromboplastin 등과 같은 내인성 canabinoid-madiated vasodilation 등과 앞서 설명한 발생 원인들의 종합적인 작용에 의한다는 다발성 모형(multimodal model)을 주장하지만 아직 확실하게 규명되지는 않았다.[140,141]

척추 압박골절에서 percutaneous vertebroplasty와 balloon kyphoplasty에서도 뼈시멘트를 적용하고 있다. 뼈시멘트를 주입하면서 척추관 또는 주위로 누출이 된다면 노출된 부위에 따라서 주위 조직과 척수 및 신경 손상과 폐색전증, 심혈관계 허탈 등 심각한 합병증이 초래될 수 있으므로 유의하여야 한다.[142] 이와 같은 합병증은 누출된 부위, 양 및 주입 속도에 비례하여 나타난다.[143-146]

합병증의 발생 인자들은 환자, 수술, 마취와 관련된 문제점들에 따라서 분류할 수 있다.

a. 환자와 관련된 위험인자들은 고령이며 수술전 신체 상태에서 심폐기능 저하, 술전에 동반된 폐고혈압, 골다공증(osteoporosis), 뼈 전이암. 고관절 골절<예; 병적 골절, 돌기사이골절(intertrochanteric fracture) 등이 있다. 특히 골다공증, 뼈 전이암. 고관절 골절 등이 동반된다면 위험도는 더욱 증가하게 된다. 심장의 선청성 기형(예; Patent foramen ovale, atrial septal defect)과 같은 이상이 동반된다면 돌발적인 색전증과 신경학적 후유증의 위험이 증가된다.(표 2-5)[120-122]

b. 수술과 관련된 위험인자들은 과거에 전혀 기구 조작이 없었던 대퇴골에서 색전의 위험도가 높으며, 과거에 기구 또는 뼈시멘트를 사용하였다면 대퇴골 내면이 부드럽고 단단하여 투과성이 낮을 수 있다.[122] 그러나 과격한 수술 조작으로 뼈 손상이 커지고, 높은 압력으로 뼈시멘트 주입과 함께 시멘트에 의한 열 발생과 MMA에 의한 혈장 단백질 분해효소 들의 활성화를 초래하게 되기 때문이다.[134,147] 이러한 외과적 위험요소를 감소시킬 수 있는 방법으로는 뼈시멘트 사용 전에 내강을 세척하고, 효과적인 지혈을 한 후에 가능한 범위에서 삽입 기구 길이를 짧게하

며, 공기를 제거할 수 있는 구멍을 뚫거나 기구를 사용하여 골수내 압력을 낮추거나 뼈시멘트를 사용하지 않는 것이다. 뼈시멘트를 주입할 경우에는 삽입총을 이용하며 가장 깊은 곳부터 한다. 이와 같은 방법을 이용한다면 이환율과 사망율을 저하시킬 수 있다.(표 2-5)[120-122]

표 2-5. Bone cement inplantation syndrome의 위험인자들

수술 전에 동반된 질환들
폐 고혈압
심각한 심장질환 : New York heart association class 3 or 4.
Canadian heart association class 3 or 4
수술에 따른 위험인자
병적 골절(pathologicla fracture)
돌기 사이 골절(Inter-trochanteric fracture)
Long-stem arthroplasty

c. 마취 관리에서 위험인자를 저하시키기 위한 방법으로는 수술 전 환자 상태에서 심장, 폐 기능이 저하되었거나 전이성 질환이 동반된 환자에서 대퇴골 골절 또는 긴 기구(long stem)와 함께 뼈시멘트를 적용한다면 위험도가 증가되므로 감시와 관리에 유의하여야 한다. 술전에 외과의사와 의견교환으로 환자의 위험 부담을 줄일 수 있을 것이다. 특히 BCIS의 병력이 있는 환자라면 뼈시멘트의 사용은 피하는 것이 효과적이다.[120-122)]

마취 방법과 약물의 선택에서 확실하게 밝혀진 것은 없으나 흡입마취가 정맥마취보다 혈역학적 변화가 크며, 아산화질소는 사용하지 않는 것이 위험부담을 저하시킬 수 있다.[148)] 그리고 산소 농도를 높게하고 수액공급을 충분하게 하여 저산소증과 저혈량증을 예방하여야 한다. 적극적인 심혈관계 감시를 위하여 직접 혈압측정, 중심정맥압 측정과 함께 환자 상태에 따라서 수술 중에 경식도심초음파, 심박출량, 전신혈관 저항 등의 측정과 함께 폐동맥압 측정도 시도할 수 있다. 심장 기능이 심하게 저하된 경우에는 저용량 epinephrine의 지속 주입도 고려할 수 있다.[149,150)]
슬관절 치환술과 같이 지혈대를 적용하면서 뼈시멘트를 사용한다면 지혈대를 제

거하는 시기가 가장 위험하므로 혈압, 호기말 이산화탄소 분압, 산소포화도 등을 이용한 환자 감시와 마취관리에 유의하여야 한다.[152)]

BCIS의 발생 빈도는 확실하지 않으며, 뼈시멘트를 사용한 경우에서 0.07~0.15%에서 수술중에 사망하였다고 하며 뼈시멘트를 사용하지 않은 경우에서는 없었다.[120-122)]

BCIS의 발생기전은 아직 확실하게 밝혀지지는 않았으나 수술 중 심초음파에서 색전들을 찾을 수 있다. 많은 부검에서도 골수, 지방, 골 색전, MMA 등과 같은 물질의 미세 색전들을 찾을 수 있다. 이러한 색전들은 폐순환을 폐쇄하여 폐저항을 증가시키고, 혈관작용물질과 염증반응물질들의 유리를 증가시켜서 histamine과 compliment 활성화의 원인이 된다.

동맥혈 산소분압 저하와 평균동맥압 저하는 심박출량을 저하시키게 되고 전신혈관저항도 감소시킨다. 이러한 변화는 폐혈관 저항과 폐동맥압의 증가와 함께 우심실의 박출량 비율에 영향을 주게되며, 수술 후 48시간 이상 지속될 수 있다.[128,134)]

BCIS의 심한 정도는 일시적으로 동맥혈 산소 분압과 혈압의 경미한 저하만이 나타나는 매우 경미한 경우에서 심혈관계 허탈과 심정지까지 다양하게 나타나지만 증상에 따라서 3단계로 구분할 수 있다.[120-122)]

① Grade 1 : 중등도의 저산소증 (SpO2 < 94%), 혈압 저하 (>20%)

② Grade 2 : 심한 저산소증 (SpO2 < 88%), 혈압저하 (> 40%)

③ Grade 3 : 심폐소생술 필요한 심혈관계 허탈 상태

6) **치료와 예방법** : 뼈시멘트를 사용하기 전에 산소와 수액공급 상태에 따라서 심한 정도를 감소시킬 수 있다. 그러므로 100% 산소와 수액 공급, 혈압 상승제 (예; ephedrine, epunephrine) 등으로 혈역학적 안정을 유지시킬 수 있을 것이다. 일부에서는 혈압 저하가 조직 매개체에 의한 것으로 추정하여 항 histamine 제제와 steroid를 추천한다.[134)] 외과 의사는 뼈시멘트를 사용하지 않는 방법이 BCIS는 최선의 예방법일 수 있으나, 수술 후 기구의 고정과 기능의 회복에는 문제가 될 수 있다.[153-155)] 그러나 반드시 뼈시멘트를 사용하여야 한다면 안전한 감시 및 마취관리와 함께 사용하기 전에 대퇴골 내강의 세척과 함께 골수내강 압력을 높이지 않

는 표준 방법을 적용한다면 BCIS의 이환율과 사망률을 현저하게 저하시킬 수 있을 것이다.[122,147]

7) 결론

정형외과 수술에서 마취과 의사가 알아두어야할 사항에서 지혈대와 뼈시멘트는 매우 중요하다. 지혈대 적용을 위한 기술의 발달이 거듭되면서 넓은 기낭으로 낮은 압력을 적용할 수 있는 지혈대가 제공되면서 사지수술의 안전도를 증가시켰다. 또한 무작위 선행성 임상연구에서 안전한 지혈대 적용시간도 확인할 수 있었다. 골격근의 허혈과 재관류에 따른 세포 변화와 매개체의 특성에 대한 연구는 지혈대를 적용하는 사지수술의 안전도를 개선하려는 목표가 되고 있다. 임상연구에서 지혈대에 의한 허혈과 재관류 손상에 의한 세포 변화에 대한 연구는 적절한 지혈대 거치 시간을 제공할 수 있었다.

뼈시멘트는 외과 의사가 사용하지만 이에 따른 반응의 예방과 치료는 마취통증의학과 의사 주도하에 이루어지게 되기 때문이다. 특히 뼈시멘트를 사용하는 고관절 또는 슬관절 수술 등에서 과도한 압력으로 주입한다면 합병증이 유발될 수 있으므로 사용 전에 외과의사와 의견 교환이 필요하며 마취통증의학과 의사도 병태생리적 반응과 예방 및 치료에 대한 지식을 가지고 있어야 할 것이다.

참고문헌

1. Murphy CG, Winter DC, Boucher-Hayes DJ. Tourniquet injuries : pathogenesis and modalities for attenuation. Acta Orthop Berg 2005; 71: 635-45.
2. Smith TO, Hing CB. Is a tourniquet beneficial in total knee replacement surgery? A meta-analysis and systematic review. Knee 2010; 17: 141-7.
3. Klenerman L. Is a tourniquet really necessary for knee replacement? J Bone Joint Surg Br 1995; 77: 174-5.
4. Wakai A, Winter DC, Street JT, Redmond PH. Pneumatic tourniquets in extremity surgery. J Am Acad Orthop Surg 2001; 9: 345-51.
5. Mann T, Hammert WC. Epinephrine and hand surgery. J Hand Surg Am 2012; 37: 1254-6
6. Fitzgibbons PG, Digiovanni C, Hares S, Akelman E. Safe tourniquet use: a review of the evidence. J Am Acad Orthop Surg 2012; 20: 310-9.
7. Kirkley A, Rampersaud R, Griffin S, Amendola A, Litchfield R, Fowler P. Tourniquet versus no tourniquet use in routine knee arthroscopy: a prospective, double-blind, randomized clinical trial. Arthroscopy 2000; 16: 121-6.
8. Arciero RA, Scoville CR, Hayda RA, Snyder RJ. The effect of tourniquet use in anterior cruciate ligament reconstruction. A prospective, randomized study. Am J Sports Med 1996; 24: 758-64.
9. Ward CM. Oedema of the hand after fasciectomy with or without tourniquet. Hand 1976; 8: 179-85.
10. Greene TL, Louis DS. Compartment syndrome of the arm--a complication of the pneumatic tourniquet. a case report. J Bone Joint Surg Am 1983; 65: 270-3.
11. Shenton DW, Spitzer SA, Mulrennan BM. Tourniquet-induced rhabdomyolysis. a case report. J Bone Joint Surg Am 1990; 72: 1405-6.
12. O'Leary AM, Veall G, Butler P, Anderson GH. Acute pulmonary oedema after tourniquet release. Can J Anaesth 1990; 37: 826-7.
13. Ogino Y, Tatsuoka Y, Matsuoka R, Nakamura K, Nakamura H, Tanaka C, et al. Cerebral infarction after deflation of a pneumatic tourniquet during total knee replacement. Anesthesiology 1999; 90: 297-8.
14. Gielen M. Cardiac arrest after tourniquet release. Can J Anaesth 1991; 38: 541.
15. McEwen JA. Complications of and improvements in pneumatic tourniquets used in surgery. Med Instrum 1981; 15: 253-7.
16. Adu-Gyamfi Y, Sankarankutty M, Marwa S. Use of a tourniquet in patients with sickle-cell disease. Can J Anaesth 1993; 40: 24-7.
17. Abdulla Al-Ghamdi A. Bilateral total knee replacement with tourniquets in a homozygous sickle cell patient. Anesth Analg 2004; 98: 543-4.
18. Pedowitz RA, Gershuni DH, Botte MJ, Kuiper S, Rydevik BL, Hargens AR. The use of lower tourniquet inflation pressures in extremity surgery facilitated by curved and wide tourniquets and

an integrated cuff inflation system. Clin Orthop Relat Res 1993: 237-44.
19. Crenshaw AG, Hargens AR, Gershuni DH, Rydevik B. Wide tourniquet cuffs more effective at lower inflation pressures. Acta Orthop Scand 1988; 59: 447-51.
20. Reid HS, Camp RA, Jacob WH. Tourniquet hemostasis. A clinical study. Clin Orthop Relat Res 1983: 230-4.
21. Estersohn HS, Sourifman HA. The minimum effective midthigh tourniquet pressure. J Foot Surg 1982; 21: 281-4.
22. Crenshaw AJ: Surgical techniques and approaches. In: Campbell's Operative Orthopaedics. 9th ed. Edited by Daugherty K : in Canale ST, Mosby-Year Book. 1998, p 29.
23. Wilgis EF. Observations on the effects of tourniquet ischemia. J Bone Joint Surg Am 1971; 53: 1343-6.
24. Estebe JP, Le Naoures A, Malledant Y, Ecoffey C. Use of a pneumatic tourniquet induces changes in central temperature. Br J Anaesth 1996; 77: 786-8.
25. Webb WR. Pulmonary physiology in surgery. Surg Clin North Am 1965;45: 267-87.
26. Aglietti P, Baldini A, Vena LM, Abbate R, Fedi S, Falciani M. Effect of tourniquet use on activation of coagulation in total knee replacement. Clin Orthop Relat Res 2000: 169-77.
27. Chaudry IH, Clemens MG, Baue AE. Alterations in cell function with ischemia and shock and their correction. Arch Surg 1981; 116: 1309-17.
28. Newman RJ. Metabolic effects of tourniquet ischaemia studied by nuclear magnetic resonance spectroscopy. J Bone Joint Surg Br 1984; 66: 434-40.
29. Sapega AA, Heppenstall RB, Chance B, Park YS, Sokolow D. Optimizing tourniquet application and release times in extremity surgery. A biochemical and ultrastructural study. J Bone Joint Surg Am 1985; 67: 303-14.
30. Macfarlane MG, Spooner SJ. Chemical changes in muscle during and after ischaemia. Br J Exp Pathol 1946; 27: 339-48.
31. Tuttle RS, McCleary M. Inferior cardiac nerve activity in the cat during occlusion of the mesenteric artery. Am J Physiol 1979; 236: H286-90.
32. Valli H, Rosenberg PH, Kytta J, Nurminen M. Arterial hypertension associated with the use of a tourniquet with either general or regional anaesthesia. Acta Anaesthesiol Scand 1987; 31: 279-83.
33. Chung WS, Kim RB, Park SS, Yang HS, Suh BT. Tourniquet Induced Hypertension and Vital Sign Changes in Patients with Total Knee Replacement Arthroplasty under General Anesthesia with Enflurane or Propofol. Korean J Anesthesiol 2000; 39: 462-8.
34. Kaufman RD, Walts LF. Tourniquet-induced hypertension. Br J Anaesth 1982; 54: 333-6.
35. Concepcion MA, Lambert DH, Welch KA, Covino BG. Tourniquet pain during spinal anesthesia: a comparison of plain solutions of tetracaine and bupivacaine. Anesth Analg 1988; 67: 828-32.
36. Egbert LD, Deas TC. Cause of pain from a pneumatic tourniquet during spinal anesthesia. Anesthesiology 1962; 23: 287-90.
37. Bridenbaugh PO, Hagenouw RR, Gielen MJ, Edstrom HH. Addition of glucose to bupivacaine in spinal anesthesia increases incidence of tourniquet pain. Anesth Analg 1986; 65: 1181-5.
38. Valli H, Rosenberg PH. Effects of three anaesthesia methods on haemodynamic responses connected with the use of thigh tourniquet in orthopaedic patients. Acta Anaesthesiol Scand 1985; 29: 142-7.
39. Kahn RL, Marino V, Urquhart B, Sharrock NE. Hemodynamic changes associated with tourniquet

use under epidural anesthesia for total knee arthroplasty. Reg Anesth 1992; 17: 228-32.
40. Bonica JJ, Kennedy WF, Akamatsu TJ, Gerbershagen HU. Circulatory effects of peridural block: 3. Effects of acute blood loss. Anesthesiology 1972; 36: 219-27.
41. Bradford EM. Haemodynamic changes associated with the application of lower limb tourniquets. Anaesthesia 1969; 24: 190-7.
42. Hagenouw RR, Bridenbaugh PO, van Egmond J, Stuebing R. Tourniquet pain: a volunteer study. Anesth Analg 1986; 65: 1175-80.
43. Lowrie A, Jones MJ, Eastley RJ. Effect of a eutectic mixture of local anaesthetic agents (EMLA) on tourniquet pain in volunteers. Br J Anaesth 1989; 63: 751-3.
44. Cole F. Tourniquet pain. Curr Res Anesth Analg 1952; 31: 63-4.
45. Dejong R, Cullen SC. Theorectical aspects of pain: bizarre pain phenomena during low spinal anesthesia. Anesthesiology 1963; 24: 628-35.
46. Farah RS, Thomas PS. Sympathetic blockade and tourniquet pain in surgery of the upper extremity. Anesth Analg 1987; 66: 1033-5.
47. Crews JC, Sehlhorst CS. Response to maintenance of tourniquet inflation in a primate model. Reg Anesth 1991; 16: 195-8.
48. Tetzlaff JE, O'Hara J, Yoon HJ, SchubertA. Tourniquet-induced hypertension correlates with autonomic nervous system changes detected by power spectral heart rate analysis. J Clin Anesth 1997; 9: 138-42.
49. Satsumae T, Yamaguchi H, Sakaguchi M, Yasunaga T, Yamashita S, Yamamoto S, et al. Preoperative small-dose ketamine prevented tourniquet-induced arterial pressure increase in orthopedic patients under general anesthesia. Anesth Analg 2001; 92: 1286-9.
50. Akata T, Kanna T, Izumi K, Kodama K, Takahashi S. Changes in body temperature following deflation of limb pneumatic tourniquet. J Clin Anesth 1998; 10: 17-22.
51. Bloch EC, Ginsberg B, Binner RA, Sessler DI. Limb tourniquets and central temperature in anesthetized children. Anesth Analg 1992; 74: 486-9.
52. Sanders BJ, D'Alessio JG, Jernigan JR. Intraoperative hypothermia associated with lower extremity tourniquet deflation. J Clin Anesth 1996; 8: 504-7.
53. Girardis M, Milesi S, Donato S, Raffaelli M, Spasiano A, Antonutto G, et al. The hemodynamic and metabolic effects of tourniquet application during knee surgery. Anesth Analg 2000; 91: 727-31.
54. Kasai T, Hirose M, Matsukawa T, Takamata A, Kimura M, Tanaka Y. Preoperative blood pressure and intraoperative hypothermia during lower abdominal surgery. Acta Anaesthesiol Scand 2001; 45: 1028-31.
55. Matsukawa T, Ozaki M, Nishiyama T, Imamura M, Iwamoto R, Iijima T, et al. Atropine prevents midazolam-induced core hypothermia in elderly patients. J Clin Anesth 2001; 13: 504-8.
56. Goodarzi M, Shier NH, Ogden JA. Physiologic changes during tourniquet use in children. J Pediatr Orthop 1992; 12: 510-3.
57. Modig J, Kolstad K, Wigren A. Systemic reactions to tourniquet ischaemia. Acta Anaesthesiol Scand 1978; 22: 609-14.
58. dos Reis Júnior A. Tourniquet use and intraoperative hypothermia. Anesth Analg 1989; 69: 549-50.
59. Cheong MA, Koh MS, Yang HS. ects of Four Anesthesia Methods and Tourniquet Durations on Tourniquet Induced Hypertension during Total Knee Arthroplasty. Korean Journal of

Anesthesiology 2002; 42(3): 312-7.
60. Choi YJ, Ro YJ, Kim HJ, Yang HS. Comparison of preventive effect of warming device in patients undergoing tourniquet technique under the general anesthesia for total knee arthroplasty. In press.
61. Sessler DI. Mild perioperative hypothermia. N Engl J Med 1997; 336: 1730-7.
62. Forstot RM. The etiology and management of inadvertent perioperative hypothermia. J Clin Anesth 1995; 7: 657-74.
63. Rajagopalan S, Mascha E, Na J, Sessler DI. The effects of mild perioperative hypothermia on blood loss and transfusion requirement. Anesthesiology 2008; 108: 71-7.
64. Buggy DJ, Crossley AW. Thermoregulation, mild perioperative hypothermia and postanaesthetic shivering. Br J Anaesth 2000; 84: 615-28.
65. Beilin B, Shavit Y, Razumovsky J, Wolloch Y, Zeidel A, Bessler H. Effects of mild perioperative hypothermia on cellular immune responses. Anesthesiology 1998; 89: 1133-40.
66. Frank SM, Beattie C, Christopherson R, Norris EJ, Perler BA, Williams GM, et al. Unintentional hypothermia is associated with postoperative myocardial ischemia. The Perioperative Ischemia Randomized Anesthesia Trial Study Group. Anesthesiology 1993; 78: 468-76.
67. Frank SM, Higgins MS, Breslow MJ, Fleisher LA, Gorman RB, Sitzmann JV, et al. The catecholamine, cortisol, and hemodynamic responses to mild perioperative hypothermia. A randomized clinical trial. Anesthesiology 1995; 82: 83-93.
68. Hinohara H, Kadoi Y, Ide M, Kuroda M, Saito S, Mizutani A. Differential effects of hyperventilation on cerebral blood flow velocity after tourniquet deflation during sevoflurane, isoflurane, or propofol anesthesia. J Anesth 2010; 24: 587-93.
69. Conaty KR, Klemm MS. Severe increase of intracranial pressure after deflation of a pneumatic tourniquet. Anesthesiology 1989; 71: 294-5.
70. Eldridge PR, Williams S. Effect of limb tourniquet on cerebral perfusion pressure in a head-injured patient. Anaesthesia 1989; 44: 973-4.
71. Kadoi Y, Ide M, Saito S, Shiga T, Ishizaki K, Goto F. Hyperventilation after tourniquet deflation prevents an increase in cerebral blood flow velocity. Can J Anaesth 1999; 46: 259-64.
72. Hirst RP, Slee TA, Lam AM. Changes in cerebral blood flow velocity after release of intraoperative tourniquets in humans: a transcranial Doppler study. Anesth Analg 1990; 71: 503-10.
73. Tsuchiya M, Ueda W, Tomoda M, Mokudai Y, Takeda A, Hirakawa M. [The hemodynamic and metabolic changes following tourniquet release during halothane anesthesia]. Masui 1991; 40: 540-3.
74. Brian JE. Carbon dioxide and the cerebral circulation. Anesthesiology 1998; 88: 1365-86.
75. Fujii Y, Toyooka H, Ishikawa E, Kato N. Blood flow velocity in the middle cerebral artery response to tourniquet release. Anaesth Intensive Care 1999; 27: 253-6.
76. Akata T, Tominaga M, Sagiyama M, Taniyama T, Inaba S, Takahashi S, et al. Changes in end-tidal CO2 level following tourniquet deflation during orthopedic surgery. J Anesth 1992; 6: 9-15.
77. Lam AM, Mayberg TS, Eng CC, Cooper JO, Bachenberg KL, Mathisen TL. Nitrous oxide-isoflurane anesthesia causes more cerebral vasodilation than an equipotent dose of isoflurane in humans. Anesth Analg 1994; 78: 462-8.
78. Gourdin MJ, Bree B, De Kock M. The impact of ischaemia-reperfusion on the blood vessel. Eur J Anaesthesiol 2009; 26: 537-47.
79. Budic I, Pavlovic D, Kocic G, Cvetkovic T, Simic D, Basic J, et al. Biomarkers of oxidative

stress and endothelial dysfunction after tourniquet release in children. Physiol Res 2011; 60 Suppl 1: S137-45.
80. Flatt AE. Tourniquet time in hand surgery. Arch Surg 1972; 104: 190-2.
81. Chiu D, Wang HH, Blumenthal MR. Creatine phosphokinase release as a measure of tourniquet effect on skeletal muscle. Arch Surg 1976; 111: 71-4.
82. Gurke L, Marx A, Sutter PM, Frentzel A, Harder F, Seelig J, et al. Ischemic preconditioning--a new concept in orthopedic and reconstructive surgery. J Surg Res 1996; 61: 1-3.
83. Kelly C, Creagh T, Grace PA, Bouchier-Hayes D. Regional hypothermia protects against tourniquet neuropathy. Eur J Vasc Surg 1992; 6: 288-92.
84. Nakahara M. Tourniquet effects on muscle oxygen tension in dog limbs. Experiments with cooling and breathing intervals. Acta Orthop Scand 1984; 55: 576-8.
85. Haimovici H. Muscular, renal, and metabolic complications of acute arterial occlusions: myonephropathic-metabolic syndrome. Surgery 1979; 85: 461-8.
86. Grace PA. Ischaemia-reperfusion injury. Br J Surg 1994; 81: 637-47.
87. Yagi M, Adachi J, Tatsuno Y, Mizuno K. Change in nitric oxide in humans due to application of a pneumatic tourniquet. Clin Chim Acta 1998; 278: 67-74.
88. Cormier JM, Legrain M. Hyperkalemia, very severe complication of acute ischemia syndromes of the limbs. J Chronic Dis 1962; 83: 473-83.
89. Hirota K, Hashimoto H, Kabara S, Tsubo T, Sato Y, Ishihara H, et al. The relationship between pneumatic tourniquet time and the amount of pulmonary emboli in patients undergoing knee arthroscopic surgeries. Anesth Analg 2001; 93: 776-80.
90. McGrath BJ, Hsia J, Boyd A, Shay P, Graeter J, Conry K, et al. Venous embolization after deflation of lower extremity tourniquets. Anesth Analg 1994; 78: 349-53.
91. Parmet JL, Berman AT, Horrow JC, Harding S, Rosenberg H. Thromboembolism coincident with tourniquet deflation during total knee arthroplasty. Lancet 1993; 341: 1057-8.
92. Kohro S, Yamakage M, Arakawa J, Kotaki M, Omote T, Namiki A. Surgical/tourniquet pain accelerates blood coagulability but not fibrinolysis. Br J Anaesth 1998; 80: 460-3.
93. Parmet JL, Horrow JC, Berman AT, Miller F, Pharo G, Collins L. The incidence of large venousemboli during total knee arthroplasty without pneumatic tourniquet use. Anesth Analg 1998; 87: 439-44.
94. Bannister GC, Auchincloss JM, Johnson DP, Newman JH. The timing of tourniquet application in relation to prophylactic antibiotic administration. J Bone Joint Surg Br 1988; 70: 322-4.
95. Friedman RJ, Friedrich LV, White RL, Kays MB, Brundage DM, Graham J. Antibiotic prophylaxis and tourniquet inflation in total knee arthroplasty. Clin Orthop Relat Res 1990: 17-23.
96. Ochoa J, Fowler TJ, Gilliatt RW. Anatomical changes in peripheral nerves compressed by a pneumatic tourniquet. J Anat 1972; 113: 433-55.
97. Saunders KC, Louis DL, Weingarden SI, Waylonis GW. Effect of tourniquet time on postoperative quadriceps function. Clin Orthop Relat Res 1979: 194-9.
98. Silver R, de la Garza J, Rang M, Koreska J. Limb swelling after release of a tourniquet. Clin Orthop Relat Res 1986: 86-9.
99. Hagan PF, Kaufman EE. Vascular complication of knee arthroplasty under tourniquet. A case report. Clin Orthop Relat Res 1990: 159-61.
100. McAuley CE, Steed DL, Webster MW. Arterial complications of total knee replacement. Arch

Surg 1984; 119: 960-2.
101. Wakankar HM, Nicholl JE, Koka R, D'Arcy JC. The tourniquet in total knee arthroplasty. A prospective, randomised study. J Bone Joint Surg Br 1999; 81: 30-3.
102. Francis CW, Pellegrini VD, Stulberg BN, Miller ML, Totterman S, Marder VJ. Prevention of venous thrombosis after total knee arthroplasty. Comparison of antithrombin III and low-dose heparin with dextran. J Bone Joint Surg Am 1990; 72: 976-82.
103. Abdel-Salam A, Eyres KS. Effects of tourniquet during total knee arthroplasty. A prospective randomised study. J Bone Joint Surg Br 1995; 77: 250-3.
104. Salam AA, Eyres KS, Cleary J, el-Sayed HH. The use of a tourniquet when plating tibial fractures. J Bone Joint Surg Br 1991; 73: 86-7.
105. Tredwell SJ, Wilmink M, Inkpen K, McEwen JA. Pediatric tourniquets: analysis of cuff and limb interface, current practice, and guidelines for use. J Pediatr Orthop 2001; 21: 671-6.
106. Welling DR, McKay PL, Rasmussen TE, Rich NM. A brief history of the tourniquet. J Vasc Surg 2012; 55: 286-90.
107. Fulford D, Dalal S, Winstanley J, Hayton MJ. Hand surgery after axillary lymph node clearance for breast cancer: contra-indication to surgery? Ann R Coll Surg Engl 2010; 92: 573-6.
108. Smith TO, Hing CB. The efficacy of the tourniquet in foot and ankle surgery? A systematic review and meta-analysis. Foot Ankle Surg. 2010;16:3-8.
109. Clarke MT, Longstaff L, Edwards D, Rushton N. Tourniquet-induced wound hypoxia after total knee replacement. J Bone Joint Surg Br. 2001;83:40-4.
110. Paletta FX, Shehadi SI, Mudd JG, Cooper T. Hypothermia and tourniquet ischemia. Plast Reconstr Surg Transplant Bull 1962; 29: 531-8.
111. Townsend HS, Goodman SB, Schurman DJ, Hackel A, Brock-Utne JG. Tourniquet release: systemic and metabolic effects. Acta Anaesthesiol Scand 1996; 40: 1234-7.
112. Klenerman L. The tourniquet in surgery. J Bone Joint Surg Br 1962; 44-B: 937-43.
113. Klenerman L. Tourniquet time--how long? Hand 1980; 12: 231-4.
114. Klenerman L. The tourniquet in operations on the knee: a review. J R Soc Med 1982; 75: 31-2.
115. Park SE, Kim DY, Kim HK, Choi Y, Yang HS. Tourniquet induced hypertension and vital sign changes in elderly patients associated with tourniquet use under general or epidural anesthesia for total knee arthroplasty Korean J Anesthesiol 1999; 36: 653-9.
116. Fisher B, Roberts CS. Tourniquet use and sickle cell hemoglobinopathy: how should we proceed? South Med J 2010; 103: 1156-60.
117. Buck J, Davies SC. Surgery in sickle cell disease. Hematol Oncol Clin North Am 2005; 19: 897-902.
118. Oginni LM, Rufai MB. How safe is tourniquet use in sickle-cell disease? Afr J Med Med Sci 1996; 25: 3-6.
119. Fanning R, O'Donnell B, Lynch B, Stephens M, O'Donovan F. Anesthesia for sickle cell disease and congenital myopathy in combination. Paediatr Anaesth 2006; 16: 880-3.
120. Lamadé WR, Friedl W, Schmid B, Meeder PJ. : Bone cement implantation syndrome. A prospective randomised trial for use of antihistamine blockade.Arch Orthop Trauma Surg. 1995;114:335-9.
121. Leggat PA, Smith DR, Kedjarune U. : Surgical applications of methyl methacrylate: a review of toxicity.Arch Environ Occup Health 2009; 64: 207-12.

122. Donaldson AJ, Thomson HE, Harper NJ, Kenny NW. : Bone cement implantation syndrome. Br J Anaesth 2009; 102: 12-22.
123. Gallardo D, Skalsky B, Kleinebudde P. : Controlled release solid dosage forms using combinations of (meth)acrylate copolymers. Pharm Dev Technol 2008; 13: 413-23.
124. Dahl OE, Garvik LJ, Lyberg T. : Toxic effects of methylmethacrylate monomer on leukocytes and endothelial cells in vitro. Acta Orthop Scand 1994; 65: 147-53.
125. Leggat PA, Kedjarune U. Toxicity of methyl methacrylate in dentistry. Int Dent J 2003; 53: 126-31.
126. Hallin G, Modig J, Nordgren L, Olerud S. : The intramedullary pressure during the bone marrow trauma of total hip replacement surgery. Ups J Med Sci 1974; 79: 51-4.
127. Kallos T, Enis JE, Gollan F, Davis JH. : Intramedullary pressure and pulmonary embolism of femoral medullary contents in dogs during insertion of bone cement and a prosthesis. J Bone Joint Surg Am 1974; 56: 1363-7.
128. Mitsuhata H, Saitoh J, Saitoh K, Fukuda H, Hirabayasi Y, Shimizu R,et al : Methylmethacrylate bone cement does not release histamine in patients undergoing prosthetic replacement of the femoral head. Br J Anaesth 1994; 73: 779-81.
129. Sulek CA, Davies LK, Enneking FK, Gearen PA, Lobato EB. Cerebral microembolism diagnosed by transcranial Doppler during total knee arthroplasty. Correlation with transoesophageal echocardiography. Anesthesiology 1999; 91: 672-6.
130. Sasano N, Ishida S, Tetsu S, et al. Cereral fat embolism diagnosed by magnetic resonance imaging at one, eight and 50 days after hip arthroplasty: a case report. Can J Anaesth 2004; 51: 875-9.
131. Kinoshita H, Iranami H, Fujii K, et al. The use of bone cement induces an increase in serum astroglial S-100B protein in patients undergoing total knee arthroplasty. Anesth Analg 2003; 97: 1657-60.
132. Dahl OE, Garvik LJ, Lyberg T. Toxicity effects of methyl methacrylate monomer on leucocytes and endothelial cells in vitro. Acta Orthop Scand 1994; 65: 147-53.
133. Bereznowski Z. Effect of methyl methacrylate on mitochondria function and structure. Int J Biochem Cell Biol 1994; 26: 1119-27.
134, Dahl OE. : Cardiorespiratory and vascular dysfunction related to major reconstructive orthopedic surgery. Acta Orthop Scand 1997;68:607-14.
135. Dahl OE, Gudmundsen TE, Pripp AH, Aanesen JJ. : Clinical Venous Thromboembolism Following Joint Surgery: Effect of Extended Thromboprophylaxis on Its Annual Frequency and Postoperative Pattern Over 22 Years. Clin Appl Thromb Hemost. 2013. [Epub ahead of print]
136. Koessler MJ, Fabiani R, Hamer H, Pitto RP. : The clinical relevance of embolic events detected by transesophageal echocardiography during cemented total hip arthroplasty: a randomized clinical trial. Anesth Analg 2001; 92: 49-55.
137. Urban MK, Sheppard R, Gordon MA, Urquhart BL. Right ventricular function during revision total hip arthroplasty. Anesth Analg 1996; 82: 1225-9
138. Orsini EC, Byrick RJ, Mullen JBM, Kay JC, Waddell JP. Cardiopulmonary function and pulmonary microemboli during arthroplasty using cemented or non-cemented components the role of intramedullary pressure. J Bone Joint Surg 1987; 69: 822-32.
139. Price SL, Farukhi MA, Jones KB, Aoki SK, Randall RL. : Complications of cemented long-stem hip arthroplasty in metastatic bone disease revisited. Clin Orthop Relat Res 2013; 47: 3303-7.

140. Wheelwright EF, Byrick RJ, Wigglesworth DF, et al. Hypotension during cemented arthroplasty. Relationship to cardiac output and fat embolism. J Bone Joint Surg 1993; 75: 715-23.
141. Lewis RN. Some studies of the complement system during total hip replacement using bone cement under general anaesthesia. Eur J Anaesth 1997; 14: 35-9.
142. Asenjo JF, Rossel F. : Vertebroplasty and kyphoplasty: new evidence adds heat to the debate. Curr Opin Anaesthesiol 2012; 25: 577-83.
143. Sidhu GS, Kepler CK, Savage KE, Eachus B, Albert TJ, Vaccaro AR. : Neurological deficit due to cement extravasation following a vertebral augmentation procedure. J Neurosurg Spine 2013; 19: 61-70.
144. Stricker K, Orler R, Yen K, Takala J, Luginbühl M : Severe hypercapnia due to pulmonary embolism of polymethylmethacrylate during vertebroplasty. Anesth Analg 2004; 98: 1184-6.
145. Barbero S, Casorzo I, Durando M, Mattone G, Tappero C, Venturi C, et al. : Percutaneous vertebroplasty: the follow-up. Radiol Med 2008; 113: 101-13.
146. Asenjo JF, Rossel F. : Vertebroplasty and kyphoplasty: new evidence adds heat to the debate. Curr Opin Anaesthesiol 2012;25:577-83.
147. Issack PS, Lauerman MH, Helfet DL, Sculco TP, Lane JM. : Fat embolism and respiratory distress associated with cemented femoral arthroplasty. Am J Orthop (Belle Mead NJ) 2009; 38: 72-6.
148. Guest CB, Byrick RJ, Mazer CD, Wigglesworth DF, Mullen JB, Tong JH. : Choice of anaesthetic regimen influences haemodynamic response to cemented arthroplasty. Can J Anesth 1995; 42: 928-36.
149. Herrenbruck T, Erickson EW, Damron TA, Heiner J. Adverse clinical events during cemented long-stem femoral arthroplasty. Clin Orthop Relat Res 2002; 395: 154-63.
150. Parvizi J, Holliday AD, Ereth MH, Lewallen DG. Sudden death during primary hip arthroplasty. Clin Orthop Relat Res 1999; 369: 39-48.
151. Patterson B, Healey J, Cornell C, Sharrock N. Cardiac arrest during hip arthroplasty with a cemented long-stem component. A report of seven cases. J Bone Joint Surg 1991; 73: 271-7.
152. Parmet JL, Horrow JC, Pharo G, Collins L, Berman AT, Rosenberg H. The incidence of venous emboli during extramedullary guided total knee arthroplasty. Anesth Analg 1995; 81: 757-62.
153. Herndon JH, Bechtol CO, Crickenberger DP. : Fat embolism during total hip replacement. A prospective study. J Bone Joint Surg Am 1974; 56: 1350-62.
154. Nakama GY, Peccin MS, Almeida GJ, Lira Neto Ode A, Queiroz AA, Navarro RD : Cemented, cementless or hybrid fixation options in total knee arthroplasty for osteoarthritis and other non-traumatic diseases. Cochrane Database Syst Rev. 2012 Oct 17;10:CD006193. doi: 10.1002/14651858.CD006193.pub2.
155. Zwartelé RE, Witjes S, Doets HC, Stijnen T, Pöll RG : Cementless total hip arthroplasty in rheumatoid arthritis: a systematic review of the literature. Arch Orthop Trauma Surg 2012; 132: 535-46.

| 제3장 |

체위(Positioning)와 감시(Monitoring)

1. 체위

정형외과 환자에서 적절한 체위를 취하는 것은 힘들고 시간이 소요되는 작업으로, 외과 의사와 마취통증의학과 의사의 의견교환은 환자에게 적절하고 수술에 필요한 균형잡힌 체위를 성공적으로 유지하는데 중요한 역할을 한다. 이렇게 체위에 신경을 쓰는 이유는 특별하게 고정된 자세로 오랜 시간 있어야 하는 수술대위의 환자들에게는 여러 가지 생리적인 변화로 인한 부작용과 비정상적인 물리적 압박으로 인해 다양한 합병증이 발생할 가능성을 항상 가지고 있기 때문이다. 따라서 마취통증의학과 의사는 수술체위와 연관된 문제에 대한 해박한 지식을 가지고 있어야 환자에게 발생할 가능성이 있는 문제점들을 사전에 예방하거나 최소화할 수 있다. 특히 정형외과 수술은 체위, 피부절개위치와 다른 여러 인자의 영향을 감안하여 수술에 적합한 표준체위를 유지하여 환자에게 나쁜 결과를 줄 수 있는 요인을 예견하고 예방할 수 있어야 한다. 체위에 따른 해부학적, 생리학적 영향과 병리학적 특징과 질환에 따른 수술범위, 수술기간과 다른 여러 가지 특이성에 따른 사항의 이해가 필요하다.

수술 중에 체위에 따른 문제점으로 말초신경손상의 빈도는 0.1- 0.15%이다. 하지보다는 상지에서 많으며, 상지에서는 상완신경총, 요골신경, 척골신경 순서로 많고, 하지에서는 비골신경의 손상이 많다. 마취수기와 관계없이 손상의 기전은 수술 중에 체위에 따른 직접적인 신경손상이다.[1,2] 수술기간이 한 가지 요인으로 작용하며, 말초신경의 합병증은 수술이 6시간 이상 되는 경우에서 특히 수술 중 압력과 당김에 의한 허혈이 신경손상의 원인이 된다.[3] 신경외과 환자에서는 흔히 좌위와 관련이 있지만 정형외과 환자에서는 고관절 성형술,[4] 척추고정술[5,6]에서 공기색전증이 드물게 보고되기도 하며, 어깨수술에서는 이론적으로 고려하여야 할 문제점들이 있다. 혈관계는 분획증후군(compartment syndrome)을 유발할 수 있으며, 특히 고관절 성형술 후에 근막절개술(fasciotomy) 또는 절단을 하는 경우도 있다.[7] 척추고정술에서는 술후 합병증으로 신부전이 초래될 수도 있다.[8,9]

체위는 수술의 필요성에 따라서 적절하게 변화시켜야 하며, 대다수의 정형외과 환자들은 노인들이어서, 이들 환자들은 관절의 굴신이 제한되며, 퇴행성 변화, 손상, 선천성 기형, 과거 수술병력 또는 외부고정 기구의 사용 등에 의하여 여러 관절의 운동범위가 제한되는 경우가 흔하다. 이러한 요인은 마취방법 선택에 문제점으로 작용할 수 있고, 마취방법이나 수기를 결정할 경우에는 여러 가지 제한사항에 따라서 환자의 체위를 고려하여야 한다. 예를 들면 척추마취로 고관절 성형술을 시행하는 경우 대부분에서 적합한 체위를 취할 수 있지만 관절염이 있는 경우에서 측와위를 할 경우 아래쪽 어깨의 통증으로 진통안정제가 투여될 수 있고 이로 인해 기도에 문제가 초래될 수 있다. 이러한 경우에는 전신마취 단독으로 또는 부위마취와 함께 시행하면 좋은 대체방법이 될 수 있다.

술전 환자면담과 검사는 예상되는 체위에 따른 환자의 병력과 가능하다면 취하려고 하는 체위에 따른 환자관리에서 필요한 각 관절과 사지의 움직임을 분석 파악하여야 한다. 수술체위에 대하여 잘 인식하는 것은 수술 중 감시에 대한 판단에 영향을 줄 수 있다. 즉 전흉부 도플러와 좌위에서 우심방 카테터 등은 정맥 공기색전증에서, 수술중의 체위에 의하여 시술이 어려울 경우 동, 정맥 카테터를 거치하는 것 등을 미리 시술할 수 있다.

환자의 체위를 적절하게 취한다는 것은 수술대와 보조기구들의 상태까지 포함한다. 이러한 기구의 기능 이상이나 고장은 시간을 지연시키고, 환자치료가 늦어지는 것을 의미하므로 사전에 잘 준비하여야 한다. 기구들의 검사는 사용 전에 항상 점검이 되어야 하며, 빠른 수리보수를 위하여 경험자의 도움을 요청할 수 있어야 한다. 특히 점검하여야 하는 곳은 환자와 직접 접촉하는 매트리스, 금속지지대 등과 기타 필요한 기구들을 확인하여야 한다. 만일 수술이 길어진다면 추가로 "jelly pads" 또는 "egg-crate"를 이용하여 피부의 결손 또는 신경 압박을 예방하여야 한다. 환자의 체위를 변화시키는 동안에 들어올리고, 운반하고, 회전하며 과도한 신전에 의한 척추 손상 등을 예방 할 수 있도록 경험이 있는 충분한 인원의 협조와 함께 시행되어야 한다(그림 3-1, 표 3-1).

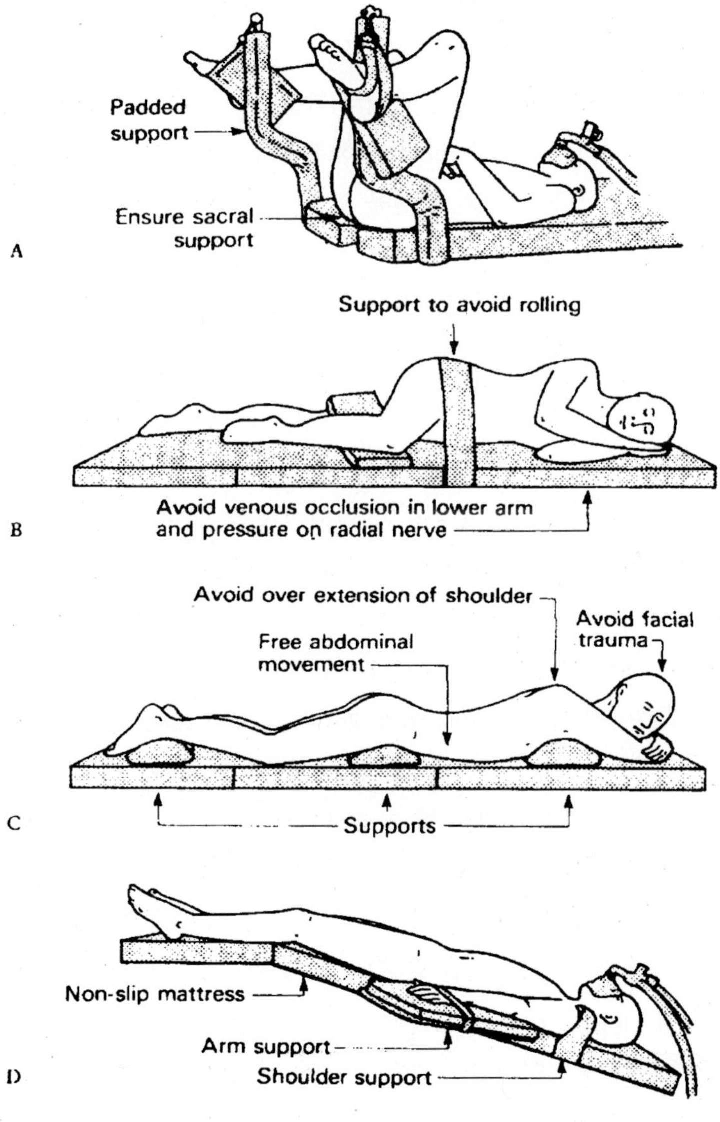

<그림 3-1> 수술대위에서 체위. a. 쇄석위 b. 측와위 c. 복와위 d. trendelenburg

표 3-1. 체위를 취하기 전의 고려사항

이전에 환자에게 견디기 어려운 체위가 있었던가?
관절의 운동범위에 대한 물리적 검사
기존의 신경이상의 확인
수술에 필요한 체위의 확인
수술에 소요되는 시간
체위를 취하는 데에 필요한 기구

환자를 운반 또는 회전시킬 경우 관절의 과도한 신전을 조심하여야 하며, 특히 목부위, 사지를 지지하지 않고 매달거나, 해부학적 체위가 아니거나, 복합적인 체위에서 주의하여야 한다. 운반과 회전을 할 경우에 머리, 목과 기도를 지지하며, 안전과 효과의 증진을 위하여 한 사람이 지시를 한다. 외과팀은 골절되어 안정되지 못한 부위를 움직이거나 체위를 취하는 과정에서 책임을 가지고 견인과 안정된 위치를 유지하도록 한다.

1) 생리적 변화

수술 중인 환자의 경우에는 질병이나 신체적 손상, 마취 등 여러 가지 요인이 체위 변경으로 인해 일어날 수 있는 생리적인 변화에 대한 필요한 보상 반응을 약화시켜 여러 가지 문제를 일으킬 수 있다. 중력은 혈압과 정맥혈 환류에 큰 영향을 미치는데 10 ㎝의 높이가 변할수록 8 ㎜Hg의 혈압이 변하게 된다. 예를 들면 키 180 ㎝인 사람이 서 있는 경우에 심방 높이의 혈압이 120 ㎜Hg라면 머리끝 부위는 90 ㎜Hg, 발은 210 ㎜Hg가 되고, 누워있는 경우에는 차이가 없어진다. 동맥혈관은 체위 변화에 따라 말초 저항이 빨리 변하지만 낮은 압력의 정맥혈관들은 적응을 잘 하지 못하여 체위에 따른 중력의 영향을 많이 받는다. Renin-angiotensin system과 자율 신경계, 반사성 압수용체의 세 가지 기전이 작용하여 체위변화에 의한 보상작용이 일어나지만, 마취 상태에서는 이러한 보상 작용이 감소하여 중력에 의해 혈액이 내장이나 하지로 몰려 중심정맥압이 심하게 감소할 수 있으며, 특히 저혈량 환자에서는 이러한 반응이 심하게 나타날 수 있다. 복와위에서 복부가 눌리게 되면 흉곽의 압력이 내장 장기와 하대정맥에 영향을 미쳐 하지로부터 정맥 환류를 방해하고 또 척추 부위의 과도한 정맥울혈을 일으킬 수도 있다.

각성 상태의 환자에서 체위변화를 할 경우에 항상성을 유지하기 위하여 여러 가지 생리적 반사작용이 일어난다. 심근 수축력의 변화, 일회박출량, 심박출량, 자율신경계의 긴장도 등이 혈관내 혈액량의 중력에 따른 분포에 영향을 주게 된다. (그림 3-2)[10]

↑ 심장으로 혈액환류

↓

중심 정맥과 심방의 신전 수용체

↓

↑ 심박수

↑ 일회 심박출량

↑ 심박출량

↑ 혈압

↓

대동맥과 경동맥동의 압수용체

↓

연 수

↓

↓ SA와 AV 결절로 교감신경의 출력

↑ 미주신경을 통한 부교감신경의 출력

↑ 심박수, 일회 박출량, 수축력

<그림 3-2> 선 자세에서 누운 자세(앙와위)로 바꿈에 따른 심혈관계 변화

앙와위에서는 심장으로 정맥환류량이 증가되지만 선 자세 또는 심장보다 머리를 높게 유지하는 자세는 정맥혈의 저류로 정맥환류량이 감소하게 된다.(표 3-2) 심근 억제와 혈관이완 작용이 있는 흡입마취제는 중력에 의한 혈액의 저류효과를 더욱 증가시키게 되므로 특히 심혈관계 질환이나 저혈량증이 있는 노인에서는 급격한 체위변경에 쉽게 적응하지 못하므로 저혈압을 예방하려면 서서히 체위를 변화시키면서 세심한 감시가 필요하다.

표 3-2. 머리가 심장보다 높은 자세에서의 심혈관계의 변화

감소	증가
• 좌심방 압력 • 심박출량 • 일회심박출량	• 전신혈관저항 • 폐혈관 저항 • 심박수

마취를 하지 않은 경우에 뇌혈관은 평균동맥압 50~150 ㎜Hg 사이에서 혈류량을 자동으로 조절할 수 있으나 두개강 내의 병변 또는 대부분의 마취제는 자동조절 기전을 억제하여 뇌혈류량은 동맥압에 의하여 직접적인 영향을 받는 경우가 많다. 머리를 낮출 경우에 정맥환류에 지장을 주어 ICP를 증가시킬 수 있으므로 뇌내 병변이 있거나 뇌손상이 있는 경우에는 피해야 한다. 목을 심하게 돌릴 경우에도 뇌관류를 떨어뜨릴 수 있으므로 주의해야 한다.

West(1964)가 폐포와 폐순환의 관계를 3가지 구역으로 나누었다.(그림 3-3)[11] 전신 마취를 할 경우에는 양압환기나 횡격막 마비에 의해 이러한 현상이 극대화될 수 있으므로 적용이 가능하지만, 건강하고 자발 호흡을 하는 폐에서는 이러한 관류 차이가 뚜렷하지 않을 수 있다.

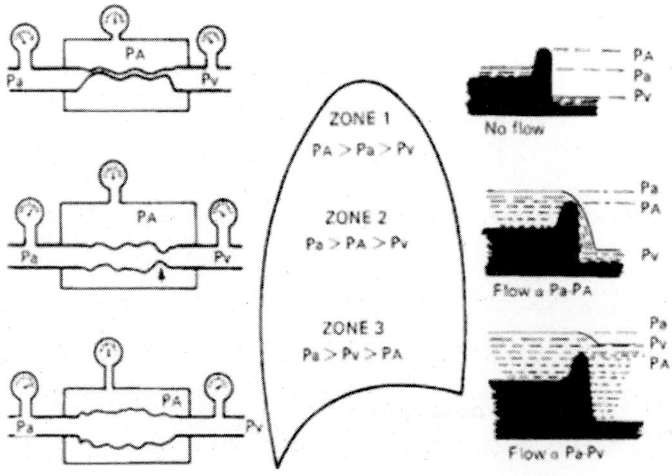

<그림 3-3> West의 폐의 3구역

제1구역(zone 1) : PA > Pa > Pv 혈액관류가 잘 일어나지 않음

제2구역(zone 2) : Pa > PA > Pv 혈액관류는 폐동맥압과 폐포압의 균형에 의해 좌우된다.

제3구역(zone 3) : Pa > Pv > PA 혈액관류는 폐동맥압과 폐정맥압의 차에 의해 좌우된다.

폐역학에서 환기/관류 관계 및 가스교환은 체위변경에 따라서 심각한 영향을 받는다. 앙와위에서 횡격막이 상부로 이동(cephalad displacement)하게 되면 기능적 잔기량(functional residual capacity, FRC)이 0.5~1.0 L 정도 감소될 수 있다. 비정상 기도에서 폐용량의 감소는 기도폐색을 초래하여 폐쇄량(closing capacity, CC)이하로 FRC가 감소될 수 있어서 A - aDO2와 션트가 증가하게 될 수 있고 연령이 증가할수록 폐실질의 노화로 폐쇄량이 커져서 노인에게는 션트가 더욱 증가하게 된다.[10] 정상 환자에서 FRC는 선 자세와 앙와위 모두에서 CC보다 크며, 실제로 환기/관류는 앙와위에서 균등 분포가 커지며 심박출량이 증가하게 되어 가스교환이 개선된다.[10]

2) 체위의 형태

체위로 인한 생리적 변화와 여러 가지 손상의 가능성을 최소화하기 위하여 외과 의사와 마취통증의학과 의사는 각각의 수술 방법에 대한 체위와 부작용에 대해 잘 알고 있어야 하고 긴밀하게 협조하여야 한다. 그리고 손상을 피하기 위하여 환자에게 편한 자세를 제공하기 위해 노력해야 하며 수술대나 고정 기구에 의해 압박되는 부위에는 적당한 패드를 넣어서 보호해야 한다.

(1) 앙와위(supine position)

수술에서 가장 많이 요구되는 체위는 앙와위 또는 횡와위이다. 일반적으로 이러한 체위는 최소의 생리적 충격을 받게 되며, 외과와 마취통증의학과 의사가 쉽게 적은 힘으로 취할 수 있으나 문제점이 없지는 않다. 전신 또는 부위마취에서 요추부위 근육의 이완과 정상 척추만곡을 유지하지 못하게 되는 경우가 있다. 이것은 척추하부 인대 등과 같은 구조물의 신장으로 수술 후에 요통을 초래하게 된다.[12]

가능하면 고관절과 슬관절을 약간 굴절된 체위를 하여 자극이 적게 하여 안정된 체위를 만들어준다. 특히 장시간 수술을 하는 경우 압력손상의 예방을 위하여 수술대에 접하는 부분에 충분한 쿠션을 받쳐주는 등 추가적인 노력이 필요하다. 특히 당뇨나 다리 혈관계에 이상이 있는 환자에서는 발뒤꿈치와 후두부에 압력이 가해지지 않도록 주의하여야 한다. Egg-crate 매트리스 또는 jelly-pad는 환자의 체중을 넓게 분산시켜주므로 기존의 수술대 매트리스 위에 사용하며, 가능하다면 자주 머리를 돌려주거나 발뒤꿈치와 후두부 피부를 주물러 주어 피부손상과 머리털의 손실을 예방하도록 한다.[13)] 앙와위에서 팔의 위치는 신경손상의 위험이 있는 곳이다.[14)] 상완신경총과 관련된 말초신경이 체위와 관련된 손상을 받을 수 있는 가장 쉬운 곳이다. 상완신경총은 척추에서 기원하여 상지의 액와를 지나가는 비교적 고정되어 있는 장기로 주행과정에서 쇄골을 지나면서, 흉근하부, 상완골 머리부위와 같은 3곳에서 신전에 의한 손상을 받기 쉽다.(그림 3-4)[15)]

신전은 팔이 지지대에 의하여 외전, 신전과 외회선(external extorsion)되어서 발생할 수 있다. 머리는 항상 중립체위(neutral position)을 유지하도록 한다. 머리를 반대쪽으로 돌리고 상지를 외전하게되면 상완신경총은 더욱 신장된다. 팔지지대를 사용할 경우에는 90도 이하를 유지해야 하는데(그림 3-5),[16)] 90도 이상 외전할 경우 건강한 사람의 83%에서 혈관 압박으로 요골동맥의 맥박을 촉지할 수 없다.[17)] 또한 팔지지대와 수술대의 높이를 같게 유지하여 신경과 혈관이 배측 신전(dorsal extension)으로 상완골 머리부위에 의한 신경과 혈관의 압력손상을 예방할 수 있다.[18)]

팔을 몸통과 평행하게 유지하여야 할 경우에는 수술 중 외과 의사의 기댐으로 눌리지 않도록 보호하여야 한다. 척골신경은 팔꿈치가 수술대 가장자리에 걸리게 되면 내측상과(medial epicondyle)사이에서 압력을 받게 되어 손상을 받게 된다.(그림 3-6)[19)] 요골신경 손상은 패드를 대어주지 않은 ether 칸막이 지지대가 상완골의 후측방에 압력을 주게 되어 발생된다.(그림 3-7)

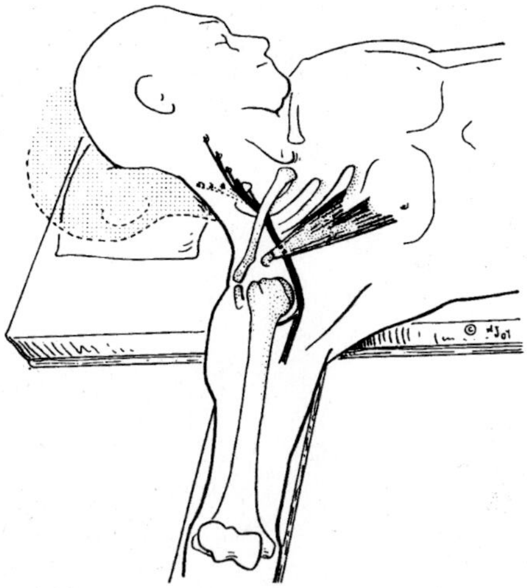

<그림 3-4> 상박신경총이 주행에 따라 과도한 당김(stretch)으로 손상 받기 쉬운 3부위. 쇄골아래 부위, 흉근아래 부위와 상완골 머리부위.

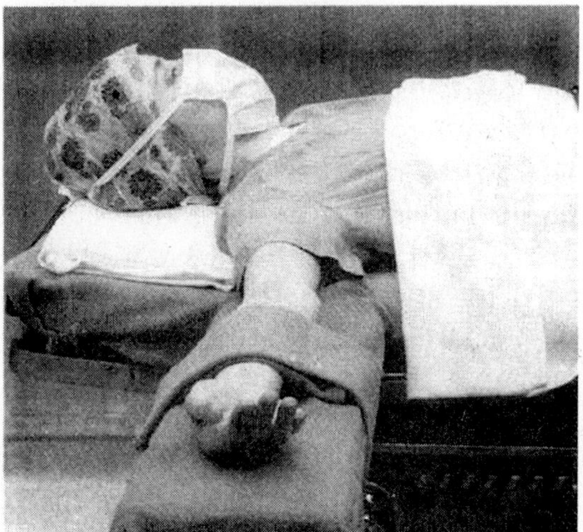

<그림 3-5> 앙와위(supine position). 팔지지대를 사용할 경우에는팔은 위를 향하게 하며 90도 이상 외전(abduction)하지 않으며 머리는 위로 정면을 향하게 한다.

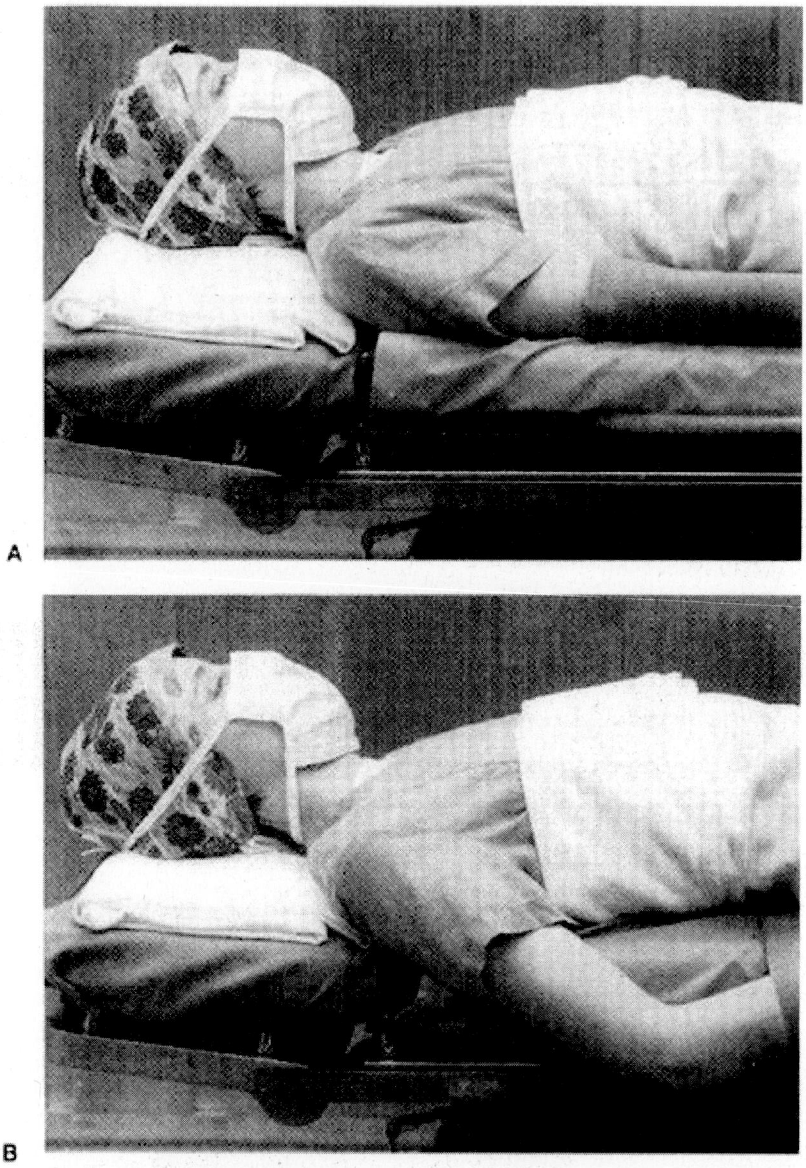

<그림 3-6> 팔을 몸통과 평행하게 할 경우에는 팔꿈치가 수술대에 매달리지 않게 하며 척골신경의 손상에 주의하여야 한다. (A) 바른 자세. (B) 틀린 자세.

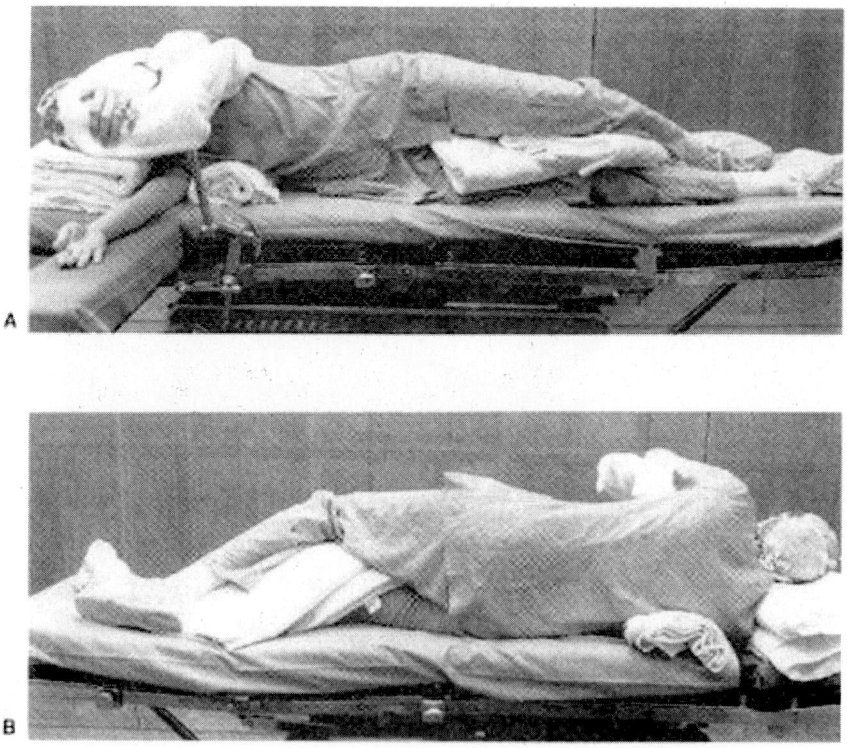

<그림 3-7> 측와위(lateral decubitus position). 머리는 척추의 주행과 평행하게 하며 눈과 귀를 압력 손상에서 보호한다. 팔은 자연스럽게 지지하여주고 몸통은 엉덩이를 패드에 대고, 아래쪽 다리는 굽히고 다리사이에 패드를 대어준다. (A) 앞에서 (B) 뒤에서 본 그림

(2) 측와위 또는 횡와위(side lying lateral position)

횡와위는 고관절 성형술, 전방척추유합술(anterior spinal fusion)과 피부이식, 괴사조직 제거술(debridement), 종양절제 등을 위한 하지 정형외과 수술에서 흔히 사용되는 체위이다. 앙와위에서 측와위로 회전시킬 경우 목, 어깨, 골반을 같은 축으로 움직여서 척추에 손상을 받지 않도록 주의하여야 한다.[20] 머리, 어깨, 골반, 다리와 발을 각각 한사람씩 힘을 나누어 시도하는 것이 좋다. 회전을 시킨 후에는 안정된 체위를 유지할 때까지 잘 지지하여야 하며 안정된 체위를 위하여 엉덩이 지지대(hip rests), 가슴 두루마리(chest roll) 등을 사용한다.(그림 3-8)

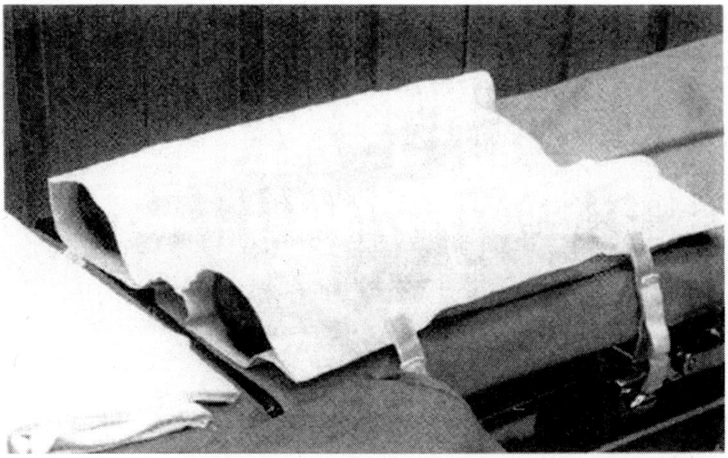

<그림 3-8> 길게 가슴을 지지하기 위한 수술대의 보조기구들. 가슴 두루마리(chest rolls).

아래쪽 팔은 외전시켜 팔지지대에 올려놓고, 위쪽 팔은 또 다른 팔지지대에 거치시켜 충분한 쿠션으로 지지하거나 다른 칸막이에 걸어 놓을 수도 있다. 팔은 당겨지거나, 과도한 외전 또는 회전시키지 않은 자연스러운 체위를 한다. 흔히 관절염이나 손상이 있을 경우에는 팔의 거치를 조정하여야 한다. 부위마취를 할 경우에는 환자와 외과 의사가 서로에게 안전하고 편리한 체위로 조절하여야 한다. 모든 신체의 돌출부위는 금속부위와 접촉할 수 있으므로 쿠션을 대어야 한다. 아래쪽 흉부와 겨드랑이 바로 아래에 액와 또는 흉부에 지지대를 받쳐주어 신경과 혈관이 아래쪽 어깨와 상완골 머리부에 끼어들게 되는 것을 예방하려면 체중 부하를 감소시키기 위하여 액와 또는 가슴 두루마리를 사용한다.[21] 그리고 아래쪽 팔에서 충분하게 정맥으로 환류되고 동맥이 촉지되는 것을 확인한다.

머리와 경추는 흉추와 적절한 축이 유지되도록 지지하여야 한다. 머리가 과도하게 좌 또는 우측으로 굴절되거나, 경추의 교감신경계 견인은 수술 후 Horner syndrome을 초래할 수 있다.[22]

아래쪽의 귀와 눈은 압력상해에 주의하여야 한다. 눈에 과도하게 압력이 가해져서 망막허혈(retinal ischemia)을 초래하여 수술 후 실명이 될 수도 있다. 특히 복와위에서 이러한 합병증의 발생 위험이 높으며, 측와위에서도 발생할 수 있다.[18,19,23]

고관절과 슬관절에서 아래쪽 다리는 굴절시키고 위쪽은 신전시키는 것이 측와위에서 가장 안정성 있는 체위이다. 하지에 수술부위가 없다면 위와 아래쪽 다리

사이에 베개를 끼어 주어 서로 뼈가 튀어나온 부위에 압력상해를 받지 않도록 보호하여 준다. 고관절 성형술을 시행하는 경우에는 수술을 받는 다리는 수술이 진행되는 동안 들려서 탈골되어 전방으로 이동되므로 다리 사이에 베개를 사용할 필요가 없다.

환자를 회전시킬 경우에는 안정된 체위를 취하고, 쿠션을 대어주고, 양측 폐의 호흡음이 동일한가, 기관내 삽관의 이동이 있었는가를 확인한다. 상지 동맥의 맥박을 확인하고 눈이 아래쪽을 향하게 되는 경우는 체위를 변경할 때마다 확인한다. 측와위로 변경하는 동안에 감시장치의 줄, 선, 카테터 등이 당겨지지 않도록 주의한다. 일반적으로 체위를 변경하거나 이동하면서 적어도 산소포화도 감시장치는 유지하는 것이 현명하다. 심전도 전극은 피부의 압력상해를 예방하려면 환자의 아래쪽으로 체중이 부하되는 곳에 부착하지 않는다. 측와위에서 위쪽 팔에 혈압측정을 위한 커프를 거치하지 않는 것이 일반적이다. 심장의 높이차이로 인한 중력과 압력의 차이로 위와 아래쪽 팔의 혈압차이는 약 36 mmHg정도 된다.[24] 어느 쪽 팔이든지 이러한 차이는 감안하여야 하며 이로 인한 혈관의 이상은 발생하지 않는다.

요추부위에서 전장 척추유합술을 위한 체위는 콩팥 지지대를 이용한 신장절제술을 시행하는 체위와 같다. 환자는 콩팥 지지대를 장골능에 위치시켜 체위를 고정한다. 흔히 콩팥 지지대를 허리 또는 하부 늑골 부위에 위치시켜 호흡기능이나 하대정맥을 폐색 시키는 경우가 있다.[20,25] 장골 아래에 적절하게 위치시키면 아래쪽 능(crest)의 기능은 받침대 역할이며 골반의 가장자리와 흉강(rib cage)은 둥근 모양을 하며, 수술시야를 넓게 한다.

(3) 복와위(prone position)

복와위는 척추수술에서 많이 이용하지만 종양적출, 골반의 안정, 괴사조직 제거술 등 여러 가지 수술에서 적용한다. 복와위에서 마취관리는 수술 중에 일어날 수 있는 문제점들을 예상하여 상세하게 계획하고 주의를 필요로 한다. 기도와 정맥로 확보는 복와위로 전환한 후에는 어렵게 되므로 손상을 받게되거나 빠지는 것을 예방할 수 있도록 안전하고 적합하게 관리하여야 한다. 수술대위에 가슴을 지지하지 않고 복와위를 하면 복강에 압력을 주게 되어 횡격막이 위로 치우치게 되어 호흡에 장애를 받게된다. 복강내압이 증가되면 정맥환류에 영향을 주게 되어 경막외 정맥혈류에 용량과 압력이 증가한다. 합병증 발생 요인을 피하려면 복강으로 부하되는 체중을 분산시키는 기구가 필요하다.

이러한 기구 또는 복와위의 변형을 다음 3가지로 분류할 수 있다.

1. 긴 두루마리 (longitudinal rolls) 또는 아치받침 (arch support)을 쇄골에서 장골능까지 지지하여 준다 (예: 가슴 두루마리, Walker frame)(그림 3-8)(그림 3-9)
2. 장골능과 쇄골하 가슴부위 (infraclavicular chest wall)에 받침대 (system of pedestals)를 사용한다. (예: Relton frame, Tower table) (그림 3-10)
3. 무릎을 굽히고, 다리를 구부리고, 앉은자세 (kneeling / tucking / sitting position)의 변형으로 흉부, 엉덩이, 무릎으로 체중을 분산시킨다. (예: tuck 또는 knee-chest position, Talov seat, Hasting's frame)(그림 3-11, 3-12)

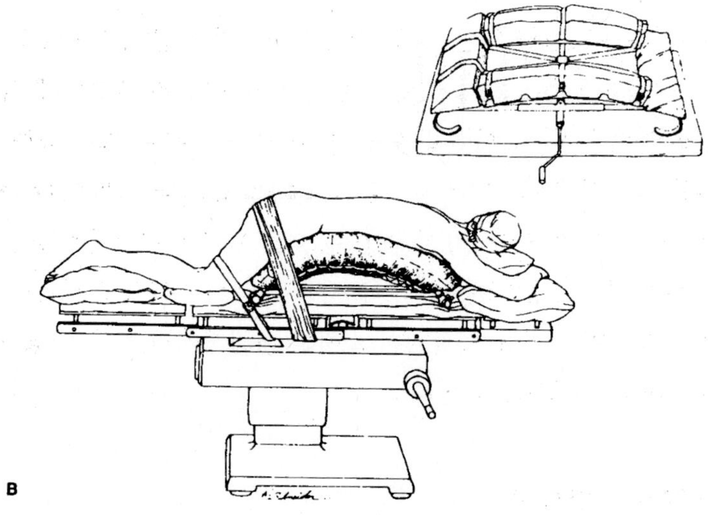

<그림 3-9> 길게 가슴을 지지하기 위한 수술대의 보조기구들. Walker frame.

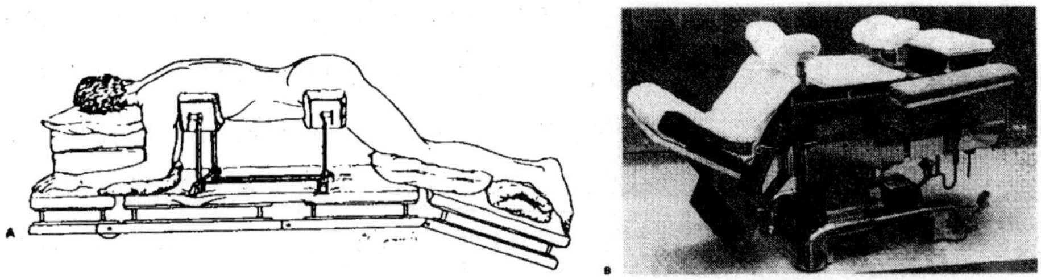

<그림3-10> Pedestral-type 지지대. (A) Relton frame. (B) Tower tabel.

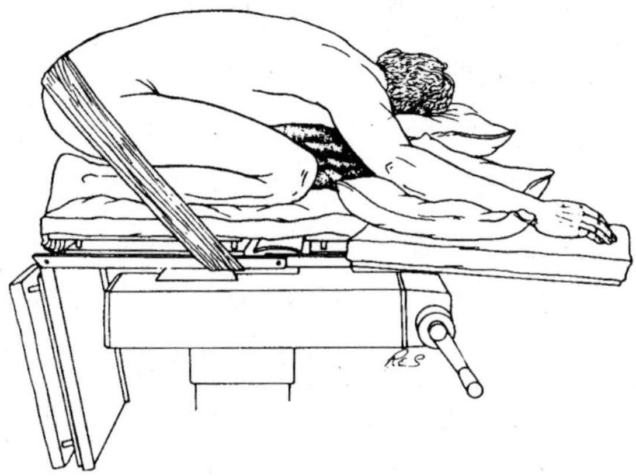

<그림 3-11> Tuck position.

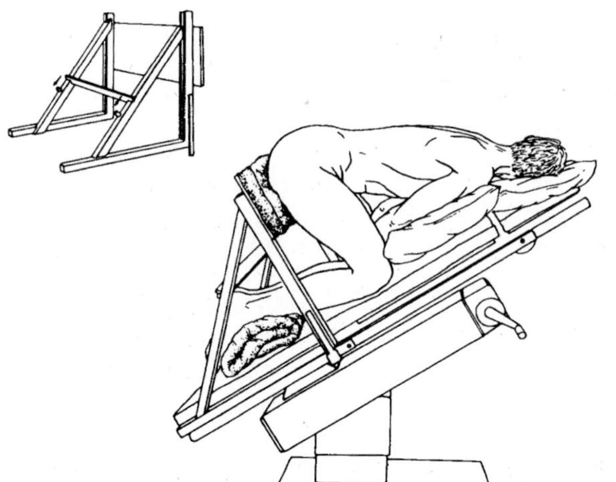

<그림 3-12> Hasting's frame.

긴 가슴 두루마리는 포나 담요 등으로 만들거나 쉽게 구입할 수 있으며, 수술대에 미끄러지거나 떨어지지 않게 단단하게 고정할 수 있다. 두루마리의 머리 쪽은 쇄골에 압력을 주지 않게 하여 상완신경총이 첫째 늑골과 쇄골 사이에서 압력 받는 것을 예방한다. 베게나 다른 부드러운 쿠션으로 서혜부에 압력을 주지 않도록 한다. 복부가 가슴 두루마리 사이에서 자유롭게 떠있어야 하지만 한쪽으로 기울어지면 안 된다. 남자는 성기부분이 압력상해를 받지 않도록 점검을 하여야 한다. 가슴부위(유방)도 자연스럽게 내측으로 위치하도록 하여 손상을 받지 않게 보호한다. 가슴부위가 바깥쪽으로 치우치면 내측에 위치한 것보다 팔의 거치가 제한되며 각성 후에 통증을 호소하게 된다.[26]

팔은 몸통 옆에 붙이거나 어깨와 팔꿈치에서 90도로 외전과 굴절시켜 팔지지대에 놓아둔다. 쿠션을 상박부와 팔꿈치 아래에 거치하여 척골신경의 손상을 예방한다. 같은 원칙으로 한쪽 팔은 몸통에 붙이고 다른 팔은 머리위로 올리는 체위도 할 수 있다. 이러한 방법은 정맥로등 혈관확보와 맥박, 모세혈관 충전(capillary refill)의 확인과 다른 감시장치의 거치가 용이하다. 머리를 옆으로 돌리게 되는 경우에는 머리가 향하는 쪽의 팔을 위로 올려서 상완신경총의 손상위험을 예방한다. 신경총이 추간공에서 나오는 부위는 척추와 전근막(prevertebral fascia)으로 고정되어 있다. 이로 인하여 쇄골과 첫째 늑골사이에서 압력을 받을 수 있고, 상완골 머리주위를 지나가므로 팔을 외전할 경우 더욱 노출된다.[19] 팔의 외전과 함께 머리를 반대쪽으로 돌리면 신경총이 당겨지게 되어 손상의 위험이 있다.(그림. 3-13) 상완골 머리에 의한 액와동맥의 압박은 어깨의 과도한 외전으로도 일어날 수 있다.[21,27]

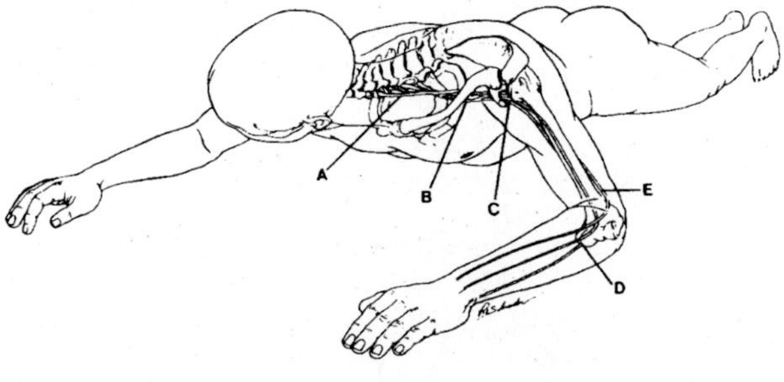

<그림 3-13> 복와위에서 손상받기 쉬운 상완신경총과 말초 분지. A, 머리를 옆으로 돌리게 되면 상박신경총이 당겨지게 된다. B, 가슴 두루마리가 쇄골과 첫 번째 갈비뼈 사이에서 neurovascular bundle이 압박을 받게 된다. C, 팔을 당기게 되면 상완골의 머리부위에 끼어들게 된다. D, 팔꿈치에서 척골신경이 압박을 받게 된다. E, 팔꿈치의 측면에서 요골신경이 압박을 받게 된다.

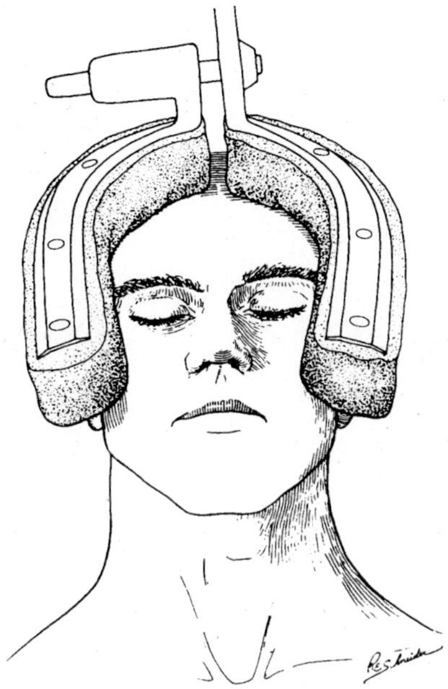

<그림 3-14> 복와위에서 Horseshoe head rest.

환자가 움직일 수 있다면 횡와위에서와 같이 머리는 옆으로 돌려서 이마와 뺨을 지지하여 준다. 또한 아래쪽 눈과 귀에 압력상해를 조심한다. 기관내 삽관에 의한 얼굴에 압력을 받지 않도록 하여 설신경과 협신경(lingual, buccal nerve)의 손상을 예방하여야 한다.[28] 다리는 탄력붕대로 감거나 탄력양말을 착용하여 정맥 저류를 최소화한다. 무릎은 굴절시키고 베게나 담요 등으로 지지하여준다. 흔히 척추수술에서 요추의 척추전만(lodortic curve)을 최소화하려고 수술대를 굴절시키면 엉덩이 부위에 지지대를 거치하여 다리 쪽으로 미끄러지는 것을 막을 수 있다. 말발굽모양의 머리지지대(head rest)는 자연스럽게 얼굴이 아래로 향한 체위를 얻을 수 있다. 이러한 기구의 문제점은 안구부위의 압박 가능성이다. 확인과 함께 조심하여 체위를 취하지만 환자나 외과 의사에 의한 수술중 움직임은 머리를 움직이게 하고, 눈을 누르게 되어 안압증가로 인한 망막허혈 또는 실명을 초래하게 된다.(그림 3-14) 만일 사용하게 된다면 수술중에 머리지지대에서 머리의 위치를 자주 확인하여 눈을 보호하도록 한다.

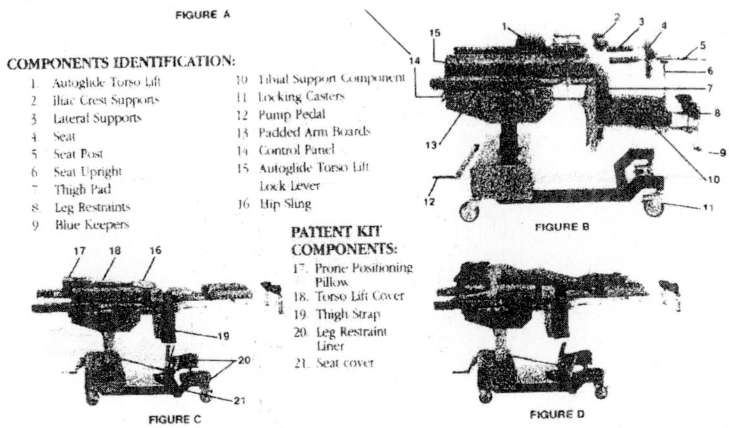

<표 3-15> 척추수술을 위한 tower 수술대

머리 죔쇠나 핀고정법을 사용한다면 눈의 압박을 피할 수 있으며, 경추의 안정에 도움이 되고 환자의 얼굴과 기도는 자유로운 위치를 얻을 수 있다. 경추의 움직임에 제한이 있거나 의식이 있는 환자에서는 원만한 체위가 아니면 과도하게 힘을 주지 않는 것이 중요하다. 경추가 움직이지 못하고 안정되지 못한 경우에는 머리의 체위를 취하는 데에는 외과 의사팀과 협조가 필요하다. 긴 가슴 두루마리를 사용하는 경우에는 기존의 수술대와 함께 비교적 쉽게 사용할 수 있으며 핀 고정기구와도 사용할 수 있다. Pedestal형의 복부 지지대는 비만 환자에서는 긴 두루마리보다 복부가 적게 눌리게 되므로 자유스럽게 많은 면적을 지지할 수 있다. 비만 환자에서는 복부의 무게가 팔에 미치게 되어 압력을 주게 되므로 compartment syndrome을 초래할 수도 있다. Tower table은 pedestal형 지지대를 부착한 수술대로 척추수술에서 많이 사용한다. (그림 3-15)

체중은 두 개의 움직이는 쿠션이 있는 가슴지지대, 고정된 장골능 지지대, 조절 가능한 무릎지지대에 부하된다. 가슴지지대는 쇄골 아래쪽에 위치하고, 가슴은 내측을 향하게 한다. 몸통의 아래쪽 1/2은 체중이 장골능과 무릎에 비슷하게 분할되게 위치한다. 그러나 Tower table은 핀고정대로 머리를 지지할 수 없으므로 경추의 움직임에 장애가 있으면 주의하여 체위를 취하여야 한다. 경추에 고정된 굴절장애(예 ankylosing spondylitis)가 있으면 얼굴이 아래로 향하도록 안정된 체위를 위하여 가슴에 쿠션을 추가하여 가슴부위를 높게 지지하여 준다. 무릎을 굽히고, 다리를 구부리는 체위는 척추수술에서 흔히 사용하지는 않으나 고관절과 슬관절을 과도하게 굴절시키므로 좌골신경과 폐쇄신경의 신전손상 위험이 있다. 하지 혈관의 손상으로 횡문근융해증(rhabdomyolysis)과 함께 compartment syndrome, 신부전을 초래할 수 있으며 심한 경우에는 사망하게 된다.[8,9] 크게 장점이 있지 않다면 같은 조건을 제공하는 다른 효과적인 체위를 선택한다.

대부분의 선택수술을 복와위에서 한다면 마취유도는 수술대에 체위를 취하기 전에 한다. 이것은 감시장치의 거치, 정맥로 확보, 환자 안전 등을 최대로 제공할 수 있기 때문이다.

특수한 환자나 수술이 있다면 복와위라고해서 부위마취가 금기사항은 아니다. 그러나 복와위에서 불충분한 마취나 과도한 부위마취로 인하여 기도유지에 어려움을 겪지 않으려면 체위를 취하기 전에 충분한 정도의 부위마취가 되었음을 확인하여야 한다. 때로는 복와위에서 마취유도를 하여야 하는 경우가 있다. 심한 비만환자에서 환자와 수술실 근무자들의 손상을 예방하기 위하여 서로 도와주면서 환자 스스로 먼저 수술대에 복와위를 취하게 한다.[29] 불안정 척추골절이 있는 경우 조심스럽게 체위를 취하면서 미리 정한 수신호로 연락을 하면서 육안으로 기능이상을 확인한 후에 마취를 시작한다. 이것은 잠든 상태에서 somatosensory evoked potential (SSEP) 감시를 하는 것보다 운동기능을 판별하는 데 더욱 용이한 검사법이다. 그러나 이와 같이 조심하여 체위를 취하더라도 움직이는 중에 신경손상을 초래할 수 있다는 것을 기억하여야 한다.[30] 체위를 취하기 전후에 관계없이 복와위를 하기 전에 기도는 확보하여야 한다. 맹목 경비삽관, 맹목 경구삽관, 또는 light wand, intubating LMA, 굴곡성 후두경 등을 환자의 상태에 따라서 선택한다.

마취 후에 환자를 회전시킬 경우에는 충분한 인원을 확보하여 환자의 안전을 보장할 수 있어야 한다. 마취통증의학과 의사는 환자의 머리, 기도, 환자의 회전방향 등을 확실하게 지시하여야 한다. 양팔은 바로 뻗게 하여 환자 몸통 옆에 두어 과도한 신전으로 어깨에 손상을 예방한다. 환자의 회전 시간은 아주 짧게 하며, 필요하다면 감시장치, 기도와 호흡회로의 차단이나 발관의 위험이 있으므로 연결을 일시적으로 차단시킨 후에 시도한다. 감시장치는 안정된 호흡을 확인한 후 가능한 빠른 시간 내 연결시킨다. 모든 뼈가 돌출된 부위는 수술대의 금속부분과 접촉할 수 있으므로 반드시 쿠션으로 압력손상을 예방하여야 한다. 체중 부하가 예상되는 가슴,

장골능, 무릎 등과 같은 부위의 피부가 손상을 받게 되므로 주름지지 않게 하며 쿠션 또는 섬유제품들로 덮어준다. 드물게 복와위에서 척추수술 중에 공기색전증이 발생할 수 있다.[6] 복부를 떠있게 만들고 다리를 지지하는 체위유지기구들이 대정맥 압력의 음압효과를 증가시키게 되어 공기를 흡입할 가능성을 증가시킨다. 다른 요인으로는 줄어든 혈액량과 불충분한 보충도 영향을 줄 수 있다.

(4) Beach Chair Position

Beach chair position 또는 shoulder position은 이름이 말하듯이 어깨관절을 중심으로 한 수술에서 이용하는 체위이다. 이러한 반횡와위 (semirecumbent position)에서는 어깨가 앞과 뒤에서 접근이 쉬우며, 상지를 해부학적 범위내에서 자유롭게 움직일 수 있다.

Beach chair position을 만들려면 수술대를 고관절 부위에서 굴절시키고 머리와 발은 더욱 위로 높이는 체위이다. 수술대의 발부위는 무릎보다는 낮게 굴절시킨다. 이러한 체위에서는 좌골신경과 같은 하지의 후반부에 있는 근육의 긴장도를 낮추어 준다. 수술대의 등부위는 바르게 세우고 동시에 전체 수술대는 10~20도 정도로 Trendelenburg 체위를 취한다. 고관절부위의 굴절 정도가 커지고, 몸통부위는 거의 수직으로 하면서 하지 부위는 심장 높이까지 굴절시킨다. 이와 같은 체위를 하는 것은 말초혈관에 정맥혈류가 저류되는 것을 최소화하기 위한 것이다.(그림 3-16)

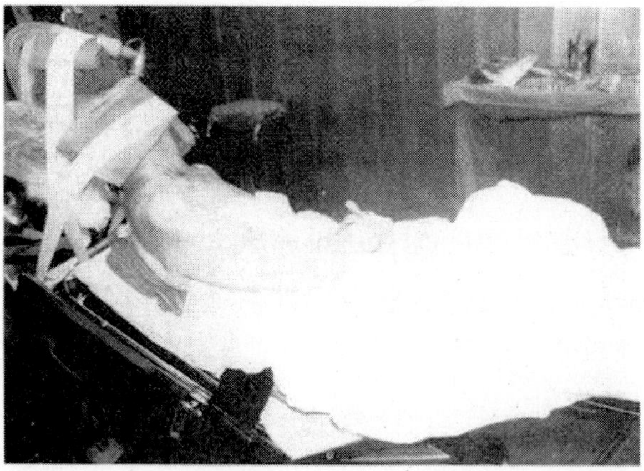

<그림 3-16> 측면에서 본 shoulder position.

수술받는 어께는 자유롭게 노출되도록 수술대의 외측으로 옮기게 된다. 또한 수술대에 고관절, 머리, 목부위를 움직이지 않도록 튼튼하게 고정한다. 쿠션은 환자의 견갑골 사이에 두고 수술하는 어깨와 수술대와는 일정한 간격을 유지한다.[3)]머리는 과도하게 수술시야 로부터 멀리 하려고 반대쪽으로 돌리게 되면 특히 외과적 조작 중에 상완신경총이 과도하게 당겨져 손상을 받게 된다. 머리는 기도를 안전하게 유지하고 수술중에 수술대가 당겨짐을 최소화하도록 안전하게 고정한다. 소독된 수술포를 덮으면서 환자의 머리와 기도는 분리하여 덮으며 특히 기도를 안전하게 유지할 수 있도록 주의하여야 한다. 일반적으로 편안한 자세를 하지만 머리에 압력을 주지 않는 범위에서 반창고로 고정을 한다. 한쪽은 이마쪽으로 다른 하나는 턱의 angle 부위를 고정한다. 수술 중에 옆으로 당겨져서 머리가 떨어질 수 있으며 눈과 귀에 압력이 가해지지 않도록 하고, 기도와 호흡회로가 연결되는 부위를 단단하게 고정한다.(그림 3-17)

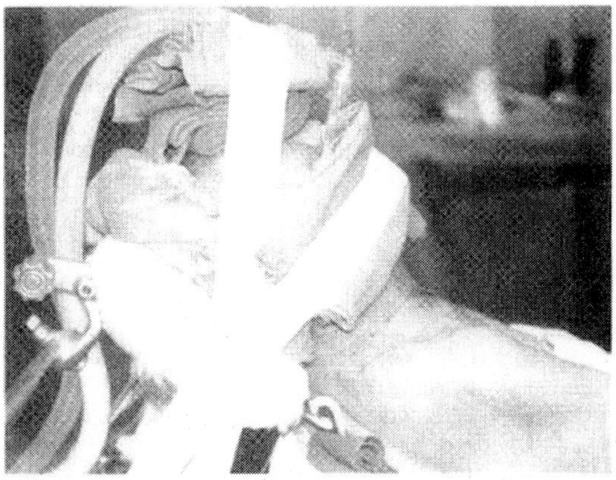

<그림 3-17> Shoulder position에서 머리 고정법.

부위마취를 할 경우에는 의식이 있는 환자를 앞에서와 같이 과도하게 고정을 하지 않는다. 수술을 하지 않는 반대쪽 팔은 팔지지대 위에 놓아둔다. 그러나 수술을 보조하는 의사에게 방해가 되는 경우에는 팔지지대를 제거하게 된다. 다른 변화된 방법으로 충분한 쿠션으로 척골신경의 손상을 예방하면서 팔을 환자의 복부에 놓아둔다. 머리를 높게 하는 shoulder position에서 하지 정맥혈액의 저류를 최소

화하기 위하여 탄력붕대로 감아주던가 탄력양말을 사용한다. 무릎아래와 발목에 쿠션을 추가하여 피부손상을 예방한다.

수술부위가 어디든지 심장보다 높다면 공기색전증의 위험이 있다. 실제로 어깨 수술의 문제점 중의 하나이다. 특히 주의하여야 하는 경우는 우좌 션트가 있는 환자에서는 정맥 공기색전증의 주의와 감시를 철저하게 하여야 한다.

(5) 골절 수술대 체위(fracture table positioning)

고관절 부위와 대퇴골 골절 수술 대부분에서 골절 수술대의 사용이 필요하다. 처음에는 익숙함을 느낄 수도 있지만 사용에는 경험이 필요하다.(그림 3-18)

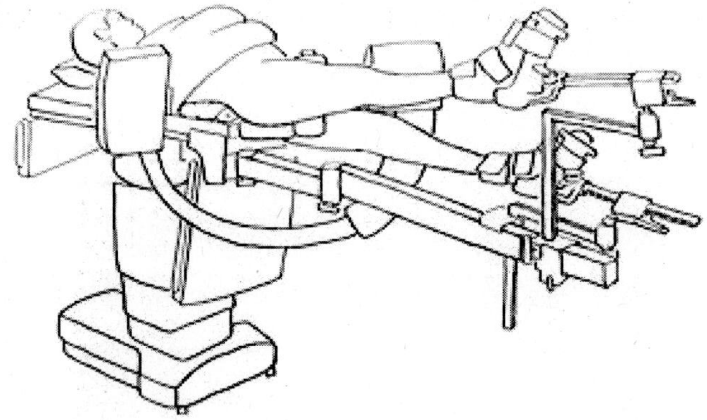

<그림 3-18> 골절 수술대(A). Fluoroscope 도움으로 고관절과 하지 골절의 정복술(B)에 사용된다

골절 수술대는 기본적으로 머리와 흉부를 지지하는 본체와 pelvic rest와 vertical perineal post를 포함한 sacral plate, 발을 고정하는 조절이 가능한 foot plate로 구성되어 있다. 골절 수술대의 장점은 골절된 다리를 당겨진 상태로 유지할 수 있다는 것이다. 이것은 골절부위의 비관혈적 정복술(closed reduction)과 고정(fixation)을 할 수 있다. 두 번째 장점은 골절부위를 투시경(fluoroscope) 또는 방사선 촬영과 분석이 가능하다는 것이다. 환자들은 골절에 의한 심한 통증이 있으므로 수술실에 도착할 때에 견인 장치를 하고 있어 마취유도를 한 후에 수술대 위로 옮겨 체위를 취하게 되므로 외과 의사와 협조가 필요하다. 골절된 다리를 조작할 경우에는 통증이 있으므로 병실 침대에서 수술대 위로 옮기기 전에 마취를 먼저 한다. 부위마

취를 할 경우에도 골절수술대를 사용할 수 있다. 적절한 안정제 투여와 골절된 하지를 지지와 함께 당겨주면서 병실 침대에서 측와위로 하여 척추마취나 경막외 마취를 시행할 수 있다. 정상적인 다리를 아래로(dependent position) 위치하여야 통증을 저하시키면서 용이하게 진행되지만 척추마취에서 고비중액을 사용한다면 아래로 위치시켜야 한다. 노인에서 측와위를 취하기 어려운 환자에서는 최대한 측와위를 취한 다음 방정중방법(paramedian approach)으로 시행할 수도 있다. 척추마취를 할 경우에는 골절 수술대을 사용하게 되므로 등비중액을 사용하는 방법이 안전하지만 병실 침상에서 수평을 유지할 수 있다면 마취가 고정된 이후 이동하여 체위를 취하면 된다. 골절 수술대에서 체위의 유지 및 변경에 많은 제한사항이 있고 저장액은 마취높이에 영향이 크기 때문이다.

마취방법에 관계없이 수술에 필요한 체위를 취하기까지 환자의 골절된 다리를 당겨진 상태를 유지하는 것이 중요하다. 골절 수술대의 회음부 지지대(perineal post)는 환자를 옮기기 전에 빼어두는 것이 좋다. 환자를 옮기는 중에 지지대를 넘어가야 하므로 힘이 들고 손상 위험이 있기 때문이다. 흉부와 머리는 수술대의 윗부분에 확실하게 고정시키고, 환자는 골반이 회음부 지지대에 맞게 될 때까지 내린다. 남자의 외부성기는 압력을 받지 않도록 주의하여야 하며 골절 수술대에서 과도한 압력을 받으면 음부신경(pudendal nerve)이 손상을 받을 수 있다.[31] 환자가 충분한 쿠션으로 회음부 지지대에 맞게 위치하고, 발은 발판이나 받침대에 고정하여 골절부위가 적절하게 조절되도록 당기면서 외과 의사가 투시경을 보면서 체위 조절을 시행한다.(그림 3-19)

다치지 않은 다리는 고정하여 수술부위를 X-ray에 잘 노출되도록 외전 시켜둔다. 때로는 고관절과 슬관절을 굴절시켜 쇄석위와 같이 다리 받침대에 올려 놓는다. 수술 중에 과도하게 올려진 상태로 다리를 싸거나, 쇄석위에서 수술 중에 저혈압이 있었던 경우에 허혈이 발생되어 compartment syndrome이 초래될 수 있다.[32,33]

Compartment syndrome의 발생위험은 골절 수술대의 다리 받침대를 사용하는 경우에 많다. 골절된 하지와 같은 쪽의 팔은 골절부위가 X-ray에 잘 노출되도록 유지하여야 한다. 팔은 충분한 쿠션을 대어서 팔꿈치에서 척골신경이 손상 받지 않도록 하여 환자의 복부 위에 놓아둔다. 또는 ether 차단막에 매달아두기도 한다. 이 방법은 상완신경총이 과도하게 외전되거나 흉근과 쇄골 위로 당겨져서 손상을 받기

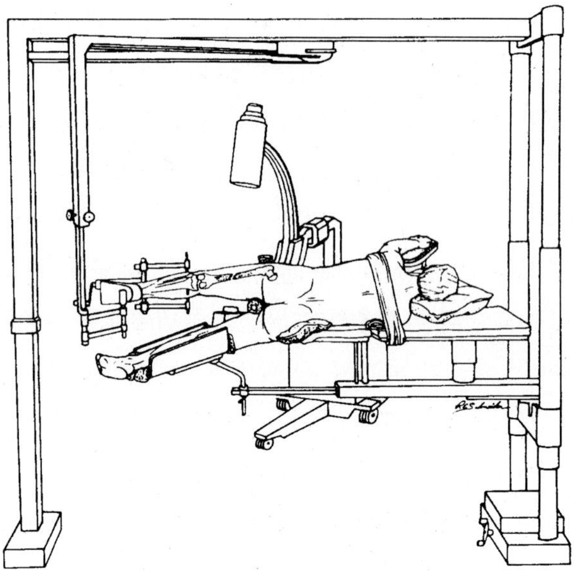

<그림 3-19> 골절 수술대에서 측와위.

쉽다. 이러한 체위를 한다면 어깨는 자연스럽게 하여 흉근을 만져서 유연함을 확인하며, 수술 중에 자주 확인하여야 한다.[15] 반대쪽 팔은 앞에서 설명한 것과 같은 방법으로 팔지지대에 놓아둔다.(그림 3-18) 이러한 체위에서는 골절된 다리를 가장 높게 위치시키며, 발 받침대보다 경골 또는 대퇴골 견인장치 (traction pin)를 사용한다. 일상적인 횡와위와 함께 상체는 등부위에 지지대를 대어주고 장골능에는 충분한 쿠션을 사용하여 둔다. 가슴 두루마리는 아래쪽 팔 혈관의 흐름을 유지하게 한다. 머리는 척추와 같은 선을 이루도록 유지한다. 골반은 충분한 쿠션을 한 방사선 투과성 C-shaped 기구로 장단지와 전상장골능을 지지한다. 회음부 지지대를 사용하면서 앙와위를 하는 경우는 남자 외부성기와 음부신경이 압력을 받지 않도록 한다.[34] 아래쪽 다리는 쿠션을 대어 다리 받침대에 놓아둔다. 골절 수술대에 체위를 적절하게 취하는 것은 수술자체와 직접적인 관련이 있다. 부적절한 체위를 하였다면 환자는 손상을 받을 수 있을 뿐만 아니라 외과의사가 수술을 하기에 불편할 것이다. 때로는 골절의 정복이나 골절 파편들을 재배열하려고 적절한 체위를 취하기 위한 시간이 수술시간보다 더 많이 필요할 수 있다.

2. 감시(Monitoring)

정형외과 환자에서 수술 중 감시장치를 거치 및 유지하는 것은 다른 수술과 유사하다. 미국마취과 학회에서 권장하는 기본 마취감시 규정 및 침습적 감시 시술 규정에 따라서 한다.(표 3-3)[35,36]

표 3-3. 미국마취과학회에서 정한 기본 감시장비

숙련된 마취과 종사자의 항시 근무와 함께

a. 산소화
- 흡입산소농도 분석
- 혈액 산소화의 양적 분석(예. Pulse oxymetery)

b. 환기
- 흉부의 움직임
- 호흡낭의 관찰
- 호흡음의 청진
- 호기말 이산화탄소의 결정을 위한 호기가스 분석
- 기계적 호흡기의 접속분리 경보

c. 순환
- 심전도의 지속적 감시
- 최소한 5분 간격의 혈압 심박수 점검

  \+ 다음 중 최소 한가지 감시:
- 최소한 맥박의 촉지
- 심음의 청진
- 동맥내 혈압 감시초음파 말초맥박 감시
- 맥박 혈량측정법(plethysmography)
- 산소계측(oxymeter)

정형외과 수술을 할 환자는 선천성 기형의 소아, 건강하고 젊은 운동중 손상을 받은 선수, 관절성형술이 필요한 중년의 류마치스성 질환, 골절된 노인, 교통사고를 당한 손상환자 등 임상적, 병리학적 차이가 매우 다양하다. 이러한 다양한 환자에서 임상적 치료방법과 감시방법은 개인적인 차이를 고려하여 분석 평가되어야 한다. 감시를 결정하는 데에 영향인자로는 기존의 질환 즉 심혈관계질환, 뇌혈관장애, 기관지 경련과 외과적 수술 계획, 예정된 수술의 소요시간, 예견되는 출혈량과 수액손실량, 수술에 필요한 환자의 체위, 계획된 마취방법 등이 있으므로 똑같은 수술을 받는 모든 환자가 똑같은 감시 방법을 필요로 하지는 않는다.

부위마취의 경우에 환자의 편안함, 마취의 만족도, 의식상태 등을 직접 확인할 수 있다. 하지만 전신마취에 준해서 기본적인 산소화, 환기, 혈압 및 맥박 감시가 필요하며 특히 안정제의 정맥투여 후 맥박산소계측기(pulse oximetry)는 도움이 되는 감시장치이지만 산소를 투여하는 경우에는 이산화탄소 농도가 심각하게 증가되더라도 산소포화도 저하는 지연되어 발견되거나 인식하지 못하는 경우가 있으므로 산소마스크를 밀착시켜서 호흡에 따른 이산화탄소 농도변화와 함께 감시하는 질량분광계측기(mass spectrometer)나 호기말이산화탄소 측정기(capnography) 등을 함께 사용하는 것이 좋다.

(1) 동맥 카테터(Arterial catheter)

동맥에 카테터 거치는 동맥혈 가스 분석, 혈당, 혈색소와 적혈구백분율, 전해질, 응고지표 등을 지속적으로 감시하기 위하여 자주 채혈이 필요한 경우에 한다. 장시간 수술이 지속되는 경우에 혈액채취를 위하여 여러번 천자를 하는 것보다는 한번에 카테터를 거치하는 것이 이환율을 저하시킨다. 종양 적출술, 관절 성형술, 보조기구를 사용하는 척추수술 등과 같이 다량의 출혈이나 수액 손실이 예상되는 경우에 이용된다. 유도저혈압이 적용되는 경우에는 카테터 거치는 필수사항이다. 팔, 다리 또는 손, 발가락을 재접합하는 수술에서는 긴 시간을 소요하게 되고 현저한 변화가 일어나지는 않지만 출혈은 방심할 수 없다. 직접 혈압 측정법의 적용은 혈액량과 미세혈관이 연결된 부위의 혈류 정도를 판단하는 데에 도움이 된다. 동맥 카테터를 거치한 환자에서 카테터 제거 후에 25%에서 부분적 또는 완전히 요골동맥이 폐쇄되었다고 하지만 실제 손에 허혈성 손상이나 기능이상은 없었다고 하였다.[37)] 그러나 색전 제거술(embolectomy) 또는 요골동맥 재건술이 필요한 합병증이 발생할 수도 있다.[38)] 카테터의 거치기간이 3일이 경과하면 혈류를 감소시키는 중요한 인자로 작용한다.[38,39)] 이러한 위험도를 감소시키려면 적은 구경의 카테터를 사용하고 가능하면 거치기간을 짧게 하며, 무균적인 수기로 시술한다.[38,39)]

(2) 중심정맥 카테터(Central venous pressure catheters)

중심정맥압 감시는 출혈이나 수분 손실이 많을 것으로 예상되어 중심정맥압을 감시하거나 다량의 수액공급 및 지속적으로 특정 약물이 투여되는 경우에 효과적이다. 수술 중에 체위 변화는 혈관내 용량과 수분공급이 충분한가를 알려주며 현저한 차이를 나타낼 수 있다. 중심정맥압을 통해 환자의 순환혈액량을 판단하고 또한 소변량, 동맥압, 적혈구용적율 등에 대한 종합적 평가는 마취통증의학과 의사에게 수액공급, 수혈량, 승압제 등의 사용에 지표가 된다.

(3) 초음파(Doppler Ultrasound)

초음파(예; 경흉부초음파, 경식도 초음파)를 이용하여 공기색전증의 발생을 감시할 수 있다. 정맥 공기색전증은 좌위 뿐만 아니라 복와위에서 척추고정술 또는 추궁절제술 중에 발생할 수 있다.[5,6] 복와위에서는 복부를 노출시키고 하지를 지지하기 위하여 사용되는 기구들은 수술부위와 중심정맥압이 저하된 심장과의 중력의 차이를 크게 하여 특히 혈액량이 감소되었거나 수액 공급이 불충분한 경우 정맥 공기색전증의 발생요인이 된다.[6] 중심정맥 카테터의 경우 유입된 공기를 흡입할 수 있는 통로가 되지만 효과적인 것은 아니며, 중심정맥압 감시로 적절한 혈관내 혈량을 유지하여 공기색전증을 예방할 수 있는 정보로 활용하여야 한다. 복와위에서 드물게 발생되기 때문에 수술 중에 전흉부 도플러 초음파를 추가 감시장치로 사용하는 것은 마취통증의학과 의사가 결정할 일이다.

(4) 폐동맥 카테터(Pulmonary artery catheter)

수술 중에 폐동맥 카테터의 거치 결정은 환자상태에 따라 다르다. 일반적으로 정형외과 수술 중에서 폐동맥 카테터를 거치하여야 할 경우는 매우 드물다. 울혈성 심부전, 심기능의 저하되거나 최근에 심근경색증이 있었던 경우, 불안정 협심증(unstable angina) 등에서 폐동맥 카테터의 사용 여부에 결정한다.[40] 그러나 이러한 결정은 환자 상태에 따른 위험과 경제적인 부담을 고려하여야 한다.

(5) 체온(Temperature)

저체온은 회복실에 도착한 수술 환자에서 자주 관찰된다.[41] 실내공기의 빠른 순환과 "wind chill"을 초래할 수 있는 층류(laminar flow)를 사용하는 수술실에서 특히 위험하다. 수술실 온도는 시술자의 편안함과 감염예방을 이유로 사용되는 기구로 인하여 낮게 유지된다. 주요 부위마취(척추, 경막외마취)는 교감신경계를 차단하여 피부로 혈류를 증가시켜서 체온의 손실을 증가시켜 저체온을 초래하게 되며, 전신마취에서는 중추 체온조절기능을 억제하여 저체온을 초래한다.[41,42] 심기능과 폐기능에 제한이 있는 경우에는 저체온에 내성이 약하며, 체온저하에 따른 떨림으로 산소요구량이 400%이상으로 증가하게 된다.[43] 미세혈관 수술의 성공여부는 접합부위의 혈류에 의존되는데 저체온에 대한 반응으로 말초혈관이 수축하게 되면 접합수술을 한 곳에 혈류가 감소될 수 있다. 말초혈관의 수축은 혈액의 중심으로 이동과 수액요구량을 낮게 측정하게 된다.[43] 저체온은 SSEP (Somatosensory evoked potential)와 pulse oxymeter의 결과 판독의 오류와 함께 응고이상을 초래할 수 있다.[44,45] 따라서 체온의 변화가 예상되거나 의심되는 경우에 저체온에 대비하여 환자의 몸을 잘 덮어주고, 가스 가습기를 사용하며 적당한 실내온도를 유지하도록 한다. 수액가온기와 Bair Hugger (Augstine Medical Products, Inc., Eden Prairie, MN)는 저체온에서 재가온하거나 저체온의 예방에 효과적인 기구이다.[46-48] 고체온도 드물게 관찰되며 가능한 원인으로는 감염 또는 패열증, 과도하게 수술포를 덮은 어린이 환자, 수혈반응, 악성고열증 등이 있다. 검사소견 등의 분석은 가벼운 증상에서 치명적인 요인을 감별하는 데에 필요하다.

체온 측정은 심부 온도는 귀, 식도, 방광과 직장에서 측정하며, 표피 온도는 혀밑, 액와부 등에서 측정한다.

(6) 신경 생리학적 감시(Neurophysiologic Monitoring)

척추나 신경학적 수술에서는 신경생리학적 감시가 필요하다. 목표는 회복 가능한 신경학적 손상을 일찍 발견하여 기능을 보전하는 데에 있다. 척추 금속고정술에서 가장 흔히 사용되는 것으로 수술 중에 "wake-up test"의 필요성을 배제할 수 있다.[49,50] 그러나 표준 유발전위 측정(standard evoked potential technique)에 의한 운동경로의 직접 감시가 되지 않아서 가음성(false-negative)이 나타날 수 있다.[51] 주요 말초신경(다리: 음부 또는 경골신경, 팔: 정중 또는 척골신경)을 자극하며, 기록은 중앙에서는 두피, 목, 식도에서 말초에서는 자극을 주는 부위보다 근위부에서 한다.

신호 정리는 다른 전기 에너지원으로부터 오는 인공음영, 움직임, 근전도 활성 등을 여과처리 한다. 수술 중에는 마취의 형태와 깊이, 체온, 혈압, 그 외 다른 생리학적 변수에 영향을 받게 된다.[50,51] 진폭의 감소는 마취 깊이와 직접적인 관계가 있다. 흡입마취제가 가장 강력한 인자이다.[52] 평균동맥압이 70 mmHg이하로 저하되면 진폭도 저하된다.[50]

SSEP의 수술 중에 유의한 변화는 완전한 말초반응이 있다면 목과 두피에서 잠복기(latency)가 기준에서 2.0 ms 이상 증가되거나 진폭이 기준의 50%이하로 저하되었을 경우를 말한다.[45] 현저한 변화가 관찰된다면 외과 의사와 마취통증의학과 의사 모두 회복될 수 있도록 노력하여야 한다. 과도한 척추의 뒤틀림(distraction), 손상, 혈종과 같은 외과적 원인은 제거하여야 한다. 흡입마취제의 투여를 중지하고, 저혈압, 저산소증, 저이산화탄소혈증과 빈혈의 교정으로 척수 혈류를 개선하며, SSEP의 회복을 도와주고 수술 후 신경학적 결함을 예방하여야 한다.[45] 말초신경의 혈관상태에 따라서 SSEP의 소실을 초래할 수 있다는 것도 기억하여야 한다. SSEP는 수술 중에 상완신경총 적출(avulsion)의 진단에도 이용된다. 외과의사는 신경근(nerve roots)을 선택적으로 자극하여 반응을 반대쪽 두피에서 기록한다. 축색연속성(axonal continuity)의 확인은 외과의사가 수술 부위에서 직접 시행하여 회복에 좋은 기회로 만들 것이다.[53] 근전도검사는 척추의 금속 고정술이나 유합술 중에 SSEP와 함께 감시에 사용한다. 전극을 직접 근육에 위치시켜 신경긴장도를 감시한다. 이것은 신경이 지배하는 근육의 기계적 또는 대사적인 자극과 외과 의사가 신경을 신장(stretch) 또는 박리(dissection)하는 데에 따른 반응으로 일어난다[53] 근전도검사는 고관절 성형술 중에 다리길이에 따른 좌골신경 손상과 어깨수술 중에 전방탈구로 근육피부신경과 액와신경 손상의 감시에 사용된다. 근육 활성전위와 신경활성전위는 말초신경 병변의 위치 확인으로 외과의사의 수술에서 지표로 이용된다. (예 : ulnar transposition vs. cubital tunnel release)[54] 수술 전에 병변의 위치를 확인하는 것은 기술적인 어려움과 해부학적 차이 때문에 항상 비침습적인 방법으로 가능한 것은 아니다.

이상을 종합하면 정형외과 수술에서 적절한 체위는 마취통증의학과와 외과 모두에서 성공적인 수술의 기본이다. 부적절한 체위는 영구적인 손상을 줄 수 있는 후유증의 위험이 있다. 외과환자에게 안전과 확실함을 제공할 수 있도록 세심한 주의를 기울여야 한다. 마취통증의학과 의사는 물리적 제한점, 적절한 외과적 체위와 생리 해부학적 특성을 잘 알아야 한다. 환자, 외과의사, 마취통증의학과 의사의 교류는 모든 부분에서 서로 필요로 하는 최선의 체위를 얻을 수 있게 한다. 정형외과 수술과 체위들은 환자에게 어렵고, 수술 시간, 생리학적 적응력 때문에 최소한의 감시를 필요로 한다. 마취통증의학과 의사는 체위와 수술에 따른 감시에 주의하여 환자의 질병상태를 고려하여 수술 중에 감시장치에 대한 계획을 수립하여야 한다. 정형외과 환자에게 안전하게 시술하기 위하여 마취통증의학과 의사는 체위, 감시장치뿐만 아니라 수술 종류에 대하여 익숙하여야 한다.

참고 문헌

1. Parks BJ : Postoperative peripheral neuropathies. Surgery 1973;74:348-57
2. Dhvner K-G : Nerve injuries following operations: a survey of cases occurring during a six-year period. Anesthesiology 1950; 11:289-93.
3. Mitterschiffthaler G, Theiner A, Posch G, Jager-Lackner E, Fuith LC : [Lesion of the brachial plexus, caused by wrong positioning during surgery]. Anasth Intensivther Notfallmed 1987; 22: 177-80.
4. Spiess BD, Sloan MS, McCarthy RJ, Lubenow TR, Tuman KJ, Matz SD, Ivankovich AD: The incidence of venous air embolism during total hip arthroplasty. J Clin Anesth 1988; 1: 25-30.
5. Lang SA, Duncan PG, Dupuis PR: Fatal air embolism in an adolescent with Duchenne muscular dystrophy during Harrington instrumentation. Anesth Analg 1989; 69: 132-4.
6. Albin MS, Ritter RR, Pruett CE, Kalff K: Venous air embolism during lumbar laminectomy in the prone position : report of three cases. Anesth Analg 1991; 73: 346-9.
7. Smith JW, Pellicci PM, Sharrock N, MineoR, Wilson PD, Jr.: Complications after total hip replacement. The contralateral limb. J Bone Joint Surg Am 1989; 71: 528-35.
8. Aschoff A, Steiner-Milz H, Steiner HH : Lower limb compartment syndrome following lumbar discectomy in the knee-chest position. Neurosurg Rev 1990; 13: 155-9.
9. Keim HA, Weinstein JD: Acute renal failure--a complication of spine fusion in the tuck position. A case report. J Bone Joint Surg Am 1970; 52: 1248-50.
10 Smith RL: Physiologic changes in the normal conscious human subject on changeing from the erect to the supine position. In Martin TJ (eds) : Positioning in Anesthesia and Surgery, 2nd Ed. WB Saunders, Philadelphia, 1987. p.13.
11. West JB, Dollery CT, Naimark A : Distribution of Blood Flow in Isolated Lung; Relation to Vascular and Alveolar Pressures. J Appl Physiol 1964; 19: 713-24.
12. Brown EM, Elman DS : Postoperative backache. Anesth Analg 1961; 40: 683-5.
13. Patel KD, Henschel EO : Postoperative alopecia. Anesth Analg 1980; 59: 311-3.
14. Po BT, Hansen HR: Iatrogenic brachial plexus injury: a survey of the literature and of pertinent cases. Anesth Analg 1969; 48: 915-22.
15. Courington FW, Little DM, Jr.: The role of posture in anesthesia. Clin Anesth 1968; 3: 24-54.
16. Jackson L, Keats AS: Mechanism of Brachial Plexus Palsy Following Anesthesia. Anesthesiology 1965; 26: 190-4.
17. Wright IS: The neurovascular syndrome produced by hyperabduction of the arms. Am Heart J 1945.
18. Lincoln JR, Sawyer HP, Jr.: Complications related to body positions during surgical procedures. Anesthesiology 1961; 22: 800-9.
19. Britt BA, Gordon RA: Peripheral Nerve Injuries Associated with Anaesthesia. Can Anaesth Soc

J 1964; 11: 514-36.
20. Welborn SG: Unusual positions. Urology : anesthesiologic considerations. p.249. In Martin TJ (ed) : Positioning in Anesthesia and Surgery. 2nd Ed. WB Saunders, Philadelphia, 1987.
21. Hovagim AR, Backus WW, Manecke G, Lagasse R, Sidhu U, Poppers PJ: Pulse oximetry and patient positioning: a report of eight cases. Anesthesiology 1989; 71: 454-6.
22. Jaffe TB, McLeskey CH: Position-induced Horner's syndrome. Anesthesiology 1982; 56: 49-50.
23. Walkup HE, Murphy JD: Retinal ischemia with unilateral blindness--a complication occurring during pulmonary resection in the prone position; report of two cases. J Thorac Surg 1952; 23: 174-5.
24. Mankowitz E: Blood pressure measurement during lateral tilt. Anaesthesia 1979; 34: 84.
25. Lawson NW : The lateral decubitus position. Anesthesiologic considerations. In Marting TJ : Positioning in Anesthesia and Surgery. 2nd Ed. WB Saunders, Philadelphia, 1987. p.155.
26. Martin TJ: The prone position. Anesthesiologic considerations. In Martin TJ (eds) : Positioning in Anesthesia and Surgery. 2nd Ed. WB Saunders, Philadelphia, 1987. p.191.
27. Skeehan TM, Hensley FA, Jr. : Axillary artery compression and the prone position. Anesth Analg 1986; 65: 318-9.
28. Winter R, Munro M: Lingual and buccal nerve neuropathy in a patient in the prone position: a case report. Anesthesiology 1989; 71: 452-4.
29. Swerdlow BN, Brodsky JB, Butcher MD : Placement of a morbidly obese patient in the prone position. Anesthesiology 1988; 68: 657-8.
30. Deem S, Shapiro HM, Marshall LF : Quadriplegia in a patient with cervical spondylosis after thoracolumbar surgery in the prone position. Anesthesiology 1991; 75: 527-8.
31. Hofmann A, Jones RE, Schoenvogel R : Pudendal-nerve neurapraxia as a result of traction on the fracture table. A report of four cases. J Bone Joint Surg Am 1982; 64: 136-8.
32. Adler LM, Loughlin JS, Morin CJ, Haning RV, Jr. : Bilateral compartment syndrome after a long gynecologic operation in the lithotomy position. Am J Obstet Gynecol 1990; 162:1271-2.
33. Lydon JC, Spielman FJ: Bilateral compartment syndrome following prolonged surgery in the lithotomy position. Anesthesiology 1984; 60: 236-8.
34. Lindenbaum SD, Fleming LL, Smith DW : Pudendal-nerve palsies associated with closed intramedullary femoral fixation. A report of two cases and a study of the mechanism of injury. J Bone Joint Surg Am 1982; 64: 934-8.
35. American Society of Anesthesiologists: www.asahq.org/publications AndServices /standards/02.pdf#2, 2004,
36. American Society of Anesthesiologists: www.asahq.org / publicationsAndServices /standards/invasivemonitoring.htm, 2000,
37. Slogoff S, Keats AS, Arlund C: On the safety of radial artery cannulation. Anesthesiology 1983; 59: 42-7.
38. Mandel MA, Dauchot PJ: Radial artery cannulation in 1,000 patients : precautions and complications. J Hand Surg Am 1977; 2: 482-5.
39. Bedford RF : Long-term radial artery cannulation: effects on subsequent vessel function. Crit Care Med 1978; 6: 64-7.
40. Spackman TN RD: Monitoring during cardiovascular surgery. p. 81. In Tarhan S (ed) : Cardiovascular Anesthesia and Postoperative Care. 2nd Ed. Year Book Medical Publishers, Chicago, 1989.

41. Vaughan MS, Vaughan RW, Cork RC: Postoperative hypothermia in adults : relationship of age, anesthesia, and shivering to rewarming. Anesth Analg 1981; 60: 746-51.
42. Stoen R, Sessler DI: The thermoregulatory threshold is inversely proportional to isoflurane concentration. Anesthesiology 1990; 72: 822-7.
43. Feldmann ME : Inadvertent hypothermia: a threat to homeostasis in the postanesthetic patient. J Post Anesth Nurs 1988; 3: 82-7.
44. Bunker JP, Goldstein R: Coagulation during hypothermia in man. Proc Soc Exp Biol Med 1958; 97: 199-202.
45. Harper CM DJ: Surgical monitoring with evoked potentials ; the Mayo Clinic experience. In Desmedt JE (ed) : Neuromonitoring in Surgery. Elsevier Science Publishers, New York, 1989. p. 275.
46. Ouellette RG: Comparison of four intraoperative warming devices. AANA J 1993; 61: 394-6.
47. Sessler DI, Moayeri A : Skin-surface warming: heat flux and central temperature. Anesthesiology 1990; 73: 218-24.
48. Lennon RL, Hosking MP, Conover MA, Perkins WJ: Evaluation of a forced-air system for warming hypothermic postoperative patients. Anesth Analg 1990; 70: 424-7.
49. Grundy BL: Intraoperative monitoring of sensory-evoked potentials. Anesthesiology 1983; 58: 72-87.
50. Daube JR HC, Litchy WJ, Sharbrough FW: Intraoperative monitoring. In Daly DD, Pedley TA (eds) : Current Practice of Clinical Electroencephalography. 2nd Ed. Raven Press, New York, 1990. p. 739.
51. Ginsburg HH, Shetter AG, Raudzens PA: Postoperative paraplegia with preserved intraoperative somatosensory evoked potentials. Case report. J Neurosurg 1985; 63: 296-300.
52. Pathak KS, Ammadio M, Kalamchi A, Scoles PV, Shaffer JW, Mackay W: Effects of halothane, enflurane, and isoflurane on somatosensory evoked potentials during nitrous oxide anesthesia. Anesthesiology 1987; 66: 753-7.
53. Daube JR HC: Surgical monitoring of cranial and peripheral nerves. In Desmedt JE : Neuromonitoring in Surgery. Elsevier Science Publishers, New York, 1989. p. 115.
54. Kline DG, Hackett ER, Happel LH: Surgery for lesions of the brachial plexus. Arch Neurol 1986; 43: 170-81.

| 제4장 |

기도 유지

기도 유지는 마취와 중환자 관리, 응급 환자와 심폐소생술 등에서 가장 중요한 부분이며, 처치과정에서는 환자의 안전을 위하여 기구 준비와 시술자의 숙련도를 향상시켜야 할 것이다. 기도 유지가 어렵게 된다면 뇌와 심장 등을 비롯한 중요 장기의 손상 위험이 증가하게 된다. 그러므로 기도 유지를 위한 처치 과정은 주변 환경의 영향을 많이 받게 된다. 특히 수술실, 중환자실과 응급실에서와 같이 기도 관리를 위한 응급 처치 준비가 되어 있는 경우와 그 외 지역에서는 결과에 큰 차이가 초래될 수 있다 (표 4-1).[1,2]

정형외과 수술이 필요한 소아에서는 선천성 기형, 노인에서는 퇴행성 변화와 안면과 기도 주변 또는 경추의 손상, 척추 질환 및 rheumatoid arthritis, osteoarthritis, ankylosing spondylitis, 악관절 이상, 등으로 마취 유도 중에 예측하지 못한 기도유지가 어려운 경우를 흔히 마주치게 된다.[3] 이러한 경우에 당황하지 않고 침착하게 다양한 기구 또는 수기를 이용하여 안전하게 기도를 유지할 수 있어야할 것이다.

그러므로 정확한 판단과 숙달된 수기를 적용할 수 있도록 교육과 함께 적절한 기도유지기구의 준비가 필요하다. 환자 상태에 따른 호흡관리에서 항상 기도유지 상태를 확인 하여야 할 것이며, 추가로 기도유지를 위한 처치가 필요하다면 다음과 같은 과정을 확인하여야 할 것이다.[4]

표 4-1. 수술실내와 밖에서 기관내 삽관이 어려운 환자의 결과 비교

	Perioperative (n = 156), n (%)	Outside Location (n = 23), n (%)
Outcome		
Death	71 (46%)*	20 (87%)*
Brain damage	19 (12%)	3 (13%)
Airway injury†	50 (32%)*	0 (0%)*
Pneumothorax	7 (4%)	0 (0%)
Aspiration pneumonitis	3 (2%)	0 (0%)
Nerve injury	3 (2%)	0 (0%)
Emotional distress/fright	3 (2%)	0 (0%)
Awake during surgery	1 (1%)	0 (0%)
Liability		
Less than appropriate anesthetic care	74 (47%)	10 (43%)
Payment made	99 (63%)	13 (57%)
Payments in 1999 dollars, median (range)	$271,250 ($2,240-8,540,000)	$305,000 (49,050-2,010,000)

* P < 0.01 perioperative vs. outside location. † Airway injury included esophageal (n = 15), laryngeal (n = 11), nasal (n = 5), pharyngeal (n = 2), tracheal (n = 17).

1. 기도 관리가 필요한가?
2. 기관내 삽관이 필요한가?
3. 상후두 기도유지기(supralaryngeal airway device)로 유지할 수 있는가?
4. 폐흡인 등과 같은 합병증 또는 후유증의 위험이 있는가?
5. 기도 유지가 어렵거나 실패할 경우에 환자는 무호흡 상태를 어느 정도 견딜 수 있는가?
6. 기관내 삽관이 어려울 경우 대체할 기구들이 준비되어 있는가?

기도유지를 위한 여러 가지의 권장사항과 어려운 경우를 위한 해결 방법들이 제시되고 있다. 이러한 방법들이 표준수기로 반드시 적용되어야 하는 것이 아니며, 임상 상황에 따라서 선택 되거나 제외 또는 변화 될 수 있는 것이다. 또한 강제성이 있거나 결과를 보증해주는 것도 아닐 뿐만 아니라 모든 임상 상황에 적합한 방법

을 제시하여주는 것도 아니다.[1] 그러므로 기도 유지를 위한 결정을 하여야 할 경우에 환자의 상태와 의사의 판단과 숙련 정도 및 기구의 준비상태에 따라서 유동성이 있으므로 상황 판단에 유의하여야 할 것이다.

1. 역사적인 변화

기도 유지의 역사는 인류의 역사와 함께 시작되었다. 성서 창세기(2장 7절)에서 "하느님이 아담을 창조하시면서 코로 바람을 불어 넣어 호흡이 시작되었다."와 열왕기에서 앨리야가 아기를 살리기 위하여 "코로 바람을 불어 넣으니 기침을 하면서 호흡을 하였다." 는 기록이 있다.

기관내 삽관을 처음 시도한 사람은 11세기 초 아랍 의사 Aviceman으로 알려진 Ibn Sina(980~1036)가 그의 저서 "al-Qanun fiilm at-tibb (Cannon of Medicine)"에서 처음 소개하였으며, 16세기 초에 라틴어로 번역되면서 널리 알려지게 되었다.[5] 이 책에는 "hen necessary, a cannula of gold or silver or other suitable material is advanced down the throat to support inspiration"라고 기술되어 있다. 이후 1530년 Paracelsus가 풀무를 이용하여 코를 통하여 바람을 불어 넣어 주는 방법을 시도하였으며, 동물의 기도내에 금속관을 삽입하여 호흡을 시도하였다.[6] 1543년 벨기에 해부학자인 Andreas Vesalius가 동물에서 기관내 삽관을 이용하여 소생술을 실시하였으며, 1787년에는 이탈리아 Padua에서 Charles Kite가 처음 사람에서 기관내 삽관을 실시하였다.[7] 이들은 모두 심폐소생술을 목적으로 기관절개술을 하여 기관내삽관을 시행하였고, 입을 통한 기관내 삽관은 1878년 MacEwen이 처음 시도하였으며,[8] 마취를 위한 기관내 삽관은 Friedrich Trendelenburg가 처음 하였다.[5] 직접 후두경은 1895년 Alfred Kirstein이 주위 조직에 손상을 최소한으로 하면서 후두를 노출시킬 수 있는 기구로 소개하였다. 이후 1940년대에 Miller와 Macintosh 형 후두경 날이 소개되었다.[9]

이 후 기도유지 기구들은 의공학의 발달로 기관튜브를 비롯하여 상후두기도유지기, 다양한 기능을 갖춘 기관튜브와 후두경 및 보조기구들이 개발되어 기도유지의 어려움이 감소되고 있다.[10-12] 또한 근이완제와 정맥마취제가 소개되면서 환자에게 손상 없이 안정된 상태에서 기관내 삽관이 가능하게 되었다. 그러나 환자 상태와 주위 환경에 따른 어려움으로 기도유지에 따른 합병증과 부작용이 발생할 수 있으며, 이러한 문제점들을 해결하기 위한 교육과 연구가 지속되고 있다. 1900년대 말부터 이러한 문제의 해결을 위하여 여러 가지 노력이 시작되었다. 영국에서는 "The Difficult Airway Society(DAS, http://www.das.uk.com)"와 같은 단체가 조직되어 3000명 이상의 의사 회원을 두고 기도 관리에 관한 연구와 임상 지침 등을 지원하고 있다.[13] 미국에서는 미국마취과학회를 중심으로 기관내 삽관이 곤란한 경우에 처치법에 대한 algorithm이 제공되고 있다.[1,14]

2. 해부학적 특성

기도는 해부학적으로 나이와 함께 크기와 모양에서 많은 차이가 있다. 환자의 나이와 함께 성장하면서 체중이 1kg이하에서 100kg 이상까지 다양하며, 선천성 또는 후천적으로 상태 변화가 동반되기 때문이다 (표 4-2).[15,16]

소아는 성인에 비하여 후두 부위가 머리쪽으로 위치하여 후두 입구가 C2에 위치하는 경우도 있다. 소아에서는 후두개는 길고 좁으며 Ω 모양을 하여 후두경으로 인두부 노출이 어렵다. 특히 높게 위치한 인두부와 후두부가 크고, 목이 굴절되므로 sniff position의 이점이 없다. 오히려 소아에서는 어깨아래에 베개 등으로 받쳐주면 신전되어 기도 관리가 용이해 질 수 있다. 소아 특히 10~12세까지 기도에서 가장 좁은 부위가 윤상연골부위이므로 성대부위를 쉽게 지나가도 윤상연골부위에 압력을 주게 되어 점막 손상을 초래할 수 있다. 후두경의 크기는 성장 정도 특히 체중(lean body mass)에 맞추어 선택하며, 후두경 날의 선택에서도 시술자 숙련도에 따른 차이는 있으나 곡선형보다는 직선형이 효과적이다.[16]

소아에서는 성인보다 기도가 좁으므로 기도부종이 있다면 호흡 저항이 급격하게 증가하게 되며 호흡일(work of breathing)이 증가하게 되어 빠른 시간 내에 처치가 필요하다 (표 4-3).[15] 환자의 체위 변경 특히 머리의 위치변경은 구강과 인후두부의 변화로 기관내 튜브의 내경 및 삽입된 깊이에도 변화가 발생할 수 있으므로 확인과 감시에 유의하여야 한다.[17]

표 4-2. 소아와 성인에서 기도의 해부학적 차이

크기가 작다.(Dimension smaller)
영 유아에서 머리가 크다.(head relatively larger in infants)
혀가 상대적으로 크다.(tongue relatively larger)
턱이 짧다.(short jaw)
구개가 길다.(Palate long)
후두개가 길다.(long, narrow, omega shaped epiglottis)
인두부가 높게 위치한다.(larynx located more cephalad)
성대가 앞쪽으로 위치한다.(Vocal cords angled more anteriorly)
환상연골부위가 가장 좁다.(Airway narrowest at the cricoid cartilage)
기도가 부드럽다.(airway soft)
기도의 반응성이 크며,(Airway more reactive)
영유아에서 발육정도에 비례하여 후두경련이 유발될 수 있다. (infants more prone to develop laryngeal spasm)

표 4-3. 소아에서 성인에 비하여 기도관리에 따른 호흡생리의 특징

산소 소모량 증가 (> 6 cc.kg/min vs. 3 cc/kg.min adult)
이산화탄소 가스 생산량 증가(6 cc/kg/min)
일회호흡량이 체중을 기준으로 성인과 비슷하다(6 cc/kg)
호흡수가 많다.(35회/분, 성인 16 회/분)
폐포환기량(alveolar ventilation)은 성인의 2배
FRC 30 cc/kg로 성인과 비슷하다.
호흡이 횡격막 의존형이다.
횡격막과 늑간근이 쉽게 피로해진다.
흉부벽의 기계적인 장점이 적다.
산소해리 곡선이 좌측으로 이동(HgF의 p50이 19 mmHg, 성인은 26 mmHg)
소아에서는 높은 혈색소농도로 말초 산소 공급량이 저하된다. (신생아에서 60% 이하)

3. 환자의 병력과 이학적 검사

기도유지에 문제가 있어 도움이 필요한 경우라면 안면마스크 거치, 기관내 삽관 등을 시도하기 위한 준비와 함께 환자의 병력 청취와 이학적 검사를 실시하여야 한다 (표 4-4,5,6,7).[18-21]

표 4-4. 성인에서 기관내삽관이 어려운 원인들

Mouth opening < 2 cm
Mallampati classification III, IV.
Head & neck movement limitaion (atlanto-occipital joint assessment)
Receding mandible
Protruding maxillary incisiors (buck teeth)
Thyromental distance : < 6.0 cm
Sternomental distance : < 12.5 cm
Obesity : BMI > 30 (neck circumference > 34-37 cm)
Previous history of difficult intubation

a. 과거 병력에서 기관내 삽관 곤란의 확인.

b. 현재 또는 과거에 동반된 질환의 확인

예; rheumatoid arthritis, 수면 무호흡증, 경추부 손상 또는 수술 여부 등

c. 이학적 검사에서 상기도, 목과 턱 등의 해부학적 특성, 턱과 안면의 특징과 손상 여부, 수술과 방사선 치료 병력 기도유지와 기관내 삽관에 영향을 줄 수 있는 인자들, 수염, 비만,[22,23] 치아상태, 나이 등의 확인.

인후두 부위의 손상, 감염, 종양, 부종, 출혈, 이물질의 유무,

구강 내에서 혀가 차지하는 비율,

턱과 갑상연골의 이동간격(thyromental displacement space),

그 외 제일 경추와 후두골 관절과 목의 움직임, 악관절의 움직임, 돌출한 앞니 등

d. 출혈 성향의 확인

쉽게 점막 출혈을 유발할 수 있는가?

e. 환자의 정신 상태

f. 산소화와 환기 유지 상태

g. 금식 시간, 폐 흡인의 위험 등을 확인하여야 한다.

기관내 삽관을 시도하는 의사는 이와 같은 사항과 환자의 해부학적 특성을 확인하고 시진, 촉진과 청진 등을 통하여 천명, 호흡음 등을 확인하고 종합하여 기도유지를 위한 단계를 진행하여야 한다.[25,26]

표 4-5. 소아 환자에서 기관내삽관이 어렵거나 실패할 수 있는 원인들.

가. 예측 가능한 경우	
A. 선천적 원인 (해부학적 이상을 동 반한 증후군들) 턱이 적은 경우(micrognathia) 경추 이상 vascular ring/sling glottic obstruction(webs, hemangioma) 구개순, 구개열 혀가 큰 경우(macroglossia)	B. 후천적 원인 기도 주위 감염(croup, abscess, tracheitis, diphtheria, papillomas) 기도 손상 이물질 흡인
	나. 예측 할 수 없는 경우 소아에서는 알려진 원인이 없다.

표 4-6. 소아에서 직접 후두경으로 후두개 노출이 어려워 기관내삽관이 곤란한 경우들

턱이 적은 경우들	경추 이상
Pierre Robin syndrome/Sequence Treacher Collins syndrome Goldenhar synd(경추 이상을 동반한다) Stickler's syndrome Velocardiaofacial syndrome Fetal alcohol syndrome Apert's syndrome DiGeorage syndrome Isolated micrognathia	Klippel-Feil syndrome Goldenhar syndrome Arthroglyposis syndrome Down syndrome Crouzon's syndrome
혀가 큰 경우	**기타 해부학적 이상**
Hunter syndrome Hurler syndrome Beckwith Weideman syndrome Down syndrome	Cleft lip/palate Cystic hygroma Encephalocele Freeman-Sheldon syndrome Body piercings Trauma/Burns Obesity

표 4-7. 이중내강 기관튜브(double lumen tube) 삽관을 어렵게 하는 요인들

상기도	하기도
짧은 목과 큰 목둘레 상악의 앞니의 돌출, 턱이 뒤로 들어감 경추 움직임의 재한 입벌림이 어려움 목 부위의 방사선 치료 혀, 하악 등의 절재술 구강, 혀, 후두 부위의 종양	기관절개술 상처 기관과 기관지의 삐뚤어짐 좌측 기관지의 압박

4. 기도 유지에 필요한 기구

기도 유지를 위한 기구 선택에서 고려하여야 할 사항들은 아래와 같다.[27)]

첫째, 어떠한 형태를 이용하여야 안전하게 환자의 기도를 유지할 수 있는가?
둘째, 선택된 기도 유지기구와 보조기구가 의료 환경과 현 상황에서 사용이 가능한가?
셋째, 사용하는 의사가 선택된 기구의 사용 수기에 숙달이 되어 있는가?

적합한 기도 유지기구는 환자에게 환기와 산소화를 안전하게 유지할 수 있으며, 흡인의 위험을 최소화할 수 있어야 한다. 기도유지를 위하여 필요한 기구, 약물과 적절한 인력을 확보하고 교육과 실습으로 숙련이 필요하다. 일부에서는 SOAPME (Suction, Oxygen, Airway, Pharmacology/Personnel, Monitoring, Equipment)로 강조하고 있다. 기도 유지기구는 기관튜브, 후두경과 날, 탐침(stylets), bag - mask ventilation 기구 등을 말하며, phamacology는 안정제, 근이완제와 그 외 보조 약물들, personnel은 다양한 기도유지기구의 사용에 숙련된 의사를 말한다. 감시장비는 pulse oxymetery, capnography와 심전도를 비롯한 감시장비들을 말하며 그 외 상급단계의 기도유지기구들을 준비하여야 한다.[25)]

이러한 기도 유지 기구는 크게 3가지로 분류 할 수 있을 것이다.[1,13,14)]

a. 상후두 기도유지기[28)]

Airway management device (AMD)

Cobra perilaryngeal airway(CobraPLA)

Combitube(Esophageal-Tracheal Combitube)

Cuffed oropharyngeal airway(COPA)

Elisha airway device

I-Gel

Laryngeal mask airway : classic, proseal, supreme, intubating 등

Laryngeal tube

PAxpress

Streamlined Liner of the Pharynx airway(SLIPA)

b. 기관 튜브 :

기낭의 유무 및 용량과 압력,

기관튜브의 내강 수: single, double lumen(예; Carlens, White, Robertshow 등)

꼬임 방지를 위한 튜브: reinforced tube

사용 목적에 따라 튜브 끝의 방향이 굽어진 튜브(preformed tube):

RAE tube(Ring Adair Elwyn tube)

사용목적에 따라서: laser resistant tube

재질에 따라서: rubber, polyvinyl chloride, silicone

c. 외과적 기도 유지기구 :

cricothyroidotomy

transtracheal jet ventilation (TTJV)

tracheostomy

상후두기도유지기는 기전에 따라 다음과 같이 분류할 수 있다.(표 4-8)

표 4-8. 상후두기도유지기에서 기도를 유지하는 기전에 따른 분류

기낭이 후두 주위를 막음		
간접 막음	재사용	classic laryngeal mask airway(cLMA) intubating laryngeal mask(ILMA) Intravent
	일회사용	LMA-unique SoftSeal laryngeal mask
직접 막음	재사용	Proseal LMA Cookgas Air-Q
기낭이 후두를 직접 막음		
식도를 막지 않음	일회사용	Cobra Perilaryngeal airway(PLA) Paxpress
식도를 직접 막음	재사용	Laryngeal tube Airway management device Cookgas Air-Q
	일회사용	Combitube
기낭이 없음	일회사용	Streamlined Liner of the Pharyngeal Airway(SLIPA) I-gel

기도유지기구는 임상 상태에 따라 차이는 있으나 가능하다면 침습이 적고 자발 호흡을 유지할 수 있어야 한다. 항상 안전하게 충분한 일회호흡량으로 환기와 산소화를 유지하며, 기도유지에 따른 폐흡인을 예방하고 이환율을 낮출 수 있어야 한다.[27)]

기도유지에 필요한 기구로서 안면마스크와 호흡낭 (예; AMBU bag)은 항상 준비되어 있어야 한다. 기본적으로 직선형과 곡선형 후두경, 크기와 용도에 따른 기관튜브 (예; armored)를 비롯하여 기관내 삽관이 곤란할 경우 적용할 수 있도록 lighted stylet, 상후두기도유지기와 intubating LMA, glidescope, videolaryngoscope, fiberoptic bronchoscope, retrograde intubation kit, cricothyroidotomy set 등이 항상 즉시 사용할 수 있도록 하여야 한다. 이와 같은 기구 준비도 필요하지만 이를 시도하는 의사는 항상 숙달된 수기를 유지할 수 있도록 교육을 하여야 한다. 그러나 이러한 모든 기구의 준비에는 복합적 인자가 작용하며, 일부 기구들은 높은 가격과, 이용율이

낮다는 중요한 단점들이 있다.[29)]

기관내 삽관을 시도하기 전 충분한 산소 공급은 기관내 삽관을 시도하는 동안 무호흡을 길게 유지할 수 있어 저산소증을 예방하고 이에 따른 합병증의 빈도를 저하시킬 수 있을 것이다.[30)] 환자에게 산소화를 증가시키기 위한 방법으로는 자발호흡 또는 bag-mask ventilation을 이용하여 일회호흡량으로 3~5분 동안 안정된 호흡을 유지하거나, 100% 산소와 함께 4회 최대 흡기량을 유지하는 호흡 또는 1분 동안 8회 vital capacity 호흡을 유지시키는 방법이 있으며 상태변화에 맞추어 적용할 수 있을 것이다.[1)] 건강하였던 환자라면 성인에서는 6~10분, 비만에서는 5분 이하, 6개월 이하 소아에서는 90초를, 정상 소아에서는 6분 정도를 무호흡으로 견딜 수 있다 (그림 4-1).[31,32)]

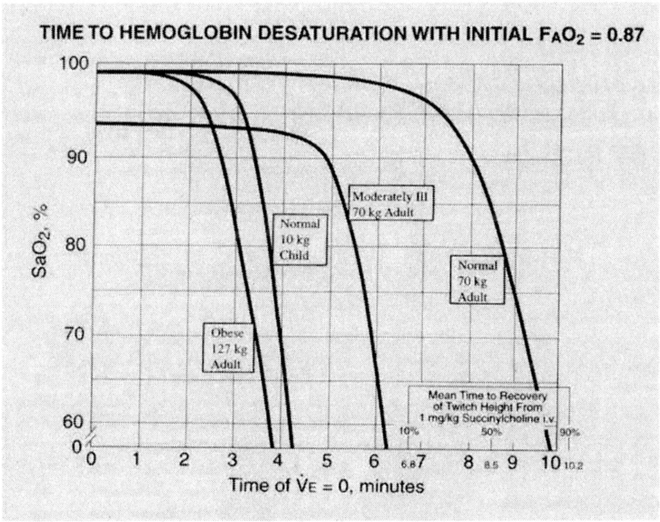

<그림 4-1> 무호흡에서 혈색소의 산소화 저하 속도 비교.

기관튜브의 크기에서 성인은 남녀에 따른 차이가 있어 남자에서는 7.5~8.5를, 여자에서 는 7.0~8.0를 선택한다. 임산부에서는 기도 부종이 있을 수 있으므로 한 단계 정도 적은 크기를 선택한다. 소아에서 기관튜브 선택 기준은 나이, 키, 몸무게 등을 적용하지만 아래와 같은 공식 1과 2를 이용하여 산출할 수 있다. 항상 기관내 삽관을 시도할 경우에는 적합하다고 생각되는 크기를 기준으로 위와 아래 크기를

함께 준비하여 적거나 과도하게 큰 튜브의 삽관을 피하여야 할 것이다.[16)]

공식 1. Cole's Equation. Internal diameter (ID) = 4 + (Age)/4

2. Corfield's Equation. ID = 3.5 + (Age)/4

후두경의 종류는 ① 직접 후두경에서는 직선형, 곡선형과 날의 끝이 구부러지는 형(예; MacCoy laryngoscope)이 있으며, ② videolaryngoscope은 직접 후두경과 같은 모양의 직선형과 곡선형의 날과 후두개를 관찰할 수 있는 소형 비디오 카메라와 모니터 유무에 따라서 Storz videolaryngoscope(예; C-Mac, V-Mac), Glidescope(예; Original, Cobalt, Ranger형), McGrath, Pentax videolaryngoscope, Bullard, Airtraq 등으로 분류할 수 있다.[9)] 후두경 날에도 일회용 (예; 플라스틱)과 재사용형 (예; 금속)이 있으므로 전염성 질환이 있는 경우에는 일회용이 선호된다.[33,34)] 그리고 탐침(stylet)에 소형 비디오 카메라와 모니터가 부착된 GlideRite rigid stylet, Parker Flex-lt Directional stylet, Endoflex Endotracjela tube 등이 있다.[29,35)] 이러한 videolaryngoscope으로 경추 손상, ankylosing spondylitis에서 목의 움직임을 최소화하여 기관내 삽관을 시도할 수 있을 것이다.[36,37)] 문제점은 직접후두경과 비교하여 기관내 삽관이 곤란한 환자에서 얼마나 큰 이점이 있는가 하는 것이다. 예를 들면 후두개 부위의 시야는 개선되지만 기관내 삽관을 위한 각도 조절이 어렵다는 것과 Cormack Lehane 분류 3과 4등급(그림 4-2)에서 얼마나 큰 이점을 제공해줄 수 있는가 하는 것이다. 실제 임상에서 기관내 삽관이 어려운 경우는 0.1~0.5% 정도인 것을 감안한다면 결정하기 어려운 문제이다. 그러나 videolaryngoscope의 사용법이 기존의 직접후두경과 차이점이 적어 숙달된 마취통증의학과 의사라면 쉽게 적용할 수 있을 것으로 생각된다.[29,38)]

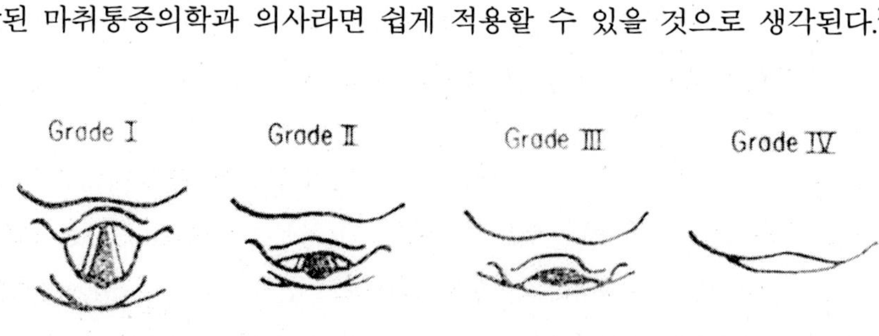

<그림 4-2> Cormack and Lehane classification of laryngoscopic views

5. 기도유지 방법

기도 유지를 위한 가장 기본적인 방법은 입을 벌리면서 머리를 뒤로 신전시키고 턱을 들어주는 방법(triple method : mouth opening, head-tilt, chin-lift) 또는 Jaw-thrust maneuver를 적용하면서 구강내 이물질들을 제거하는 것이다. 보조방법으로 경구(oropharyngeal airway) 또는 경비 기도유지기(nasopharyngeal airway)를 적용하거나, bag-mask ventilation 또는 상후두 기도유지기 (예; LMA, I-gel 등)를 삽입할 수 있다.[39)]

소아에서 안면마스크의 효과를 증진시키기 위하여 기도유지기를 적용할 경우에는 경구보다는 경비가 자극이 적어서 후두경련의 빈도가 낮으나, 출혈에 유의하여야 하며, 위치 확인은 경비 기도유지기를 통하여 호흡음을 확인하면 된다. 경비방법은 경구로 적용되는 기관튜브보다 적은 크기를 삽입하게 되며, 삽입 깊이는 1세 이하에서는 8 ± 0.5cm, 2세에서는 8.5 ± 0.5cm 정도를 유지하면 안전하다.[16)]

환자 상태가 악화되면서 스스로 기도를 유지할 수 없다면 안전하게 폐를 보호할 수 있는 방법은 기관내 삽관을 하는 것이다. 기관내 삽관은 구강과 비강을 통한 삽관법이 있다.기도유지 방법의 선택은 환자 상태와 특성, 예상되는 수술 시간과 부위, 수술 중 환자의 체위 등을 감안하여 선택한다.[40)]

안전하게 기도를 유지하려면 반드시 여러 종류의 후두경 (예; glidescope, videolaryngoscope)과 날(blade), 상후두기도유지기, 탐침, 광탐침(lighted stylet, 예; lightwand), 굴곡성 기관지 내시경, 역행성 기관내삽관 기구 등이 준비되어 있어야 할 것이다. 그 외 기도유지를 위한 대체기구로서 외과적 기도유지 방법으로는 cricothyroidotomy, transtracheal jet ventilation, 기관절개술 등이 있다. 경추 손상 환자에서는 추가되는 손상을 예방하고 안정된 기도 확보를 위하여 (표 4-9)와 같은 방법을 권장하고 있다.[41)]

수술실 밖에서는 기도유지를 위한 기구 준비에 소홀 할 수 있으므로 항상 준비와 점검에 관심을 가져야 한다.[9)] 이러한 과정에서 흔하지는 않지만 환자에 따라서 기도유지를 위한 안면마스크 거치, 후두경 조작 또는 기관내 삽관 등의 적용이 어려운 경우가 발생할 수도 있다.[42)] 척추 손상 특히 경추 손상이 있다면 가능한 범위에서 움직임을 최소화하면서 기관내 삽관을 시도하여야 한다. 적용방법으로는 lighted stylet, videolaryngoscope, fiberoptic bronchoscope 등을 환자 상태에 맞게 선택할 수 있을 것이다.[41,42)]

표4-9. 경추 손상 환자에서 응급과 선택 수술에서 기도 관리 방법에 대한 비교

응급	선택
기도 유지 곤란의 원인 인자	
Rigid cervical collar Maxillofacial trauma Full stomach Need for rapid safeguarding of the airway Swelling of upper airway	Rigid cervical collar Maxillofacial trauma Swelling or edema of airway Halo traction
목의 움직임을 최소화하기 위한 수기	
Two-hand cricoid pressure Manual in-line stabilization	Planned strategy Awake fiberoptic intubation safest, nasal route
Direct laryngoscopy(reasonable flexion or extension) Helping devices	Awake intubation through LMA
Alternative airway control Intubation through LMA (possible posterior displacement of C-spine) Retrograde tracheal intubation, cricothyrotomy	Classical oral route: manual in-line stabilization and helping devices Blind nasal intubation Surgical tracheostomy

a. 안면마스크 거치

안면마스크를 이용하는 경우에는 목을 신전시키고 턱을 들어주면서 산소가 공급되는 마스크를 안면에 거치하는 방법으로 "triple method"를 권장하고 있다. 이러한 방법으로 호흡을 유지할 수 없다면 구강대 구강법(mouth to mouth ventilation), bag-mask ventilation 등을 적용할 수 있다. 구강내 분비물, 이물질 등으로 기도 폐쇄가 의심스럽다면 우선 기도를 안전하게 유지할 수 있도록 하면서 구강내 이물질을 제거한 후에 안면마스크를 거치한다. 이때에 호흡이 유지되지 않거나 곤란하다면 경구 또는 경비 기도유지기를 삽입할 수 있다. 응급 상황에서 안면마스크 거치가 어려울 경우에는 LMA, I-gel, combitube 등과 같은 상후두기도유지기를 이용할 수도 있다.[39)]

마취 유도 중에는 한 손으로 마스크를 거치하고 다른 손으로 호흡낭을 쥐고 환기를 유지한다. 이 때 산소가 충분히 공급된다면 환기는 적은 일회호흡량(6~7 ml/kg), 낮은 압력(10~15 cmH_2O)으로, 천천히 (흡기시간; 1~2초)하여 위를 팽창시키지

않을 정도로 유지하는 것이 효과적이다.[39] 만일 기관내 삽관을 위하여 근이완제를 사용한다면 마스크 거치가 완전하게 되고 조절호흡을 유지할 수 있는 것을 확인한 후에 투여하여야 한다.[43]

구강대 구강 또는 bag-mask ventilation 중에 20~35 cmH_2O로 환기를 적용한다면 과도한 압력으로 위팽창을 유발할 수 있으므로 15~20 cmH_2O가 적당하다.[44] 정상 위내압은 7 cmH_2O 이고 비만 환자에서는 더욱 증가할 수 있다.[45] 하부 식도 괄약근의 개방 압력은 20~25 cmH_2O 이며, 심정지 등 환자 상태가 악화된다면 더욱 저하될 수 있어 역류와 폐흡인 등에 유의하여야 한다.[46]

소아에서 안면마스크를 이용한 환기는 위를 팽창시킬 수 있다. 과도한 위 팽창은 횡격막의 움직임을 제한하게 되어 환기를 방해하게 되므로 주의하여야 한다. 환자가 안정된 이후에는 반드시 위내 공기를 제거하여 호흡을 개선하고 위역류를 사전에 예방하여야 한다.[16]

b. 기관내 삽관을 위한 방법과 기구

기관내 삽관을 위한 기본적인 방법에서 체위는 냄새를 맡을 때와 같이 머리를 10cm 정도 높게 유지하며(sniff position), 구강 내에 후두경을 삽입하면서 후두경 날을 이용하여 혀를 왼쪽으로 이동시키면서 조금씩 인후두부로 삽입하여 후두개를 찾는다. 후두개를 찾은 후에 후두경 날이 혀와 후두개가 만나는 부위(vallecula)로 접근하여 위, 하방으로 들어 올리면 성대와 기도를 찾을 수 있다. 이 때에 구강 축(oral axis), 후두 축(pharyngeal axis) 그리고 기도 축(tracheal axis)이 서로 정렬이 되어야 한다.(그림 4-3) 후두경 조작에서 과도한 힘을 가하면 치아와 잇몸 손상, 점막손상, 출혈 등을 유발할 수 있다. 기관내 삽관에서 기관튜브의 기낭이 완전히 성대를 지나는 것을 확인 한 후에 후두경을 제거한다. 기관 튜브를 삽입한 후 기낭은 공기가 누출되지 않을 정도 또는 기낭내압이 25 cmH_2O 이하를 유지할 수 있도록 팽창시킨다.[47] 소아 특히 8세 이하에서는 해부학적 특성으로 기낭이 없는 튜브를 사용하는 것이 기도 자극이 적어서 합병증을 예방할 수 있다.[48]

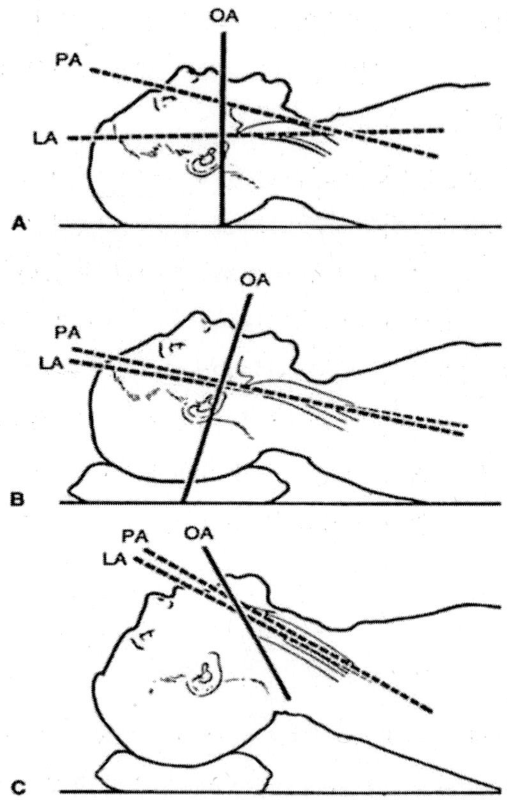

<그림 4-3> 환자의 체위에 따른 pharyngeal axis(PA), laryngeal axis(LA), oral axis(OA)의 변화

비강을 통한 기관내 삽관은 우선 좌측과 우측 중 비강이 상대적으로 큰 쪽을 선택한다. 윤활제를 기관튜브와 비강내에 도포하여 쉽게 삽관이 될 수 있도록 한 후에 기관튜브를 후두강까지 삽입하고, 구강을 통하여 후두경을 삽입하여 성대를 노출시키고 Margill forcep을 이용하여 기관튜브를 쥐고 기관내로 삽입한다. 이 때에 보조하는 사람이 시술자와 보조를 맞추어 기관튜브를 비강내로 밀어넣어 준다면 도움이 된다.

인후두 부위의 신경 지배는 후두개 상부와 하부가 서로 다른 신경의 지배를 받는다. 상부는 설인신경(glossopharyngeal nerve), 하부는 미주신경(vagus nerve)이 지배하므로 곡선형보다는 직선형 후두경 날을 사용한다면 후두개를 들어 올리게 되면서 미주신경을 자극하여 맥박이 낮아지거나 심정지를 초래할 수 있다 (그림 4-4).[49]

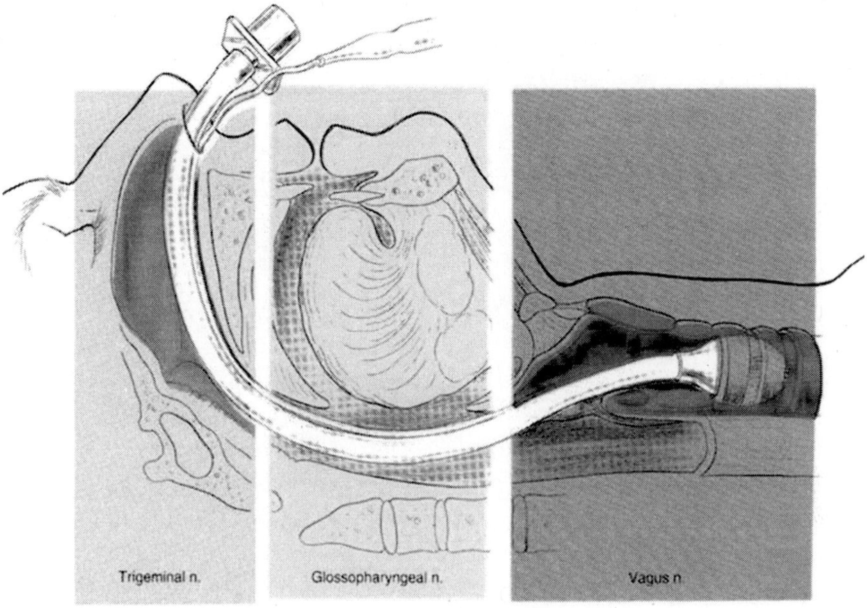

<그림 4-4> 후두개를 중심으로 인후두부의 신경지배
Trigeminal nerve, Glossopharyngeal nerve, vagus nerve의 분포

후두경으로 성대와 기도의 충분한 노출이 어렵다면 (예; Cormack Lehane classification III 이상)(그림 4-5) 약간의 힘을 주어 후두경을 들어 올리거나, 보조해주는 사람이 윤상갑상연골(cricothyroid cartilage) 부위를 머리 쪽을 향하면서 오른쪽 후방으로 가볍게 눌러주면(Back, Upward, Right, Posterior. BURP) 노출에 도움이 된다. 이는 금식이 되지 않은 경우에 위내용물의 역류를 막기 위한 윤상연골을 척추방향으로 눌러주는 방법인 Sellick's maneuver와는 다르다. 성대를 노출시키기 위하여 후두경을 들어올리면서 상악의 앞니를 지레의 중심점(pivot)으로 적용한다면 치아와 잇몸 손상을 초래할 수 있다.[1,2] 그 외 비만, 임산부 등에서와 같이 높은 흉부가 후두경 조작에 방해가 될 경우에는 RAMP(rapid airway managememt positioner)을 사용하여 기도유지를 시도할 수 있다 (그림 4-5).[50]

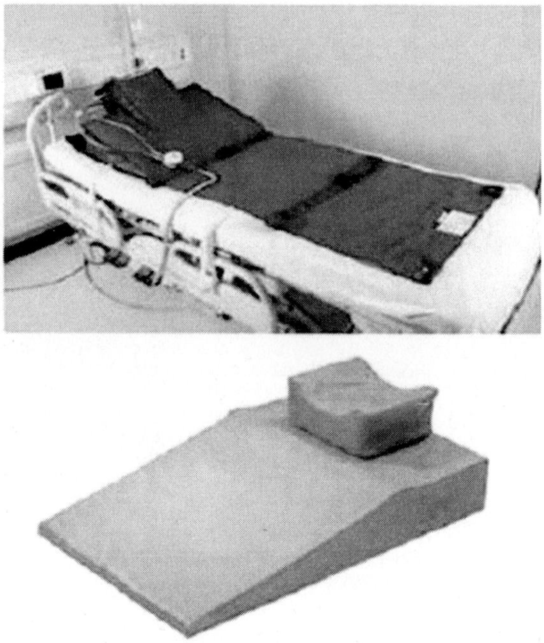

<그림 4-5> RAMP(rapid airway managememt positioner). 침대위에 펼쳐놓은 모양.

이와 같은 방법을 적용하여도 기도가 노출되지 않거나 기관튜브를 삽입할 수 없다면 숙달된 사람에게 도움을 청하여야 한다. 기관내 삽관을 위한 시간은 45초 이내를 유지하고, 후두경 조작을 하지 않을 때에 환기는 bag-mask를 이용하여 100% 산소를 공급하며, 추가 기관내 삽관을 위한 시도는 4번 이상은 피하고 기도 상태에 대한 정확한 판단과 함께 다른 방법 (예; stylet, videolaryngoscope, supraglottic airway 등)의 적용으로 합병증과 손상을 줄이도록 하여야 한다. 이 외에 환자 상태에 따라서 fiberoptic brochoscope, cricothyroidotomy, 기관절개술 등을 고려할 수도 있을 것이다.[51]

정형외과 수술에서 이중내강 기관튜브(double lumen tube)를 이용하여 기도유지가 필요한 경우는 대부분 척추추체 질환, 척추측만증에서 특히 흉강경을 이용한 전방접근법을 적용할 경우에 수술시야 개선을 위하여 적용된다.[52] 적용방법은 다른 수술에서와 방법에서는 차이가 없으나 해부학적 이상을 동반하는 경우가 있으므로 술전에 기관내 삽관에 영향을 줄 수 있는 다른 요인에 대한 분석이 필요하다.

특히 척추측만증은 소아에서 많으며 이중내강 기관튜브의 크기 선택에서도 영향을 줄 수 있으므로 기관내 삽관에 어려움을 줄 수 있는 인자들과 함께 고려하여야 할 것이다 (표 4-7).[53] 이중내강 기관튜브를 사용할 수 없다면 단일내강 기관튜브를 이용하여 기관내 삽관을 한 후에 일측 기관지에 bronchial blocker를 적용하는 방법이 있다.[53]

c. 상후두 기도유지기의 적용

상후두 기도유지기는 후두외 기도유지기(extraglottic airway)라고도 하며 여러 가지 형태의 제품들이 소개되고 있다 (표 4-8).[54] 상후두 기도유지기는 초보자도 쉽게 삽입할 수 있으며, 성공률이 높고, 목의 움직임이 적고, 기도 손상이 적은 장점이 있다. 기관내 삽관보다 기도 자극이 적어서 마취에서 회복되면서 기침, 요동(bucking), 혈역학적 변화가 적고 후두부 점막에서 섬모운동을 잘 보전시킨다.[55] 단점으로는 해부학적 이상이 동반되면 적절하게 위치시키지 못하며, 산소 공급률이 낮고, 쉽게 이동하거나 빠질 수 있으며, 장기간 사용이 어렵다는 것이다.[56] 상후두 기도유지기의 적절한 삽입을 하지 못하게 되는 경우는 시술자의 경험 부족, 적합하지 못한 수기, 충분하지 못한 마취 깊이 등과 같은 인자들을 생각할 수 있으며, 마취 깊이가 얕은 경우에 삽입하게 된다면 인두벽(pharyngeal wall), 반지인두(cricopharyngeus), 외후두(external laryngeal) 근육들의 수축을 유발하게 된다.[54]

상후두 기도유지기는 후두마스크(classic laryngeal mask airway, cLMA)가 1988년 임상에 적용된 이후 cLMA를 개선하여 기낭(cuff)에 의한 밀봉효과를 증가시키고 입위관(orogastric tube)을 거치하여 위 내용물을 제거할 수 있는 Proseal LMA (Proseal laryngeal mask airway)와 기관튜브의 기관내 삽관을 도와줄 수 있는 Intubating LMA 그리고 일회용 supreme LMA가 소개되었다.[56-60] LMA의 삽입은 여러 가지 방법으로 시도할 수 있으나 권장 되는 방법은 월할한 삽입을 위하여 LMA 후면에 윤활제를 바른 후에 기관튜브의 삽관에서와 같이 sniff position을 하거나 유사한 방법으로 응급처치 중에 기도 확보를 위한 체위와 같은 triple method를 적용하여 펜을 쥐는 방법과 같이 쥐고(pen-holder grip) 입천장을 따라서 검지로 삽입을 한다.[61,62] 후두마스크 외에 형태와 기능에서 차이가 있는 다양한 상후두 기도유지기가 소개되고 있으므로 환자상태에 적합한 것을 선택하고, 의시가 숙달 된 것을 적용할 수 있을 것이다.[63-75] 생산자는 기낭의 압력을 60 cmH_2O(44 mmHg) 이하를 유지하도록 권장하고 있다.

상후두 기도유지기는 안면마스크보다는 침습적이지만 기관내 삽관보다는 침습이 적은 기구이다. 통상적으로 대부분의 상후두 기도유지기는 마취에서 기도유지 기구로 적용되고 있다. 이와 같이 마취와 중환자 관리에서 뿐만 아니라 예상하지 못한 기관내 삽관 곤란 환자, 수술실 밖에서 외상환자의 일차적인 기도유지 및 심폐소생술에서도 유용하게 사용되고 있다.[28,76-79] 소아에서도 상후두 기도유지기는 기관내 삽관을 대체하여 사용할 수 있으나 기관내 삽관은 응급상황, 체위 변화와 위장관 내시경, 양압조절호흡 등과 같은 기도 유지와 환기에 심각한 영향을 줄 수 있는 수술과 수기에서도 적용할 수 있을 것이다.[80]

이상적인 상후두 기도유지기는 구강과 후두부를 적절하게 연결시켜 호흡가스의 흐름에 저항이 적고, 위내용물 또는 비강내 분비물로부터 기도를 보호하며, 양압호흡을 유지할 수 있어야 한다. 그리고 임상 적용과 관련되어 부작용과 합병증이 없어야 한다.[81,82] 이상적인 상후두 기도유지기의 조건은 (표 4-10)와 같이 정리할 수 있을 것이다.[13]

표 4-10. 이상적인 상후두 기도유지기의 조건들

- 상부 기도를 안전하게 확보하여 호흡을 유지할 수 있어야 한다.
- 삽입 수기를 쉽게 배우고 숙달 시킬 수 있어야 한다.
  이차 기도 유지 방법으로 선택되어도 효능은 영향을 받지 않아야 한다.
- 안전하게 적용할 수 있어야 한다.(suitable for ‘hands-free anaesthesia’)
- 임상적용에서 적당과 부적당(‘accept-reject’)을 확실하게 알 수 있어야 한다.
- 폐 흡인의 위험이 없어야 한다.
- 양압 환기를 위하여 상부기도를 밀폐시킬 수 있어야 한다.
- 기낭의 압력과 모양으로 인한 후두에 영향이 없어야 한다.
- 기도에 부작용 또는 합병증 발생 위험이 없어야 한다.
- 제품이 질적으로도 좋아야 한다.(no device failure due to malfunction)

상후두 기도유지기는 기낭의 유무와 관계없이 역류되는 위 내용물을 완전하게 차단하지 못하므로 위 내용물의 폐 흡인을 예방하지 못한다. 또한 거치 또는 삽입

부위에 종양 등과 같은 mass가 있는 경우, 후두 폐색, 편도 출혈, 후두개 염증, 후두 농양 등이 있다면 적용하기 어려운 금기증이다.[39] 정확하게 삽입이 되지 못하였다면 위팽창, 호흡유지에 장애가 발생할 수 있으며, 상후두기도유지기에서도 과도한 기낭의 팽창은 주변 점막 및 장기의 손상 등을 유발 할 수 있다.[54]

6. 기관내삽관의 용이도에 대한 평가

기관내 삽관을 시도하기 전에 환자의 해부학적 및 병리학적 특징을 정확하게 파악한다면 70%에서 기관내 삽관에 대한 용이도를 예측할 수 있다.[4] 그러나 단순하게 한 가지 방법으로 정확하게 평가할 수는 없다. 일반적으로 기관내 삽관의 곤란 정도를 예측할 수 있는 방법으로는 입벌림과 목 신전 정도, Mallampati 분류(그림 4-6), 흉골 또는 갑상연골과 턱 간격, 비만, 기관내 삽관에 대한 병력, 턱수염, 치아상태 등으로 판단할 수 있다(표 4-3, 4).[83] 이 외에도 Wilson risk sum score(표 4-11), LEMON method 등을 이용하는 방법(표 4-12)도 있다,[84-87] Hedge HV 등은[88] Mallampati 분류 등급 "0" 인 환자 (그림 4-7), 입을 벌려서 후두개가 보이는 경우에 대한 분석에서 빈도는 1.7% 였으며, 큰 후두개가 기관내 삽관에 어렵지는 않으나 다른 해부학적 조건에 따라서 삽관을 어렵게 할 수 있을 것이라고 하였다. 이와 같은 환자 상태 및 이에 따른 적용기구들의 사전 점검은 삽관에 따른 손상을 감소시켜 합병증 발생을 줄일 수 있을 것이다.

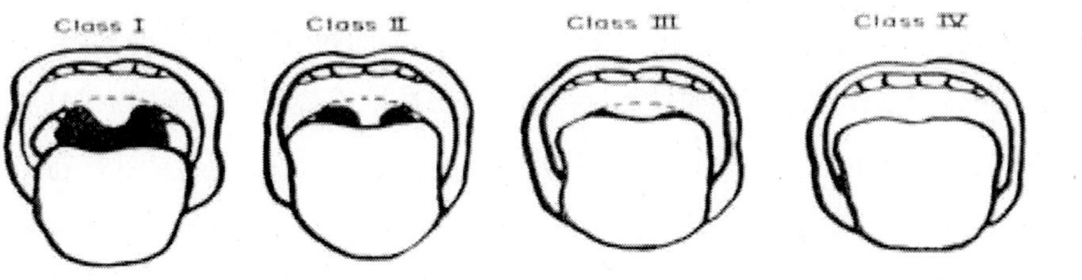

<그림4-6> Mallampatti calssification of airway.

표 4-11. Wilson sum score. 전체 합계 점수가 2점보다 크면 기관내 삽관이 어려운 경우로 예측할 수 있다.

위험인자	위험도
체중	
< 90kg	0
90-110kg	1
>110kg	2
머리와 목 움직임	
> 90^0	0
$90^0 \pm 10^0$	1
< 90^0	2
턱 움직임[앞니 간격(IG), subluxation(SLux)]	
IG > 5 cm or SLux > 0	0
IG < 5 cm or SLux = 0	1
IG < 5 cm or SLux < 0	2
턱의 후퇴정도(receding mandible)	
정상	0
중등도	1
심각함	2
앞니의 돌출정도	
정상	0
중등도	1
심각함	2

병력과 이학적 검사에서 기관내 삽관이 어려울 것이 예측되었다면, 무리한 후두경 조작과 함께 기관내 삽관을 시도하기보다는 사전에 충분한 상태 파악과 함께 보조기구를 준비하고, 환자에게는 충분한 산소화를 유지시킨 후에 각성하 기관내 삽관(awake intubation), 굴곡성 기관지경(fiberoptic brochoscope) 등을 이용한 기관내 삽관, 역행성 기관내 삽관(retrograde intubation), intubating LMA, videolaryngoscope 등과 같은 방법으로 기도확보를 시도할 수도 있다. 의식이 있는 환자라면 사전에 충분한 설명으로 이해와 협조를 얻어야 한다. 환자 상태에 따라서 국소마취제를 이용한 인후두부 도포마취, benzodiazepine, dexmedetomidine과 같은 안정제 또는 fentanyl 등 아편유사제를 이용하여 불안감 해소와 안정을 도모할 수 있을 것이며, glycopyrrolate,

표 4-12. 기도 상태를 파악하기 위한 LEMON method.

1. Look : externally for characteristics that are known to cause difficult laryngoscopy, intubation or ventilation.	
facial trauma	1
large incisors	1
beard or moustache	1
large tongue	1
2. Evaluate the 3-3-3 rule :	
1 = Inter-incisor distance in finger(≤ 3 cm)	1
2 = Hyoid mental score in fingers (≤ 3 cm)	1
3 = Thyroid to floor of mouth in finger (≤ 2 cm)	1
3, Mallapatti : (score >3) (그림 4-2 참조)	1
4. Obstruction? Condition that can cause obstruction of the airway will make laryngoscopy and ventilation difficult.	1
5. Neck mobility. Patients in hard collar neck immobilization, or those with reduced neck movements are harder to intubated.	1
Total	10

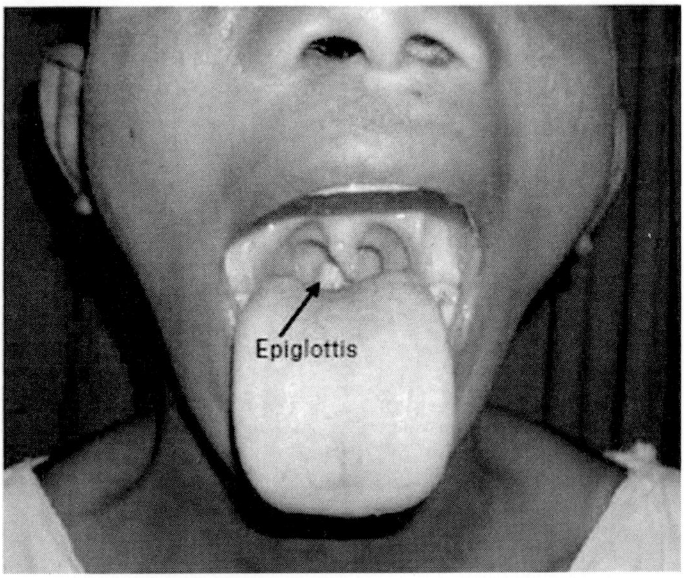

<그림 4-7> Mallampati classification "class O"의 경우.

atropine 등의 투여로 구강내 분비물의 양을 저하시킬 수 있을 것이다.[89] 이러한 약물들은 기관내 삽관을 시도하기 15분 전에 투여하는 것이 효과적이다.[4] 기관내 삽관 곤란 환자를 위한 미국마취과학회 지침(difficult airway algorithm)(그림 4-8)을 적용할 수도 있을 것이다.[1]

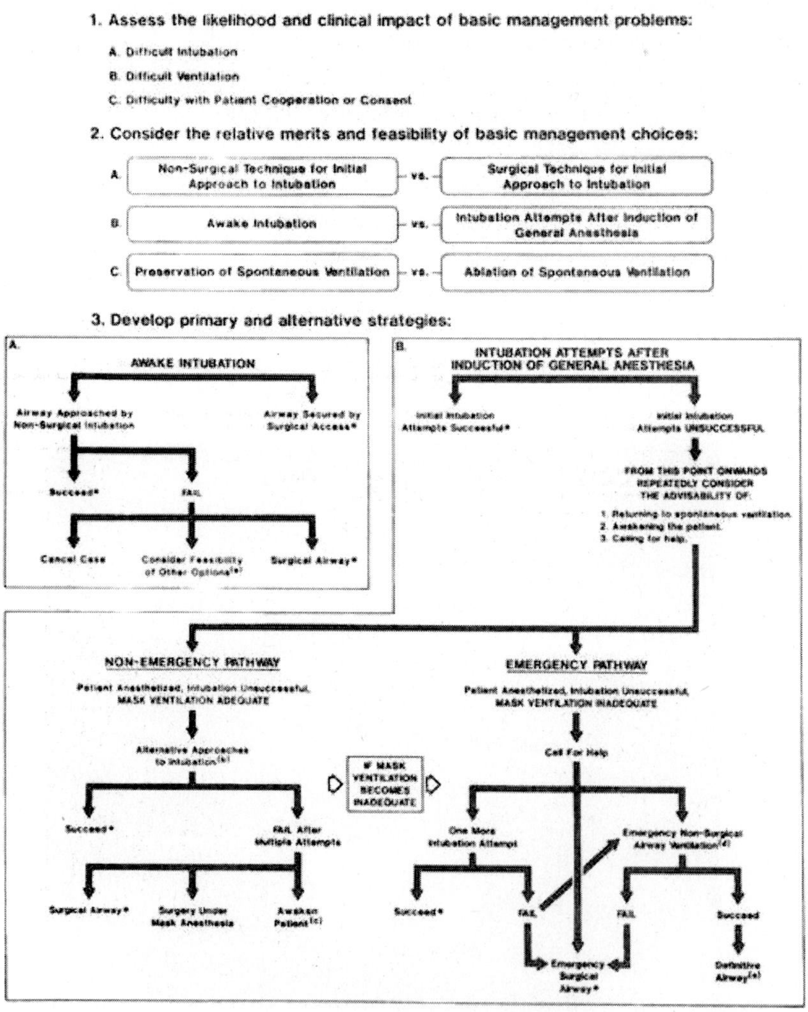

<그림 4-8> 미국마취과학회 기관내 삽관 곤란 환자에서 처치 algorithm

기도 관리에서 초음파의 적용

초음파는 임상에서 널리 이용되고 있는 수기로서 언제 어디서나 간편하게 반복 사용이 가능하고, 비용 부담이 적고 통증 없이 안전하게 환자에게 적용하여 진단과 검사를 할 수 있는 기구로 기도 관리에서도 적용할 수 있다. 기관내 삽관이 어려울 것으로 예상되는 환자에서 상기도의 해부학적 구조를 확인하고 판단할 수 있으며, 기관지 내시경을 위한 신경차단, 기관튜브의 위치와 이중내강튜브를 삽관한 후 편측 폐환기(one-lung ventilation)를 확인하는 방법으로 적용할 수 있다.[90] 경피기관절개술(percutaneous tracheostomy)과 cricothyrostomy에서 맹목적 천자를 하게 되지만 초음파를 적용한다면 합병증 위험을 저하시키며, 해부학적 및 병리학적 변화가 동반되어 상대적 또는 절대적 금기증인 경우에서도 위험을 저하시킬 수 있을 것이다.[91,92]

7. 기관내 삽관을 이용한 기도유지가 어려운 환자의 빈도와 원인

Mallampati 등은 후두개의 노출이 불가능한 경우가 4.3% 라고 하였으며, Samsoon 등은 기관내 삽관이 불가능한 경우는 0.04% 라고 하였다.[93,94] 독일, 프랑스와 호주 등에서 병원 외에서 응급구조사에 의한 기관내 삽관에서 실패하는 경우가 0.1~2.4% 라고 하였다.[42]

기관내 삽관을 이용한 기도유지가 어려운 원인을 정상적인 수련을 받은 의사가 시도하였을 경우를 기준으로 하여 단계별로 나누어 설명하면 아래와 같이 분류할 수 있을 것이다.[95]

1) 안면마스크 거치가 어려운 경우
2) 직접 후두경 거치가 어려운 경우
3) 기관내 삽관이 어려운 경우
4) 안면마스크 거치와 기관내 삽관 모두가 어려운 경우
5) cricothyroidotomy가 어려운 경우

1) 안면 마스크 거치가 어려운 경우

안면마스크 거치가 어려운 경우는 비만, 턱과 경추의 움직임의 제한, 치아 결손, 턱수염, 심각한 영양결핍(cachexia), 안면골 이상 성장(facial bone overgrowth : 예, 거인증), 안면 손상, 안면 부종, 구강내 부종, 60세 이상 연령층 등이 있다.[96] 이를 원만하게 해결할 수 있는 방법은 어려운 정도에 따라서 표 4-13과 같이 적용할 수 있을 것이다.[97,98]

2) 직접 후두경 거치가 어려운 경우

직접 후두경 거치가 어려운 경우는 화상 등과 같은 원인에 의하여 입을 벌릴 수 없거나 동반된 해부학적 변화 또는 후두경은 삽입할 수 있으나 기도가 노출이 되지 않는 경우로 Cormack과 Lehane에 의한 분류에서 3과 4의 경우(그림 4-2) 또는 환자의 체위를 적절하게 취하지 못하여 발생할 수 있다. 처치 방법으로는 아래와 같은 방법을 적용할 수 있다.[99]

표 4-13. 안면마스크를 이용한 환기(mask ventilation, MV)의 어려운 정도에 따른 분류와 처치 방법

가. 정상 MV	안정된 환기 유지
나. 어색한 MV 불충분한 안면마스크 거치가 의심되는 증상.	1. 구강 기도유지기 삽입 2. Oxygen flush valve를 적용(1-2회) 3. 턱을 들어준다.
다. 어려운 MV 불충분한 안면마스크 거치와 불충분한 환지와 관련된 증상	1. Oxygen flush value를 2회 이상 사용 2. 두 손으로 안면마스크를 거치한다. 3. 시술자 교체
라. 불가능한 MV	위에서 기술한 모든 수기에서 실패하고 불충분한 환기 증상과 함께 환기가 불가능

a. 효과적인 sniff position를 취한다.

b. 후두경 날의 모양 또는 크기를 교환한다.

c. 원인에 따라서 다른 수기로 전환한다.

d. 숙련되고 경험이 있는 laryngoscopist의 도움을 받는다.

직접 후두경으로 성대 노출이 어려울 경우에는 후두경의 날, 모양, 기능을 변경하여 적용할 수 있다. 이러한 처치에도 기관내 삽관이 되지 않는다면 도움을 요청한다.[1,2]

3) 기관내 삽관이 곤란한 경우

기관내 삽관이 곤란한 경우는 기도에 병리학적 소견의 유무와는 관계없이 숙련된 laryngoscopist가 직접 후두경을 이용하여 ① 3회 이상 시도하거나, 같은 후두경 날을 이용하여 10분 이내 삽관을 하지 못하는 경우, ② 직접 후두경의 날 또는 주변 기구들을 교환하여서도 삽관을 하지 못하는 경우, ③ 직접 후두경을 이용한 기관내 삽관을 위한 방법으로 실패한 후에 다른 방법을 적용한 경우를 말한다.[1,99]

이와 같이 기관내 삽관을 실패하는 흔한 요인으로는 경험 부족, 숙련도 결핍, 주변 도움의 부족과 기관내 삽관을 위한 기구준비 미비 등을 들 수 있을 것이다. 그 외 영향을 줄 수 있는 중요한 인자로는 기도 유지와 관리를 위한 처치 지침의 문제와 수술실 내 또는 수술실 이외의 장소에 따라서 차이가 있다. 기관내 삽관이 곤란한 원인은 성인과 소아에서 각각 (표 4-4, 5)과 같은 경우를 들 수 있다. 그 외에 목의 움직임에 제한이 있거나, 구강내에 혈액 또는 분비물이 있거나, 입이 벌려지지 않는 경우, 치아 결손, 환자가 과격하게 움직이는 경우 등을 들 수 있다. 환자의 증상으로는 빈맥 또는 서맥, 혈압의 상승 또는 저하, 후두 부종, 흡인, 국소마취제 독성 등과 같은 변화가 있다면 더욱 어렵게 할 것이다.[4]

기관내 삽관이 곤란한 경우를 환자 상태에 따라서

1) 예측을 할 수 있는 경우

2) 전혀 예측을 할 수 없는 경우

3) 전혀 기관내 삽관과 환기를 유지할 수 없는 경우

(Cannot intubate and Cannot ventilate)와 같이 분류할 수 있다.[1,100]

기관내 삽관 곤란을 예측할 수 있는 환자는 사전에 금식, 기구 준비, 산소 공급 등으로 저산소증, 위식도 역류와 폐흡인 등의 위험이 없거나 저하된 상태에서 적절한 처치를 할 수 있다. 그러나 전혀 예측을 할 수 없거나, 기관내 삽관과 환기를 유지할 수 없는 경우에는 환자 상태와 기도유지 기구의 준비된 정도에 따라서 처치를 하여야 할 것이다. 기관내 삽관 곤란을 예측할 수 있는 경우의 원인으로는 표 4-4, 5, 6, 7과 같은 경우 일 것이다[15,16]. 처치 방법으로는 표 4-14와 같이 처치하는 과정과 상황에 따라서 여러 가지 방법을 적용할 수 있을 것이다.[14,17]

표 4-14. 기관내 삽관이 어려울 경우 적용할 수 있는 접근법

BURP maneuver (Back Upper Right pressure)
Bimanual laryngoscope
Blind oral or nasal intubation
Stylet (introducer) : simple rod gum elastic bougie lighted stylet optical stylet tracheal tube exchanger
Laryngoscope : size, shape - McCoy, Bullard, Glidescope, Videoscope, rigid fiberoptic laryngoscope, Airtraq
Retrograde intubation
Fiberoptic : flexible bronchoscope
Supraglottic airway : LMA, I-gel
Surgical airway : cricothyroidotomy, tracheostomy

4) 안면마스크 거치와 기관내 삽관 모두가 어려운 경우

안면마스크를 이용한 환기가 유지된다면 기관내 삽관을 재시도할 수 있으나, 안면마스크를 이용한 환기가 어려우면서 기관내 삽관도 실패를 거듭한다면 응급상황으로 즉시 도움을 요청하여야 한다. 환자 상태를 파악하여 다음 과정을 계획하고, 안정제와 근이완제 효과에서 회복을 시킬 것인가에 대한 결정을 하여야 한다.[1] 안면마스크를 이용한 환기와 기관내 삽관 모두가 곤란하다면 응급 상황으로

상후두 기도유지기 또는 retrograde intubation, cricothyroidotomy, transtracheal jet ventilation (TTJV), tracheostomy 등과 같은 외과적 기도 유지방법을 적용 하여야 한다.[40,101]

5) Cricothyroidotomy가 어려운 경우

안면마스크를 이용한 환기 또는 상후두 기도유지기를 이용하여 환기가 가능하다면 산소화를 유지시키면서 다음 수기를 진행하며, 그렇지 못하다면 응급상황으로 도움을 요청하여야 한다. 외과적 기도유지방법에는 cricothyroidotomy, TTJV, Tracheostomy 등을 적용하지만 우선 침습정도가 적고 접근방법이 용이한 cricothyroidotomy를 시도한다. 각 수기의 적용에 어려움이 있다면 무리한 반복시도에 따른 출혈, 피하공기종(subcutaneous emphysema), 기흉, 식도천공 등과 같은 합병증 발생의 위험이 있으므로 숙달된 의사에 의한 TTJV 또는 기관절개술을 적용하여 기도를 확보하여야 할 것이다.[102] 특히 10세 이하 소아에서는 cricothyroidotomy는 절대 금기이다. 상대적 금기는 윤상연골 이하부위의 폐색, 짧은 목을 가진 환자, 목 부위 수술 병력이 있거나 손상 또는 화상, 출혈, 비만, 목 부위 방사선 치료를 받은 환자, 해부학적 지표가 분명하지 않은 환자, 종양, 감염, 농양 등이 절개부위에 있는 경우이며, 경험이 없는 의사라면 주의하여야 한다.[25]

6) 굴곡성 기관지 내시경을 이용한 기관내 삽관

최근에는 굴곡성 기관지 내시경을 대체할 수 있는 많은 기구 (예; videolaryngoscope, 탐침과 비디오 카메라 및 모니터가 부착된 탐침, 후두경, 기관 튜브, Glide Rite rigid stylet, Parker Flex-lt Directional stylet, Endoflex Endotracheal tube 등)들이 소개되면서 선호도가 감소하는 경향은 있으나 아직까지는 표준 수기로 적용되고 있다.

굴곡성 기관지 내시경 적용에서 응급상황이 아니고 선택상황에서는 a) 환자가 안정되고 협조를 할 수 있도록 적절한 안정제(예; fentanyl, remifentanil 등과 같은 아편유사제, dexmedetomidine, benzodiazepine계 약물 등)를 사용하고, b) 구강내에 타액 등 분미물이 없도록 anticholinergics(예; atropine, glycopyrrolate)를 투여하며, c) 안정된 기도를 유지하기 위한 반회후두신경차단과 구강내와 기관점막 도포마취 등으로 충분한 마취를 시도하며, d) 안정된 자발호흡을 유지할 수 있도록 한다.[41]

8. 빠른 기관내 삽관법(rapid sequence intubation, RSI)

빠른 기관내 삽관법은 응급 상황에서 환자의 안전을 도모하고 합병증 발생을 줄이기 위한 방법이므로 수기의 숙달과 함께 후두경 조작 등 기도유지에 실패하였을 경우에 대체할 수 있는 방법과 기구를 준비하여야 한다.[13,104]

수술실, 응급실과 중환자실 등에서 시도할 수 있는 방법으로 안정제와 근이완제의 종류와 용량 선택에 유의하여야 한다. 안정제를 사용하지 않은 상태에서 근이완제만을 사용한다면 근이완으로 호흡은 중단되지만 의식이 있어 환자가 인지할 수 있으며 고통을 동반할 수 있으므로 금기이다. 반드시 안정제와 근이완제를 사용하여야 하는 것은 아니며 의식하 기관내 삽관도 환자 상태와 시술자의 숙련도에 따라서 선택할 수 있다.[105,106] 빠른 기관내 삽관이 필요한 환자에서 사전에 충분한 금식이 되지 않았다면 위내용물 역류와 폐흡인 위험을 저하시키기 위하여 Sellick's maneuver를 적용할 수 있다.[107,108]

근이완제와 안정제의 사용은 기관내 삽관을 용이하게 하며 합병증 발생을 줄일 수 있어 선호된다.[109] 그러나 기관내 삽관이 곤란한 환자, 신경 및 근육 질환, 화상, 장기간 부동화 등이 동반된 환자에서는 유의하여야 한다.[109] 근이완제 선택에서 탈분극성 근이완제 (예; succinylcholine)는 뇌압 상승, 안구 손상 또는 안압 상승의 위험이 있거나 K^+ 증가 등 부작용 발생의 위험이 있는 환자에서 주의하여야 하며, rocuronium, cisatracurium과 같은 비탈분극성 근이완제는 기관내 삽관에 필요한 용량에서도 작용시간이 길어 질 수 있으므로 주의가 필요하다.[42] 기계적 보조 호흡을 거치할 것이 아니라면 완전하게 자발호흡이 돌아올 때까지 보조호흡을 유지하여야 한다. 최근 steroid형 비탈분극성 근이완제의 선택적 길항제로 임상에 적용되고 있는 sugammadex는 빠른 회복을 기대할 수 있어 선호될 수 있을 것이다.[106,111] 소아에서 특히 상부 위장관의 폐색 (예; hypertrophic pyloric stenosis)이 동반 된 경우에는 구토와 함께 전해질과 산염기 이상 (예; hypokalmic, hypochloremic metabolic alkalosis)이 동반되어 신경근 기능의 회복에 이상이 초래될 수 있으므로 신경근 기능 감시와 근이완제 사용에 대한 판단에 유의하여야 한다.[112]

9. 기관튜브의 기낭 관리

기관튜브의 기낭은 두 가지 기능을 가진다. 하나는 공기누출을 예방하는 것이고 둘째는 구강, 인후두 분비물과 위 내용물 역류에 따른 폐흡인 예방을 목적으로 한다.[13)]

기낭은 주입되는 공기량과 압력에 따라서 "많은 양 낮은 압력형 (high volume low pressure)"과 "적은 양 높은 압력형 (small volume high pressure)"으로 나누지만 대부분에서 상대적으로 기낭 압력에 의한 영향이 적다고 알려진 "많은 량 낮은 압력형"의 기낭을 적용하고 있다.

기낭 압력을 낮게 유지하게 되는 이유는 기관내 삽관을 유지하는 기간이 길어지거나 안정 (sedation)을 하지 않은 경우로 기낭 압력이 높게 되면 기침과 기계호흡과 동시성 (synchrony)이 맞지 않아서 기낭의 공기를 제거하게 되기 때문이다.[114)] 기낭을 충분하게 팽창시키지 않는다면 가스 누출로 일회호흡량이 감소하고 미세한 흡인으로 폐렴을 초래할 수 있다. 대부분의 마취와 중환자 관리에서 기낭을 과도하게 팽창시키는 경향이 있으므로 유의하여야 한다.[115,116)]

기낭 압력이 증가되는 확실한 원인 인자는 없으나 흥분 (agitation), 기침, 기계호흡과 비동시성 (asynchrony), 체위 조절 등으로 인하여 압력이 높아질 수 있다.[117)] 기낭을 높은 압력으로 과도하게 팽창시키면 sore throat, hoarsness, 기도파열, 기관협착 (tracheal stenosis), 기관연화증 (tracheomalcia), 폐렴 등이 합병증으로 발생할 수 있다.[118)] 특히 마취제로 아산화질소를 사용한다면 기낭으로 확산되어 압력이 높아질 수 있으므로 주의하여야 한다.[119,120)]

기낭 압력은 25(20~30) cmH_2O를 유지하며, 20 cmH_2O 이하로 낮거나 30 cmH_2O 이상으로 높은 압력을 유지하게 되면 합병증을 유발하게 된다.[121-124)] 그러나 마취 또는 중환자 관리에서 기낭의 압력측정은 거의 하지 않는다고 할 수 있을 것이다.[121)] 정상 혈압을 유지하는 환자에서 기낭의 압력이 30 cmH_2O 이상에서는 혈류장애가 나타나고, 50 cmH_2O이상에서는 혈류가 차단된다. 기도의 정맥과 임파액의 압력은 각각 16 cmH_2O, 4~7 cmH_2O 정도 이므로 기낭 압력은 30 cmH_2O 이하가 효과적일 것이다 (그림 4-9).[125)]

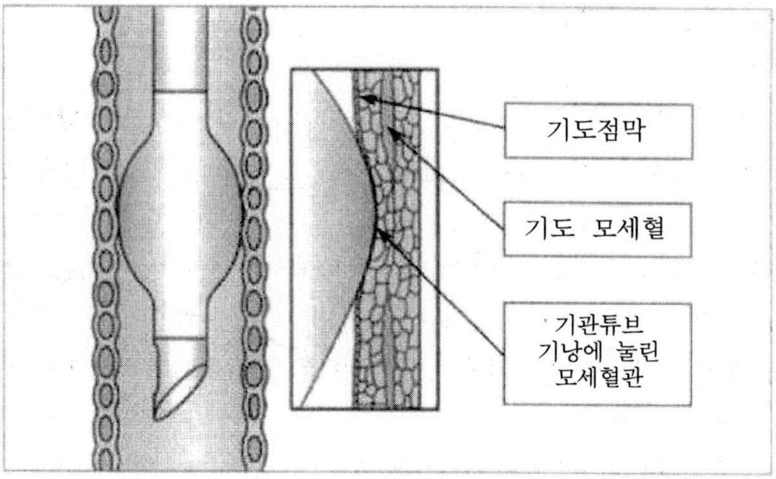

<그림 4-9> 기관튜브와 기낭의 위치에 따른 기도 점막의 관류 장애 기전.

상후두 기도유지기에서도 기낭이 있는 기구들은 과도하게 높은 압력을 유지하게 된다면 주변 조직을 누르게 되어 합병증을 유발할 수 있다.[126,127] 마취 중 또는 중환자 관리에서 지속적인 기낭의 압력을 감시하여 공기누출뿐만 아니라 과도한 압력으로 인한 합병증을 예방할 수 있어야 할 것이다

10. 기관내 삽관에 따른 합병증

기관내 삽관에 따른 합병증 발생은 i) 기관내삽관을 시도하면서, ii) 기관내 삽관을 유지하면서, iii) 기관튜브를 발관하면서 등과 같이 3단계로 나누며, 기구의 준비 상태, 선택과 응급 상황, 금식의 여부 등 각 상황에 따라서 합병증이 발생할 수 있으므로 각각의 상황에 따라서 적합한 수기와 감시방법을 적용하여야 할 것이다.

1) 기관내삽관을 시도하면서

수술실 이외의 장소에서 응급 기관내 삽관에 대한 분석에서 기관내 삽관이 곤란한 경우는 10.3% 였으며, 합병증은 4.2%에서 발생하였고, 흡인이 2.8~5.8%, 식도삽관 1.3~9%, 구강 손상 0.2~7%, 그 외 기흉 0.1% 였다고 하였다.[110)]

기관내 삽관을 여러 번 시도하면서 혈역학적 불안정으로 빈맥, 서맥, 심실기외 수축 등 부정맥, 혈압상승 또는 저하, 저산소증, 과이산화탄소혈증(hypercarbia), 위 내용물의 역류, 폐 흡인, 식도 삽관, 기관지내 삽입, 치아, 잇몸 및 구강 점막 손상과 부종, 출혈뿐만 아니라 기도손상, 후두 경련, 기관지 경련과 뇌손상, 심정지 등과 같은 심각한 합병증 발생이 증가할 수 있다(그림 4-10).[96,110] 기관내 삽관을 2회 이상 시도하게 되면 합병증 발생 위험이 2~4배 이상 증가한다.[105] 미국마취과 학회 가이드라인에서도 기관내 삽관의 시도 횟수를 3회 이내로 제한하고 있으며, 그 이상 시도하게 되는 경우에는 앞서 설명한 여러 가지 다른 기도유지 방법들을 선택하도록 권장하고 있다.[1] 특히 당뇨, 신장 및 심혈관계 질환이 동반되거나 노령에서는 심각한 심혈관계 변화가 발생할 수 있다, 환자의 안전을 위하여 수술실 이외의 장소에서 또는 준비가 되지 않은 응급 상황에서 기관내 삽관을 시도하는 것은 위험을 초래할 수 있으므로 유의하여야 할 것이며, 기구 준비와 점검 및 수기의 숙련을 위한 교육이 필요할 것이다.[105,128] 두부 손상, 두개내 출혈, 뇌혈관 질환, 뇌수종, 경련성 질환, 패혈증, 50세 이하 젊은층 등에서는 후두경 조작과 기관내 삽관에 따른 급격한 혈역학적 반응을 안정제(예; barbiturates, benzodiazepines, propofol, etomidate 등), 아편유사제, 혈관확장제, β-차단제(예; esmolol, labetalol), 칼슘통로차단제 등과 함께 근이완제를 이용하여 둔화시키는 것이 도움이 될 수 있을 것이다.[49] 비강을 통한 기관내 삽관을 시도할 경우에도 좁고 혈관분포가 좋은 비강을 지나면서 점막 손상으로 출혈, 후두부 점막 열상 등을 초래할 수 있다.[129] 기관내 삽관을 위한 과격한 후두경 조작은 신경계 반사작용을 유발하여 아래와 같은 부작용을 초래할 수 있다.

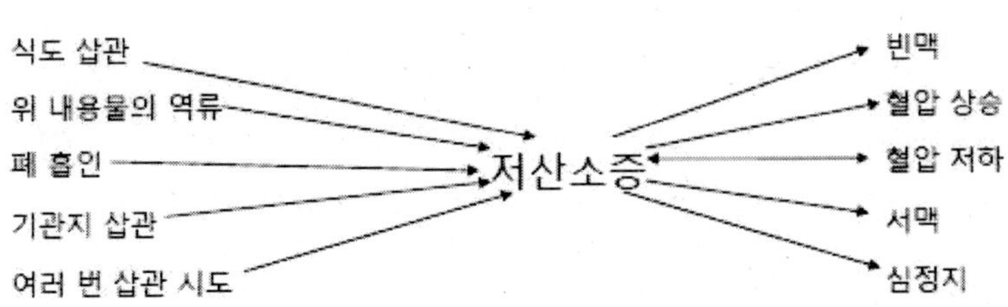

<그림 4-10> 응급기도확보에서 삽관 곤란에 따른 저산소증에 의한 병태생리학적 변화와 합병증

a. 후두경 조작에 따른 반사작용(direct mediate reflex : laryngovagal reflex)

기도 경련, 무호흡, 서맥 등 부정맥, 혈압 저하

b. 후두 교감신경 반사 작용(laryngosympathetic reflex)

빈맥, 빈맥성 부정맥, 혈압 상승

c. 후두 척추신경 반사(laryngospinal reflex)

기침, 구토, 구역, 요동(bucking)

2) 기관내 삽관을 유지하면서

기관튜브를 가지고 있는 상태에서는 기관지내 분비물을 제거하기 위하여 자주 흡입을 하게 된다. 기도내 흡인(endotracheal suction)은 산소화를 유지하고 분비물을 제거하여 기관튜브의 막힘과 호흡 일(breathing work) 증가, 무기폐, 감염 등을 예방하기 위함이다. 그러나 이러한 조작은 점막 손상, 부정맥, 기도와 주변 환경의 감염, 기계호흡 장애로 저산소증을 유발할 수 있다.[104)]

장기간 기관내 삽관을 유지하기 위하여 안정된 고정이 필요하다. 그러나 기관지와 구강내 분비물 및 주변 보조기구들의 무게와 체위 또는 환자의 움직임에 의하여 안전한 깊이를 유지하지 못하고 기관지내 삽관이 되거나 발관이 될 수 있으므로 항상 안정된 깊이를 유지할 수 있도록 주기적으로 확인하여야 한다.

중환자 관리 중에 기관튜브를 장기간 삽입을 하게 되면서 기낭에 과도하게 높은 압력을 유지하게 된다면 기관지 점막과 조직의 관류에 영향을 주게되므로 기관 파열을 초래할 수 있다.[122,131)] 상후두 기도유지기에서도 기낭이 있는 기구를 사용하는 경우에 과도하게 높은 압력은 반회후두신경(recurrent laryngeal nerve) 등 주위 장기에 손상을 초래할 수 있다.[127)]

예측하지 못한 발관으로 환자의 상태 악화와 함께 응급 재삽관을 할 수 있으며, 이에 따라 저산소증, 혈압저하 또는 상승, 부정맥, 심정지 등과 같은 심혈관계 변화와 기도 손상을 초래할 수 있으므로 환자 상태 변화에 대한 감시와 준비가 필요하다.[132)]

비강을 통한 삽관에 의한 비강내 출혈은 튜브에 의한 압력 효과로 출혈은 멈출 수 있으나 장기간 삽입을 유지하게 되면 부비동, 두개골 저부, 인후두부 등에 감염으로 농양, sinusitis, 뇌막염 등의 원인이 될 수 있다.[129)]

기관 튜브의 장기간 거치는 폐염 등 감염과 함께 기도내 분비물의 고형화로 튜브의 폐색을 초래할 수 있으므로 충분한 가습과 함께 3일 이상 경과된다면 교체 또는 기관절개술 등을 고려하여야 할 것이다.[133)]

3) 기관튜브 발관 후

기관튜브를 발관한 후에 삽관에 따른 자극으로 궤양(ulcer, ring- shaped tracheitis), 육아종(granuloma), 기관협착(tracheal stenosis, 예; obstructive fibrinous tracheal pseudo-membrane, OFTP), tracheomalacia 등이 발생할 수 있다.[47)] Obstructive fibrinous tracheal pseudomembrane에서 기관지내시경 소견은 두텁고 둥글게 고무 같은 특성의 막(membrane)을 기낭이 위치하였던 부위에서 발견할 수 있다,[47)]

발관 후 증상으로는 sore throat, hoarseness, 천명(stridor) 등이 나타나며, 호흡부전, 후두와 기관지 부종, 분비물 정체 등과 감별이 어려울 수 있다.[47,132)] 기도 부종은 steroid(예; dexamethasone 0.6 mg/kg, 최대량 12 mg)를 정맥투여하며 stridor가 계속된다면 adrenaline(예; L-adrenaline 0.5 mg/kg 최대량 6 mg, racemic adrenaline)을 가습과 함께 흡입시킨다.[16)] Sore throat, hoarseness의 치료에는 가습과 함께 Strepsils®이 효과적이다,[134)]

소아에서 기관 튜브를 발관한 후에 분비물과 혈액 등에 의한 자극으로 후두와 상후두 내전근의 수축으로 후두경련이 발생할 수 있다. 심한 경우에는 폐부종, 심정지 등과 같은 심각한 합병증을 초래할 수 있다. 치료는 밀착시킨 안면마스크를 통하여 환기를 시키면서 흡입마취제를 이용하여 마취를 하거나 succinylcholine(0.1 mg/kg) 정맥투여한 후 기관내 삽관을 시도한다. 정맥로가 확보되지 못한 경우에는 succinylcholine 4~5 mg/kg를 근육주사를 할 수도 있다.[16)] 최근 보고에서 propofol 1~2 mg/kg 정맥투여로 75%에서 효과적이었다고 하였다.[135)]

11. 기관내 삽관 후 삽입 깊이의 확인과 고정

기관내 삽관을 한 후에는 i) 기도 내에 위치하였는가? ii) 식도 삽관(Esophageal intubation)이 되었는가? iii) 정확한 깊이에 위치하였는가? 를 확인하여야 한다. 기관튜브의 위치이상은 가장 흔한 합병증으로 15%에 달하며[136], 인지하지 못한 식도 삽관은 6~23%의 빈도로 발생할 수 있으며 심각한 합병증의 원인이 될 수 있다.[27,28] 정확한 기도내 삽관의 확인을 위하여 흉부 움직임, 폐의 상부 또는 중심액와선 부위의 호흡음과 상복부(epigastric region) 청진, 호기말 이산화탄소 분압의 변화(capnography), 맥박 산소포화도(pulse oxymetery) 변화 등과 같은 방법을 적용할 수 있다. 기관튜브의 끝이 정확하게 중앙에 위치하여 좌측과 우측 폐에 균등하게 환기가 될 수 있어야 한다.[8] 기관 튜브를 삽입하고 고정을 한 후에 기관튜브 위치를 확인하는 방법(표 4-15) 들을 환자 상태에 따라서 선택하여 적용하고 정확하고 안정된 체위를 유지하도록 한다. 가장 위험한 경우는 식도 삽관을 인지하지 못하는 경우이며, 이러한 경우에는 이환 및 사망의 위험이 증가하게 되므로 확인과 감시가 중요하다.[8,39]

기관내 삽관을 한 후 기관튜브의 고정은 정확하게 위치된 것을 확인 한 후에 하여야 한다. 기관내 삽관을 유지하는 동안에 환자는 기관튜브를 물거나 씹을 수 있으므로 bite block을 이용하여 보호할 수 있도록 한다. 기관튜브의 삽입된 깊이는 양측 흉부의 대칭적인 움직임 관찰, 청진기를 이용하여 양측 폐의 환기음을 들어보거나 흉부 X-ray 소견으로 확인할 수 있다. 흉부 X-ray 소견에서 정확한 위치는 기관지 분지부(carina)에서 튜브의 끝 간격은 5 cm 이며, 바른 해부학적 위치에서 목의 굴절과 신전에 따라서 튜브 위치는 약 2 cm 정도 변화가 있을 수 있다. 기관튜브가 너무 높게 위치하면 발관되거나 hypopharyngeal intubation으로 효과적인 환기를 유지하지 못하거나, 위 팽창을 초래할 수 있다. 튜브의 기낭이 성대부위에 위치하게 되면 성대 손상이 초래될 것이므로 기관튜브의 끝은 성대보다 3cm 아래에 위치하여야 한다. 기관튜브가 너무 깊게 위치하게 된다면 성인에서는 기관지에 삽입되며, 주로 우측 기관지에 삽관되어 과도한 팽창을 유발하고, 우측 상부 폐엽은 무기폐를 유발하게되고, 반대측 폐는 허탈상태(collpase)가 된다.[136]

기관절개술을 하였을 경우에는 목의 굴절과 신전에 따라서 튜브 깊이에 변화가 없다. 일부에서 피하공기종(subcutaneous emphysema), 기흉 등이 발생할 수 있다. 이중기관튜브(double lumen tube)는 특별한 목적으로 일측 폐환기를 위하여 삽입하며 반대측 폐 세척(lavage), 또는 반대측 폐로 폐농양의 누출 예방 등에 이용할 수 있다.[136]

표 4-15. 기관튜브의 위치 확인 방법

호기말 이산화탄소 분압 측정(capnometer)
직접 성대를 확인
양측 폐의 호흡음 확인
호흡에 따라서 양측 흉부의 상승(성인에서 최소 일회호흡량 180ml)
상복부 청진과 관찰
호흡낭의 순응도(compliance)와 충만도(refilling)
호흡 시도에 따른 일회호흡량 변화
호흡기계의 정상 작동 여부
목에서 기관튜브의 기낭 촉지
흉골부위를 압박하여 기관튜브를 통한 공기 배출 여부
호흡회로에서 공기 흐름의 질적 평가
호흡 회로에서 수분 응결(condensation)
기관튜브내 위내용물 확인
흉부 방사선 소견
기관지 내시경
Mass spectrometer ; CO_2 wave form 확인

12. 기관튜브의 발관

기관내 삽관을 한 후에 환자 상태가 호전되면 기관튜브의 발관을 생각하게 된다. 대부분의 의사들은 삽관보다 발관을 쉽게 생각하는 경향이 있다. 기관내 삽관에 따른 합병증과 후유증들은 대부분이 삽관과 발관하는 시기에 발생하게 되므로 환자 상태와 주변 조건들의 확인과 점검이 필요하다. 특히 장기간 기관내 삽관을 유지하였던 환자에서 합병증 발생에 더욱 주의 하여야 한다.[46,134]

기관 튜브를 발관 한 후에 재삽관이 필요한 경우는 2/1,000 빈도로 발생하며, 중환자관리에서는 25% 이상의 환자가 응급상태로서 저산소증, 과이산환탄소혈증과 함께, 혈역학적 안정을 유지하지 못하게 될 수 있다. 그러므로 기관튜브를 발관하기 전에 환자 상태를 정리하여 언제 어떠한 상태에서 할 것인가를 결정하여야 한다.[1)]

1. 완전한 각성상태 또는 의식을 회복하기 전에 발관을 할 것인가?
2. 환자의 상태를 정확하게 파악할 것 :

기관 튜브를 발관할 수 있는 안정된 전신 상태인가?

발관을 한 후에 안정된 환기를 유지할 수 있는가?

3. 발관 후에 안면마스크 (예; venturi mask)와 같은 보조 기구가 필요한가?

기관튜브를 발관하기 전에 환자상태의 점검 및 감시와 함께 재삽관을 위한 기구들은 항상 준비되어있어야 한다.

13. 맺는 말

기도유지를 안전하게 유지하기 위한 권장 사항은 표 4-16과 같이 영국과 웨일즈 중환자 관련 단체에서 발표하였다.[137] 기관 튜브를 삽입할 경우에는 안전을 우선하여야 하며, 드물게 기관내 삽관이 어려운 경우를 직면하게 될 수도 있을 것이다. 빠른 시간 내에 합병증 없이 원만하게 해결하기 위하여 해부학적 및 병리학적 특성을 이해하고, 기도유지가 어려운 원인과 처치 방법을 신속하게 판단하고 또 여러 가지 해결 방법을 적합하게 적용할 수 있도록 다양한 기구들의 준비와 함께 지속적인 교육과 숙련이 필요할 것이다.

표 4-16. 중환자 기도관리에서 안전을 위한 권장사항들.

1. Capnography : 마취관리에서와 같이 기본 감시장비로 적용할 것.
2. 기관내 삽관을 위한 기본 장비와 삽관이 어려울 경우에 적용할 수 있는 장비를 항상 준비 및 점검하고 수기를 숙련시킨다.
3. 기관튜브의 삽입 깊이의 변화와 막힘을 확인하고 각 환자의 병상에는 Bag-mask systems을 준비한다.
4. 기관절개술 후 튜브관리에 따른 지침을 확인하고 또 기구들을 재점검하고 다음을 위한 준비를 한다.
5. 기도에 이상이 있는 환자에서는 정확한 고정을 위한 여러 가지 기구를 사용하여야 하고 튜브 끝의 위치를 확인하여야 한다.
6. 기관 튜브는 호흡회로와 적절한 크기와 모양으로 연결은 되어야 한다.
7. 기관튜브는 안전과 목적을 고려하여 고정한다.
8. pilot tubes가 절단되었을 경우에는 23G 주사침을 이용하여 re-inflation하여 유지를 시킨 다음 교체한다..
9. 모든 수기가 끝난 다음에는 문제점, 합병증 등에 대하여 정확하게 기록하고 유지할 수 있도록 Standard descriptive term을 적용한다.

참고문헌

1. American Society of Anesthesiologists Task Force on Management of the Difficult Airway. Practice guidelines for management of the difficult airway : an updated report by the American Society of Anesthesiologists Task Force on Management of the Difficult Airway. Anesthesiology 2003; 98: 1269-77.
2. Woodall NM, Cook TM. : National census of airway management techniques used for anaesthesia in the UK: first phase of the Fourth National Audit Project at the Royal College of Anaesthetists. Br J Anaesth 2011; 106: 266-71.
3. Taylor JM, Gropper MA. : Critical care challenges in orthopedic surgery patients. Crit Care Med 2006; 34(9 Suppl): S191-9.
4. Rosenblatt WH. Preoperative planning of airway management in critical care patients. Crit Care Med 2004; 32: S186-92.
5. Brandt L. : The first reported oral intubation of the Anesth Analg. 1987; 66 : 1198-9.
6. Robinson DH, Toledo AH. : Historical development of modern anesthesia. J Invest Surg. 2012; 25: 141-9.
7. Obladen M : History of neonatal resuscitation - part 3 : endotracheal intubation. Neonatology 2009; 95: 198-202.
8. Birmingham PK, Frederick W : Esophageal intubation. a review of detection techniques. Anesth Analg 1986; 65: 886-91.
9. Marco CA, Marco AP : Airway adjuncts. Emerg Med Clin North Am 2008 26: 1015-27.
10. Thierbach AR, Werner C : Infraglottic airway devices and techniques. Best Prac Res Clin Anaesthesiol 2005; 19: 595-609.
11 Greer JR, Smith SP, Strang T : A comparison of tracheal tube tip designs on the passage of an endotracheal tube during oral fiberoptic intubation. Anesthesiology 2001; 94: 729-31.
12. Agro FE, Cataldo R, Mattei A : New devices and techniques for airway management. Minerva Anesthsiol 2009; 75: 141-9.
13. Pandit JJ, Popat MT, Cook TM, Wilkes AR, Groom P, Cooke H, et al. The Difficult .Airway Society 'ADEPT' guidance on selecting airway devices: the basis of a strategy .for equipment evaluation. Anaesthesia 2011; 66: 1269-77.
14. Peterson GN, Domino KB, Caplan RA, Posner KL, Lee LA, Cheney FW. Management of the difficult airway: a closed claims analysis. Anesthesiology 2005; 103: 33-9.
15. Best C. : Paediatric airway anaesthesia.Curr Opin Anaesthesiol 2012 25: 38-41.
16. Holm-Knudsen RJ, Rasmussen LS. : Paediatric airway management : basic aspects. Acta Anaesthesiol Scand 2009 53: 1-9.
17. Vialet R, Nau A : Effect of head posture on pediatric oropharyngeal structure implications for airway management in infants and children. Curr Opin Anaesthesiol 2009; 22: 396-9.

18. Wilson ME, Spiegelhalter D, Robertson JA, Lesser P : Predicting difficult intubation. Br J Anaesth 1988; 61: 211-6.
19. Naguib M, Scamman FL, O'Sullivan C, Kosmach S : predictive performance of three multivariate difficult tracheal intubation models: a double-blind, case-controlled study. Anesth Analg 2006; 102: 818-24.
20. Adnet F, Racine SX, Borron SW, Clemessy JL, Fournier JL Lapostolle F, et al : A survey of tracheal intubation difficulty in the operating room: a prospective bservation study. Acta Anesthesiolo Scand 2001; 45: 327-32.
21. Shinga T, Wajima Z, Inoue T, Sakamoto A : Predicting difficult intubation in apparently normal patients. Anesthesiology 2005; 103: 429-37
22. Lavi R, Segal D, Ziser A : Predicting difficult airway using the intubation difficulty scale: a study comparing obese and non-obses patinets. J Clin Anesth 2009; 21: 264-6-7.
23. Brodsky JB, Lemmens HJM, Brock-Utne JG, Vierra M, Saidman LJ : Morbid obesity and tracheal intubation. Anesth Analg 2002; 94: 932-6.
24. Juvin P, Lavaut E, Dupont H, Lefevre P, Dementriou M, Dumoulin J, et al : Difficult tracheal intubation is more common in obese than in lean patients. Anesth Analg 2003; 97: 595-600.
25. Nemeth J, Maghraby N, Kazim S. : Emergency airway management: the difficult airway. Emerg Med Clin North Am 2012 30: 401-20.
26. Wilson ME. : Predicting difficult intubation. Br J Anaesth 1993 71: 333-4.
27. Timmermann A, Russo SG : Which airway should I use? Curr Opin Anesthesiol 2007; 20: 595-9.
28. Timmermann A : Supraglottic airways in difficult airway management: success, failures, use and misuse. Anaesthesia 2011; 66(Suppl 2): 45-56.
29. Niforopoulou P, Pantazopoulos I, Demestiha T, Koudouna E, Xanthos T. : Video-laryngoscopes in the adult airway management: a topical review of the literature. Acta Anaesthesiol Scand 2010; 54: 1050-61.
30. Weingart SD, Levitan RM. : Preoxygenation and prevention of desaturation during emergency airway management. Ann Emerg Med 2012; 59:165-75.
31 Patel R, Lenczyk M, hannallah RS, McGill WA : Age and the oset of desaturation in apnoeic children. can J Anaesth 1994; 41: 771-4.
32. Benumof JL, Dagg R, Benumof R. : Critical hemoglobin desaturation will occur before return to an unparalyzed state following 1 mg/kg intravenous succinylcholine. Anesthesiology 1997; 87: 979-82.
33. Jabre P, Leroux B, Brohon S, Penet C, Lockey D, Adnet F, et al : A comparison of plastic single-use with metallic reusable laryngoscope blades for out-of-hospital tracheal intubation. Ann Emerg Med 2007; 50: 258-63.
34. Beamer JE, Cox RA. : MRSA contamination of a laryngoscope blade: a potential vector for cross infection. Anaesthesia 1999; 54: 1010-1.
35. Behringer EC, Kristensen MS. : Evidence for benefit vs novelty in new intubation equipment. Anaesthesia. 2011 66(Suppl 2): 57-64.
36. Turkstra TP, Craen RA, Pelz DM, Gelb AW. : Cervical spine motion: a fluoroscopic comparison during intubation with lighted stylet, GlideScope, and Macintosh laryngoscope. Anesth Analg 2005; 101: 910-5.
37. Robitaille A, Williams SR, Tremblay MH, Guilbert F, Thériault M, Drolet P. : Cervical spine motion during tracheal intubation with manual in-line stabilization: direct laryngoscopy versus

GlideScope videolaryngoscopy. Anesth Analg. 2008; 106: 935-41.
38. Rai MR, Dering A, Verghese C. : The Glidescope system: a clinical assessment of performance. Anaesthesia 2005; 60: 60-4.
39. Idris AH, Gabrielli A : Advances in airway management. Emerg Med Clin N Am 2002; 20 : 843-57.
40. Drolet P. : Management of the anticipated difficult airway—a systematic approach : continuing Professional Development. Can J Anaesth 2009 56: 683-701.
41. Bonhomme V, Hans P. : Management of the unstable cervical spine: elective versus emergent cases. Curr Opin Anaesthesiol 2009; 22: 579-85.
42. Dupanovic M, Fox H, Kovac A. Management of the airway in multitrauma. Curr Opin Anaesthesiol 2010; 23: 276-82.
43. Broomhead RH, Marks RJ, Ayton P. : Confirmation of the ability to ventilate by facemask before administration of neuromuscular blocker: a non-instrumental piece of information? Br J Anaesth 2010; 104: 313-7.
44. Weiler N, Heinrichs W, Dick W. Assessment of pulmonary mechanics and gastric inflation pressure during mask ventilation. Prehosp Disaster Med 1995; 10: 101−5.
45. Spence AA, Moir DD, Finlay WEI. Observations on intragastric pressure. Anaesthesia 1967; 22: 249−56.
46. Bowman FP, Menagazzi JJ, Check BD, et al. Lower esophageal sphincter pressure during prolonged cardiac arrest and resuscitation. Ann Emerg Med 1995; 26: 216−9.
47. Lins M, Dobbeleir I, Germonpre P, Waelput W, Pauwels W, Jorens PG : Postextubation obstructive pseudomembranes: a case series and review of rare complication after tracheal intubation. Lung 2011; 189: 81-6.
48. Kovatsis PG, Fiadjoe JE, Stricker PA. : Simple, reliable replacement of pilot balloons for a variety of clinical situations. Paediatr Anaesth 2010; 20: 490-4.
49. Mort TC : Complications of emergency tracheal intubation: hemodynamic alteration-part I. J Intensive Care Med 2007; 22: 157-65.
50. Cattano D, Melnikov V, Khalil Y, Sridhar S, Hagberg CA. : An evaluation of the rapid airway management positioner in obese patients undergoing gastric bypass or laparoscopic gastric banding surgery. Obes Surg 201020:1436-41.
51. Schwartz DE, Matthay MA, Cohen NH : Death and other complications of emergency airway management in critical ill adults. a prospective investigation of 297 tracheal intubation. Anesthesiology 1995; 82: 367-76.
52. Reddi V, Clarke DV Jr, Arlet V. : Anterior thoracoscopic instrumentation in adolescent idiopathic scoliosis: a systematic review. Spine (Phila Pa 1976) 2008; 33: 1986-94.
53. Campos JH. : Lung isolation techniques for patients with difficult airway. Curr Opin Anaesthesiol 2010; 23: 12-7.
54. Hernandez MR, Klock PA Jr, Ovassapian A. : Evolution of the extraglotticairway: a review of its history, applications, and practical tips for success. Anesth Analg 2012; 114: 349-68.
55. Tanaka A, Isono S, Ishikawa T, Sato J, Nishino T. : Laryngeal resistance before and after minor surgery: endotracheal tube versus Laryngeal Mask Airway. Anesthesiology 2003 99: 252-8.
56. Yu SH, Beirne OR. : Laryngeal maskairways have a lower risk of airway complications compared with endotracheal intubation: a systematic review. J Oral Maxillofac Surg 2010; 68: 2359-76.

57. Brimacombe J, Keller C: The Proseal laryngeal mask airway. Anesthesiol Clin North Am 2002; 20: 871-91.
58. Brain AL, Verghese C, Strube PJ: The LMA 'Proseal' - a laryngeal mask with an esophageal vent. Br J Anaesth 2000; 84: 650-4.
59. Brimacombe J, Keller C, Brimacombe L : A comparison of the laryngeal mask airway Proseal and the laryngeal tube airway in paralyzed anesthetized adult patients undergoing pressure-controlled ventilation. Anesth Analg 2002; 95: 770-6
60. Kapila A, Addy EV, Verghese C, et al. Intubating laryngeal mask dead? Today's Anaesthetist 1994; 9: 56-58.
61. Aoyama K, Takenaka I, Sata T, Shigematsu A. : The triple airway manoeuvre for insertion of the laryngeal mask airway in paralyzed patients. Can J Anaesth 1995; 42: 1010-6.
62. Middleton P : Insertion techniques of the laryngeal mask airway: a literature review. J Perioper Pract. 2009; 19: 31-5.
63. Brain AI, Verghese C, Strube P, et al. A new laryngeal mask prototype. Preliminary evaluation of seal pressures and glottic isolation. Anaesthesia 1995; 50: 42-48.
64. Philpott B, Renwick M. An introducer for flexible laryngeal mask airway. Anaesthesia 1993; 48: 174.
65. Harding JB. A 'skid' for easier insertion of laryngeal mask airway. Anaesthesia 1993; 48: 80.
66. Pennant JH, White PF. The laryngeal mask airway. Its uses in anesthesiology. Anesthesiology 1993; 79: 144-163.
67. Jackson KM, Cook TM. Evaluation of four airway manekins as patient simulators for the insertion of eight types of supraglottic airway devices. Anaesthesia 2007; 62: 388-93.
68. Cook TM, Rudd P, McCormick B, et al: An evaluation of the PAxpress pharyngeal airway. Anaesthesia 2003; 58: 191-2.
69. Dimitriou V, Voyagis GS, Iatrou C, et al: A comparison of the PAxpress and face mask plus Guedel airway by inexperienced personnel after mmannequin only training. Anesth Analg 2003; 96: 1214-7.
70. Ahmed SM, Maroof M, Khan RM, et al: A comparison of the laryngeal mask airway and PAXpress for short surgical procedures. Anaesthesia 2003; 58: 42-4.
71. Brimacombe J, Keller C; The Proseal laryngeal mask airway: a randomized, crossover study with the standard laryngeal mask airway in paralyzed, anesthetized patients. Anesthesiology 2000; 93: 104-9.
72. 허인영, 임연주, 이윤경, et al: 양압환기조절환기에서 Proseal 후두마스크, 후두튜브 및 PAxpress의 임상적 유용성 비교. 대한마취과학회지 2005; 48: 253-8.
73. Dimitriou V. Dimitriou V, Voyagis GS, et al : The PAxpressTM is an effective ventilatory device but has an 18% failure rate for flexible lightwand-guided tracheal intubation in anesthetized paralyzed patients. Can J Anesth 2003; 50: 495-500.
74. Lallo A. Lallo A, Drolet P, Lacroix M : Performance of PAxpressTM vs the ProsealTM laryngeal mask airway during general anesthesia. Can J Anesth 2007; 54: 28-33.
75. 김유경, 전혜영, 양홍석 : 양압조절환가에서 CobraTM PLA와 ProsealTM LMA의 임상적 유용성 비교. Anesth Pain Med 2007; 2: 160-5.
76. Henderson JJ, Popat MT, latto IP, et al : Difficult airway society guidelines for management of the unanticipated difficult intubation. Anaesthsia 2004; 59: 675-694

77. Cook TM, Hommers C : New airways for resuscitation? Resuscitation 2006; 69: 371-87.
78. Goldman K : Recent developments in airway management of the paediatric patient. Curr Opin Anaesthesiol 2006; 19: 278-84.
79. Genzwuerker HV, Hohl ECh, Rapp HJ : Ventilation with the laryngeal tube in paediatric patients undergoing elective ambulatory surgery. Paediatr Anaesth 2005; 15: 385-90.
80. Lonnqvist P, Morton NS : paediatric day-case anaesthesia and pain control Curr Opin Anaesthesiol 2006; 19: 617-21.
81. McIntyre JW : Oropharyngeal and ansopharyngeal airways(1880-1995). Can J Anaesth 1996; 43: 629-35.
82. Charters P : Airway devices: where now and where to? Br J Anaesth 2000; 85: 504-5.
83. El-ganzouri A, McCarthy RJ, Tuman KJ, Tanck EN, Ivankovich AD : Preoperative airway assessment: predictive value of a multivariate risk index. Anesthe Analg 1966; 82: 1197-204.
84. Reed MJ, Dunn MJ, McKeown DW : Can an airway assessment score predict difficulty at intubation in the emergency department? Emerg Med J 2005 22: 99-102.
85. Soyuncu S, Eken C, Cete Y, Bektas F, Akcimen M. : Determination of difficult intubation in the ED. Am J Emerg Med 2009 27: 905-10.
86. Yamamoto K, Tsubokawa T, Shibata K, Ohmura S, Nitta S, Kobayashi T : Predicting difficult intubation with indirect laryngoscopy. Anesthesiology 1997; 86: 316-21.
87. Naguib M, Scamman FL, O'Sullivan C, Aker J, Ross AF, Kosmach S, et al : Predictive performance of three multivariate difficult tracheal intubation models: a double-blind, case-controlled study. Anesth Analg. 2006; 102: 818-24.
88. Hegde HV, Prasad KC, Bhat MT, Hegde JS, Cb SM, Yaliwal VG, et al : Airway difficulty in Mallampati 'class zero' patients: a prospective double-blind observational study. Eur J Anaesthesiol. 2012; 29: 338-42.
89. Lavery GG, McCloskey BV. The difficult airway in adult critical care.Crit Care Med 2008; 36: 2163-73.
90. Green JS, Tsui BC. : Applications of ultrasonography in ENT: airway assessment and nerve blockade. Anesthesiol Clin. 2010 28: 541-53.
91. Sustić A. : Role of ultrasound in the airway management of critically ill patients. Crit Care Med. 2007 35(5 Suppl): S173-7.
92. Sustić A, Zupan Z, Antoncić I. : Ultrasound-guided percutaneous dilatational tracheostomy with laryngeal mask airway control in a morbidly obese patient. J Clin Anesth 2004; 16: 121-3.
93. Baysinger CL, Evans W, Middaugh R, Culclasure J, Culling D. Clinical signs of difficult direct laryngoscopy. Can J Anaesth 1987; 34: 103-5.
94. Jones MW, Catling S, Evans E, Green DH, Green JR. Hoarseness after tracheal intubation. Anaesthesia 1992; 47: 213-6.
95. Wong E, Ng YY. The difficult airway in the emergency department. Int. Emerg Med 2008; 1: 107-11.
96. Mort TC : Complications of emergency tracheal intubation: immediate airway -related consequences: part II. J Intensive Care Med 2007; 22: 208-15.
97. Yildiz TS, Solak M, Toker K. The incidence and risk factors of difficult mask ventilation. J Anesth 2005; 19: 7-11.
98. Kheterpal S, Han R, Tremper KK, Shanks A, Tait AR, O'Reilly M, et al : Incidence and predictors

of difficult and impossible mask ventilation. Anesthesiology 2006; 105 : 885-91.
99. Crosby ET, Cooper RM, Douglas MJ, Doyle DJ, Hung OR, Labrecque P, et al. The unanticipated difficult airway with recommendations for management. Can J Anaesth 1998; 45: 757-76.
100. Murphy M, Hung O, Launcelott G, Law JA, Morris I. Predicting the difficult laryngoscopic intubation: are we on the right track? Can J Anesth 2005; 52: 231-5.
101. Jordan GM, Silsby J, Bayley G, Cook TM, Difficult Airway Society. Evaluation of four manikins as simulators for teaching airway management procedures specified in the Difficult Airway Society guidelines, and other advanced airway skills. Anaesthesia 2007; 62: 708-12.
102. Bonanno FG. : The critical airway in adults: The facts. J Emerg Trauma Shock 2012; 5: 153-159.
103. Dronen S. : Rapid-sequence intubation: a safe but ill-defined procedure. Acad Emerg Med 1999 6: 1-2.
104. Kovacs G, Law JA, Ross J, Tallon J, MacQuarrie K, Petrie D, et al : Acute airway management in the emergency department by non-anesthesiologists. Can J Anaesth 2004 51: 174-80.
105. Molt TC : Emergency tracheal intubation: complications associated with repeated laryngoscopic attempts. Anesth Analg 2004; 99: 607-13.
106. El-Orbany M, Connolly LA. : Rapid sequence induction and intubation: currentcontroversy. Anesth Analg 2010 110: 1318-25.
107. Ovassapian A, Salem MR. : Sellick's maneuver: to do or not do. Anesth Analg 20
108. Rice MJ, Mancuso AA, Gibbs C, Morey TE, Gravenstein N, Deitte LA. : Cricoid pressure results in compression of the postcricoid hypopharynx: the esophageal position is irrelevant. Anesth Analg 2009 109: 1546-52.
109. Baillard C, Adnet F, Borron SW, Racine SX, Ait Kaci F, Fournier JL, et al : Tracheal intubation in routine practice with and without muscular relaxation: an observational study. Eur J Anaesthesiol 2005; 22: 672-7.
110. Martin LD, Mhyle JM, Shanks AM, Tremper KK, Kheterpal S ; 3,423 emergency tracheal intubations at a university hospital. airway outcomes and complications. Anesthesiology 2011; 114: 42-8.
111. Chambers D, Paulden M, Paton F, Heirs M, Duffy S, Hunter JM, et al : Sugammadex for reversal of neuromuscular block after rapid sequence intubation : a systematic review and economic assessment. Br J Anaesth 2010; 105: 568-75.
112. Cook-Sather SD, Tulloch HV, Cnaan A, Nicolson SC, Cubina ML, Gallagher PR, et al ; A comparison of awake versus paralyzed tracheal intubation for infants with pyloric stenosis. Anesth Analg 1998; 86: 945-51.
113. Jaber S, Amraoui J, Lefrant JY, et al : Clinical practice and risk factors for immediate complications of endotracheal intubation in the intensive care unit: a prospective, multi-center study. Crit Care Med 2006; 34: 2355-6.1
114. Guyton Dc, barlow MR, Besselievre TR : Influence of airway pressure on minimum occlusive endotracheal tube cuff pressure. Crit Care Med 1997; 25: 91-4.
115. Diaz E, Rodríguez AH, Rello J. : Ventilator-associated pneumonia: issues related to the artificial airway. Respir Care. 2005; 50: 900-6; discussion 906-9.
116. Vyas D, Inweregbu K, Pittard A. : Measurement of tracheal tube cuff pressure in critical care. Anaesthesia 2002; 57: 275-7.
117. Godoy AC, Vieire RJ, Capitani EM : Endotracheal tube cuff pressure alteration after changes

in position in patients under mechanical ventilation. J Bras Pneumol 2008; 34: 26-94-7.

118. Nagler J, Bachur RG. : Advanced airway management. Curr Opin Pediatr 2009; 21: 299-305.

119. Sultan P, Carvalho B, Rose BO, Cregg R. : Endotracheal tube cuff pressure monitoring: a review of the evidence. J Perioper Pract 2011; 21: 379-86.

120. Combes X, Schauvliege F, Peyrouset O, Motamed C, Kirov K, Dhonneur G, et al : Intracuff pressure and tracheal morbidity: influence of filling with saline during nitrous oxide anesthesia. Anesthesiology. 2001; 95: 1120-4.

121. Niederman MS, Craven DE : Guidelines for the managementof adult with hopspital-acquired, ventilator-associated, and health-care associated pneumonia. Am J Respir Crit Care 2005; 171: 388-416.

122. Nseir S, Brisson H, Marquette C, Ch명 P, Di Pomp대 C, Diarra M, et al : Variations in endotracheal cuff pressure in intubated critically ill patients: prevalence and risk factors. Eur J Anaesthesiol 2009; 26: 229-34.

123. Nseir S, Duguet A, Copin MC, De Jonckheere J, Zhang M, Similowski T, et al : Continuous control of endotracheal cuff pressure and tracheal wall damage: a randomized controlled animal study. Crit Care 2007; 11 : R109.

124. Seegobin RD, van Hasselt GL. : Endotracheal cuff pressure and tracheal mucosal blood flow: endoscopic study of effects of four large volume cuffs. Br Med J (Clin Res Ed) 1984; 288: 965-8.

125. Nordin U. : The trachea and cuff-induced tracheal injury. An experimental study on causative factors and prevention. Acta Otolaryngol 1977; 345(Suppl) : S1-S71.

126. Foley E, Mc Dermott TE, Shanahan E, Phelan D. : Transient isolated lingual nerveneuropraxia associated with general anaesthesia and laryngeal mask use: two case reports and a review of the literature. Ir J Med Sci 2010 179: 297-300.

127. Endo K, Okabe Y, Maruyama Y, Tsukatani T, Furukawa M. : Bilateral vocal cord paralysis caused by laryngealmask airway. Am J Otolaryngol 2007 28: 126-994.

128. Husain T, Gatward JJ, Hambidge ORH, Asogan M, Southwood TJ : Strategies to prevent airway complications : a survey of adult intensive care units in Australia and New Zealand. Br J Anaesth 2012; 108: 800-6.

129. Tintinalli JE, Claffey J, : Complications of nasotracheal intubation. Am Emerg Med 1981; 10: 142-4.

130. Iannuzzi M, De Robertis E, Rispoli F, Piazza O, Tufano R. : A complication of a closed-tube endotrachealsuction catheter. Eur J Anaesthesiol. 2009; 26: 974-5.

131. Conti M, Pougeoise M, Wurtz A, Porte H, Fourrier F, Ramon P, et al : Management of postintubation tracheobronchial ruptures. Chest. 2006; 130: 412-8.

132. Kelly M, Gillies D, Todd DA, Lockwood C. : Heated humidification versus heat and moisture exchangers for ventilated adults and children. Cochrane Database Syst Rev 2010; 4: CD004711.

133. Mort TC : Unplaned tracheal extubation outside operating room: a quality improvement audit of hemodynamic and tracheal airway complications associated with emergency tracheal reintubation. Anesth Analg 1998; 86: 1171-6.

134. Ebneshahidi A, Mohseni M. : Strepsils® tablets reduce sore throat and hoarseness after tracheal intubation. Anesth Analg 2010; 111: 892-4.

135. Afshan G, Chohan U, Qamar-Ul-Hoda M, Kamal RS : Is there a role of small dose of propofol

in the treatment of laryngeal spasm? Paediatr Anesth 2002; 12: 625-8.
136. Godoy MC, Leitman BS, de Groot PM, Vlahos I, Naidich DP. : Chest radiography in the ICU: Part 1, Evaluation of airway, enteric, and pleural tubes. AJR Am J Roentgenol 2012 198: 563-71.
137. Thomas AN McGrath BA : Patient safety incidents associated with airway devices in critical care: a review of reports to the UK nationanl patient safety agency. Anaesthesia 2009; 64: 358-65.

┃ 제5장 ┃

수혈의학

수혈은 다양한 혈액 보관 방법의 발전에도 불구하고 항상 위험을 동반한다. 후천성 면역결핍증(acquired immunodeficiency syndrome, AIDS)은 금세기의 임상 수혈에서 가장 큰 두려움이다. 혈액 제품과 수혈에 의한 감염의 위험으로 동종수혈에 대한 혈액은행 담당자들의 생각이 바뀌게 되었으며, AIDS의 전염은 임상 의사의 생각을 바꾸어 놓았다. 정형외과 마취에서도 수혈에 대한 변화를 직면하게 되었다.[1,2] 이 장에서는 수혈에 따른 감염 위험 및 동종수혈을 줄일 수 있는 방법을 설명하고자 한다.

1. 감염의 위험

1) 수혈에 의한 AIDS 감염

미국에서 HIV virus에 대한 검사 전에 감염의 가능성이 높은 혈액을 수혈받은 사람이 1985년에는 29,000명이나 된다고 한다.[3,4] 지난 7년 이상의 기간 동안 HIV에 감염되었거나 임상적으로 AIDS가 발병한 환자들 중에서 많은 환자들이 AIDS로 진단받기 전에 죽음을 맞이하였다. 1992년 3월 수혈에 의한 AIDS가 총 4,833명의 환자에서 발생되었으며 이것은 성인 환자의 2%, 소아 환자의 8%라고 한다. 국내에서도 수혈에 의한 AIDS 발생이 점차 증가되고 있는 추세이다.

동종수혈에서 HIV 검사에서 음성이더라도 수혈에 의한 AIDS 감염에 절대적으로 안전하다고 할 수 없다. 1988년 혈청검사에서 음성인 7명의 혈액을 13명에게 수혈한 후 감염된 사례를 보고하였다.[5] 수혈에 의하여 감염된 경우에도 혈청검사에서 anti-HIV antibody가 검출되는 시기가 6~14주 이후이므로 잠복기간에는 알 수가 없다.

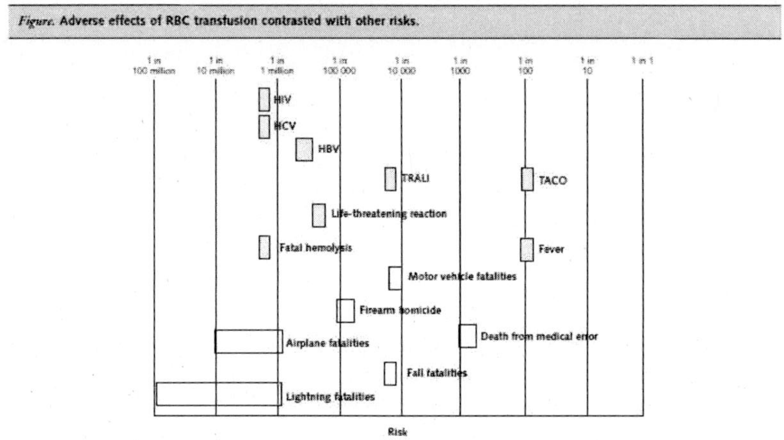

<그림 5-1> 적혈구 수혈에 따른 부작용과 다른 위험인자들과 비교

그러나 항체 검사와 다른 여러 가지 검사 방법이 소개되어 실제 AIDS에 전염될 위험도는 매우 낮아지고 있다. 미국에서 2007~2008년 헌혈자의 HIV 감염은 년간 3.1/10만 이었으며, 수혈된 혈액 1000만 건당 6.8의 빈도로 감염 위험도를 보고하였다 (그림 5-1).[6] 이것은 많은 다른 질환이나 의료 행위가 아닌 교통사고 등으로 인한 사망 위험과 비교하면 낮은 빈도이다. 동종수혈이 예견되는 많은 환자에서 최소량을 수혈할 수 있는 방법을 개발하고 적용하여 감염의 기회를 최소화하려고 노력하고 있다.

2) 간 염

간염의 전염은 최근 10년 사이에 가장 위험부담이 큰 수혈에 따른 합병증이다. Hepatitis B virus(HBV)의 검사법이 발견되었지만 1970년대 후반에 수혈받은 환자의 7~12%에서 발생되었다. 원인은 non-A, non-B (NANB) Hepatitis이었고, Hepatitis C (HCV)는 1989년에 발견되었다.[7] 수혈 후에 간염의 발생율은 1~2%이지만 이는 일부 보고에 한정된 것이다.[8,9] HBV 환자의 10%는 보균자이고 50%는 HCV에 감염되어 만성 보균자가 된다(표 5-1). HCV는 초기에는 HBV 보다 경미하며, 대부분의 경우에서 피로가 유일한 증상이며, 4%에서 황달이 나타난다.[10] 만성 HCV 보균자의 10% 이상에서 간경화로 진행되고 그 중 1/4에서는 간암(hepatocellular carcinoma)을 초래하기도 한다.[11]

최근 보고에 따르면, HBV는 헌혈자 10만명 당 3.41~3.43명이었으며, 수혈된 혈액 282,000~357,000건 당 1건의 비율로 위험도가 있었다.[6] HCV는 헌혈자 10만명 당 5.1명, 수혈된 혈액 1000만 건당 0.87건으로 알려져 있다.[12]

표 5-1. 수혈에 의한 감염의 위험도

HIV	1:225,000
Hepatitis B	1:200,000
Hepatitis C	1:3,300
HTLV 1 & 2	1:50,000
Yersina enterocolitica, Malaria, Babesia microti, Trypanosoma cruzi	< 1:1,000,000

HIV: human immunodeficiency virus. HTLV 1 & 2: human T-cell leukemia virus 1과 2.

표 5-2. 간염의 원인이 되는 바이러스 종류(Viral Agents Causing Hepatitis)

바이러스	종 류	감염자 중 보균자가 되는 비율(%)	평균잠복기 (week)
HAV	17-nm RNA	None	4
HAV	42-nm DNA	10	12
Delta virus	Defective RNA core requiring HBsAg coat	25(?)	Unknown
HCV(NANB)	Single-stranded RNA	50	8
CMV	Member of herpes virus group	100	3

3) 다른 감염성 질환

거의 모든 감염성 질환은 수혈로 전염이 될 수 있다고 추측한다. 기타 세균과 바이러스, spirochetes(매독, Lyme disease) 등이 수혈로 전염될 수 있다 (표 5-2).[13-15]

채혈 전에 매독, HBV, HCV, HIV-1과 2, Human T-cell lymphotrophic virus type 1과 2(HLTV-1/2) 검사와 함께 병력 조사는 감염 가능성이 있는 헌혈자에서는 기본 과정이다.[7] 최근 유행성 질환 지역을 여행한 사람은 일시적으로 채혈을 연기하여야 한다. 열대지방을 여행한 사람들은 말라리아 전염을 방지하기 위하여 연기하고, 중동(예 ; 이라크와 쿠웨이트전쟁 등)에서 귀국한 사람은 Leishmania tropica에 의한 visceral leishmaniasis의 전염 위험이 있으므로 주의하여야 한다.[16] 그러나 0%의 전염 가능성을 유지한다는 것은 불가능하다. 모든 전염성 균 검사가 100% 민감도(sensitivity)를 가진다고 하여도 새로운 인자가 계속 진화될 가능성을 배제할 수는 없다. 수혈할 마지막 unit에 앞으로 수 년 내에 나타나지 않을 새로운 임상 증상을 가진 세균이 들어 있을 가능성을 단지 추측만 할 뿐이다. 마취통증의학과 의사는 수혈에 의한 패혈증의 위험을 알고 있어야 한다. FDA 조사에서 1976년부터 1985년까지 세균에 오염된 혈액제제를 수혈한 후 10%가 이와 관련되어 사망하였다고 한다.[17,18] 패혈증은 발열, 쇼크 등 유사한 증상들이 수혈을 시작한 직후부터 나타나기 시작한다. 혈소판은 실내 온도에서 5일 이상 보관하면 세균에 오염될 위험이 높다. 아직은 수혈과 관련된 패혈증의 원인이 채혈 중에 혈액의 어느 성분이 오염되어 나타나는지 또는 공혈자가 발현되지 않은 패혈증 인자를 가지고 있었는지에 대하여 밝혀지지 않고 있다. 그러나 4℃로 보관 중에 세균이 적혈구 내에서 번식할 가능성은 있다. 여러 가지 세균들의 병원성이 인지되고 있으나 혈액은행에서 4℃ 이하에서 자랄 수 있는 그람 음성균인 Yersinia enterocolitica에 의한 것으로도 추측된다.[19,20]

2. 비감염성 위험

1) 용혈성 수혈반응

수혈과 관련되어 사망하는 원인에 대한 조사에서 간염과 AIDS를 제외하고 가장 흔한 것은 급성 용혈성 반응이다.[17] 이와 같은 치명적 용혈반응은 100만 unit 당 1.3~1.7 건의 비율 로 발생한다고 하며, 2005~2010 년에는 연간 12.5명이 용혈관련 부작용으로 사망하였다. 가장 흔한 용혈성 반응의 원인은 ABO 부적합으로, 사무착오나 관리 계통의 실수로 인하여 잘못된 혈액을 수혈하여 초래된다. 대부분의 용혈성 반응은 마취 중 또는 중환자실에서 발생하며 예방될 수 있으므로 환자와 혈액의 빈틈없는 관리가 필요하다.[17,21,22]

치명적인 용혈성 반응은 비 ABO항체(non-ABO antibody)와 적혈구 항원(red blood cell antigen)이 반응하여 발생한다. 그 외 Anti-c와 다른 Rh group의 항체, anti-K (Kell), anti-Fya (Duffy), anti-JKa (Kidd) 등이 흔한 관련인자이다. 보체(complement)와 결합한 모든 적혈구 항원 항체(red blood cell antibody/antigen)반응에서 용혈을 초래할 수 있다.[17,23]

급성 용혈성 수혈의 병태 생리학적 반응은 혈역학적 변화로 인한 신허혈(renal ischemia)의 유발과 혈액응고기전의 활성화로 인한 파종성 혈관내 응고증(disseminated intravascular coagulation, DIC)의 발생이다.[24] 흔히 볼 수 있는 임상 증상으로는 발열, 떨림, 흉통과 요통, 저혈압, 빈맥 등이 있다. 마취중에는 혈색소뇨증(hemoglobinuria), 전반적인 삼출성 출혈(generalized oozing) 등과 함께 저혈압, 빈맥 등이 나타날 뿐이다. 사망률은 과감한 치료로 저하시킬 수 있다고 하지만 17% 이상을 차지한다.[23] 치료 목적은 신허혈의 예방이다. 수혈반응은 투여량에 비례하여 증가하므로 수혈은 즉시 중지하고 결정질액(crystalloid)과 이뇨제(furosemide)로 소변량을 증가시킨다. 그 외 mannitol, 요의 알카리화, 스테로이드 등도 적용할 수 있다.

2) 수혈에 따른 폐손상

수혈과 관계된 사망의 두번째 흔한 원인은 폐부종이다.[17] 수혈 후 폐부종 발생의 가장 흔한 원인은 과부하이며, 수혈과 관련된 폐손상(transfusion related acute lung injury, TRALI)으로 과혈량증이 없는 환자에서 수혈 후에 비심장성 폐부종이 발생될 수 있다. 2009년에는 TRALI가 수혈 10만 건당 8.1명으로 높은 빈도로 발생하였다.[16] 그러나 마취통증의학과 의사는 과부하가 의심스러울 경우에는 수혈 후에 폐부종이 발생될 수 있다는 것을 기억하여야 한다. 저산소혈증, 기관지경련, 천명(wheezing) 등이 나타나고, 폐동맥 이완기압, 폐동맥 쐐기압은 정상 범위이면서 흉부 X-ray에서는 양측성 폐침윤이 나타난다. 이러한 반응은 수혈 후 2~4시간에 발열과 함께 나타난다.

표 5-3. 수혈에 따른 합병증

수혈에 의한 감염성 질환
  바이러스: 간염 A, B, delta, C
    HIV, type 1, 2.
    HLTV - I/II.
    CMV
    Epstein - Barr virus
  세 균 성: Staphylococcus spp.
    Yersinia enterocolitica
    Pseudomonas spp.
    Enterobacter spp.
    Klebsiella spp.
    Bacillus spp.
  스피로헤타: 매독
    Lyme disease
  기 생 충: 말라리아
    Chagas disease
    Babesiosis
    Toxoplasmosis
    Filariasis
    Kala - azar
    Trypanosomiasis
    Visceral leishmaniasis
수혈에 의한 면역반응
  용혈반응: 급성
    지연성
  발열반응
  Transfusion - related acute lung injury
  Tranfusion - associated circulatory overload
  Mild Allergic
  Anaphylaxis
  Post - transfusion purpura

면역억제 작용
  악성 종양의 전이 증가
  감염에 대한 저항력 감소

강력한 호흡 관리, 즉 흡입 산소 농도(F_IO_2) 증가, 기관내 삽관, 기계적 호흡관리, 호기말 양압호흡 등이 필요하다. 이러한 반응은 공혈자의 혈장에 있는 human leukocyte antigen (HLA)과 수혈자 백혈구의 항원에서 일어나는 면역학적 기전에 의한 보체 활성화(complement activation)로 폐손상을 초래하기 때문이다. 백혈구들은 TRALI반응 중에 응집되어 폐혈관의 미세 순환을 막게 된다고 한다.[25-27] 수혈과 관련된 과혈량증 transfusion-associated circulatory overload (TACO)는 고관절, 무릎관절 치환술을 받은 환자의 1%에서 발생하였으며, 수술 후 과혈량증이 발생했던 환자중에 이뇨제 등의 치료가 필요했던 경우가 바로 TACO에 해당하였다.[28,29]

3) 발열반응

발열과 경미한 알러지 반응은 수혈에 따른 흔한 반응이다. 수혈자의 leukoagglutinins에 의하여 유발되는 것으로 발열, 떨림, 빈맥이 수혈 중 또는 후에 나타난다. 대부분에서 저절로 회복되며 해열제를 사용하기도 하지만 발열의 원인이 다른 반응의 초기 증상인지 분별이 어렵다. 술후 감염이나 패혈증은 수혈 후 발열반응과 감별하여야 한다. 발열이 수혈 중에 시작되었다면 수혈은 중단하고 혈액제제가 세균에 오염된 것인지 확인하여야 한다. 또한 발열이 급성 혈관내 용혈(acute intravascular hemolysis)과 급성 용혈성 수혈반응(acute hemolytic transfusion reaction)의 가장 흔한 증상이므로 수혈 전에 지속되는 발열과 떨림이 있는 환자는 감별진단을 위한 확인 과정이 필요하다.[23]

4) 경미한 알러지 반응

알러지 반응은 수혈된 혈액제제 내용물에 대한 항체에 의하여 유발된다. 경미한 알러지 반응은 대부분에서 주위 피부보다 더 홍반성(erythematous) 또는 창백한(palor) 특징을 갖는 편평하거나 다소 융기된 두드러기성 반점이 나타나며 가려움증도 흔히 나타난다. 이러한 반응은 수혈 환자의 1~4%로 흔하게 볼 수 있으나 용혈성 수혈반응에 의한 증상은 아니다. Anaphylaxis 소견이 없다면 두드러기성 반점이 있을 때는 수혈은 계속하여도 된다. 가려움증은 항히스타민제제로 증상 치료를 할 수 있다.

5) Anaphylactic reactions

매우 드물게 나타나지만 일부 환자에서 혈액제제의 수혈 중에 나타난다. 심한 저혈압, 빈맥, 홍조(flushing), 호흡곤란, 청색증, 천명 등이 나타난다. 이와 같은 반응은 일반적으로 IgA가 없는 환자에서 나타나지만 이러한 단백질에 대항하는 항체를 형성한다. 혈장을 함유한 세척 적혈구보다는 다른 수혈 성분에 의하여 anaphylactic reactions이 유발된다.[30,31] 이와 같은 심한 저혈압이 동반된 anaphylaxis 증상이 있을 때는 지체없이 epinephrine을 정맥으로 투여할 것을 권장하고 있다.[32]

6) 면역억제 효과

수혈에 따른 면역억제 효과는 1970년대 이후 알려진 것으로 수혈 병력이 있는 환자가 없는 환자보다 신장의 동종이식 후에 생존확률이 높다는 것에서 시작되었다.[33] 면역체계에서 악성 종양세포의 성장에 대한 저항이 억제되는 것으로 관찰되었다. 종양 환자에서도 수혈을 받지 않은 환자와 비교에서 수혈을 한 환자에서 생존율과 종양의 재발률이 현저하게 다르다는 것이다.[34] 전혈보다는 (농축)적혈구를 수혈받은 환자의 생존율이 높다고 하였다.[35] 면역억제는 술후 감염률에도 영향을 준다. 동종수혈을 받은 환자보다 종양수술 후에 자가수혈을 받은 환자에서 술후 감염율이 낮다고 한다.[36,37] 그러나 모든 연구에서 현저한 차이가 있는 것은 아니다. 동종수혈과 자가수혈 (술전에 환자로부터 채혈하여 보관한 혈액)을 받은 환자에서 근치적 전립선적출술 후에 재발율에는 차이가 없다고 하였다.[38] 아직은 원인과 효과관계(cause-and-effect relationship)가 증명되지는 않았다. 수혈에 의한 면역억제는 body's natural killer cell lymphocytes, 낮은 helper/suppressor cell ratios, antigen과 mitogen에 의한 lymphocytes 억제, interleukin-2 생산 감소 등에 의하여 초래된다고 한다.[36]

3. 술중 동종수혈

극소량에서 대량의 실혈까지 어떻게 보충할 것인가에 대하여 기술하기 전에 일상적으로 사용되는 결정질액과 교질액, 빈혈의 한계점, 실혈이 과도하게 되기 전에 혈색소(hemoglobin)는 얼마나 낮게 유지할 수 있는가 생각하여 보자. 그림 5-2에서 환자의 최초 혈액량에서 수혈에 의하여 교체되는 정도를 곡선으로 도식하였다. 이 곡선은 'Collins' 공식을 적용한 것으로 잔존하는 환자 혈액을 수혈의 여러 단계에서 백분율(%)로 표시한 것이다.[39)]

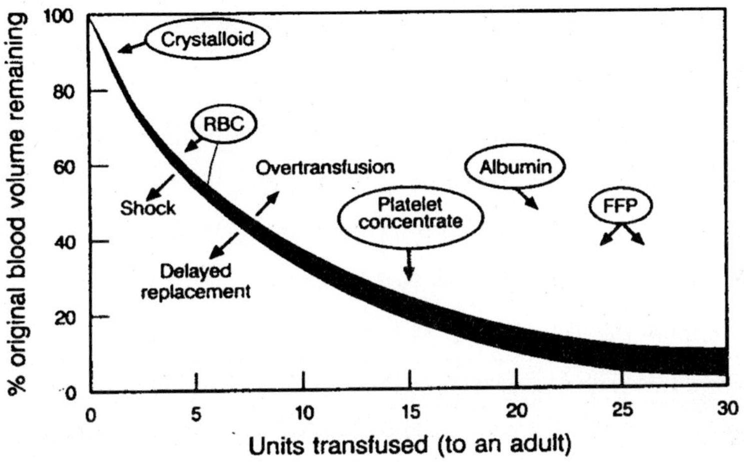

<그림 5-2> 수혈량이 증가되면서 잔류 혈액량의 변화 곡선(70kg 환자에서 백분율). 1혈액량(10 unit의 적혈구)을 수혈하면 환자의 혈액이 수혈된 혈액으로 1/3이 교체된다. 출혈량이 1~2L까지는 빈혈이 없는 성인에서는 수혈이 적응되지 않는다. 혈소판 농축액과 신선동결혈장은 1.5혈액량 이상을 수혈할 시기까지 필요하지 않다. 쇼크와 지연수혈은 환자 혈액의 교체를 조기에 일어나게 하며 변화곡선은 아래와 왼쪽으로 이동하게 된다.

혈액 손실이 20% 이하에서는 빈혈 소견이 없으며, 결정질액으로 충분히 대체할 수 있다. 혈액 손실이 증가되면 적혈구제제가 필요하게 된다. 실혈이 계속되면 수혈된 혈액도 환자 혈액과 함께 실혈하게 되고, 1 blood volume(정상 성인에서는 10units)을 공급하게 되면 환자 혈액의 65%가 교체된다. 이러한 결과는 혈소판(platelets)과 응고인자(coagulation factor)의 공급 지연과 함께 저하될 수 있다. 그러나 혈액응고 인자의 수혈은 최소한 1.5 blood volume을 수혈할 때까지는 필요하지 않다. 혈액의 교환은 3 blood volume을 수혈하면 95%에 달하게 된다. 곡선이 아래로 왼쪽으로 이동하게 되면 수혈량이 실혈량을 보충하지 못한 상태로 수혈의 한 기준점에서 환자 자신의 잔존 혈액이 낮음을 의미한다.

1) 성분 수혈

1. 농축 적혈구(packed red blood cells): 적혈구는 일반적으로 citrate, phosphate, dextrose, adenine (CPDA-1) 또는 Adsol 저장액에 저장된다. Adsol은 adenine, 생리식염수와 mannitol을 혼합한 100ml를 CPDA에 첨가한 용액이다. 보관 기간은 42일이고 점성은 점차 감소한다. CPDA-1 적혈구 농축액의 적혈구 용적은 70%이고, Adsol의 적혈구 용적은 55%이며, 전혈의 적혈구 용적은 일반적으로 약 35%이다.[2)]
2. 동결해동 적혈구(frozen thawed deglycerided RBC): 장기간 보관에서 적혈구 보호를 목적으로 glycerol과 혼합하여 냉동 보관한다. 필요할 경우에 서서히 녹여서 glycerol을 생리식염수로 세척 제거하여 생리식염수에 섞어서 24시간 이내 사용한다. 적혈구 세척은 얼지 않은 적혈구에서 연속흐름원심분리(continuous flow centrifuge)로 한다. 적혈구 세척과 glycerol 제거는 임상적으로 유의한 IgA 항체가 있는 환자에 적응된다. 이러한 두 가지 제제는 leukoagglutinins를 가진 환자에서 발열반응을 피할 수 있으며 백혈구를 효과적으로 제거할 수 있는 구별 원심분리법(differential centrifugation)이나 leukocyte depletion filter로 여과한 leukocyte-reduced red blood cells을 준비할 수도 있다.[2)]
3. 농축 혈소판(platelet concentrate): 채혈 후 즉시 원심분리하여 조제한다. Platelet-rich plasma를 적혈구에서 분리한 다음 높은 회전수로 남은 혈장에서 혈소판을 분리 농축한다. 농축 혈소판 1unit는 혈장 약 50ml에 5.5×10^{10} 개를 함유한다. 수혈자에서 혈소판의 소모가 많지 않다면 농축 혈소판 1unit는 성인에서 혈소판 수를 약 10×10^9개/L 정도를 증가시킨다. 농축 혈소판은 상온에서 약 5일 간 저장할 수 있으나 수혈 직전에 준비하는 것이 일반적이며 적응증은 다음과 같다.

a. 응고 인자의 결핍증 (검사 결과에 따라서)
b. Warfarin 효과의 반전
c. Antithrombin III 결핍
d. 면역결핍증의 치료
e. Thrombotic thrombocytopenic purpura의 치료

f. 대량 수혈 (응고 인자 factor V와 VIII이 정상의 25% 이하에서)

g. Prothrombin과 partial thromboplastin time이 정상보다 1.5배 이상 길어진 경우

4. 신선동결혈장(fresh frozen plasma): 혈액을 채혈하여 6시간 내에 냉동한 것으로 혈소판을 제외한 모든 응고 인자를 가지고 있다. 특히 labile coagulation factor(V, VIII)의 보충과 혈액 증량제로 유용하다. 보관은 -18℃ 이하에서 하며, 수혈 직전에 녹여서 사용한다.[2)]
5. 동결침전제제(cryoprecipitate): Cryoprecipitate antihemophilic factor(AHF)는 신선동결혈장을 서서히 녹여 만들어 다시 precipitate를 냉동시킨 것이다. 한 사람에게서 채혈하여 1unit를 만들며, 80unit 이상의 factor VIII과 plasma 10-15ml에 최소한 150mg의 fibrinogen을 함유한다. Cryoprecipitate 또는 신선 동결혈장 1unit는 RBC 1unit의 수혈에 의한 감염의 위험률과 같다.[2)]

2) 결정질액(crystalloids)과 교질액(colloids)

피부, 폐, 신장, 위장관을 통하여 손실되는 수분의 공급과 함께 산소운반 용적(oxygen carrying capacity)이 충분하다면 손실된 혈액을 보충하기 위하여 결정질액을 사용한다. Lactated Ringer's solution의 장점을 증명하는 자료는 미미하지만 생리식염수에 비하여 정상 세포외액과 전해질 구성이 비슷하므로 가장 많이 사용된다. 경미한 저혈당 환자와 충분한 gluconeogenesis를 할 수 없는 소아에서는 5% 포도당액과 결정질액의 혼합용액을 사용한다. 그러나 성인에서는 마취와 수술에 따른 자극으로 catecholamine이 증가되므로 정상 또는 증가된 혈당을 유지한다. 신경성 허혈(neuronal ischemia)이 있다면 증가된 혈당은 신경학적 후유증을 초래할 수 있다.[39-41)] 5% 포도당과 생리식염수 또는 lactated Ringer's solution의 혼합액 사용은 더 이상 권장되지 않는다. 결정질액을 중등도 실혈에서 사용한다면 일반적으로 세포내와 외액의 균형을 유지한 후에 혈관내 용적으로 기능을 나타내므로 이론적으로는 실혈량의 3배를 투여하여야 한다.

실혈량의 보충과 혈관내 교질삼투압(colloid oncotic pressure, COP)을 유지하려면 교질액 투여가 효과적이다. 그러나 용적 보충을 위하여 교질액을 선호하는 것은 아니다. 혈액희석은 수압(hydrostatic pressure; pulmonary capillary wedge pressure)과 모

세혈관 투과성(capillary permeability)이 정상이더라도 COP를 저하시키게 되면 말초 부종, 폐부종을 초래할 수 있다.

교질액은 과도한 결정질액의 투여를 피할 수 있는 대용제로 산소함유 용적이 충분하고 용적의 증가는 필요하지만 수혈은 아직 필요치 않는 경우에 사용된다. Hydroxyethyl starch, serum albumin 등은 감염 위험이 적다. Hydroxyethyl starch는 값은 싸지만 혈액응고에 영향을 주며 투여후 수 주간 망상내피계(reticuloendothelial system)에 잔존한다.[42-44]

4. 빈혈의 병태생리

1) 혈액희석의 제한 사항

혈액량에서 20% 이하의 경미한 혈액손실은 결정질액 또는 교질액으로 대체할 수 있으며, 일상적인 혈액량의 10%를 공혈자로부터 채혈한다면 대체 수액공급이 필요 없으며 어떤 형태의 반응도 일어나지 않는다. 대량출혈을 하게 될 경우에 수혈의 결정은 단순한 문제가 아니다. 병태 생리학적 이해와 환자의 위험도를 판단하여 결정하여야 한다. 또한 과도하게 혈색소 값을 상승시킬 수 있을 정도의 수혈은 권장되지 않는다.

만성 빈혈에서 대상기전은 적혈구의 2, 3-diphosphoglycerate (2, 3-DPG)에 있다. 2, 3-DPG는 당분해 과정의 중간 물질로 혈색소의 2개 β-chain에 결합되어 있으며, 산소와 혈색소의 친화력을 저하시켜 조직에 산소를 공급한다. 만성 빈혈에서 산소해리 곡선이 우측으로 이동하게 되므로 2, 3-DPG가 증가하더라도 혈색소의 50%가 산소화될 때의 산소분압(P50)은 정상값 26 mmHg보다 높게 된다.

만성과 비교에서 급성 빈혈의 대상 반응은 심혈관계의 변화에 있다. 기본적으로 심장은 충분한 산소 공급을 위한 주요 장기로서 혈류를 증가시키기 위하여 일의 양이 증가된다.[45-47] 실제로 심혈관계의 대상기전은 다음과 같이 정리할 수 있다.

1. 혈액의 점성 저하
2. 심박출량 증가
3. 일회 박출량의 증가

4. 심근의 산소소모량 증가
5. 후부하의 감소
6. 정맥환류의 증가
7. 심근혈류 증가
8. 뇌혈류의 증가
9. 신장, 장간막, 간혈류의 감소
10. 말초저항 저하
11. 심박수 증가
12.순환 혈액내 catecholamine, renin, vasopressin의 증가

혈액의 점성이 저하되면 혈색소 농도가 10g% 이하로 저하되는 것과 관계없이 산소 운반능이 증가된다고 하지만 10g%,에서 가장 크다고 한다.[48,49] 이러한 결과는 생체외 실험이므로 사람의 모세혈관에 적용할 수 있는가는 논란이 많다.[50]

정상 혈량성 빈혈에서는 이완기말 용적의 증가로 일회 박출량이 증가되고 심박출량도 증가하게 된다.[45] 저혈량성 빈혈에서는 심박수의 증가 또한 중요하다. 이러한 적응 현상은 정상 심근에서 허혈성향 없이 나타나는 것이지만 심근 산소소모량의 증가, 혈류의 증가, 관상혈관 확장 등의 변화가 일어난다.[51,52] 뇌혈류는 극한의 혈액희석 중에는 증가하지만 뇌산소 대사율($CMRO_2$)에는 영향이 없다.[53,54]

생리적으로 조직으로 산소를 운반하기 위한 중요한 체계를 가지고 있다. 혈색소가 15g/dL이고 포화도가 정상(99%)이라면 동맥혈내 산소량은 20 ml/dL이다. 심박출량이 5 L/min이므로 1,000 ml O_2/min (oxygen delivery, DO_2)를 운반하게 되지만 전체 산소소모량은 70 kg 성인에서 250 ml/min(VO_2)이다.[7] 심장으로 돌아오는 혼합정맥혈의 산소함유량은 15 ml/dL이고, 적혈구는 75%의 산소를 가지고 폐를 지나게 된다면 동맥혈은 75%의 산소를 조직으로 운반하게 된다(표 5-3).[46] 전체 산소추출률(O_2Ex)은 정상에서 25%이다. 산소추출률은 진행되는 빈혈에서는 증가하며 산소공급과 소모의 비율(VO_2/DO_2)로 나타낸다. 임계 산소추출률이 평균 0.57 정도이지만 동물에 따라서 차이가 크며 혼합정맥혈 산소포화도(SvO_2)와 산소추출률은 밀접한 관계가 있다[55] 혼합정맥혈 산소포화도는 산소측정 폐동맥관(oxymetric pulmonary artery catheter)을 이용하여 계속 감시할 수 있다. 이것은 극단의 혈액희석 효과를 감시하는 것이지만 혼합정맥혈의 산소포화도에는 산소 운반과 함께 다른 여러 가

지 인자가 작용한다. 이는 Fick's principle(표 5-3)로 예견할 수 있다. 대사율, 산소소모량, 동맥혈 산소함유량(CaO_2), 심박출량 등도 혼합정맥혈 산소포화도에 영향을 줄 수 있으며, 이러한 변수들은 또 다른 인자에 의하여 변화되기 때문이다.[56] 다른 문제점은 극단적인 혈액희석의 감시 방법으로 혼합정맥혈 산소포화도 변화에 의존하는 것은 단지 전신 산소 추출율의 측정이지 심근이나 중추신경계와 같은 조직에 산소 운반의 충분함을 의미하는 것은 아니다.

대상기전은 건강한 사람에서 극단의 빈혈을 만들 수 있다는 것이고 이론적, 실험적, 임상적 개념으로는 혈색소가 8~10 g/dL 이하의 급성 빈혈에 적응하는 능력에 한계가 있다. 이론적인 관점에서 심박출량, 혈색소, 동맥혈 산소함유량의 관계(그림 5-2)에서 혈색소가 10 g/dL 이상에서보다 이하에서 산소 공급을 증가시키기 위한 심박출량이 더욱 증가함을 알 수 있다.[57] 혈액희석에서 점성과 관련된 장점에 약간의 의문점이 있다.[49] 혈액희석은 일차적으로 마취 중에 시도하며, 휴식기에 모든 심혈관계의 변수가 조절된 환자에서 시행한다. 환자의 대사 요구량은 물리적 활동, 통증, 발열과 그 외 여러 인자에 의하여 수시로 변화될 수 있다. 산소 운반 용적은 심근과 다른 주요 장기의 허혈을 예방하기 위한 결정적 요인이다. 많은 연구에서 혈액희석의 안전성을 주장하지만 심한 빈혈과 약리학적, 병리학적 변화가 있을 경우 혈액희석에 따른 위험은 증가된다.[58-64] 특히 혈액희석 후에 심박출량을 증가시킬 수 없는 노인환자에서는 과도한 혈액희석은 금기이다.[65]

2) 수혈의 필요성

대부분의 의사들은 수혈의 필요성 또는 건강한 사람에서 술전 적정 혈색소값으로 "Magic 10 g/dL"를 기준으로 한다. 이러한 기준값은 관습적인 것으로, 임상적 또는 실험적으로는 비현실적이다.[66] 그러나 앞서 설명한 바와 같이 노인, 심각한 심혈관질환, 뇌혈관질환, 폐질환이 있는 경우는 10 g/dL 이하로 혈액희석은 위험하다.[46,63-65] 혈색소 8 g/dL는 건강한 사람 또는 경미한 증상만 있는 경우에 적절한 값이다. 일부 환자에서는 더 심한 빈혈의 처치에서 대상반응의 적응 정도에 맞추어 발현될 수 있는 문제점에 대하여 세심한 감시가 필요하다. 혈색소가 10 g/dL 또는 7~10 g/dL 사이 등 어떤 값을 유지하더라도 수혈의 필요성에 대한 엄격한 적응증을 고려하여야 하며 빈혈에 대한 환자의 적응능력에 기초하여 판단하여야 한다. 최근 AABB (American Association of Blood Banks) guideline에 따르면, 수술을 받은 환자에서 혈색소 수치가 8 g/dL, 흉통, 기립성저혈압, 수액치료에 반응하지 않는 빈맥, 울혈성 심부전 등의 증상이 있는 경우 수혈의 적응증이 된다고 하였다.[67,68]

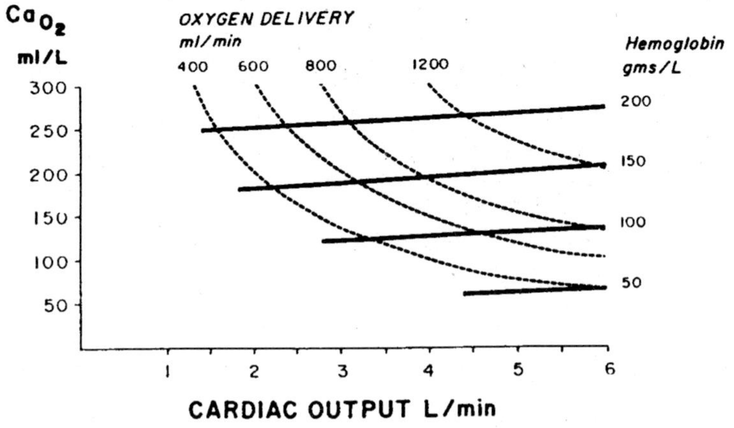

<그림 5-2> 심박출량, 산소공급과 혈색소의 상호관계의 수학적 분석. 혈색소값이 10g/dl 또는 이하(실선)에서 일정한 산소공급량(점선)을 유지하기 위하여 심박출량은 현저하게 증가된다.

5. 대량 실혈에 대한 보충

1) 응고기전의 이상

정형외과 수술에서 출혈이 심하거나 활력증후를 유지하기 위하여 대량 수혈을 하는 경우가 흔히 있다. 대량 수혈은 응고장애를 초래할 수 있으며, 신선한 혈액의 수혈로 예방할 수도 있다. 대량 수혈은 희석성 혈소판 감소를 초래하고, 중한 정도는 수혈된 양과 관련이 있다. 출혈 성향은 혈소판 수가 약 65×10^9 개/L에서 일어나기 시작한다.[69] 또한 혈소판이 $75\text{-}100\times10^9$ 개/L인 환자의 21%에서 출혈 성향이 유발되었고, $50\text{-}75\times10^9$ 개/L인 환자의 64%에서 응고장애가 발생한다.

표 5-4. 산소에 관한 용어와 정상값

표 기	설 명	정상값
PaO_2	동맥 산소분압	>80 mmHg
$P\tilde{v}O_2$	혼합정맥혈 산소분압	35~45 mmHg
P_{50}	혈색소에 50% 포화되는 시기의 산소분압	27 mmHg
SaO_2	동맥혈 혈색소에 포화된 산소의 백분율	≥95%
$S\tilde{v}O_2$	혼합정맥혈 혈색소에 포화된 산소의 백분율	70~75%
CaO_2	동맥산소 함량 = $SaO_2/100(1.34 \times Hb) + (0.003 \times PaO_2)$	20 ml/dl
$C\tilde{v}O_2$	혼합정맥 산소함량 = $\tilde{v}O_2/100(1.34 \times Hb) + (0.003 \times P\tilde{v}O_2)$	15 ml/dl
DO_2	산소운반량 = $CaO_2 \times$심박출량(CO)	1,000 ml/min
$\tilde{V}O_2$	산소소모량 = CO×동정맥 산소함량 차이	250 ml/min
$C(a\text{-}\tilde{v})O_2$	동정맥 산소함량 차이 = $CaO_2 - C\tilde{v}O_2$	5 ml/dl
O_2Ex	Oxygen extraction = $\tilde{V}O_2/DO_2$	25~30%
Fick principle	$CO = \tilde{V}O_2/(CaO_2 - C\tilde{v}O_2)$ $C\tilde{v}O_2 = CaO_2 - (\tilde{V}O_2/CO)$	

이러한 이론은 모든 의사가 대량 수혈 환자에서 농축 혈소판을 수혈하게 만들었으나 일부에서는 반대하고 있다.[70-72] 성인에서 5~7 unit를 수혈하면 대량 수혈이라고 하지만 수혈자 혈액량의 1.5배 이상을 수혈하는 경우를 대량 수혈이라고 한다. 현저한 희석성 혈소판 감소증은 환자 혈액량의 1.5~2배 이상을 수혈하지 않는 한 발생하지는 않는다고 하였다.[69-70]

혈소판과 용해성 응고인자의 감소는 쇼크와 심한 출혈이 동반되었을 경우에 많이 발생한다.[73] 그러나 이러한 경우에 정상 용량의 신선 동결혈장 공급은 응고 인자의 활성을 유지하는 데 효과적이지 못하다. 신선 동결혈장과 농축 혈소판은 실제 응고이상이 있거나 응고 인자의 결핍 또는 혈소판 감소증이라고 추측될 경우에 사용한다.[73-75] 최근 대량수혈의 경향은 fibrinogen 100 mg/dL 이하이거나, PT 또는 aPTT가 정상의 1.5배 이상으로 연장되어 있는 경우 FFP 또는 cryoprecipitate를 조기에 투여하는 것이 응고부전 예방에 도움이 된다. 혈소판의 경우 75,000/mm^3 이상을 유지하는 것이 좋으며, 농축 적혈구 : FFP : 혈소판 수혈의 비율이 1:1:1 정도를 유지하는 것을 추천하고 있다.[76] 혈장혈액제제와 농축적혈구 비율을 1:2.5~1:1 로 하는 것이 수술 후 사망률을 유의하게 감소시켰다고 하였다.[78]

2) 응고이상의 감시

PT(prothromin time)와 aPTT(activated partial thrombopalstin time)는 임상적으로 출혈 성향의 변화 없이 1 혈액량 수혈에 앞서 상승된다고 한다. PT와 aPTT 응고 검사는 임상출혈과 관련이 없으며 신선 동결혈장 수혈의 지표가 되지 못한다.[69-72] 대량 수혈 중에 혈소판 수, fibrinogen, thromboelastogram (TEG)은 혈소판 또는 응고 인자 공급의 필요성 결정에 유용한 검사이다.[79] 중요한 문제점은 대부분의 검사실에서 PT와 aPTT를 검사에 1시간 이상 소요되지만 대량 수혈 환자에서 감수성이 매우 높은 검사이다. TEG는 전혈로 시행하는 검사로 응고 인자 결핍과 혈소판 이상의 감별에 도움이 된다.[79] 혈소판 감소는 숫자 파악으로 쉽게 결정할 수 있지만 TEG는 혈소판의 기능분석에서 최고의 방법이다. Bleeding time은 온도와 기술적인 문제점으로 술중에 시행하는 데에는 어려움이 있으며, 수액을 공급하고 있는 팔이나 다리 등에서는 시행할 수 없다. 또한 최근에는 bleeding time 측정은 술전 기본 검사에서 사용되지 않는다. DIC가 의심되는 경우에는 fibrin split products를 검사한다.[80] 최근에는 ROTEM을 이용하여 10~20분 이내 fibrinogen과 혈소판의 수와 기능을 평가하고, fibrinolysis를 발견하며, heparin 효과를 감별할 수 있어 실시간 응고장애를 진단하는데 유용하게 사용되고 있다.[81]

3) 대량 수혈에 따른 대사 변화

환자의 체온 유지가 중요하다. 다량의 혈액을 수혈할 경우에 저체온을 피하기 위하여 혈액의 충분한 가온이 필요하다 (표 5-4).[2] 찬 혈액을 빠르게 공급할 경우 심근의 온도가 심부 온도(core temperature) 이하로 저하되고 부정맥을 초래하게 된다. 최근에는 수액과 혈액을 수혈 중에 직접 가온할 수 있는 기구가 소개되어 체온저하에 따른 문제점을 예방할 수 있다.[82]

저장혈액은 산성을 띠게 되지만 대량수혈을 하더라도 sodium bicarbonate 투여는 권장되지 않는다.[66] 혈액가스를 측정한 후 적절하게 처치하여야 하며, sodium bicarbonate를 투여하지 않더라도 대량 수혈 후에 대사성 알카리증이 문제가 될 수 있다.[83] 수혈 혈액 속에 함유된 citrate가 간에서 대사되는 속도보다 빠르게 체내에 축적된다면 hypocalcemia가 초래될 수 있다. 이러한 현상은 수혈 속도가 70kg 성인에서 50ml/min 이상일 경우에 유발될 수 있지만 천천히 수혈한다면 문제가 되지 않는다.[84] 심전도에서 prolonged QT interval이 나타날 수 있으나 calcium 투여는 권장되지 않는다.[84,85] 단, 간기능 이상이 동반되어 citrate를 대사할 수 없거나 신생아의 경우 저칼슘혈증을 예방하기 위하여 calcium을 투여 할 수 있다.

표 5-5. 수혈 중에 가온이 필요한 경우

성인환자에서 50ml/kg/hr 이상으로 수혈하는 경우
소아에서 15ml/kg/hr 이상으로 수혈하는 경우
영아의 교환수혈
한랭응집소를 가진 환자에게 수혈하는 경우
중심정맥도관을 통한 빠른 대량수혈

6. 자가수혈(Autotransfusion)

자가수혈에는 술전 혈액예탁(preoperative donation), 동량성 혈액희석(normovolemic hemodilution), 술중혈액구제(intraoperative blood salvage)와 술후혈액 구제법과 같이 네 가지로 분류할 수 있다. 그 외 술전에 적혈구 조혈작용을 증진시키는 erythropoietin 투여, 최저 혈색소 농도 유지 등 다양한 수기들이 연구되고 임상 적용이 시도되고 있다.[87] 수술전의 빈혈은 수술 후 이환율과 사망률의 위험인자이며, 수혈의 빈도를 높이므로 수술전 혈색소 수치를 가능한 정상화하는 것도 필요하다. 이를 위하여 Iron, folic acid, Vit B_{12}, erythropoiesis-stimulating agent 등을 투여하기도 한다.[88] 모든 방법들이 정형외과 수술에서 사용할 수 있는 방법들로 한 가지 또는 두 가지 이상의 방법을 함께 적용한다면 동종수혈 감소에 효과적이다 (표 5-5).

표 5-6. 동량성 혈액희석의 금기증.

빈혈.
응고 기전의 이상.
저혈량증.
심장의 관상혈관 기능 저하.
폐기능 저하.

1) 술전 혈액예탁

술전 혈액예탁은 자가수혈에서 가장 간단한 방법으로 1980년대에 술중 혈액구제가 보편화되면서 뒷전으로 밀려나게 되었다. 미국에서 1987년의 결과를 종합하면 18개의 3차 진료기관에서 4996명의 외과 환자에서 실시하였다. 실제로 혈액의 술전예탁은 적응 환자의 단지 5%에서 시행하였으며,[89] 수혈이 필요한 68% 환자에서는 술전 혈액예탁을 하지 않았다. 술전 혈액예탁을 하지 않은 환자의 36%에서 동종수혈이 필요하였지만 혈액예탁을 시행한 환자에서는 단지 13%에서 동종수혈을 하였다.[89] 최근 연구에서는 정형외과 수술이 필요한 환자의 97% 이상에서 혈액예탁에 의한 자가수혈로 동종수혈을 피할 수 있었다고 한다.[90-92] 혈액예탁에 의한 자가수혈 계획에 참여하는 정형외과 환자는 1985년과 1989년 사이에 5%에서 73%로 증가되었다.[93] 1991년 미국 혈액은행협회와 Gallup Public Opinion Survey는 미국 인구의 93%가 술전 자신 혈액의 예탁을 선호하였으며, 노인에서도 안전하게 적용할 수 있다.[90,94]

혈액 예탁을 위한 채혈 중에 기절(fainting), 어지러움(dizziness), 혈종(hematoma) 등과 같은 경미한 공혈반응(donor reaction)이 나타날 수 있으며, 심근 허혈, 발작(stroke) 등은 건강에 심각한 문제가 있는 경우에 중요하다. 노인환자 66세에서 78세까지 1145명의 공혈자 중 채혈 직후 이상반응은 한 명도 없었다고 한다.[95] 그 외의 공혈반응이 60세 이상의 환자에서 0.6~2.26%의 빈도로 발생할 수 있다.[96,97] 자가수혈 환자 10,200명과 동종수혈 환자 219,307명의 채혈에서 경미한 공혈반응은 2.26%, 중등도는 0.22%이고 중증은 0.037% 빈도로 자가수혈과 동종공혈에서 기본적으로 비슷하였으나 신체 상태가 나쁜 환자에서 공혈반응은 4%이었다고 한다(표 5-6).[98,99] 공혈 중에는 비침습적 감시가 필요하며 공혈 후에는 결정질액 또는

교질액으로 혈액량을 대체 공급할 수 있다.[100,101]

술전 혈액예탁과 술중 혈액구제의 병용으로 소아 환자의 77-88%에서 수혈 요구량을 대체 공급할 수 있었다고 하며,[102-105] 술전 혈액예탁은 임산부에서도 안전하게 이용할 수 있다.[106] 술전 혈액예탁 한 가지 방법만으로도 동종수혈을 효과적으로 감소시킬 수 있다.[107]

Adsol 혈액을 42일 보관하는 것과 같이 저장기간을 연장할 수 있는 기술은 술전 혈액예탁을 더욱 선호하게 하였으며, 대부분의 환자에서 같은 목적으로 적혈구 냉동보관의 필요성이 적어졌다. 또한 이러한 방법으로 비용절감 효과는 있으나, 탈글리세린 적혈구(deglycerolized red blood cell)는 녹인 후 24시간 이내에 사용하여야 하므로 소모가 많게 된다. 채혈은 매주 또는 3~4일마다 한다면 철분과 erythropoietin 투여와 함께 혈액 4~6unit를 준비할 수 있으나 빈혈 발생이 일반적인 제한 사항이다.[108] 혈장량과 구성 성분은 채혈 후 48~72시간 내에 채혈 전과 동일한 안정 상태로 회복된다.[109] 채혈 과정에서 나타나는 경미한 빈혈은 정상 범위 이상으로 내인성 erythropoietin을 증가시키지는 않는다.[110,111] Erythropoietin은 신부전 환자의 빈혈에서 혈색소를 증가시키기 위하여 사용되며, 술전에 공혈자에게서 채혈할 수 있는 자가혈액량의 증가에도 효과적이다.[112,113]

Erythropoietin은 경제적인 부담으로 사용이 제한되지만 혈액예탁을 할 수 없다고 생각되는 체격이 작은 사람, 만성 빈혈 등에서도 효과적이다. Erythropoietin 투여, 냉동 혈액저장법, 술전 혈액예탁 등을 위한 비용부담이 동종수혈과 비슷하므로 아직까지는 동종수혈법이 선호되고 있다.

자가 혈액예탁은 소아와 신체 상태가 나쁘거나 체중이 45 kg(100lb) 이하에서는 적용할 수 없다. 가족 헌혈에서도 간염, HIV검사는 다른 혈액과 같이 시행하여야 한다. 환자의 필요성에 따라서 가족 헌혈은 증가되지만 일반 헌혈보다 감염의 위험이 낮다고 확인된 것은 아니다.[2,99]

2) 동량성 혈액희석법

동량성 혈액희석법은 술중에 마취통증의학과 의사가 가장 깊게 관여하는 자가수혈법이다. 술전에 환자의 적혈구를 최대한으로 낮게 유지하여 술중 혈색소 손실을 최소화하여 혈액 손실을 감소시키는 방법이다. 혈액량의 보충은 결정질액 또는 교질액으로 대체하고 적혈구는 수술이 끝나면서 환자에게 돌려주는 방법이다. 이는 큰 정맥로를 확보하고 저체온을 실시하는 심장수술에서 가장 많이 이용되며 정형외과 환자에서도 사용되고 있다.[114] 고관절 성형술에서 유도저혈압과 동량성 혈액희석법은 동종수혈의 사용을 저하시키는 데에 효과적이다.[105] 척추수술에서 적혈구 용적을 15%로 유지하는 극한의 혈액희석으로 수혈량을 평균 4,370 ml에서 750 ml로 저하시켰으며[116] 어린이와 사춘기 환자(3.4~19.9세)에서 극단적 혈액희석, 유도저혈압과 술중 혈액구제로 동종수혈을 75% 감소시킬 수 있었다고 한다.[117]

동량성 혈액희석법의 장점은 술전에 공혈을 할 수 없는 환자와 술중에 혈액구제를 할 수 없는 종양수술에서 적용될 수 있다는 것이다(표 5-5). 특별한 장비는 필요 없으나 마취과통증의학과 의사의 관심과 감시가 특히 채혈을 하는 도중에 필요하다. 동량성 혈액희석법을 적용할 경우에 채혈은 동맥도관, 중심정맥, 또는 큰 정맥로를 이용하며, 항응고제가 있는 채혈용기를 사용하며 항응고제와 혼합을 도와주어야 한다.

채혈이 가능한 양의 결정은 환자의 혈액량(EBV), 시술 전의 적혈구 용적($H_{original}$), 시술 후의 적혈구 용적(H_{final})과 평균 적혈구 용적(H_{avg})을 기준으로 하여 산출한다.

$$\text{공혈할 수 있는 혈액량(Volume to be removed)} = \text{EBV} \times (H_{original} - H_{final})/H_{avg}$$

채혈량은 채혈 중의 측정값으로 산출한다. 채혈하면서 혈액의 보충은 결정질액 또는 교질액으로 공급한다. 혈액 1L 채혈은 3L의 포도당을 함유하지 않은 결정질액으로 투여하지만 교질액은 더 낮은 비율로 투여할 수 있다. 또한 교질액은 시술 중에 부종 형성을 저하시킨다. 결정질액은 수술이 끝나면서 이뇨제로 신장을 통하여 쉽게 제거되는 장점이 있다. 말초부종은 흔히 발견되지만 폐부종은 드물다.[118]

동량성 혈액희석법의 가장 심각한 위험부담은 심근과 뇌 조직에 산소공급의 제한성이다. 신장기능은 추가되는 수액 부담을 조절하기에 충분하여야 한다. 동종수혈보다는 가능성이 낮지만 환자가 수술실을 떠나기 전에 수혈되지 않고 남은 혈액이 있다면 ABO 부적합 용혈성 수혈반응을 초래할 수 있는 기술적인 문제에 주의하여 혈액의 인식표를 정확하게 부착하여 실수하지 않도록 주의하여야 한다. 만일 6시간 이내 수혈을 하지 않는다면 세균 감염의 위험이 있으므로 냉장 보관한다.

이러한 수기가 여러 가지 수술에 적용될 수 있다고 하지만 동량성 혈액희석법이 동종수혈을 감소시킬 수 있다는 것을 확인하지는 못하였다. 출혈이 적고 수혈이 필요없는 수술에서 적용하는 것은 환자에게 위험 부담을 증가시키는 것이다. 많은 양의 출혈이 있는 수술에서 적용할 수 있으며 혈액희석으로 채혈한 혈액이 동종수혈을 감소시킬 수 있어야 한다.[118)]

3) 술중 혈액구제

술중 혈액구제는 적혈구의 세척과 여과 두 가지 기본 수기로 시행한다. 모아진 혈액을 다시 수혈하기 전에 적혈구를 세척과 여과를 할 수 있는 다수의 기구들이 필요하다.[119)]

(1) 적혈구 혈액제제(Red blood cell product)

혈액구제를 위한 기구는 여과와 저장 기구, 분리장치, 폐수처리 기구와 연결 튜브로 구성된다. 구제된 혈액은 항응고제와 혼합되어 여과기를 지나 5000rpm의 속도로 원심분리되면서 세척된 후 적혈구들만 재투여를 위한 용기에 저장된다. 대부분의 백혈구, 혈소판, 활성화된 응고 인자, 혈장 혈색소, 세포 파편과 기타 조직 파편들이 폐수처리 기구로 버려지게 된다. 이러한 처리 과정은 기구에 따라서 차이는 있으나 3~10분이 소요된다.[120,121)]

술중 혈액구제는 동종수혈과 비교하여 적혈구 내에 pH와 전해질을 정상으로 유지하고 높은 적혈구 용적을 유지할 수 있을 뿐만 아니라 2,3-DPG도 높게 유지할 수 있다. 자가수혈의 장점으로 적혈구가 신선하고 높은 2,3-DPG는 조직으로 산소 운반 및 공급의 효과를 개선시킨다.[121)]

(2) 응고기전에 주는 영향

술중 혈액구제에서 사용되는 여러 기구들은 혈액응고에 영향을 줄 수 있다. 출혈과 함께 응고기전의 활성화는 fibrinogen을 만든다. 섬유소 용해는 fibrin이 형성된 다음 다시 파괴되어 응고기전의 조절에 작용한다. Fibrin degradation products (fibrin split products)는 섬유소중합(polymerization)과 함께 혈소판의 점착(adhesion)과 응집(aggregation)을 방해하여 응고를 억제하게 된다. 이러한 산물들은 상처로부터 혈액구제 중에 용해되기 때문에 fibrin split product, thromboplastin과 활성화된 plasmin을 재수혈 전에 세척할 수 있다는 이점으로 선호하게 되었다.

흡입된 혈액에서 D-dimer가 증가하지만 생리식염수로 세척하여 효과적으로 제거할 수 있다. D-dimer는 가장 작은 분해산물로 fibrin과 plasmin의 작용으로 생성된다. 이것의 존재로 섬유소 용해 활성 정도를 측정할 수 있으며 혈소판 응집과 섬유소 중합의 장애를 초래하게 된다. D-dimer는 DIC, 폐색전, 심부 정맥혈전증에서 증가된다.[122)]

적혈구 세척 기구들이 응고기전에 영향이 없는 것은 아니다. 응고이상을 유발할 수 있는 용해성 물질들을 제거하지만 환자에게 다시 수혈되어야 할 응고 인자와 혈소판들도 제거한다. 혈액구제 기구는 높은 혈색소, 낮은 헤파린 농도와 낮은 유리혈색소를 유지하게 한다. 그러나 혈액량이 적고 세척과정이 길어서 혈소판 수는 감소한다. 세척한 혈액을 수혈한 후 5시간이 되면 혈색소는 증가하고 PT는 낮아진다. 그렇지만 혈색소, 혈소판 수, 유리혈색소, PT, PTT, 교질삼투압 등은 거의 정상값을 유지한다.[123)]

자가수혈 기구는 섬유소 용해와 응고기전 억제, DIC 가능성 등 이론적인 위험이 있다. 세척하는 방법도 응고기전에 영향을 주게되어 응고 인자와 혈소판의 결핍을 초래할 수 있다. 이러한 사항들은 통상적인 수혈에서는 문제점이 되지 못하고 1 혈액량 이상을 필요로 하는 대량 수혈에 술중 혈액구제법과 자가수혈 기구를 사용할 경우에 응고이상을 초래할 수 있다. 응고기전은 수혈 중에 반드시 감시하여야 하며 감염 위험에도 주의하여야 한다.[124)]

(3) 감염(Infection)

자가수혈 기구의 사용에서 농이나 장 내용물이 있을 경우에 일부에서는 문제가 되지 않는다고도 하지만 금기로 하고 있다.[81,125-127)]

경, 중, 과 3단계로 Escherichia coli를 감염시킨 저장혈액을 이용한 적혈구 세척과정에서 175~200 ml/min 속도로 소독된 생리식염수 1L로 세척하여도 최소 23% 세균이 제거되지 않으며 생리식염수의 양을 5L 와 10L로 증가시켜도 변화는 없었다고 하였다. 예방 목적의 항생제는 장 내용물에 오염과 술전에 감염의 위험이 있었을 경우에 술중 혈액구제를 시행하였으면 적응이 된다. 자가수혈은 패혈증 또는 장 내용물에 오염되었더라도 생명구제를 목적으로 한다면 적응이 될 수도 있다.[126-128]

(4) 악성 종양

종양 수술은 흔히 많은 양의 동종수혈을 필요로 하지만 술중에 자가수혈은 금기로 하고 있다. 종양 세포가 술중 혈액구제에서 발견되었으나 전이는 혈행성이 아닐 것으로 추측한다. 수술 중 혈행성 전이는 수술조작 중에 종양의 전이와 순환계 내에 종양 세포의 존재와 관련이 없다고 하였다.[129-132] 종양세포는 자가수혈 기구에 의하여 제거되지 않으며 백혈구 여과기구로는 제거할 수 있다.[133]

(5) 술중 혈액구제법의 위험성

수술 중의 혈액구제에 대한 효과와 유용성은 널리 알려져 있지만 응고이상은 술중 혈액구제법의 가장 중요한 합병증으로 주의하여야 할 점이다.[134] 여과 방법을 이용할 경우에는 fibrin degradation products가 나타날 수 있으므로 혈소판 응집장애나 DIC가 유발될 수 있다. 적혈구 세척 방법도 동종수혈에 비하여 용해성 응고인자가 낮으므로 희석에 의한 응고이상이 초래될 수 있어 위험이 없는 것은 아니다.[134] 또한 혈액세척 중에 헤파린 농도가 낮아져서 많은 양을 자가수혈하게 되는 경우에 문제가 될 수 있다. 혈액예탁에 의한 자가수혈은 공혈과정에서 오염된다면 동종수혈에서와 같이 수혈에 따른 패혈증 위험이 있다. 자가수혈은 면역학적으로 가장 안전한 혈액이지만 항상 사무착오에 의한 용혈반응이 초래될 수 있다.[123,135,136]

신장기능 장애는 유리혈색소가 자가수혈 혈액 내에 있을 경우 나타날 수 있다. 신장기능 저하는 자가수혈을 시행한 수술에서 비교적 자주 유발되는데, 이는 자가수혈 또는 수술 자체에 의한 것인지는 증명이 어렵다. Microfibrillar collagen hemostat (Avitine)는 적혈구 세척으로 제거되지 않으므로 술중 혈액구제를 시행할 경우는 상처 부위에서는 하지 않는다.[136] 공기색전증은 경고 장치가 있어서 공기의 주입을 예방할 수 있다.[123] 자가수혈에 의한 종양의 전파 또는 감염은 임상보다는

술후 혈액구제법의 적용은 심혈관계 수술이 대부분이고 정형외과 분야에서는 매우 드물다. 대부분의 관절 치환술에서 술중보다는 술후에 더 많은 혈액이 배출관으로 나오게 된다.[140,141] 고관절과 슬관절 치환술에서 술후 혈액구제에 대한 조사에서 6시간 이상 모아서 세척하지 않은 혈액을 수혈한 환자에서 높은 발열반응이 유발되었다 (6시간 이내 모은 혈액을 수혈한 환자와 비교에서).[139,142] 양측 슬관절 치환술에서 술후 혈액구제는 일측 고관절 치환술이나 슬관절 치환술에서보다 효과적이다.[143] 술후 혈액구제와 다른 방법의 자가수혈 연구에서 자가수혈 기구를 수술 직후부터 상처에서 배출되는 혈액을 모으기 시작하여 환자와 함께 회복실까지 함께 운반한다. 이는 지혈대를 사용하지 않는 고관절 치환술에서도 술중 혈액구제법보다 술후에 다소 양질의 혈액을 모을 수 있다.[140]

7. 기타 수혈을 피할 수 있는 방법

1) 생리적 측면

1946년 처음 기술한 유도저혈압(induced, controlled, deliberate hypotension)은 수술중에 혈액 손실을 줄이기 위하여 시도되고 있다.[135] 혈압 저하를 위하여 사용되는 기술과 약물은 동맥절개(arteriotomy), 체위변화, 척추마취, 경막외마취, 흡입마취제, trimethaphan, nitroprusside, nitroglycerin, esmolol, labetalol, phentolamine, nicardipine과 adenosine 등이 있다.[144] 이론적으로 혈압저하는 술중에 동맥혈관과 모세혈관에서 혈액의 흐름을 느리게 한다. 앞에서 설명한 바와 같이 혈액희석은 조직의 요구량보다 2~3배 많은 산소를 공급하며 산소 추출율의 증가는 혈류저하를 보상하게 된다. 흡입마취제, nitroprusside와 같은 일부 약물은 주요 장기에 혈류 감소없이 동맥혈압을 저하시킨다. 뇌혈류는 자율조절 기능으로 정상범위를 유지한다. 이러한 약물들은 심박출량과 장기의 관류를 감소시키는 약물보다 안전하다. 유도저혈압이 상대적으로 금기인 심근, 뇌혈관, 신장질환에서는 허혈을 초래할 수 있다.[144,145] 신경외과에서 intracerebral aneurysm의 결찰을 용이하게 하고 출혈위험 때문에 transmural pressure를 저하시키기 위하여 이용되지만 유도저혈압은 정형외과 마취에서도 이용될 수 있는 수기이다.

정형외과 수술에서 유도저혈압의 효과적 적용은 고관절 치환술과 척추수술에서 출혈을 평균 40~50% 저하시킬 수 있다고 하지만 대부분에서 유도저혈압이 출혈을 감소시킬 수 있는 방법은 아니다.[144,146] 출혈을 줄이는 데에 더욱 중요한 것은 외과 의사의 수기와 기술이다. 유도저혈압의 효과로 수술에 따른 출혈을 줄일 수 있다고는 생각하지 않는다. 여호와의 증인 환자에서 고관절 성형술을 수술하면서 sodium nitroprusside를 이용한 유도저혈압에서 혈액의 손실을 43% 감소시킬 수 있었다고 하지만 수술 시간은 대조군에서 160분, 비교군에서는 115분이었다.[145] 여호와 증인 환자 11명의 고관절 치환술에서 정상혈압을 유지하면서 수술한 대조군(유도저혈압이 금기인 환자)에서 35% 감소시킬 수 있었다고 한다. 이는 수술 수기도 유도저혈압과 같은 효과가 있음을 증명하는 것이다.[145]

유도저혈압에서 혈액손실량의 예측을 잘 못하는 경우에는 효과에 영향을 준다. 마취통증의학과 의사는 항상 술중의 혈액손실에 대한 계산 및 예측을 하고 있어야 하며, 측정의 오류를 경험자와 비교하여 확인하여야 한다.[147]

마취 관리 방법의 차이가 혈액손실에 미치는 영향은 혈압 유지에 매우 중요하다. 부위마취는 술중에 출혈을 감소시킨다고 하며, 이러한 효과는 일부 수술에서 주장되고 있다 (제4장 참고). 또한 일부 전신마취제는 혈소판 기능에 영향을 준다고 알려져 있다. 이는 전신마취가 출혈에 영향을 줄 수 있다는 것이다.[148,149]

유도저혈압 시행과 관계없이 척추수술을 받는 환자에서 술중과 전체 수혈 요구량이 거의 비슷하다. 일반적으로 유도저혈압이 외과 의사에게 보다 양호한 수술 시야를 제공한다고 알려졌지만 수술 중 출혈과 외과적 수술 시야 평가는 유도저혈압과 관계가 없다는 것이다.[150]

2) 약리학적 측면

(1) 1-Desamino-8-D-arginine vasopressin(desmopressin, DDAVP)은 합성 vasopressin으로 응고 인자 factor VIII, coagulant(VIIIC), factor VIII-related antigen(VIIIr:Ag), factor VIII von Willebrand factor(VIIIvWF)의 활성도를 증가시키는 vasopressin-2 또는 antidiuretic receptor를 통한 혈관 내피세포에 작용하며 혈관수축 작용은 없다. 이것은 투여 후에 혈소판의 기능을 회복시키기 위하여 내피세포에서 분비되는 응고단

백이기 때문이다. 요독증, 경한 혈우병(hemophilia, VIII 결핍증)과 type I von Willebrand's disease에서 응고기전의 회복을 위하여 사용한다.[151-1535)]

정형외과 환자에서도 DDAVP가 출혈 감소에 효과적이라고 한다. 술전 3일 간로 DDAVP(10μg/m^2체표면적)를 척추융합술 환자에게 정맥투여하였다. 모든 환자에서 술전에 정상 bleeding time을 유지하였으나 약물 투여군에서 bleeding time이 22.4% 저하되었으며, PTT (partial thromboplastine time)도 저하되었으나 일부에서는 혈소판 기능이 회복되었다고 한다. 수술 중에는 32.5% 출혈량이 감소하였고, 적혈구 수혈량은 DDAVP 군에서 26.5% 저하되었으나 술후의 출혈량에는 차이가 없었다.[154)]

DDAVP 20μg을 마취유도 직후에 천천히 투여하는 방법으로 요추 융합수술에서 사용하였으나 출혈량은 대조군과 DDAVP 투여군 모두에서 비슷하였다. 그러나 DDAVP는 1,000ml 이상출혈이 예상되거나 술전 혈액예탁이 용이하지 않을 경우에 효과적이라고 한다.[155)]

(2) Lysine analoque인 tranexamic acid와 epsilon aminocaproic acid는 최근 많이 사용되는 antifibrinolytic agent이며, 다양한 정형외과 수술에서 효능이 인정되고 있다.[156)]

(3) Erythropoietin은 신장에서 생산 분비되어 골수에서 적혈구 생산을 촉진하는 호르몬이다. Erythropoietin은 만성 신부전 환자의 치료에도 사용되며[112)] 더 많은 적혈구 생산을 자극하여 동종수혈을 감소시킬 수 있는 약물이다.[157)] Erythropoietin은 술전 자가혈액 예탁에서 효과적이며, 술후 빈혈의 치료에도 효과적이다.[113)]

3) 경 향

지난 20세기의 전반기 동안에 면역 혈청학의 발전과 항체의 확인으로 수혈이 비교적 안전하게 되면서 혈액은행의 기능이 확고하게 되었다. 지난 40년 동안 수혈에 따른 감염의 위험이 증명되었으며 기술적인 발전으로 혈액은행이 새로운 전문 분야로서 수혈의학으로 확립되었다. 임상에서 감염의 위험은 수혈 수기를 서서히 변화시켰으나 AIDS의 유행은 의사와 환자 모두의 관심을 끌게 되면서 갑작스런 임상수기의 변화를 일으키게 되었다. 1971년부터 1980년까지 수혈은 2배로 증가된 반면에 1980년 이후 수술은 복잡하여졌지만 적혈구 수혈은 감소하게 되었다. 혈소판 수혈은 같은 기간 동안 급격한 증가를 지속하고 있다. 1980년 후반기에 모든 형태의 자가수혈은 급격하게 증가되었다.

수혈의 위험은 점차 개선되고, 동종에서 자가혈액으로 전환되고 있다. 모든 발전은 과학적이고 획기적인 사건으로 일어나는 것은 아니고 환자와 의사의 교육과 관리의 개선으로 이루어진다. 예를 들면 maximum surgical blood ordering schedule (MSBOS)와 같은 방법은 불필요한 교차검사의 최소화와 지방 혈액은행의 활성화를 위하여 1970년에 소개되었다. 이러한 계획은 경험을 바탕으로 특별한 수술을 받는 환자에서 예상되는 평균 수혈량을 파악하여 복잡한 수술과 요구량이 증가되는 환자에서는 더 많은 혈액을 청구하고 필요없는 교차실험을 감소시켜 혈액은행의 효용성을 증가시키려는 것이다.

수 년 동안 의사들은 산소를 함유하는 안전한 혈액 대용제를 기다리고 있다. 전장에서 사상자를 줄일 수 있다는 희망 속에서 많은 연구를 지속하여 perfluorochemicals와 stroma-free 혈색소에 초점이 집중되고 있다. Fluosol-DA는 1980년대 초기에 소개된 perfluorodecalin과 perfluorotripropylamine의 유탁액이다.[158] Perfluorochemicals는 물에 녹는 것보다 더 많은 산소를 함유할 수 있다. 이것은 색과 냄새가 없고, 비폭발성의 질은 액체로 대부분의 물질이 잘 녹지 않고, 물에도 녹지 않는다.[159] 몇 가지의 독성이 있으나 임상에서 제외된 주요 원인은 효과가 없다는 것이다.[160] 더 효과적인 perfluorchemical 적혈구 대용제를 찾고 있으며, stroma-free 혈색소는 현재 산소결합제제로 활발하게 연구 중이다.

미국 내에서 1년 간 헌혈한 전혈 14,000,000 unit에 대한 분석 연구에서 동종혈액의 수혈은 최근 수혈한 숫자의 비교에서 점차 감소할 것이나 자가수혈과 함께 사용하는 방법은 점차 증가할 가능성이 있다. 세계적으로 수술실에서 처치의 기준으로 자가수혈이 성공적으로 적용되기 위해서는 교육과 의식의 변화가 필요하다. 비용 문제와 의료기구의 소모를 피하기 위하여 적절한 적용법과 각각의 자가수혈법에 따른 기준이 확립되어야 한다. 외과적 수기는 개인적인 차이가 많아서 자가수혈 수기에 대한 적응증은 특수한 수술과 외과 의사에 따른 조절이 필요하다.[161,162]

수술 전과 후에 환자의 적혈구와 혈소판을 채혈하는 것과 함께 응고 단백도 술

전에 미리 준비할 수 있다. 새로운 자가수혈 기구는 여과기를 통하여 적혈구뿐만 아니라 혈액의 다른 구성 성분을 분리수거할 수 있어야 한다. 수혈의학은 과거 10년 사이에 놀라울 정도로 빠르게 발전하여 혈액대용제를 현재는 임상에 적용할 수 없지만 미래에는 동종혈액의 수혈이 없을 것을 기대하며, 21세기에는 현재의 수혈 수기가 고풍스럽게 보일 것이다.

표 5-9. 자가수혈을 위한 공혈과 일반 공혈에서 공혈반응이 나타나는 빈도

임상 상태	비율
75세 이상 노인	1.6
협심증	1.8
일반적인 심혈관계 질환	1.4
당뇨	1.8
뇌중풍(stroke) 병력	3.5

참고문헌

1. Spahn DR, Casutt M: Eliminating blood transfusion. Anesthesiology 2000; 93: 242-55.
2. 한규섭, 박명희, 김상인: 수혈의학 2판 서울 고려의학 1999 pp83-107.
3. Kalbfleisch JD, Lawless JF: Estimating the incubation time distribution and expected number of cases of transfusion-associated acquired immune deficiency syndrome. Transfusion 1989; 29: 672.
4. Peterman TA, Ward JW: What's happening to the epidemic of transfusion - associated AIDS? (editorial) Transfusion 1989; 29: 659.
5. Ward JW, Holmberg SD, Allen JR et al : Transmission of human immunodeficiency virus (HIV) by blood transfusions screened as negative for HIV antibody. N Engl J Med 1988; 318: 473.
6. Zou, S., et al., Prevalence, incidence, and residual risk of human immunodeficiency virus and hepatitis C virus infections among United States blood donors since the introduction of nucleic acid testing. Transfusion, 2010. 50(7): p. 1495-504.
7. Kuo G, Choo QL, Alter HJ et al: An assay for circulating antibodies to a major etiologic virus of human non-A, non-B hepatitis. Science 1989; 244: 362.
8. Consensus Conference: Perioperative red blood cell transfusion. JAMA 1988; 260 : 2700-3.
9. Alter HJ, Tegtmeier GE, Jett BW et al: The use of a recombinant immunoblot assay in the interpretation of anti-hepatitis C virus reactivity among prospectively followed patients, implicated donors, and random donors. Transfusion 1991; 31: 771.
10. Hoofnagle JH, Alter HJ : Chronic non-A, non-B heptatits. Prog Clin Biol Res 1985; 182: 63.
11. Alter HJ: Posttransfusion hepatitis: clinical features, risk and donor testing. Prog Clin Biol Res 1985; 182: 47.
12. Zou, S., et al., Current incidence and residual risk of hepatitis B infection among blood donors in the United States. Transfusion, 2009. 49(8): p. 1609-20.
13. Nadelman RB, Sherer C, Mack L et al: Survival of Borrelia burgdorferi in human blood stored under blood banking conditions. Transfusion 1990; 30: 298.
14. Faust RJ, Warner MA: Transfusion risks. Int Anesthesiol Clin 1990; 28: 184.
15. Shulman IA : parasitic infections in the United States. Transfusion 1991; 31: 479.
16. Toy, P., et al., Transfusion-related acute lung injury : incidence and risk factors. Blood, 2012; 119: 1757-67.
17. Sazama K: Reports of 355 transfusion-as-sociated deaths : 1976 through 1985. Transfusion 1990; 30: 583.
18. Morrow JF, Braine HG, Kickler TS, et al : Septic reactions to platelet transfusions: A persistent problem. JAMA 1991; 266: 555.
19. Tipple MA, Bland LA, Murphy JJ et al : Sepsis associated with transfusion of red blood cells contaminated with yersinia enterocolitica. Transfusion 1990; 30: 207.
20. Aber RC : Transfusion-associated Yersinia entercolitica. (editorial) Transfusion 1990; 30: 193.

21. Myhre BA: Fatalities from blood transfusion. JAMA 1980; 244: 1333.
22. Myhre BA, Bove JR, Schmidt PJ : Wrong blood-a needless cause of surgical deaths.(editorial) Anesth Analg 1981; 60: 777.
23. Gineda AA, Brzica SM Jr, Taswell HF: Hemolytic transfusion reaction : recent experience in a large blood bank. Mayo Clin Proc 1978; 53: 378.
24. Goldfinger D: Acute hemolytic transfusion reactions-a fresh look at pathogenesis and considerations regarding therapy. Transfusion 1977; 17: 85.
25. Popovsky MA, Abel MD, Moore SB : Transfusion-related acute lung injury associated with passive transfer of antileukocyte antibodies. Am Rev Respir Dis 1983; 128: 185.
26. Popovsky MA, Moore SB : Diagnostic and pathogenetic considerations in transfusion-related acute lung injury. Transfusion 1985; 25: 573.
27. Van Buren NL, Stroncek DF, Clay ME et al : Transfusion-related acute lung injury caused by an NB2 granulocyte-specific antibody in a patient with thrombotic thrombocytopenia purpura. Transfusion 1990; 30: 42.
28. Li, G., et al., Incidence and transfusion risk factors for transfusion-associated circulatory overload among medical intensive care unit patients. Transfusion, 2011; 51: 338-43.
29. Bierbaum, B.E., et al., An analysis of blood management in patients having a total hip or knee arthroplasty. J Bone Joint Surg Am, 1999; 81: 2-10.
30. Pineda AA, Taswell HF : Transfusion reactions associated with anti-IgA antibodies: report of four cases and review of the literature. Transfusion 1975; 15: 10
31. Sloand EM, Fox SM, Banks SM et al : Preparations of IgA-deficient platelets. Transfusion 1990; 30: 322.
32. Tinegate, H, et al., Guideline on the investigation and management of acute transfusion reactions Prepared by the BCSH Blood Transfusion Task Force. Br J Haematol 2012; 159(2): 143-53.
33. Opelz G, Terasaki PI : Improvement of kidney-graft survival with increased numbers of blood transfusions. N Engl J Med 1978; 299: 799.
34. Schriemer PA, Longnecker DE, Mintz PD : The possible immunosuppressive effects of perioperative blood transfusion in cancer patients. Anethesiology 1988; 68: 422.
35. Blumberg N, Heal JM, Murphy P et al : Association between Transfusion of whole blood and recurrence of cancer. Br Med J 1986; 293: 530.
36. Mezrow CK, Bergstein I, Tartter PI : Postoperative infections following autologous and homologous blood transfusions. Transfusion 1992; 32: 27.
37. Murphy P, Heal JM, Blumberg N : Infection or suspected infection after hip replacement surgery with autologous or homologous blood transfusions. Transfusion 1991; 31: 212.
38. Ness PM, Walsh PC, Zahurak ML et al : Prostate cancer recurrence in radical surgery patients receiving autologous or homologous blood. Transfusion 1992; 32: 31.
39. Pulsinelli WA, Levy DE, Sigsbee et al : Increased damage after ischemic stroke in patients with hyperglycemia with or without established diabetes mellitus. Am J Med 1983; 74: 540.
40. Lanier WL, Stangland KJ, Scheithauer BW et al : The effects of dextrose infusion and head position on neurologic outcome after complete cerebral ishcemia in primates: examination of a model. Anethesiology 1987; 66: 39.
41. Longstreth WT Jr, Inui TS : High blood glucose level on hospital admission and poor neurological recovery after cardiac arrest. Ann Neurol 1984; 15: 59.

42. Tranbaugh RF, Lewis FR : Mechanisms and etiologic factors of pulmonary edema. Surg Gynecol Obstet 1984; 158: 193.
43. Poole GV, Meredith JW, Pennell T et al : Comparison of colloids and crystalloids in resuscitation from hemorrhagic shock. Surg Gynecol Obstet 1982; 154: 577
44. Dawidson I : Fluid resuscitation of shock: current controversies. Crit Care Med 1989; 17: 1078.
45. Tunan KJ : Tissue oxygen delivery: the physiology of anemia. Anesthesiol Clin North Am 1990; 8: 451.
46. Robertie PG, Gravlee GP : Safe limits of isovolemic hemodilution and recommendations for erythrocyte transfusion. Int Anesthesiol Clin 1990; 28: 197.
47. Stehling L, Zauder HL : How long can we go? Is there a way to know? (editorial) Transfusion 1990; 30: 1.
48. Messmer K : Hemodilution-possibilities and safety aspects. Acta Anesthesiol Scand 1988; 32: 49.
49. Lundsgaard-Hansen P : Hemodilution-new clothes for an anemic emperor. Vox Sang 1979; 36: 321.
50. Crowell JW, Smith EE : Determinant of the optimal hematocrit. J Appl Physiol 1967; 22: 501.
51. Crystal GJ, Salem MR : Myocardial and systemic hemodynamics during isovolemic hemodilution alone and combined with nitroprusside-induced controlled hypotension. Anesth Analg 1991; 72: 227.
52. Crystal GJ, Rooney MW, Salem MR : Myocardial blood flow and oxygen consumption during isobolemic hemodilution alone and in combination with adenosine-induced controlled hypotension. Anesth Analg 1988; 67: 539.
53. Michenfelder JD, Theye RA : The effects of profound hypocapnia and dilutional anemia on canine cerebral metabolism and blood flow. Anesthesiology 1969; 31: 499.
54. Milde LN : Cerebral protection, p. 171. In Cucchiara RF, Michenfelder JD (eds): Clinical Neuroanesthesia. Churchill Livinstone, New York, 1990.
55. Trouwborst A, Tenbrinck R, van Woerkens ECSM : Blood gas analysis of mixed venous blood during normoxic acute isovolemic hemodilution in pigs. Anesth Analg 1990; 70: 523.
56. Theye RA, Tuohy GF : The value of venous oxygen levels during general anesthesia. Anesthesiology 1965; 26: 49.
57 Suillivan SF : Oxygen transport. Anesthesiology 1972; 37: 140.
58. Crystal GJ, Salem MR : Myocardial oxygen consumption and segmental shortening selective coronary hemodilution in dogs. Anesth Analg 1988; 67: 500.
59. Hagl S, Heimisch W, Meisner H et al : The effect of hemodilution on regional myocardial function in the presence of coronary stenosis. Basic Res Cardiol 1977; 72: 344.
60. Estafanous FG, Smith CE, Selim WM et al : Cardiovascular effects of acute normovolemic hemodilution in rats with disopyramide-induced myocardial depression. Basic Res Cardiol 1990; 85: 227.
61. Escobar E, Jones NL, Rapaport E et al : Ventricular performance in acute normovolemic anemia and effects of beta-blockade. Am J Physiol 1966; 211: 877.
62. Plewes JL, Farhi LE : Cardiovascular responses to hemodilution and controlled hypotension in the dog. Anesthesiology 1985; 62: 149.
63. Weisel RD, Charlesworth DC, Mickle-borough LL et al : Limitations of blood conservation. J Thorac Cardiovasc Surg 1984; 88: 26.

64. Rao TLK, Montoya A : Cardiovascular, electrocardiographic and respiratory changes following acute anemia with volume replacement in patients with coronary artery disease. Anesthe Rev 1985; 12: 49.
65. Rosberg B, Wulff K : Hemodynamics following normovolemic hemodilution in elderly patients. Acta Anaesthesiol Scand 1981; 25: 402.
66. Zauder HL : Preoperative hemoglobin requirements. Anesthesiol Clin North Am 1990; 8: 471.
67. Carson JL, Grossman BJ, Kleinman S, Tinmouth AT, Marques MB, Fung MK, et al., Red Blood Cell Transfusion: A Clinical Practice Guideline From the AABB. Ann Intern Med, 2012:157: 49-58.
68. Thomas, D., et al., Blood transfusion and the anaesthetist: management of massive haemorrhage. Anaesthesia, 2010;65 : 1153-61.
69. Miller RD: Complications of massive blood transfusions. Anesthesiology 1973; 39: 82.
70. Reed RL II, Heimbach DM, Counts RB et al : Prophylactic platelet administration during massive transfusion : a prospective, randomized, double-blind clinical study. Ann Surg 1986; 203: 40.
71. Counts RB, Haisch C, Simon TL et al : Hemostasis in massively transfused trauma patients. Ann Surg 1979; 190: 91.
72. Murray DJ, Olson J, Strauss R et al : Coagulation changes during packed red blood cell replacement of major blood loss. Anesthesiology 1988; 69: 839.
73. Martin DJ, Lucas CE, Ledgerwood AM et al : Fresh frozen plasma supplement to massive red blood cell transfusion. Ann Surg 1985; 202: 505.
74. McNamara JJ, Buran EL, Stremple JF et al : Coagulopathy after major combat injury: occurrence, management, and pathophysiology. Ann Surg 1972; 176: 243.
75. Consensus Conference: Platelet transfusion therapy. JAMA 1987; 257: 1777.
76. Thomas, D., et al., Blood transfusion and the anaesthetist : management of massive haemorrhage. Anaesthesia, 2010; 65(11): 1153-61.
78. Roback, J.D., et al., Evidence-based practice guidelines for plasma transfusion. Transfusion, 2010; 50(6) : 1227-39.
79. Turnage WS : Causes and evaluation of functional platelet disorders. p. 403. In Faust RJ *ed): Anesthesiology Review. Churchill Livingstone, New York, 1991.
80. Lind SE : The bleeding. Blood 1991; 77: 2547.
81. Jackson, G.N., K.J. Ashpole, and S.M. Yentis, The TEG vs the ROTEM thromboelastography/thromboelastometry systems. Anaesthesia, 2009; 64: 212-5.
82. 김혜진, 전고운, 최재문, 정성문, 성규완, 양홍석. The Effects of Temperature Monitoring Methods and Thermal Management Methods during Spinal Surgery. 대한마취과학회지 2008; 54: 623-8.
83. Litwin MS, Smith LL, Moore FD : Metabolic alkalosis following massive transfusion. Surgery 1959 45: 805.
84. Denlinger JK, Nahrwold ML, Gibbs PS et al : Hypocalcaemia during rapid blood transfusion in anesthetized man. Br J Anaesth 1976; 48: 995.
85. Kahn RC, Jascott D, Carlon GC et al : Massive blood replacement: correlation of ionized calcium, citrate, and hydrogen ion concentration. Anesth Analg 1979; 58: 274.
86. Fernandez-del Castillo C, Harringer W, Warshaw AL et a l: Risk factors for pancreatic cellular injury after cardiopulmonary bypass. N Engl J Med 1991; 325: 382.

87. Williamson KR, Taswell HF: Intraoperative blood salvage : a review. Transfusion 1991; 31: 662.
88. Goodnough, L.T., et al., Detection, evaluation, and management of preoperative anaemia in the elective orthopaedic surgical patient : NATA guidelines. Br J Anaesth, 2011; 106: 13-22.
89. Toy PTCY, Strauss RG, Stehling LC et al : Predeposited autologous blood for elective surgery: a national multicenter study. N Engl J Med 1987; 316: 517.
90. Elawad AA, Fredin HO, Laurell M et al : Elderly patients' responses to pre-operative autologous blood collection. Med J Aust 1991; 155: 147.
91. Goodnough LT, Shafron D, Marcus RE : The impact of preoperative autologous blood donation on orthopaedic surgical practice. Vox Sang 1990; 59: 65.
92. Komatsu F : Autologous blood transfusion in orthopedic and oral surgical patients. Bull Tokyo Med Dent Univ 1990; 37: 51.
93. Goodnough LT, Shafron D, Marcus RE : Utilization and effectiveness of autologous blood donation for arthroplastic surgery. J Arthroplsty 1990; 5: S89.
94. Haugen RK, Hill GE : A large-scale autologous blood program in a community hospital: a contribution to the community's blood supply. JAMA 1987; 257: 1211.
95. Greenwalt TJ : Autologous and aged blood doners. (editorial) JAMA 1987; 257: 1220.
96. Owings DB, Kruskall MS, thurer RL et al: Autologous blood donations prior to elective cardiac surgery: safety and effect on subsequent blood use. JAMA 1989; 262: 1963.
97. Pindyck J, Avorn J, Kuriyan M et al: Blood donation by the elderly: clinical and policy considerations. JAMA 1987; 257: 1186.
98. Mann M, Sacks HJ, Goldfinger D: Safety of autologous blood donation prior to elective surgery for a variety of potentially "high-risk" patients. Transfusion 1983; 23: 229.
99. Sassetti RJ: Preoperative autologous blood donation. cited in Rossi EC, Simon TL, Moss GS, Gould SA: Principles of transfusion medicine. 2nd ed. Baltomore William & Wilkins 1996 pp593-605.
100. Spiess BD, Narbone RF, Sassetti R et al: Autologous blood donation service for high-risk patients. Anesth Analg 1989; 68: S272.
101. Spiess BD, Sassetti R, McCarthy RJ et al: Autologous blood donation: hemodynamics in a high-risk patient population. Transfusion 1992; 32: 17.
102. MacEwen GD, Bennett E, Guille JT: Autologous blood transfusions in children and young adults with low body weight undergoing spinal surgery. J Pediatr Orthop 1990; 10: 750.
103. Novak RW: Autologous blood transfusion in a pediatric population: safety and efficacy. Clin Pediatr 1988; 27: 184.
104. Silvergleid AJ: Safety and effectiveness of predposit autologous transfusions in preteen and adolescent children. JAMA 1987; 257: 3403.
105. Council on Scientific Affairs: Autologous blood transfusions. JAMA 1986; 256: 2378.
106. Druzin ML, Wolf CFW, Edersheim TG et al: Donation of blood by the pregnant patient for autologous transfusion. Am J Obstet Gynecol 1988; 159: 1023.
107. Goodnough LT: Directed blood procurement does not benefit patients who are enrolled in an autologous blood pre-deposit program. Am J Clin Pathol 1989; 92: 484.
108. Goodnough LT, Wasman J, Corlucci K et al: Limitations to donating adequate aurologous blood prior to elective orthopedic sutgery. Arch Surg 1989; 124: 494.
109. Zuck TF: Donor response to predeposit autologous transfusion phlebotomy, p. 51. In Dawson

RB (ed): Autologous Transfusion American Association of Blood Banks, Washington, DC, 1976.
110. Kickler TS, Spivak JL: Effect of repeated whole blood donations on serum immunoreactive erythropoietin levels in autologous donors. JAMA 1988; 260: 65.
111. Birgegard G, Danersund A, Hogman C et al: Physiological response to phlebotomies for autologous transfusion at elective hi-joint surgery. Eur J Haematol 1991; 46: 136.
112. Eschbach JW, Kelly MR, Haley NR et al: Treatment of the anemia of progressive renal failure with recombinant human erythropoietin. N Engl J Med 1989; 321: 158.
113. Goodnough LT, Rudnick S, Price TH et al: Increased preoperative collection of autologous blood with recombinant human erythropoietin therapy. N Engl J Med 1989; 321: 1163.
114. 임정길, 심지연, 박상운, et al : 후외척추 고정술에서 수술전 시행한 동량성 혈액희석: 안전성 및 효율성. 대한마취과학회 1997; 33: 1091-7.
115. Barbier-Bohm G, Desmonts JM, Couderc E et al: Comparative effects of induced hypotension and normovolaemic haemodilution on blood loss in total hip arthroplasty. Br J Anaesth 1980; 52: 1039.
116. Martin E, Ott E: Extreme hemodilution in the Harrington procedure. Bilthca Haemat 1981; 47: 322
117. Haberkern M, Dangel P: Normovolaemic haemodilution and intraoperative autotransfusion in children: experience with 30 cases of spinal fusion. Eur J Pediatr Surg 1991; 1: 30.
118. Stehling L, Zauder HL: Acute normovolemic hemodilution. Transfusion 1991; 31: 857.
119. Leach PZ, Friedman LI, Stromberg RR: Blood cell salvage equipment. p. 164. In Taswell HF, Pineda AA (eds): Autologous Transfusion and Hemotherapy. Blackwell Scientific Publications, Boston, 1991.
120. davies MJ, Cronin KC, Moran P et al: Autologous blood transfusion for major vascular surgery using the Sorenson Receptal device. Anaesth Intens Care 1987; 15: 282.
121. McShane AJ, Power C, Jackson JF et al: Autotransfusion: quality of blood prepared with a red cell processing device. Br J Anaesth 1987; 59: 1035.
122. Lawrence-Brown MMD, Couch C, Halliday M et al: D-dimer levels in blood slvage for autotransfusion. Aust NZ Surg 1989; 59: 67.
123. Sharp WV, Stark M, Donovan DL: Modern autotransfusion: experience with a washed red cell processing technique. Am J Surg 1981; 142: 522.
124. Gorsky BH : Alteration of blood components with hemodilution and administration of washed shed red cells. Anesth Analg 1988; 67: S79.
125. Schwieger IM, Callagher CH, Finlayson DC et al: Incidence of cell-saver contamination during cardiopulmonary bypass. Ann Thorac Surg 1989; 48: 51.
126. Boudreaux JP, bornside GH, cohn I Jr: Emergency autotransfusion : partial cleansing of bacteria-laden blood by cell washing. J Trauma 1983; 23: 31.
127. Andrews NJ, Bloor K : Autologous blood collection in abdominal vascular surgery. Assesment of a low pressure blood salvage system with particular reference to the preservation of cellular elements, triglyceride, complement and bacterial content in the collected blood. Clin Lab Haematol 1983; 5: 361.
128. Glover JL, Smith R, Yaw PB et al: Autotransfusion of blood contaminated by intestinal contents. JACEP 1978; 7: 142.
129. salsbury AJ: The significance of the circulating cancer cell. Cancer Treat Rev 1975; 2: 55.

130. Griffiths JD, McKinna JA, Rowbotham HD et al: Carcinoma of the colon and rectum: circulating malignant cells and five-year survival. Cancer 1973; 31: 226.
131. Hart OJ III, Klimberg IW, Wajsman Z: Intraoperative autotransfusion in radical cystectomy for carcinoma of the bladder. Surg Gynecol Obstet 1989; 168: 302
132. Klimberg I, sirois R, Wajsman Z et a l: Intraoperative autotransfusion in urologic oncology. Arch Surg 1986; 121: 1326.
133. Miller GV, Ramsden CW, Primrose JN: Autologous transfusion: an alternative to transfusion with banked blood during surgery for cancer. Br J Surg 1991; 78: 713.
134. Turner RH, Capozzi JD, Kim A et al: Blood conservation in major orthopedic surgery. Clin Orthop 1990; 256: 299.
135. Smith DF, Mihm FG, Mefford I : Hypertension after intraoperative autotransfusion in bilateral adrenalectomy for pheochromocytoma. Anesthesiology 1983; 58: 182.
136. Robicsek F, Duncan GD, Born GVR et al: Inherent dangers of simultaneous application of microfibrillar collagen hemostat and blood-saving devices. J Thorac Cardiovasc Surg 1986; 92: 766.
137. Kongsgaard UE, tollofsrud S, Brosstad F et al: Autotransfusion after open heart surgery: characteristics of shed mediastinal blood and its influence on the plasma proteases in circulation blood. Acta Anaesthesiol Scand 1991; 35: 71.
138. Fuller JA, Buxton BF, Picken J et al: Haematological effects of reinfused mediastinal blood after cardiac surgery. Med J Aust 1991; 154: 737.
139. Bengston J-P, Backman L, Stenqvist O et al: Complement activation and reinfusion of wound drainage blood. Anesthesiology 1990; 73: 376.
140. Semkiw LB, Schurman DJ, Goodman SB et al: Postoperative blood salvage using the cell saver after total joint arthroplasty. J Bone Joint Surg[Am] 1989;71:823.
141. Berman AT, Geissele AE, Bosacco SJ: Blood loss with total knee arthroplasty. Clin Orthop 1988; 234: 137.
142. Faris PM, Ritter MA, Keating EM et al: Unwashed filtered shed blood collected after knee and hip arthroplasties. A source of autologous red blood cells. J Bone Joint Surg [Am] 1991; 73: 1169.
143. Slagis SV, Benjamin JB, Volz RG et al: Postoperative blood salvage in total hip and knee arthroplasty. A randomised controlled trial. J Bone Joint Surg[Br] 1991; 73: 591.
144. Petrozza PH: Induced hypotension. Int Anesthesiol Clin 1990; 28: 223.
145. Nelson CL, Bowen S: Total hip arthroplasty in Jehovah's JWitnesses without blood transfusion. J Bone Joint Surg 1986; 68A: 350.
146. Mandel RJ, Brown MD, McCollough NC III et al: Hypotensive anesthesia and autotransfusion in spinal surgery. Clin Orthop 1981; 154: 27.
147. Landmark SJ, Muldoon SM, Nolan NG et al: Sequential blood volume changes in patients undergoing total hip arthroplasty. Anesth Analg 1975; 54: 391.
148. Ueda I: The effects of volatile general anesthetics on adenosine diphosphate- induced platelet aggregation. Anesthesiology 1971; 34: 405.
149. Bertha BG, Folts JD, Nugent M et al: Halothane, but not isoflurane or enflurane, protects against spontaneous and epinephrine-exacerbated acute thrombus formation in stenosed dog coronary arteries. Anesthesiology 1989; 71: 96.

150. Fromme GA, MacKenzie RA, Gould AB Jr et al: Controlled hypotension for orthognathic surgery. Anesth Analg 1986; 65: 683.
151. Salzman EW, Weinstein MJ, Weintraub RM et al: Treatment with desmopressin acetate to reduce blood loss after cardiac surgery. N Engl J Med 1986; 314: 1402.
152. Hackmann T, Gascoyne RD, Naiman SC et al: A trial of desmopressin (1-desamino-8-D-arginine vasopressin) to reduce blood loss in uncomplicated cardiac surgery. N Engl J Med 1989; 321: 1437.
153. Rocha E, Llorens R, Paramo JA et al: Does desmopressin blood loss after surgery in patients on cardiopulmonary bypass? Circulation 1988; 77: 1319.
154. Kobrinsky NL, Letts M, Patel LR et al: 1-Desamini-8-D-arginine vasopressin (desmopressin) decreases operative blood loss in patients having Harrington rod spinal fusion surgery. Ann Int Med 1987; 107: 446.
155. Johnson RD, Murphy JM: The role of desmorpressin in reducing blood loss during lumbar fusions. Surg Gynecol Obstet 1990; 171: 223
156. Ralley, F.E., et al., One intraoperative dose of tranexamic Acid for patients having primary hip or knee arthroplasty. Clin Orthop Relat Res, 2010. 468(7): p. 1905-11.
157. Spahn DR, Casutt M: Eliminating blood transfusions. new aspects and perspectives. Anesthesiology 2000; 93: 242-55
158. Tremper KK, Friedman AE, Levine EM et al: The preoperative treatment of severely anemic patients with a perfluorochemical oxygen-transport fluid, Fluosol..Da. N Engl J Med 1982; 307: 277.
159. Hershey SG: Airless respiration-blood-ress circulation. (editorial) Anesthesiology 1971; 34: 305.
160. Gould SA, Rosen AL, Sehgal LR, Sehgal HL et al: Fluosol-DA as a red-cell substitute in acute anemia. N Engl J med 1986; 314: 1653.
161. Kruskall MS: On measuring the success of an autologous blood donation program. Transfusion 1991; 31: 481.
162. Silvergleid AJ: Preoperative autologous donation: what have we learned? Transfusion 1991; 31: 99.

| 제6장 |

혈액응고에서의 문제점

정형외과 수술에서 부위마취는 전신마취에 비하여 술후 통증 관리뿐만 아니라 심혈관계 합병증과 출혈을 감소시킨다.[1-3] 그러나 정형외과에서 비교적 큰 수술을 예정한 환자에서 정맥혈전증과 색전증의 예방을 위하여 수술 기간 중에 항응고제나 항혈소판제제를 복용하게 된다. 이러한 환자에서는 출혈성 합병증의 위험부담이 높아서 부위마취는 고려되어야 한다. 부위마취의 결정은 장점과 주사바늘에 의한 의인성 혈종 등 위험 부담을 비교하여 환자 각각의 개별적인 기준으로 시행하여야 한다. 부위마취와 출혈성 위험을 감소시키기 위하여 혈액응고기전, 항응고제와 항혈소판제제의 약리학적 특성을 이해하고 이러한 약물을 복용하는 환자에서 부위마취에 따른 위험부담을 판단하여야 한다.

1. 최근 고관절, 슬관절 치환술을 받는 정형외과 환자에서 항응고 요법을 예방적으로 시행하는 것을 추천하고 있다. 약제와 방법으로는 저분자 헤파린, fondaparinux, apixaban, dabipatran, rivaroxaban, 저용량 헤파린(low-dose untractionated heparin), vitamin K Antagonist, aspirin, intermittent pneumatic compression device (IPCD) 등이 소개되고 있다. 이들 중 하나의 방법을 수술전 10~14일부터 투여하는 것을 권장한다.[4)]

2. 인공관절치환술 이외의 주요 정형외과 수술 환자에서도 수술 당일부터 수술 후 외래 치료 35일까지 장기간 항응고요법을 시행하는 것이 좋으며, 입원 기간 중에는 IPCD를 적용할 것을 권장한다. 그러나 출혈이 예상될 때에는 약물투여는 추천되지 않으며, IPCD를 적용한다. 또한 IPCD를 적용할 수 없을 때는 하대정맥에

filter를 삽입할 수도 있다.

3. 단순히 무릎아래 하지 손상에 국한된 경우에는 항응고요법의 예방치료가 권장되지는 않는다. 주요 정형외과 수술을 받은 경우 증상이 없더라도 퇴원하기 전에 Doppler, 초음파 검사로 심부정맥혈전 여부를 확인하는 것이 좋다.

출혈성 합병증은 모든 부위마취에서 일어날 수 있으며, 신경학적 또는 혈관에 영향을 주게 된다. 척추강내 출혈은 늘어나지 않는 공간에서 발생되므로 부위마취에서 가장 중한 합병증을 초래하게 된다. 척추강내 출혈에 의한 척수압박은 회복 불가능한 신경학적 허혈과 하지마비를 초래할 수 있다. 이러한 파국적인 특성 때문에 모든 부위마취가 같은 원리로 적용되지만 중추신경축 차단과 마취제의 선택 및 적응과 금기증에 대하여 기술하고자 한다.

1. 혈전색전증의 치료

정맥혈전색전 질환은 하지수술이나 외상 후에 사망과 같은 치명적인 합병증의 흔한 원인이 된다. 특히 비만, 다발성 외상, 긴 수술 등에서 위험도가 높으며 예방을 위한 처치없이는 정형외과 환자의 40~70%는 정맥혈전이 발생하고 2~16%는 폐색전증 증상이 나타나며 치명적인 폐색전증은 1.8~3.4%에서 발생한다.[4] 치명적인 폐색전증은 고관절 골절로 수술을 받는 환자에서 가장 많이 발생한다.[5]

심부정맥혈전(deep venous thrombosis, DVT)은 어느 혈관에서나 발생할 수 있으며 80~90%는 정형외과 수술을 받은 팔과 다리에서 발생하며, 일반적으로 장딴지 근육에서 시작하여 위로 진행된다. 폐색전은 대부분 근위부 정맥혈전이 원인이며, 치명적인 폐색전증의 75%는 대퇴부 심부정맥혈전에서 기원한다. 혈전 형성의 50%는 술중에 시작되며, 대부분의 폐색전은 고관절 치환술 후 첫 1주일 내에 발생한다.[4]

정맥혈전에 의한 합병증의 빈도가 높으므로 예방을 위한 처치는 주요 정형외과 수술에서 수술 전부터 시작하여야 한다. 혈전색전증은 술전에 혈관촬영술, thallium scan 등으로 조기 발견할 수 있으며, 예방에는 기본적으로 기계적인 방법과 약리학적 방법 두 가지가 있다. 기계적인 방법은 하지의 지속적인 수동적 운동, thigh-high antiembolic stocking(TED hose) 또는 thigh-high pneumatic compression stockings을 사용하여 고관절이나 슬관절 치환술 후에 심부정맥혈전의 빈도를 현저하게 감소시킬 수 있다. 그러나 이러한 방법은 대부분에서 약물요법과 함께 사용한다. 부위마취도 정맥혈전 예방에 효과적이다.[6)]

혈전색전증의 예방 약물로는 아스피린, 소량의 헤파린(unfractionated heparin), 적은 분자량의 해파린(low molecular weight heparin), warfarin (coumadin) 등이 있으며, 아스피린이 가장 선호되는 약물이며 하루에 투여하는 아스피린 양은 0.3~3.6 g 이다. 일부에서 심부 정맥혈전과 폐색전의 빈도가 다소 감소하는 성향이 관찰되었으나 대부분에서 현저한 감소는 없었기 때문에 정맥혈전색전증의 예방은 아직 논란의 대상이다.[5)] 소량의 헤파린 피하주사는 외과적 조작에는 효과가 있지만 고관절이나 슬관절 치환술에서 심부정맥혈전의 예방에는 효과가 없다.[4,7)]

조절된 용량의 헤파린으로 PTT을 정상의 상한값(31.5~36초)으로 유지하면 고관절 치환술에서 술후 혈전증의 빈도를 감소시킬 수 있다.[4)] 용량 조절이 어렵고 활동중이거나 재활치료 중에는 헤파린 펌프를 적용할 수 없으므로 통상적으로 사용하지는 않는다.

적은 분자량의 헤파린은 헤파린보다 항응고작용이 약하고 출혈성향을 낮게 유지하므로 심부혈전과 이에 따른 합병증 예방에 효과적이다.[8)]

Warfarin의 경구 투여는 정맥혈전과 폐색전증 감소에 효과적이다. 술전부터 경구투여는 폐색전증의 발생을 줄일 수 있다. 전통적으로 PT를 정상의 1.5~2배로 유지한다. 그러나 치료 목적의 항응고제가 때로는 혈관절증(hemarthrosis), 혈종 등을 유발할 수 있으므로 소량의 warfarin 투여로 바뀌게 되었다. 소량의 warfarin은 PT를 정상 값의 1.2~1.5배로 유지하여 혈전색전을 감소시키는 전통적인 warfarin 치료법이다. 소량의 warfarin은 출혈성 합병증을 5배 정도 감소시키는 장점이 있다.[4)]

최근에는 혈장 증량제로 hydroxyethyl starch 제제 사용이 증가되고 있다. 높은 분자량을 갖는 starch 제제의 높은 혈장 농도는 혈액응고에 영향을 줄 수 있으며 특히 factor VIII 과 von Willebrand factor의 작용을 억제한다. 그러나 혈장 증량을 목적으로 권장되는 규정을 적용하여 투여한다면 혈액응고와 신장 기능에 영향은 미미하다고 하지만 주의하여야 한다.[9-11)]

정형외과 환자에서 소량의 헤파린은 정맥 혈전색전의 발병율 저하에 효과가 없으며, 아스피린의 효과는 논란이 계속되고 있다. 조절된 용량의 헤파린, warfarin 등은 정맥혈전과 폐색전증의 발병율 저하에 효과적이다.[4-8] 그러므로 정형외과의 큰 수술을 하게 된 입원 환자에서 헤파린이나 warfarin을 수술 기간 동안에 정맥혈전 합병증의 예방 목적으로 투여한다. 이러한 환자에서 척추마취나 경막외마취를 결정한다면 투약의 평가와 조절 및 금기사항에 대하여 각각의 환자에 따른 분석이 필요하다.

2. 직접 작용 항응고제(헤파린)

헤파린은 다당류의 복합체로 antithrombin III에 의하여 활성화되는 응고 인자들을 억제한다. 즉 6가지의 응고 인자 thrombin, factor XII, XIa, Xa, IXa, Kallikrein들이 antithrombin III에 의하여 억제된다.[12] 헤파린은 활성화된 factor X 억제제(anti Xa)의 작용을 촉진한다. Factor X은 응고단계(coagulation cascade)의 내인성과 외인성 경로에서 thrombin 형성에 작용하므로 anti Xa 활성화는 thrombin 형성을 막는다.(그림.6-1)[13]

헤파린은 환자에 따라 감수성에 차이가 있으므로 예민한 환자는 coagulation time이 크게 연장되고 정맥이나 피하 주사는 효과가 길어진다. 이러한 경우에는 정상 또는 감수성이 낮은 환자에서보다 출혈성 합병증의 위험이 매우 높다. 개인적인 헤파린에 대한 감수성은 전신 상태, 심장, 신장 및 간장의 기능과 질환 유무에 영향을 받는다.[12]

헤파린 10,000 unit 정주 후 5분이면 coagulation time이 정상의 2~4배 연장된다. 헤파린의 순환 혈액 내에서 반감기는 1.5~2시간이다.[12] 급성 혈전색전 질환에서는 헤파린이 짧은 반감기를 갖는다. 헤파린의 치료량은 투여 후 4~6시간에 효과는 없어진다. 정맥투여한 헤파린은 protamine으로 중화시킬 수 있다. 표준 요법에는 헤파린 100 unit에 protamine 1mg으로 중화할 수 있다고 하지만 사용 전에 확실한 정량이 필요하다.

헤파린 5,000 unit의 8~12시간 간격으로 근육 또는 피하주사는 factor X의 활성을 억제하는 데에 기초한 것이다. 그러므로 소량의 헤파린은 혈전색전 질환의 치료보다는 예방 목적으로 투여한다. 헤파린 5,000unit의 근육 또는 피하주사는 40~50분간 최고의 항응고 작용을 관찰할 수 있으며, 일반적으로 4~6시간 내에 회복되어 aPTT는 정상으로 유지된다.[14,15]

적은 분자량의 헤파린은 4000~5000 dalton의 분자량을 가지며 혈장내에서 반감기가 길고 생물학적 효능(bioavailability)이 크다. 체중을 기준으로 안정된 용량을 투여할 수 있으며 헤파린보다 혈소판 저하와 골다공증과 같은 부작용 없이 정맥혈전 예방 효과가 있다.[16-20]

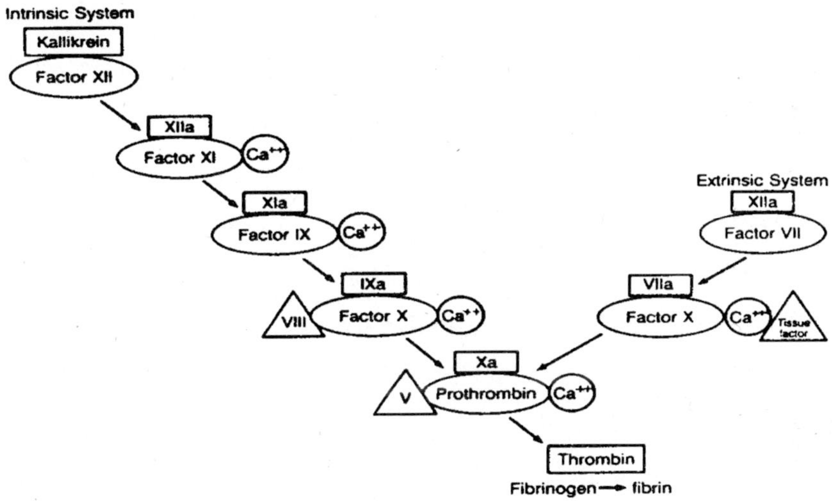

<그림 6-1> 응고기전의 변화과정. 혈액의 응고과정은 전구 단백질이 불활성 상태에서 활성 상태로 전환되는 2가지로 구분되는 계단식 반응과정이다. 순환계내에서 형성되는 내인성 경로와 혈액과 함께 조직 인자가 작용하는 외인성 과정이 있다. Heparine은 factor VII을 제외한 모든 인자에서 antithrombin III의 불활성화를 증강시킨다. 비타민 K길항제들은 factor VⅡ, IX, X과 prothrombin에 영향을 미친다.

3. 간접 작용 항응고제

경구용 항응고제는 수술 전에 정맥혈전의 예방을 술후에도 계속할 것을 예상하고 투여한다. 비타민 K 길항제인 warfarin과 dicumarol은 비타민 K 의존형 응고 인자(VII, IX, X, thrombin)의 합성을 방해한다. 헤파린과 같이 환자에 따라서 간접 항응고제에 대한 여러 가지 감수성을 보인다. Warfarin과 같은 약물에 대한 감수성은 60%에서 정상이고 20%는 증가되며 나머지 20%는 저항을 보인다.[14] 헤파린의 즉시 나타나는 항응고 효과에 비하여 간접 항응고제는 생물학적으로 비활성화 응고 인자가 유의한 양이 생산될 때까지는 효과가 나타나지 않는다. Factor VII은 비교적 짧은 6~8시간의 반감기로 PT가 치료 범위인 정상의 1.5~2배로 지연되어 24~36시간 지속된다. 그러나 factor VII은 외인성 경로에만 작용하므로 충분한 항응고 작용은 4~6일의 긴 반감기를 갖는 factor II과 X의 활성이 억제될 때까지는 나타나지 않는다.[12] 치료 시작 2~3일간 warfarin 15~30 mg의 높은 부하량으로 시작하여 원하는 항응고 작용을 48~72시간 내에 얻을 수 있다.[13] 항응고작용은 투약이 끝난 후에도 새로운 비타민 K 의존형 응고 인자가 합성될 때까지 4~6일 간 지속된다. 응급 상황에서는 항응고 효과를 신선 냉동 혈장의 수혈과 비타민 K 투여로 회복을 촉진시킬 수 있다.

4. 중추신경축 차단에서 항응고제의 효과

척추강내 혈종은 드물지만 척추나 경막외마취에서 파국적인 합병증을 초래할 수 있다. 부위마취에서 출혈에 의한 합병증으로 신경학적 기능이상의 발생빈도는 확인되지 않았으나 10,000례 중 1례 이하의 빈도로 보고되고 있다.[21] 경막외 공간에 정맥총이 많이 분포하고 있으므로 출혈이 흔히 발생할 수 있으나 경막하 혈종은 드물다. 경막외 출혈과 다르게 경막하 출혈의 원인은 분명하지 않다. 거미막밑 출혈은 뇌척수액에 의한 희석과 재분포 효과 때문에 응고가 되지 않으며 매우 드물다.[22]

척추내 혈종은 거미막밑 또는 경막외 공간에 주사바늘이나 카테터 거치에 의한 혈관 손상의 결과이지만 신생물이나 혈관 기형에 의한 경우도 있다. 마취통증의학과 의사의 특별한 관심은 항혈소판제제나 항응고제 사용과 관계없이 자연발생으로 초래된 척추강내 혈종에 있다. 그러나 자연 발생된 경막외 혈종의 25%는 항응고제 치료와 관련이 있다.[23,24]

5. 항응고제

중추신경축 마취를 하기 전 후에 항응고제의 사용은 아직 많은 논란이 있다.[25-27] 중추신경축 차단이 추천될 수 있는 환자에서는 안전을 위하여 혈액응고 검사에서 정상범위를 유지하는 것을 확인하여야 하며, 이상이 있다면 행운을 기대하기 보다는 안전을 위하여 효과와 위험부담을 판단하여야 할 것이다.[28-33] 저분자량 헤파린(low molecular heparin, LMWH)을 투여한 경우에서도 술후 진통을 위한 경막외 카테터 거치와 함께 항응고 효과에 따른 경막외 혈종의 위험이 증가될 수 있으므로 유의하여야 한다.[17]

연구 결과가 서로 디르고 합병증 발생이 낮기 때문에 항응고제로 치료 중인 환자에서 부위마취와 척수내 혈종의 발생과 관련된 인자를 찾는 것이 어렵다. 그러나 척수내 혈종의 위험도를 증가시킬 수 있는 인자들은 기존의 응고이상, 혈소판감소증, 아스피린의 병용, 주사바늘에 의한 손상과 수기, 척추나 경막외 천자 1시간 이내의 헤파린화, 항응고 활성 정도의 감시 부족 등이다. 그러므로 항응고제를 투여한 환자에서 충분한 사전 분석과 관심을 가지고 중추신경축 차단을 시행하는 것이 안전하다.[24,25,27,33]

6. 항혈소판제제

만성 근골격계 통증 또는 류마치스성 관절염과 같은 염증성 질환으로 주요 관절 수술을 시행할 정형외과 환자는 흔히 술전에 항혈소판제로 아스피린, naproxen, piroxicam, dipyridamole 등을 복용한다. 이러한 환자에서는 bleeding time이 길어지거나 혈종형성의 위험이 증가되므로 일부에서는 부위마취를 금기로 하고 있다.[4]

항혈소판제제는 혈소판의 cyclo-oxygenase를 억제하고, thromboxane A_2의 합성을 막는다. Thromboxan A_2는 강력한 혈관수축제일 뿐만 아니라 이차적인 혈소판 응집과 분비작용을 촉진한다 (그림 6-2).[34] 항혈소판제제를 복용한 환자의 혈소판은 혈관내피하층(subendothelium)에 접착성과 일차 지혈성 혈전 형성(primary hemostatic plug formation)에는 충분하다. 그러나 혈병 형성은 작은 혈관병변에서는 만족할 만한 응고작용을 할 수 있지만 수술 기간 중의 혈병 형성에는 모자라게 된다.

항혈소판제제를 복용한 환자에서 비정상 출혈을 가장 적절하게 예상할 수 있는 검사는 Ivy bleeding time으로 생각할 수 있다.[35] 그러나 아스피린 복용 후 bleeding time은 혈소판 기능을 적절하게 알려주는 방법은 아니다.[36] Bleeding time은 아스피린 복용 후 3일 이내에 정상으로 회복되지만 adenosine diphosphate (ADP), epinephrine, collagen 등에 의한 혈소판의 기능 검사는 정상으로 회복하는 데에 1주일 이상이 소요된다. 아스피린에 의한 bleeding time의 연장과 수술에 의한 출혈의 관계를 증명하는 데에는 논란이 많다.[37] 그러므로 척추나 경막외마취를 시술하기 전에 Ivy bleeding time은 경막외나 척수내 혈종의 위험을 알 수 있는 지표는 아닐 것이다. 그 외 비스테로이드 진통제(naproxen, piroxicam, ibupropen)는 3일 이내 정상화될 수 있는 짧은 기간의 이상을 유발한다.[38]

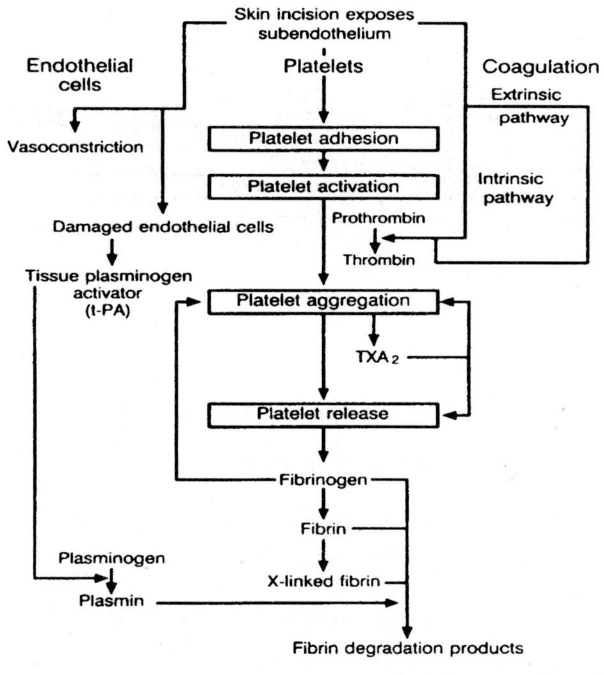

<그림 6-2> 지혈에서 혈소판, 응고인자, 혈관벽의 상호작용. 혈소판이 혈관내피밑(subendothelial) collagen에 노출되면 서로 붙게되어 활성화된다. ADP와 같이 높은 농도의 thrombin과 collagen에서는 일차 플러그(plug)에서 혈소판이 파괴되어 혈관작용 amine, ADP를 분비하고 thromboxane A2를 생성한다. 혈소판 플러그는 단단한 마개역할의 덩어리나 이차적인 지혈을 위한 플러그와 결합하지 않는다.

항혈소판제제를 복용한 환자에서 척추나 경막외마취에 따른 위험이 아직은 논란의 대상으로 많은 연구가 필요하다. Owens 등은[24] 요추천자 후 척수내 혈종에 대한 연구에서 34례 중 2례가 항혈소판제제를 복용한 환자였다고 하였다. Horlocker 등은[39] 척추 또는 경막외마취를 시행한 1,013례에서 39%가 항혈소판제제를 복용하였으며, 11%에서 여러 가지 항혈소판제제를 복용하였다. 척수혈종은 1례도 없었으나, 척추나 경막외마취 시술중 주사기나 카테터로 혈액이 흡인되는 등 경미한 출혈성 합병증의 위험을 증가시키며, 나이가 많거나, 경막외마취를 시행하는 경우에 경미한 합병증이 많았다고 하였다. 거미막밑 공간이나 경막외 공간에서 주사기를 통한 혈액의 흡인은 척수혈종의 위험을 증가시키는 것은 아니지만 척수혈종의 80%는 혈액응고에 이상이 있는 환자에서 요추천자 후에 발생하며, 그 중 62%는 천자가 어려웠거나 손상으로 초래될 수 있다.[24]

아스피린은 처방없이 가장 쉽게 복용할 수 있는 약물이므로 술전에 아스피린 또는 다른 항혈소판제제의 복용을 확인하여야 한다.[40]

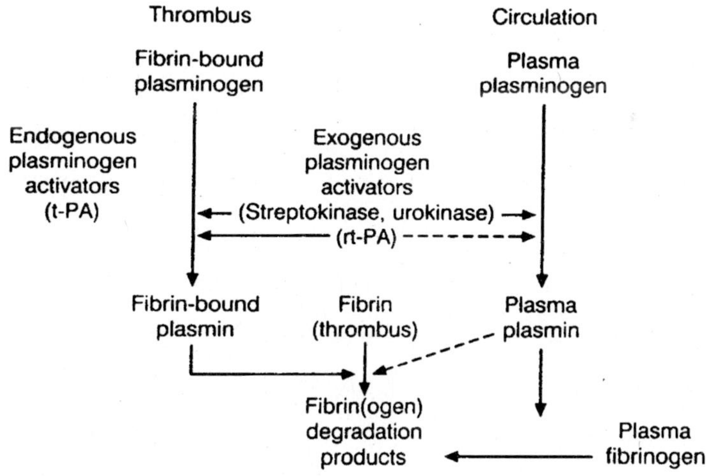

<그림 6-3> 혈전용해제의 작용기전. Plasminogen 활성화의 통상적인 경로 (실선)와 부수적인 작용경로(점선)이다. 내인성 plasminogen 활성제는 fibrin과 결합한 plasminogen에서 fibrin으로 전환되어 혈전을 용해시킨다. 외인성 plasminogen 활성제는 fibrin과 결합된 plasminogen에 영향을 미칠 뿐만 아니라 순환 plasminogen과 fibrinogen 농도를 저히시키는 전신적인 효과도 있다. rt-PA는 fibrin에 선택적으로 작용하며 높은 농도에서는 전신적인 효과도 있다.

7. 혈전용해 요법

혈전용해 요법은 심근경색, 폐색전증, 심부정맥혈전과 말초혈관 폐색의 치료에 흔히 사용된다. 또한 이러한 환자들은 섬유소 용해성 물질과 함께 정상의 1.5~2배의 aPTT를 유지하기 위하여 헤파린을 정맥투여하기도 한다.[41] 거미막밑 공간이나 경막외 공간에 주사바늘이나 카테터를 거치하는 것은 헤파린화와 함께 시행하여도 비교적 안전하지만 혈전용해 요법을 하는 환자에서 척수혈종의 위험은 아직 확인된 바 없다.[25,33,42]

Plasminogen 활성제와 같은 혈전 용해물질들의 작용기전은 헤파린과 다르다. 항응고제와 비교에서 혈전 용해물질은 형성된 섬유소혈병(fibrin clots)을 녹이는 작용을 한다. Streptokinase와 urokinase와 같은 외인성 plasminogen 활성제는 혈전을 녹일 뿐만 아니라 plasminogen과 fibrin 농도 감소와 같은 순환혈액 내의 plasminogen에도 영향을 준다. Recombinant tissue-type plasminogen activator (rt-PA)와 같은 내인성 물질은 피브린에 선택적이며, 순환혈액 내 plasminogen농도에도 영향이 적다. 혈병 용해는 혈소판의 응집을 억제하여 항응고 효과를 가지는 fibrin degradation products를 증가시킨다.(그림 6-3)[43] 혈전용해 요법(streptokinase 또는 rt-PA)과 헤파린화를 함께 하는 290명의 급성 심근경색 환자에서 fibrinogen과 plasminogen은 혈전용해요법 후 5시간에서 최대 억제효과가 나타나며 27시간 지속된다.[41] rt-PA 투여 환자의 33%에서, streptokinase투여 환자의 31%에서 출혈이 발생하였다. 출혈이 있었던 환자의 70% 이상에서 1차 출혈의 발생 위치는 천자 또는 카테터를 거치한 곳이었다. 혈전용해 요법을 시행하는 환자에서는 침습적인 수기는 하지 않는 것을 원칙으로 하여야 할 것이다.[41] Dickman 등은[42] 수술에 의한 동맥내 카테터 거치를 위하여 경막외 마취를 시행한 대퇴동맥 폐색 환자를 1례 보고하였다. 술후 대퇴동맥으로 urokinase 점적 정주를 시행한 3시간 후에 요통과 함께 동맥 카테터 거치 부위인 서혜부에 혈종이 발생하였다. 경막외 공간과 동맥 카테터 모두를 제거하였으나 지속되는 요통과 함께 하지마비가 발생하였다. 척추조영술에서 T12~L4까지 경막외 혈종이 있었다. 응급으로 감압후궁절제술을 시행하여 거대 혈종을 제거하여 환자는 3일 이내에 신경학적으로 완전하게 회복되었다고 한다. 이상을 종합하면 항응고제나 항혈소판제제를 복용한 환자에서 척추와 경막외마취는 안전하게 시행할 수 있다.[25,33,39] 그러나 지금까지 합병증이 없었다고 위험성도 없다는 것은 아니며 드물게 발생한다는 것은 빈도의 다양성을 의미하는 것이다.

응고기전에 작용하는 약물을 복용한 환자에서 척추 또는 경막외마취는 척수혈종의 위험부담과 부위마취의 이점에 따라서 결정되며 환자 개인에 따른 차이가 있다. 환자의 병력에서 출혈 성향에 대한 내과적인 분석이 필요하다. 항혈소판제제나 항응고제에 대한 개인적인 반응 차이를 판단하기는 어렵지만 검사에 의한 확인은 부위마취의 결정에 도움을 줄 것이다.

Warfarin 복용 환자에서 PT, 항혈소판제제를 복용한 경우에는 bleeding time과 같이 특정한 인자에 의한 응고이상을 검사하는 방법이 있다(표 6-1).[44] 또한 Thromboelastogram과 sonoclot 같은 검사들도 유용한 방법으로 이용될 것이다. 그러나 마취통증의학과 의사는 다음 사항들을 항상 유의하여야 한다.

표 6-1. 항응고제와 항혈소판제제의 약리학적 작용들

종 류	응고기전의 변수에 대한 영향			최고 효과시간	투여 후 정상으로 회복되는 시간	비 고
	BT	PT	aPTT			
heparin (정맥투여)	↑	↑	↑↑↑	수분	4~6시간	ACT, aPTT검사 주사바늘 거치 1시간 후 지연. heparinization
heparin (피하주사)	↑	↑	↑↑	40~50분	4~6시간	aPTT, anti-Xa activity 검사
warfarin	-	↑↑↑	↑	4~6일(3일 간의 부하용량 포함)	4~6일	PT검사
aspirin	↑↑↑	-	-	수 시간	7일	경막외마취에서 주사바늘 거치 후 경미한 출혈빈도가 나이와 함께 증가된다.
다른 NSAIDs	↑↑↑	-	-	수 시간	3~일	
혈전용해제	↑↑↑	↑	↑	수 분	1~2일	일반적으로 추가로 heparin을 투여한다. 검사와 감시가 필요.

1. 알려진 응고이상을 알고 있거나 현저하게 혈소판이 감소된 경우에서 24시간 이내 척추나 경막외마취는 금기이다. 척추마취와 경막외마취에서 예외로 적용되는 적

응증이 없음을 확인 할 수는 없으나 일반적으로 인정하고 있다.

2. 항응고제 치료 중에 있는 환자에서는 중추신경축 차단은 금기이다.[33] 그러나 단지 1~2회만의 경구로 항응고제를 복용하여 PT가 증가되지 않은 경우에는 안전하게 척추마취를 시행할 수 있다. 반드시 천자 직전에 PT를 확인하여야 한다.
3. 천자나 카테터를 거치하기 4~6시간 전에 지속적인 헤파린의 점적 정주를 중단한 환자. 소량의 헤파린을 피하투여한 경우에는 aPTT가 정상으로 회복된 후 4~6시간 내에 척추나 경막외마취는 시행하지 않는다. 부위마취 전에 반드시 검사소견을 확인하여야 한다.
4. 전신적 헤파린화는 척추나 경막외마취를 시행한 후에는 안전하지만 반드시 설명과 함께 경고를 하여야 한다.[25,26] 헤파린화는 천자 후 1시간 내에는 하지 않는다. 또한 헤파린화와 항혈소판제를 함께 복용하는 환자에서는 척수혈종의 위험이 크므로 세심한 관찰이 필요하다.[27] 헤파린화 중에는 aPTT를 측정하여 확인하는 것이 필요하다. 경막천자가 손상을 줄 수 있거나 어려운 경우에는 시술의 필요성을 재검토하여야 한다.[30] 정맥이나 피하로 헤파린을 투여한 환자에서 경막외 카테터의 제거는 마지막 헤파린 투여 4~6시간 후에 하며, 항응고제 투여는 카테터 제거 후 1시간 이내에는 다시 시작하지 않는다. 수술 기간 중에 DIC 또는 희석성 혈소판 감소증과 같은 응고이상이 발생한 환자에서 경막외 또는 척추 카테터 제거는 응고기전이 정상으로 회복된 후에 한다.
5. 경막외와 척추마취는 항혈소판제제를 투여한 환자에서도 안전하게 할 수 있다.[39] 쉽게 발생하는 출혈이나 타박상 병력이 있는 환자에서는 술전에 bleeding time을 검사하여야 한다.
6. 작은 크기의 주사바늘을 사용하여 중앙접근법으로 실시한다. 정중방 또는 측방접근법은 경막외 공간의 정맥을 천자할 위험이 높다. 경막외 카테터는 경막외 공간의 정맥 손상을 적게 하려면 3~4 cm 이상은 삽입하지 않는다.
7. 수술 직후에 신경학적 검사가 필요한 경우에는 작용시간이 짧은 국소마취제를 사용한다. 경막외마취를 하여 수술 후에 통증 완화를 위하여 지속적으로 국소마취제를 주입할 환자에서는 술전에 상세한 신경학적 검사를 하여야 한다. 국소마취제보다 마약성 진통제 투여가 지속적 신경학적 감시가 수월하며 더 신중한 방법이다.
8. 심한 요통, 국소적인 민감성, 수막자극 증상 또는 신경학적 기능이상과 같은 척수압박의 초기 증상이 있으면 수술 기간 중에 철저한 감시가 필요하다. 회복불능의

척수허혈을 초래할 수 있으므로 척추조영술, 컴퓨터화 단층촬영(computed tomography, CT), magnetic resonance imaging(MRI) 등을 즉시 시행한다. 치료는 즉시 감압후궁절제술을 시행하여야 한다. 수술이 24시간 이상 지연된다면 완전한 회복은 기대할 수 없을 것이다.[24,45]

참고문헌

1. Keith I : Anaesthesia and blood loss in total hip replacement. Anaesthesia 1977; 32: 444.
2. Modig J, Borg T, Karlstom G et al : Thromboembolism after total hip replacement: role of epidural and general anesthesia. Anesth Analg 1983; 62: 147.
3. Raj PP, Denson DD, Joyce TH : Evaluation of continuous extravascular infusion of bupivacaine for prolonged pain relief. Pain 1981; 11: S251.
4. O'Meara PM, Kaufman EE : Prophylaxis of venous thromboembolism in total hip arthroplasty: a review. Orthopedics 1990; 13: 173.
5. Haake DA, Berkman SA : Venous thromboembolic disease after hip surgery: risk factors, prophylaxis, diagnosis. Clin Orthop 1989; 242: 212.
6. Wille-Jorgensen P: new therapeutic option in DVT prophylaxis. Orthopedics 2000; 23: S639-42
7. Lynch JA, Baker PL, Polly RE et al : Mechanical measures in the prophylaxis of postoperative thromboembolism in total knee arthroplasty. Clin Orthop 1990; 260: 24.
8. Lee TH, Alonzo BJ, Differding J, Underwood SJ, Hamilton G, Kremenevskiy I, et al. The effects of location and low-molecular-weight heparin administration on deep vein thrombosis outcomes in trauma patients. J Trauma Acute Care Surg 2013; 74: 476-81.
9. Jungheinrich C, Neff TA. : Pharmacokinetics of hydroxyethyl starch. Clin Pharmacokinet 2005; 44: 681-99.
10. Jungheinrich C, Scharpf R, Wargenau M, Bepperling F, Baron JF. : The pharmacokinetics and tolerability of an intravenous infusion of the new hydroxyethyl starch 130/0.4 (6%, 500 mL) in mild-to-severe renal impairment. Anesth Analg 2002; 95: 544-51.
11. Treib J, Haass A, Pindur G. : Coagulation disorders caused by hydroxyethyl starch. Thromb Haemost 1997; 78: 974-83.
12. Joist JH, Sherman LA : Venous and Arterial Thrombosis: Pathogenesis, Diagnosis, Prevention, and Therapy. Grune & Stratton, Orlando. 1979.
13. Linn BJ, Mazza JJ, Friedenberg WR : The treatment of venous thromboembolic disease. Postgrad Med 1986; 79: 171.
14. Malinovsky NN, Kozolv VA : Anticoagulant and Thrombolytic Therapy in Surgery. CV Mosby, St. Louis, 1979.
15. Ockelford P. Heparin 1986. Indications and effective use. Drugs 1986; 31 : 81-92.
16. Boneu B: Low molecular weight heparins: are they superior to unfrationated heparins to prevent and to treat deep vein thrombosis? Thromb Res 2000; 100: V113-20.
17. Douketis JD, Kinnon K, Crowther MA : Anticaogulant effect at the time of epidural catheter removal inpatients receiving twice-daily or once-daily low- molecular weight heparin and continuous epidural anlgesia after orthopedic surgery. Thromb haemost 2002; 88: 37-40.
18. Strebel N, Prins M, Agnelli G, et al : Preoperative or postoperative start of prophylaxis for venous thromboembolism with low-molecular-weight heparin in elective hip surgery? Arch Intern Med

2002; 162: 1451-6.
19. Ferriols-Lisart R, Ferriols-Lisart F, Jimenez-Torres V : Effectiveness and safety of heparin versus low-molecular weight heparins in orthopedic surgery. Pharm World Sci 2002; 4: 87-94.
20. Agnelli G, Mancini GB, Biagini D : The rationale for long-term prophylaxis of venous thromboembolism. Orthopedics 2000; 23: S643-6.
21. Gustafson H, Rutberg H, Bengtsson M : Spinal haemotoma following epidural analgesia. Anaesthesia 1988; 43: 220.
22. Kirkpatrick D, Goodman SJ : Combined subarachnoid and subdural spinal hematoma following spinal puncture. Surg Neurol 1975; 3: 109.
23. Spurny OM, Rubin S, Wolff JW et al : Spinal epidural hematoma during anticoagulant therapy. Arch Intern Med 1964; 114: 103.
24. Owens EL, Kasten GW, Hessel EA: Spinal hematoma after lumbar puncture and heparinization. Anesth Analg 1986; 65: 1201.
25. Rao TLK, El-Etr AA : Anticoagulation following placement of epidural and subarachnoid catheters: an evaluation of neurologic sequelae. Anesthesiology 1981; 55: 618.
26. Matthews ET, Abrams LO: Intrathecal morphine in open heart surgery. Lancet 1980; 2: 543.
27. Ruff RL, Dougherty JH: Complications of lumbar puncture followed by anticoagulation. Stroke 1981; 12: 879.
28. Poller L, Taberner DA, Sandilands DG et a l: An evaluation of aPTT monitoring of low-dose heparin dosage in hip surgery. Thromb Haemost 1982; 47: 50.
29. Lowson SM, Goodchild CS : Low-dose heparin therapy and spinal anesthesia. Anaesthesia 1989; 44: 67.
30. Allemann BH, Gerber H, Gruber UF : Ruckenmarksnahe Anaesthesie une subkutan verabreichtes low-dose heparin-dihydergot zur thromboembolie prophylaxe. (Perispinal anesthesia and subcutaneous administration of low-dose heparin -dihydergot for prevention of thromboembolism). Anaesthetist 1983; 32: 80.
31. Darnat S, Guggiari M, Grob R et al : Lumbar epidural haematoma following the setting-up of an epidural catheter. Ann Fr Anesth Reanim 1986; 5 : 550.
32. Dean WM, Woodside JR : Spinal hematoma compressing cauda equina. Urology 1979; 13: 575.
33. Odoom JA,. Sih IL : Epidural anaglesia and anticoagulant therapy. Anaesthesia 1983; 38: 254.
34. Hirsch DR, Goldhaber SZ : The bleeding time: its potential utility among patients receiving thrombolytic therapy. Am Heart J 1990; 119: 158.
35. Rapaport SI : Preoperative hemostatic evaluation: which tests if any: Blood 1983; 61: 229.
36. Hindman BJ : Usefulness of the post-aspirin bleeding time. Anesthesiology 1986; 64: 368.
37. Ferraris VA, Swanson E : Aspirin usage and perioperative blood loss in patients undergoing unexpected operations. Surg Gynecol Obstet 1983; 156: 439.
38. Cronberg S, Wallmark E, Soderberg I : Effect on platelet aggregation of oral administration of 10 non-steroidal analgesics to humans. Scand J Haematol 1984; 33: 155.
39. Horlocker TT, Wedel DJ, Offord KP : Does preoperative antiplatelet therapy increase the risk of hemorrhagic complications associated with regional anesthesia? Anesth Analg 1990; 70: 631.
40. Locke GE, Giorgio AJ, Biggers SL et al : Acute spinal epidural hematoma secondary to aspirin-induced prolonged bleeding. Surg Neurol 1976; 4: 293.
41. Rao AK, Pratt C, Berke A et al : Thrombolysis in myocardial infarction trial-phase I. J Am Coll Cardiol 1988; 11: 1.

42. Dickman CA, Shedd SA, Spetzler RF et al: Spinal epidural hematoma associated with epidural anesthesia: complications of systemic heparinization in patients receiving peripheral vascular thrombolytic therapy. Anesthsiology 1990; 72: 947.
43 Hirsch DR, Goldhaber SZ: Bleeding time and other laboratory tests to monitor the safety and efficacy of thrombolytic therapy. Chest 1990; 97: 1245.
44. Harik SI, Raichle ME, Reiss DJ : Spontaneously remitting spinal epidural hematoma in a patient on anticoagulants. N Engl J Med 1971; 284: 1355.
45. Horlocker TT, Wedel DJ : Anticoagulants and antiplatelet therapy and neuraxis blockade. Anesth Clin North Am 1992; 10(1): 1.

| 제7장 |

부위 마취와 전신 마취의 비교

환자의 예후에 영향을 미치는 요인 중에서 마취방법에 대한 선택은 간과되어서는 안 될 요인이지만 이를 무작위배정 임상시험(randomized clinical trial)을 통하여 정량화해서 평가하는 것은 현실적으로 많은 어려움이 있기 때문에 대부분의 연구가 관찰연구(observation study)에 의존하고 있다. 이번 장에서는 마취관리에서 대표적인 방법인 부외마취와 전신마취의 특징들을 정형외과 환자에 초점을 맞추어 기술하기로 한다. 부위마취는 많은 정형외과 환자들에게 효과적인 마취방법이 될 수 있다. 때로는 사지수술에서 말초신경 차단을 시술할 수 있으며, 전신마취 또는 중추신경축 차단에서 동반되는 주요 생리적 변화를 피할 수 있다. 부위마취의 장점은 기도유지를 위한 기구사용이 필요하지 않고, 빠른 회복과 효과적인 수술 후 진통이 가능하다는 점이다. 부위마취의 수기와 약물의 선택은 임상 상황에 적합하게 마취통증의학과 의사가 결정한다. 예를 들면 작용시간이 긴 국소마취제 또는 지속적인 수기는 수술 후 통증을 고려하여 입원 환자에서 이용하고, 작용 시간이 짧은 국소마취제는 신경차단 작용이 빠르게 사라지고 정상기능으로 일찍 회복되므로 외래환자에서 주로 사용한다.

일반적으로 오심과 구토의 경험이 적은 환자에서는 부위마취 후 다소 이른 시간에 음식물 섭취가 가능하다. 부위마취는 환자와 대화를 할 수 있어서 일부 경우에서는 매우 중요한데, 예를 들어 당뇨 환자에서 저혈당 증세를, 죽상경화성 심장질환(atherosclerotic heart disease) 환자에서 흉통을 느꼈을 때 이를 즉시 마취통증의학과 의사에게 알려 줄 수 있다. 또한 의식 변화와 같은 신경학적 변화는 부위마취에서 더욱 쉽게 알 수 있다. 일부 환자들은 과도한 안정제 투여나 전신마취에 동반되는 자율성 손실을 피할 수 있어 부위마취를 선호하기도 한다. 지속적인 부위마취는 수술 후 통증완화, 교감신경 차단, 수동적인 관절운동 등에 효과적이므로 선호된다. 낮은 농도의 국소마취제나 마약성 진통제는 전신마취나 불필요한 운동신경 차단 없이 수술 후 진통작용을 제공할 수 있다. 교감신경 차단은 사지 접합술과 같은 미세혈관 수술에서 혈관 확장이 필요할 경우에 유용하다.

부위마취를 모든 환자에서 적용 가능한 것은 아니며, 절대적 또는 상대적인 금기증이 있다(표 7-1).[1]

정형외과 환자에서는 체위나 기도 관리 문제로 부위마취만으로는 적절하지 못한 경우가 있으며, 환자, 외과 의사와 마취통증의학과 의사에 따라서 특정한 마취제를 투여하는 경우도 있다. 앞으로 여러 임상적 요인에 따른 부위마취와 전신마취의 효과에 대하여 설명하고자 한다.

표 7-1. 부위마취를 위한 술전 분석과 판단

절대적 금기	상대적 금기	마취제 선택에 영향을 주는 인자
두개강 내압이 상승한 경우 뇌 및 척수종양 또는 질환	진행성 신경질환 (예 다발성경화증)	기존의 안정된 신경질환 (예 진단된 말초신경 질환, 대뇌혈관 질환)
중추신경계에 감염이 있는 경우	대동맥 또는 승모판 협착증 (중추신경차단법)	당뇨병
척추 및 천자부위에 감염이 있는 경우	심하거나 불안정한 정신질환	약물복용 (예; 항고혈압제, 항혈소판제)
중증 심부전증, 패혈증 쇼크 및 저혈압 상태,	심한 정서불안	심혈관계 질환
출혈 성향이 있는 경우 급성화농성중이염 환자가 원하지 않는 경우	보정되지 않은 혈액응고이상	안정된 정신 또는 정서장애

1. 마취 방법의 선택과 출혈

전신마취와 부위마취의 선택은 수술 중의 출혈에 영향을 줄 수 있다. 정형외과 환자에서 부위마취를 하여 수술 중에는 경막외마취를 하고 수술 후에는 경막외 진통을 한 경우와 전신마취에서는 수술 중에는 마약성 진통제와 이산화질소를 술 후 통증치료는 비경구 마약성 진통제를 투여한 경우에서 수술 중과 후의 혈액손실을 비교하였다.[2-4] 경막외마취에서 수술 중 혈액 손실이 현저하게 저하되었으며 술후에도 출혈량이 감소한다고 하였다. 이러한 결과에 대한 설명은 부위마취에서 평균 동맥압이 저하되며, 양압호흡의 필요성이 없어지고, 큰 혈관에서는 혈량이 증가되며, 국소 정맥압이 저하되어 혈류가 재분포되기 때문으로 볼 수 있다.[2,5-7]

2. 정맥혈전 형성과 폐혈전색전에서 마취 방법의 영향

폐혈전색전증(pulmonary thromboembolic disease, PTE)은 정형외과 수술 환자에서 이환 및 사망의 중요 원인이 된다.[8,9] 고관절과 슬관절 수술 후에 심부 정맥혈전증과 폐혈전색전의 발병률이 매우 높다.[10-15] 수술 기간 중의 혈전 위험은 노령, 비만, 악성종양, 울혈성 심부전, 급성 심근경색, 심부정맥혈전증과 폐혈전색전증의 병력이 있거나, estrogen 복용, 침상안정 등과 같은 비가동화(immobilization)에서 더욱 증가된다.[16-18] 이러한 인자들은 정형외과 환자들에게는 비교적 흔한 문제점들이다. 특히, 정맥류성 정맥이 있는 환자에서 심부 정맥혈전증이 증가된다. 심부 정맥혈전증과 폐혈전색전 질환의 발생에 부위마취와 전신마취의 영향에 대하여 살펴보면, 술후 통증 관리와 관계없이 경막외마취나 척추마취를 할 경우 전신마취보다 심부 정맥혈전증과 폐혈전색전 질환의 빈도가 현저하게 저하된다.[2,3,19,20] 마취를 시술하기 전에 손상에 의한 심부 정맥혈전증의 발생 요인이 높은 고관절과 슬관절 골절 환자에서 부위마취는 심부 정맥혈전증과 폐혈전색전의 위험을 효과적으로 저하시킨다고 하였다.[21-24] 부위마취를 한 경우에서 혈전 색전의 빈도가 감소되는 기전은 정확하지 않지만 다음과 같이 추정할 수 있다.

1) 유동학적 개념으로 동맥혈류, venous emptying rate, 정맥 용적(venous capacitance)

의 비교에서 부위마취를 하면 초기에는 하지의 혈류가 증가하며, 중추신경축 차단에 의한 정맥이완으로 심부 정맥혈전증의 발생과 관계가 있는 동맥과 정맥의 압력이 저하된다.[23-26]

2) 응고기전의 변화로 혈전색전증의 빈도가 감소한다.[3,27] 피브린성 용해의 호전, lidocaine과 같은 국소마취제의 항트롬빈 효과 등을 말한다.[27-31]

전신마취와 경막외마취에서 응고기전의 변화에 대하여 비교 조사를 하였다.[32] 마취 전, 수술 끝난 후, 수술 후 1일 아침, 수술 후 7일째에 prothrombin time (PT), activated partial thromboplastin time (aPTT), fibrinogen, plasminogen, antithrombin III, protein C, α2-antiplasmin, factor VIII 활성도, von Willebrand factor antigen, von Willebrand ristocetin cofactor와 tissue plasminogen 활성제를 이용한 응고와 피브린 용해에 대한 검사에서 현저한 변화가 있었다. Antithrombin III가 각 군에서 수술 직후에 저하되었으나 경막외마취에서 더 빠르게 회복되었다 (그림 7-1).

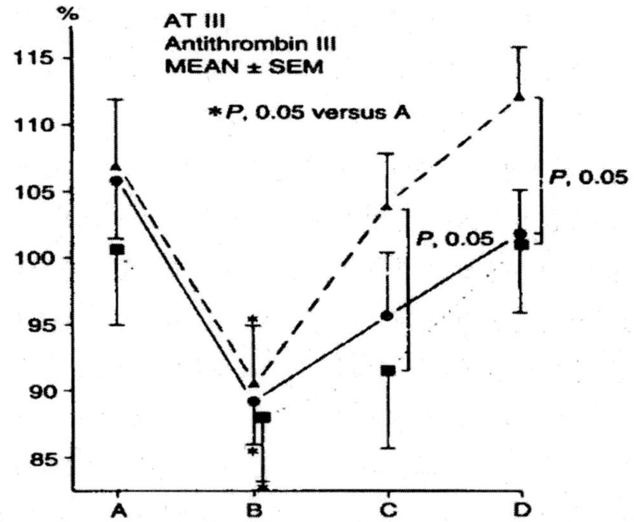

<그림 7-1> 수술 전과 후에서 Antithrombin III의 변화. A ; 마취 유도전, B ; 수술 종료 직후, C ; 수술 후 첫날 아침, D ; 수술 후 7일. ● ; 전신마취(n=29) ▲ ; 경막외마취(n=29) ■ ; 전신마취와 경막외마취를 함께 한 경우(n=22)

Davis 등은[33] 고관절 치환술에서 전신마취와 척추마취에 따른 antithrombin III의 차이는 없었다고 보고하였다. 그러나 혈소판 수, thrombin 생산, factor VIII-related antigen이 수술 중과 수술 직후에 유의한 차이가 있었으며 수술 중 피브린성 용해가 척추마취군에서 감소하였다. 또한 척추마취에서 수술 중에 섬유소 용해가 저하되었다고 하였으나 Modig등과[3] Simpson 등은[34] 요추 경막외 마취에서 섬유소 용해가 항진되었다고 상반된 결과를 보고하였다. 고관절 치환술에서 정맥혈액을 마취제 투여 전, 수술 시작 직전, 수술 후 1주일 동안 매일 채혈하여 피브린성 용해 억제, plasminogen 활성제, factor VIII에 대하여 분석하였다.[4] 피브린성 용해 억제가 수술 후에 전신마취와 경막외마취에서 모두 증가는 되었으나 경막외마취에서 현저하게 낮았다.(그림 7-2) Plasminogen 활성제와 정맥 외피 세포에서 유리되는 용량도 현저한 차이가 있었으며 factor VIII 활성도는 전신마취와 경막외마취 모두에서 유의하게 증가되었으나 경막외마취군에서 낮았다 (그림 7-3, 7-4).[4,34]

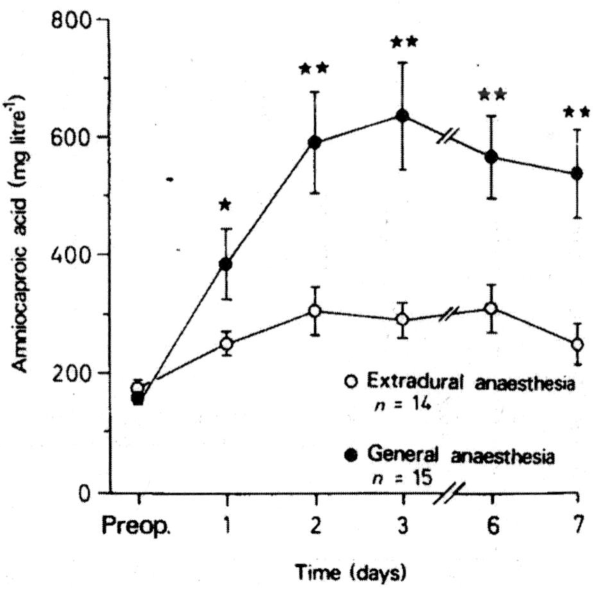

<그림 7-2> 마취 방법에 따른 혈장에서 섬유소 용해의 억제 정도. Mean±SE. *P〈0.05, **P〈0.01.

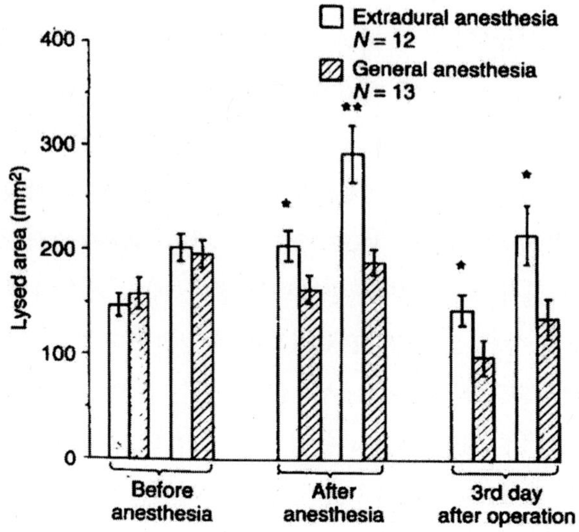

<그림 7-3> 마취방법에 따른 plasminogen activator의 농도(왼쪽 막대)와 plasminogen activator의 분비 용량(오른쪽 막대)의 비교. Mean±SE, *P〈0.05, **P〈0.01.

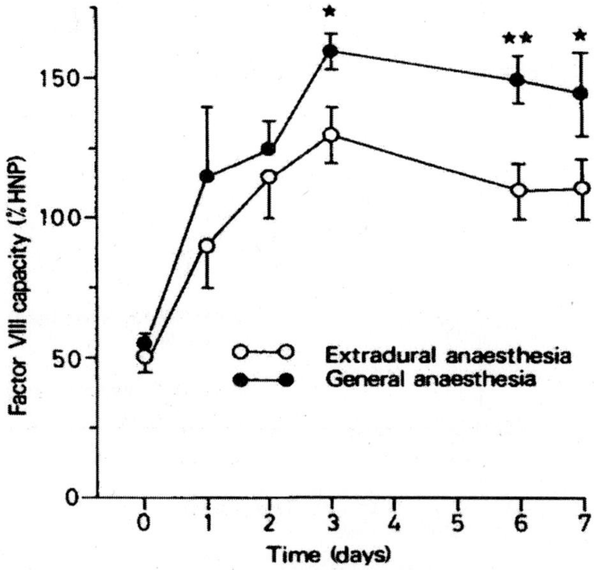

<그림7-4> 마취방법에 따른 factor ⅤⅢ 용량 변화. Mean±SE. *P〈0.05, **P〈0.01. HNP; human normal plasma.

마취 유도 직후와 수술 1일 후에 thromboelastography의 변화에 대한 분석에서도 경막외 마취에서 α와 maximum amplitude (MA) 값이 수술 후에 현저하게 저하되었으며 수술 후에 관상동맥, 심부 정맥, 이식혈관 등에서 혈전색전 합병증도 현저하게 저하되었다.[27)]

이와 같이 마취 방법에 따른 혈전색전증의 발생빈도 차이와 함께 그 외 다른 요인으로는 부위마취에서 신경 내분비 대사반응(neuroendocrine-metabolic response), 출혈량 감소, 수혈 요구량 저하 및 환자에 따른 인자들이 있다.

수술 전에 항응고제의 예방적 투여는 중추신경축 차단에서는 금기 사항이다.[8)] 특히 개인적인 차이로 인하여 소량의 헤파린을 투여한 환자에서는 더욱 주의하여야 한다.[35-38)] 수술 기간 중에 항응고제를 복용한 환자에서 부위마취의 적합성에 대한 문제는 제6장에서 기술하였다. 불행하게도 척추마취와 경막외마취의 출혈성 합병증은 치명적인 것이며, 여러 가지의 항응고제를 투여하는 경우 중추신경축 차단을 선택하기 전에 안전에 대한 증명이 필요하다.[39)] 혈전 및 출혈성 합병증과 관련하여 부위마취에 따른 위험부담과 이점을 고려하여 마취 방법의 적합성을 판단한 후에 결정하여야 한다.

종합하면 심부 정맥혈전증과 폐혈전색전의 예방 처치를 받지 않은 환자에서는 고관절 또는 슬관절 치환술에서 부위마취가 혈전색전증과 같은 합병증의 감소에 효과적일 것이라고 예측은 하지만 차이는 확인되지 않았다.

그렇다면 심방세동, 기계식 심장판막, 관상동맥 스텐트 삽입 등의 이유로 Vitamin K antagonist (VKA)인 warfarin (coumadin®) 또는 aspirin, clopidogrel (Plavix®) 등의 항혈소판제제를 복용하는 환자가 수술이나 침습적인 시술을 받기 위해서 일시적으로 복용하고 있는 항응고제를 중단해야 할 필요가 있는데, 이런 경우에 항응고제의 복용 중단으로 인한 혈전색전의 위험과 항응고제 투여로 인한 출혈의 위험 사이에서 적절한 관리가 필요하며 마취통증의학과 의사는 이에 대한 개념을 정립하고 있어야 한다.

대수술(major surgery)이나 침습이 큰 처치(invasive procedure)에서는 항응고제를 중단하는 것이 주술기 동안의 출혈위험을 줄이는 것으로 되어있고, minor surgery나 치과, 피부과, 안과 등의 procedure에서는 항응고제를 중단하는 것이 추천되지 않는다. 그렇다면 항응고제를 중단하는 중에 bridging anticoagulation이 필요한가? Bridging anticoagulation이란 Vitamin K antagonist (VKA)를 중단하는 기간에 short acting anticoagulant인 LMWH (Low Molecular Weighted Heparin)을 피하 주입하거나, UFH (UnFractionated Heparin)을 정주하는 방법이다. 항혈소판제제만을 복용하고 있는 경우라면 bridging anticoagulation은 필요하지 않다. Bridging anticoagulation에 대한 standard definition은 현재로서 정립되어있지 않은 상태이며 환자 상태와 수술이나 procedure의 종류에 따라 신중히 고려해야 한다. Thromboembolic risk에 대하여 American College of Chest Physician (ACCP)에서는 다음과 같이 구분하고 있다 (표 7-2).

표 7-2. 수술기 중에 동맥과 정맥 혈전 및 색전 형성의 단계별 위험 인자들

Risk Stratum	Indication for VKA Therapy		
	Mechanical heart valve	atrial fibrillation	VTE
High	Any mitral valve prosthesis Older (caged-ball or tilting disc) aortic valve prosthesis Recent(within 6mo) stroke or transient ischemic attack	CHADS2 score 5 or 6 Recent (within 3 mo) stroke or transient ischemic attack, Rheumatic valvular heart disease	Recent(within 3 mo) VTE Severe thrombophilia (eg, deficiency of protein C, protein S or antithrombin, antiphospholipid antibodies, or multiple abnormalities)
Moderate	Bileaflet aortic valve prosthesis and one of the following : atrial fibrillation, prior stroke or transient ischemic attack, hypertension, diabetes, congestive heart failure, age > 75 yr	CHADS2 score of 3 or 4	VTE within the past 3 to 12 mo Non severe thrombophilic conditions (eg, heterozygous factor V Leiden mutation, heterozygous factor II mutation) Recurrent VTE Active cancer (treated within 6 mo or palliative)
Low	Bileaflet aortic valve prosthesis without atrial fibrillation and no other risk factors for stroke	CHADS2 score of 0 or 2 (and no prior stroke or transient ischemic attack)	Single VTE occurred > 12 mo ago and no other risk factors

CHASD2 : Congestive heart failure Hypertension Age(>75 yr) Diabetes Stroke (prior stroke or TIA), VTE: venous thromboembolism

수술 또는 invasive procedure와 관련하여 출혈 위험을 평가하기 위한 방법은 아직 정립된 것이 없으나 출혈위험에 따른 수술종류를 분류하면 출혈위험이 높은 수술로 고관절치환술이나 슬관절치환술과 같은 주요 정형외과 수술이 포함된다. 주술기 동안의 항응고요법 관리의 요점으로는 major surgery 또는 invasive procedure가 예정되어있다면, 항응고제 효과가 최소한 또는 거의 남아있지 않게 되는 기간 동안 투여를 중단하는 것이 intraprocedural bleeding을 줄일 수 있다. 또한 수술 후 rapidly acting anticoagulant를 투여하면 bleeding risk가 증가하기 때문에 주의해야 하며, 주술기 동안 low dose anticoagulant를 투여하는 것은 venous thromboembolism을 예방하는 데는 도움이 되나 arterial thromboembolism을 예방하지는 않는다. 항응고요법을 재개하기 위하여 각 약제마다 peak effect를 나타내는 시간이 다르다. Warfarin은 2~3일, LMWH는 대략 3~5시간, aspirin은 수분, clopidogrel은 3~7일이 필요하다.

Major surgery를 받는 환자는 주술기 동안의 출혈위험을 줄이기 위해 항응고요법을 중단할 필요가 있다. 하지만 이 문제에 대해서 현재까지 randomized trial이 없고 observational study이나 retrospective study만 있는 상태로 항응고요법을 지속하는 것이 출혈위험과 명확한 인과관계는 정립되어있지 않다는 점을 주지해야 한다. 대표적인 Vitamine K antagonist인 warfarin으로 항응고요법을 시행 중인 환자에서 warfarin의 반감기는 대략 36±2시간이므로 수술기간 중에 warfarin의 잔류효과가 없다는 것을 확신하기 위해서는 5일 정도의 중단기간이 필요하다. 하지만 고령이거나 INR을 높게 유지하고 있던 환자의 경우 5일 정도의 중단기간 후에도 INR이 증가되어있는 경우가 있다. 이러한 경우에 대해서는 뒤에서 다시 설명할 것이다. Warfarin이 항응고요법에 사용되는 Vitamine K antagonist의 대표적인 약물이지만 phenprocoumon(Marcouar®, Lacoumar®) 라는 약물을 사용하는 경우도 드물게 있다. 이 약물은 반감기가 96~140시간 정도로 길어 10일 정도의 중단기간이 필요하다. 수술 후에 anticoagulation을 재개하는 경우, INR이 1.5 이상 되기 위해서는(partial anticoagulation) 대략 48시간 정도가 필요하다. 따라서 이 시간 동안 출혈의 위험은 크지 않으므로 수술 후 12±4시간(수술 당일 저녁 또는 다음날 아침)에 anticoagulation을 재개하는 것이 바람직하다.

항응고요법의 모니터링은 INR을 측정하여 수술 전 INR 값과 항응고요법의 중단시점부터 수술시점까지의 시간을 예측할 수 있다. INR은 수술 1일 전 시행하여 정상 또는 정상 범주 내를 유지하는 것을 확인해야 하고, 만약 INR이 1.5이상으로 높다면 (ex. >1.5) 1 mg의 low dose oral vitamin K를 복용하면 수술 당일 INR이 정상 또는 정상 범주 내로 떨어지고 수술 후에도 anticoagulation을 재개하는 데에 영향이 거의 없다.

기계식 심장판막, 심방세동, VTE (venous thromboembolism) 환자들에서의 위험도와 bridging anticoagulation를 평가하면 각각의 환자군에서 high/moderate/low risk group은 표 7-2에 정리되어있고, high risk는 arterial thromboembolism의 risk가 연간 10%이상, moderate risk는 연간 4~10%, low risk는 연간 4% 이하를 의미한다. 이러한 group에서 bridging anticoagulation은 의미있다고 볼 수 있다. 기계판막환자의 경우 일부 연구에 의하면 bridging anticoagulation을 적용한 경우의 thromboembolism 위험도가 그렇지 않은 경우에 비해 낮지 않다는 결과도 있지만 randomized trial을 통해 입증된 결과가 없기 때문에 임상적으로는 bridging anticoagulation을 고려해야 할 것이다. 심방세동환자에서는 bridging anticoagulation을 시행하지 않은 경우의 perioperative arterial thromboembolism의 발생률이 대략 1% 정도지만 시행한 경우에서 대략적인 위험도는 0.57%로 의미있는 차이가 있다. 이전에 venous thromboembolism의 병력으로 항응고요법을 시행중인 환자에서 bridging anticoagulation을 시행했을 때의 대략적인 위험도 0.6%지만 bridging anticoagulation을 시행하지 않은 경우의 위험도에 대한 자료가 부족하여 비교하기는 어렵다. 각각의 환자군에서 bridging anticoagulation을 therapeutic dose로 시행하느냐 low dose로 시행하느냐에 대한 문제는 두 집단 간의 차이가 있다는 데이터가 부족하기 때문에, evidence가 정립될 때 까지는 therapeutic dose를 적용하는 것이 thromboembolism의 위험한 정도를 줄일 수 있다고 생각해야 할 것이다. 결론적으로 기계판막, 심방세동, VTE 환자에서 높은 위험도에 해당하는 경우 therapeutic dose의 LMWH (SC), UFH (IV)가 도움이 된다고 할 수 있으며 UFH보다는 LMWH (SC)가 더욱 추천된다. 중등도 위험도에 해당하는 경우 역시 therapeutic dose의 LMWH (SC)로 bridging anticoagulation을 해야 한다. 낮은 위험도에 해당하는 경우에는 low dose의 LMWH (SC)로 bridging anticoagulation을 환자 상태에 따라서 선별 선택하는 것이 추천된다.

3. 마취 방법에 따른 정신과적 영향

마취와 수술이 특히 노인에서 수술 후의 정신 상태에 나쁜 영향을 주게 된다.[40] 주요 수술 후에 정신적 또는 인지력의 어려움을 호소하는 경우가 있으며, 수술 후의 의식 상태에 문제가 있다는 주장도 있다[41,42] 부위마취와 전신마취의 선택이 수술 후에 의식과 정신적인 문제에 영향을 주는가에 대한 마취통증의학과 의사들의 관심이 증가되면서 논란의 대상이 되기도 한다. 전신마취와 부위마취의 선택이 수술 후에 정신과적, 인지력, 사회적 기능에 영향을 줄 것인가의 비교에서 수술 후 정신 또는 의식 상태의 차이는 없다.[42-45]

전신마취나 척추마취로 정형외과 수술을 한 환자에서 의식이나 정신적인 차이를 확인할 수 있는 문헌은 없다. 이러한 관점에서 수술 기간 중 투약과 입원으로 인한 지남력 변화와 같은 다른 요인이 전신마취나 척추마취와 같은 마취 방법의 선택보다 더 중요하다고 할 수 있다.[46-48] Bigler 등은[49] 고관절 수술을 받는 노인환자에서 전신마취와 척추마취에 따른 정신적 장애의 차이를 발견할 수 없었다고 하였다. 특히 노인환자들에서 술후 섬망의 발생률이 증가하는 것으로 알려져 있지만 마취방법에 따른 섬망 발생의 유의한 차이는 없는 것으로 보고되고 있다.[50]

4. 마취 방법과 의료 관리

의료관리 비용에 대한 조정 압력과 함께 입원 기간의 단축에 상당한 관심이 집중되고 있다. 부위마취 또는 전신마취로 여러 가지 수술을 시행하여 입원 기간에 대한 많은 연구가 있다. 대부분의 부위마취에서 입원 기간이 짧다고 한다.[51-54]

전신마취와 경막외 통증치료를 한 경우에서 전신마취와 술후 비경구 진통제를 투여한 경우보다 기관내 삽관의 유지 시간, 중환자실 체류 시간 및 비용 등에서는 현저하게 감소하였으나 입원 기간은 차이가 없었다.[55,56]

비용은 전신마취에 비하여 부위마취에서 경쟁력이 있다. 척추마취는 경제적이며, 시간이 절약된다. 부위마취는 기본적인 소생기구를 가지고 안전하게 시행할 수 있으며, 한정된 범위 내에서 다소 많은 수의 환자를 관리할 수 있다. 의료 관리 비용과 함께 이러한 문제점들을 환자 상태, 즉 신체 상태가 중한 경우와 경한 환자로 구분하여 더욱 자세히 연구할 필요가 있다.

5. 면역반응과 마취 방법

손상 또는 수술 후에 나타난다는 면역기능의 저하는 이미 알려진 사실이다.[57] 수술 기간 중 면역반응의 이상과 감염의 관계는 특히 정형외과 환자에서 수술 후 심각한 합병증을 초래하거나 악성 종양의 전이 가능성이 있으므로 매우 중요하다. 전신마취로 고관절 치환술을 시행한 후에 흔히 임파구 감소증 또는 백혈구 증가증이 초래될 수 있다. 경막외마취에서는 이러한 반응이 완화될 수 있으며, 수술에 따른 "stress" 반응이 차단되어 면역기능이 호전된다.[58,59] 척추마취와 전신마취의 차이는 척추마취에서만 phytohemagglutinin-induced lymphocyte proliferation response가 증가된다는 것이다.[60,61] 이러한 한 가지 차이점에 대한 임상적 중요성은 의문이며 면역반응에 대한 자료들이 척추마취와 전신마취의 임상적 차이가 될 수 있는가는 확인되지 않았으며 최근 연구에서 술후 T-림프구의 기능에 마취방법에 따른 차이는 없는 것으로 보고되었다.[62]

6. 수술에 따른 내분비 대사반응과 마취 관리

수술이나 손상에 대한 생리적 반응은 "stress 반응"이라고 하는 신경학적, 체액성의 거대한 복합적인 상호작용이다. 일반적으로 이러한 반응은 유해자극으로 유발되는 구심성 신경활성(afferent neural activity)으로 시작된다. 유해자극은 prostaglandins, substance P, histamine 및 serotonin과 같은 혈관작용성 조직인자(vasoactive tissue factor)들의 농도에 의하여 부위에 따라서 영향을 받는다.[63] 또 다른 전신적인 내분비, 대사성 반응은 출혈, 패혈증, 저산소증, 산증 등과 함께 발생한다.[64] 이러한 반응은 손상에 대한 보호반응을 목적으로 하지만 stress 반응은 수술 환자의 치료에는 좋지 않다.[64]

수술에 대한 stress 반응의 특징은 adrenocorticotropic hormone (ACTH), cortisol, antidiuretic hormone (ADH), 성장 호르몬 등 이화작용 호르몬(catabolic hormone)의 증

가와 함께 동화작용 호르몬(anabolic hormone)이 감소된다. 탄수화물 대사의 변화와 함께 insulin 분비가 저하되어 과혈당증을 초래하게 된다.[65] 간성 당분해(hepatic glycogenolysis)와 당신생(gluconeogenesis)이 cortisol, epinephrine, 성장 호르몬 등 여러 가지 호르몬의 영향으로 증가되며 근육 분해와 같은 단백질의 이화작용과 지방 분해도 증가된다.

이 장에서는 stress 반응에 대한 상세한 분석보다는 수술에 대한 반응에 부위마취와 전신마취의 영향에 대하여 기술하고자 한다. 마취는 수술에 대한 stress 반응에 중요한 조절작용을 한다. 일반적으로 임상 농도에서 대부분의 정맥마취제와 흡입마취제는 수술에 따른 내분비, 대사성 반응에 상대적으로 적은 영향을 준다.[66,67] 그러나 정맥마취제 etomidate와 많은 용량의 마약성 진통제는 억제작용이 있다. Etomidate는 11-β-hydroxylase 효소에 작용하여 cortisol 합성을 억제하므로 임상 사용에 한계가 있다.[68] 마약성 약물을 이용한 마취는 수술에 따른 내분비, 대사성 stress 반응을 억제하므로 심혈관계 마취에 사용된다.[64,65,69] 그러나 수술 후에 장기간 기계 호흡이 필요할 수 있으므로 대부분의 정형외과 수술에서 사용이 제한된다.[70]

중추신경축 차단이 수술에 따른 stress 반응에 미치는 영향에 대한 연구에서 척추 또는 전신마취로 고관절 치환술을 시행한 환자에서 수술 전후의 대사성 변화에 따른 혈당과 cortisol을 측정하였다 (그림 7-5, 그림 7-6).[71-77] 수술 전의 값에서는 차이가 없었으나 혈당은 마취유도 후 다소 증가하였다. 그리고 척추마취에서는 혈당이 저하되었으나 전신마취에서는 현저하게 증가되었다. 혈장내 cortisol값은 두 군에서 수술 전후의 차이가 없었으나 수술 후 30분에 척추마취에서는 변화가 없었으나 전신마취에서는 현저하게 증가되었다.[78] 이러한 결과는 비교적 얕은 마취 깊이에서 고관절 치환술을 하게 되는 정형외과 마취에서 관심을 끌게 되었다. 신경내분비 반응(neuroendocrine response)의 억제가 필요한 광범위한 구심성 차단(afferent blockade)을 요구하는 복강내 수술과는 차이가 있다.[79,80] 전신마취에서는 glucose의 정맥투여로 고혈당과 insulin에 대한 반응 및 catecholamine의 혈중 농도가 증가되지만 척추마취에서는 변화가 없다.[65] 마취 방법의 선택은 수술 기간 중에 내분비와 대사기능에 매우 깊은 관계가 있다. 수술 후에도 통증 관리를 위한 지속적 중추신경축 차단은 내분비와 대사기능에 영향을 줄 수 있으므로 많은 연구가 필요하다.

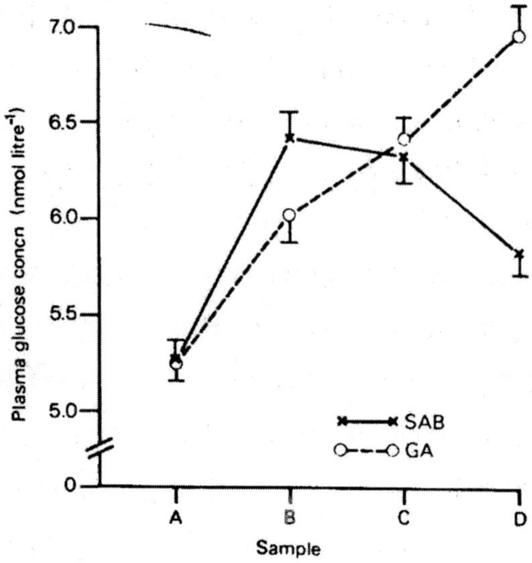

<그림 7-5> 고관절 치환술에서 마취 방법에 따른 혈중 glucose 농도 변화. SAB; 척추마취, GA; 전신마취. A; 마취 유도전, B; 수술종료직후, C; 수술 후 첫날 아침, D; 수술 후 7일.

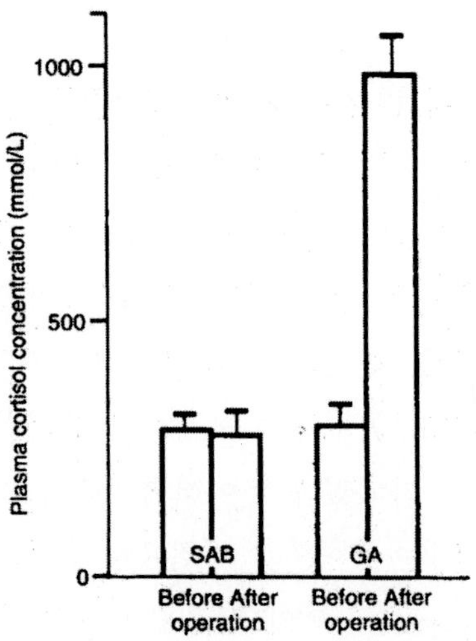

<그림 7-6> 고관절 치환술에서 마취 방법에 따른 혈장 cotisol 농도 변화. SAB; 척추마취, GA; 전신마취.

7. 폐기능과 마취

중추신경축 차단은 수술 중 폐기능을 유지 또는 호전시키므로 폐기능에 이상이 있는 경우에 부위마취를 선호한다. 또한 기관지 경련의 주요 자극 요인이 되는 기관내 삽관을 피하는 것과 전신마취에 따른 기능적 잔기량(functional residual capacity, FRC)의 감소를 줄이려는 것이다. 일반적인 개념이지만 폐기능을 기초로 한 마취 방법의 선택에서 부위마취가 전신마취보다 월등한 장점이 있다는 일부 연구에서 명료한 결론은 얻지 못하였다.[81)]

폐합병증의 예방에는 부위마취가 상당한 효과가 있다. 부위마취에 의한 수술 후 통증 관리는 비경구 마약성 진통제와 비교에서 횡격막 기능의 호전과 폐용량과 폐유량이 개선된다.[82,83)] 폐감염은 일부 연구에서 감소를 보였으나 모든 연구에서 같은 결과를 보인 것은 아니다.[84-87)]

그러나 반드시 알아야 하는 것은 상복부와 흉부 수술과 같은 상대적으로 위험도가 높은 환자에서 일차적인 폐기능이 호전된다는 것이다.[55,84,88)] 부위마취와 전신마취를 함께 시술한 일부 연구에서 수술 후 지속된 부위 진통(regional analgesia)에서 원인과 효과에 대한 분석이 어렵다고 한다. 중요한 점은 폐기능이 수술 중의 마취 방법, 수술 후 통증 관리 또는 두 가지 모두에 의한 폐기능의 호전인가하는 것이다. 현재까지 이러한 의문에 대한 답변은 없다. 정형외과 환자에서 이러한 결과의 직접 적용은 수술의 복합성, 수술 부위 및 범위와 함께 환자의 신체 상태 및 부위마취 또는 마약성 진통제 등을 이용한 마취와 진통 방법 등의 영향이 있으므로 결정에 어려움이 있다.

말초신경 차단도 호흡기능에 영향을 줄 수 있다. 사각근간 차단(interscalene block)은 일반적으로 횡격신경을 차단하며, 양측의 횡격신경이 차단된다면 호흡부전의 위험을 증가시킨다. 일측의 횡격신경 차단으로도 호흡곤란이 초래될 수 있다고 설명하여야 한다.[89)] 적절한 안정이 권고되고 드물게는 양압조절 호흡이 필요하지만 단순하게 호흡 안정에 만족하게 된다. 특히 많은 양의 국소마취제를 사용한 경우에는 Horner syndrome이 초래되기도 한다.

호흡 이상은 쇄골상 차단(supraclavicular block)의 합병증인 기흉으로도 초래된다.

기흉은 시술자의 경험에 따라서 0.5~6% 빈도로 발생되나 최근에는 초음파를 이용하여 이러한 합병증 발생률을 감소시킬 수 있다.[90,91] 대부분의 기흉은 수 시간에 걸쳐 천천히 발생하며, 수술 후에 발견하게 된다. 기흉이 심한 경우에는 흉관(chest tube)을 삽입한다. 이러한 것은 특히 입원이 필요하지 않는 외래 수술에서 문제가 되는 합병증이다. 사각근간 차단에서와 같이 쇄골상 차단에서도 호흡기능 장애를 초래하는 횡격신경 차단이 40~60%에서 발생할 수 있다.[92]

늑간 차단(intercostal block)과 흉막내 차단(intrapleural technique)은 척추수술과 같은 흉부 수술 후에 폐기능을 호전시킨다. 그러나 이러한 수기는 마약성 진통제나 국소마취제를 이용한 수술 후 경막외 진통법으로 대치되기도 한다.[93]

기도 관리가 어려운 환자에서 부위마취의 적합성은 논란이 되고 있다. 이러한 환자에서 후두경이나 기관내 삽관을 피할 수 있다면 부위마취를 권하고 있다. 그러나 기관내 삽관의 회피도 중요하지만 안전한 기도 관리와 마취가 적응이 될 수 있다는 것이다. 부위마취로 결정하였다면 주의가 최선이다. 지속적 척추마취는 국소마취제의 독성을 피할 수 있으며 수술에 필요한 최소한의 높이를 유지할 수 있다는 장점이 있다. 경막외마취나 액와 차단과 같이 많은 양의 국소마취제가 필요한 경우에는 반복된 흡인이 필요하고 점진적으로 증량하여야 한다. 수술에 적합한 차단을 유지한다는 것은 매우 중요하다. 특히 적절하게 기도 유지가 어려운 체위에서 유의하여야 한다. 부위마취와 얕은 깊이의 전신마취(예; 안정마취, monitored anesthetic care)의 동반시술을 고려하여야 하며, 이러한 방법은 기도를 안전하게 유지할 수 있다.

8. 심혈관계 기능과 마취

중추신경축 차단에서는 마취 높이에 따라서 예상할 수 있는 심혈관계 변화가 초래된다. 교감신경계 차단으로 혈관이 확장되어 전부하(preload)와 후부하(afterload) 모두가 저하된다. 이러한 전부하와 후부하의 저하는 심근의 산소요구량을 감소시키지만 심근허혈의 위험이 있는 경우에는 유의하여야 한다. 예를 들면 요추 경막외마취에서 myocardial wall motion에 이상이 있는 경우 심기능의 호전이 관찰될 수도 있으나 대부분에서 이완기혈압의 저하와 함께 myocardial wall motion의 이상을 관찰할 수 있다.[56] 특히 대동맥 협착 또는 비후성 폐쇄성 심근병증(hypertrophic obstructive cardiomyopathy) 등과 같은 고정된 심박출량을 갖는 환자에서 중추신경축 차단에 의한 전부하와 후부하의 감소는 심장의 기능장애를 초래하게 되므로 위험하다.[94]

심박수는 또 다른 심장의 산소 공급과 요구량을 결정하는 인자로서 중추신경축 차단에서 교감신경차단으로 심장촉진 신경(cardioaccelerator fiber)의 차단, 통증에 대한 신경체액성 반응의 저하, 미주신경 긴장도의 저하 등으로 감소된다. 마취 방법을 선택하기 전에 심혈관계 변화에 대한 이해와 조심스런 시술이 필요하다.

심혈관계 질환은 외과 사망율의 중요한 원인이며, 마취 방법에 따른 심근경색의 발생 빈도는 차이가 없다.[95] 심장 수술이 아닌 수술 환자에서 수술 중 심근경색의 발생과 관련된 연구에서 심근경색의 병력이 있는 환자에서 비심장 수술을 하는 경우에 적극적인 혈역학적 감시와 과감한 약리학적 처치가 발생빈도를 감소시키며 부위마취와 전신마취에 따른 차이는 없다고 한다.[96,97]

마취 방법의 차이보다는 수술의 크고 작음이 심근경색의 발생에 영향을 주게 된다.[98] 전신마취 또는 부위마취를 시행한 환자의 부정맥 빈도는 마취 방법에 따른 차이를 발견할 수 없다.[53,98] 마취 방법의 선택이 일부 환자에서는 심혈관계의 이환율에 영향을 주게 되므로 심혈관계의 변화에 대한 효과적인 처치 방법으로 척추마취 또는 전신마취를 선택하는 경우도 있다.

9. 지혈대 통증과 부위마취

지혈대 통증(tourniquet pain)은 수술을 쉽게 하고 출혈을 감소시킬 목적으로 팔과 다리에 지혈대를 사용하는 정형외과 수술에서 귀찮은 문제점이다. 지혈대를 사용하기 시작하여 45~60분 후부터 시작되는 뚜렷하지 않는 통증 또는 작열감을 호소한다. 이러한 통증은 가는 무수초신경 C섬유(unmyelinated C fiber)로 전달되며, 지혈대의 공기를 제거하면 10~15분 후에 없어진다. 안정제를 투여하면 없어지나 전신마취가 필요할 정도로 심한 경우도 있다.

통증과 같은 기전이므로 지혈대 사용에 따른 통증의 생리적 변화로 30% 이상에서 수축기와 이완기 혈압이 상승한다.[99] 흡입마취제를 이용한 전신마취에서 혈압 상승이 관찰되었으나,[100] 척추와 경막외마취에서는 없었다.[101] 중추신경축 차단은 전신마취보다 지혈대 통증과 생리적 변화를 줄일 수 있는 효과적인 방법이다.[102,103] (제 2, 9장 참조)

10. 정형외과적 수술과 마취

1) 대퇴골 골절의 정복과 사망률

대퇴골 근위부 골절은 흔한 정형외과 손상으로 노인에서 많다. 대퇴골 근위부 골절 환자의 대부분은 골다공증(osteoporosis)의 빈도가 높은 노인이다.[104,105] 특히 여자가 70~80%를 차지한다.[106] 수명이 연장되면서 더욱 증가하게 되었다. 이러한 환자의 대부분에서 다른 문제점들을 동반하고 있으며, 60%에서 ASA III 또는 IV 상태로 심한 심폐기관의 질환을 가지고 있다.[107] 대퇴골 골절 환자의 1/2에서 허혈성 심장질환이 있으며, 1/4에서 공기로 호흡할 경우 동맥혈 산소분압이 60mmHg 이하의 저산소증 병력이 있다.[44] 대퇴골 상부 골절의 고정술에서는 척추 또는 경막외마취를 선호한다. 사망율은 2.7~28%로 매우 높은데[108,109] 이는 나이의 증가와 함께 유의하게 증가되었으며, 전신마취보다 척추 또는 경막외마취를 받은 경우 폐합병증 및 사망률이 감소되었다.[105,110,111] 나이의 증가 이외에 허혈성 심질환, 울혈성 심부전, 술전의 부정맥, 미국 마취과학회 신체등급 분류의 악화 등이 사망율을 증가시킨다.[105]

2) 고관절 치환술 후 사망율

고관절 치환술이 필요한 원인 질환은 고관절의 무혈관성 괴사(avascular necrosis)와 만성 관절염이 대부분이다.[112] ASA I 또는 II가 약 80% 정도로 비교적 건강한 노인 환자로 65세 이상이 60%이다.[113,114] 척추마취 또는 경막외마취는 이러한 환자에서 선호된다. 수술에 따른 주요 문제점은 출혈, bone cement implantation syndrome 또는 색전 현상, 수술 중의 심혈관계의 안정성 등이다. 기도 관리의 어려움도 목이나 턱의 움직임이 제한되는 류마치스성 관절염이나 강직성 척추염에서 흔한 문제점이다. 이러한 환자에서 부위마취가 적절한 마취 방법으로 적응되지만 일부 환자에서는 깊은 안정 또는 부위마취 상태에서 측와위는 기도 관리에 어려움을 초래할 수 있다. 정상 기도 구조를 갖는 환자에서는 기관내 삽관과 함께 측와위를 유지하는 방법이 효과적이다. 심각하게 기도에 문제가 있는 환자에서는 각성 상태에서 굴절성 후두경에 의한 기관내 삽관으로 전신마취를 부위마취와 함께 시행하는 방법도 고려될 수 있다. 이러한 경우에서 부위마취의 장점은 출혈량의 감소, 심부 정맥혈전증과 폐혈전색전증의 이환율 저하 등이 있을 것이다. 이환율의 저하에도 불구하고 부위마취는 이러한 수술에서 사망율을 현저하게 감소시키지는 못한다.[113,114]

3) 원위 요골 골절

이 경우 전신마취에 비하여 부위마취로 고정술을 받은 경우 술후 및 3개월후 통증이 감소하였고 손목, 팔, 어깨의 기능 회복도 더 좋은 것으로 보고되고 있다.[115]

4) 요추 디스크 수술

흔히 전신마취를 주로 시행하는 수술이나 척추마취의 경우 전신마취를 한 경우보다 술 후 통증이 적고 수술전반에 걸쳐 출혈량이 적으며 혈압도 안정적으로 유지되었다고 한다.[116]

부위마취는 많은 정형외과 환자에서 효과적인 마취 방법이다. 전신마취와 비교해서 장점은 알려져 있으며 환자, 간호사, 외과 의사 등 모두에게 보편화되었다. 부위마취가 수술 후 통증 관리에서도 중요한 위치를 차지하고 있다. 마취과 영역에서 부위마취는 단독으로 또는 전신마취와 함께 시술하는 기본적인 수기이다. 내과적이거나 외과적인 문제점의 해결에 부위마취의 효과는 지속적으로 분석되어야 할 것이다. 많은 골절 환자에서 마취 관리 방법의 선택은 최선의 방법이 되어야 한다. 부위마취와 전신마취의 선택은 합리적인 논리로 결정되어야 한다. 이러한 수기는 서로 반대되지 않으며 임상 상황에 따라서 적절하게 한 가지 또는 두 가지를 함께 선택할 수 있다.

참고문헌

1. Modig J, Borg T, Karlstrom G, Maripuu E, Sahlstedt B: Thromboembolism after total hip replacement: role of epidural and general anesthesia. Anesth Analg 1983; 62: 174-80.
2. odig J, Hjelmstedt A, Sahlstedt B, Maripuu E: Comparative influences of epidural and general anaesthesia on deep venous thrombosis and pulmonary embolism after total hip replacement. Acta Chir Scand 1981; 147: 125-30.
3. Modig J, Borg T, Bagge L, Saldeen T : Role of extradural and of general anaesthesia in fibrinolysis and coagulation after total hip replacement. Br J Anaesth 1983; 55: 625-9.
4. Wille-Jorgensen P, Christensen SW, Bjerg-Nielsen A, Stadeager C, Kjaer L: Prevention of thromboembolism following elective hip surgery. The value of regional anesthesia and graded compression stockings. Clin Orthop Relat Res 1989: 163-7.
5. Keith I: Anaesthesia and blood loss in total hip replacement. Anaesthesia 1977; 32: 444-50.
6. Modig J, Malmberg P: Pulmonary and circulatory reactions during total hip replacement surgery. Acta Anaesthesiol Scand 1975; 19: 219-37.
7. Hull RD, Raskob GE, Hirsh J: Prophylaxis of venous thromboembolism. An overview. Chest 1986; 89: 374S-83S.
8. Johnson R, Green JR, Charnley J: Pulmonary embolism and its prophylaxis following the Charnley total hip replacement. Clin Orthop Relat Res 1977: 123-32.
9. Cohen SH, Ehrlich GE, Kauffman MS, Cope C: Thrombophlebitis following knee surgery. J Bone Joint Surg Am 1973; 55: 106-12.
10. Hull R, Delmore TJ, Hirsh J, Gent M, Armstrong P, Lofthouse R, MacMillan A, Blackstone I, Reed-Davis R, Detwiler RC: Effectiveness of intermittent pulsatile elastic stockings for the prevention of calf and thigh vein thrombosis in patients undergoing elective knee surgery. Thromb Res 1979; 16: 37-45.
11. McKenna R, Bachmann F, Kaushal SP, Galante JO: Thromboembolic disease in patients undergoing total knee replacement. J Bone Joint Surg Am 1976; 58: 928-32.
12. McKenna R, Galante J, Bachmann F, Wallace DL, Kaushal PS, Meredith P: Prevention of venous thromboembolism after total knee replacement by high-dose aspirin or intermittent calf and thigh compression. Br Med J 1980; 280: 514-7.
13. Stringer MD, Steadman CA, Hedges AR, Thomas EM, Morley TR, Kakkar VV: Deep vein thrombosis after elective knee surgery. An incidence study in 312 patients. J Bone Joint Surg Br 1989; 71: 492-7.
14. Stulberg BN, Insall JN, Williams GW, Ghelman B: Deep-vein thrombosis following total knee replacement. An analysis of six hundred and thirty-eight arthroplasties. J Bone Joint Surg Am 1984; 66: 194-201.
15. Coon WW: Risk factors in pulmonary embolism. Surg Gynecol Obstet 1976; 143: 385-90.

16. Schafer AI: The hypercoagulable states. Ann Intern Med 1985; 102: 814-28.
17. Sevitt S, Gallagher N: Venous thrombosis and pulmonary embolism. a clinico-pathological study in injured and burned patients. Br J Surg 1961; 48: 475-89.
18. Davis FM, Quince M, Laurenson VG: Deep vein thrombosis and anaesthetic technique in emergency hip surgery. Br Med J 1980; 281: 1528-9.
19. Thorburn J, Louden JR, Vallance R: Spinal and general anaesthesia in total hip replacement: frequency of deep vein thrombosis. Br J Anaesth 1980; 52: 1117-21.
20. Davis FM, Laurenson VG, Gillespie WJ, Wells JE, Foate J, Newman E: Deep vein thrombosis after total hip replacement. A comparison between spinal and general anaesthesia. J Bone Joint Surg Br 1989; 71: 181-5.
21. McKenzie PJ, Wishart HY, Gray I, Smith G: Effects of anaesthetic technique on deep vein thrombosis. A comparison of subarachnoid and general anaesthesia. Br J Anaesth 1985; 57: 853-7.
22. Sharrock NE, Haas SB, Hargett MJ, Urquhart B, Insall JN, Scuderi G: Effects of epidural anesthesia on the incidence of deep-vein thrombosis after total knee arthroplasty. J Bone Joint Surg Am 1991; 73: 502-6.
23. Nielsen PT, Jorgensen LN, Albrecht-Beste E, Leffers AM, Rasmussen LS : Lower thrombosis risk with epidural blockade in knee arthroplasty. Acta Orthop Scand 1990; 61: 29-31.
24. Modig J, Malmberg P, Karlstrom G: Effect of epidural versus general anaesthesia on calf blood flow. Acta Anaesthesiol Scand 1980; 24: 305-9.
25. Davis FM,Laurenson VG, Gillespie WJ, Foate J, Seagar AD: Leg blood flow during total hip replacement under spinal or general anaesthesia. Anaesth Intensive Care 1989; 17: 136-43.
26. Foate JA, Horton H, Davis FM: Lower limb blood flow during transurethral resection of the prostate under spinal or general anaesthesia. Anaesth Intensive Care 1985; 13: 383-6.
27. Tuman KJ, McCarthy RJ, March RJ, DeLaria GA, Patel RV, Ivankovich AD: Effects of epidural anesthesia and analgesia on coagulation and outcome after majorvascular surgery. Anesth Analg 1991; 73: 696-704.
28. Giddon DB, Lindhe J: In vivo quantitation of local anesthetic suppression of leukocyte adherence. Am J Pathol 1972; 68: 327-38.
29. Stewart GJ, Ritchie WG, Lynch PR: Venous endothelial damage produced by massive sticking and emigration of leukocytes. Am J Pathol 1974; 74: 507-32.
30. Luostarinen V, Evers H, Lyytikainen MT, Scheinin, Wahlen A: Antithrombotic effects of lidocaine and related compounds on laser-induced microvascular injury. Acta Anaesthesiol Scand 1981; 25: 9-11.
31. Cooke ED, Bowcock SA, Lloyd MJ, Pilcher MF: Intravenous lignocaine in prevention of deep venous thrombosis after elective hip surgery. Lancet 1977; 2: 797-9.
32. Donadoni R, Baele G, Devulder J, Rolly G: Coagulation and fibrinolytic parameters in patients undergoing total hip replacement: influence of the anaesthesia technique. Acta Anaesthesiol Scand 1989; 33: 588-92.
33. Davis FM, McDermott E, Hickton C, Wells E, Heaton DC, Laurenson VG, Gillespie WJ, Foate J: Influence of spinal and general anaesthesia on haemostasis during total hip arthroplasty. Br J Anaesth 1987; 59: 561-71.
34. Simpson PJ, Radford SG, Forster SJ, Cooper GM, Hughes AO: The fibrinolytic effects of anaesthesia. Anaesthesia 1982; 37: 3-8.

35. Gurewich V, Nunn T, Kuriakose TT, Hume M: Hemostatic effects of uniform, low-dose subcutaneous heparin in surgical patients. Arch Intern Med 1978; 138: 41-4.
36. Gallus AS, Hirsh J, Tutle RJ, Trebilcock R, O'Brien SE, Carroll JJ, Minden JH, Hudecki SM: Small subcutaneous doses of heparin in prevention of venous thrombosis. N Engl J Med 1973; 288: 545-51.
37. Colwell CW, Jr., Spiro TE, Trowbridge AA, Stephens JW, Gardiner GA, Jr., Ritter MA: Efficacy and safety of enoxaparin versus unfractionated heparin for prevention of deep venous thrombosis after elective knee arthroplasty. Enoxaparin Clinical Trial Group. Clin Orthop Relat Res 1995: 19-27.
38. Prins MH, Hirsh J: A comparison of general anesthesia and regional anesthesia as a risk factor for deep vein thrombosis following hip surgery: a critical review. Thromb Haemost 1990; 64: 497-500.
39. Owens EL, Kasten GW, Hessel EA, 2nd: Spinal subarachnoid hematoma after lumbar puncture and heparinization: a case report, review of the literature, and discussion of anesthetic implications. Anesth Analg 1986; 65: 1201-7.
40. Millar HR: Psychiatric morbidity in elderly surgical patients. Br J Psychiatry 1981; 138: 17-20.
41. Riis J, Lomholt B, Haxholdt O, Kehlet H, Valentin N, Danielsen U, Dyrberg V: Immediate and long-term mental recovery from general versus epidural anesthesia in elderly patients. Acta Anaesthesiol Scand 1983; 27: 44-9.
42. Blundell E: A psychological study of the effects of surgery on eighty-six elderly patients. Br J Soc Clin Psychol 1967; 6: 297-303.
43. Hole A, Terjesen T, Breivik H: Epidural versus general anaesthesia for total hip arthroplasty in elderly patients. Acta Anaesthesiol Scand 1980; 24: 279-87.
44. Berggren D, Gustafson Y, Eriksson B, Bucht G, Hansson LI, Reiz S, Winblad B: Postoperative confusion after anesthesia in elderly patients with femoral neck fractures. Anesth Analg 1987; 66: 497-504.
45. Nielson WR, Gelb AW, Casey JE, Penny FJ, Merchant RN, Manninen PH: Long-term cognitive and social sequelae of general versus regional anesthesia during arthroplasty in the elderly. Anesthesiology 1990; 73: 1103-9.
46. Ghoneim MM, Hinrichs JV, O'Hara MW, Mehta MP, Pathak D, Kumar V, Clark CR: Comparison of psychologic and cognitive functions after general or regional anesthesia. Anesthesiology 1988; 69: 507-15.
47. Hughes D, Bowes JB, Brown MW: Changes in memory following general or spinal anaesthesia for hip arthroplasty. Anaesthesia 1988; 43: 114-7.
48. Jones MJ, Piggott SE, Vaughan RS, Bayer AJ, Newcombe RG, Twining TC,Pathy J, Rosen M: Cognitive and functional competence after anaesthesia in patients aged over 60: controlled trial of general and regional anaesthesia for elective hip or knee replacement. BMJ 1990; 300: 1683-7.
49. Bigler D, Adelhoj B, Petring OU, Pederson NO, Busch P, Kalhke P: Mental function and morbidity after acute hip surgery during spinal and general anaesthesia. Anaesthesia 1985; 40: 672-6.
50. Rasmussen LS, Johnson T, Kuipers HM, Kristensen D, Siersma VD, Vila P, Jolles J, Papaioannou A, Abildstrom H, Silverstein JH, Bonal JA, Raeder J, Nielsen IK, Korttila K, Munoz L, Dodds C, Hanning CD, Moller JT: Does anaesthesia cause postoperative cognitive dysfunction? A randomised study of regional versus general anaesthesia in 438 elderly patients. Acta Anaesthesiol

Scand 2003; 47: 260-6.
51. Miller L, Gertel M, Fox GS, MacLean LD: Comparison of effect of narcotic and epidural analgesia on postoperative respiratory function. Am J Surg 1976; 131: 291-4.
52. Patel JM, Lanzafame RJ, Williams JS, Mullen BV, Hinshaw JR: The effect of incisional infiltration of bupivacaine hydrochloride upon pulmonary functions, atelectasis and narcotic need following elective cholecystectomy. Surg Gynecol Obstet 1983; 157: 338-40.
53. McGowan SW, Smith GF: Anaesthesia for transurethral prostatectomy. A comparison of spinal intradural analgesia with two methods of general anaesthesia. Anaesthesia 1980; 35: 847-53.
54. Crawford ED, Skinner DG: Intercostal nerve block with thoracoabdominal and flank incisions. Urology 1982; 19: 25-8.
55. Pflug AE, Murphy TM, Butler SH, Tucker GT: The effects of postoperative peridural analgesia on pulmonary therapy and pulmonary complications. Anesthesiology 1974; 41: 8-17.
56. Baron JF, Coriat P, Mundler O, Fauchet M, Bousseau D, Viars P: Left ventricular global and regional function during lumbar epidural anesthesia in patients with and without angina pectoris. Influence of volume loading. Anesthesiology 1987; 66: 621-7.
57. Walton B: Anaesthesia, surgery and immunology. Anaesthesia 1978; 33: 322-48.
58. Rem J, Brandt MR, Kehlet H: Prevention of postoperative lymphopenia and granulocytosis by epidural analgesia. Lancet 1980; 1: 283-4.
59. Meakins JL, Pietsch JB, Bubenick O, Kelly R, Rode H, Gordon J, MacLean LD: Delayed hypersensitivity: indicator of acquired failure of host defenses in sepsis and trauma. Ann Surg 1977; 186: 241-50.
60. Jakobsen BW, Pedersen J, Egeberg BB: Postoperative lymphocytopenia and leucocytosis after epidural and general anaesthesia. Acta Anaesthesiol Scand 1986; 30: 668-71.
61. Salo M, Nissila M: Cell-mediated and humoral immune responses to total hip replacement under spinal or general anaesthesia. Acta Anaesthesiol Scand 1990; 34: 241-8.
62. Conrick-Martin I, Kell MR, Buggy DJ: Meta-analysis of the effect of central neuraxial regional anesthesia compared with general anesthesia on postoperative natural killer T lymphocyte function. J Clin Anesth 2012; 24: 3-7.
63. Yaksh TL, Hammond DL: Peripheral and central substrates involved in the rostrad transmission of nociceptive information. Pain 1982; 13: 1-85.
64. Kehlet H, Schulze. S,: Modification of the general response to injury-Pharnracological and clinical aspects.The Scientific Basis of Care of the Critically Ill. Manchester University Press, Manchester, UK, 1986 .
65. Halter JB, Pflug AE: Relationship of impaired insulin secretion during surgical stress to anesthesia and catecholamine release. J Clin Endocrinol Metab 1980; 51: 1093-8.
66. Kehlet H: The stress response to surgery: release mechanisms and the modifying effect of pain relief. Acta Chir Scand Suppl 1989; 550: 22-8.
67. Kehlet H: The modifying effect of anesthetic technique on the metabolic and endocrine responses to anesthesia and surgery. Acta Anaesthesiol Belg 1988; 39: 143-6.
68. Longnecker DE: Stress free: to be or not to be? Anesthesiology 1984; 61: 643-4.
69. Bovill JG, Sebel PS, Stanley TH: Opioid analgesics in anesthesia: with special reference to their use in cardiovascular anesthesia. Anesthesiology 1984; 61: 731-55.
70. Blunnie WP, McIlroy PD, Merrett JD, Dundee JW: Cardiovascular and biochemical evidence of

stress during major surgery associated with different techniques of anaesthesia. Br J Anaesth 1983; 55: 611-8.

71. Halter JB, Pflug AE: Effect of sympathetic blockade by spinal anesthesia on pancreatic islet function in man. Am J Physiol 1980; 239: E150-5.
72. Jensen CH, Berthelsen P, Kuhl C, Kehlet H: Effect of epidural analgesia on glucose tolerance during surgery. Acta Anaesthesiol Scand 1980; 24: 472-4.
73. Newsome HH, Rose JC: The response of human adrenocorticotrophic hormone and growth hormone to surgical stress. J Clin Endocrinol Metab 1971; 33: 481-7.
74. Pflug AE, Halter JB: Effect of spinal anesthesia on adrenergic tone and the neuroendocrine responses to surgical stress in humans. Anesthesiology 1981; 55: 120-6.
75. Stevens RA, Artuso JD, Kao TC, Bray JG, Spitzer L, Louwsma DL: Changes in human plasma catecholamine concentrations during epidural anesthesia depend on the level of block. Anesthesiology 1991; 74: 1029-34.
76. Kehlet H, Brandt MR, Hansen AP, Alberti KG: Effect of epidural analgesia on metabolic profiles during and after surgery. Br J Surg 1979; 66: 543-6.
77. Brandt M, Kehlet H, Binder C, Hagen C, McNeilly AS: Effect of epidural analgesia on the glycoregulatory endocrine response to surgery. Clin Endocrinol (Oxf) 1976; 5: 107-14.
78. Davis FM, Laurenson VG, Lewis J, Wells JE, Gillespie WJ: Metabolic response to total hip arthroplasty under hypobaric subarachnoid or generalanaesthesia. Br J Anaesth 1987; 59: 725-9.
79. Brandt MR, Fernades A, Mordhorst R, Kehlet H: Epidural analgesia improves postoperative nitrogen balance. Br Med J 1978; 1: 1106-8.
80. Engquist A, Brandt MR, Fernandes A, Kehlet H: The blocking effect ofepidural analgesia on the adrenocortical and hyperglycemic responses to surgery. Acta Anaesthesiol Scand 1977; 21: 330-5.
81. McKenzie PJ, Wishart HY, Dewar KM, Gray I, Smith G: Comparison of the effects of spinal anaesthesia and general anaesthesia on postoperative oxygenation and perioperative mortality. Br J Anaesth 1980; 52: 49-54.
82. Manikian B, Cantineau JP, Bertrand M, Kieffer E, Sartene R, Viars P: Improvement of diaphragmatic function by a thoracic extradural block after upper abdominal surgery. Anesthesiology 1988; 68: 379-86.
83. Dureuil B, Viires N, Cantineau JP, Aubier M, Desmonts JM: Diaphragmatic contractility after upper abdominal surgery. J Appl Physiol 1986; 61: 1775-80.
84. Yeager MP, Glass DD, Neff RK, Brinck-Johnsen T: Epidural anesthesia and analgesia in high-risk surgical patients. Anesthesiology 1987; 66: 729-36.
85. Cuschieri RJ, Morran CG, Howie JC, McArdle CS: Postoperative pain and pulmonary complications: comparison of three analgesic regimens. Br J Surg 1985; 72: 495-8.
86. Hjortso NC, Neumann P, Frosig F, Andersen T, Lindhard A, Rogon E, Kehlet H: A controlled study on the effect of epidural analgesia with local anaesthetics and morphine on morbidity after abdominal surgery. Acta Anaesthesiol Scand 1985; 29: 790-6.
87. Jayr C, Mollie A, Bourgain JL, Alarcon J, Masselot J, Lasser P, Denjean A, Truffa-Bachi J, Henry-Amar M: Postoperative pulmonary complications: general anesthesia with postoperative parenteral morphine compared with epidural analgesia. Surgery 1988; 104: 57-63 .
88. Cook PT, Davies MJ, Cronin KD, Moran P: A prospective randomised trial comparing spinal anaesthesia using hyperbaric cinchocaine with general anaesthesia for lower limb vascular surgery.

Anaesth Intensive Care 1986; 14: 373-80.
89. Kumar A, Battit GE, Froese AB, Long MC: Bilateral cervical and thoracic epidural blockade complicating interscalene brachial plexus block: report of two cases. Anesthesiology 1971; 35: 650-2.
90. O'Sullivan O, O'Donnell BD, Iohom G, Shorten GD: Simulation of ultrasound -guided regional anesthesia: are we there yet? Reg Anesth Pain Med 2012; 37: 461.
91. Benhamou D, Ripart J: Ultrasound-guided ophthalmic regional anesthesia: is it useful to see in the dark? Reg Anesth Pain Med 2012; 37: 369-71.
92. LD B: Bridenbaugh LD The upper extremity : somatic blockade p.387 In Cousins MJ, Bridenbaugh PO (eds) : Neural Blockade. 2nd Ed. JB Lippincott, Philadelphia, 1988.
93. Seltzer JL, Larijani GE, Goldberg ME, Marr AT: Intrapleural bupivacaine--a kinetic and dynamic evaluation. Anesthesiology 1987; 67: 798-800.
94. Shoemaker WC, Appel PL, Kram HB, Waxman K, Lee TS: Prospective trial of supranormal values of survivors as therapeutic goals in high-risk surgical patients. Chest 1988; 94: 1176-86.
95. Rao TL, Jacobs KH, El-Etr AA: Reinfarction following anesthesia in patients with myocardial infarction. Anesthesiology 1983; 59: 499-505.
96. Tarhan S, Moffitt EA, Taylor WF, Giuliani ER: Myocardial infarction after general anesthesia. Anesth Analg 1977; 56: 455-61.
97. Backer CL, Tinker JH, Robertson DM, Vlietstra RE: Myocardial reinfarction following local anesthesia for ophthalmic surgery. Anesth Analg 1980; 59: 257-62.
98. Goldman L, Caldera DL, Southwick FS, Nussbaum SR, Murray B, O'Malley TA, Goroll AH, Caplan CH, Nolan J, Burke DS, Krogstad D, Carabello B, Slater EE: Cardiac risk factors and complications in non-cardiac surgery. Medicine (Baltimore) 1978; 57: 357-70.
99. Valli H, Rosenberg PH: Effects of three anaesthesia methods on haemodynamic responses connected with the use of thigh tourniquet in orthopaedic patients. Acta Anaesthesiol Scand 1985; 29: 142-7.
100. Magnusson L, Rebagliati M, Buchser E: [Elevation of arterial pressure during surgery with a pneumatic tourniquet: an independent action ofrenin?]. Can J Anaesth 1993; 40: 596-600.
101. Jensen JS, Tondevold E: Mortality after hip fractures. Acta Orthop Scand 1979; 50: 161-7.
102. Jensen GF: Osteoporosis of the slender smoker revisited by epidemiologic approach. Eur J Clin Invest 1986; 16: 239-42.
103. Cummings SR, Kelsey JL, Nevitt MC, O'Dowd KJ: Epidemiology of osteoporosis and osteoporotic fractures. Epidemiol Rev 1985 7: 178-208.
104. Davis FM, Woolner DF, Frampton C, Wilkinson A, Grant A, Harrison RT, Roberts MT, Thadaka R: Prospective, multi-centre trial of mortality following general or spinal anaesthesia for hip fracture surgery in the elderly. Br J Anaesth 1987 59: 1080-8.
105. McLaren AD, Stockwell MC, Reid VT: Anaesthetic techniques for surgical correction of fractured neck of femur. A comparative study of spinal and general anaesthesia in the elderly. Anaesthesia 1978; 33: 10-4.
106. Goucke CR: Mortality following surgery for fractures of the neck of femur. Anaesthesia 1985; 40: 578-83.
107. Valentin N, Lomholt B, Jensen JS, Hejgaard N, Kreiner S: Spinal or general anaesthesia for surgery of the fractured hip? A prospective study of mortality in 578 patients. Br J Anaesth

1986; 58: 284-91.
108. Davis FM, Laurenson VG: Spinal anaesthesia or general anaesthesia for emergency hip surgery in elderly patients. Anaesth Intensive Care 1981; 9: 352-8.
109. McKenzie PJ, Wishart HY, Smith G: Long-term outcome after repair of fractured neck of femur. Comparison of subarachnoid and general anaesthesia. Br J Anaesth 1984; 56: 581-5.
110. Koide M, Pilon RN, Vandam LD, Lowell JD: Anesthetic experience with total hip replacement. Clin Orthop Relat Res 1974: 78-85.
111. Neuman MD, Silber JH, Elkassabany NM, Ludwig JM, Fleisher LA: Comparative effectiveness of regional versus general anesthesia for hip fracture surgery in adults. Anesthesiology 2012; 117: 72-92.
112. Soreide O, Molster A, Raugstad TS: Internal fixation versus primary prosthetic replacement in acute femoral neck fractures: a prospective, randomized clinical study. Br J Surg 1979; 66: 56-60.
113. Attari MA, Mirhosseini SA, Honarmand A, Safavi MR: Spinal anesthesia versus general anesthesia for elective lumbar spine surgery: A randomized clinical trial. J Res Med Sci 2011; 16: 524-9.
114. D W: Complications, In Raj PP (ed) : Clinical practice of Regional Anesthesia. 2nd Ed. Churchill Livingstone, New York, 1991 p. 511.
115. Covert CR, Fox GS: Anaesthesia for hip surgery in the elderly. Can J Anaesth 1989; 36: 311-9.
116. Egol KA, Soojian MG, Walsh M, Katz J, Rosenberg AD, Paksima N: Regional Anesthesia Improves Outcome After Distal Radius Fracture Fixation Over General Anesthesia. J Orthop Trauma 2012; 26: 545-9.

| 제8장 |

말초신경차단

말초신경 차단법은 정형외과 수술에서 특히 많이 적용되고 있고, 사지에 국한된 수술에 효과적인 마취방법으로 선택될 수 있다. 금기증은 거의 없고, 합병증도 숙달된 수기로 주의하여 적용한다면 매우 드물게 발생하며, 주요 장기에 영향 없이 탁월한 마취와 수술 후 진통효과가 있다.

말초신경 차단법의 수기는 부위마취 역사의 가장 초기에서부터 시작한다. Halstead와 Hal과 같은 미국의 외과 의사들은 1980년대 후반에 여러 곳의 말초부위 즉 척골신경, 근피신경, 활차상신경(supratrochlear nerve), 안와하신경(infraorbital nerve) 등에 cocaine을 주사하여 수술을 위한 마취를 실행하였다.[1,2] 혈류를 차단하기 위하여 지혈대를 사용하면 마취작용도 연장시킬 수 있다는 것을 1885년 Corning이 보고하였고, 1903년 Braun은 지혈대와 비슷한 목적인 화학적 지혈대(chemical tourniquet)로 epinephrine 사용을 보고하였다. Braun은 여러 가지의 부위마취에 대하여 설명한 국소마취 교과서인 그의 저서에서 "conduction anesthesia" 라는 말을 소개하였다.[3]

부위마취의 초기 역사에서는 일차적으로 외과 의사가 관계하였으나 특수분야인 마취 통증의학회에서는 임상적용과 함께 국소마취제의 약리학적인 발전을 유도하였다. 이러한 발전은 마취기록의 소개에 의한 것으로, 척수강 내 cocaine 효과를 수술 중 기록으로 남긴 Sydney Ormand Goldman의 공로이다. 프랑스 마취통증의학과 의사 Gaston Labat는 그의 이름이 새겨진 부위마취 교과서 저자로 또 다른 선구자이다.

말초신경 차단법은 모든 연령에 적용할 수 있으며 특히 여러 장기에 질환이 동반되어 전신마취에 따른 합병증 위험이 증가되는 경우에서도 가능하다. 일반적으로 정형외과 의사들은 신경차단의 장점을 잘 알고 있으며, 환자도 역시 마취방법에 대하여 잘 알고 있어서 마취관리와 종류에 대한 상대적인 장점을 의논할 수 있다. 수술 후 진통작용이라는 추가적인 장점과 특히 외래환자에서 지속적으로 유지할 수 있는 것은 마취통증의학과 의사가 말초신경 차단을 시행하는 것을 더욱 선호하게 한다. 사용할 수 있는 약제, 새로운 수기, 대체방법 등에 친숙하고 부작용과 합병증을 잘 이해하는 것은 정형외과 환자의 마취관리에서 적절한 마취를 수행할 수 있도록 한다.

1. 상지의 신경차단법(Upper Extremity Blocks)

상지의 말초신경 차단법은 정형외과 수술을 위한 주요 마취방법 중의 하나이다. 성공적인 상지의 신경차단을 하기 위하여 척추간공(intervertebral foramina)에서 기원하여 손에서 마지막 말초신경으로서 지배하기까지의 상완신경총의 광범위한 해부학적 지식을 이해하여야 한다. 상세한 해부학적 지식은 마취통증의학과 의사가 광범위한 수술 술기를 위한 적절한 방법을 선택할 수 있게 하며, 마취를 보조하며 불충분한 차단을 줄일 수 있다. 또 다른 중요한 것은 상지에서 말초신경차단에 사용하는 국소마취제의 부작용과 합병증에 대한 지식이다. 수술기간과 마찬가지로 신경차단을 하는 중에도 적절한 안정제를 투여하는 것도 중요하다.

1) 해부학적 구조

상완신경총은 5-8번 경추신경 (C5-8), 1번 흉추신경 (T1) 과 드물게 4번 경추(C4)와 2번 흉추신경(T2)이 함께 구성된 척수의 앞일차가지(anterior primary rami)로부터 기원하며, 척추간공을 지나서 앞과 아래쪽으로 전과 중간 사각근(anterior, middle scalene muscle) 사이에 위치한다. 횡격막신경(phrenic nerve)과는 앞사각근 부위에서 서로 교차하게 되어 사각근간법으로 차단을 할 경우 영향을 받기 쉽다. 앞사각근은 경추의 앞융기(anterior tubercle)에서 시작하여 후하방을 지나 첫번째 늑골의 사각융기에 붙게된다. 중간사각근은 경추의 뒤융기(posterior tubercle)에서 시작하여 쇄골하홈(subclavian groove)내에서 두 개의 사각근 사이를 지나는 쇄골하동맥의 후방으로 첫번째 늑골에 붙는다. 두 개의 앞과 중간사각근은 목 높이에서 근막초(fascial sheath)내에서 상완신경총을 외측으로 싸고 있는 척추전근막(prevertebral fascia)으로 싸여있다.

상완신경총을 만드는 신경근(nerve root)은 사각근 사이를 지나면서 위(C5-6), 중간(C7)과 아래(C8-T1)로 3개의 줄기(trunk)를 형성한다. 줄기는 사각근간홈(interscalene groove)을 지나서 첫 번째 늑골을 따라서 쇄골하동맥의 cephaloposterior에 위치한다. Cephaloposterior 방향은 부정확한 비교이지만 일반적으로 상완신경총의 줄기는 첫 번째 늑골을 따라서 수평으로 놓여지게 표시한다. 늑골의 외측 끝부분에서 각 줄기는 앞과 뒤 분할(division)을 형성하여 쇄골의 중간부위 아래를 지나 액와부로 들어간다. 액와부에서는 분할들은 내측, 외측, 후방 삭(索, cord)을 만들며, 액와동맥의 두 번째 부분과 위치관계를 갖는다. 내측 삭은 아래줄기의 앞 분할의 연속이며, 외측 삭은 위와 중간 줄기의 앞 분할에서 기원하였으며, 세줄기에서 기원한 아래 분할은 후방삭을 형성한다.

상완신경총을 만드는 3개의 삭은 소흉근(pectoralis minor)의 외측에서 상지의 말초신경으로 분리된다. 내측삭은 척골, 내전주(medial antecubital), 내측상완피부(medial brachial cutaneous)와 정중신경(median nerve)의 내측부분을 구성한다. 외측삭은 정중신경의 외측부분과 근피신경을, 후방삭은 액와와 요골신경을 구성한다.(그림 8-1)

그 외 몇 개의 신경이 상완신경총의 뿌리에서 분지되어 주위 조직을 지배한다. 이러한 신경들은 마름모근(rhomboid muscle(C5)), 쇄골하근(subclavian muscle(C5-6)), 전거근 (serratus anterior muscle, C5-7))을 지배하는 운동신경이다. 견갑상신경(suprascapular nerve(C5-6))은 어깨 관절에서 감각신경을 구성하며, 견갑골의 후반부를 지배한다. 이러한 신경들은 상완신경총의 사각근간 접근법으로 차단되지만 조금만 아래쪽으로 이동하여도 차단되지 않는다. 경추신경근 부위와 상지의 말초신경 감각지배는 그림 8-2와 같다.

안전하고 합리적으로 부위마취를 하기 위하여 주위 연부조직 구조를 잘 알고 시술하여야 한다. 상완신경총의 앞과 중간 사간근 사이 경로는 쇄골하동맥의 두 번째와 세 번째 부분의 위와 뒤에 위치한다. 늑막의 천정부위는 아래쪽 줄기의 전내측에 있다. 초음파 유도 하에 차단을 시행하였을 경우 해부학적 구조에 따라서 다양한 위치에서 접근이 가능하다.[2)]

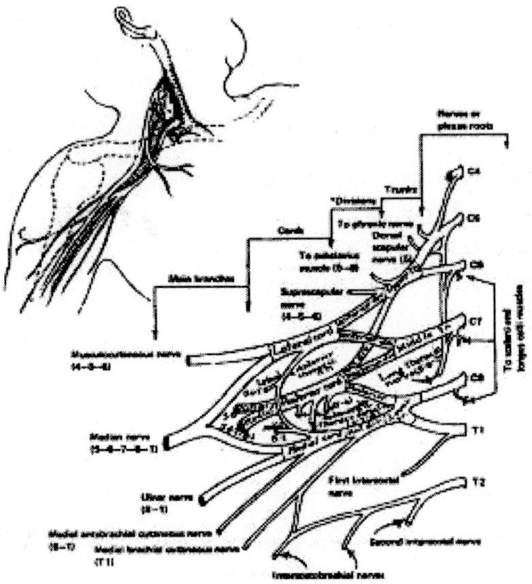

<그림 8-1> 상완신경총의 신경근(root), 체간(trunk), 분할(division), 삭(cord)과 가지(branch).

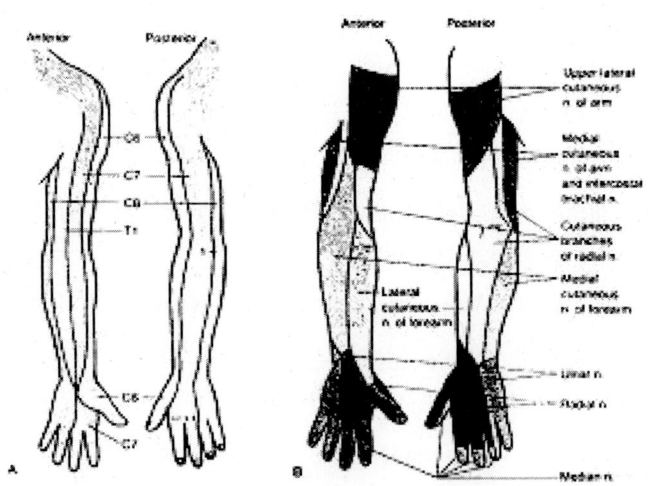

<그림 8-2> (A) 경추 신경의 분포도. (B) 말초신경의 분포도.

2) 상완신경총차단(Brachial Plexus Block)

(1) 시각근간차단법(Interscalene Block)

① 임상적용. 상완신경총을 사각근간으로 접근하는 방법은 경추부 신경총의 차단이 필요한 어깨수술에서 가장 좋은 방법이다. 이 방법은 전완과 손부위 수술에서도 이용될 수 있으나 아래줄기(C8-T1) 차단이 완전하지 못하므로 분포부위의 충분한 마취를 위하여 척골신경의 추가 차단이 필요할 수 있다. 이 방법은 필요한 해부학적 지표가 쉽게 촉지되고 팔이 어떠한 체위에 있더라도 쉽게 할 수 있으며, 상지에 손상이 있거나 다른 통증이 있는 경우에 효과적이다.[4] 신경자극기 또는 감각이상을 유도하는 방법이 국소마취제를 적절하게 주입할 장소를 결정하는 데에 선호된다. 늑막의 천정부위와 거리가 있으므로 주사기가 정확하게 C5 또는 C6 위치에서 한다면 기흉의 위험은 낮다.

어깨 수술 후의 통증관리에 이상적인 방법이며, 수술하기 전에 시술하지만 전신마취에서 회복된 후 회복실에서 시행 할 수도 있다. 후자는 상완신경총에 신경학적 손상의 위험이 있는 견관절 성형술과 같은 수술에서 효과적이다. 이러한 경우에는 시술하기 전에 수술에 의한 신경손상이 없다는 것을 확인 후에 시행하여야 한다.

② 부작용과 합병증. 신경손상과 신경염은 주사바늘에 의한 손상 또는 약리학적 독성에 의하여 일어날 수 있으나 드물게 발생할 뿐만 아니라 대부분 저절로 회복된다. 국소마취제 독성은 혈관 내 투여로 발생하므로 조심스런 흡인과 점차 증량하는 것으로 예방할 수 있다. 경련은 이러한 합병증에 이차적으로 발생하는 것으로 주위 근육의 움직임으로 새로이 수술한 회전근개(rotator cuff)가 파손될 수 있으므로 발생하지 않도록 특히 주의하여야 한다.

횡격막신경의 차단은 사각근간 차단의 100%에서 발생되며, 원인은 해부학적으로 앞사각근의 앞면에 위치하기 때문일 것이다.[5] 이것은 중요한 증상은 아니지만 환자가 호흡의 어려움을 호소할 수 있다. 기흉은 매우 드물지만 신경차단 후에 호흡곤란이 있을 경우에는 주의하여야 한다. 호흡기능에 문제가 있는 환자에서는 증상이 심할 수 있으며, 호흡부전에 대한 관찰이 필요하다. 대부분의 환자에서 앉은 자세에서는 호흡이 유지된다. 양측의 사각근간 차단은 금기이다.

미주신경, 반회후두신경과 경추교감신경이 차단된 경우에도 증상이 심각하지는 않다. 그러나 환자가 관련된 증상을 호소할 경우에는 재평가가 필요하다. 경막외와 척수강내 주입이 사각근간 차단 후에 발생할 수 있으므로 예방이 중요하다.

③ 수기. 환자는 앙와위를 하고, 머리는 차단을 하는 반대쪽을 향하도록 한다. 흉쇄유돌근 (Sternocleidomastoid muscle)의 외측단을 촉지하여 표시한다. 확인은 잠깐 환자의 머리를 조금 들게 하여 쉽게 할 수 있다. 사각근간 홈은 근육의 외측 가장자리에서 손가락을 돌려보면 앞사각근의 배부(belly)위에서 촉지된다. 야윈 환자에서는 사각근은 보조호흡근으로 심호흡을 할 경우 눈으로 확인할 수 있다. 윤상연골에서 외측으로 선을 그려서 사각근간 골의 수직선과 만나는 점이 C6 횡돌기와 같은 높이이다. 가끔 외경정맥이 같은 높이에서 지나가지만 해부학적 지표는 되지 못한다.

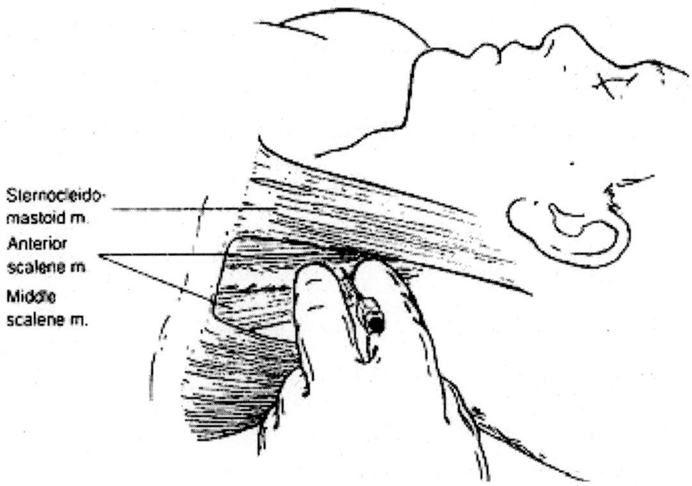

<그림 8-3> 사각근간 차단법. 손가락으로 사각근간구를촉지하여 주사바늘은 아래쪽으로 약간 후방으로 삽입한다.

짧은 단면을 갖는 22G, 4 cm 주사바늘로 피부와 45° 각으로 아래쪽 약간 후방으로 향하여 삽입한다.(그림 8-3) 주사바늘은 감각이상이 있을 때까지 진행시키거나, 신경자극기를 사용한다면 전완부나 상완부에서 운동반응을 관찰할 수 있다. 상완

신경총은 사각근간 부위에서는 일반적으로 피부에 가깝게 위치한다(1~2cm 정도의 깊이). 둔한 주사바늘을 사용할 경우에는 척추전근막을 지나가면서 "click"을 느낄 수 있다.

초음파를 사용하는 경우 사각근 영역에서 short-axis로 transducer를 대면 앞사각근과 중간 사각근의 확인이 가능하며, 이 두 근육 사이에서 경추 5번과 6번 높이에서는 위줄기(upper trunk)가, 경추 7번 높이에서는 중간 줄기(middle trunk)가 쉽게 확인된다. 신경은 과메아리성(과에코성, hyperechoic)의 지방층 안에 저메아리성(저에코성, hypoechoic)의 점들이 있는 형태로 관찰된다. 이 경우 더 바깥쪽에 위치하는 것이 위 줄기가 된다. (그림 8-4)[1,2]

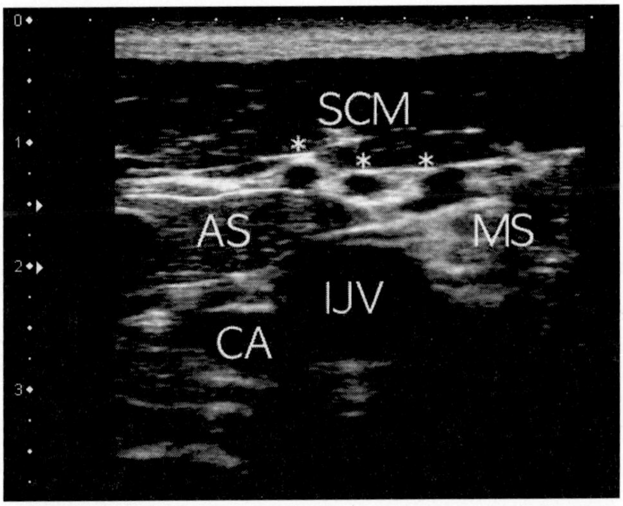

<그림 8-4> 상완신경총 차단에서 사각근간 접근법. AS : anterior scalene muscle, MS : middle scalene muscle, SCM : sternocleidomastoid muscle, CA : carotid artery, IJV : internal jugular vein. AS와 MS 사이로 주행하는 hypoechoic한 구조물(*)이 brachial plexus이다.

정확한 위치를 확인한 후에 고정시키고 흡인하여 혈관내 주사를 확인한 후에 국소마취제를 주입한다. 주사바늘과 주사기 사이에 적절한 길이의 잘 휘어지는 정맥주사 튜브를 사용하면 투여 중에 움직임을 줄일 수 있다. 국소마취제(10~40 ml)는 자주 흡인하여 확인하면서 차츰 증가하며 투여한다. 방사선 염료를 사용하여 조사한 결과 40ml를 주입하면 상완과 경추신경총에 완전한 마취를 시행할 수 있으

며[6], 더 많은 양을 주입하면 하부줄기도 차단될 수 있다.[7] 국소마취제가 아래쪽으로 전파되는 것은 투여장소의 윗부위에서 손가락으로 압력을 가하거나 시술 중 또는 후에 머리를 위로 하여 촉진할 수 있다. 최근 초음파의 적용에 따라 더 적은 국소마취제로 충분한 마취 효과를 얻을 수 있으며, 더 빠른 작용 발현과 높은 성공률을 얻을 수 있다.[3,5,6] 여러 가지 국소마취제 모두 사각근간 차단에 적당하며, 국소마취제의 선택은 주어진 상태에 따라서 마취 시간과 강도를 고려하여 선택한다.

(2) 쇄골상 차단(Supraclavicular Block)

① 임상적용: 상완신경총의 줄기는 첫번째 늑골 높이에서 밀집 배열을 하고 있으므로 쇄골상 차단은 매우 효과적이며, 적절하게 투여된다면 상대적으로 적은 용량의 국소마취제로 빠르고 확실한 신경차단을 얻을 수 있다. 기술적으로 배우고 가르치는 것이 가장 어려운 방법으로 경험있는 마취통증의학과 의사의 시술을 관찰하는 것이 가장 효과적인 방법이다. 쇄골상 차단은 팔꿈치, 상완, 손 등의 수술에서 효과적인 마취방법이다.

② 부작용과 합병증: 주요 합병증은 주로 수술 후에 발견되는 기흉이다. 증상이 지연되어 나타나므로 일상 흉부 X-ray검사가 적용이 되지 않는다. 발병률은 0.5~6%로 협조가 되지 않거나 호흡기능에 장애가 있는 환자에서는 권장되지 않는다.

횡격막신경(50~60%), 반회후두신경, 경추교감신경 등의 차단은 경미하고 드문 합병증이다. 신경손상은 드물고 대부분 일시적이다. 예비검사 용량(test dose) 투여, 흡인, 점진적으로 증량 등 조심스런 수기로 혈관내 투여는 대부분 예방할 수 있다.

③ 수기: 첫번째 늑골 높이에서 3개의 줄기가 쇄골하동맥의 후상방으로 밀집 배열되어 있으므로 야윈 사람에서는 촉지할 수 있다. 팔은 환자 쪽으로 붙이고 상완신경총은 쇄골의 중앙에서 하방으로 위치한다. 첫번째 늑골은 전후방으로 짧고 납작하고 넓어서, 주사바늘이 늑막의 천정에 닿는 것을 막아주는 역할을 한다.

환자는 앙와위에서 머리는 반대쪽으로 돌리고 팔은 몸에 붙여서 무릎 쪽으로 내려 뻗는다. 쇄골의 중심을 표시하고 흉쇄유돌근 외측 끝을 확인하여 사각근간골을 손가락으로 촉지하여 앞사각근의 후방 가장자리를 확인 한다. 사각근간골의 가운데와 쇄골에서 뒤로 1.5~2.0cm되는 부위이다. 가능하면 쇄골하동맥을 촉지하고 정확하게 주사바늘이 위치하였는가를 확인한다.

마취통증의학과 의사는 환자의 머리를 보고 옆에 서서 차단을 시도한다. 주사바늘 끝의 단면이 짧은 22G, 길이 4 cm를 하방으로 하여 약간 내후방으로 감각이상이 나타나거나 첫 번째 늑골이 닿을 때까지 삽입한다. 주사바늘은 피부 평면과 직각으로 환자의 귀를 잇는 선과 평행으로 한다. 감각이상을 느끼기 전에 첫번째 늑골에 닿는다면 주사바늘을 앞쪽으로 움직여서 후방을 향하여 늑골을 따라서 감각이상을 느끼거나 쇄골하동맥에 닿을 때까지 삽입한다 (그림 8-5). 동맥이 촉지된다면 주사바늘은 다시 방향을 후외측으로 향하여 감각 이상을 느끼는 부위를 찾는다. 신경자극기를 사용하는 방법이 정확하고 효과적이다.

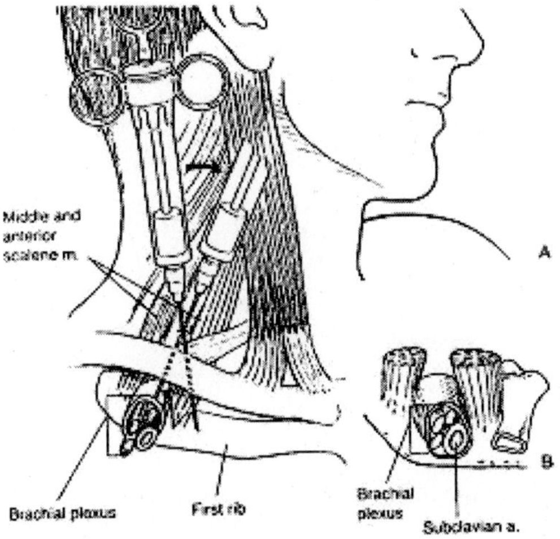

<그림 8-5> (A) 쇄골상 차단법. 주사바늘을 신경총에 접근할 때까지 첫 번째 갈비뼈 상부에서 전방과 후방으로 움직이며 찾는다. (B) 첫 번째 갈비뼈 위에 3개의 체간이 위치한다.

첫 번째 늑골은 대부분 3~4 cm 깊이에서 주사바늘과 만나게 된다. 그러나 비만 환자에서는 더 깊고 혈종과 국소마취제 주입에 의한 염좌가 발생하기도 한다.

plumb-bob 접근법이 전통적인 쇄골상 차단법의 변형된 수기로 권장되고 있다.[8] 장점으로는 이론적으로 기흉의 발생이 적고 쉽게 시행할 수 있다고 한다. 주사바늘은 쇄골과 흉쇄유돌근의 외측단 사이에서 삽입한다 (그림 8-6).

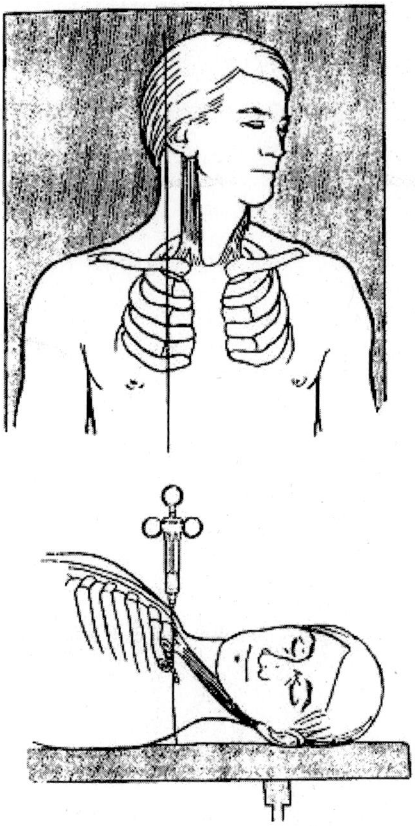

<그림 8-6> 쇄골상차단법에서 Plumb-bob 접근법.

초음파를 이용하는 경우 쇄골의 위쪽에 probe를 비스듬히 대면 그림에서와 같이 대부분 쇄골하동맥 외측으로 둥근 저메아리성의 fascicle들이 관찰된다. 이 구조물들보다 더 깊게 첫번째 늑골과 폐의 흉막이 밝은 과다메아리성의 interface를 보인다. 도플러를 사용하면 쇄골하동맥을 확인하는데 도움이 된다 (그림 8-7).[1,2]

(3) 액와차단법(Axillary Block)

① 임상적용: 모든 상완신경총 차단법 중에서 쉽고 확실하게 할 수 있고, 안전하여 특히 손과 상박수술에서 가장 많이 시행하는 방법이다.[7] 외래 및 소아 환자 모두에서 적용할 수 있다.[9,10] 액와차단을 위한 다양한 접근방법으로 감각 이상을 유도하는 법, sheath block, 신경자극기, 초음파 등을 이용하는 방법이 있다. 이러한 방법을 사용할 경우에는 액와부에서 신경과 혈관을 찾을 수 있도록 환자의

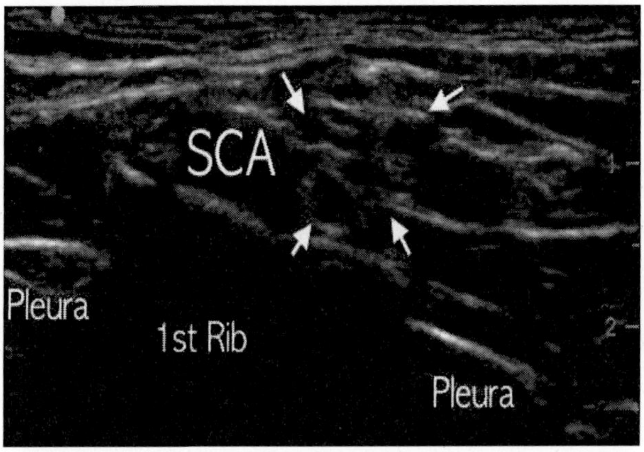

<그림 8-7> 상완신경총 차단에서 쇄골상접근법.SCA :subclavian artery, SCA의 후측으로 hypoechoic 한 구조물(arrow)이 brachial plexus이다. 더 깊숙한 곳에 rib이 관찰되며 주변으로 pleura가 hyperechoic하게 관찰된다.

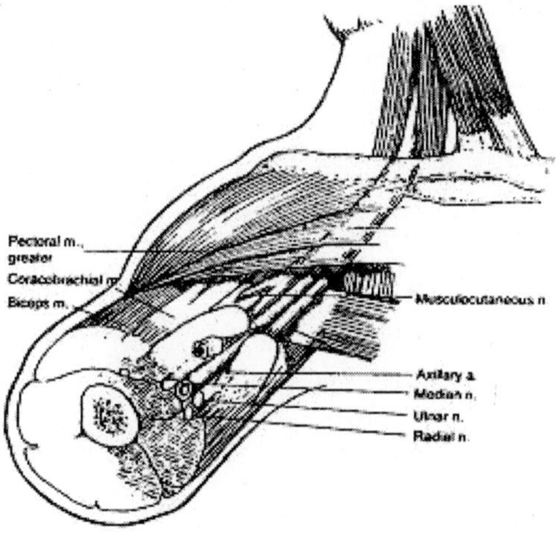

<그림 8-8> 액와차단법. 팔을 몸통에서 직각으로 외전시킨다. 주사바늘을 위치시키고 국소마취제를 주입하는 동안에 원위부를 손가락으로 누른 상태를 유지한다.

팔을 충분하게 외전시킨다. 팔꿈치 이하에서는 효과적인 마취를 얻을 수 있지만 팔꿈치 이상 부위와 어깨부위는 충분하지 못하다. 근피신경은 항상 차단되지는 않는다. 그러나 부리상완근(coracobrachialis muscle) 높이에서나 팔꿈치의 과간선(interepicondylar line) 위에서 표피에 가깝게 추가로 국소마취제를 주입하여 차단할 수 있다 (그림 8-8).

액와차단법은 응고기전에 이상이 있는 환자에서도 혈종이 발생할 수 있는 부위에 직접 압력을 가하여 지혈을 할 수 있으므로 적용할 수 있다.

② 부작용과 합병증. 액와차단법은 다량의 국소마취제를 필요로 하며, 큰 혈관이 근접하고, 주사바늘을 고정하여야 하며, 국소마취제 독성 증상의 발현이 빠른 흡수 또는 혈관내 투여로 다른 상완신경총 차단법 보다 위험도가 높다. 반복적인 흡인과 함께 점차 증가 투여하는 방법이 액와차단법에서 매우 중요한 주의점이다. 혈종, 때로는 상지의 혈관손상을 동반한 경우와 감염이 드물게 발생되는 합병증이다. 감각이상을 유도하는 방법은 정확한 자료는 없지만 신경손상의 위험도가 매우 높다.[11)]

③ 수기: 액와차단의 기술적인 방법을 설명하기 전에 해부학적인 관점에서 설명하는 것이 도움이 될 것이다.

(1) 액와 신경과 근육들은 여러 분획으로 구성되어있다 (그림 8-8).[12)]
(2) 액와부에서 말초신경은 일반적으로 쉽게 촉지되는 액와동맥과 같은 방향으로 있다. 팔은 외전시키면 요골신경이 약간 후방으로 있으며, 정중신경은 위쪽에, 척골신경은 액와동맥의 후방에 위치한다.
(3) 척골과 정중신경은 대부분의 환자에서 매우 피부에 가깝게(0.25~1cm 깊이) 위치한다.
(4) 액와부에서 근피신경은 부리상완근부위에 위치한다.
(5) 지혈대 통증을 충분하게 차단하기 위하여 T2 늑간신경(intercostal nerve)의 가지인 intercostobrachial nerve의 차단이 필요하며, 액와동맥에서 위와 아래로 1~2cm 부위에 피하주사로 쉽게 차단할 수 있다.

액와차단의 모든 방법은 환자의 체위는 앙와위이고 팔은 몸통과 직각으로 외전시키고 팔꿈치는 90도로 굽힌 자세로 한다. 손은 침대 또는 베개에 놓아두거나 환자의 머리 밑에 두는 경향도 있다. 팔을 과외전시키켜 맥박을 차단하는 체위를 피할 수 있다.

액와동맥은 액와주름을 따라서 촉지하여 액와주름에서 상완골 방향으로 왼손의 두 손가락으로 고정한다. 주사바늘을 손가락의 근위부에 놓고 국소마취제가 근위부로 퍼지는 것을 촉진하며, 근피신경의 차단 가능성을 증가시키려고 원위부에 압박을 유지한다.

* 여러 가지 다른 방법의 액와차단을 한 가지 또는 혼합하여 적용할 수 있다.

감각이상법은 작은 크기의 주사바늘(22~25G, 2cm)을 이용하여 한번 또는 다발성의 감각이상을 유도하는 방법이다. 긴 주사바늘은 권장되지 않으며 피부에 가깝게 위치하는 말초신경에서는 필요하지 않다. 최소량의 국소마취제 10ml를 각 감각이상이 있는 부위에 조심하여 주입한다. 감각이상이 유발되면 국소마취제 초회량을 주의하여 투여하여 신경내 투여를 의미하는 신경이 분포하는 부위의 통증이 없는 것을 확인한다. 작은 주사바늘은 신경손상의 위험이 적다.[11)]

감각이상법이 차단 후의 신경손상 위험과 관계가 있다는 것은 확실하지 않다.[10,13)]우연한 감각이상이 비감각이상법에서도 가끔 유도된다. 일회 주입하는 신경초(sheath)법은 액와신경초 내에 다양한 구조물이 위치하게 되므로 일회 주입하는 것으로 국소마취제가 퍼지는 것이 충분하지 않을 수 있다.[12.14,15)]

액와신경차단이 완료되면 상완골 머리 부위에서 국소마취제가 근위부로 흐름이 차단되어야 하는데, 이를 예방하려면 팔은 즉시 외전되어야 한다. 근피신경은 다량을 주입하더라도 확실하게 차단되는 것은 아니므로 액와부 또는 팔꿈치에서 추가 차단이 필요하다.

신경자극기 사용법. Teflon-coated 주사바늘과 신경자극기를 이용하여 시술한다. 감각이상은 피할 수 있으나 추가로 다른 기구가 필요하다.

신경초법. 액와신경초 내에 다양한 구조물이 위치하는 해부학적 특성을 경시하는 사람들에게서 선호된다. 단면이 짧은 주사바늘로 액와동맥의 근위부로 천천히 접근하여 액와신경초를 지나면서 "click"을 느낄 때까지 진행시켜서 국소마취제 전체량을 음압으로 흡인하여 확인 후 투여한다.[7,16)] 이론적으로는 감각이상을 피할 수 있어 신경손상이 적다고 하지만 주사바늘 거치 중에 가끔 감각이상을 유발할 수 있다.[11)] 때로는 마취의 발현이 늦고 불완전한 경우가 있다. 그러나 환자의 협조가 없거나 깊게 안정이 필요한 소아 환자에서는 매우 효과적이다.

동맥천자법(Transarterial technique). 예리한 주사바늘을 이용하여 액와동맥을 통과하여 국소마취제(40~50ml)를 동맥의 앞과 뒤에 이분하여 투여하는 법이다. 명백한 것은 혈관 내 주입될 가능성이 높다는 것이다. 요골신경은 동맥의 뒤에 위치하므로 동맥을 천자 한다면 국소마취제가 이 신경에 합리적으로 투여되게 된다. 그러나 일부 마취통증의학과 의사들은 고의적으로 동맥 천자를 피하는 것이 불필요한 손상을 예방하는 것이라고 한다.

주위침윤마취(Field block). 신경초법의 변형으로 10~15ml의 국소마취제를 액와 동맥의 양측에 부채모양으로 투여하는 방법이다. 감각이상은 특별하게 유발할 필요가 없지만 대부분에서 이용하며 정확한 주사바늘의 위치를 확인하여야 한다.

* 초음파 유도하 차단법.

다른 방법을 시행할 때와 동일하게 환자의 팔을 90도 외전 및 외회전을 시킨 상태에서 초음파 probe를 상완의 내측 근위부에 가로 방향으로 위치시킨다. 대흉근의 외측연에서 액와 동맥을 관찰할 수 있고, 이 동맥의 주위로 신경들이 관찰된다. 동맥에 대한 상대적인 위치는 다소 변이가 있지만 정중신경은 대개 9시에서 12시 방향, 척골 신경은 2시, 요골신경은 5시 방향에 위치한다 (그림 8-9). 근피신경은 probe를 액와동맥 외측으로 이동하면 이두근과 부리상완근 사이 또는 부리상완근 내부에서 관찰되어 초음파 유도하에서는 비교적 쉽게 차단이 가능하다 (그림 8-10).

(4) 쇄골하 차단법(Infraclavicular Block)

① 임상적용: Raj 등[17]이 먼저 소개한 방법으로 팔꿈치, 상박과 손 수술에서 효과적이다. 외측흉부에 카테터를 삽입하여 고정하므로 환자가 움직임에 따른 주위 조직의 움직임이 적어서 지속적으로 마취를 유지할 수 있다. 정확하게 시술을 한

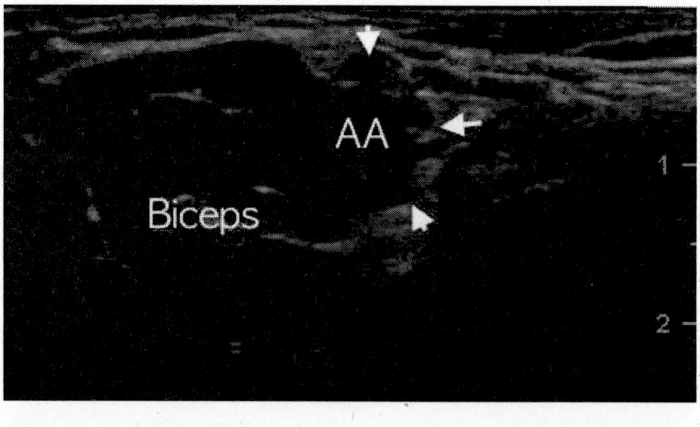

<그림 8-9> 상완신경총 차단에서 액와접근법 AA : axillary artery, Biceps : biceps brachii muscle. 액와동맥(axillary artery)정중신경은 12시, 척골신경이 2시, 요골신경이 5시 방향에서 화살표가 가리키는 위치에 존재한다.

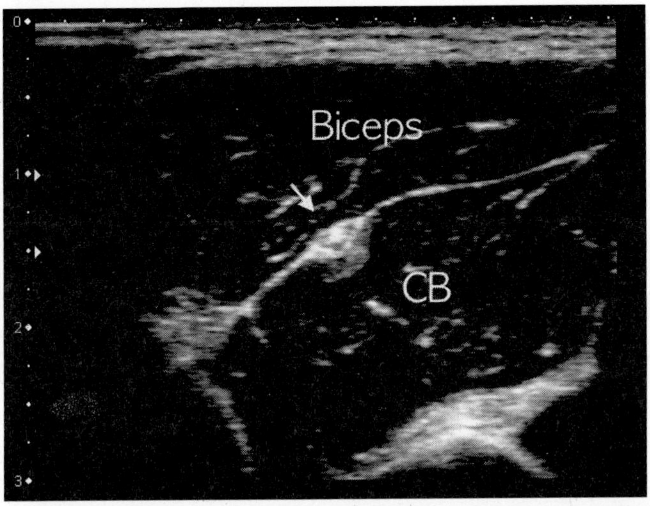

<그림 8-10> 근피신경차단법(Musculocutaneous nerve block). 내측 상부의 biceps와 외측 하부의 coracobrachialis (CB) 사이에 hyperechoic한 musculocutaneous nerve(arrow)가 관찰된다.

다면 기흉의 위험은 낮으며, 액와신경과 근피신경이 차단되는 확률이 매우 높다. 특별한 팔의 체위가 필요 없으며, 직접 주사바늘을 삽입할 경우 지표가 정확하지 않으므로 신경자극기를 사용하는 방법이 효과적이다.

② 부작용과 합병증: 주사바늘을 내측으로 향하게 한다면 기흉을 유발할 수 있다. 다른 상완신경총 차단법에 비하여 혈관 내 투여할 위험이 높다.

③ 수기: 쇄골의 중앙점을 찾아서 주사바늘을 외측을 향하여 약 2cm정도 진행시킨다. 신경자극기를 사용하여 상완신경총의 위치를 확인한다. 팔은 외전시킨 상태에서 액와 동맥과 C6 융기를 잇는 선을 그으면 상완신경총의 주행을 알 수 있다. 신경총을 찾으면 국소마취제 20~30ml를 투여한다.

* 초음파 유도하 차단법

초음파 probe를 AC joint와 동측 젖꼭지를 잇는 가상선과 평행하게 놓는다. 이 위치에서 대흉근과 소흉근이 관찰되고 보다 머리쪽으로 이동하면 액와 동맥과 정맥이 관찰된다. 일반적으로 정맥은 동맥에 비해 하내측에 위치한다. 이 위치에서 상완신경총 세개의 삭(cord)이 동맥을 둘러싸고 위치하게 되고 이는 과메아리성구조물로 관찰된다. 통상 외측 삭이 머리쪽(cephalad), 후방 삭이 동맥보다 깊게 위

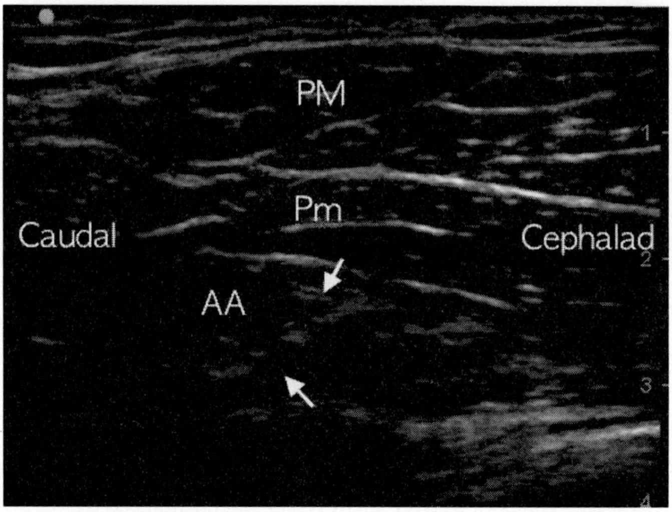

<그림 8-11> 상완신경총 차단법에서 쇄골하 접근법. Pectoralis major, minor muscle 하부에 axillary artery가 관찰되며 이 주위로 brachial plexus (arrow)가 주행하게 된다.

치하며 내측 삭은 아래쪽(caudal) 방향에 위치한다.(그림 8-11)[1,7]

(5) 상완신경총 카테터(Brachial plexus catheters)

상완신경총에 카테터 삽입술은 상지의 교감신경 절제후 장기간 통증치료를 할 수 있으므로 수술 후 또는 통증이 있는 환자에서 적용할 수 있는 방법이다. 지속적으로 상완신경총 차단을 제공할 수 있는 다양한 방법에 관한 논의는 수년간 계속되고 있다.[18] 콜크로 주사바늘을 고정시키는 법, 여러 가지 길이의 카테터 사용 등이 있다. 일반적으로 이용되는 기구들은 주사바늘, 카테터와 전기자극용 전극과 신경자극기 등이 포함되어 있다. 긴 카테터는 상완신경총 차단에서 카테터의 위치를 조금 더 근위부에 위치하도록 하며 고정이 편리한 장점이 있다.[19]

합병증으로는 감염, 혈종, 카테터가 꼬이거나 구부러짐, 혈관 내로 카테터의 이동, 신경손상 등이 발생할 수 있다. 기술적인 문제점으로는 카테터 고정의 어려움, 팔의 운동과 삽입부위 땀으로 인한 고정과 유지가 어렵다는 것이다. 수술 후 통증치료에는 매우 효과적이다. 그러나 작용발현이 늦고, 부분적인 차단으로 보조요법이 필요하여 수술을 위한 마취로는 충분하지 못하다.

3) 팔꿈치와 손목수술을 위한 말초신경 차단법(Peripheral blocks at the elbow and wrist)

임상적용. 상완신경총 차단은 팔꿈치와 손목수술을 위한 말초신경 차단법에 비하여 효과적이다. 상완신경총은 해부학적으로 액와에서 서로 모여 있으며, 지혈대 통증을 차단하며, 쉽게 시행할 수 있다는 장점이 있다. 그러나 팔꿈치와 손목수술을 위한 말초신경 차단법은 상완신경총 차단이 감염, 응고장애, 양측을 수술할 경우, 해부학적으로 어려움이 있는 환자와 같은 금기로 인하여 제한된 수술 또는 불충분한 상완신경총 차단의 보조방법으로 유용하다.

부작용과 합병증. 일반적으로 원위부에서 말초신경차단은 합병증의 위험이 낮다. 그러나 혈관 내 주사 위험이 있으므로 흡인과 함께 서서히 증량하는 방법으로 투여하여야 한다. 원위부에서 시도할수록 해부학적으로 신경의 크기가 작고, 뼈와 인대 사이에 위치하기 때문에 주사바늘의 움직임에 따른 신경의 움직임이 제한되므로 신경 손상의 위험은 높다.

팔꿈치와 팔목. 전완의 피부신경(cutaneous nerve)들은 상완에서 시작하며, 팔꿈치에서 말초신경차단으로는 마취가 되지 않는다. 그러므로 팔꿈치나 손목에서 차단하는 것은 장점이 없으며 손의 통증만 차단한다.

(1) 정중신경 차단

정중신경의 감각은 엄지와 집게손가락의 바닥쪽(palmar side), 가운데 손가락, 약손가락의 요골측 반과 새끼손가락을 제외한 모든 손가락의 끝 부위에 분포한다. 운동은 무지구(thenar eminence, 拇指球), 첫번째와 두번째 손가락의 충양근(lumbrical muscle, 蟲樣筋)을 지배한다. 또한 팔꿈치에서 차단을 시도할 경우에는 전완에서 정중신경이 지배하는 굴절근육도 함께 차단된다.

① 팔꿈치 접근법: 팔은 해부학적 체위를 하여 상박골의 내, 외측 상과(epicondyle)를 잇는 선을 따라서 이두박근의 내측에 상완동맥(brachial artery)이 있다. 정중신경은 상완동맥의 내측에 위치하므로 감각이상을 느끼는 부위를 찾아서 국소마취제 2~3ml를 투여하여 차단할 수 있다. 또는 5~10ml를 부채꼴로 동맥의 내측으로 투여한다.(그림8-12) 초음파 유도하에 시행하는 경우 내측 상과 위쪽에서 상완동맥을 찾고 그 내측에 과메아리성의 정중신경이 상완동맥과 함께 주행하는 것을 확인한 후 차단술을 시행할 수 있다 (그림 8-13).[9)]

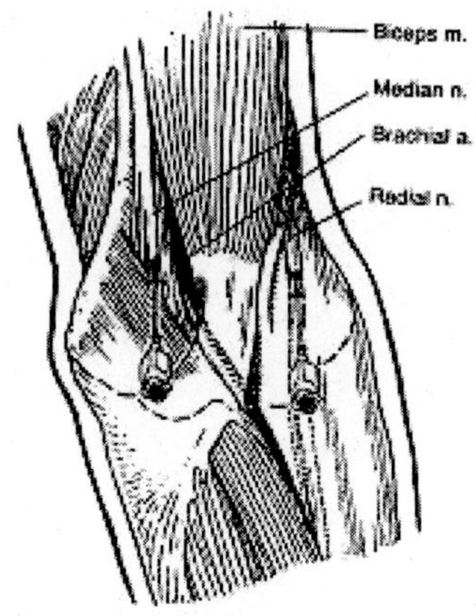

<그림 8-12> 팔꿈치에서 정중신경과 요골신경의 해부학적지표

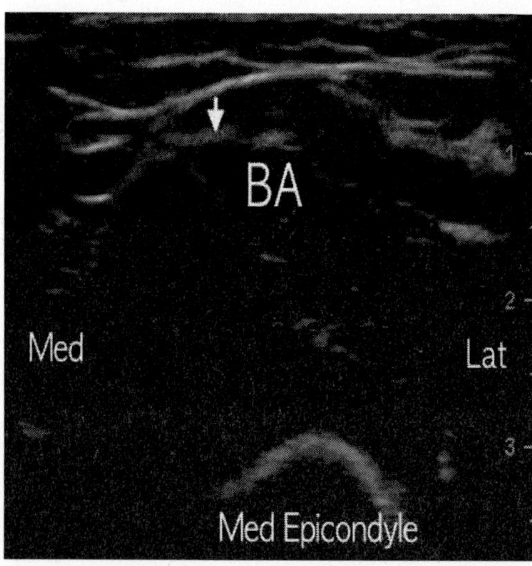

<그림 8-13> 정중신경차단법에서 팔꿈치 접근법. 내측 상과 위쪽에서 brachial artery (BA)를 확인할 수 있고, 이의 내측으로 hyperechoic한 median nerve(arrow)가 주행하는 것을 확인할 수 있다.

② 팔목접근법: 정중신경은 flexor carpi radialis와 palmaris longus tendon 사이에 있으며, 차단은 손목 주름의 근위부 2~3cm되는 점에서 한다 (그림 8-14). Palmaris longus는 일정한 해부학적 구조가 아니다. 일부 환자에서 선천적으로 또는 수술로 인하여 없을 수 있다. 주사바늘이 flexor retinaculum을 통과하면 저항이 없어짐을

느낄 수 있다. 이점에서 국소마취제 2~4ml를 투여한다. 주사바늘을 빼면서 무지구의 피부 감각을 지배하는 정중신경의 superficial palmar branch의 차단을 위하여 추가로 1ml를 retinaculum 위에 투여한다. 수근관(carpal tunnel)에서 신경은 물리적으로 제한된 부위에 위치하므로 신경손상 위험 때문에 감각이상으로 신경의 위치를 확인하는 것은 금기이다. 초음파로 확인하면 flexor retinaculum 아래 부위의 두 tendon 사이에 과메아리성의 정중신경을 확인할 수 있다 (그림 8-15). 차단은 이 부위에서 시행할 수 있으나 좀 더 근위부로 따라 올라가서 시행할 수도 있다.

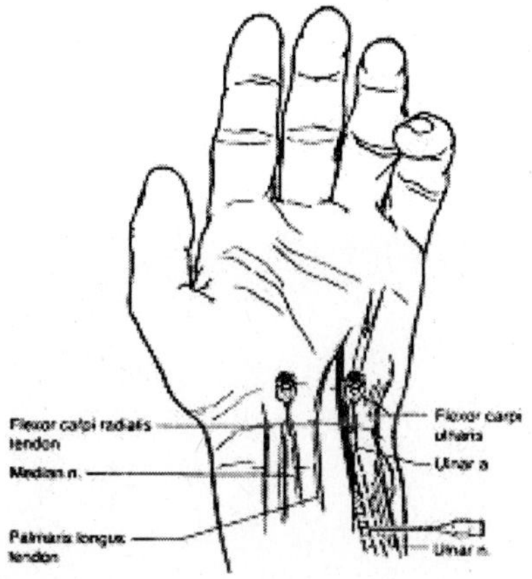

<그림 8-14> 손목에서 정중신경과 척골신경의 해부학적 지표. 손목에서 척골방향에서 접근하는 척골신경 차단법.

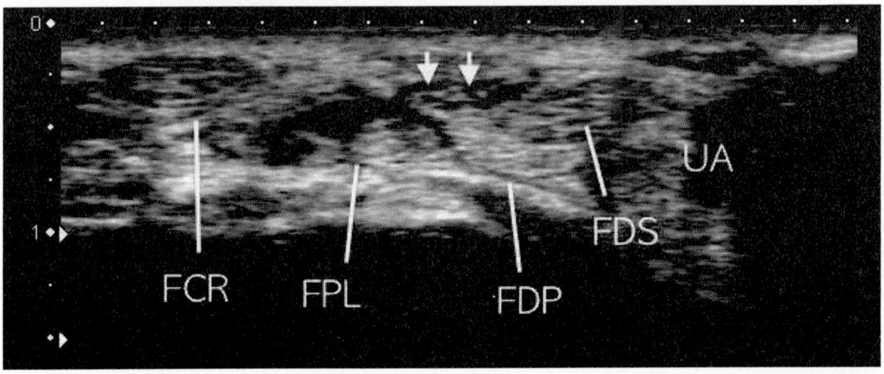

<그림 8-15> 정중신경 차단법에서 팔목접근법. Flexor carpi radialis(FCR)와 palmarislongus tendon 사이에서 스캔하면 정중신경(arrow)이 honey comb과 같은 모양을 하고 있으며 그 아래로 flexor pollicislongus(FPL) tendon, flexor digitorum superficialis(FDS)와 profundus (FDP)tendon을 관찰할 수 있다. UA : ulnar artery

(2) 요골신경 차단

요골신경은 손의 등쪽(thumb side)과엄지의 근위부, 집게손가락, 가운데 손가락, 약손가락의 외측 반의 감각을 지배한다.

① 팔꿈치접근법: 요골신경은 팔꿈치의 외측상과(lateral condyle)의 앞쪽을 지나며, 이 부위에서 3~5ml를 부채꼴로 투여한다. 양측 상과를 잇는 선과 이두박근의 외측단이 만나는 부위에서 주사바늘을 2cm 외측으로 하여 3~4cm 뼈가 닿는 곳까지 진행시킨다 (그림 8-12). 이 부위에 국소마취제를 부채꼴 모양으로 주입한다. 초음파 유도 하에 요골신경을 찾는 경우에는 상완골의 외측 후연을 따라 근위부로 이동하면 삼두근 아래로 deep brachial artery를 확인할 수 있고, 이 내측으로 과메아리성의 요골신경을 확인 할 수 있다 (그림 8-16).[9]

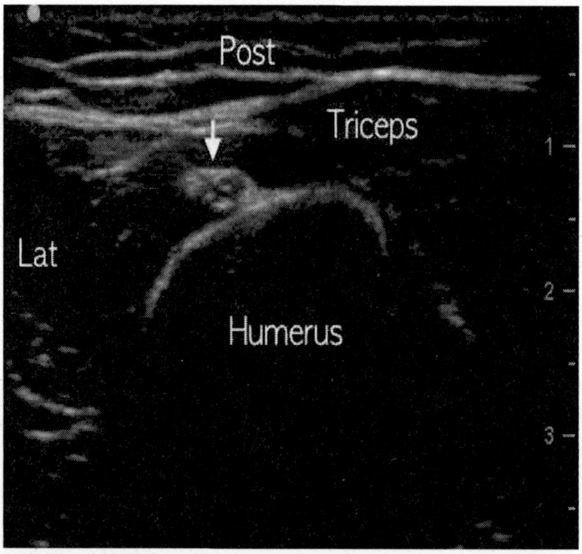

<그림 8-16> 요골신경차단법에서 팔꿈치접근법. 상완의 위 1/3 지점에서 후측에서스캔하면상완골과삼두근(triceps) 사이에서 deep brachial artery와 함께 주행하는 radial nerve (arrow)가 hyperechoic하게 관찰된다.

② 팔목접근법: 요골신경은 손등과 손목의 요골 측을 따라 내려가면서 여러 개의 말초분지를 갖는다. 그러므로 차단을 하려면 부채꼴 모양으로 약제를 투여하여야 한다. 환자에게 엄지를 펴보라고 하여 extensor policis longus tendon을 찾을 수

있다. 주사바늘을 첫번째 중수골 끝의 건(tendon, 腱)위에 투여한다. 모든 국소마취제는 건에서 표재(superficial)로 투여된다. 국소마치제 2ml를 건의 근위부에, 추가로 1ml는 코담배갑(snuff box)를 지나 직각으로 주사바늘을 진행시켜 투여한다 (그림 8-17).

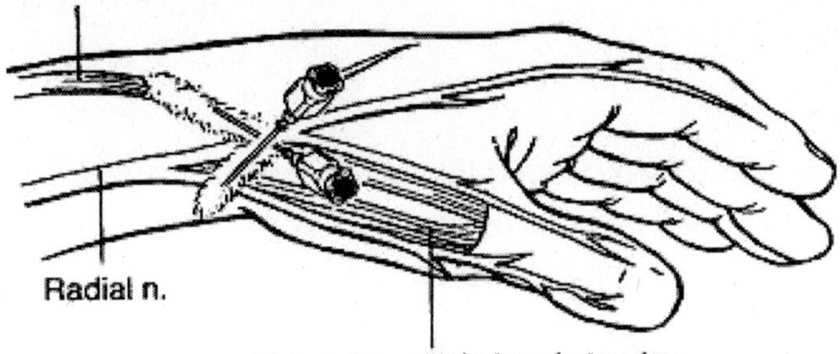

<그림 8-17> 손목에서 요골신경 차단을 위한 주사바늘 삽입 부위와 해부학적 지표.

(3) 척골신경 차단

척골신경은 손의 척골측, 새끼손가락과 약손가락의 척골 측의 감각과 무지구와 첫번째와 두번째의 충양근을 제외한 손의 작은 근육들의 운동에 관여한다.

① 팔꿈치 접근법(Elbow technique): 척골신경은 내측 상과의 후방으로 피하조직에 위치하므로 쉽게 찾을 수 있다. 그러나 이 위치에서 차단을 시도하면 신경염의 위험이 매우 높다. 이는 늘어날 수 있는 주위에 연조직이 없고 섬유조직으로 둘러싸여 있어 쉽게 신경 내에 주입할 수 있는 해부학적 특성 때문이다. 이 위치에서 신경을 차단한다면 매우 적은 량(1ml)의 국소마취제를 투여하여야 하지만 차단에 필요한 국소마취제는 3~5ml로 많은 량이 필요하다. 5~10ml의 국소마취제를 감각이상을 이용하지 않고 부채꼴 모양으로 투여한다. 초음파를 이용한 경우 팔꿈치로부터 4~5cm 상부의 상완골 후내측에 초음파 probe를 위치시키면 내상과의 후내측에서 과메아리성의 척골신경을 확인할 수 있다 (그림 8-18).[9]

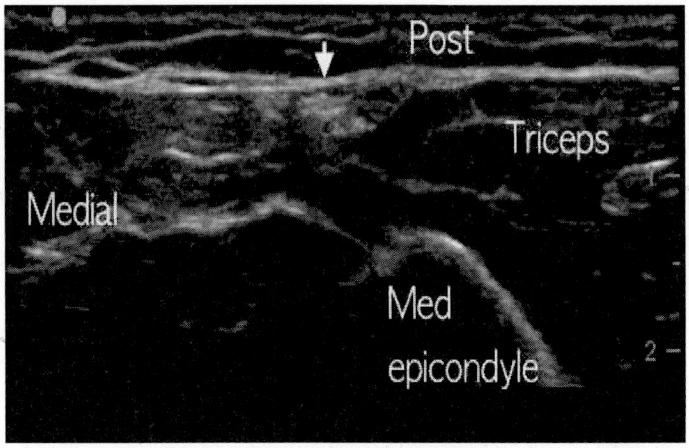

<그림 8-18> 척골신경차단법에서 팔꿈치 접근법. 내상과의 후내측에서 스캔하였을때 과메아리성 척골신경(arrow)이 관찰된다.

② 팔목접근법: 척골신경은 flexor carpi ulnaris와 척골동맥, pisiform bone 사이에 위치한다. 이 위치에서 palmar cutaneous와 dorsal branch가 갈라진다. 신경차단은 3~5ml 국소마취제를 건의 외측으로부터 내측으로 부채꼴 모양으로 투여한다.(그림 8-21) 감각이상을 유발하는 것은 필요하지 않지만 주사바늘의 위치는 확인하여야 한다. 초음파 유도 하에 척골신경을 찾을 때에는 척골동맥이 landmark가 되며 이의 내측에 위치하는 과메아리성 구조물이 척골신경이 된다 (그림 8-19).

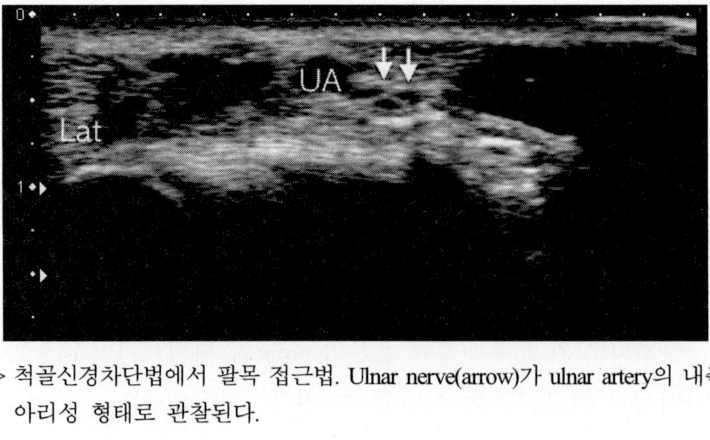

<그림 8-19> 척골신경차단법에서 팔목 접근법. Ulnar nerve(arrow)가 ulnar artery의 내측에서 과메아리성 형태로 관찰된다.

(4) 근피신경 차단

근피신경은 액와에서 차단을 시도하면 흔히 차단이 되지 않는 경우가 있다. 전박의 외근피신경(lateral cutaneous nerve)이 지나는 팔꿈치에서 차단을 시행하여야 하며, 요수근 관절(radiocarpal joint) 이상의 전박 부위의 요골측을 수술할 경우에 추가 차단을 시도하여야 한다.

팔목접근법. 전박의 외근피신경은 근피신경의 감각신경의 말단으로 팔꿈치에서는 피부에 가깝게 위치한다. 이두박근의 건 외측으로 과간선(intercondylar line)의 근위부 1cm 부위에 국소마취제 3~5ml를 부채꼴 모양으로 피하주사로 차단할 수 있다.

4) 정맥부위마취(Intravenous Regional Block, Bier block)

1908년 독일 외과의사 Bier[20]가 처음 도입한 방법으로 부위마취를 목적으로 지혈대 이하 부위의 정맥에 국소마취제를 투여하는 방법이다. 초기에는 근위부와 원위부 사이에 국소마취제 procaine을 투여하였다. 상완신경총 차단이 효과적으로 시행되면서 "Bier block"은 마취시간의 제한으로 점차 그 적용이 감소하게 되었다.

① 임상적용: 장점은 수기가 쉬우며, 적은 비용, 마취범위 조절이 용이하고, 모든 연령층에 적용할 수 있으며, 작용발현과 회복이 빠르다는 것이다.

② 부작용과 합병증: 지혈대를 사고로 또는 조기에 풀어야 하는 경우 또는 과도한 마취제를 사용하는 경우에는 독성반응을 초래할 수 있다. 국소마취제 주입은 가능하면 원위부에서 천천히 하여 혈중농도를 낮게 유지하도록 하는 것이 이론적으로는 안전하다.[21,22] 정맥부위마취에 bupivacaine의 적용은 국소마취제의 독성 및 사망과 관련이 있으므로 권장되지 않는다.[23,24] 지혈대는 최소한 10분 간격으로 주기적으로 풀어주는 것은 독성의 위험을 감소시키기 위한 혈중 국소마취제 농도의 상승 시간을 지연시킬 수 있다.[25] 다른 문제점들은 분획증후군의 발생,[26] 사지 절단, 지혈대 통증, 수술 후 통증관리의 미비, 출혈이 없는 수술시야의 개선 이점이 없으며, 마취발현 전에 시술할 사지에서 방혈이 필요하다.

③ 수기: 두 개의 정맥로를 확보하여 하나는 반대측 사지에서 수술 중에 안정제, 진통제 투여에 이용하고 다른 한 곳은 수술할 사지의 원위부에 확보한다. 수술할 사지에 이중지혈대를 적절한 압력을 가할 수 있게 거치한다. 이러한 과정이 끝나

면 방혈을 위하여 Esmarch bandage를 감는다. Esmarch bandage가 효과적이지만 골절, 개방성 열상과 통증을 유발한다. 다른 방법으로는 팔에서 방혈을 위하여 수분동안(10분이상) 거상하던가 대부분 응급실에서 사용 되는 공기부목(air splint)을 수축기 혈압이상으로 적용하는 방법이 있다. 이러한 방법은 비개방성 수술과 pinning 등에서 효과적인 방혈을 할 수 있으나 개방성 수술에서는 효과적이지 못하다. 일부에서는 국소마취제의 최소한의 누출을 위하여 짧은 시간 동안 지혈대 압력을 올리고, 내리고 하는 정맥부위마취를 적용함과 함께 Esmarch bandage의 재적용을 권장한다.[27)]

팔에서 방혈을 한 후 사지에 압력이 가해진 상태에서 근위부 지혈대를 수축기 혈압보다 150mmHg 높게 유지한다. 요골맥박이 없는 것으로 충분한 지혈대 압력을 확인한다. 비만 환자에서는 보다 더 높은 압력이 필요하다. 국소마취제는 일상적으로 0.5% lidocaine 또는 prilocaine을 서서히 주입한다. 환자가 지혈대 통증을 호소하면 (일상적으로 적용 30분후) 원위부 지혈대를 적용하고 근위부를 풀기 전에 압력을 확인한다. 이러한 과정을 되풀이하여 지혈대 통증을 호소하는 경우에 60~150 분 간격으로 적용한다. 폭이 넓은 한 개의 지혈대 적용은 압력이 낮아도 되며, 신경손상의 위험도 낮다.[28)] 어린이에서는 이중 지혈대는 폭이 넓어서 불편하므로 커프가 하나인 소아용 지혈대를 사용한다. 지혈대를 풀 경우에는 국소마취제를 투여한 후 최소한 20~25분 후에 하는 것이 안전하다. 앞에서 설명한 바와 같이 주기적으로 압력의 올리고 내림을 반복하는 것이 안전 영역을 넓게 적용하는 것이다.[25)]

2. 하지 말초신경차단법(Low Extremity Blocks)

하지에서 부위마취는 상지에서 적용하는 것보다 보편적이고 널리 보급되어있다. 이러한 차이점은 하지 수술에서 중추신경축 차단이 안전하고 효과적이기 때문이다. 작은 크기의 주사바늘이 도입되어 경막천자 후 두통이 감소하였으며, 지속적으로 적용할 수 있는 지주막하 또는 경막외마취는 시술이 쉬우며, 수술 후에 지속적으로 통증관리를 할 수 있을 뿐만 아니라 국소마취제의 안전성과 다양성으로 인하여 하지 수술에 쉽게 적용되었다. 상박신경총과는 다르게 하지의 신경분포는 표피에 가깝게 위치하여 쉽게 차단을 할 수 있는 군락을 이루지 않는다. 하지에서 신경차단은 해부학적으로나 기술적으로 어렵고 숙련되기 전에 많은 실습이 필요하다. 하지에서 주요 신경차단은 거동을 할 수 없게 하며 외래환자에서는 쉽게 부작용을 초래할 수 있다.

그러나 장점도 있다. 수술에 필요한 마취의 시술에서 중추신경축 차단과는 달리 완전한 교감신경 차단이 없다. 하지의 말초신경차단은 일반적으로 마취지속시간이 길다. 특히 장기간 작용 국소마취제를 선택하여 효과적인 수술 후 진통효과를 유지할 수 있다. 해부학의 이해와 하지 수술에서 광범위한 마취관리를 위한 적절한 마취방법의 적용은 마취통증의학과 의사에게는 중요한 수기이다.

1) 해부학

하지의 신경지배는 요추와 천추 신경총에서 시작한다. 요추 신경총은 4 개의 요추신경의 앞가지(anterior rami)와드물게 T12와 L5의 가지가 함께 형성한다.(그림 8-20) 신경총의 경로는 허리근(psoas major)과 요근부 사각근(quadratus lumborum muscle)이 형성하는 공간인 요근분획(psoas compartment)을 지난다.

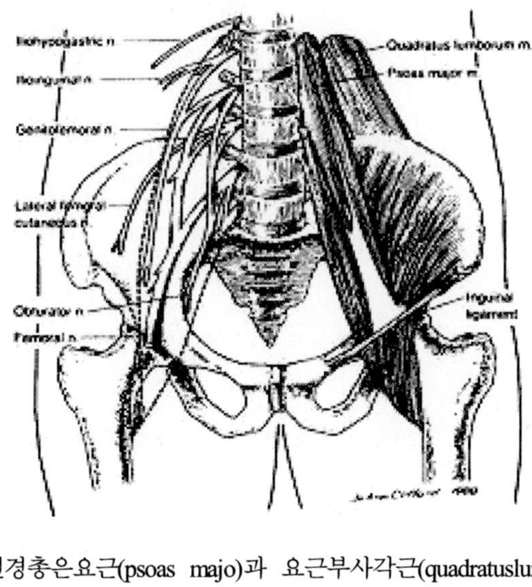

<그림 8-20> 요추 신경총은요근(psoas majo)과 요근부사각근(quadratuslumborum) 사이의 psoas compartment에 위치한다.

골반의 앞과 내측은 요추신경총(lumbar plexus, L2~4)의 지배를 받는다. 폐쇄신경(Obturator nerve)은 L2~4의 anterior division으로 구성되며, 대퇴신경(femoral nerve)는 posterior division이, 외측대퇴피부신경(lateral femoral cutaneous nerve)은 L2~3의 posterior division이 구성한다. 다리의 다른 부위는 하부 요추와 천추부에서 지배한다. 좌골신경(sciatic nerve)과 대퇴부의 후피부신경(posterior cutaneous nerve of thigh)는 S1-2, L4와 L5의 anterior rami의 가지들과 함께 지배한다. 골반과 greater sciatic foramen를 통과하므로 같은 수기로 차단할 수 있다. 좌골신경은 두 개의 신경, 경골신경(L4-5 anterior rami의 ventral branch와 S1~3)과 총비골신경(common peroneal nerve, L4~5 anterior rami의 dorsal branch와 S1~3)으로 구성되며, 슬와 또는 상부에서 분리되어 경골신경은 내측으로, 비골 신경은 외측으로 지나간다.

요천추부 신경과 하지의 말초신경의 피부 분포는 그림 8-21와 같다.

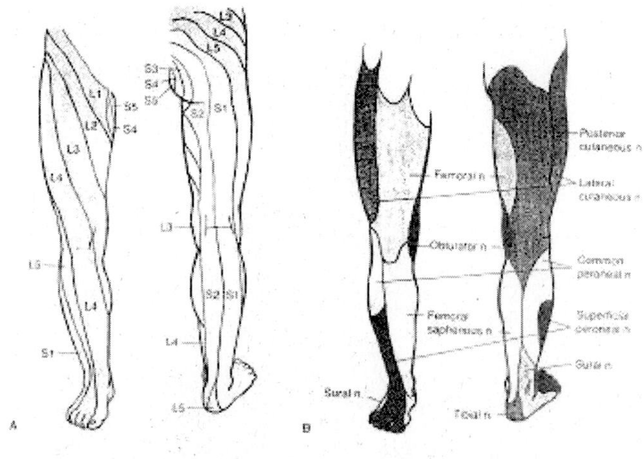

<그림 8-21> (A) 요천추부 신경의 피부 분포도. (B) 하지에서 말초신경의 피부 분포도.

2) 골반 대퇴와 무릎의 차단법(Hip, Thigh and Knee Block)

(1) 요근분획 차단(Psoas compartment block)

① 임상적용: 골반또는 대퇴외측부 마취를 위한 수기로 교감신경계 차단없이 중추신경축 차단과 한번의 주사바늘 삽입으로 할 수 있다는 장점이 있다.[29] 전체 하지 차단을 원할 경우에는 좌골신경을 차단한다.

② 부작용과 합병증: 다량의 국소마취제와 긴 주사바늘은 혈관 내, 경막외, 척수강 내 주입과 부작용의 위험이 매우 높다. 국소마취제의 확산은 심한 교감신경계 차단을 초래하며 말초신경 손상 위험이 매우 높다.

③ 수기: 요추 신경은 허리근(psoas major)과 요근부 사각근(qadratus lumborum muscle) 사이를 지나며, 후방에서 척추주위 차단법(paravertebral block)으로 할 수 있다. 신경근(nerve root)은 대퇴관(femoral canal)으로 연결이 되며, 근막초로 싸여 있다. 이 곳에서 국소마취제를 혈관주위법(perivascular approach)으로 대퇴관의 원위부에서 투여하여 위로 확산되어 차단될 수 있다.

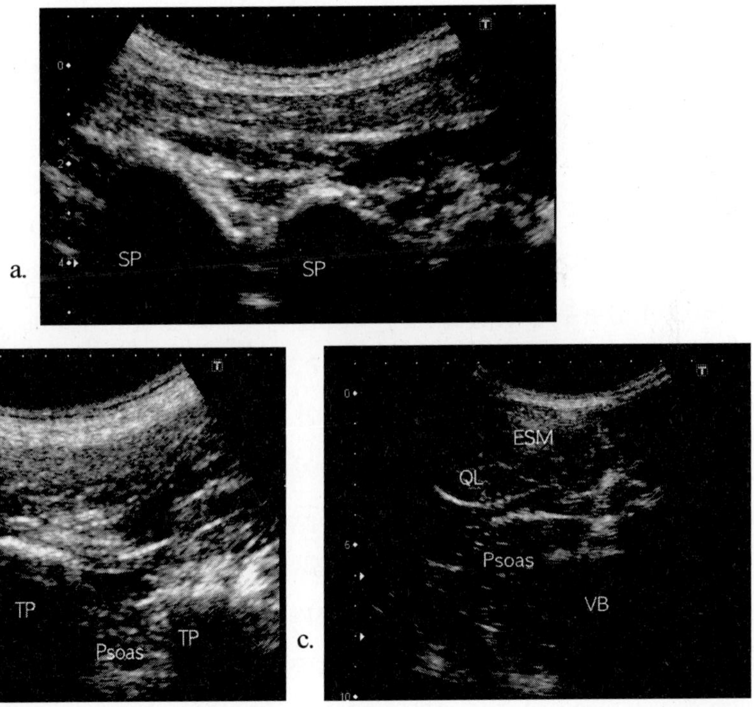

<그림 8-22> Sagittal scan (22a, b) and transverse scan (22c) of paravertebral area. 척추 후면에서 시상면을 따라 정중선(22a)위치에서 spinous process(SP)를 확인하여 레벨 및 정중선을 확인 후 외측으로 이동하면 (22b) 횡돌기(transverse process, TP) 사이로 psoas muscle을 확인할 수 있고, 횡단면으로 스캔하는 경우(22c) 척추체(VB)의 외측으로 psoas muscle을 확인할 수 있으며, 이 외측으로 quadratus lumborum(QL), 후측으로 erector spinae muscle(ESM)을 관찰할 수 있다.

요근 차단의 후방접근법. 환자의 체위는 측와위를 하고 고관절은 굴곡하고 수술하는 다리를 위로 위치하도록 한다. L4를 가로지르거나 L4~5사이 간격을 지나는 장골능을 잇는 선(intercristal line)을 긋는다. 척추의 중앙선에서 아래로 3cm, 외측으로 5cm되는 점에 국소마취제를 침윤마취를 한다. 긴 주사바늘(22G, 15cm)을 L5횡돌기(transverse process)가 닿을 때까지 피부와 직각으로 진행시킨다. 주사바늘을 횡돌기를 지나도록 다시 방향을 약간 머리 쪽으로 향하게 하여 진행시킨다. 감각이상이 나타날 때까지 진행시키거나 신경자극기를 이용하여 위치를 확인할 수 있다. 주사바늘의 삽입 깊이는 일반적으로 5~6cm이다. 20ml 정도의 공기로 팽창을 시켜놓으면 국소마취제(30~40ml)의 확산에 도움이 된다.

후방 접근법에서 초음파를 이용하여 시행할 수 있는데, 초음파의 probe를 정중선을 따라 세로방향으로 위치시키고, 극돌기에서 외측으로 이동시키면 추관절이 관찰되고, 조금 더 외측으로 이동시키면 횡돌기가 확인되며, 이 횡돌기들 사이로 요근이 위치하게 된다. 따라서 이 요근의 후방 1/3 지점을 목표로 하여 바늘을 거치시키고 약제를 투여하게 된다 (그림 8-22).[8]

혈관주위법: 혈관주위차단("3-in-1 block")은 대퇴관으로 많은 양의 국소마취제를 주입하면서 원위부에 압력을 가하여 요근분획으로 국소마취제가 확산되도록 하여 요추신경총을 차단시키는 방법이다.[30] 주요 해부학적 가설은 요추근(lumbar root)를 싸고 있는 근막초가 대퇴관까지 연결되어 있어서 국소마취제의 확산을 돕게 된다.

환자는 앙와위에서 전상장골능(anterior superior iliac crest, ASIC)와 치골결절(pubic tubercle)을 잇는 선에 서혜인대(inguinal ligament)가 있다. 서혜인대와 직각으로 대퇴동맥과 만나는 제2선을 긋는다. 대퇴동맥에서 외측으로 2cm, 서혜인대에서 아래로 2cm 부위에 침윤마취를 한다. 짧은 주사바늘(22G, 5cm)을 피부와 30~45도로 머리쪽을 향하여 감각이상이 나타날 때까지 진행시킨다. 다른 방법으로는 신경자극기를 이용하여 대퇴신경의 위치를 확인한다. 한번 정확한 위치를 찾으면 손가락으로 주사바늘의 원위부를 피부에 고정하고 다른 손으로 주사바늘을 움직이지 않도록 고정한다. 국소마취제 20~40ml를 흡인으로 확인한 후 점차 증가하면서 주입한다. 대퇴와 외측피부 신경차단을 위한 국소마취제는 20ml로 충분하며, 폐쇄신경을 차단하려면 30ml 이상의 용량이 필요하다.[30]

(2) 대퇴신경차단(Femoral Nerve Block)

① 임상적용: 대퇴신경은 L2~4 posterior division으로 대요근(psoas major muscle)내에서 형성되며, 요근의 외측단을 따라서 내려와 요근과 장골근사이의 골(groove)을 따라서 아래로 내려간다. 대퇴동맥의 외측에서 대퇴부로 들어가면서 서혜인대의 원위부에서 전과 후 가지로 나누어 진다. 대퇴신경은 대퇴의 전방 분획근육(quadriceps와 sartorius)과 서혜인대에서 무릎에 이르는 전방대퇴부의 피부를 지배한다. 무릎 아래쪽에서는 다리 내측의 감각을 지배하며, 복재신경(saphenous nerve)이 분포하는 큰발가락까지 지배한다.

제한된 감각지배로 인하여 대퇴신경 차단에서 일반적으로 다른 말초신경의 차단을 함께 한다. 그러나 quadriceps 근육의 생검이나 thigh의 전방부에 국한된 외과적 수술, 무릎 관절경, midfemoral shaft 골절의 마취법으로 이용된다.[31,32]

② 부작용과 합병증: 대퇴동맥과 가까이 위치하므로 혈종과 혈관 내 주입의 위험성이 매우 높다. 그러나 해부학적으로 신경과 혈관은 1cm 간격을 두고 분리된 sheath에 싸여있다. 정상 해부학적 구조를 가진 대부분의 환자에서 대퇴동맥은 쉽게 촉지되고 정확하고 안전하게 맥박이 촉지되는 외측으로 주사바늘을 위치한다. 대퇴신경 차단은 대퇴 혈관이식을 받은 환자에서는 해부학적으로 구조 변화가 있을 수 있으며, 주사바늘에 의한 출혈과 감염을 초래할 수 있다.

③ 수기: 환자는 앙와위로 하여 전상장골능과 치골결절 사이에 선을 그으면 서혜인대와 일치한다. 서혜인대와 직각으로 대퇴동맥 맥박이 촉지되는 부위에서 긋는다. 대퇴동맥에서 외측으로 1cm, 서혜인대에서 원위부로 5cm되는 점에 22G, 3~5cm 짧은 단면의 주사바늘을 감각이상이 나타날 때까지 진행시킨다 (그림 8-23). 정확한 위치를 찾는 데에 신경 자극기를 이용할 수도 있다. 동맥의 맥박이 주사바늘을 통하여 전달되므로 주사바늘 위치를 확인 할 수 있다. 국소마취제(10~20ml)를 흡인으로 혈관 내 주사가 되지 않는 것을 확인한 후 점차 증가하여 투여하며, 5~10ml는 부채꼴 모양으로 투여하면 서혜인대 이상의 높이에서 분지되는 대퇴신경의 가지를 차단하는 효과가 있다.

초음파를 이용하면 대퇴동, 정맥 및 신경을 쉽게 확인할 수 있는데, 초음파 probe를 서혜주름(inguinal crease) 위에서 주름 방향과 같도록 위치시키면 동맥을 중심으로 내측에 정맥, 외측에 신경이 위치함을 확인할 수 있다 (그림 8-24).[8)]

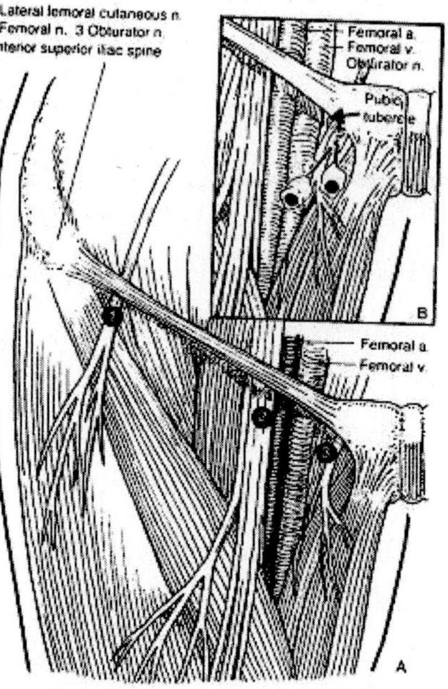

<그림 8-23> A) 대퇴신경, 외측 대퇴피 신경, 폐쇄신경의 그림, B) 폐쇄신경 차단: 바늘을 치골하지의 외연에서 폐쇄관으로 들어갈 때까지 걸어가듯 삽입한다.

(3) 외측대퇴피부신경차단(Lateral femoral cutaneous nerve block)

① 임상적용: 외측대퇴피부신경은 L2~3에서 기원하여, 장골서혜신경(ilioinguinal nerve) 아래로 하여 요근의 외측을 지난다. 주행은 장골근막(iliac fascia) 아래로 하여 전상장골능의 1~2cm 내측으로 서혜인대에서 대퇴부 깊게 들어간다. 신경은 대퇴근막(fascia lata)에서 척추로 7~10cm 원위부로 지나면서 전과 후로 나누어진다. anterior branch는 무릎까지 전외측 피부를, posterior branch는 골반에서 대퇴 중간부위까지 대퇴의 외측피부를 지배한다.

이 차단법은 다른 하지 차단법과 함께 이용되지만 피부이식을 위한 피부체취를 할 경우와 같은 전외측 표피에 가까운 수술에 효과적인 마취방법이다. 대퇴지혈대를 사용하는 하지 수술에서 중요한 마취방법이다.

② 부작용과 합병증: 주사바늘 또는 약물의 독성에 의한 이차적인 신경염이 위험하지만 드문 합병증이다. 신경에 근접한 큰 혈관이 없으므로 빠른 혈관으로 흡수와 혈관 내 투여와 같은 합병증은 드물다.

③ 수기: 전상장골능을 촉지하여 2cm 내측, 2cm 아래쪽에 있는 점을 표시한다. 단면이 짧은 22G, 4cm 주사바늘을 이용하여 피부와 직각으로 삽입하여 대퇴근막까지 약 1~3cm 깊이로 진행하면 갑자기 진행이 쉬워지는 부위에서 국소마취제 10~20ml를 근막의 위 아래로 주입하고 주사바늘을 서서히 움직이면서 부채꼴 모양으로 내외측에 주입한다.

성공률은 전상장골극(anterior superior iliac spine)의 바로 내측과 후방에 국소마취제 10ml를 추가로 주입하여 증가시킬 수 있다. 주사바늘은 전상장골극의 내측 끝부위까지 진행시키고 전상장골극의 아래쪽으로 방향을 바꾸어 진행시킨다. 외측대퇴신경은 순수 감각신경으로 신경자극기는 크게 도움이 되지 않는다. 주사바늘에 의한 감각이상을 느끼는 부위를 확인하는 것이 정확한 방법이다.

초음파를 이용한 차단에서는 초음파 probe를 외측은 ASIS에 위치하게 하고 서혜인대 방향과 동일한 방향으로 놓은 다음 내측, 미측으로 이동하여 fascia lata, fascia ilica, sartorius muscle을 확인한다. 외측 대퇴신경은 fascia lata보다 깊고 fascia ilica보다 얕은 두 근막의 사이에 위치하게 된다 (그림 8-25).

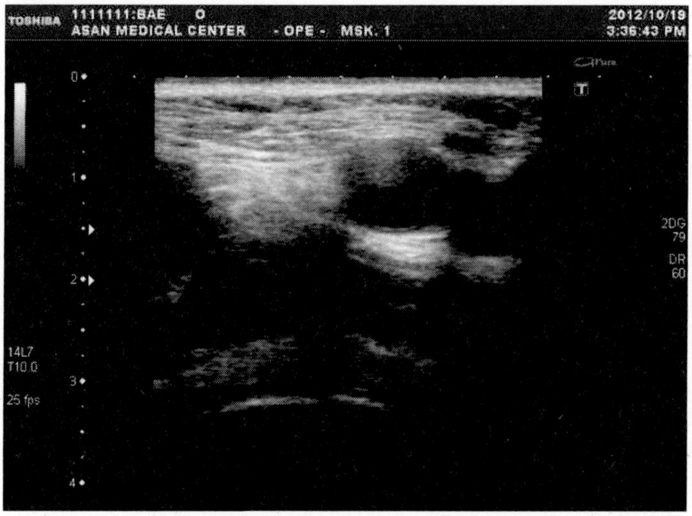

<그림 8-24> 대퇴신경의 초음파 소견

(4) 폐쇄신경차단(Obturator nerve block)

① 임상적용: 폐쇄신경은 L3~4에서 기원하며, L2로부터 극히 일부가 기원하는 경우도 있다. 요근의 내측연을 따라서 내려와 폐쇄관 깊게 위치한다. 앞과 뒤가지(anterior, posterior branch)는 폐쇄관을 지나면서 나누어진다. 앞가지는 골반의 articular branch, anterior adductor muscle들과 내측대퇴부의 아랫부분을 지배하는 여러 개의 피부 가지를 이룬다. 뒤가지는 심부 내전근(deep adductor muscle)과 무릎의 여러 가지 articular branch를 이룬다.

일반적으로 폐쇄신경은 무릎 수술을 위한 부위마취의 일부로 실시한다. 일차적으로 운동신경이므로 드물게 차단되지만 뇌성마비 환자에서 내전경련(adductor spasm) 범위의 진단과 치료 및 하지 수술(adductor tenotomy)전에 근육과 신경학적 질환의 감별진단에 이용된다.

② 부작용과 합병증: 폐쇄관 깊게 위치하고 있으므로 차단 수기가 매우 어렵다. 불충분한 신경차단은 무릎수술을 위한 부위마취를 어렵게 한다. 폐쇄관에는 혈관과 신경구조물들이 있으므로 혈관 내 주입 또는 신경손상의 위험이 있다.

③ 수기: 앙와위에서 치골결절의 외측으로 1~2cm, 아래쪽으로 1~2cm되는 곳을 표시한다. 22G, 8~10cm되는 짧은 단면의 주사바늘을 이용하여 치골결절을 향하여 내측으로 약간 진행시킨다. 일반적으로 하치골가지(inferior pubic ramus)는 2~4cm 깊이에 있다. 이 점에서 주사바늘을 외측과 아래쪽으로 폐쇄관까지 조금씩 진행시킨다. 폐쇄신경은 치골가지와 만났던 점에서 2~3cm 진행된 점에 위치하므로 (그림 8-23) 이 점에 국소마취제 10~15ml를 주입한다.

신경자극기는 운동신경이므로 매우 유용하다. 폐쇄신경에 접근하면 근수축은 내측 대퇴 내전근에서 관찰된다.

초음파를 이용한 폐쇄신경 차단은 하퇴를 외회전시킨 상태로 하여 내전근 노출되게 한 상태에서 시행한다. 서혜주름과 방향과 일치하도록 probe를 위치시킨 후 아래로 스캔하며 진행하고, 장내전근(adductor longus)과 단내전근(adductor brevis), 단내전근과 대내전근(adductor magnus) 사이에서 각각 폐쇄신경의 전가지(anterior branch)와 후가지(posterior branch)를 확인하여 차단을 시행할 수 있다 (그림 8-26).

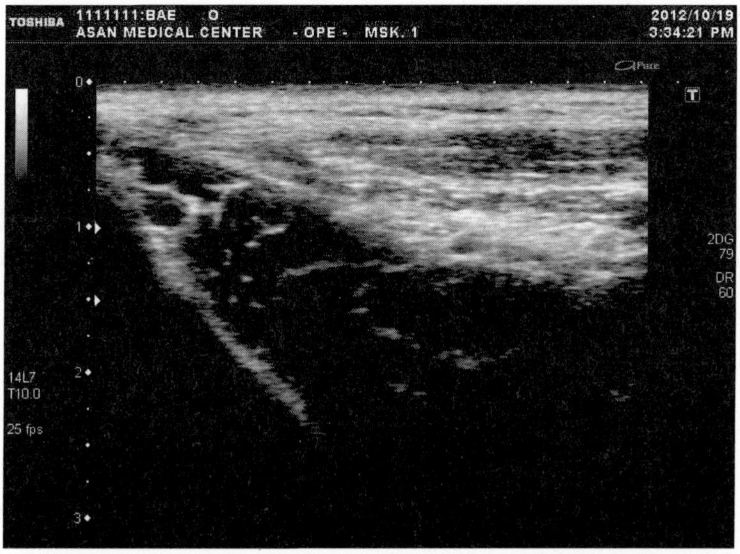

<그림 8-25> 외측대퇴피부신경(lateral femoral cutaneous nerve) FL: fascia lata, FI : fascia iliaca, Sa : Sartorius, ASIS : Anterior superior iliac spine FL와FI 사이에 hyperechoic한 신경조직이 관찰된다. 이 아래로는 sartorius muscle이 주행한다.

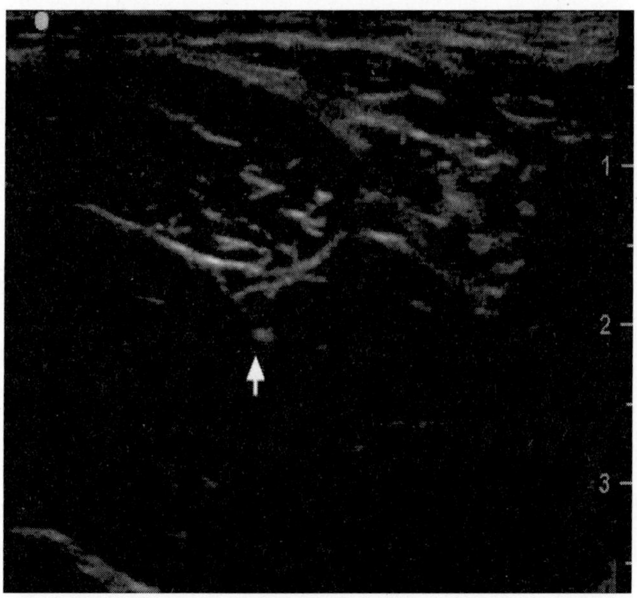

<그림 8-26> 폐쇄신경(Obturator nerve block)

(5) 좌골신경차단(Sciatic nerve block)

① 임상적용: 좌골신경은 L4~5와 S1~3에서 기원한다. 가장 큰 말초신경으로 폭이 2cm이다. 골반에서 대퇴의 후피부신경과 함께 나와서,piriformis muscle 아래로 천좌골공(sacrosciatic foramen)을 지나 대퇴골의 대 대퇴돌기(greater trochanter)와 좌골조면 (ischial tuberosity) 사이를 지난다. 대둔근(gluteus maximus)의 아래쪽 가장자리에서, 좌골신경은 슬와를 향하여 대퇴부 후방을 따라 내려가면서 표피에 가깝게 위치 한다. 좌골신경은 하지의 대퇴 후방과 복재신경 (대퇴신경의 마지막 가지)이 지배하는 얇은 내측면을 제외한 무릎아래 감각을 지배한다.

넓은 감각지배로 좌골신경 차단은 지혈대가 필요하지 않은 무릎아래 수술에서 많이 이용된다. 대퇴와 무릎 부위 수술에서 다른 말초 신경의 차단과 함께 이용될 수 있다. 교감신경계의 차단을 피할 수 있으므로 대동맥협착증과 같은 혈역학적 변화를 적게 할 필요가 있는 환자에서 효과적이다.

② 부작용과 합병증: 좌골신경의 차단은 기술적으로 어렵고 시행에 따른 통증이 있다. 충분한 안정이 환자와 외과의사가 만족하는 마취를 위하여 시행 전에 필요하지만 측와위에서 시행할 경우에는 과도한 안정은 기도관리에 문제를 초래할 수 있다. 혈종과 신경손상의 위험이 있다. 좌골신경을 차단할 경우에는 광범위하게 하여야 하므로 마취가 되는 다리 정맥에서 혈관 이완으로 혈류의 정체를 초래할 수 있다. 혈액량이 감소하였거나 심박출량이 저하된 경우에는 혈역학적 변화를 초래할 수 있다.

③ 수기: 후방접근법[33]; 환자는 측와위로 하고 다리는 최대한으로 굴곡시키고 아래쪽 다리는 바르게 쭉 뻗고 아래쪽 다리의 무릎에 위쪽 다리의 뒤꿈치가 닿도록 앞으로 올린다.(그림 8-27) 후상장골극(posterior superior iliac spine)과 대퇴골의 대 대퇴돌기를 잇는 선을 그으면 5 cm 아래쪽으로 수선을 그어 이등분을 할 수있다. 대퇴골의 대 대퇴돌기와 천골열공을 잇는 선을 그으면 3~5cm 간격을 두고 위의 선과 만나게 된다. 짧은 단면의 22G, 10~12 cm 주사바늘을 직각으로 감각이상을 느끼는 부위까지 또는 뼈에 닿을 때까지 진행 시킨다 (그림 8-28). 뼈에 닿으면 주사바늘의 방향을 바꾸어서 외측과 내측으로 움직이면서 신경을 확인할 때까지 진행시킨다. 신경자극기가 매우 도움이 된다. 좌골신경을 확인하면 25~30ml의 국소마취제를 주입한다.

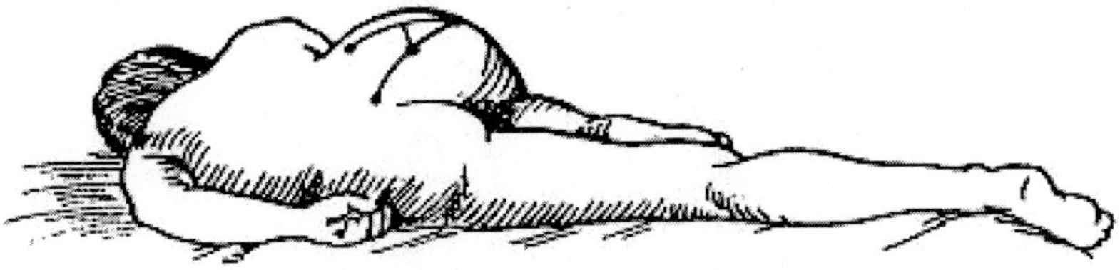

<그림 8-27> 좌골신경차단을 위한 후방접근법과 환자의 체위.

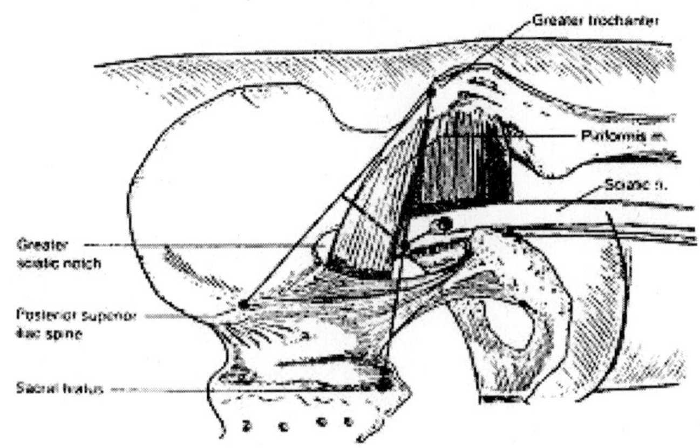

<그림 8-28> 좌골신경차단에서 후방접근법을 위한 해부학적 지표.

전방접근법[40]; 이 방법은 통증이나 협조가 되지 않아서 후방접근법이 불가능한 환자에서 유용한 방법이다. 대퇴신경이 먼저 차단이 될 수 있다면 환자에게 더 효과적인 방법이다. 환자는 앙와위로 하여 서혜인대와 일치하는 전상장골극과 치골결절을잇는 선을 그어 삼등분하고,두 번째로 대 대퇴돌기의 조면을 잇는 평행선을 긋는다. 이 두 번째 선과 다소 내측으로 첫째선과 수직선의 교차점이 주사바늘이 천자되는 점이다 (그림 8-29). 짧은 단면의 주사바늘(22G, 10~12 cm)을 소 대퇴돌기와 만날 때까지 약간 외측으로 각을 주어 진행시킨다. 이 점에서 주사바늘을 약간 내측으로 다시 방향을 바꾸어 감각이상이 나타날 때까지 진행시킨다 (뼈를 지나서 5 cm 부위). 이 점에 국소마취제 20~25 ml를 흡인하여 확인 한 후 서서히 증가 주입한다. 신경자극기가 있으면 유용하다.

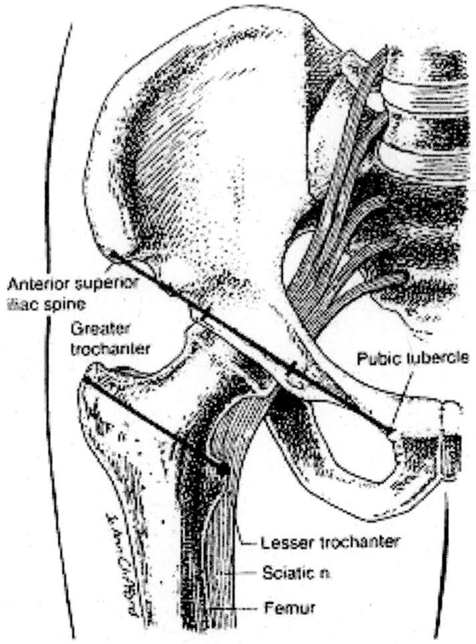

<그림 8-29> 좌골신경차단에서 전방접근법을 위한 해부학적 지표.

그 외 다른 방법으로는. 임상적으로는 드물게 사용하지만 앙와위에서 외측접근법과 쇄석위에서도 시술할 수 있다.[34,35]

초음파를 사용하는 경우는 위의 후방접근법에서 확인한 지점에 초음파 probe를 위치시키면 대둔근(gluteus maximus) 아래 과메아리성의 좌골 신경을 관찰할 수 있다 (그림 8-30A). 같은 자세에서 subgluteal fold 부근에서도 차단을 시행할 수 있는데, 이때 해부학적 지표는 대 대퇴돌기(greater trochanter)와 좌골조면(ischial tuberosity)을 연결한 선의 중간 위치가 된다. 이 위치에 초음파 probe를 위치시키면 대둔근 아래의 좌골신경을 확인할 수 있다.(그림 8-30)[2,8]

3) 발목에서 말초신경의 차단법

① 임상적용: 발목에서 말초신경의 차단은 위험부담이 적으며 지혈대의 적용이 없는 발을 수술에서 효과적인 부위마취 방법이다. 복재신경은 대퇴신경의 마지막 신경이며, 발을 지배하는 나머지 4가지 신경, 후경골신경(posterior tibial), 비복신경

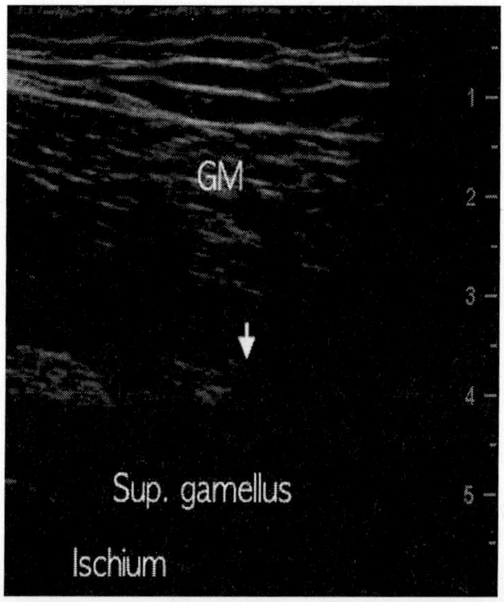

15a

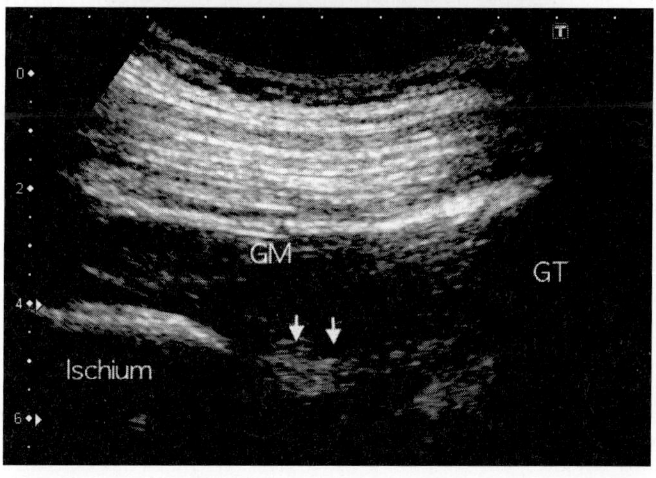

15b

<그림 8-30> 둔부(gluteal, a)와 둔부 하(subgluteal, b)에서 좌골신경

(sural nerve), 표재와 심부 비골신경(peroneal nerve)은 모두 좌골신경의 가지이다. 좌골신경은 총비골신경과 경골신경으로 슬와 첨부 또는 높은 곳에서 분리된다. 총비골신경은 비골의 머리부위를 돌아서 피부에 가깝게 지나가므로 외상 (수술, 압력 등)에 쉽게 손상을 받을 수 있으며, 표재와 심부비골신경으로 나누어 진다. 경골신경은 다리 하부에서 후경골신경과 비복신경으로 나누어진다. 후경골신경은 Achilles tendon 내측 가장자리에서 같은 이름의 동맥과 함께 주행하지만 비복신경은

Achilles tendon 외측을 지난다. 발목에서 5가지 신경 모두를 차단할 필요성은 없으며 발의 해부학적 특성을 알고 있다면 마취통증의학과 의사는 수술에서 필요한 신경을 선택하여 적절하게 차단을 시행할 수 있다.

② 부작용과 합병증: 적절하게 안정이 되어있지 않다면 주사바늘에 의한 여러 번 시도되는 천자는 환자를 불편하게 한다. 지속적인 감각이상은 일어 날 수 있으나 일반적으로 저절로 회복된다. 무릎부위에 부종 또는 경화(induration)가 있다면 지표가 되는 부위를 촉지할 수 없다. 혈관 내 주입은 가능하지만 흡인으로 확인한다면 예방할 수 있고, 투여되는 국소마취제 양이 적으므로 독성 위험은 낮다.

(1) 후경골신경 차단(Posterior tibial nerve block)

환자의 체위는 앙와위나 복와위 모두에서 시행할 수 있다. 후경골신경은 발뒤꿈치와 발바닥의 감각과 운동신경을 지배한다. 경골동맥을 촉지하여 22G 1~3cm 짧은 단면의 주사바늘로 내과(medial malleolus) 높이의 동맥에서 후외측에서 차단을 시행할 수 있다 (그림 8-34A & B). 만족할 수 있는 차단은 되지 않지만 감각이상을 유발하는 것으로 주사바늘의 위치를 확인 할 수 있다. 감각이상이 초래되면 3~5ml의 국소마취제를 주입한다. 반면에 7~10ml를 경골의 후방으로 천천히 주사바늘을 빼내면서 주입하여 차단할 수 있다.

(2) 비복신경차단(Sural nerve block)

비복신경은 발의 외측면과 5 번째 발가락의 외측면을 지배한다. 외과(lateral malleolus)와 Achilles tendon 사이에서 피부에 가깝게 위치한다. 25G, 3cm 주사바늘을 malleolus 외측으로 삽입하여Achilles tendon을 향하여 서서히 진행시켜서 국소마취제를 주입한다. 국소마취제는 7~10ml를 부채꼴 모양으로 처음 위치한 방향으로 투여한다 (그림 8-32).

(3) 표재와 심부 비골신경과 복재신경차단
(Deep peroneal, superficial peroneal and saphenous nerve block)

위 세가지 신경은 앙와위에서 주사바늘의 한번의 천자로 함께 차단할 수 있다. 양측 상과를 잇는 선은 발등을 가로질러 지난다. 큰 발가락을 등쪽으로 굴절시켜서 전경골근의 건을 쉽게 찾을 수 있다. 전경골동맥은 심부비골신경과 함께하며, 전경골근과 extensor hallucis longus tendon사이에 위치한다 (그림 8-35A). 양측 상과를 잇는 선과 같은 높이에서 동맥의 맥박이 촉지되는 외측으로 위의 두 건 사이에 침윤마취를 한다. 25G, 3cm의 주사바늘을 피부와 직각으로 extensor retinaculum을 지나서 확실한 저항을 느낄 때까지 진행한다. 국소마취제 3~5ml를 흡인으로 확인한 후에 위의 구조물 속으로 첫째와 둘째 발가락 사이의 피부와 발가락의 짧은 신근을 지배하는 심부비골신경을 차단하기 위하여 주입한다.

그리고 주사바늘을 빼내면서 같은 지점에서 다시 방향만을 외측으로 하여 피하로 3~5ml 국소마취제를 주입한다. 이 방법은 첫째 발가락 사이를 제외한 발등과 발가락을 지배하는 표재비골신경을 차단한다.

주사바늘을 빼내어서 다시 내측으로 천자하여 진행하여 국소마취제 3~5ml를 피하로 주입하면 발의 내측면의 피부를 지배하는 복재신경을 마취할 수 있다.

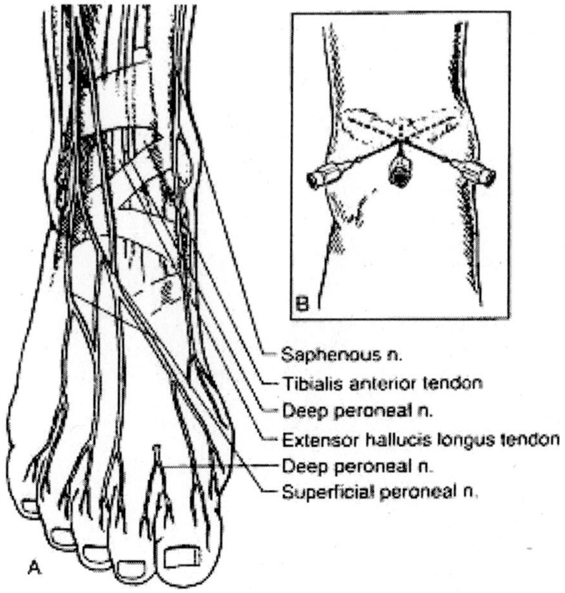

<그림 8-31> (A) 발목 부위에서 표재와 심부비골신경, 복재신경의 해부학 지표. (B) 한번 천자로 표재와 심부비골신경, 복재신경 차단을 시킬 수 있는 방법.

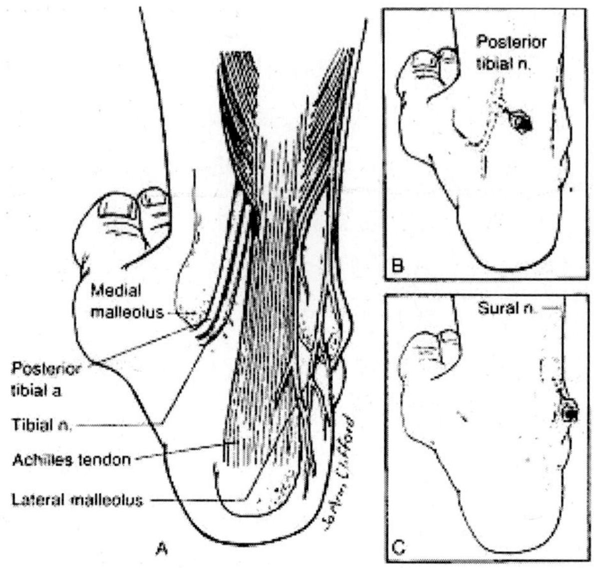

<그림 8-32> (A) 발목부위에서 후경골신경과 비복신경 차단을 위한 해부학적 지표. (B) 후경골신경과 발목 부위에서 천자법. (C)비복신경과 발목 부위에서 천자법.

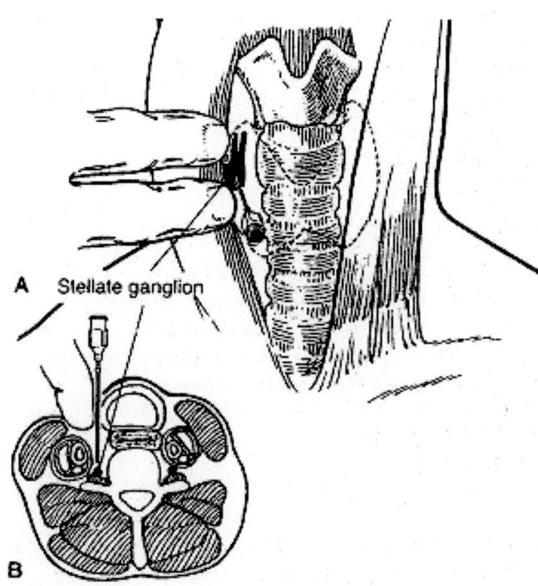

<그림 8-33> (A) 성상신경총 차단을 위한 천자법과 해부학적 지표. (B) 성상신경총 차단의 단면도.

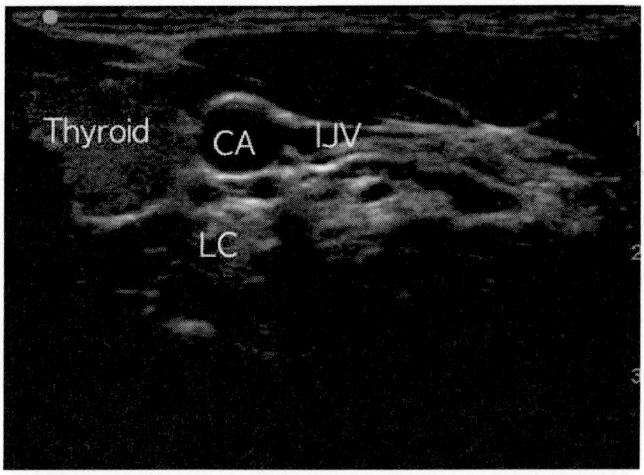

<그림 8-34> 성상신경절 차단법(Stellate ganglion block) 차단을 시행할 부위로 목의 정중앙으로부터 probe를 이동하면 위 그림과 같은 구조물들이 관찰되고 위, 아래로 이동하여 경추의 anterior tubercle과 posterior tubercle을 관찰하여 C6 level을 확인하고 그 내측의 longuscolli (LC)를 목표로 하여 차단술을 시행한다. CA : carotid artery, IJV: internal jugular vein

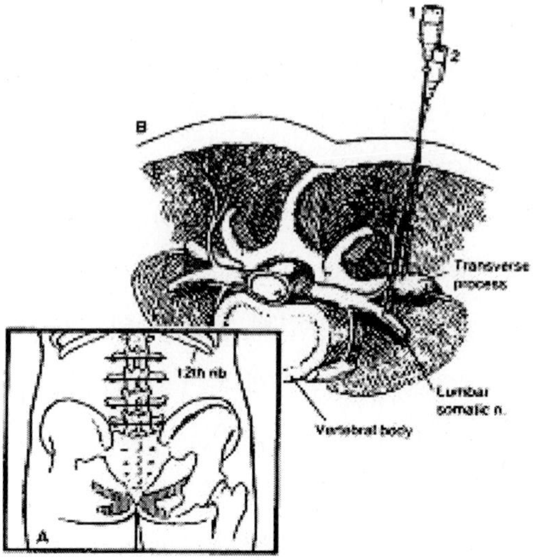

<그림 8-35> (A) 척추주위차단에서 환자의 체위와 피부에서 해부학적 지표. (B) 척추주위차단 : 주사바늘은 횡돌기에 닿을 때까지 수직으로 진행시킨 후에 방향을 횡돌기의 하단으로 향하여 1~2cm 진행시킨다.

3. 부신경차단(Accessory nerve block)

①임상적용과 수기: 부신경 (제11중추신경)은 승모근(trapezius muscle)의 운동을 지배하는 신경이다. 신경 차단은 어깨수술에서 승모근의 이완을 얻기 위하여 상완신경총의 사각근간 차단과 함께하는 경우가 있다. 부신경은 목의 후삼각형(posterior triangle : 흉쇄유돌근의 뒤 가장자리, 쇄골의 중간 ⅓과 승모근의 앞 가장자리가 이루는 삼각형의 해부학적 구조)의 가장자리로 지나간다. 흉쇄유돌근의 위와 중간 ⅓의 뒤 가장자리 접합점에서 흉쇄유돌근의 몸통에서 나온다. 이점에서 부신경은 피부에 매우 가깝게 위치하여 국소마취제 5~10 ml 로 쉽게 차단 할 수 있다.

② 부작용과 합병증: 적은 양의 국소마취제를 사용하므로 위험부담이 적다. 혈관 내 투여는 이론적으로는 가능하다.

4. 성상신경절차단(Stellate ganglion block)

① 임상적용: 상지에서 증상에 따라서 차단을 시도하는 것은 정형외과수술을 위한 마취는 아니지만 수술 후에 reflex sympathetic dystrophy, 재식술 후에 혈류를 증가시키기 위하여 흔히 시도되는 중요한 방법이다.

② 부작용과 합병증: 성상신경절은 신경과 혈관 분포가 매우 많은 부위에 위치한다. 국소마취제의 extravasation(일출, 溢出)은 상완신경총, 반회후두신경, 드물게는 횡격신경을 차단하게 된다. 경막외 또는 지주막하 마취[36)]와 함께 혈관 내 주입, 혈종 등도 발생할 수 있다. 척추동맥은 쉽게 닿을 수 있으며 적은 용량의 국소마취제(1ml 이하)의 주입으로 뇌에 직접 도달하게 되어 즉시 경련이 발생한다. 합병증은 항상 예방이 가능한 것이 아니므로 성상신경절 차단은 감시와 소생술의 준비를 철저하게 하여야 한다.

③ 수기: 환자는 앙와위로 하고 목은 약간 신전시킨다. 목에서 가장 쉽게 만져지는 C6의 결절(Chassaignac's tubercle)이 흉쇄유돌근과 기관(trachea)사이에서 촉지된다. 결절은 경동맥을 외측으로 밀면서 index와 middle 손가락 사이에서 촉지한다. 피부를 소독한 후 C6 결절 바로 위에서 22~25G, 2~3cm의 짧은 단면의 주사바늘을 결절

을 향하여 진행시킨다. 뼈에 닿으면 3mm정도 다시 빼내어 고정시키고 국소마취제 8~12ml를 점차 증가시키면서 주입한다 (그림 8-33).

국소마취제가 정확한 위치에 주입이 되면 ipsilateral Horner syndrome, anhidrosis, vascular congestion of conjunctiva, nasal stiffness, 안면과 상지 피부의 혈관확장, 차단된 팔 부위의 체온 상승과 같은 물리적 증상이나타난다.

최근에는 초음파를 이용한 성상신경절 차단을 많이 시행하고 있으며 이 경우 longus colli muscle을 확인하는 것이 중요하다. 초음파를 이용한 성상신경절 차단은 이 longus colli muscle 내부, 즉 preverterbral fascia의 아래에 약물을 투여하는 것을 목표로 한다. 이와 같은 초음파를 이용한 차단의 경우 경동맥, 척추동맥, 식도, 폐와 같은 중요한 구조물을 확인하고 피할 수 있으므로 더 안전할 것으로 사료된다 (그림 8-34).

5. 척추주위차단(Paravertebral Block)

① 임상적용: 척추주위 차단은 정형외과에서는 드물게 적용되는 방법이다. 그러나 한정된 부위의 마취를 위하여 다른 부위마취와 함께 이용된다. 예를 들면 상완신경총 차단으로 상지를 수술하는 경우 장골능에서 골이식 편을 얻기 위한 마취방법으로 적용된다.

② 부작용과 합병증: 중추신경과 매우 가깝게 위치하므로 경막외와 지주막하로 국소마취제가 주입이 되는 위험한 수기이다. 요추 혈관, 대동맥, 대정맥 등 혈관속으로 주입이 주사바늘의 위치 잘못으로 발생할 수 있다.

③ 수기: 요추신경은 앞과 뒤가지(anterior, posterior branch)로 갈라지기 전에 횡돌기의 하단부 척추공(vertebral foramina)을 지나간다. L1~4(일부에서는T12도 포함)의 앞 가지는 요추신경총(lumbar plexus)을 형성한다. 환자는 복와위를 하고 요추부의 만곡을 펴기 위하여 베개를 엉덩이 아래쪽에 놓고요추부의 횡돌기의 머리쪽 가장자리를 가로지르는 선을 긋는다. 이것은 같은 횡돌기의 아래쪽 가장자리와 반대쪽에 위치한다 (그림 8-35A). 피부를 소독한 후 선택된 요추신경과 일치하는 선의 중심에서 외측으로 3cm에 침윤마취를 한다. 20~22G, 6~8cm의 짧은 단면의 주사바늘을

뼈가 닿는 곳까지 3~5cm 깊이를 피부와 직각으로 진행시킨다. 주사바늘을 다시 빼내어 아래쪽으로 방향을 바꾸어 횡돌기의 가장자리를 주사바늘이 지나도록 조금씩 진행시킨다. 횡돌기의 가장자리에서 1~2cm 깊이에 6~10ml 주입한다 (그림 8-35B). 감각이상 부위를 찾거나 신경자극기를 사용하여 주사바늘의 정확한 위치를 확인한다.

6. 국소마취제의 선택(Choice of local anesthetics.)

신경차단을 위하여 국소마취제의 선택에는 몇 가지 고려하여야 할 사항이 있다. 수술의 예상시간, 수술 후 통증관리의 필요성, 입원 상태, 환자의 신체상태 등이다. 카테터 사용은 차단이 다시 필요한 경우에는 선택에 유연성이 있다. 어떠한 방법을 선택하든지 독성을 피할 수 있는 총 용량에 주의하여야 한다 (표 8-1). 외래환자 수술에서는 작용시간이 짧거나 중등도 작용시간 국소마취제를 선택하지만 일부 말초신경차단은 통증완하의 범위를 넓게 하려고 긴 작용시간 국소마취제를 선택한다. 이렇게 한 경우에는 부주의에 의한 손상을 피하기 위하여 마취된 팔을 조심하도록 기록과 함께 구두로 주의사항을 주지시켜야 한다.

표 8-1. 말초신경 차단에 사용되는 국소마취제의 종류와 용량

종류	최대용량 (with epinephrine, mg)	농도 (%)	작용시간 (hr)
2-Chloroprocaine	1000	1~2	0.5~1
Lidocaine	500	0.5~1.5	1~3
Mepivacaine	500	0.5~1.5	2~3
Bupivacaine	250	0.25~0.5	4~24
Etidocaine	400	0.5~1.75	3~12

높은 농도가 반드시 마취에 필요한 것은 아니며, 파국적일 수 있다. 그러므로 0.75% bupivacaine, 2% lidocaine과 mepivacaine, 3% 2-chloroprocaine은 말초신경차단에 추천되지 않는다. 가장 낮은 농도의 상품화된 국소마취제는 0.25% bupivacaine, 1%

lidocaine과 mepivacaine)이 효과적인 감각차단을 제공하지만 운동신경 차단은 차이가 있다. 다시 한번 더 말하면 국소마취제의 선택은 수술의 범위, 수술에 필요한 근육이완의 정도, 외과 의사의 요구사항 등에 따른다. 짧은 작용시간 국소마취제와 긴 작용시간의 약제를 혼합 사용하면 완전한 중간 작용 약제로 빠른 작용발현과 긴 작용시간의결과를 만들 수 있다.[37,38]

혈관 수축제는 일반적으로 epinephrine을 선택하며, 작용발현을 개선하고, 감각과 운동의 차단을 증강시키고 마취시간을 연장하고 혈관 흡수를 감소시킨다. 종동맥(end artery)이 공급되는 부위(예 남성생식기, 손가락, 귀 등)에서는 허혈 위험 때문에 사용하지 않는다. Epinephrine을 사용하기 전에 혼합하여 사용하면 미리 혼합한 상품보다 효과적이다.[39] 원인은 사용 전에 혼합한 것이 pH가 낮은 상품화된 것보다 작용발현이 빠르기 때문이다. 이것은 국소마취제의 이온화된 분자량의 백분율이 증가되기 때문이라고 한다. 이러한 것은 신경막을 통과하는 양이 저하되므로 작용발현이 늦어진다고 한다.

결론은 말초신경차단은 정형외과 수술에서 이상적이고 모든 연령층에서 적용할 수 있으며, 수술 중 뿐만 아니라 수술 후에는 통증치료 효과도 있다. 그러나 임상적용은 부수적인 해부학적 구조의 이해와 사용되는 약제의 약리학적 특성과 적절함을 잘 숙지하여야 한다.

참고문헌

1. Hall RJ : Hydrochlorate of cocaine. NY Med J 1884; 40: 643.
2. Halsted WS : Practical comments on the use and abuse of cocaine ; suggested by its invariably successful employment in more than a thousand minor surgical operations. NY Me J 1885; 42: 294.
3. Braun H : Local Anesthesia : Its Scientific Bsis and Practical Use. 3rd Ed. Lea & Febiger, Philadelphia, 1914.
4. Winnie AP:Interscalene brachial plexus block. Anesth Analg 1970; 49 :455.
5 Urmey WF, Talts KH, Sharrock NE : One hundred percent incidence of hemidiaphragmatic paresis associated with inerscalene brachial plexus anesthesia as diagnosed by ultrasonography. Anesth Analg 1991; 72: 498.
6. Lanz E, Theiss D, Jankovie D : The extent of blockade following various techniques of brachial plexus block. Anesth Analg 1983; 62: 55.
7. de Jong RH : Axillary block of the brachial plexus. Anesthesiology 1961; 22: 215.
8. Brown DL, Cahill DR, Bridenbaugh LD. Supraclavicular nerve block: anatomic analysis of a method to prevent pneumothorax. Anesth Analg. 1993; 76: 530-4.
9. Serlo W, Haapanemi L : Regional anesthesia in paediatric surgery. Acta Anaesthesiol Scand 1985; 29: 283.
10. Eriksson E : Axillary brachial plexus anaesthesia in children with Citanesth. Acta Anaesthesiol Scand(Suppl) 1965; 16: 291.
11. Selander D, Edshage S, Wolff T : Paresthesiae or no paresthesiae : nerve lesions after axilblocks. Acta Anaesthesiol Scand 1979; 23: 27.
12. Thompson GE, Rorie DK: Functional anatomy of the brachial plexus sheaths. Anesthesiology 1983; 59: 117.
13. Selander D, Dhuner KG, Lungborg G : Peripheral nerve injury due to injection needles used for regional anesthesia : an experimental study of the acute effects of needle point trauma. Acta Anaesthesiol Scand 1977; 21: 182.
14. Vester-Andersen T, Christiansen C, Srensen M, Eriksen C : Perivascular axillary block. I. Blockade following 40 ml 1% mepivacaine with adrenaline. Acta Anaesthesiol Scand 1982; 26: 519.
15. Vester-Andersen T, Christiansen c, Srensen M et al : Perivascular axillary blocks. II. Influence of injected volume of local anaesthetic on neural blockade. Acta Anaesthesiol Scand 1983; 27: 95.
16. winnie AP, Collins VJ : The subclavian perivascular technique to brachial plexus anesthesia. Anesthesiology 1964; 25: 353.
17. Raj PP, Montgomery SJ, Nettles D, Jenkins MT : Infraclavicular brachial plexus block: a new approach. Anesth Analg 1973; 52: 897.

18. Ansbro PF : A method of continuous brachial plexus block. Am J Surg 1946; 71: 716.
19. Mezzatesta JP, Scott DA, Schweitzer SA, Selander DE. Continuous axillary brachial plexus block for postoperative pain relief. Intermittent bolus versus continuous infusion. Reg Anesth. 1997; 22: 357-62.
20. Bier A: Uber einen neuen Weg Lokalanasthesie an den gliedmassen zu Erzcugen. Verh Dtsch Ges Chir 1908; 27: 204.
21. Duggan J, McKeown DW, Scott DB : Venous pressures in intravenous regional anesthesia. Reg Anesth 1984; 9: 70.
22. El-Hassan KM, Hutton P, Black AMS : Venus pressure and arm volume changes during simulated Bier's block. Anaesthesia 1984; 39: 229.
23. Davies JAH, Wilkey AD, Hall ID : Bupivacaine leak past inflated tourniquets during intravenous regional analgesia. Anaesthesia 1984; 39: 996.
24. Palas TAR, Els M : intravenous regional anesthesia (IVRA) with an additive -free 0.5% chloroprocaine solution. Reg Anesth 1991; 15: 16.
25. Sukhani R, Garcia CJ, Munhall RJ et al : lidocaine disposition following intravenous regional anesthesia with different tourniquet deflation technics. Anesth Analg 1989; 68: 633.
26. Hastings H II, Misamore G : Compartment syndrome resulting from intravenous regional anesthesia. J Hand Surg 1987; 12A: 559.
27. Rawal N, Hallen J, Amilon A, Hellstrand P : Comparison between IVRA and reexsanguination IVRA (Re-IVRA) using three different local anesthetics. Reg Anesth 1991; 15: 18.
28. Moore MA, Garfin SR, Hargens AR : Wide tourniquets eliminate blood flow at low inflation pressures. J Hand Surg 1987; 12A: 1006.
29. Chayden D, Nathan H, Chayden M : The psoas compartment block. Anesthesiology 1976; 45: 95.
30. Winnie AP, Ramamurthy S, Durrani Z : The inguinal paravascular technique of lumbar plexus anesthesia: the "3-in-1 block". Anesth Analg 1973; 52: 989.
31. Patel NJ, Flashburg MH, Paskin S, Grossman R : A regional anesthetic technique compared to general anesthesia for outpatient knee arthroscopy. Anesth Analg 1986; 65: 185.
32. Berry FR : Analgesia in patients with fractured shaft of femur. Anaesthesia 1977; 32: 576.
33. Labat G: Regional Anesthesia : ts Technique and Clinical Application. WB Saunders, Philadelphia, 1924.
34. Ichiyanagi K : Sciatic nerve block : lateral approach with the patient supine. Anesthesiology 1959; 20: 601.
35. Raj PP, Parks RI, Watson TD, Jenkins MT : New single position supine approach to sciatic-femoral nerve block. Anesth Analg 1975; 54: 489.
36. Scott DL, Ghia JN, Teeple E : Aphasia and hemiparesis following stellate ganglion block. Anesth Analg 1983; 62: 1038.
37. Raj PP, Rosenblatt R, Miller j et al : Dynamics of local-anesthetic compounds in regional anesthesia. Anesth Analg 1977; 56: 110.
38. Cohen SE, Thurlow A : Comparison of a chlowoprocaine-bupivacaine used individually for obstetric epidural analgesia. Anesthesiology 1979; 51: 288.
39. DiFazio CA, Carron H, Grosslight KR et al : Comparison of pH-adjusted lidocaine solutions for epidural anesthesia. Anesth Analg 1986; 65: 760.

| 제9장 |

척추 및 경막외 마취

일반적으로 척추마취나 경막외마취와 같은 중추신경축 차단(central neuraxial blockade)은 한가지 또는 비슷한 차단으로 받아들여진다. 이러한 오해는 공통적으로 중추신경축에 바늘이 삽입과 약물을 주입한 후에 동일하게 감각 및 운동차단이 일어나기 때문인 것으로 보인다. 많은 환자와 의사들의 오해에도 불구하고 척추마취와 경막외마취에는 서로 생리학적으로나 약리학적으로 중요한 차이가 있다. 예를 들어, 척추마취를 위해서는 대부분, 전신적인 약리작용을 일으키지 않을 정도인 소량이 필요하다. 그러나 경막외마취를 위해 필요한 국소마취제는 때로 혈중농도가 전신적인 약리작용을 일으킬 정도의 양이 되기도 한다. 그래서 이러한 혈중농도로 인해 척추마취와는 다른 부작용과 합병증을 일으키기도 한다. 정형외과 환자들에서 마취통증의학과 의사가 이러한 중추신경축 차단법의 차이를 알고 적용 할 수 있는 기회가 많을 것이다.

1. 적응증

기본적으로, 중추신경축 차단은 외과적 조작을 위해서 감각차단 정도의 마취가 필요할 때는 언제든 적응이 된다. 중추신경축 차단법에는 효과적인 진정과 불안해소를 위한 추가적인 약제의 처방까지도 포함한다. 중추신경축 차단을 선택할 때는, 수술적 조작이 필요로 하는 통증소실의 범위가 가장 중요하다. T10 혹은 그 이하의 저위 척추마취와 T5 이상의 고위 척추마취가 환자에게 서로 다른 영향을 미치게 됨은 명백하다.[1] 정형외과 환자에서 중추신경축 차단의 적응증은 하지수술을 하는 환자가 대부분이지만 이외에도 중추신경축 차단은 요추 수술을 받는 많은 환자에게도 적용될 수 있다.

2. 금기증

중추신경축 차단의 절대적인 금기증은 몇 가지가 있다. 가장 중요한 금기증은 환자의 거부이다. 또한, 요추 천자를 하는 동안 안정된 상태를 유지할 수 없어서 신경조직의 손상을 받을 위험이 있거나 두개내압이 상승되어 있어서 이론적으로 뇌간의 이탈을 일으킬 수 있는 환자 등이다. 상대적인 금기증은 내부적, 혹은 와파린이나 헤파린의 투여같은 외부적 요인에 의하여 혈액응고 장애가 있는 경우, 천자 및 약물 주입부위의 피부나 조직의 감염이 있는 경우, 심한 저혈량증, 마취통증의학과 의사의 숙련부족 등이다. 일반적으로, 상대적인 금기증으로 분류하는 기존 신경질환(예; 하지마비)은 의학적 분류라기보다는 법적인 개념에 기준하는 것으로 생각된다.

3. 중추신경축차단의 배경

대부분의 마취가 전신마취로 행하여지지만, 어떤 마취방법을 선호하는지 마취통증의학과 의사에게 묻는다면 대부분에서 부위마취를 선택할 것이며, 최근 사망률과 이환율이 감소된다고 알려지면서 선호도가 점차 증가되고 있다.[2] 외과의사들의 경우 부위마취에 대한 적절한 평가나 이해가 부족한 것 같다. 만일, 부위마취 후에 정맥 혹은 흡입 마취를 추가하게 되면 부위마취를 실패했다고 오해할 수 있다. 이러한 오해는 부위마취를 더욱 적절하게, 더욱 포괄적으로 적용하는데 장애가 되는 가장 중요한 이유 중에 하나이다. 부위마취의 초창기에는 이런 개념이 일반적이지 않았다. 그 당시 의사들은 오히려 부위마취에서는 원하는 목적을 위해 건망증을 유발하는 약제나 진정제를 함께 써야한다고 믿었다. Crile은 anoci-association (유해

자극 제거마취)이 유병률을 감소시킨다고 믿었다.[3] 이것은 균형마취(balanced anesthesia)를 의미하며 부위마취와 전신마취의 병합을 암시하였다.[4] 그러나 그 이후부터 포괄적인 마취에 대한 이해에 기본적인 문제점이 나타나기 시작하였다. 많은 의사들이 부위마취를 정맥내, 혹은 흡입진정작용의 도움없이 홀로 이루어진다고 규정하였다.

아마도 이것은 의학의 발달과 함께 모든 마취기술은 더욱 안전해졌고, 부위마취의 잇점들의 중요성이 경감되었기 때문인 듯 하다. 그러나 이러한 관점에도 불구하고, 최근에 부위마취를 새롭게 재인식하게 되었는데, 이것은 수술후 진통에 대한 관심의 증가 때문이다. 관찰자들은 부위마취를 이용한 진통은 유병률과 사망율뿐만 아니라 수술후 비용도 줄인다고 보고하고 있다.[5,6]

마취통증의학과 의사들은 많은 환자들이 신경차단을 받아들이지 않는 것처럼 보이기 때문에 단순히 부위마취를 처방하기를 주저한다. 하지만 환자의 수용 부족이란 수술전 방문에서 이루어져야 할 마취통증의학과 의사와 환자간의 유대가 부족하기 때문이다. 즉 경험과 신뢰의 부족에 근거한다고 생각한다. 마취통증의학과 의사들이 표현하는 신뢰 부족이란 직접 그들의 신뢰성만 말하지는 않는다. 더욱 포괄적인 마취를 행하는 데 있어서 문제점 중의 하나는 많은 마취통증의학과 의사들이 수련기간 동안 부위마취에 대한 훈련과 경험이 부족하다는 것이다.[7]

조금 더 확실하고 완전한 부위 마취를 이행하기 위한 해결책 중의 하나는 차단을 시행하기 전에 진정제를 정맥내로 적절히 투여하는데 있다. 중추신경축 차단은 말초신경 차단법과는 달리 감각이상을 유발할 필요가 없기 때문에 주사바늘이 삽입되었던 기억을 없애기 위하여 진정제가 투여될 수 있다. 흔히 benzodiazepine(예; midazolam)이나 아편양제재(예; fentanyl)를 적당량 정맥주사하면 차단술을 받는 환자를 효과적으로 준비시킬 수 있다.

완전한 중추신경축 차단을 위해 또 한가지 필요한 것은 외과적 절개전에 차단범위를 검사하는 방법의 개발과 필요한 만큼 적당하게 약물을 추가하는 것이다. 감각차단 범위가 기대한 만큼 이루어졌는지 알기 위하여 우선 마취제 투여후 3~5분 안에 검사하게 된다. 이것은 흔히 알콜스펀지를 이용해서 온도의 식별이 어느 범위에 도달하였는지를 효과적으로 검사할 수 있다. 감각범위의 확인은 수술이 시작된다고 멈추어져서는 안된다. 오히려 수술하는 동안 내내 관찰해야한다. 그러나 마취통증의학과 의사가 환자에게 차단이 됐는지를 의심하도록 자주 물어볼 것이 아니라 환자를 안심시키는 방법으로 시행하여야 할 것이다. 그러므로 외과의사도 수술시작 전에 묻는 방법으로 차단의 여부를 검사하지 말아야 하고, 모든 경우에 있어서 수술을 위한 적절한 마취가 이루어졌는지는 마취통증의학과 의사가 확인해주어야 할 것이다.

4. 중추신경축 차단을 위한 해부학적 구조

지주막하강(거미막 밑)으로 국소마취제를 투여하면 척수에서 감각차단이 이루어지는데, 척수는 위쪽으로는 대후두공(Foramen Magnum)을 통해서 뇌간까지, 말단은 원추(conus medullaris)에서 끝난다. 척추관과 중추신경계의 성장속도 차이 때문에 말단은 연령에 따라 위치가 달라지는데 유아때는 L3, 성인이 되면 L1의 하연에 이르게 된다. 척수는 3개의 막으로 둘러싸여 있는데 안쪽으로부터 연막(pia mater), 지주막, 경막이다. 연막은 척수를 바로 가까이에서 싸고 있으며 혈관이 풍부한 막이다. 지주막은 가장 바깥쪽에 있는 경막에 밀접하게 부착되어 있으며 혈관이 분포하지 않는 섬세한 막이다. 연막과 지주막 사이가 척추마취의 중심이 되는 지주막하강이다. 이 공간은 뇌척수액, 척수 신경, 망상 조직, 척수에 공급되는 혈관, 치상인대(dentate ligament) 등을 포함하고 있다. 치상인대는 척추 전체 길이를 따라서 척수에서 경막까지를 횡적으로 지지해준다. 척수가 어른인 경우, L1의 하연에서 끝이 나지만 지주막하강은 S2위치까지 계속된다. 척수관의 가장 외측은 섬유탄력성의 경막이다. 경막은 두개골의 경막과 맞닿게 되며 대후두공에서 S2까지 위치하는 척수의 경막으로 이어지는데, S2에서 종사(film terminale)를 이루며 미추에서 골막과 합해진다 (그림 9-1). 경막과 지주막사이에는 잠재적인 공간이 있어서 경막하 공간이라고 하며 소량의 장액성 용액을 포함한다. 척추마취에서 이곳에 마취제가 주입되면 척추마취가 실패하게 되고, 드물긴 하지만 경막외마취 후에 경막하 공간으로 마취제가 들어간 경우, 전척추마취까지 발전하는 경우가 있어 주의가 필요하다.[8]

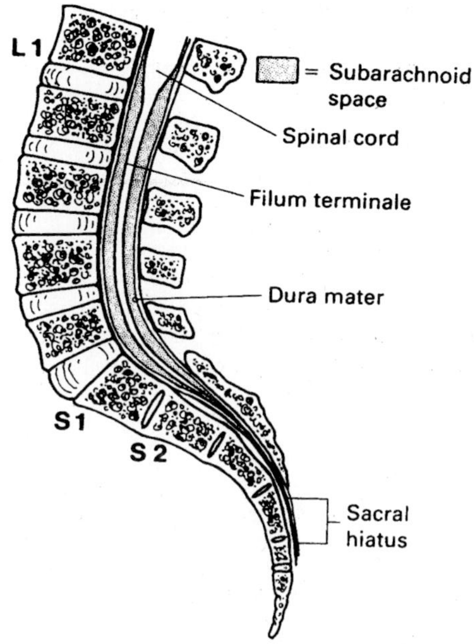

<그림 9-1> 척추 말단부위 해부학적 구조. 성인에서 척수의 말단부는 L1이지만 거미막은 S2까지 계속된다.

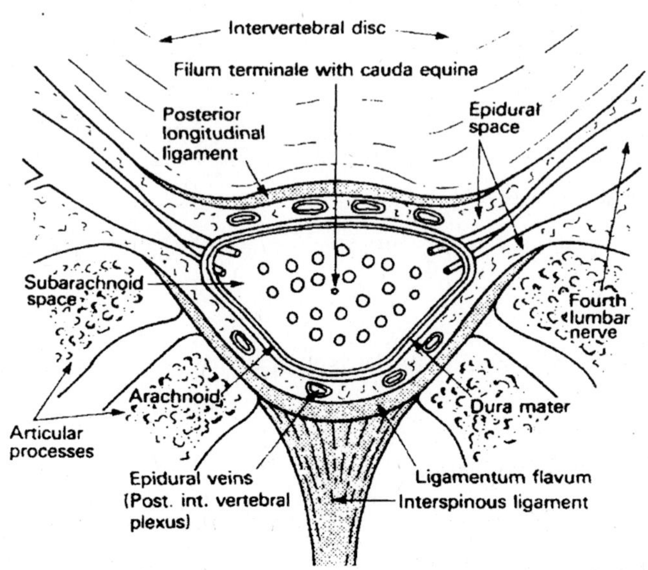

<그림 9-2> 척추관(vertebral canal)의 단면도.

표 9-1. 척추 높이와 황인대의 특징

척추 높이	피부에서 인대까지 깊이(cm)	인대의 두께(mm)
경추	-	1.5~3.0
흉추	-	3.0~5.0
요추	3.0~8.0[a]	5.0~6.0[b]
미추	차이가 많다.	2.0~6.0

a. 환자의 50%에서 4cm 이며 80%에서 4~6cm 이다.
b. 각 추궁 간격에서는 황인대의 두께에 차이가 있다. 위쪽에서는 1.3~1.6mm, 이며 미추 쪽에서는 6.9~9.1mm 이다.

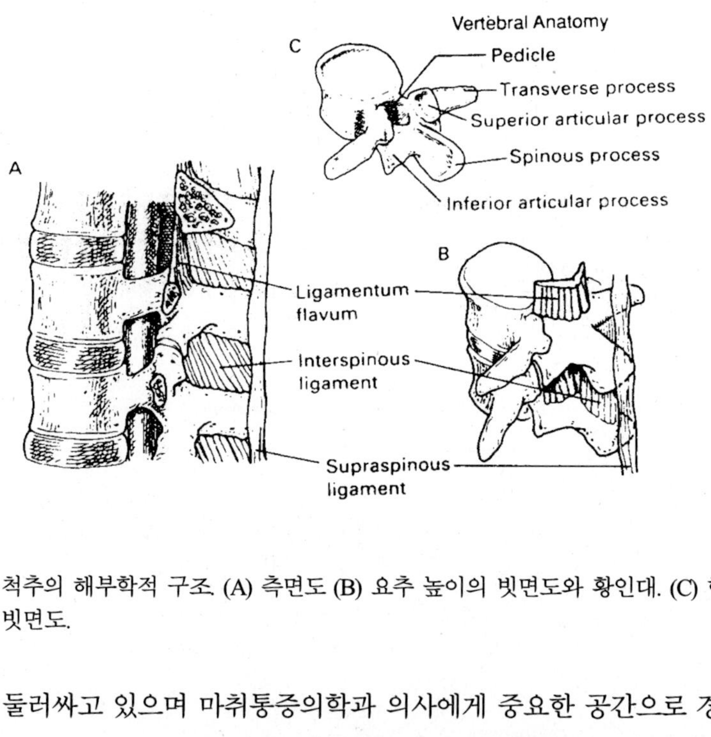

<그림 9-3> 척추의 해부학적 구조. (A) 측면도 (B) 요추 높이의 빗면도와 황인대. (C) 한개 요추의 빗면도.

경막을 둘러싸고 있으며 마취통증의학과 의사에게 중요한 공간으로 경막외강이 있다. 이 공간은 대후두공에서 천골 열공까지 이어지며, 경막외강에는 신경근, 지방 조직, 윤문상 조직(areolar tissue), 림프관, 혈관, 잘 발달된 정맥총(venous plexus of Batson)등이 있다. 경막외강의 후면에는 황인대(ligament flavum)가 있으며 대후두공에서 천골열강에까지 이어진다. 예로부터, 황인대는 한개의 인대로 묘사되었지만 두 개의 좌 우 인대가, 전면에 개구부를 가지며 가운데서 예각을 이루며 합쳐진

것이다 (그림 9-2).[9)] 황인대는 두개골에서 천추까지 동일하지 않고 인대의 두께와 경막까지의 거리는 척추 각 구간에서 다양하다(표 9-1). 황인대 후면에는 곧바로 추판(lamina), 추체의 극돌기, 극간인대가 있다. 이 구조의 뒤로는 외후두융기로부터 미추까지 극상인대가 있다(그림 9-3). 경막외경 검사나 epidurography로 확인한 해부학적 구조는 적절한 경막외차단을 한 후에도 일측만 마취가 되는 경우를 설명해 주는 경막외강의 정중앙에 결합조직 띠가 있음을 발견하였다 (그림 9-4).[10-13)]

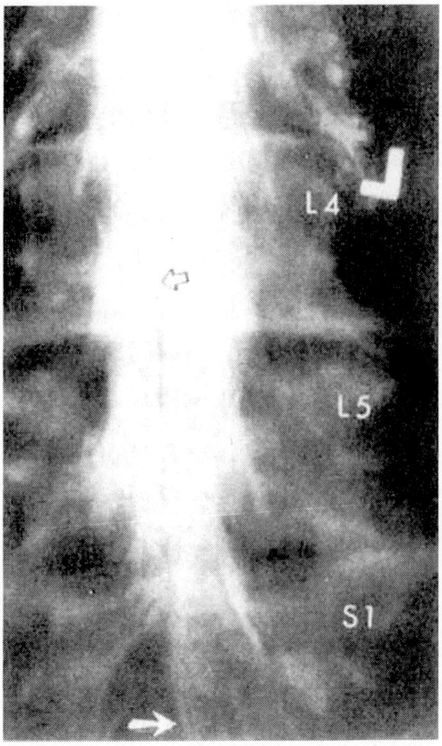

<그림 9-4> 조영제를 주입한 후 요천추의 anteroposterior view. 화살표는 경막외강에 있는 띠를 표시한 것이다.

미추마취가 선택되면, 천추부는 경막외강, 특히 천골열강의 해부학적 구조에 변이가 많다는 것을 염두에 두어야 한다. 천추는 5개의 천골 융합으로 이루어졌다. 천골열공은 해부학적으로는 S4와 S5 판(lamina)의 한부분이 정중선에서 융합되지

못한 것이고, 미추마취할 때 촛점이 되는 지점이다 (그림 9-5). 천골열공은 모양과 크기에 있어서 다양하고, 역 V형의 골결핍이다. 이 개구부는 뒤쪽으로 천미골인대로 덮여있는데 기능적으로는 황인대와 상응된다. 천골열공의 골결핍을 통해 천골관으로 접근을 하게 되지만 열강의 해부학적인 변형이 많아서 주사바늘의 정확한 삽입이 어렵다 (그림 9-6). 즉, 그 모양은 틈같은 모양에서, 넓게 벌어진 역 V형의 개구부까지 다양하며 환자의 5%에서는 골결핍이 없어 미추마취를 할 수가 없는 경우도 있다. 천골관내에는 경막낭의 종단이 있는데 보통 후상장골 돌기, 또는 S2를 연결한 부위에 까지 이른다. 경막낭의 종단 위치도 해부학적으로 다양하여 소아에서는 더 낮게 위치한다. 경막낭 외에도 천골관은 내척추혈관총의 일부분인 정맥총을 포함한다. 일반적으로 중추신경축에 대한 해부학적 지식이 확립되면 바로 경막외마취나 척추마취를 시도하려고 하지만, 마취를 안전하게 하기 위해서는 차단을 위한 해부학적 구조와 유발되는 생리적 변화를 평가할 줄 알아야 한다.

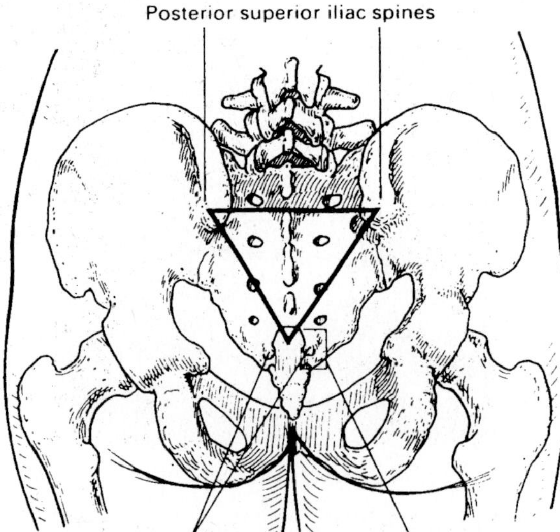

<그림 9-5> 천추 부위의 구조. 양측의 후상장골능과 천골열공을 연결하는 이등변 삼각형을 그릴 수 있다. 천골열공을 쉽게 촉지할 수 있다.

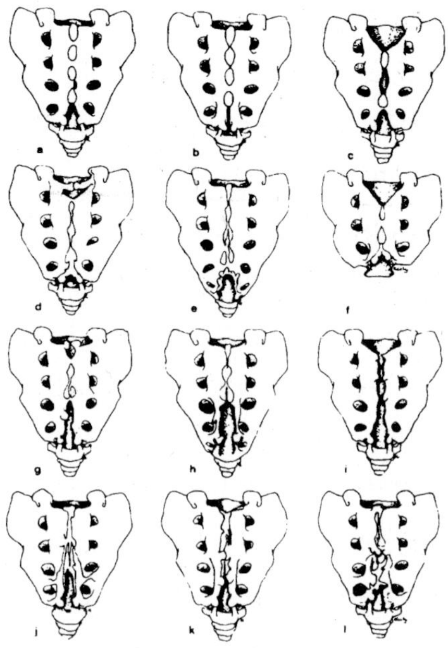

<그림 9-6> 천추와 천골열공의 해부학적 차이 : (A) 정상 (B) longitudinal slitlike hiatus; (C) second midline hiatus; (D) transverse hiatus; (E) large hiatus with absent cornua; (F) transverse hiatus with absent coccyx and two prominent cornua, and two proximal "decoy hiatuses lateral to the cornua"; (G-1) large midline defects contiguous with sacral hiatus; (J-L) enlarged longitudinal hiatuses, each with an overlying "decoy" hiatus.

5. 중추신경축 차단으로 인한 생리적 변화

흔히 중추신경축 차단에 의한 생리적 변화가 합병증으로 잘못 분류되기도 한다. 예를 들면 저혈압을 부작용보다는 마취수기에 의한 합병증으로 표기하는 것이다.[14] 마취통증의학과 의사가 부작용과 합병증에 대한 차이를 구별하는 것은 중요하다. 선택할 마취방법에 대한 위험성과 이점들을 환자 상태와 수술조건 등과 함께 고려하여 결정해야하기 때문이다.

1) 심혈관계에 미치는 영향

중추신경축 차단은 심박동수 감소, 동맥압 감소등 α-1과 β차단제를 정맥내 투여한 것과 같은 효과를 나타낸다. 중추신경축 차단과 동반되는 교감신경 차단효과는 마취 높이에 의존하게 되는데, 교감신경차단 효과는 전통적으로 척추마취를 한 경우에는 감각차단된 부위의 2~6피판 위 쪽에 해당하며, 요추 경막외마취를 한 경우와 비슷한 부위이다. 비록 교감신경 차단효과로 정맥과 동맥 모두를 확장시키지만, 전체 혈액량의 75%가 정맥계에 있기 때문에 정맥확장 효과가 더욱 뚜렷하다. 또한 교감신경차단에도 동맥의 평활근은 자율적으로 긴장도를 유지하는 반면, 정맥의 평활근은 긴장도가 유지되지 않기 때문이다. 정상 혈량을 가진 사람에서 심박출량이 정상적으로 유지된다면 거의 전신의 교감신경차단이 일어나도 전신말초혈관 저항은 단지 15~18 % 감소할 뿐이다. 이러한 차단이 진행하는 동안, T1~T4에서 기원하는 심촉진 신경이 차단된다면 심박동수가 특징적으로 감소하게 된다. 중추신경축 차단에 의해 심박동수가 감소하는 또 다른 이유는 우심방압의 감소 때문이다. 우심방압의 감소는 우심방과 대정맥에 있는 심박동 이완 수용기(intrinsic chronotropic stretch receptor)에서의 반응을 제한하여 심박동수를 감소시키게 된다.[15)]

중추신경축 차단에 동반되는 혈압저하는 전신마취에 동반하는 혈압저하 보다 더 걱정스러운가? 이에 대한 대답은 어렵다. 하지 수술을 하는 동안 중추신경축 마취를 하면 출혈량이 줄어드는 것은 명백하다. 그러나 혈압 저하가 환자에 미치는 위험과 효과의 비율 및 유병률에 미치는 영향은 정확히 대답할 수 없다. 그럼에도 불구하고 우리는 중추신경축 차단에 동반되는 혈압저하는 정상혈량을 유지한다고 생각한다. 중추신경축 차단과 동반되는 혈압저하를 어느 정도 허용할 수 있는지, 그 범위를 결정하는데 도움이 되는 자료들이 있다. Kety 등은[16)] 저위 척추 및 고위 척추마취에서 정상혈압 환자와 고혈압 환자의 비교연구에서 심근의 산소추출율은 저혈압 동안에 변화하지 않았지만, 관상동맥 혈류량이 모두 평균 동맥압에 비례하여 저하되었다. 산소추출율이 변하지 않았던 것은 평균 동맥압과 관상동맥 혈류량에 비례하여 심근의 활동이 감소했기 때문이다.[17)] 이 연구에서 뇌혈류량은 정상 혈압군에서는 변하지 않았지만 치료받지 않은 고혈압군에서는 약 20% 가량 감소했다.[16,18)] Sivarajan 등은[19)] 동물실험에서 저위 척추마취 및 고위 척추마취를 시행한 후, 중심체 기술(microsome technique)을 이용해서 각 장기의 혈류량을 측정했다. 척추마취가 T10 위치에서 유지 되었을 때, 장기의 혈류량은 유의한 변화가 없었다. T1 척추마취에서는 평균 동맥압은 22% 감소하였으나 뇌혈류와 심근 혈류는 감소하지 않았다.[19] 결국 평균동맥압의 30% 이상이 감소하는 것은 치료가 필요하지만, 심한 조절되지 않는 고혈압 환자 보다는 정상혈압이나 치료된 고혈압 환자에 있어서는 아마도 그 안전 범위가 더 넓을 것이다. 동맥혈압이 치료가 필요하다고 생각되는 정도로 떨어졌을 때에는 순수한 α-길항제나 β-길항제보다는 혼합형인 ephedrine이 더 적합한 치료가 될 것이다.[20] 차단에 따른 혈압강하는 차단 전에 수액을 정맥 주입하면 감소시킬 수 있다. 수액제재의 종류와 투여량은 환자의 탈수 정도, 동반된 심혈관 질환, 중추신경축 차단의 종류에 따라 변할 수 있다.

2) 호흡계에 미치는 영향

건강한 사람에서 중추신경축 차단에 따른 호흡계의 변화는 임상적인 의미가 없다. 일회호흡량, 호흡횟수, 분시 호흡량은 중추신경축 차단 중에 거의 변화가 없다.[21] 폐활량은 소량 감소하는 데 이것은 횡격막기능 감소에 따른 것이라기 보다는 심호기(forced expiration)때 필요한 복부근육이 마비되어 호기 예비량이 감소했기 때문이다. 척추마취와 관련하여 드물게 호흡정지가 생기기도 하는데, 이것도 또한 횡경막이나 흡기장애와는 상관이 없고 오히려 뇌간의 호흡중추에 저관류가 일어나기 때문으로 생각한다. 이러한 개념은 응급소생술을 할 때 증명이 되는데, 약제로 혈압을 올려주고 수액치료를 하여 심박출량을 회복시켜주면 무호흡이 없어지게 된다. 이것은 호흡정지의 기전이 횡격막 마비라면 설명이 되지 않는 부분이다.[1] 중추신경축 차단은 호흡계에 장애가 있는 사람에게도 적용된다. 호흡부전이 심하게 진행된 환자를 제외하고는, 흡기근의 기능은 중추신경축 차단 중에 적절한 호흡을 유지할 수 있다. 중추신경축 차단 중의 근마비와 관련해서 문제가 되는 것은, 대부분 심한 폐질환이 있는 환자의 호기근 기능으로 효과적인 기침이나 폐내 분비물을 깨끗이 배출하는데 꼭 필수적이기 때문이다.[22,23]

3) 위장관계에 미치는 영향

중추신경축 차단이 생리적인 영향을 미치는 또 다른 장기는 위장관계이다. 중추신경축 차단을 받은 환자의 20%에서 오심, 구토를 보이는데, 이는 상대적으로 강화된 부교감신경에 의하여 위장관에서 연동증강(hyperperistalsis)이 일어나기 때문이다. 이것은 고위척추마취와 동반되는 오심을 치료할 때, atropine으로 대부분 치료가 되는 것을 보아도 알 수 있은 일이다.[24] 이러한 위장관계의 연동항진 현상은 장수축을 유도하고, 복강내 수술을 하는 경우에는 잇점으로 작용할 수 있으나 대부분의 정형외과 수술과는 큰 관련성은 없는 일이다. 중추신경축 차단에 따른 간혈류는 평균 동맥압에 비례해서 감소한다.[25]

4) 신장기능에 미치는 영향

신장기능은 생리적 예비량이 뛰어나다. 비록 중추신경축 차단 동안에 신혈류 감소가 예견될 수 있지만, 생리적인 유의성을 가지지 못한다. 생식비뇨기과적 측면에서 중요한 것은 빈번하게 소변저류를 일으킬 수 있다는 것이다. 소변저류는 흔히 외래환자의 퇴원을 지연시키고, 입원환자에 있어서는 방광에 카테터를 삽입해야 할 필요를 만들기 때문이다. 방광기능을 마비시킬 수 있는 국소 마취제의 농도는 하지의 운동신경 차단을 위한 마취제의 농도보다 저농도이다. 그럼에도 불구하고 이것을 임상에 적용하는 데는 문제가 있다. 예를 들어, 고관절 성형술을 받은 정형외과 환자에서 방광에 카테터를 삽입해야 했던 빈도는, 중추신경축 차단을 한 경우가 아편양제재로 전신마취를 하였던 경우보다 적었다.[26] 그렇지만 중추신경축 차단을 받는 환자에게 수액의 과도한 정맥내 투여는 피하는 것이 좋다.

5) 요추와 미추 경막외마취에 따른 생리적 변화

경막외마취와 미추마취의 생리학적 효과는 국소마취제의 혈중농도가 전신효과를 일으킬 만큼 증가할 수 있다는 것을 제외하고는 척추마취와 거의 비슷하다. 혈중 농도가 지나치게 증가하면 중추신경계와 심혈관계에 반작용을 일으킬 수 있다.[27] 임상적으로 경막외마취나 미추마취 후의 혈압강하는 척추마취 때보다 더 서서히 진행하고 그 양상이 심하지 않다고 일반적으로 생각한다. 이런 믿음과는 달리, tetracaine 10 mg 으로 척추마취를 한 경우와 1.5%, lidocaine 20~25 ml로 경막외마취를 한 경우를 비교했을 때, 경막외마취를 했을 때가 척추마취보다 혈압이 10% 더 떨어졌다는 보고도 있다.[28] 지속적인 경막외마취와 미추마취로 혈압을 적게 떨어뜨릴 것을 제안하는 사람들은 국소마취제의 초회 경막외 치료용량을 줄이고 추가용량을 적절하게 조절함으로써 혈압 저하를 줄일 수 있다. 많은 경우에 있어서 이런 개념은, 임상에서의 실패를 초래할 수 있다. 즉, 우리는 초회에 경막외 치료 용량을 줄인 후에는 임상적으로 필요한 만큼의 차단이 빠르게 일어나지 않아 추가로 국소마취제를 경막외 투여하게 되는데, 이 경우 오히려 초회 용량을 적절히 한번에 투여한 것보다 더 많은 국소마취제를 쓰게 된다. 하지만 이러한 위험성에도 불구하고 경막외마취로 선택된 환자에게는 이 개념이 적용된다.

6. 척추마취

1) 기구(equipment)

척추마취는 소량의 약을 사용하고, 전신적인 약리 효과를 피하며, 수술을 위한 효과적인 마취를 이룬다는 점에서 훌륭한 마취 방법이다. 더구나 약용량을 소량만 변화시켜도 매우 다른 척추마취를 할 수 있다. 척추마취를 하고, 뇌척수액내로 소량의 약제를 투여하기 위해서는 적당한 도구가 있어야 한다. 대부분의 마취통증의학과 의사들은 부위마취를 위한 일회용 세트를 사용하거나 기본적인 기구와 사용할 때마다 주사바늘과 약을 추가해서 사용한다. 또는 약과 주사바늘을 선별해서 척추마취용 기구를 갖추어 놓는 것이다.

척추마취용 주사바늘은 기본적으로 경막을 자르는 것과 경막을 벌려서 천자를 하는 것, 두 가지로 나눌수 있다. 전자의 것은 전통적으로 사용해온 Quincke-Babcock needle 이라는 척추마취용 바늘이고 후자는 원추형의 말단을 가진 Greene and Whitacre needle 이다 (그림 9-7). 만일 지속적인 척추마취를 하려면 카테터가 통과하기 쉽도록 측면에 말단면이 있는 Tuohy needle이 좋을 것이다. 지속적 척추마취를 위한 카테터는, 지속적인 경막외마취를 할 때 일반적으로 사용하는 20G 굵기에서 미세카테터로 불리는 32G까지 크기가 다양하다. 미세카테터의 사용은 지속적 척추마취를 행한 후에 발생하기 쉬운 경막천자후 두통(postdural puncture headacje, PDPH)의 빈도를 줄임으로써 마취통증의학과 의사들이 선호하기 시작하였다. 작은 주사바늘이 경막천자후 두통을 줄이는 반면, 큰 바늘은 바늘의 위치에 대한 느낌이 더 분명하다. 만일 작은 주사바늘을 사용하였으나 천자의 횟수가 증가된다면 천자 후 두통의 빈도는 증가할 것이다. 또한 바늘의 크기가 비슷하여도 바늘의 말단부 모양에 따라 경막천자후 두통의 빈도에 차이가 있을 수 있다.[29] 그러나 척추마취에 대한 기술이 발달하면서 경막천자의 횟수가 많지만 않다면, 작은 크기의 바늘은 확실히 두통의 빈도를 줄이게 된다. 흔히 간과되고 있는 것은 척추마취를 위한 천자를 하면서 유도바늘을 사용하지 않는 것이다. 많은 마취통증의학과 의사들은 필요없다고 생각할 수 있지만, 18~20G 유도바늘의 사용은 첫번째 시도에 실패한 경우 척추바늘의 재삽입 때 좀 더 체계적인 접근을 하도록 도와줄 것이다.

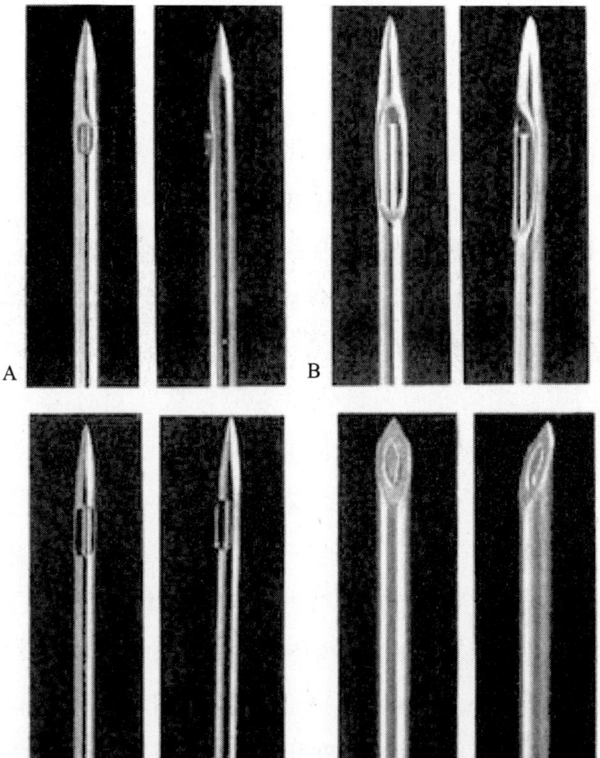

<그림 9-7> 척추마취를 위한 주사바늘 (A) 25G Whitacre. (B) 25G Sprott (C) 26G Gertie Maro (D) 25G Quincke

2) 자 세

척추마취를 할 때, 환자의 자세를 적절히 잡는 것이 가장 중요하면서 힘든 일이기도 하다. 그 이유는 두가지 정도인데, 첫째는 보조자가 환자의 자세에 대한 이론적 근거를 이해하지 못하는 경우와 두번째는 환자의 진정정도가 너무 심하거나 약해서 협조를 하지 않는 경우이다. 척추마취를 하기 위한 환자의 자세는 측와위, 좌위, 복와위가 있는데 수술종류에 따라 각 자세의 잇점이 있다. 측와위가 가장 많이 이용되는데, 그 이유는 측와위가 환자를 좀 더 진정시킬 수 있고 좌위보다 보조자에 덜 의존적이기 때문이다. 환자는 수술 침대에서 태아 자세(무릎은 굽혀서 가슴에 붙이며, 머리는 배꼽을 보는 자세로하여 등은 세우등차럼 유지하며, 바닥과 수직이 되도록한다.)로 유지하며, 환자의 등을 마취통증의학과 의사에 가장 가까이 하면서 평행하게 한다. 보조자는 시술하는 동안, 가장 이상적인 측와위로 유지하는데 중요한 역할을 한다 (그림 9-8).

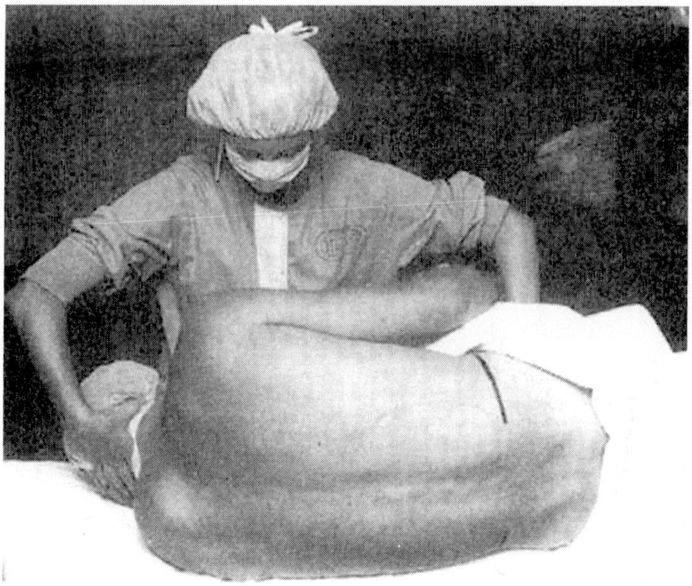

<그림 9-8> 중추신경축 차단을 위한 측와위. 보조자는 환자가 "forehead-to- knees"가 될 수 있는 자세를 유지할 수 있도록 도와 준다.

좌위는 마취 범위가 하위 요추부위거나 천추부위인 경우 적절하다. 환자가 비만해서 측와위에서는 정중선을 알기 어려울 때도 적용이 된다. 좌위의 올바른 위치를 잡기 위해서, 환자의 발을 발판에 놓고 무릎위에 베개를 놓은 후 실제적인 접근을 한다. 보조자는 환자의 요부전굴을 줄이기 위해 목과 팔을 베개위에 굽히고 척추의 정중선을 수직면으로 유지하도록 환자를 도운다 (그림 9-9). 만일 마취할 부위가 하위여서 좌위를 선택하였다면, 환자는 앉은 채로 5분여간 자세를 유지해야 한다. 그러나 마취할 부위는 상부이지만 환자의 정중선을 알기가 어려워서 좌위를 선택한 경우는, 지주막하강내로 약제를 투여한 후에 즉시 침대를 적절히 조절하면서 환자를 앙와위로 하여야 한다.

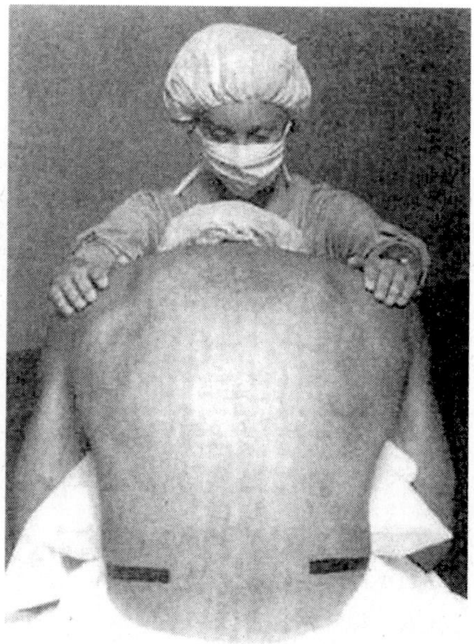

<그림 9-9> 중추신경축 차단을 위한 앉은 자세. 보조자는 환자가 구부린 자세에서 넘어지지 않도록 도와준다.

복와위는 수술을 할 때의 자세가 복와위(Jackknife position)로 그대로 유지되는 경우에 가끔 시행된다. 이 자세로 저비중 마취를 할 때는, 환자가 처음 자세를 잡을 때 스스로 도울 수 있으므로, 자세로 인한 손상을 줄일 수 있는 잇점이 있다. 복와

위에서 시술을 할 때는 주사바늘의 삽입을 방정중(paramedian) 접근 방법으로 시도하는 것이 가장 효과적이다. 또한 복와위에서는 뇌척수압이 감소되므로 뇌척수액을 흡입을 시도하여 확인이 필요하다.

3) 척추마취방법

척추마취를 하는 가장 일반적인 접근방법은 정중선으로 삽입하는 것이다 (그림 9-10). 정중선법에서는 환자와 보조자가 요추의 전굴을 줄일 수 있으면 지주막하강에 더욱 쉽게 접근 할 수 있다. 마취통증의학과 의사는 둘째와 셋째 손가락으로 상부 척추의 극돌기를 만지고 손가락을 환자의 좌우로 굴리면서 극간을 알아낸다 (그림 9-11). 피부와 피하조직을 마취한 후에 유도바늘을 극간인대에 삽입한다. 유도바늘을 손으로 흔들리지 않게 고정한 후, 다른 손으로 유도바늘을 통해서 척추바늘을 지주막하강에 삽입한다. 척추바늘은 표창을 잡듯이 쥐고, 다섯째 손가락은 환자가 움직일 때 비의도적으로 바늘의 방향과 깊이가 변할 것을 막기 위해 환자의 등에 정점으로 고정한다. 사단이 있는 바늘을 사용할 경우에는, 사단이 경막의 결(結)과 평행하도록 삽입시켜야 하며, 조직의 단면을 통과할 때 마취통증의학과 의사가 느낌을 잘 알 수 있게 하기 위하여, 또 황인대와 경막을 통과할 때 특징적인 저항이 느껴질 때까지 신경근을 손상시키지 않기 위해 천천히 진행시켜야 한다. 경막을 통과하면 탐침을 제거하고 바늘 끝에 뇌척수액이 나오는가 확인한다. 만일 나오지 않으면 바늘을 90도 회전시키며 확인해본다. 아직 지주막하강에 이르지 않았으면 바늘을 진전시켜야 한다. 뇌척수액이 나오지 않는 가장 흔한 이유는 바늘이 정중선으로 들어가지 않은 경우이며, 순서에 따라 다시 삽입을 해야한다. 뇌척수액이 무리없이 나오는 것을 확인한 후에, 마취통증의학과 의사는 한 손으로 바늘을 잘 잡아 환자의 등에 대고 고정해야 한다. 치료용량의 척추마취제를 포함한 주사기를 주사바늘에 부착하고 다시 한번 뇌척수액이 잘 흡인되는가 확인한 후 0.2 ml/sec 속도로 마취용량을 주사한다. 완전히 주사한 후에 뇌척수액을 다시 0.2 ml 정도 흡인했다가 지주막하로 재주사하여 위치를 다시 확인하고 바늘에 남아있는 국소마취제를 완전하게 주입한다.

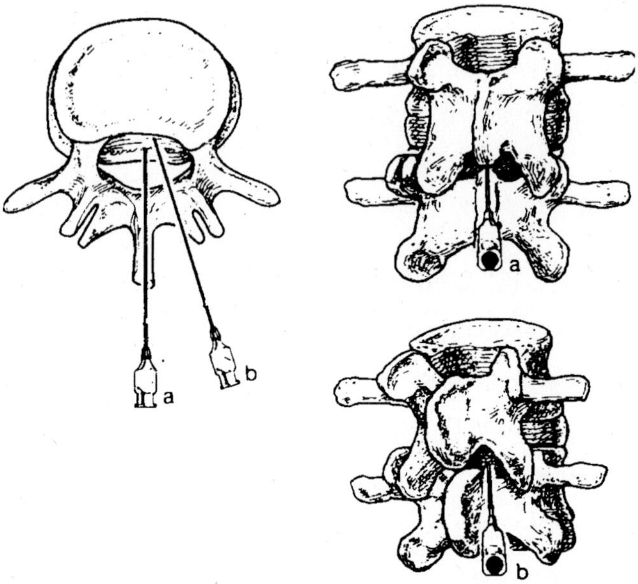

<그림 9-10> 척추 천자의 접근 방법 a) 정중선 접근 b) 방정중 접근

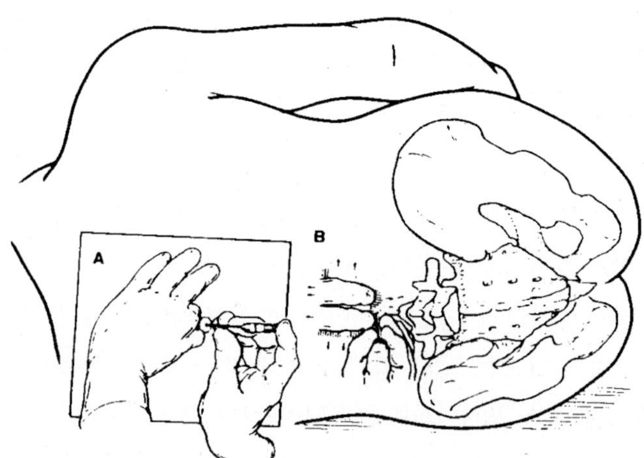

<그림 9-11> 척추 천자에서 바늘을 삽입하는 방법. (A) 손가락을 위에서 아래로 굴리면서 극간 (interspinous space)을 찾는다, (B) 천자바늘을 삽입하는 방법. 바늘은 세 손가락으로 고정을 한다.

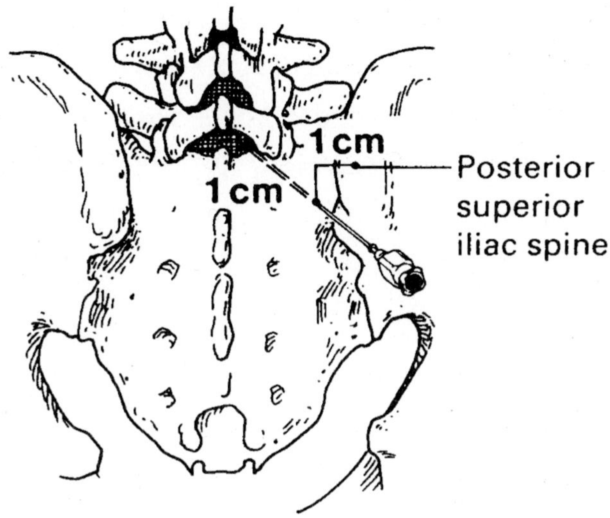

<그림 9-12> Taylor 접근법 : L5 ~ S1의 방정중 접근법

정중선 접근이 어렵다면 방정중 접근을 시도한다. 방정중 접근의 잇점은 환자의 협조와 요추전굴을 감소시켜야 하는 정도가 정중선 접근만큼 절실하지 않다는 것이다. 바늘은 중앙선에서 약간만 외측으로 벗어난채 삽입되면 되는데, 일반적으로 중앙선에서 많이 떨어져서 시행한다면 추궁판이 삽입의 지표로 사용되기 보다 장애물이 되고 만다. 방정중법에서는 바늘을 삽입할 위치의 상부 극돌기에서 외측으로 대략 1 cm, 미부로 1 cm 위치가 표지가 된다. 이 지점에서 피부를 마취하고 1.5인치의 좀 더 긴 바늘로 두정중 방향으로 조금 더 깊게 마취한다. 유도바늘과 척추바늘을 시상면에서 10~15도를 이루며 두정중방향으로 삽입한다. 정중선 접근법에서 가장 흔한 실수의 원인은 처음 바늘을 삽입할 때 너무 두부쪽으로 기울이는 것이다. 정확한 위치를 찾기 위해 바늘이 추궁판에 닿으면 두부방향으로 step-like fashion으로 움직이며 시도하여야 한다. 방정중 접근법에서도 마찬가지로, 뼈가 닿으면 위와 같은 방법으로 두부쪽을 향하여 기울이며 접근한다. 또한, 정중선 접근법과 마찬가지로 인대와 경막을 뚫을 때 특징적인 느낌을 느낄수 있다. 일단 뇌척수액이 나오면, 차단은 정중앙접근 때와 같이 하면 된다. 방정중 접근의 변형으로 Taylor[30]에 의하여 기술된 요천골 접근법이 있다(그림 9-12).이것은 척추 중 추궁판 사이가 가장 넓은 L5~S1 사이

에 시행한다. 후상장골극의 내측으로 1cm, 미부로 1cm 되는 곳에서 피부팽진을 만든다. 좀 더 긴 바늘로 두내측(cephalomedial)으로 침윤마취한다. 5인치, 22G 척추바늘로 두내측방향으로 삽관한다. 만일 뼈가 닿으면, 역시 "needle walking"의 방법으로 지주막하강에 도달한다. Taylor 접근법으로 뇌척수액이 얻어지면 다음 과정은 위에 기술한 바와 같이 한다.

4) 약리학

① 국소마취제

척추마취에 가장 많이 사용하는 약은 lidocaine (Xylocaine), tetracaine (Pontacaine), bupivacaine (Marcaine or Sensorcaine) 세가지이다. Lidocaine은 단시간에서 중간형 척추마취제이고 테트라카인과 부피바카인은 중간형에서 장시간형 차단제이다.

Lidocaine은 수술시간이 1시간 내외인 정형외과 수술에 적당하며, 투여 5분 이내에 효과를 나타내며, 대개 10% 포도당으로 5% 용액을 만들어 사용한다. 과거에 흉부 피판 2분절의 소실을 척추마취 시간으로 정의할 때는, epinephrine의 사용은 lidocaine에 의한 척추마취 시간을 연장시키지 않았지만 실제로 수술실에서는 epinephrine을 0.2 mg 추가하면 lidocaine의 작용을 연장시키며, 차단의 질도 개선시킨다.[31-33] 지주막하강으로 lidocaine만 투여하면 척수혈류가 증가하지만 epinephrine을 추가하면 혈류 변화가 없다고 하였다.[34]

Tetracaine은 척추마취에 오랫동안 사용되어 왔는데, niphanoid 결정체 형태 또는 1% 용액으로 되어있다. 지주막하 투여 후 5~10분경에 효과를 나타내며 epinephrine을 섞는 경우, 2~3시간 지속되고 phenylephrine을 섞는 경우는 5시간 동안 지속될 수 있다. niphanoid 결정체는 증류수 2 ml을 추가하여 1% 용액을 만들어 10% 포도당 용액과 동량 혼합해서 고비중 용액을 만들어 사용하며. 혈관수축제도 첨가하여 사용할 수 있다. Epinephrine과 phenylephrine은 tetracaine으로 척추마취를 한 경우에 마취시간을 연장시킨다 (표 9-2).[35] 동물실험에서 지주막하 tetracaine 주입은 척수혈류를 증가시켰지만 epinephrine을 섞었을 때는 변화가 없다고 하였다.[36]

Bupivacaine은 척추마취에서 여러 가지 방법으로 사용된다. 고비중 bupivacaine은 대개 8.25% 포도당으로 0.75% 용액을 만들어서 사용하고, 0.75% bupivacaine은 등비중(isobaric)으로, bupivacaine 0.5%도 등비중 용액으로 사용된다. Bupivacaine은 2~2.5 시간 수술에 적합하다.[37] 동물실험에서 지주막하 bupivacaine 투여는 epinephrine 첨가와 관계없이 요천추부의 척수 혈류를 감소시킨다.[38] 이런 실험과는 달리 척수 혈류의 변화에 대한 임상적인 의미는 미세한 것이다.

표 9-2. 척추마취를 위한 고비중

국소마취제 용액	용량(mg)[a]		작용시간(min)	
	to T10	to T4	Plain	0.2 mg Epinephrine
Lidocaine(5% in 7.5% dextrose)	50~60	75~100	60	75~100
Tetracaine(0.5% in 5% dextrose)	6~8	10~16	70~90	100~150
Bupivacaine(0.75% in 8.25% dextrose)	8~10	12~20	90~110	100~150

a 용량은 평균키를 가진 70 kg 남자 성인을 기준으로 하였다..

② 첨가제

마취통증의학과 의사들은 첨가제의 사용, 특히 혈관수축제의 사용은 척추마취에서 용납하기 힘든 위험성을 초래할 수도 있다고 한다. 이 개념은 epinephrine이나 phenylephrine은 강력한 혈관수축제이기 때문에 척수 혈액공급을 위험할 지경에 빠뜨릴 수 있다는 것이다. 그러나 이러한 이론을 증명하는 사람에 관한 자료는 없다. 동물실험에서 epinephrine 0.2 mg과 phenylephrine 5 mg을 지주막하에 투여하여 척수혈류를 저하시키지 않았다.[39] 동물에서 tetracaine 척추마취를 하였을 경우 α-2 길항제인 clonidine을 첨가하면 epinephrine만큼 운동신경 차단을 연장시키며 감각신경 차단은 더욱 길게 연장시킨다.[40] 이러한 결과의 기전은 혈관수축작용뿐 아니라 α-2 자극에 의한 반침해작용(antinociception)도 포함된다.

전통적으로 epinephrine은 tetracaine을 사용한 척추마취만 연장시키고 bupivacaine이나 lidocaine에는 효과가 없다.[41] 이러한 반응은 국소마취제 자체의 혈관이완작용의 차이 때문인 것으로 추측한다. 즉, 순수 lidocaine이나 bupivacaine에는 혈관이완작용이 있는 반면, tetracaine은 없다.[42,43] 또한, lidocaine 척추마취에서 epinephrine의 첨가로 기간이 연장된다는 보고도 있다.[31-33,44]

척추마취 시간을 연장하는데 epinephrine과 phenylephrine의 효과를 비교에는 여러가지 보고가 있으나 서로 차이가 있다. Epinephrine (0.2, 0.3 mg)과 phenylephrine (1, 2mg)을 tetracaine에 첨가하였을 경우 척추마취 시간의 연장에 차이는 없다.[45] 그러나 Caldwell 등은 epinephrine과 phenylephrine을 각각 0.5 mg, 5 mg씩 고용량을 사용한 경우에는, epinephrine보다는 phenylephrine이 tetracaine 척추마취를 더 연장시킨다고 하였다(표 9-3).[35] 또한 epinephrine은 하지수술에 사용된 bupivacaine 척추마취 시간을 연장시킨다고 한다.[46]

표 9-3. 척추마취에서 국소마취제 Tetracaine과 Epinephrine과 Phenylephrine의 첨가에 따른 효과

		작용시간[a]	
		T10(min)	L1(min)
Group I	Tetracaine(plain)	159±41	230±55
Group II	Tetracaine(+epinephrine 0.5mg)	234±59[b]	327±72b
Group II	Tetracaine(+phenylephrine 5mg)	273±90[b]	406±63b[c]

a. 차단시간은 국소마취제를 주입한 후부터 마취높이가 T10에서 L1까지 회복된 시간을 말한다.
b. Significant difference from group I ($p<0.01$).
c. Significant difference from group II ($p<0.05$).

또 다른 척추마취 혼합액에 첨가할 수 있는 것은 보존제가 함유되지 않은 증류수이다. 척추마취 혼합액에 증류수를 합하면 저비중액이 된다. 저비중이라는 것은 뇌척수액보다 비중이 낮아야 한다. 뇌척수액의 비중이 1.0069이므로 이보다 낮아야 한다. 저비중액의 제조법을 알기 위해서는 우선 몇 개의 용어를 이해해야 한다. 어떤 용액의 밀도(density)는 표준온도에서 용액 1 ml에 들어있는 mg 질량을 말한다. 비중(specific gravity)은 물의 밀도와 비교한 용액 밀도의 비율이다. Baricity는 서로 다른 용액의 밀도를 비교한 비율이다. 만일 비교하는 한 용액이 물이라면 baricity는 비중과 똑같은 값이다.

저비중 마취액을 만드는 가장 흔한 방법은 tetracaine을 증류수로 혼합해서 0.1~0.33% 용액을 만드는 것이다. 이렇게 만들어진 용액의 비중은 0.9977보다 낮으며 임상적으로는 유용하게 이용된다. 정형외과에서 저비중 마취의 가장 흔한 적응증은 측위에서 고관절 수술을 할 때이다. 이런 환자에 있어서는 저비중액 6~8 mg

으로 마취가 적당하다. 저비중액을 주입하는 속도에 따라 차단 높이는 서로 차이가 있다. Whitacre 척수마취 바늘 22G로 저비중 tetracaine을 서서히 주사하면 빨리 주입하는 것 (투여속도는 25배)보다 척추마취의 차단부위가 낮아진다.[47] 투여속도가 10배의 차이일 때 25-G 바늘을 통해 등비중의 0.5% bupivacaine을 지주막하강으로 투여했을 때 효과는 차이가 없었다.[48]

어떤 국소마취제와 첨가제가 선택이 되든 투여되는 물질에 대하여 확실히 알고 있어야 하며 전과정이 무균적으로 이루어져야 하는 것에 특별히 관심을 두어야 하겠다.

5) 합병증

척추마취후 가장 두려운 합병증은 신경학적 기능장애이다. 척추마취후의 신경손상은 1940~1950년대에 주목받기 시작했다. 이 때는 영국에서 "Wooley and Roe"의 사건이 공표되고, 1950대에 미국에서 Kennedy에 의해 "Investigation"이 인쇄되던 때였다.[49] 그 후에, 주목받지는 않았지만 Marinacci라는 신경학자가 척추마취와 연관되어 신경학적 후유증을 가지게 됐다고 생각되는 542명의 환자를 다시 평가하여 보고하였다.[50] 신경학적 검사에서 542명중 4명에서만, 척추마취가 수술 후 신경손상의 원인이 되었다고 생각할 수 있었다. Vandam과 Dripps[51]는 척추마취를 받은 10,098명의 환자중 마취와 관련되어 심각한 신경학적 손상이 일어난 경우는 없다고 하였다. Moore와 Bridenbaugh[29]도 척추마취를 받은 11,574명의 환자 중 영구적 신경손상은 없었다고 하였다. 중추신경축 차단과 관련된 신경학적 합병증은, 1980년대에 chloroprocaine 경막외마취가 문제 되기까지, 65,304명의 척추마취 중 단 한 사람이 마취와 관련해서 영구적 손상이 있었다.[52] 이렇게 많은 보고가 잇달아 계속되었지만 안전하다는 느낌을 주지는 못했다. 예를 들어 Rigler 등은[53] 지속적 척추마취를 받은 후 생긴 마미증후군(cauda equina syndrome) 4 예를 보고했다. 그들은 척추마취제가 골고루 분포되지 않을 때는 신경학적 손상이 있을 수도 있다고 가정하였다.[53] 척추마취 후 신경학적 변화가 생길 수도 있다는 것은 사실이지만 중요한 점은 전신마취 후에도 저산소증으로 인한 중추신경계의 손상 등, 심각한 신경학적 변화가 올 수 있다는 것이다.

척추마취후 더욱 빈번한 합병증은 수술후 두통이다. 경막천자후 두통은 꼭 척추마취와 관련된 것은 아니고 척수조영술을 실시하거나 진단을 위해 요추천자를 할 때도 생길 수 있다. 경막천자후 두통의 빈도를 증가시키거나 관련성이 없는 인자들을 표 9-4에서 정리하였다.[54)]

표 9-4. 경막천자 후 두통과 관련된 인자들

경막천자 후 두통의 빈도를 증가시키는 인자들	
나이:	젊은 사람에서 많다
성:	여자 > 남자
바늘의 굵기:	큰 > 작은
바늘 끝의 단면:	경막의 섬유를 횡으로 천자할 경우에 많다.
임신:	임산부에서 많다.
경막 천자 횟수:	많을 수록 증가한다.

* 지속적 척추마취와 조기거동은 경막천자 후 두통과 관련이 없다.

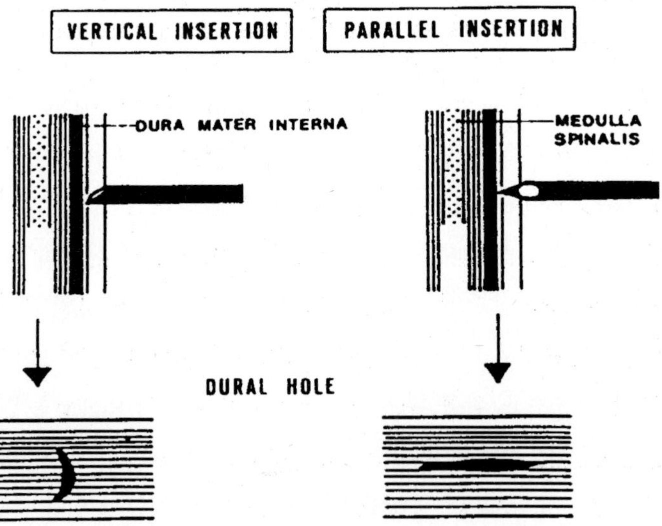

<그림 9-13> 척추천자 바늘의 사면1의 방향에 따른 경막의 천자된 모양

척추바늘을 삽입할 때, 바늘의 사단이 경막섬유를 자르며 들어가는 것보다 섬유의 긴방향으로 틈을 벌리며 들어가는 것이 경막천자후 두통을 감소시킨다고 한다(그림 9-13).[55] 경막천자후 두통은 척추마취 후 누워있는 시간에 따라 빈도가 감소하지는 않는다.[56] 또 다른 보고에서는 척추마취 후 빨리 걷게 하면 실제적으로 두통의 빈도를 줄인다고 한다.[57,58] 그러나 두통의 빈도를 증가시키는 변수들을 아는 것 보다 더 중요한 것은 두통의 확실한 치료인 경막외 혈액봉합술을 언제 어떻게 해야하는지를 이해하는 일이다.[59] 경막천자후 두통이 발생한 환자에서 적응이 된다면 혈액봉합술을 빨리 사용할 필요가 있다. 이 치료는 90% 이상의 효과가 있다.[60-62,44] 혈액봉합술을 할 경우 어느정도의 혈액량이 적당한지는 분명하지 않다. 방사선동위원소로 표시한 적혈구(radionucleotide-labeled RBC)를 경막외 주입에서 약 15ml 정도의 혈액이 효과가 있으며, 이것은 평균 척추 9분절의 거리에 분포하게 되며, 혈액이 주입부위의 미측보다는 두부측으로 더 많이 분포하는 것도 확인하였다.[63] 결론적으로 그들은 전에 경막천자를 한 부위에서 바늘의 삽입이 어려운 경우는 좀 더 아래쪽에서 바늘을 넣어서 혈액봉합을 시도하는 것이 효과적이라고 추천하였다. 많은 환자들은 수술 전 방문에서 척추마취 후 요통이 발생하는 것을 염려한다. 그러나 이를 증명할 만한 자료는 없다. 마취방법과 관련없이 수술을 받은 환자의 약 25%에서 수술 후 요통을 호소한다고 한다.[64] 척추마취와 전신마취 사이의 차이는 없다. 그러므로 중추신경축 차단후의 요통은 등에 주사바늘을 삽입하는 것과는 상관이 없는 것이다.

Caplan 등은[65] 미국마취과학회의 클레임 데이터베이스(claim database)를 재검토하는 과정에서 척추마취를 받은 건강한 환자 14명의 급작스런 심정지를 확인했다. 이 경우들은 수술중에는 혈액동력학적으로 안정된 상태를 유지했었으므로, 이들을 이해하기는 힘들지만 아마도 건강한 사람에서 갑자기 심정지가 일어날 수 있는 잠재적인 상황에 있었다고 결론지었다.[66] 그러나 심혈관계의 변동은 오히려 척추마취동안에 더 자주 일어난다. 변동은 마취제 투여후 바로, 혹은 한참 후에도 일어날 수 있다. 이 때, 호흡곤란은 일어나지 않을 수도 있다.[67]

7. 경막외 마취

1) 기구

경막외 마취를 선택하였을 경우 가장 먼저 할 일은 지속적 경막외마취를 할 것인지 일회투여 방법으로 할 것인가를 결정하는 일이다. 이것은 주사바늘을 선택하는 것에도 중요한 인자가 된다. 만일 일회투여 방법을 사용하려면 Crawford 바늘이 적당하다. 또 지속적 카테터법이 결정되면 Tuohy 바늘이나 측면에 개구부가 있는 다른 바늘을 선택하는 것이 효과적이다(그림 9-14). 만일 지속적 경막외 마취를 하려면 또 다른 선택을 해야하는데 사용할 카테터의 종류를 정하는 것이다. 경막외 카테터를 크게 나누면, 말단면에 개구부가 한 개 있는 것(single-endhole design)과 말단은 막혀있고 측면에 개구부가 여러 개인 것(closed-tip multiple-sidehole design)이 있다. 각각의 카테터는 유동성있는 탐침을 포함할 수 있다. 경막외강을 확인하기 위해 저항소실법을 사용할 경우는 주사기 종류도 결정해야한다. 경막외강을 잘못 오인하는 확률이 적은 Luer-lok 주사기가 이상적이라고 생각한다.

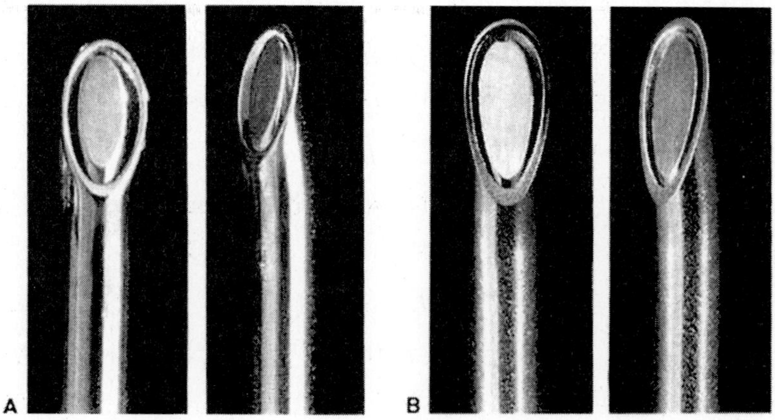

<그림 9-14> 경막외 주사바늘의 종류 A) 18G Hustead B) 17G Tuohy

2) 자세

요추 경막외마취를 위한 환자의 자세는 척추마취와 같다. 미추 경막외마취는 복와위 또는 측와위를 취한다. 환자의 자세에 따른 차단 범위는 척추마취와 다르다. 중력과 마취용액의 비중은 차단의 분포와 밀접하게 연결되지 않는다. 그러므로 경막외마취는 수술할 다리가 꼭 아래쪽에 놓여지지 않아도 된다. 이와는 다르게 Seow 등은[68] 부위차단 때 측와위를 취하면 아래쪽에 놓였던 부분에서 경막외차단 효과가 다소 일찍 나타난다고 하였다.

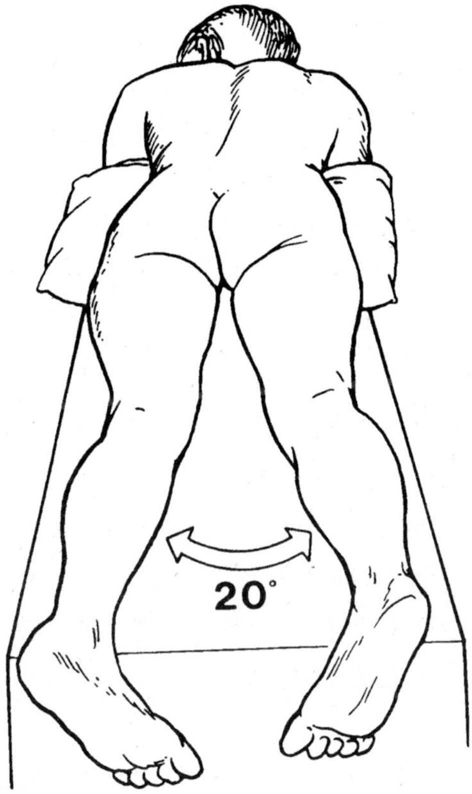

<그림 9-15> 미추 마취시 환자의 자세

미추 경막외마취를 위한 자세는 세가지가 있는데, 성인들은 대부분 복와위로 시행하고 소아들은 측와위, 드물게는 무릎을 가슴에 대는 자세(knee-chest position)도 취한다. 소아들에게 측와위가 선호되는 것은 복와위보다 기도 유지가 쉽기 때문이다. 소아들에게는 미추마취가 전신마취 유도 후나 각성기에 시행되기 때문에,

적절한 기도유지가 중요하다. 반대로 성인들은 수술전 진정상태에서 복와위로 미추마취를 하게 된다. 복와위로 자세를 취할 경우에는 베개를 장골능 아래에 넣어주면 골반을 회전시켜서 천골관에 더 쉽게 찾을 수 있다. 또한 환자의 하지를 20도 정도 벌리고 발꿈치를 외측으로 돌려놓으면 대퇴근육의 수축을 줄이고 주사바늘의 삽입을 쉽게 할 수 있다 (그림 9-15). 추가로, 미추마취는 환자가 자세를 불편해하므로 충분히 안정을 유지시켜주는 것이 효과적이다.

3) 요추 경막외마취 방법

경막외마취를 하기 위해서는 저항소실법이나 hanging-drop 법을 이용하기 위하여 우선 바늘끝을 황인대내에 위치하게 한다. 주사기를 부착하거나 바늘의 hub에 수액을 채우기 전에, 바늘을 황인대내로 넣어두면 술자는 경막외강을 더 쉽게 찾을 수 있다. 만일 바늘이 극상인대에 삽입된 상태에서 저항소실법이나 hanging- drop 법을 시작하려고 하면 경막외강을 잘못 안식할 가능성이 많아지게 된다. 정형외과 수술을 위한 마취는 요추부에서 접근하는 경우가 가장 많다. 피부에서 황인대까지는 4cm(average 3.5~6 cm)이며, 정중선에서 황인대의 두께는 5~6 mm 이다(표 9-1).[69-71] 저항소실법을 시행하는 가장 좋은 방법은 바늘을 황인대로 삽입한 후, 3~5 ml 유리주사기에 2 ml의 식염수를 채우거나 공기를 넣어서 hub에 연결한다. 바늘의 hub를 잡고 주된 손으로 주사기의 plunger에 일정한 압력을 가한다. 바늘끝이 황인대내에 있거나 인접하지 않았을 때는 공기는 밀려들어가지 않는다. 만일 경막외강에 들어가게 되면 주사기의 plunger는 저항이 없어지며, 식염수나 공기가 밀려들어가게 된다 (그림 9-16).

경막외강을 확인하는 방법으로 정확도가 다소 저하되지만 hanging-drop 방법이 있다. 이 방법에서는 바늘이 황인대내에 있을 식기에 바늘 hub에 수액을 한방울 놓는다. 바늘이 경막외강으로 들어가게 되면 수액이 빨려들어간다. 이 방법은 경막외강이 음압이라는데 착안한 것이다. 이때 음압은 바늘이 황인대에서 경막을 향하여 밀고 들어갈 때, 경막외강이 팽창되는데서 기인한다.

바늘을 넣은 방법에 관계없이 경막외강에 카테터를 삽입하기로 결정하였다면, 경막외강이 확인된 후 1~2 mm 바늘을 전진시키면 성공률이 증가한다. 카테터를 넣기 전에 우선 공기나 수액을 주사해보면 경막외 카테터가 정맥내로 삽입이 되는 경우가 적어진다.[72,73] 방사선 사진을 이용할 수 없다면 카테터는 경막외강에서 2~3 cm만 밀어 넣는 것이 좋다. 그 이상에서는 카테터 위치가 잘못될 가능성이 증가한다. 국소마취제를 처음 투여할 때는 카테터 위치가 적당하다고 하여도, 추가투여할 때마다 카테터가 혈관내나 지주막하, 경막하 공간으로 이 동할 수 있으므로 매번 흡인해보고 테스트 용량을 투여하여 확인한다.

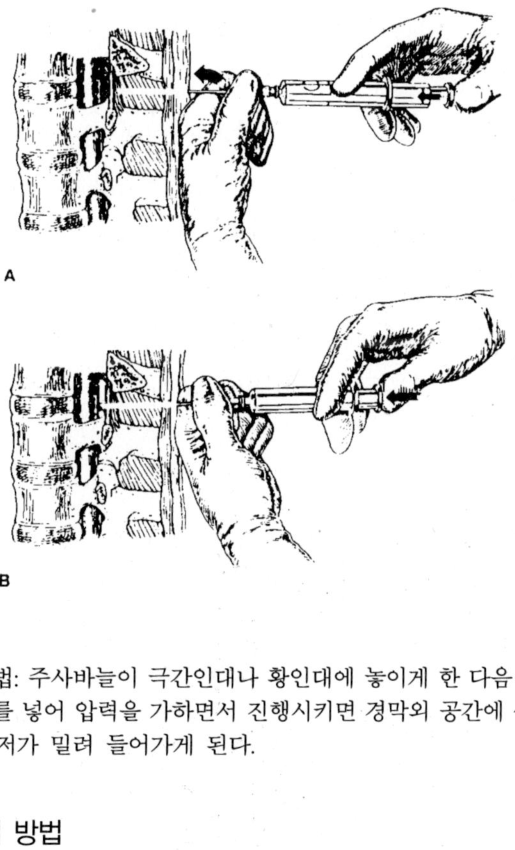

<그림 9-16> 저항 소실법: 주사바늘이 극간인대나 황인대에 놓이게 한 다음 주사기에 생리식염수나 공기를 넣어 압력을 가하면서 진행시키면 경막외 공간에 삽입되면서 쉽게 주사기 플런저가 밀려 들어가게 된다.

4) 미추 경막외마취 방법

미추마취는 우선 천골열공을 확인해야 한다. 천골열공은 천골각의 두부쪽 내측에 있으며 황인대의 연장인 천미골인대로 덮여있다. 후상장골돌기를 잇는 선을 한 변으로 하여 정삼각형을 이루면 대개 그 꼭지점에 천골열공이 위치한다(그림 9-17). 일단 천골열공이 확인되면 둘째, 셋째 손가락을 천골각에 놓고 약 45도 각도로 바늘을 삽입한다. 바늘을 전진시키는 중에 갑자기 저항이 줄면 바늘이 천골관에 들어간 것으로 생각해야 한다. 바늘을 계속 진전시켜서 뼈에 닿게 되면 바늘을 약간 빼낸 후 삽입각도를 줄여서 다시 진행시킨다. 남자인 경우는 각도가 수술침대에 거의 평행하고 여자는 남녀의 천골 생김새 차이 때문에 15도 정도의 각도를 두어야 한다. 바늘의 방향을 다시 잡아 진행시키는 중에 다시 저항소실이 느껴지면, 그 때부터 1~2 cm 정도만 천골관으로 더 밀어넣으면 된다. 더 이상되면 경막천자나 의도하지 않는 정맥내 삽관이 될 가능성이 많아진다. 미추마취를 위한 치료용량이 주사되기 전에 바늘 위치에 대해 검사를 해야한다. 즉, 마취통증의학과 의사의 한 손을 천골 위에 놓은 채 보존액이 들어있지 않은 식염수 5ml를 바늘을 통해 빠르게 주사해본다. 만일 바늘이 천골관 내에 적당하게 위치하고 있다면 식염수를 주사하는 동안 정중선에서 불룩해지는 것(midline bulge)을 느낄 수 없을 것이다. Midline bulge가 느껴지면 바늘을 빼어서 다시 시작한다. 식염수로 "test dose"를 주어보는 것은 천골관 확인에 도움을 준다. 또한 마취용량을 주입하기 전에, 바늘이 정맥내나 지주막하강 내로 들어갔을 가능성을 제외시키기 위해 요추경막외 마취와 마찬가지로 흡입과 epinephrine test dose를 투여할 수 있다.

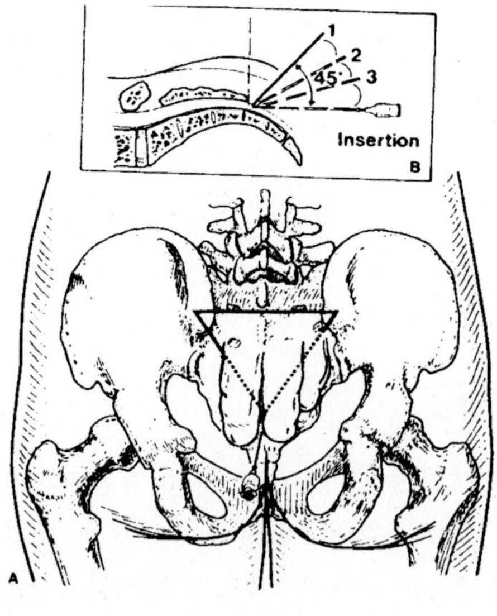

<그림 9-17> 미추마취법: 바늘 삽입위치 (A)와 미추강으로 바늘을 진행시키는 방법(B)

5) 약리학

경막외마취를 위해 국소마취제를 투여하려면 수술시간이나 수술을 위한 요구, 수술후의 진통에 대한 평가뿐 아니라 국소마취제의 역가와 작용 지속시간에 대한 이해도 요구된다. 또한 약제의 선택공식에는 마취제의 선택뿐 아니라 외과 의사, 마취통증의학과 의사, 수술과정, 마취숙련도 등의 변수가 모두 포함된다.

경막외마취에 사용할 수 있는 약은 단시간형, 중간형, 장시간형 약제로 구분되며, 혈관수축제로 epinephrine을 첨가하여 사용할 수도 있다. 마취시간은 45~240분 정도 유지할 수 있다 (표 9-5). Ester계 국소마취제인 chloroprocaine은 단시간형으로 신경독성 (구조식이 바뀌기 전, chloroprocaine을 다량 지주막하강내로 잘못 주입한 후 발생된 유착성 지주막염)과 관련이 있다.[74,75] 1985년 이후에는 bisulfite 환원형이 사용되었고, 1987년 이후에는 bisulfite-free 2-chloroprocaine 이 사용되고 있으며 구조식이 바뀐 후에는 신경독성에 대한 보고가 없다. 외래수술 환자가 계속적으로 증가하므로 2-chloroprocaine과 카테터법을 함께 이용하면 수술과 경막외진통에 효과적으로 적용시킬 수 있으며, 회복실에서도 최소의 회복시간만이 필요할 것이다. 이 약제는 2~3% 농도로 사용되는데 후자는 수술환자 마취에, 전자는 근육이완이 필요없는 시술등에 좋다. Lidocaine은 amide 계열 국소마취제의 기본형으로 1.5~2%가 사용된다. Mepivacaine도 경막외마취에서 lidocaine과 비슷한 농도로 사용하지만 일회 주입시 lidocaine 보다 15~30분 더 지속된다. Epinephrine은 lidocaine과 mepivacaine 모두에서 마취시간을 약 50% 의미있게 연장시킨다. 이 두가지 약은 단시간형인 2-chloroprocaine과 장시간형인 bupivacaine의 중간역할을 할 수 있다.

Bupivacaine은 가장 널리 사용되는 장시간형 국소마취제이다. 일반적으로 0.5~0.75% 용액을 사용하며, 근육이완이 중요한 환자에게는 처음 주사할 때 0.75% 용액을 사용한다. 진통은 0.125~0.25% bupivacaine을 사용한다. Bupivacaine의 작용시간은 epinephrine을 첨가했을 때, 일회주입으로 240분 수술이 가능하다고 하지만 epinephrine으로 일정하게 연장되지는 않는다. 1983년, 미국 Food and Drug Administration (FDA)에서는 0.75% bupivacaine은 전신독작용이 일어나면 저농도보다 회복이 어렵다는 이유로 산과마취에는 추천하지 않는다. Bupivacaine과 etidocaine으로 인한 전신 독작용이 일어나면 심근의 작업력이나 심근전도에 장해를 일으키는 정도가 다른 마취제보다 심하다.[76,77] 이들 결과에도 불구하고 정형외과 마취에는 0.75% bupivacaine이 경막외마취제로 유용하게 쓰이고 있다. 단, 카테터를 사용한다면, 'Physicians' Drug Reference의 추천에 따라 0.75% bupivacaine을 카테터로 투여하지는 않는다.

장시간형 국소마취제인 etidocaine은 대부분의 마취통증의학과 의사들이 선호하지 않는다. 이유는 etidocaine을 사용하면 운동신경 차단이 감각신경 차단보다 더욱 심하기 때문이다.[78] 즉, etidocaine은 가는 신경섬유 차단에 bupivacaine보다 효과가 적을 것으로 추측한다.[79] 그러나 경막외차단 중에 근육이완의 필요성이 강조된다면 1~1.5% etidocaine을 8~12 ml 주사할 수 있다. Ropivacaine과 levobupivacaine은 운동신경 차단보다 감각신경 차단이 더 강하여 통증치료에서 선호된다.[80,81]

표 9-5. 국소마취제 20~30ml를 경막외에 주입 한 후에 작용의 발현과 지속시간.

국소마취제	농도 (%)	작용발현 (min)	작용시간(min)	
			Plain	1 : 200,000 Epinephrine
2-Chloroprocaine	3	10~15	45~60	60~90
Lidocaine	2	15	80~120	120~180
Mepivacaine	2	15	90~140	140~200
Bupivacaine	0.5~0.75	20	165~225	180~240
Etidocaine	1	15	120~200	150~225

6) 첨가제

척추마취와 마찬가지로 경막외차단에서도 국소마취제에 다른 약물을 첨가하여 경막외 마취시간을 연장시키고 차단의 질을 증가시키며 차단의 효과가 빨리 시작되게 할 수 있다. Epinephrine은 모든 약제와 함께 사용해서 정도의 차이는 있지만 경막외마취 지속시간을 증가시킨다. Bupivacaine이나 etidocaine보다 lidocaine, mepivacaine, 2-chloroprocaine과 함께 사용할 경우에 효과가 더 크다(표 9-5). Phenylephrine은 척추마취에서보다 사용하지 않는다. 이는 국소마취제의 혈액내 최대농도를 epinephrine만큼 효과적으로 줄이지 않기 때문이다.[82]

경막외마취에 사용하는 국소마취제의 탄산염화는 마취제의 신경내 확산을 빠르게 하고 차단의 시작과 질을 증가시킨다.[83,84] 그러나 탄산화 용액이 임상적으로 장점이 없으며,[85] 국소마취제의 탄산염화 약제는 최소혈액 농도가 더 증가하고 혈압저하가 급격히 일어날 수 있는 단점이 있음을 제시하는 보고도 있다.[86,87] 중탄산염의 첨가는 국소마취제의 pH를 높이므로 비이온화된 유리염기의 농도를 증가시켜 약물의 확산과 차단의 시작을 빠르게 한다. 임상적으로는 상품화된 1.5% lidocaine 10 ml당 중탄산염 1 mEq를 첨가하면 차단의 시작이 유의하게 빨라지며 감각차단의 퍼짐이 빨리 이루어짐을 알 수 있다.[88] 그러므로 이러한 변형의 임상적 필요성은 중요하다. 경막외마취에서 또 다른 변형은 국소마취제들의 혼합이다. 즉, 장시간형과 단시간형을 혼합해서 투여하면 약효의 빠른 시작과 마취시간의 연장을 얻을 수 있다고 이론적으로 추측하였다. 국소마취제와 첨가제를 함께 사용하면 차단의 길이를 조절할 수 있기 때문에 국소마취제의 혼합투여는 필요가 없거나 주의해야 할 것으로 생각된다. 더욱이 국소마취제를 혼합투여로 차단시간을 빠르게 한다는 취지는 임상적으로 맞지 않는 것처럼 보이고 오히려 혼합과정에서 국소마취제의 유용한 농도를 희석함으로써 경막외마취를 할 때 마취통증의학과 의사의 예측을 부정확하게 할 수 있을 것이다.

7) 합병증

경막외마취는 척추마취와 달리 국소마취제의 전신독작용을 일으킬 가능성이 높다. 이는 주로 국소마취제를 경막외강의 정맥내로 잘 못 투여하여 발생한다. 국소마취제의 독작용은 우선 중추신경계와 심혈관계에서 영향을 받게된다. 중추신경계는 혈액내 농도가 낮아도 문제가 될 수 있다. 예를 들면, 동물실험에서 경련을 일으키는 국소마취 용량의 4~7배가 되어야 심혈관계의 허탈을 일으킬 수 있다.[89] 중추신경계 흥분은 국소마취제로 인한 중추신경계 억제의 결과이다. 전신독작용의 초기 흥분기(excitatory phase)는 대뇌피질의 억제뉴론을 선택적으로 억제하기 때문에 억제되지 않는 촉진신경의 작용이 나타나는 것이다. 혈액농도가 충분히 증가되면 억제경로와 촉진경로가 모두 억제되어 중추신경계 전반에 억제현상이 나타난다. 오랫동안 국소마취제에 의한 중추신경계나 심혈관계 독성은 마취제 역가와 비례하지만[91,92] bupivacaine과 etidocaine의 심독성은 역가에서 예측되는 것보다 더 강하다.[93,94] 이렇게 심장독성이 강한 것은 amide계열의 강력한 전기생리적 효과 때문으로 설명된다.

만일, 경막외강내로 국소마취제를 투여한 후 중추신경계 독성이나 경련이 일어난다면 일련의 과정을 효과적으로 수행해야만 불행한 결과를 막을수 있다. 국소마취제로 인한 경련 초기에는 저산소혈증, 과탄산혈증, 산증 등이 나타나므로 증상을 치료할 때 이런 요인의 치료도 포함해야 한다. 산소 투여와 호흡이 효과적으로 유지된다면 반드시 기관내삽관은 할 필요가 없다.[95] 치료의 다음 단계로 succinylcholine이나 항경련제를 투여하는 것인데 논쟁의 여지가 있다. Succinylcholine은 경련시간을 줄이고 근육이완을 시켜서 기관내삽관과 호흡을 쉽게하며 골격근수축에 기인한 대사성 산증의 정도를 낮추기 때문에 추천되고 있으나 대뇌대사는 감소시키지 않는다.[95] 그러므로 중추신경계의 산소요구량은 증가된 상태로 남아있는 것이다. 또한 benzodiazepine으로 경련을 조절하기 위해서는 투여된 후 2~3분 정도 시간이 필요하지만 경련을 조절하는데는 효과적이라고 한다.[96,97] 유독반응의 가장 효과적인 치료는 예방이다. 국소마취제로 인한 경련의 횟수를 제한할 수 있는 방법중 하나는 test dose를 적절히 사용하는 것이다. 지속적 경막외마취에서 이상적인 test dose는 최근에 β차단제를 투여하지 않았다면, epinephrine 15ug이며, 혈관 내 주입을 임상적으로 구별할 수 있는 효과적인 지표가 된다.[98] 그 외에도 국소마취제의 치료용량을 5ml 씩 추가하면서 주사하는 방법이 있다. 이는 차단 높이에는 큰 영향을 주지 않으면서 안전범위를 넓게 제공하는 것으로 추측된다.[99]

경막외 국소마취제가 잘못 투여되어 합병증을 나타낼 수 있는 경우는 뇌척수액 내로의 주사이다. 가장 극적인 예는 1970년대 후반과 1980년대 초반에 2-chloroprocaine을 지주막하강내로 주입한 후 발생한 신경학적 변화 (마미 증후군)였다.[52] 그러나 경막외 국소마취제를 지주막하강 내로 주입해도 대부분의 경우에서 심각한 결과를 초래하지는 않는다. 오히려 문제는 심폐기능에 미치는 영향을 어떻게 치료하느냐에 있다. 고위차단이 된 경우처럼, 약물로 동맥압과 심박동수를 유지해주어야 한다. Trendelenburg position를 취하여 정맥환류를 최대로 하도록 하면서, 강력한 catecholamine을 준비하는 동안, atropine이나 ephedrine을 정맥주사로 일시적인 효과를 볼 수도 있다. 만일 국소마취를 위한 전체 용량(20~25ml)이 모두 뇌척수액내로 들어갔다면 기관내삽관을 하고 기계호흡을 하여야 한다. 일반적 충분한 자발호흡이 안정되게 유지될 때까지 대략 1~2시간 기계호흡이 필요할 것이다. 알아두어야 할 것은 뇌척수액내로 국소마취제가 다량 들어가면 환자의 동공이 확대된다는 것이다. 경험이 적은 사람들은 이러한 현상을 중추신경계 손상으로 오인하기도 한다. 그러나 동공의 크기는 고위차단이 회복되면서 기본상태로 돌아온다. 이런 환자들은 일반적으로 위의 사건들을 기억하지 못하기 때문에 기관내삽관과 기계호흡을 하는 경우에는 안정제는 필요하지 않다.[100)]

만일 경막외마취가 이루어지고 15~30분 후 쯤, 감각차단범위가 기대보다 높아지면, 국소마취제가 경막하주입된 경우를 생각해야 한다. 치료는 증상에 준하지만, 가장 어려운 것은 경막하주입의 가능성을 깨닫는 것이다.

2-chloroprocaine으로 인한 유착성 지주막염 발생을 제외하면, 다른 부위마취나 전신마취에 비하여 경막외마취가 신경손상을 더 많이 일으킨다고는 할 수 없다.[52)] 국소마취제 종류, 일회주입법과 지속적 카테터법, epinephrine의 첨가나 생략, 경막외천자의 위치 등이 신경손상의 빈도와 관련이 없다. 그렇지만 신경손상은 흔히 두려움의 대상이 되며, 특히 수술 전에 항혈소판 제재나 항응고제를 사용하던 환자에서는 경막외마취를 피한다. 이것은 정당한 일인가? 그러나 사실상 아스피린이나 비스테로이드성 소염제와 같은 항혈소판 제재를 먹는 환자에게 척추마취 또는 경막외마취를 시행할 경우 출혈과 혈종 때문에 이차적으로 신경손상의 빈도가 증가될 수 있다.[101,102)]

정형외과 수술의 마취 전에, 헤파린 피하주사와 같은 항응고제를 쓰던 환자들에서는 위험성과 이점 중 어느 것이 우월한지 아직 결정되지 않고 있다. Odoom과 Sin[103)]은 수술 전에 항응고제를 사용한 1,000명의 혈관 수술 환자에게 지속적 경막외마취를 하여 문제가 없었다고 보고한 바 있었으나, 수술전에 항응고제를 사용한 정형외과 환자에서는 반드시 그 위험성과 장점의 비율을 개별적으로 결정해야 한다. 일부에서는 중추신경축 차단 전에 헤파린 피하주사가 전신에 어느 정도의 영향을 미치고 있는지를 예측할 수 있는 검사 (예; partial thromboplastin time)가 필요하다고 한다.[104)]

8. 임상적용

정형외과 수술을 받는 환자는 세 그룹으로 나눌 수 있다. 첫 그룹은 뇌성마비, 연소성 류마티스양 관절염, 측만증의 여러 형태, 장골이나 척추 병변 등의 정형외과 질환을 지닌 소아환자들이다. 둘째 그룹은 기본적으로는 건강하며, 일상생활과 관련되어서 상해를 입거나 운동하다가 다쳐서 수술을 받는 성인이나 소아들이다. 마지막으로 정형외과 수술환자의 광범위한 종류는 퇴행성 관절염이나 류마티스양 관절염과 같은 관절질환으로 관절성형술을 받는 노인 환자들이다. 이 세 종류들은 마취에서 각각 독특한 문제점들을 가진다. 정형외과적으로 비정상적인 소아환자들은 흔히 마취통증의학과 의사의 인내와 수술 전과 후에 환자의 통증과 불편을 최소화하도록 노력해야 한다. 손상을 치료하려는 건강한 환자인 경우는 수술실에 도착했을 때 흔히 금식이 되지 않았거나 심한 통증을 호소한다. 이런 환자들은 가능한 한 상해 전 상태로 회복시키는 것은 물론 수술 전과 후의 통증치료에 목표를 두어야 한다. 관절 성형술을 받을 마지막 그룹은 심혈관 질환, 폐질환, 비만, 고혈압, 당뇨, 그 외의 만성질환 등 환자가 이미 가지고 있는 의학적인 문제점에 초점을 맞추어야 한다. 또한 그들이 현재 치료받고 있는 약제에도 관심을 가져야 한다. 심한 관절염 환자인 경우 항혈소판 제재를 투여받고 있는 환자가 흔히 있는데 이들은 앞에서도 언급한 바와 같이, 중추신경축 차단으로 인한 위험성과 장점을 살펴서 마취방법을 결정해야 한다. 심각한 심폐질환이 있고 고관절 성형술을 받아야 하는 환자에서는 가는 바늘을 시용해서 정중선 접근법으로 척추마취를 하는 것이 적당할 것이다. 반면에, 심부 정맥혈전증의 기왕력을 가지며 계속적인 warfarin치료를 받고 있는 환자에서 슬관절 관절경을 시행할 경우에는 중추신경축 차단은 피하여야 한다.

관절 성형술을 받는 환자들은 고혈압의 빈도가 유의하게 높은데, 이들은 교감신경 차단제나 칼슘통로 차단제, 그 외의 항고혈압제를 먹고 있을 가능성이 있으므로 마취법을 선택하는데 고려하여야 할 상황인 것이다. 정형외과 환자를 부위마취하기 전에 Goldman과 Caldera[105]가 마취와 고혈압, 심근 경색 등 심장위험인자에 대한 내용을 이해해야 할 필요가 있다. 이 연구에서는 전신마취만 포함되었는데, 환자의 이완기 혈압이 110 mmHg 이하로 일관성있게 유지된다면, 심혈관계와 관련된 수술 전 후의 위험성은 많이 증가하지 않음을 확인하고 있다. 그러나 40세 미만, 전신마취 한 환자에서만 얻어진 결과이므로 부위마취를 하려는 환자에게도 적용할 것인지는 아직 확립되지 않았다.

마지막으로, 간과해서는 안 될 것은 정형외과 환자의 스테로이드 사용에 대한 기왕력이다. 많은 환자, 특히 심한 류마티스 관절염 환자는 오랫동안 스테로이드를 투약 받게 된다. 이런 환자를 수술해야 할 경우는 일반적으로 hydrocortisone의 스트레스 용량(stress-dose)을 처방하는 것이 현명하다. 외래환자 수술같은 경우는, 꼭 필요하지는 않지만 그 결정도 환자에 따라 개별적으로 정해져야 할 것이다.

1) 류마티스양 관절염

류마티스양 관절염 환자는 마취에서도 많은 문제점이 동반될 수 있다.[106] 즉, 기관내삽관, 경막외차단 및 지주막하차단, 정맥주사, 수술침대에서의 체위 고정 등 일반적인 면을 다 포함한다. 이 질환은 자가면역성 질환으로 C2의 치아돌기(odontoid process)를 둘러싼 점액낭에 침입하여 인대를 미란(erosion)시키면 환추축성 아탈구가 생길 수 있으므로 기관내삽관에서 고려하여야 한다. 아탈구는 목을 굴곡시키면서 생길 수 있으므로 마취중에 경추를 구부리지 말고 시행해야 한다. 즉, 의식하에서 진정제의 도움을 받아서 자발호흡중에 기관내삽관을 하거나 보조자에게 머리를 중립위로 잡도록 한 후, 경험많은 숙달된 마취통증의학과 의사가 시도하여야 한다.

2) 강직성 관절염

중추신경축 차단을 시행하는데 영향을 미치는 관절염의 또 다른 형태는 강직성 척추염(ankylosing spondylitis)이다. 이 질환은 뼈에 붙어있는 인대를 골화시키며, 계속 진행되면서 몸통골격(axial skeleton)의 관절연골과 디스크를 침범하여서 결국은 강직을 일으키게 된다. 강직성 관절염은 고관절, 견관절, 늑골척추간 관절에까지도 진행될 수 있다.[107] 이런 환자도 역시 경추의 불안정으로 인한 위험성이 있으며 마취방법 선택에서 기관내 삽관과 수술 체위에 대한 주의가 필요하다. 척추마취와 요추 경막외 마취보다는 미추마취가 더 쉽게 이루어질 수 있을 것이다. 척추마취를 하는 환자는 Tayler 접근법을 이용하면 더 쉽게 지주막하강내로 접근할 수도 있다. 그러나 이러한 접근법의 성공여부를 개인에 따라 예측하기는 어렵다. 광범위한 골관절염이 있는 환자에서 마취과적인 문제는 체위이다. 이러한 환자에서는 중추신경축 차단을 위한 자세를 잡는 것이 훨씬 어려우므로 차단을 하는 동안 마취통증의학과 의사를 도와줄 숙련된 사람이어야 한다. 체위와 관련되어 또 다른 문제가 되는 것은 수술시간이다. 만일 중추신경축 차단이 선택되고 수술시간이 2~4시간 정도 된다면 환자가 안정을 유지하도록 안정제의 정맥주사나 흡입가스를 이용해서 진정을 유도하는 것이 필요하고 효과적일 것이다.

3) 비만증

비만증 환자들은 심한 관절염 환자를 마취할 때와 같이 주의할 점이 많다. 관절염환자가 내골격(endoskeleton) 질환을 가지고 있다면, 비만한 환자는 지방조직으로 인해 뼈의 움직임이 제한을 받는 외골격(exoskeleton)질환을 지닌다고 할 수 있다. 이들은 흔히 고관절이나 슬관절의 성형술을 하게 되는 경우 체위에 대한 문제가 제기된다. 기도 유지에 관한 것도 자주 문제시되는 사항이다. 또한 중추신경축 차단에서는 환자의 정중선을 확인하는데 좀 더 숙련된 기술이 요구되는 등 마취통증의학과 의사는 기술적인 어려움에도 직면하게 된다. 이들 환자에게는 척추마취나 요추 경막외마취에서 좌위를 취하는 것이 도움이 될 것이다.

4) 그 밖의 정형외과적 문제

정형외과에서 외상으로 응급수술이 필요한 환자들은 교통사고 환자인 경우가 많다. 그러나 정형외과적 손상 뿐만 아니라, 폐쇄성 두부질환의 동반여부에 대한 조심스런 관찰이 요구된다. 만일 폐쇄성 두부질환이 의심된다면 중추신경축 차단은 삼가여야 한다. 왜냐하면 두부손상으로 두개내압이 증가된 경우 지주막하 천자가 금기이기 때문이다. 또한 외상환자들에서는 환자의 출혈량에 특별한 관심을 두어야 한다. 긴 뼈골절인 경우, 숨겨진 혈액손실이 1~2 L 정도 되는 경우는 흔하며, 때로는 중추신경축 차단으로 교감신경차단의 효과가 나타나기 전까지는 그 증상이 뚜렷하지 않은 수가 있기 때문이다. 그렇다고 외상환자에게 중추신경축 차단을 할 수 없다는 것은 아니다. 환자의 상태에 계속적인 관심을 유지할 수 있다면 외상환자에게 이러한 차단을 시행하는 것도 유용한 방법이 될 것이다.

중추신경 차단이 유익한 또 다른 그룹은 하지 절단 수술을 할 환자들이다. 수술 전 후에 중추신경 차단을 유지할 수 있으면 환지통(phantom-limb pain)이 감소된다고 한다.[108] 절단술을 받는 환자에게는 마취통증의학과 의사들이 흔히 중추신경 차단을 피하는 경향이 있는데, 중추신경 차단을 하고 충분히 진정시킨다면 최상의 수술상태를 만들 수 있고 광범위하게 쓰일 수 있는 마취방법이며 추가로 환지통의 빈도가 줄어드는 잇점도 얻을 수 있겠다. 암 수술을 받는 사람들은 전신마취를 하는 것이 가장 바람직하다고 생각되고 있지만, 이 환자들에게도 역시 중추신경축 차단과 함께 충분한 진정이 이루어질 수 있다면 하지의 종양 수술에 적용 못 할 이유는 없을 것이다.

5) 입원(Hospitalization)

외래 정형외과 수술환자에게는 경막천자후 두통때문에 중추신경축 차단을 하지 않는 경향이 있다. 그러나 간헐적으로 발생되는 두통에 대하여, 경막외 혈액 봉합술로 효과적인 치료가 가능하다면, 이런 환자에서도 중추신경축 차단법이 유용하게 적용할 수 있을 것이다.[109] 슬개부 관절경하 진단을 받는 많은 외래환자들에게 척추마취는 바쁜 환자들의 시간을 가장 효율적으로 사용할 수 있도록 하는 마취방법이다. 척추차단은 경막외차단보다 차단이 빨리 이루어지기 때문에 유익하고 만일 lidocaine이 사용된다면 비교적 작용시간도 짧다. 병원과 거리가 먼 곳에 사는 환자들은 경막외마취를 하거나 특별한 상황에서는 전신마취가 더 좋은 선택이 될 수도 있을 것이다.

마지막으로, 정형외과 환자에게 중추신경축 차단을 성공적으로 사용하기 위해서 가장 중요한 요소는 시간을 절약하는 것이다. 이 목표를 이루기 위해서 마취효과를 극대화시키도록 계획을 세워야 한다. 만약 환자가 적절히 진정된 상태라면 차단의 발현 직후 곧 수술준비를 시작할 수 있을 것이다.

입원환자는 중추신경축 차단, 특히 지속적 경막외마취를 할 수 있는 좋은 조건에 있다. 경막외 카테터를 통해서 수술 전 후에 통증치료도 받을 수 있을 것이다. 하지수술을 받는 많은 환자들은 경막외로 아편유사제를 사용하거나 국소마취제와 혼합하여 사용하면 좋은 효과를 얻을 수 있을 것이다. 수술 전 후의 통증치료가 발전하는 것은 정형외과 수술환자에게 중추신경축 차단을 하는 중요한 이유 중의 하나가 되고 있다(제16장 참조).

입원환자는 회복실에서 필요이상 오래 머물 필요가 없으며 또한 병동으로 돌아가기 전에 중추신경축 차단으로부터 완전히 자유롭게 회복될 필요가 없다. 입원환자들은 투약되었던 약제의 효과가 적절히 줄어들고 있음(예; 적어도 피판의 4분절 이상이 마취에서 회복되었거나 T10 이하로 감소되었을 때)을 확인한 후에 회복실에서 퇴원할 수 있다. 환자들은 혈역학적으로 안정되고 편안한 상태임을 확인해야 할 것이다.[110]

9. 척수마취와 경막외 마취의 병용법 (Combined Spinal and Epidural Anesthesia, CSE)

앞에서 설명한 것과 같이 척수마취는 전신마취를 대체할 수 있는 간단하고 경제적이며 적은 량의 국소마취제로 효과적으로 근이완까지 얻을 수 있는 확실한 장점을 가지고 있다. 전신마취와 비교하여 심한 호흡억제가 드물고 수술 후 진정을 피할 수 있다. 그러나 단점으로 과도하게 넓은 범위의 차단, 한정된 마취 유지시간, 혈압 저하, 경막천자후 두통 등의 위험이 있어 경막외마취가 선호되기도 한다. 경막외 마취방법은 마취 높이 조절과 국소마취제의 추가 투여로 시간을 조절하게 되며, 경막외 카테터 삽입으로 수술 후 진통에도 이용할 수 있다. 그러나 경막외 마취는 많은 양의 국소마취제를 사용하더라도 작용발현이 늦고 운동신경의 차단 정도가 불충분할 수 있으므로 최근에는 두가지 방법을 함께 사용하는 것이 선호되고 있다.

척수마취와 경막외 마취를 함께 시술하는 여러 가지 방법이 소개되고 있으며 기구도 생산되고 있다. 여기에서는 척수마취와 경막외마취의 병용 시술(combined spinal and epidural anesthesia, CSE)에 대한 장점과 단점에 대해서 기술하고자 한다.

1) 역사

척수마취와 경막외 마취의 병용은 1937년 Soresi가[111] 국소마취제를 먼저 경막외강에 주입한 후에 바늘을 지주막하강으로 조금 더 삽입하여 척추마취 용량을 주입하는 방법을 "episubdural technique"라고 처음 소개하였다. 단일분절법(single-space technique, SST)에 의한 경막외마취는 원하는 마취 높이에 필요한 국소마취제를 일시에 주입하여야 하고 술후에 진통목적으로 사용할 수가 없어서 선호도가 낮으며 수기의 발전이 없었다.

Curelaru는[112] 1979년에 처음 척수마취와 카테터를 사용한 경막외마취의 병용을 시도하였다. 경막외 카테터는 Tuohy 바늘을 통하여 삽입하였으며 시험용량을 주입하고 1~2분절 낮은 부위에서 26G 척수바늘을 이용하여 척수마취를 시도하였다. 이러한 수기는 "이중분절수기, Double segment technique (DST)"라고 한다. 그러나 Brownridge가[113,114] 선택 제왕절개수술에 DST를 성공적으로 적용할 때까지 선호되지 못하였다.

CSE는 1982년에 Coates[115)]와 Mumtaz 등이[116] 하지수술을 위하여 적용 단일척추분절에 처음 적용하였다. 경막외마취는 16G Tuohy 바늘을 이용하였으며 척수마취는 경막외 바늘보다 1cm 긴 25~26G 바늘로 Tuohy 바늘을 통하여 삽입하였다. 국소마취제를 척수강내에 주입한 후 척수마취 바늘을 제거하고 경막외 카테터를 삽입하였다. Carrie와 O'Sullivan은[117] 1984년에 제왕절개술에서 적용하였다. 대부분의 경우에서 경막외마취와 척수마취에서 사용하던 바늘을 사용하였다.[118-123]

Nickalls와 Dennison은[124] 1984년 경막외강의 다양한 깊이에서 긴 척수바늘을 사용하여 일회주입법을 개선하였다. 경막외강을 확인 한 후에 척수바늘의 이동을 예방하기 위하여 Tuohy 바늘의 접속부(hub)에 동맥 결찰기구를 이용하여 고정하는 방법을 권장하였다. 그러나 결찰기구의 무게로 인하여 척수바늘의 이동과 바늘과 뇌척수액의 흐름을 방해할 수 있다고 하였다.[125]

종래의 Tuohy 바늘을 이용한 일회주입에 의한 방법은 척수바늘이 경막외 바늘의 끝(Huber eye)를 지나면서 약 10°정도 휘어져서 경막에 손상을 줄 수 있다. 또한 이러한 손상 부위로 경막외 카테터가 삽입될 수 있다.[122,126-128] 이러한 문제점을 해결하기 위하여 카테터를 삽입하기 전에 Tuohy 바늘 끝의 위치를 180° 회전시켜 아래쪽으로 향하게 하는 방법을 권장하기도 하였다.[118] Ferguson은[129] Tuohy 바늘의 90° 회전에서도 경막에 손상을 줄 수 있으며 지주막하강에 카테터가 삽입될 수도 있다고 하였다. 그러나, Rawal 등은[119,126] 26G 척수바늘에 손상된 경막으로 카테터가 삽입될 수 없다고 하였다. 그러므로 경막외 바늘의 회전은 필요하지 않으며 경막 천자의 위험도 증가되지 않는다고 하였다.

2) 단일분절법과 이중분절법의 비교

단일분절법에서는 피부의 천자 횟수를 줄일 수 있으므로 통증, 감염 및 혈종과 같은 합병증을 저하시킬 수 있다.[115] Tuohy 바늘의 사용으로 피부 미생물에 의한 척수바늘의 오염을 저하시킬 수 있다고 하지만[130,131] 확인은 되지 않았다. 이중분절법에서는 척수바늘에 의한 경막외 카테터의 손상 위험이 있다고 하나 확인은 되지 않았다.[132]

젊은 성인환자에서 척수마취를 한다면 경막천자후 두통(postdural puncture headache, PDPH)의 위험이 증가되므로 손상을 줄일 수 있는 27~29G 연필심모양 척수바늘(pencil-point needle)의 사용을 권장한다. Tuohy 바늘은 일반적인 유도바늘(introducer needle)보다 척수바늘의 방향을 기능적으로 적합하게 유지하기에 효과적이다.[115,125.133] 그러나 경막을 확인하는 데에는 복합적이다. Tuohy 바늘이 정중면을 이탈하게 된다면 척수바늘이 경막외강을 지나 경막을 옆으로 지날 수 있으므로 경막외강에 적절하게 위치시켰더라도 경막 천자를 확인할 수가 없다.[133] 선택 제왕절개술 100례에 적용하여 단일분절법에서는 16%, 이중분절법에서는 4%에서 실패하였다고 한다.[134] Kumar는[128] 단일분절법에서 뇌척수액의 흡인이 어려우면서 경막외카테터에 뇌척수액이 누출되고 불충분한 척수마취가 된 경우를 보고하였다. 원인은 앞부분의 경막이 천자 되었거나 지주막하강으로 척수바늘의 유도가 충분하지 못하여 경막외강으로 뇌척수액이 누출되었던 것으로 설명하였다. 이러한 문제점은 단일분절법에서 척수바늘의 주위조직에 의한 지지가 부족하여 바늘의 이동이 쉽기 때문이라고 하였다.[124,135] 최근 기구에는 Tuohy 바늘내에서 척수바늘의 위치를 고정하는 기구가 소개되었다.[136]

단일분절법에서 척수마취를 위한 국소마취제를 주입한 후에 경막외 카테터를 통하여 척수강내에 국소마취제가 주입되는 증례가 보고되었으나[120,137] 기전은 확인되지 않았다.

3) 포장된 시술세트(Package Sets)

① 일반적인 세트(Conventional sets)

단일분절법에 필요한 Tuohy 바늘과 긴 척수 천자바늘을 사용하였다 (그림 9-18).[126,138] 경막 천자부위와 경막외 카테터의 거리를 유지하기 위하여 Tuohy 바늘의 회전은 경막 손상을 초래하고 경막외 카테터의 지주막하강 삽입을 유발하는 등 Touhy 바늘을 통하여 척수바늘을 사용함에 따른 합병증들이 초래되었다. 두개의 금속성 바늘의 마찰로 척수바늘의 끝이 무뎌지게 되고[130,137] 금속 조작이 떨어지게 되어 경막외강 또는 지주막하강에 잔류하게 될 수 있으나 생체외 검사에서 금속 파편들은 발견되지 않았다.[139,140]

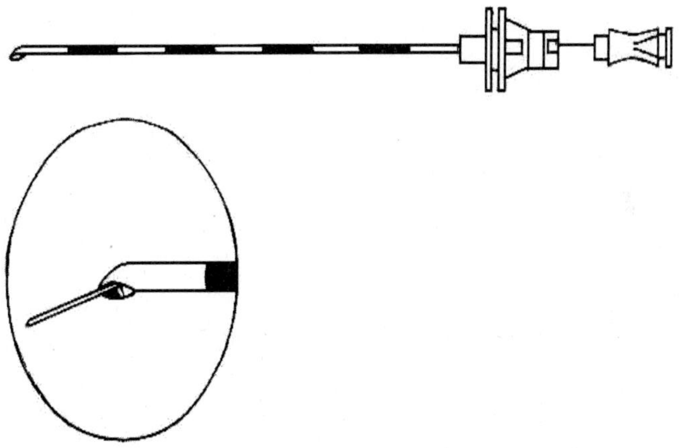

<그림 9-18> 긴 25G 척추바늘이 17G Tuohy 바늘의 Huber 입구를 통하여 삽입된 모양.

② 이중내강바늘(double-lumen needle)

Tuohy 바늘에 평행하게 가는 척수바늘을 유도하는 관을 붙여 놓았다. Touhy 바늘과 평행하게 구부러진 곡선형과 직선형으로 두 가지가 있다. 곡선형은 Tuohy 바늘과 같은 길이의 20~22G 척수바늘을 사용할 수 있다 (그림 9-19).[130,141] 직선형은 Tuohy 바늘의 옆에 고정되어 있으며 Touhy 바늘 끝에서 1cm 후방에 유도관 끝이 위치한다 (그림 9-20).[142] 이중관 개념은 척수바늘을 삽입하기 전에 경막외 카테터를 거치할 수 있도록 하는 것이다. 그래서 Tuohy 바늘의 회전이 필요하지 않으며 카테터의 지주막하강내 삽입의 위험이 없다는 것이다. 이와 같은 기구의 사용은 Tuohy 바늘 끝에서 척수바늘의 휨을 방지할 수 있다. 그러나 휘어진 유도관을 사용한다면 두 바늘의 접촉은 피할 수 없다.

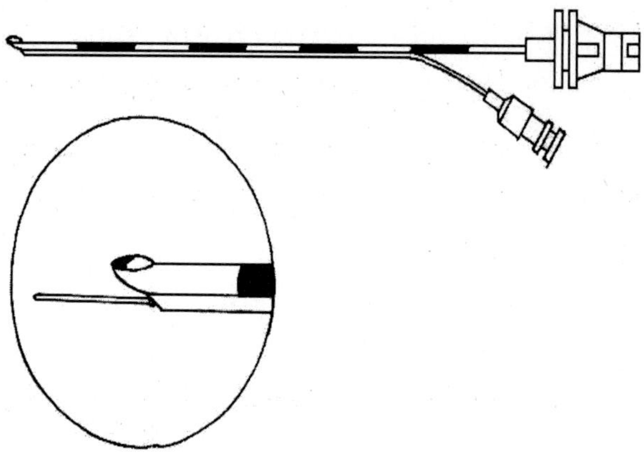

<그림 9-19> 곡선형으로 된 이중 Touhy 바늘. 18G Tuohy 바늘과 22G 척추바늘을 붙여 놓았다. 27G 척추바늘을 사용할 수 있으며 경막외 카테터를 경막 천자 전에 삽입 할 수 있다.

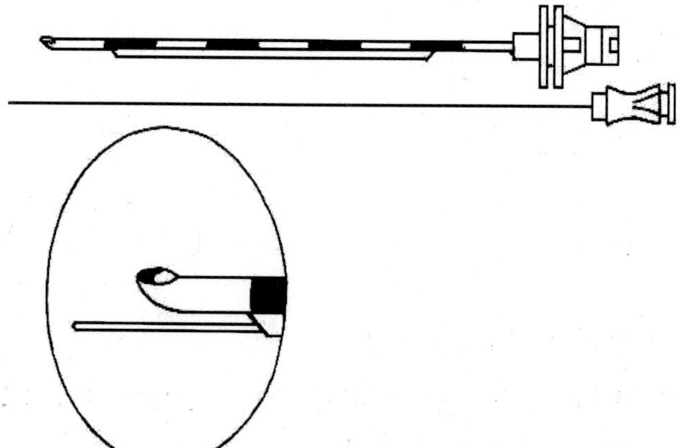

<그림 9-20> 직선형으로 된 이중 Tuohy 바늘. 18G Tuohy 바늘과 20G 척추바늘을 붙여 놓았다. 25G 척추바늘을 사용할 수 있으며 경막외 카테터를 경막 천자 전에 삽입할 수 있다.

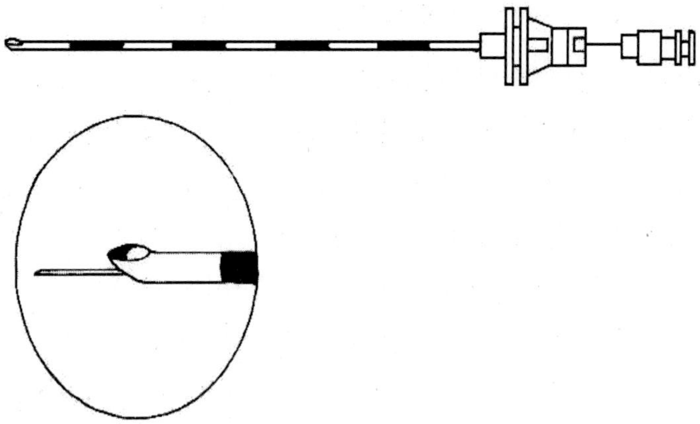

<그림 9-21> Tuohy 바늘에 척추바늘의 삽입이 용이하도록 추가로 구멍(back eye)이 있는 바늘. 17G Tuohy 바늘에 26G 척추바늘을 삽입할 수 있도록 변형시켰다. 경막외 카테터가 추가된 구멍으로 들어갈 수 있다.

③ 척수마취와 경막외 마취를 위하여 추가 구멍이 있는 Tuohy 바늘

단일분절법의 새로운 개념은 17G Tuohy 바늘에 방축의 끝에 후방입구를 추가하는 것이다. 이 후방입구(back eye)로 척추천자 바늘을 삽입하게 된다.[135] 기본세트에는 동일한 Tuohy 바늘이 포함되어 있다. 그러나 일부 세트에는 Tuohy 바늘의 끝에서 7.5 mm 되는 부분에 척수천자 바늘을 유도할 수 있도록 불쑥 튀어나와 있어 환자에 따라서는 부적합할 수 있다.[124,143,144] 통상적인 수기는 경막외강을 확인하는 것이다. 경막을 천자한 후에는 척수바늘을 제거하고 경막외강에 카테터를 삽입한다. 일반적으로 직경이 큰 카테터는 Huber 구멍을 통하여 지나간다 (그림 9-21). 이러한 변형된 Tuohy 바늘은 꼬이거나 Huber 구멍에서 바늘의 마찰을 피할 수 있으며 가는 척추바늘을 유도하기에 적합하다. 후방입구을 통하여 척수바늘을 진행시키면 더 확실하게 경막 천자 감각을 느낄 수 있다.[144] 그러나 후방입구를 통하여 적절하게 지나갈 수 있으나 Quincke형 척추바늘은 Huber 입구와 같은 형태의 입구를 가지고 있다, 그렇지 않다면 척수바늘은 Huber 입구를 지나가게 될 것이다.[143] 일반적으로 Tuohy 바늘은 Huber 입구가 머리 쪽으로 향하게 하여 삽입하므로 Quincke형 척수바늘이 경막을 수평으로 통과하게 되므로 경막천자후 두통의 발생 위험이 증가하게 된다.[145]

4) 척수마취와 경막외 마취 병용법에서 국소마취제 용량

척수마취와 경막외 마취 병용은 예상보다 차단의 범위가 더 넓다.[119,120] 경막외강 음압이 국소마취제를 주입하기 전에 Tuohy 바늘을 통하여 다소 완화 되므로 경막외강 용량이 저하되고 마취 높이도 낮아지게 된다.[121]

척수마취의 범위를 높게 하려면 경막외강에 주입할 국소마취제 용량을 한분절당 1.5~3.0 ml 정도를 주입하여야 한다.[118,119] 경막외강에서 천자 부위를 통하여 지주막하강으로 국소마취제의 이동은 가능하지만 차단범위가 확대되는 기전은 확인되지 않았다. Blumgart 등은[146]지주막하강에 1.6~.8 ml의 고비중 bupivacaine을 주입한 후에 경막외강으로 생리식염수 10 ml, bupivacaine 10 ml와 전혀 주입하지 않은 경우를 비교하였다. 전혀 주입하지 않은 경우보다 생리식염수 또는 bupivacaine 10 ml를 주입한 경우에서 비슷하게 마취의 범위가 높아졌다고 하였다. 이러한 결과로 차단범위의 확대 기전은 경막외강으로 주입함에 따른 압력 증가로 설명하였다. 그러나 경막외강에 주입한 후 30분 까지만 한정된 관찰이므로 확실한 것은 아니다. 또한 생리식염수와 bupivacaine의 차이점도 확인이 필요하다.

일반적으로 제왕절개술을 위한 척수마취에서 적은 양을 사용한다. 이는 척수강내 정맥 울혈로 인한 경막외강의 압박과 임신에 따른 국소마취제에 신경섬유의 감수성이 증가되었기 때문으로 생각한다.[131]

척수마취와 경막외 마취 병용법에서 국소마취제의 용량과 비중에 대하여 이중적 주장이 있다. 대부분에서 대상환자가 제왕절개술에 적용하였다 (표 1). 척수마취에 고비중을 적용하였다. 일반적으로 원하는 마취높이를 얻으려면 척수마취에서는 적은 용량을 경막외 마취 에서는 대량을 사용한다. 등비중 용액을 사용할 경우에는 마취 높이를 예상할 수 없다.[117]과도한 마취높이를 예방하려면 척수마취를 위한 적은 용량과 함께 적합한 경막외 마취 용량을 적용한다.[112]

5) 검사 용량(test dose)

경막외 카테터의 위치가 지주막하강에 위치할 가능성이 있으면 전척추마취의 위험이 있으므로 국소마취제의 통상용량을 주입하여 검사할 수 없다. T11 이하의 척수마취가 필요하다면 2% lidocaine 1.5 ml의 경막외 주입은 가능한 방법이다. 경막외 카테터가 정확하게 위치하였다면 차단 높이는 1~2분절 정도 상승할 것이다. 카테터가 지주막하강에 삽입되었다면 횡격막이 마비될 정도로 차단이 확대 되지는 않지만 위험은 있다

Blumgart 등은[146] 수술 시간이 허락한다면 생리식염수를 이용하여 차단 높이를 확대할 수 있으나 차단을 수 시간 연장하려면 국소마취제를 추가 주입하여야 한다.

척수마취와 경막외 마취 병용법은 수술 중에 경막외 추가용량의 주입으로 척추마취에 의한 효과적인 근이완과 함께 깊고 균일한 진통을 얻을 수 있다. 또한 불충분한 차단을 어려움 없이 수술 중에 만족한 높이로 확대시키고 유지할 수 있다. 국소마취제 주입 후에 충분한 차단과 발현시간이 빠르므로 응급 수술에서도 적합하다. 척수마취에서 적은 초회량을 사용하게 되고 이후에는 과도한 교감신경계 차단과 늑간근 마비를 피하면서 원하는 높이의 경막외마취로 확대시킬 수 있다.[120] 경막외마취만을 시행하는 경우보다 혈중 농도를 저하시킬 수 있는 적은 양의 국소마취제를 사용한다.[119] 이러한 장점은 특히 위험도가 높은 환자와 제왕절개술에서 적합한 방법으로 선호되고 있다.[118-120,122,131] 그러나 앞에서 말한 바와 같이 척수마취 한가지만을 시행한 경우보다 초기에 차단범위가 확대될 수 있다.

척수마취와 경막외 마취의 병용 적용은 단일분절법이 Tuohy 바늘이 유도하여 가는 척수바늘 또는 연필심모양 바늘의 사용이 가능하다. 연필심모양 바늘은 경막천자후 두통의 빈도를 저하시킬 수 있다.[113,115,121,135,140]

지속적 척수마취를 위한 카테터의 사용은 앞서 설명한 바와 같이 몇가지 장점이 있다. 그러나 척수 카테터는 값이 비싸고 수술 후에 통증치료에 사용되는 경막외 카테터와 혼돈할 수 있으므로 사용이 제한된다. 척수마취와 경막외 마취 병용법에서 지주막하강으로 아편양제제를 주입할 수 있으며 경막외강 투여법과 비교하여 작용시간이 길어지는 장점이 있다.[131,147] 단점으로는 경막외 카테터가 지주막하강에 위치하거나 검사용량의 주입에 따른 합병증 등과 함께 수기가 어렵다는 것이다.[124,125] 척수마취와 경막외 마취 병용을 위하여 고안된 기구는 제한적이고, 복합적으로 구성된 기구는 원하는 기구의 형태와 길이 등의 선택이 어렵다.

추가로 입구를 만든 Tuohy 바늘이 척수바늘에 영향을 주지 않고 회전이 필요 없으므로 효과적이다.[125]

6) 결론

척수마취와 경막외 마취 병용법은 척수마취와 경막외 마취 모두의 장점으로 빠른 작용발현, 깊은 마취, 추가로 국소마취제의 투여가 가능하고 수술 후 통증치료에 이용 등을 제공할 수 있다. 이러한 수기는 산과 및 정형외과 수술에서 유용할 것이다.

참고문헌

1. Greene NM : Perspectives in spinal anesthesia. Reg Anesth 1982; 7: 55.
2. Kettner SC, Willschke H, Marhofer P. Does regional anaesthesia really improve outcome? Br J Anaesth. 2011; 107(Suppl 1): i90-5.
3. Crile GW : Nitrous oxied anaesthesia and a note on anociassociation, a new principle in operative surgery. surg Gynecol Obstet 1911; 13: 170.
4. Lundy JS: Balanced anesthesia. Minn Med 1926; 9: 399.
5. Yeager MP, Glass DD, Neff RK et al : Epidural anesthesia and analgesia in high risk surgical patients. Anesthesiology 1987; 66: 729.
6. Rflug AE, Murphy TM, Butler SH et al: The effects of postoperative peridural analgesia on pulmonary therapy and pulmonary complications. Anesthesiology 1974; 41: 8.
7. Bridenbaugh LD: Are anesthesia resident programs failing regional anesthesia? Reg Anesth 1982; 7: 26.
8. Blomberg RG: The lumbar subdural extraarachnoid space of humans: an anatomical study using spinaloscopy in autopsy cases. Anesth Analg 1987; 66: 177.
9. Zarzur E: Anatomic studies of the humanlumbar ligamentum flavum. Anesth Analg 1984; 63: 499.
10. Santos DJ, Bridenbaugh PO, Heins S, Pai U: Unilateral epidural analgesia for labor. Reg Anesth 1985; 10: 41.
11. Nunn G, Mackinnon RPG: Two unilateral epidural blocks (letter), Anesthesia 1986; 41: 439.
12. Blomberg RG: The dorsomedian connective tissue band in the lumber epidural spqace of humans: an anatomic study using epiduroscopy in autopsy cases. Anesth Analg 1986; 65: 747.
13. Savolaine ER, Pandya JB, Greenblatt SH, Conover SR : Anatomy of the human lumbar epidural space : now insights using CT-epiduroscopy. Anesthesiology 1988; 68: 217.
14. Murphy TM: Spinal, epidural and caudal anesthesia. in Miller RD (ed): Anesthesia. 2nd Ed. Churchill Livingstone, New York, 1986 p. 1061.
15. Greene NM: Physiology of Spinal Anesthesia. 3rd Ed. Williams & Wilkins, Baltimore, 1981.
16. Kety SS, king BD, Horvath SM et al: The effects of an acute reduction in blood pressure by means of differential spinal sympathetic bock on the cerebral cirlculation of hypertensive patients. J Clin Invest 1959; 29: 403.
17. Hackel DB, Sancetta S, kleinerman J: Effect of hypotension due to spinal anesthesia on coronary blood flow and myocardial metabolism in man. Circulation 1956; 13: 92.
18. Kleinerman J, Sancetts SM, Hackel DB: Effects of high spinal anesthesia on cerebral circulation and metabolism in man. J Clin Invest 1958; 37: 285-93.
19. Sivarajan M, Amory DW, Lindbloom LE et al: Systemic and regional blood -flow changes during spinal anesthesia in the rhesus monkey. Anesthesiology 1975; 43: 78.

20. Butterworth JF, Piccione W Jr, Berrizbeitia LD et al: Augmentation of venous return by adrenergic agonists during spinal anesthesia. Anesth Analg 1986; 65: 612.
21. Steinbrook RA, Concepcion M: Respiratory effects of spinal anesthesia: resting ventilation and single-breath CO2 response. Anesth Analg 1991; 72: 182.
22. Harrop-Grifiths AW, Ravalia A, Browne DA, Robinson PN: Regional anaesthesia and cough effectiveness. Anaesthesia 1991; 46: 11.
23. Egbert LD, Tamersoy K, Deas TC: Pulmonary function during spinal anesthesia: the mechanism of cough depression. Anesthesiology 1961; 22: 882.
24. Ward RJ, Kennedy WF, Bonica JJ et al: Experimental evaluation of atropine and vasopressors for the treatment of hypotension of high subarachnoid anesthesia. Anesth Analg 1966; 45: 621.
25. Greene NM, Bunker JP, Kerr WS et al: Hypotensive spinal anesthesia: respiratory, metabolic, hepatic, renal and cerebral effects. Ann Surg 1954; 140: 641.
26. Walts LF, Kaufman RD, Moreland JR et al: Total hip arthroplasty: an investigation of factors related to postoperative urinary retention. Clin Orthop 1985; 194: 280.
27. Cassuto J, Wallin G, Hogstrom S et al: Inhibition of postoperative pain by contimrous low-dose intravenous infusion of lidocaine. Anesth Analg 1985; 64: 971.
28. Defalque RJ: Compared effects of spinal and extradural anesthesia upon the blood pressure. Anesthesiology 1962; 23: 627.
29. Moore DC, Bridenbaugh LD: Spinal (subarachnoid) block: a review of 11,574 cases. JAMA 1966; 195: 907.
30. Taylor JA: Lumbrosacral subarachnoid tap. J Urol 1940; 43: 561.
31. Moore DC, Chadwick HS, Ready LB: Epinephrine prolongs lidocaine spinal: pain in the operative site the most accurate method of determining local anesthetic duration. Anesthesiology 1987; 7: 416.
32. Smith HS, Carpenter RL, Bridenbaugh LD: Failure rate of tetracaine spinal anesthesia with and without epinephrine. Aesthesiology 1986; 65: A193.
33. Abouleish EI Epinephrine improves the quality of spinal hyperbaric bupivacaine for cesarean section. Anesth Analg. 1987; 66: 395-400.
34. Kozody R, Swartz J, Palahniuk RJ et al: Spinal cord blood flow following subarachnoid lidocaine. Can Anaesth Soc J 1985; 32: 472.
35. Caldweel C, Nielsen C, Baltz T et al: Comparison of high-dose epinephrine and phenylephrine in spinal anesthesia with tetracaine. Anesthesiology 1985; 62: 804.
36. Kozody R, Palahniuk RJ, Cumming MO: Spinal cord blood flow following subarachnoid tetracaine. Can Anaesth Soc J 1985; 32: 23.
37. Moore DC, Spinal anesthesia: bupivacaine compared with tetracaine. Anesth Analg 1980; 59: 743.
38. Kozody R, Ong B, Palahniuk RJ et al: Subarachnoid bupivacaine decreases spinal cord blood flow in dogs. Can Anaesth Soc J 1985; 32: 216.
39. Kozody R, Palahnuik RJ, Wade JG et al: The effect of subarachnoid epinephrine and phenylephrine on spinal cord blood flow. Can Anaesth Soc 1984; J 31: 503.
40. Bedder MD, kozody R, Palahniuk RJ et al: Clonidine prolongs tetracaine spinal anesthesia. Can Anaesth Soc J 1986; 33: 591.
41. Greene NM: Uptake and elimination of local anesthetics during spinal anesthesia. Anesth Analg 1983; 62: 1013.

42. Chambers WA, Littlewood DG, Logan MR et al: Effect of added epinephrine on spinal anesthesia with lidocaine. Anesth Analg 1981; 60: 417.
43. Chambers WA, Littlewood DG, Scott DB: Spinal anesthesia with hyperbaric bupivacaine: effect of added vasoconstrictors. Anesth Analg 1982; 61: 49.
44. Leicht CH, Carlson SA: Prolongation of lidocaine spinal anesthesia with epinephrine and phenylephrine. Anesth Analg 1986; 65: 365.
45. Concepcion M, Maddi R, Fancis D et al: Vasoconstrictors in spinal anesthesia with tetracain-a comparison of epinephrine and phenylephrine. Anesth Analg 1984; 63: 134.
46. Racle JP, Benkhadra A, Poy JY, Gleizal B: Effect of increasing amounts of epinephrine during isobaric bupivacaine spinal anesthesia in elderly patients. Anesth Analg 1987; 66: 882.
47. Atchison SR, Wedel DJ, Wilson PR: Effect of injection rate on level and duration of hypobaric spinal anesthesia. Anesth Analg 1989; 69: 496.
48. Stienstra R, Van Poorten F: Speed of injection does not affect subarachnoid distribution of plain bupivacaine 0.5%. Reg Anesth 1990; 15: 208.
49. Kennedy F, Effron AS, Perry G: The grave spinal cord paralyses caused by spinal anesthesia. Surg Gynecol Obstet 1950; 91: 385-98.
50. Marinacci AA: Neurologic aspects of complications of spinal anesthesia. Los Ang Neurol Soc Bull 1960; 25: 170.
51. Vandam LD, Dripps RD: A long-term follow-up of patients who received 10,098 spinal anesthetics. II. Incidence and analyses of minor sensory neurologic defects. Surgery 1985; 38: 463.
52. Kane RE: Neurologic deficits following epidural or spinal anesthesia. Anesth Analg 1981; 60: 150.
53. Rigler ML, Drasner K, Krejcie TC et al: Cauda equina syndrome after continuous spinal anesthesia. Anesth Analg 1991; 72: 275.
54. Denny N, Masters R, Pearson D et al: Postdural puncture headache after continuous spinal anesthesia. Anesth Analg 1987; 66: 791.
55. Mihic DN: Postspinal headache and relationship of the needle bevel to longitudinal dural fibers. Reg Anesth 1985; 10: 76.
56. Jones RJ: The role of recumbency in the prevention and treatment of postspinal headache. Anesth Analg 1974; 53: 788.
57. Thornberry EA, Thomas TA: Posture and post-spinal headache: a contorlled trial in 80 obstetric patients. Br J Anaesth 1988; 60: 195.
58. Baumgarten RK: Should caffeine become the firstline treatment for postdural puncture headache (letter)? Anesth Analg 1987; 66: 913.
59. Gormley JB: Treatment of postspinal headache. Anesthesiolog 1960; 21: 565
60. DiGiovanni AJ, Dunbar BS: Epidural injections of autologous blood for postlumbar puncture headache. Anesth Analg 1970; 49: 268.
61. DiGiovanni AJ, Galbert MW, Wahle WM: Epidural injection of autologous blood for post-lumbar puncture headache. II Additional clinical experiences and laboratiory investigation. Anesth Analg 1972; 51: 226.
62. Ostheimer GW, Palahniuk RJ, Shnider SM: Epidural blood patch for post-lum -bar-puncture headache (letter). Anesthesiology 1974; 41: 307.
63. Szeinfeld M, Ihmeidan IH, Moser MM et al: Epidural blood patch: evaluation of the volume of

spread of blood injected into the spidural space. Anesthesiology 1986; 64: 820.
64. Brown EM, Elman DS: Postoperative backache. Anesth Analg 1961; 40: 683.
65. Caplan RA, Ward RJ, Posner K, Cheney FW et al: Unexpected cardiac arrest during spinal anesthesia: a closed claims analysis of predisposing factors. Anesthesiology 1988; 68: 5.
66. Zornow MH, Scheller MS: Cardiac arrest during spinal anesthesia. II. Anesthesiology 1988; 68: 970.
67. Mackey DC, Carpenter RL, Thompson GE et al: Bradycardia and asystole during spinal anesthesia: a report of three cases without morbidity. Anesthesiology 1989; 70: 866.
68. Seow LT, Lips FJ, Cousins MJ: Effect of lateral posture on epidural blockade for surgery. Anaesth Intensive Care 1983; 11: 97.
69. Cousins MJ, Bromage PR: Epidural neural blockade. p. 255. In Cousins MJ, Bridenbaugh PO (eds): Neural Blockade in Clinical Anesthesia and Management of Pain. JB Lippincott, Philadelphia, 1988.
70. Bromage PR : Epidural Anesthesia. WB Saunders, Philadeplhia, 1978.
71. Reynolds AF, Roberts PA, Pollay M, Stratemeier PH : Quanntitative anatomy of the thorocolumbar epidural space. Neurosurgery 1985; 17: 905.
72. Philip BK :Effect of epidural air injection on catheter complications : experience in obstetric patients. Reg Anesth 1985; 10: 21.
73. Verniquet AJW : Vessel puncture with epidural catheters. Anaesthesia 1980; 35: 660.
74. Ravindran RS, Bond VK, Tasch MD et al : Prolonged neural blockade following regional anesthesia with 2-chloroprocaine, Anesth Analg 1980; 59: 447.
75. Moore DC, Spierdijk J, vanKleef JD et al : Chloroprocaine neurotoxicity : four additional cases. Anesth Analg 1982; 61: 155.
76. Lynch C: Depression of myocardial contractility in vitro by bupivacaine, etidocaine, and lidocaine. Anesth Analg 1986; 65: 551.
77. Kasten GW :Amide local anesthetic alterations of effecitve refractory period temporal dispersion : relationship to ventricular arrhythmias. Anesthesiology 1986; 65: 61.
78. Moore DC, Bridenbaugh PO, Bridenbaugh LD et al : A double-blind study of bupivacaine and etidocaine for epidural(peridural) block. Anesth Analg 1974; 53: 690.
79. Stanton-Hicks M, Mrphy TM, Bonica JJ et al : Effects of extradural block : comparison of the properties, circulatory effects and pharmacokinetics of etidocaine and bupivacaine. Br J Anaesth 1976; 48: 575.
80. Fournier R, Faust A, Chassot O, Gamulin Z. : Levobupivacaine 0.5% provides longer analgesia after sciatic nerve block using the Labat approach than the same dose of ropivacaine in foot and ankle surgery. Anesth Analg. 2010 110: 1486-9.
81. Taspinar V, Sahin A, Donmez NF, Pala Y, Selcuk A, Ozcan M, Dikmen B : Low-dose ropivacaine or levobupivacaine walking spinal anesthesia in ambulatory inguinal herniorrhaphy. J Anesth. 2011; 25: 219-24.
82. Stanton-Hicks M, Berges PU, Bonical JJ : Circulatory effects of peridural block, IV. Comparison of the effects of epinephrine and phenylephrine. Anesthesiology 1973; 39: 308.
83. Park WY, Hagins FM : Comparison of lidocaine hydrocarbonate with lidocaine hydrochloride for epidural anesthesia. Reg Anesth 1986; 11: 128.
84. Bokesch PM, Raymond SA, Strichartz GR : Dependence of lidocaine potency on pH and PCO2. Anesth Analg 1987; 66: 9.

85. Brown DT, Morison DH, Covino BG, Scott DB : Comparison of carbonated bupivacaine and bupivacaine hydrochloride for extradural anaesthesia. Br J Anaesth 1980; 52: 419.
86. Martin R, Lamarche Y, Tetreault L : Effects of carbon dioxide and epinephrineon serum levels of lidocaite after epidural anaesthesia. Can Anaesth Soc J 1981; 28: 224.
87. Parnass SM, Curran MA, Becker GL : Comparison of hypotensive responses of the carbonated and hydrochlorde salts of lidocaine in epidural blocks. Anesth Analg 1987; 66: S134.
88. Di Fazio CA, Carron HO, Grosslinght KR et al : Comparison of pH adjusted lidocaine solutions for epidural anesthesia. Anesth Analg 1986; 65: 760.
89. Liu PL, Feldman HS, Giasi R et al : Comparative CNS toxicity of lidocaine, etidocaine, bupivacaine, and tetracaine in awake dogs following rapid intravenous administration. Anesth Analg 1983; 62: 375.
90. Tanaka K, Yamasaki M : Blocking of cortical inhibitory synapses by intravenous lidocaine. Naure 1966; 209: 207.
91. Munson ES, Tucker WK, Ausinsch B, Malagodi MH : Etidocaine, bupivacaine, and lidocaine seizure thresholds in monkeys. Anesthesiology 1975; 42: 471.
92. Block A, Covino B: Effect and local anesthetic agents on cardiac conduction and contractility. Reg Anesth 1981; 6: 55.
93. de Jong RH, Ronfeld RA, DeRosa RA: Cardiovascular effects of convulsant and supraconvulsant doses of amide local anesthetics. Anesth Analg 1982; 61: 3.
94. Kotelko DM, Shnider SM, Dailey PA et al: Bupivacaine-induced cardiac arrhythmias in sheep. Anesthesiology 1984; 60: 10.
95. Moore DC, Bridenbaugh LD: Oxygen: the antidote for systemic toxic reactions from local anesthetic drugs. JAMA 1960; 174: 842.
96. Munson ES, Wagman IH: Diazepam treatment for local anesthetic-induced seizures. Anesthesiology 1972; 37: 523.
97. Moore DC, Balfour RI, Fitzgibbons D: Convulsive arterial plasma levels of bupivacaine and the response to diazepam therapy. Anesthesiology 1979; 50: 454.
98. Moore DC, Batra MS: The components of an effective test dose prior to epidural block. Anesthesiology 1981; 55: 693.
99. Batra MS, Bridenbaugh LD, Levy S: Epidural anesthesia for cesarean section: Comparison of bolus and fractionated injection. Reg Anesth 1985; 10: 32.
100. Evans TI: Total spinal anesthesia. Anaesth Intensive Care 1974; 2: 158.
101. Mayumi T, Dohi S: Spinal subarachnoid hematoma after lumbar puncture in a patiemt receiving antiplatelet therapy. Anesth Analg 1983; 62: 777.
102. Greensite FS, Katz J: Spinal subdural hematoma associated with attempted epidural anesthesia and subsequent continuous spinal anesthesia. Anesth Analg 1980; 59: 72.
103. Odoom JA, Sih IL: Epidural analgesia and anticoagulant therapy: experience with one thousand 1ases of continuous epidurals. Anaesthesia 1983; 38: 254.
104. Owens EL, Kasten GW, Hessel EA: Spinal subarachnoid hematoma after lumbar puncture and heparinization: a case report, review of the literature, and discussion of anesthetic implications. Anesth Analg 1986; 65: 1201.
105. Goldman L, Caldera DL: Risks of general anesthesia and elective operation in the hypertensive patient. Anesthesiology 1979; 50: 285.

106. Sullivan M, Edelist G: Anesthesia and the inflammatory arthropathies: rheumatoid arthritis and ankylosing spondylitis. Probl Anesth 1991; 5: 25.
107. McCarthy DJ: Ankylosing spondylitis. In McCarthy DJ (ed): Arthritis and Allied Conditions. 11th Ed. Lea & Febiger, Philadelphia, 1989 p. 934.
108. Bach S, Noreng MF, Tjelldeu NU: Phantom limb pain in amputees during the first 12 months following limb amputation, after preoperative lumbar epidural blockade. Pain 1988; 33: 297.
109. Ravindran RS: Epidural autologous blood patch on anoutpatient basis (letter). Anesth Analg 1984; 63: 962.
110. Willis RJ: Caudal epidural block. In Cousins MJ, Bridenbaugh PO (eds): Neural Blockade in Clinical Anesthesia and Management of Pain. JB Lippincott, Philadelphia, 1988 p. 361.
111. Soresi AL: Episubdural anesthesia. Anesth Analg 1937; 16: 306-10.
112. Curelaru I: Long duration subarachnoid anesthesia with continuous epidural blocks. Praktische Anaesthesie Wiederbelebung und Intensivtherapie 1979; 14: 71-8.
113. Brownridge P: Epidural and subarachnoidal analgesia for elective caesarean section [letter]. Anaesthesia 1981; 36: 70.
114. Brownridge P: Central neural blockade and caesarean section. Part I: review and case series. Anaesth Intensive Care 1979; 7: 33.
115. Coates MB: Combined subarachnoid and epidural techniques [letter]. Anaesthesia 1982; 37: 89-90.
116. Mumtaz MH, Daz M, Kuz M: Another single space technique for orthopedic surgery [letter]. Anaesthesia 1982; 37: 90.
117. Carrie LES, O'Sullivan GM: Subarachnoid bupivacain 0.5% for Caesarean section. Eur J Anaesthesiol 1984; 1: 275-83.
118. Rawal N: Single segment combined subarachnoid and epidural block for caesarean section. Can Anaesth Soc J 1986; 33: 254-5.
119. Rawal N, Schollin J, Wesstrom G: Epidural versus combined spinal epidural block for cesarean section. Acta Anaesthesiol Scand 1988; 32: 61-6.
120. Carrie LES: Epidural versus combined spinal epidural block for caesarean section [letter]. Acta Anaesthesiol Scand 1988; 32: 595-6.
121. Kumar CM: Combined subarachnoid and epidural block for caesarean section [letter]. Can J Anaesth 1987; 34: 329-30.
122. Dennison B: Combined subarachnoid and epidural block for caesarean section [letter]. Can J Anaesth 1987; 34: 105.
123. Patel M: Combined spinal and extradural anesthesia [letter]. Anesth Analg 1992; 75: 640-1.
124. Nickalls RWD, Dennison B: A modification of the combined spinal and epidural technique [letter]. Anaesthesia 1984; 39: 935-6.
125. Lifschitz R, Jedeikin R: Spinal epidural anaesthesia. Anaesthesia 1992; 47: 503-5.
126. Rawal N: Combined spinal-epidural needle (CSEN) for the combined spinal-epidural block [reply]. Acta Anaesthesiol Scand 1989; 33: 618.
127. Eldor J, Chaimsky G, Olshwang D: Combined spinal-epidural needle (CSEN) for the combined spinal-epidural block [letter], Acta Anaesthesiol Scand 1989; 33: 617.
128. Kumar CM: More on combined subarachnoid and epidural techniques [letter]. Anaesthesia 1986; 41: 90-1.
129. Ferguson DJM: Dural puncture and epidural catheters [letter]. Anaesthesia 1992; 3: 272.

130. Eldor J, Chaimsky G: Combined spinal-epidural needle (SCEN) [letter]. Can J Anaesth 1988; 35: 537-9.
131. Kestin IG: Spinal anesthesia in obstetrics. Br J Anaesth 1991; 66: 596-607.
132. Kestin IG: Spinal anesthesia in obstetrics [reply]. Br J Anaesth 1991; 67: 663.
133. Vandermeersh E, Kick O, Mollmann M, et al: Combined spinal and epidural anesthesia. Reg Anaesth 1991; 14: 108-12.
134. Lyons G, Macdonald R, Mikl B: Combined epidural/spinal anesthesia for Caesarean section. Through the needle or in separate spaces? Anaesthesia 1992; 47: 199-201.
135. Patel M, Swami A: Combined epidural/spinal anesthesia for caesarean section [letter]. Anaesthesia 1992; 47: 1005-6.
136. Simsa J: Use of 29-gauge spinal needles and a fixation device with combined spinal epidural technique. Acta Anaesthesiol Scand 1994; 38: 439-41.
137. Brownridge P: Spinal anaesthesia in obstetrics [letter]. Br J Anaesth 1991; 67: 663.
138. Desira WR: A special needle for combined subarachnoid and epidural block [letter]. Anaesthesia 1985; 40: 308.
139. Eldor J, Brodsky V: Danger of metallic particles in the spinal-epidural spaces using the needle-through-needle approach [letter]. Acta Anaesthesiol Scand 1991; 35: 461-3.
140. Hargreaves J: Metal particle generation caused by the combined spinal-extradural technique [letter]. Br J Anaesth 1993; 70: 706.
141. Torrieir A, Aldrete JA: The T-A pair needle [letter]. Acta Anaesth Belg 1988; 39: 65-6.
142. Eldor J, Guedj P, Gozal Y: Combined spinal-epidural anesthesia using the CSEN [letter]. Anesth Analg 1992; 74: 169-70.
143. Joshi GP: Combined spinal-epidural technique using the needle-through-needle technique [letter]. Anesthesiology 1993; 78: 406-7.
144. Joshi GP, McCarroll MC: Evaluation of combined spinal-epidural anesthesia using two different techniques. Reg Anesth 1994; 19: 169-74.
145. Lybecker H, Moller JT, May O et al: Incidence and prediction of postdural puncture headache. A prospective study of 1021 spinal anesthesias. Anesth Analg 1990; 70: 389-94.
146. Blumgart CH, Ryall D, Dennison B et al: Mechanism of extension of spinal anesthesia by extradural injection of local anaesthetic. Br J Anaesth 1992; 69: 457-60.
147. Campbell C: Epidural opioids-the preferred route of administration. Anesth Analg 1989; 68: 710-1.

| 제10장 |

소아마취

전체 소아 환자 중에서 정형외과 환자가 상당한 비율을 차지하며, 다양한 정형외과 문제들을 가지고 있다. 신생아에서는 선천성 기형인 만곡족(club foot), 고관절 형성 장애(hip dysplasia), 합지증(syndactyly) 등이, 학동기 소년에서는 전박골 골절 등이 많다. 다른 외과적 문제점은 감염, 뼈와 관절의 악성 종양, 근육질환을 동반한 척추기형 등이 있다. 자동차 사고 등에 의한 정형외과적 외상들은 다른 장기의 손상을 동반한 다발성 손상이 많으며, 운동과 관련된 손상도 증가되고 있다.

소아마취의 기본적인 지침은 소아마취 교과서에 상세하게 설명되어 있는 것과 같이 적절한 감시와 수액 관리, 전신마취의 유도와 유지뿐만 아니라 마취 방법과 기구선택, 체온유지, 기도 관리 등이 정형외과 소아 환자에서도 같이 적용된다. 이 장에서는 정형외과 수술을 받게되는 소아 환자에서 부위마취와 위험도를 증가시키는 해부학적 이상을 동반하는 드물게 볼 수 있는 선천성 기형에 대하여 기술하고자 한다.

A. 부위마취

소아에서 부위마취 적용에 대한 부모, 외과 의사, 마취통증의학과 의사의 관심이 점차 증가되고 있다.[1-3] 이러한 수기들은 소아 정형외과 환자들에게 일률적으로 적용된다. 수술이 사지 중에 한 곳에만 적용되는 경우에 부위마취가 이상적인 수기이다. 수술에 의한 통증, 수술 부위의 혈류 유지, 조기 거동 및 퇴원과 같은 수술 후 문제점이 부위마취로 쉽게 해결될 수 있다. 기술적인 면은 성인에서보다 소아에서 피하조직이 적으므로 용이하며 뼈와 혈관 등 지표의 촉지가 쉬우며 국소마취제의 주위로 퍼짐도 좋다.

1. 적응증과 장점

소아 부위마취의 장점 (표 10-1)은 통증치료가 쉽고, 수술 후에 오심과 구토의 빈도 감소, 조기 거동, 입원 기간의 단축 등은 성인에서와 같다. 소아에서 신경차단의 특별한 장점은 상기도 합병증을 피할 수 있으며, 위험도가 높은 신생아에서 전신마취 후에 호흡기 합병증을 감소시킬 수 있다는 것이다.[4,5] 특히 정형외과 소아 환자에서 사지 또는 손, 발가락의 재접합 수술을 하는 미세혈관 수술에서 수술 후까지 지속적으로 부위마취를 유지하는 것은 교감신경 차단으로 혈류를 개선할 수 있는 장점이 있다.

부위마취는 전신마취가 상대적 금기이거나 사망율이 높은 심장질환, 신경근질환[6] 또는 만성 폐질환[7], 악성고열증의 가족력[8]이 있는 경우에 효과적이다.

표 10-1. 소아 부위마취의 장점

우수한 술후 진통
조기 활동과 퇴원
술후 오심과 구토의 감소
술후 자율신경 차단
상기도 조작 필요성의 감소
시술이 쉽다
보호자가 쉽게 수용한다.
영아 : 호흡기 합병증 감소
전신마취를 피할 수 있다.
악성 고혈증의 가족력
만성 호흡기 질환
심장병
근·신경계 질환
복부팽만

2. 단 점

소아의 신경해부학적 특성과 국소마취제의 약리학적 특성에 대한 의사의 친밀도가 적으며 소아의 주사바늘에 대한 두려움이 부위마취의 문제점이다. 단점은 법의학적 측면, 환자의 협조 부족, 깊은 안정의 필요, 기도 합병증의 상존된 위험, 감각과 운동의 소실에 따른 두려운 경험, 부모의 수용 자세 미비 등이 있다. 그러나 이러한 단점들은 대부분이 학술적인 것이며 소아 환자에게 적절한 술전 처치와 마취통증의학과의사의 융통성 있는 접근으로 해결될 수 있다.

3. 술전 준비와 안정의 유지

소아 신경차단에 따른 법의학적 문제는 전신마취에서와 다른 점은 없다. 장점과 단점 등 각 수기의 위험에 대한 솔직한 대화와 함께 부모의 허가를 얻어야 한다. 일반적으로 부위마취에 대한 부모의 이해는 높지만 수술 후의 장점에 대한 인식은 크지 않다.

술전 방문은 부모와 소아 모두에게 신뢰와 믿음을 창출하는 데에 중요한 역할을 하며 마취통증의학과 의사가 신경 차단을 위한 접근 방법 결정에 최고의 도움이 된다. 이러한 접근법은 나이, 부모와 격리되는 불안감, 과거 수술 경험, 그 외 다른 여러 인자들에 따라서 차이가 있다. 술전 방문에서 소아 환자와 부모에게 수술 중과 후에 신경 차단 특히 장시간 감각과 운동이 차단될 수 있다는 것을 상세하게 설명하여야 한다. 대부분의 어린이는 모르는 것에 대하여 일차적으로 불안하며, 무서울 것이라고 생각하는 것에 대하여 이해가 되도록 설명한다. 그러나 의사와 환자 사이에 믿음이 무너지게 되면 어린이는 협조하지 않을 것이며 계획된 처치를 연기하게 되는 불행을 맞게 된다. 어린이는 처음 경험하는 것들에 압도당함이 없이 새로운 경험을 기억하고 그들 자신의 내면적인 기준에 따라 판단하게 된다. 예를 들면 성인에서는 감각이상이 아픈 것으로 수용되지 않으며, 우연히 맞는 "funny bone" 같은 경험과 비슷한 신경자극으로 설명할 것이다. 그러나 어린이는 통증이 있는 유해하고 예상치 못한 자극으로 판단할 것이며, 어른들이 다른 이름으로 불러서 불쾌한 감정을 덮어버리려는 시도에서 성인에 대한 믿음을 없애버릴 것이다.

술전과 신경 차단 전에 안정제 선택은 환자의 만족과 부위마취를 수용하는 데에 중요한 인자로 작용한다. 적절한 안정제 투여는 드물지만 전혀 하지 않는 것부터 얕은 전신마취 (예; 안정마취, monitored anesthetic care)까지 다양하다 (표 10-2).[1] Midazolam의 경구 또는 경비 투여는 술전에 불안감 해소와 정맥로 확보에서 매우 효과적이다.[9] 경구로 투여하는 midazolam에 단맛의 첨가로 대체할 수 있으며, 약 20분 내에 안정시킬 수 있는 midazolam(5mg/ml)시럽의 용량은 0.5 mg/kg이다.

시럽을 입에 물고 있게 하면 점막을 통하여 흡수되므로 작용발현이 빠르다. 다른 방법으로는 propofol의 정주, ketamine 또는 midazolam의 근육주사, methohexital, chloral hydrate 등의 항문 투여, sevoflurane과 같은 흡입마취제 등이 이용된다. 안정제의 정맥투여는 수술 중에 충분한 안정 상태를 유지할 뿐만 아니라 부위마취 시술에도 알맞은 조건을 제공한다.

표 10-2. 전처치와 수술 중 안정을 위한 약물과 용량

Drug	Dose(mg/kg)	Route	Onset time(min)	Advantage/Disadvantage
Ketamine	1~2	IV	< 5	Rapid onset, reliable; ↑ secretions(give atropine), may cause apnea(IV), blunts airway response, sterile abscess(IM)
Fentanyl	0.001~0.005	IV	< 5	Rapid, reliable: IV route
Midazolam	0.01~0.03	IM	5~10	threatning and painful
	0.05~0.1	IN	15~30	Reliable sedation: unpleasant taste
	0.1~0.2	PO	15~30	(IN and PO)(PO mix with syrup),
	0.5~0.6	PR	10	absorption can be delayed(PR)
	1~3			
Methohexital	25~30	PR	5~10	±Painful: onset unreliable, hiccups
Chloral hydrate	30~100	PO, PR	30~60	Sedation, unpleasant taste, slow onset

IV: intravenous, IM: intramuscular, PO: oral, PR: retal, IN: intranasal.

4. 소아마취의 특징(해부학적 차이)

부위마취 수기는 성인보다 소아에서 쉽다. 소아에서는 피하 지방이 얇게 덮여 있어 지표를 쉽게 촉지할 수 있으며 신경이 작고 가늘어서 국소마취제가 쉽게 잘 퍼진다. 그러나 신생아의 신경은 완전하게 수초화가 되지 않았으므로 낮은 국소마취제 농도에서도 쉽게 차단된다. 소아의 근막과 인대구조는 얇아서 국소마취제의 침윤이 쉽다. 말초신경 차단에 주사바늘의 끝이 둔한 것을 사용하므로 구조물의 인식이 쉽고 적절한 차단에 도움이 된다.[10)]

소아에서 중추신경축 차단과 해부학적 구조는 성인과 차이가 있다. 척수와 경막(dural sac) 등은 소아에서 낮게 위치하며, 1세 경에 성인과 비슷한 위치를 하게 된다 (그림. 10-1).

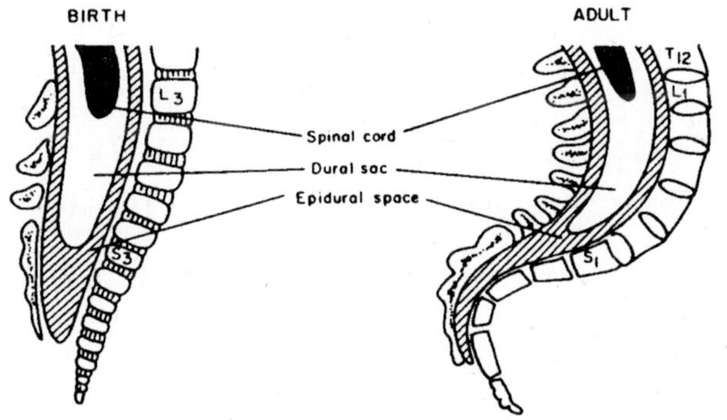

<그림. 10-1> 척수(spinal cord)와 경막(dura)의 나이에 따른 길이의 차이. 척수(검은색)는 신생아에서는 L3 이하까지 도달하며 1세가 되면 L1에 위치한다. 경막(흰색)은 신생아에서는 S3이하까지 도달하며 1세가 되면 S1에 위치하면서 성인과 비슷하게 된다. 경막외 공간(epidural space)은 빗금친 부분이다.

신생아의 척수는 L3까지, 경막은 S3까지 뻗어있으며, 성인에서는 L1과 S1에 위치한다.[12)] 이러한 해부학적 특성으로 소아에서 척추마취는 L3 이하에서 시행한다. L3 높이에서 거미막밑 공간은 피부에서 10~15 mm 깊이에 위치한다. 15 kg 이하의 소아에서는 척수액의 양이 비교적 많아서 (소아 4 ml/kg, 성인 2 ml/kg) 척추마취에 필요한 국소마취제 양도 비교적 많이 필요하다.[12)] 경막외 지방이 조밀하게 채워진

성인과 비교하여 소아에서는 아교 모양을 하며, 스폰지처럼 보인다. 소아의 경막외 공간에서 국소마취제의 퍼짐이 더 빠르다.[13] 신경근(nerve root)의 크기가 작아서 L5와 S1 신경이 완전하게 차단될 수 있다. 요추 하단부에서 경막외 공간은 피부에서 단지 10~18 mm 깊이에 위치하므로 쉽게 경막을 천자할 수 있어 특히 성인용으로 천자를 할 경우에 주의하여야 한다.[14] 소아에서는 척추마취와 경막외마취에 따른 교감신경 차단에 의한 혈역학적 변화가 둔하여 광범위한 감각손실에 비하여 저혈압은 드물다.[15-19]

5. 마취 방법과 약물의 선택

1) 마취 방법의 선택

여러 가지 요인으로 특수한 차단법을 선택할 경우에는 술전에 상세한 분석이 필요하다. ① 소아의 나이와 신체 상태, ② 예정된 수술 부위와 추가로 수술할 부위(예; 뼈이식을 위한 부위), ③ 수술에 필요한 체위, ④ 예상되는 출혈과 수분 손실량 ⑤ 예상되는 수술 시간, ⑥ 수술 후에 예상되는 통증의 정도, ⑦ 수술 후 상처의 처치 방법과 cast 계획, ⑧ 마취통증의학과 의사의 경험과 신경 차단의 종류, ⑨ 국소마취제의 선택과 추가되는 약물, ⑩ 수술 후 통증치료 계획 등을 잘 조정하여야 한다.

2) 차단 수기

신경 차단에 앞서 적절한 감시 장치의 거치와 함께 소생술에 필요한 약물과 적절한 크기의 안면마스크, 기관 튜브, 후두경 등 기도유지에 필요한 기구가 전신마취에서와 같이 시작 전에 준비되어 있어야 한다.

소아 부위마취에 알맞게 고안된 주사바늘은 짧고 작은 크기의 끝이 둔한 사단(斜端, bevel)으로 되어있다. 신경자극기를 사용하여 말초신경의 위치를 쉽게 찾을 수 있도록 고안된 절연 주사바늘은 깊게 진정된 환자에서 신경 차단에 유용하다. 소아에서 성인과 다른 주사바늘과 기구들의 다양성으로 시술자가 부위마취를 쉽게 할 수 있다.

3) 안전과 주의사항

합병증의 예방은 수술 전부터 시작하여 수술 후에 이르기까지 계속된다. 신경 차단을 시행하는 동안에 신경 차단에 따른 합병증을 감소시킬 수 있는 여러 가지 처치를 한다.

소아에서는 국소마취제가 쉽게 퍼지고, 신경 크기도 작고 예민하므로 어떠한 방법을 적용하더라도 성공률이 높다. 그러나 말초신경의 위치를 확인하면서 감각이상을 이용하는 것은 소아환자에게 두려운 느낌을 줄 수 있으므로 적절하지 못하며, 깊게 진정된 상태에는 감각이상을 느끼지 못할 수 있다. 신경자극기는 근육의 움직임으로 신경의 위치를 찾는 데에 사용된다. 그러나 소아에서는 신경초 또는 혈관 주위에 투여하여도 좋은 결과를 얻을 수 있다.[10] 최근에는 초음파기구가 소개되면서 성공률을 높일 뿐만 아니라 합병증을 예방할 수 있다.[20-22]

국소마취제를 투여하면서 독성의 위험을 감소시킬 수 있는 주의사항은 아래와 같다.

1. 체중을 기준으로 적절한 국소마취제 용량을 계산하고 검토하여야 한다.
2. 종말동맥(terminal artery)이 공급하는 부위 (남자 성기, 손가락 등)를 제외하고 국소마취제 용액에 1 : 200,000 농도의 epinephrine 적당량을 첨가한다.
3. 흡입하여 혈액이 나오지 않는 경우에 시험 투여량(test dose, 0.5~3.0 ml)을 투여하고 혈관내 투여된 epinephrine과 국소마취제의 독성 증상 (예; 고혈압, 빈맥, 중추신경계의 흥분 등)을 1~2분 동안 관찰한 후에 추가량을 투여한다. 경막외 공간에 투여하는 경우에는 거미막 밑으로 투여되었는가 (예; 척추마취의 발현)를 관찰하여야 한다.
4. 계산된 용량의 국소마취제를 서서히 증량하면서 투여한다.
5. 주사바늘이나 카테터가 잘못 위치하여 혈액이나 뇌척수액이 흡입되는 가를 자주 확인한다.

소아에서 시험 투여량으로 epinephrine이 함유된 용액을 사용하는 것은 논란이 많다. 경막외마취와 흡입마취를 함께 하는 소아에서 epinephrine 5 μg/ml 함유한 용액의 정맥투여로 심박수가 10회/분 이상으로 증가되는 양성반응은 유발되지 않을 수도 있다.[22] 또한 atropine의 전투약은 epinephrine 함유 용액의 유용성을 혼돈시킬 수 있으며, 얕은 전신마취, 체위, 기관내 삽관, 미주신경 차단제의 전 처치와 나이

등은 시험 투여량의 분석을 방해할 수 있다. 국소마취투여중에 부드럽게 자주 흡입하면서 환자상태를 평가하는 것은 혈관 내 투여와 독성을 피할 수 있는 방법으로 epihephrine 함유용액의 시험투여방법과 함께 이용된다.

4) 차단 효과의 판단

부위마취가 소아 환자에서 적용될 수 있는가를 결정하는 것은 특히 깊은 안정 또는 얕은 전신마취를 하여야 한다면 모험이다. 마취된 부위에서 꼬집거나 주사바늘에 의한 아픈 자극은 신경 차단이 되지 않았거나 충분하지 못하다면 움츠리는 반응이 나타난다. 그러나 여러 가지 정도의 감각손실은 수술이 시작되기 전에 판단하기는 어렵다. 그러므로 마취통증의학과 의사는 환자가 피부절개에 반응이 있으면 즉시 안정제 투여나 전신마취를 깊게 하여야 한다. 의식이 있거나 얕게 진정된 상태에서는 더욱 어려운 상황이다. 마취통증의학과 의사는 환자와 신뢰를 유지하며, 신경 차단에 관한 개인적인 불안을 환자에게 전가해서는 안 된다. 차단이 되지 않은 부위에 아픈 자극을 피하는 것이 기본이며, 알코올 스폰지를 사용하여 감각손실 범위를 판단하는 것이 효과적이다. 소아는 젖은 것과 마른 것 또는 양쪽이 다 아닌 것을 말로 표현할 수 있다. 운동이 차단된 경우에는 차단이 잘 된 좋은 증상이라는 것을 직접 확인할 수 있다. 그러나 운동과 감각 소실이 수술과 함께 해결되며 약간의 감각소실과 함께 수술 후 통증치료의 장점을 재확인하는 것이 중요하다.

5) 국소마취제의 약리 및 약역학적 특성

소아에서 권장되는 국소마취제의 안전 용량은 성인에서와 같이 체중(Kg)을 기준으로 계산한다(표 10-3). 성인에서와 같이 소아에서도 많은 인자들이 혈중농도에 영향을 준다. 이러한 인자들에는 환자 상태, 투여 장소, 투여 속도, 총 용량, 혈관수축제의 추가 여부, 국소마취제의 약리학적 특성, 약물의 유용도와 대사과정 등이 있다. 소아에서 국소마취제의 약역동학적 특징은 성인과 약간의 차이점이 있다.

Ester와 amide형 국소마취제의 대사는 이론적으로 신생아에서는 감소된다. Ester형은 pseudocholinesterase에 의하여 대사되며 효소의 혈중농도는 생후 6개월까지는 성인의 1/2 정도라고 한다.[24] Amide형은 간에서 대사되며, 혈장단백과 결합한다.

신생아에서는 대사과정이 미숙하며, 간혈류가 저하되어 소변으로 배설되는 양이 증가된다.[25,26] 더욱이 신생아와 소아에서는 알부민과 α1-acid glycoprotein이 낮으므로 유리약물(free drug)의 혈중 농도가 증가되어 독성이 증가된다.[27,28] 그러나 소아에서는 상대적으로 약물의 분포 용량이 많아서 혈중농도가 다소 저하되어 보호작용을 한다.[29] 중등도의 지속시간을 갖는 amide계의 prilocaine은 methemoglobinemia를 초래한다. 유아에서는 methemoglobin reductase가 저하되고, 태아혈색소(fetal hemoglobin)가 성인보다 더 산소화되어 합병증에 대한 감수성이 증강되므로 유아에서는 금기이다.[30]

소아와 성인 모두에서 국소마취제가 혈관으로 흡수되는 속도는 투여 장소에 영향을 받는다. 일반적으로 흡수와 혈중농도는 투여 장소의 혈관 분포 정도가 중요하다. 투여 방법에 따라서 흡수가 빠르고 높은 혈중 농도는 ① 기도 분무마취(topical tracheal spray), ② 늑막강내(intrapleural), ③ 늑간(intercostal), ④ 미추(caudal), ⑤ 경막외(epidural), ⑥ 상완신경총(brachial plexus), ⑦ 말초신경 차단, ⑧ 피하침윤 순서이다.[29] 소아에서는 부위마취 후 예상보다 혈중 농도가 증가하는 경우가 많다. 이는 비교적 높은 심박출량에 의한 이차적인 결과로 추측한다.[29,31,32]

국소마취제 독성은 소아에서는 드물게 발견된다. 이는 경련의 역치를 증가시키는 작용을 하는 안정제를 많이 투여하거나 전신마취를 함께 하기 때문으로 추측된다.[33-35] 신경 차단 중에 부작용이 발생하였을 경우는 epinephrine에 대한 반응, 과도한 안정제 투여, 국소마취제에 대한 알러지, 미주신경 반사 등도 원인이 될 수 있다. 국소마취제 부작용의 치료는 성인에서와 같이 충분한 산소화와 기도확보, 심혈관계 보조, 경련 치료 등으로 효과적인 결과를 위한 기본 처치는 같은 원리이다.

6. 중추신경축 차단법

1) 거미막밑 차단(척추마취)

유아와 소아에서 척추마취를 처음 시도한 것은 1909년이다.[36] 그러나 1950년 중반 이후에는 비폭발성과 비독성의 흡입마취제가 소개되면서 점차 감소하게 되었으나 1980년대에 위험도가 높은 유 소아에서 관심이 집중되기 시작하여 최근까지 지속되고 있다.[4,5,37]

척추마취는 전신마취의 대안으로서 안전성이 입증되었다. 특히 수태후 연령(post-conceptual age) 52주 미만으로 태어난 미숙아 병력이 있는 소아에서 진정제 투여나 전신마취가 수술 후 서맥과 무호흡, 산소포화도 감소를 유발할 수 있기 때문에 부위마취의 중요성이 강조되고 있다.[38)]

적응증과 합병증 : 거미막밑 차단은 하지를 수술하는 어떠한 정형외과 수술에서도 적용할 수 있다. 주요 장점은 두 가지이다. (1) 천자바늘을 통한 뇌척수액(CSF) 유출이 확실한 차단을증명할 수 있으며 높은 성공률을 갖는다. (2) 적은 양의 국소마취제를 사용하므로 독성을 예방할 수 있다. 이러한 사항들은 심각한 폐기능 장애((예; 진행된 낭종성 섬유증(cystic fibrosis) 또는 퇴행성 근위축(muscular dystrophy))과 전신마취에 따른 기관내 삽관 및 기계적 환기가 수술 후에 문제가 되는 경우(예; 미숙아였던 유 소아)에서 유용한 수기이다. 주요 합병증은 경막천자 후 두통(post-dural puncture headache, PDPH)이다. 위험도는 노인에서부터 나이가 감소하면서 증가되지만 신생아와 유아에 대한 비교에서는 확실하지 않다. PDPH가 발생되었다면 소아에서도 경막외 혈액첩포(blood patch)로 치료할 수 있으며 성인에서와 같이 높은 성공률을 갖는다.[39,40)]

표 10-3. 소아 부위마취에서 권장되는 국소마취제와 최대 용량(mg/ml)

Drug(Concentration)	Spinal	Caudel/Epidural/Peripheral[b]	Duration(Hr)
Tetracaine(0.1%)	0.2~0.6[a]		1.5~3.0
Lidocaine(5%)	1~2.5		1.0~1.5
Lidocaine(1~1.5%)	-	4~7(IV regional: 3~5)	0.8~2.0
Mepivacane(1~1.5%)	-	5~7	1.0~2.5
Prilocane(1~1.5%)	-	5~7	-
Chloroprocane(2%)	-	7~10	0.5~1.0
Bupivacane (0.125~0.25%)	-	2~3	2.5~12.0
Bupivacane(0.5~0.75%)	0.3~0.4		1.0~2.5

a. Minimum dosage for child <10 kg is 1-2 mg.

b. Upper limits are appropriate with the addtion of epinephrine to the solution.

방법 : 소년과 사춘기에는 성인과 같은 체위로 척추마취를 한다. 신생아에서는 등을 최대한 굴절시켜서 앉거나 측와위에서 할 수 있다. 그러나 신생아의 목 부위는 굴절되어 기도 폐색으로 저산소증을 초래할 수 있으므로 신전된 상태를 유지하여야 한다.[41,42] 시술 전에 적절한 안정이 필요하며, L3 정중선에서 극간 인대를 통하여 적절한 크기와 길이의 척추바늘을 이용한다. 뇌척수액의 누출과 이상 유무를 확인한 후에 선택된 국소마취제를 주입한다. 탐침이 없는 주사바늘은 거미막밑 공간에 피부조직을 밀어넣을 수 있으며, 드물게 유표피암(epidermoid tumor)의 원인이 되므로 사용하여서는 안 된다.[43] 일부에서는 뇌척수액의 누출을 빨리 확인 할 수 있어서 22G 바늘을 권장하지만[1] 소년기에는 25~27G의 연필 끝 모양(pencil-point) 주사바늘의 사용은 PDPH를 예방할 수 있는 장점이 된다.

약물과 용량 : 유아에서 가장 많이 사용되는 국소마취제는 tetracaine과 lidocaine이다.[4,5,44] 유아 용량은 성인에 비하여 상대적으로 뇌척수액이 많으므로 예상량보다 많은 양을 사용한다. 고장액 tetracaine의 최소량은 1~2 mg이며, 10 kg 이하 유아에서는 체중을 기준으로 0.5~0.6 mg/kg를 사용한다.[1] 등장액 bupivacaine도 유아 척추마취에 사용할 수 있다.[5] 소년에서도 성인에서와 같이 하지 수술에서 적절하게 감각을 소실시킬 수 있는 등장액의 0.5 또는 0.75 % bupivacaine도 사용할 수 있다. T10 피부분절까지 마취하기 위하여 ketamine으로 마취전 투약으로 진정을 유도한 후 L5~S1 부위에서 0.5% hyperbaric bupivacaine 0.5 mg/kg을 투여하면 평균 200분 정도의 마취를 유지할 수 있다.[38] 이보다 낮은 피부분절의 마취를 원하는 경우에는 0.5% hyperbaric bupivacaine 0.2~0.4 mg/kg을 사용할 수 있다 (표 10-3).[46]

2) 미추부 경막외마취 (미추마취, Caudal Anesthesia)

소아 환자에서 미추마취는 안전하고 간단하며 효과적이다. 훌륭한 진통작용을 가지며, 반사성 후두경련과 기관내 삽관의 위험이 적다.[18,31,47-54]

적응증과 합병증: 미추마취는 단독으로 또는 얕은 깊이의 전신마취와 함께 하지 수술에서 많이 사용되는 방법이다. 합병증은 흔하지 않지만 주사바늘의 위치 잘못으로 실패하는 경우이다. 위험한 문제점들은 ① 혈관내 또는 뼈 속에 투여되어 전신 독성을 초래하는 경우, ② 경막을 천자하거나 거미막밑 공간 투여, ③ 저혈압,

④ 요저류, ⑤ 직장 등 장관의 천자 등이 있다.[55] 천추와 미추 부위의 해부학적 구조를 잘 이해하고, 조심스럽게 시행하여 합병증을 예방한다면 성공율을 높일 수 있을 것이다.

방법 : 소아에서는 측와위에서 슬관절과 고관절을 굴절시키고, 상부 다리(upper leg)를 하부 다리(lower leg)보다 더 끌어올린다. 사춘기와 학동기에서는 측와위에서 피하지방이 지표를 확인하기 위한 촉지에 방해가 되므로 복와위와 반복와위에서도 할 수 있다. 어떠한 체위든 기도 관리와 적절한 안정제의 사용이 필요하며 감시장치의 이용은 다른 마취 방법에서와 같이 안전을 위한 기본이다.

천골열공(sacral hiatus)은 미추의 상부 천골각(sacral cornu) 사이에서 촉지된다. 짧은 길이 2.5~5 cm(1~2in.), 짧은 사단을 가진 22~25G 주사바늘을 피부와 45~60°로 삽입한다. 주사바늘이 천골열공 위에 있는 천미골인대(sacrococcygeal ligament)를 지나면서 “pop” 감각을 느낄 수 있다. 주사바늘의 사단은 앞을 향하게 하여 천골의 전면(anterior wall)을 관통하여 출혈을 초래하지 않도록 한다. 주사바늘이 미골강(caudal canal) 속에 들어가면 피부와 각을 15°로 낮추어 2~3 cm 정도 진행시킨다. 경막천자와 혈관내 주입의 위험이 있으므로 2~3 cm이상 진행시키지 않는다. 주사바늘을 거치시켰으면 조심스럽게 흡인하여 혈액과 뇌척수액의 유무를 확인한 후 국소마취제를 투여한다. 주사바늘이 정확하게 위치하였다면 약물 주입시 저항은 없으며 정확하게 위치하지 않았다면 마취제의 일부 또는 전부가 피하로 주입되며 조직이 부어오르면 주사바늘을 제거한 후 다시 시도한다. 주사바늘이 있는 천골의 윗 부분을 촉지하여 알 수 있다. 2~3회 시도에서 실패할 경우에는 다른 경로 즉 후상부 장골능(posterior superior iliac crest) 아래의 S2~3 높이에서 척추골 사이에 주입을 시도한다.[56] 이 방법은 카테터 거치에 따른 대 소변으로 오염될 가능성이 적은 곳이다. 또한 경막천자의 위험도 높지 않다. 지속적으로 투여할 경우에는 가는 주사바늘에 맞는 카테터가 상품화되어 있다. 미세 카테터는 작은 크기의 주사바늘을 통과하며, 출혈 발생도 적다. 그러나 거치 후에 꼬이는 경우가 많으며 혈액이나 뇌척수액의 흡인이 어렵다. 상품화된 것을 사용하기 어렵다면 표준 정맥 카테터(20~22G) 탐침을 제거하면서 거치시켜 지속적 또는 간헐적으로 약물 투여에 사용할 수 있다.

약물과 용량 : 소아(8세 이하)에서 미추마취의 장점은 투여량과 감각소실 높이가

비례한다는 것이다. 이러한 관계는 방사선 검사와 마취 높이로 확인할 수 있다.[13,57-59] 소아 미추마취에서 국소마취제의 용량을 계산하는 여러 가지 공식은 체중,[60,61] 나이,[13] 키[62]를 기준으로 한다. 그러나 가장 간단하고 임상 적용에 알맞은 방법은 용량과 키(volume/height)의 관계로 계산하는 것이 효과적이다. 예를 들면 천추부를 차단하려면 0.5 ml/kg, 하부 흉추부는 1 ml/kg, 흉추부의 중간부위는 1.25 ml/kg가 권장되는 양이다.[60] 약물의 안전 용량은 항상 독성을 예방할 수 있는 양을 고려하여야 한다. 이러한 주의사항은 성인 농도와 용량으로 사용한다면 체중을 기준으로 용량을 결정하는 학동기와 사춘기에서도 중요하다. 미추마취는 소아에서 수술 중과 후의 진통 목적으로도 이용된다. 그러므로 높은 농도의 국소마취제가 항상 필요한 것은 아니다. 소아(12세 이하)에서 0.25% bupivacaine 3 ml/kg으로 미추마취를 하였을 경우 혈중농도는 성인의 독성용량 이하인 1.2~1.4 μg/dL이다.[31]

미추마취의 지속 시간은 사용약물, 총 사용량, 환자의 나이, 수술 부위, 혈관수축제의 사용 여부 등에 따라서 다르다.[63,64] 미추 차단을 수술 후에 운동신경 차단없이 진통만을 목적으로 사용한다면 0.125~0.25% bupivacaine을 사용한다.[65,66] 2시간 이상 소요되는 경우에 수술시작 전에 시행한다면 계속된 진통을 위하여 초기 용량의 1/2을 투여한다. 수술 후에도 진통작용을 지속적으로 유지하려면 카테터를 거치할 수 있다. 그러나 수술 후 조기 거동을 촉진시킬 수 있지만 천추 부위에서 오염의 위험이 증가될 수 있으므로 일회 투여하는 방법이 적절하다. 소아 환자에서는 마약성 진통제와 국소마취제의 병용이 보편적이다.[67-73] 합병증은 성인에서와 유사하며, 뇨저류, 지연된 호흡억제, 소양증, 오심과 구토 등이 있으며 수술 후에도 환자의 호흡 상태를 감시할 필요가 있다. 소아 분야의 간호사 교육은 안전 관리에서 중요하다.

3) 요추 경막외마취(Lumbar Epidural Blockade)

적응증과 합병증 : 소아에서 경막외마취는 1936년에 처음 보고되었으며,[74] 여러 가지 원인으로 소아에서는 미추마취보다 효과적이지 못하다. 앞에서 설명한 바와 같이 8세 이하 소아에서 안전하고 간단한 방법으로 국소마취제 용량과 마취 높이는 밀접한 관계가 있다. 소아에서 요추 경막외마취는 경막천자를 L3~4 이상 높이

에서 한다면 척수 손상 위험이 있다. 이러한 위험은 소아에서 성인용 기구를 사용하는 경우에 증가된다. 소아에 맞게 적은 크기로 만들어진 전문기구를 사용하여 예방할 수 있을 것이다.

학동기와 사춘기에서 요추 경막외마취는 하지수술 후의 진통을 위한 효과적인 방법이다. 안정이나 얕은 전신마취와 함께 할 경우 수술 자극에 따른 내분비계의 반응을 저하시키며,[75] 환자와 의사 모두를 만족스럽게 한다. 경막외마취의 장점은 수술 후의 진통작용이다. 진통은 국소마취제 단독으로 또는 마약성 진통제를 혼합하여 지속적으로 투여하여 얻을 수 있다. 경막외 공간에 bupivacaine을 지속적으로 투여하는 방법은 근육이완과 진통작용으로 슬관절 수술 후에 수동적 움직임으로 치료하는 환자에서 효과적이다.[76] 수일 동안 카테터를 거치하더라도 국소마취제 독성의 위험은 드물다.[77]

방법 : 소아에서는 경막외마취를 위한 천자는 L3 이하에서 시도하며 피부에서 경막외까지 깊이는 10~18mm 정도이다.[14] 인대와 그 외 다른 조직들이 얇고 부드럽기 때문에 주사바늘 삽입에 주의하여야 한다. 학동기와 사춘기에서 주사바늘과 카테터의 거치 수기는 성인과 같다. 공기나 생리식염수를 이용한 저항소실법(loss of resistance)으로 경막외 공간을 찾는 것이 가장 많이 이용하는 방법이다. 그러나 과도하게 많은 양의 생리식염수 공기를 주입하게 되면 신경차단의 기계적 방해 또는 국소마취제의 희석으로 부분차단(patchy block)을 초래할 수 있다.[78-81]

약물과 용량 : 경막외마취에서 권장되는 국소마취제의 용량은 미추마취에서와 같다.[82] Epinephrine 혼합은 지속 시간을 연장하며 독성의 위험을 감소시킨다.[64] 그 외 안전 수칙은 점진적 증량 투여(incremental injection) 및 자주 흡입하여 혈액과 뇌척수액 유무와 안전 용량의 확인이다.

7. 상지에서 부위마취법(Blocks of Upper Extremity)

국소마취와 부위마취 방법은 소아에서 안정마취 또는 전신마취와 함께 적용하여 수술 후 통증을 감소시키고, 환자와 보호자의 만족도를 높일 수 있다. 또한 카테터를 삽입하여 지속적인 차단을 통해 수술 후 통증 조절에 유용하게 사용할 수 있다.

Axillary, parascalene, caudal, epidural, three-in-one block 등이 이에 해당한다.[83,84)]

1) 정맥부위 마취(Intravenous (Bier) Block)

적응증과 합병증: 정맥부위 마취는 상지에 지혈대를 거치한 하완수술에서 효과적이다. 1908년에 Bier가[85)] 처음 소개한 방법으로 최소한의 협조와 함께 소아에서 적용이 쉬우며 뛰어난 마취와 운동신경의 차단 효과가 있다.[86-89)] 마취의 지속 시간은 지혈대를 안전하게 견딜 수 있는 60~90분 정도이다. 소아에서 합병증은 드물지만 불충분한 마취, 전신마취를 할 정도의 지혈대 통증, 신경학적 손상, 과도한 지혈대 압력으로 구획증후군(compartment syndrome), 혈전성 정맥염(thrombophlebitis), 국소마취제 독성 등이 초래될 수 있다. 독성은 조기에 또는 사고로 지혈대 압력이 저하되거나 과용량의 국소마취제 투여에 의한 것이다. 지혈대의 조심스런 조작과 안전 용량의 사용으로 예방할 수 있다. 장시간 작용하는 bupivacaine과 같은 국소마취제는 독성 때문에 사망할 수도 있으므로 Bier block에는 금기이다.[90)] 상대적인 금기증은 환자의 협조가 없는 경우, 겸상적혈구 질환(sickle cell disease), 패혈증(septicemia), 팔을 움직일 수 없거나 그 외 원인으로 지혈대를 적용할 수 없는 경우, 90분 이상이 예상되는 수술 등이다.

방법 : 정맥부위 마취는 소아에서도 쉽게 시술할 수 있으며 성공률이 높다. 적절한 전투약은 환자의 불안감 등 상태에 맞게 투여한다. 국소마취제를 투여하기에 앞서 수술 부위와 거리를 두고 다른 정맥로를 확보하여 수술 동안에 안정제 투여와 발생할 수 있는 합병증에 신속하고 적절한 치료를 할 수 있도록 한다. 알맞은 크기의 지혈대(폭이 상박의 1/3 이하를 차지하는 크기)를 수술할 팔에 외과용 솜으로 둘러싼 후에 거치한다. 이중 지혈대를 사용하는 경우에 마취통증의학과 의사는 위와 아래의 지혈대를 통증 호소에 따라서 번갈아 압력을 적용한다. 그러나 소아에서는 이중 지혈대가 상지에 비하여 너무 큰 경우에는 적당한 크기로 하나의 지혈대를 사용한다. 정맥로 확보를 위한 주사바늘(22~20G Teflon 또는 butterfly)은 가능한 범위에서 수술 부위에 가깝게 거치한다.

수술 부위가 손상을 받은 곳이라면 사혈(exsanguination)은 통증을 초래할 수 있다. 환자가 견딜 수 있는 정도라면 탄력 붕대로 손가락 끝부터 지혈대까지 밀착시켜 감는 방법이 사혈에 가장 효과적인 방법이다. 수술 (예; closed forearm reduction and pinning)을 출혈과 관계없이 할 수 있다면 효과적이며 통증이 없는 다른 방법(예 : 2~3분간 팔을 들고 있거나 trauma splint를 수축기 혈압 이상으로 적용하는 방법)으로 사혈을 할 수 있다.

팔에서 사혈을 한 후에 압력을 250~350 mmHg(환자의 수축기 혈압보다 150mmHg 이상 더한 압력)로 한다. 준비된 국소마취제를 수술 부위에 있는 정맥로를 통하여 서서히 투여한다. 마취의 발현은 빠르며 골격계 조작에 충분한 운동신경을 차단한다. 마취는 상지의 피부조직이 흰점 모양을 하면서 나타난다. 지혈대의 감압(deflation)은 최소한 적용 20분 이후에 하는 것이 안전하다. 상하의 이중 지혈대를 번갈아 팽창과 수축하는 것이 동맥내 국소마취제의 농도를 저하시킬 뿐만 아니라 독성의 위험도 감소시킨다.[91]

약물과 용량 : 0.5% lidocaine과 prilocaine이 정맥 부위마취에 권장되며, 최고 용량은 3~5 mg/kg이다. Bupivacaine은 독성과 사망의 위험으로 사용하지 않는다. 2-chloroprocaine의 bisulfite의 농도를 저하시킨 새로운 약물은 내약력이 있으나 정맥투여로 혈전성 정맥염을 유발할 수 있다.

2) 상완신경총 차단법(Brachial Plexus Blockade)

(1) 액와법(Axillary Approach)

적응증: 액와부 접근법은 소아에서 쉽게 할 수 있는 방법으로[92-94] 팔꿈치 이하 정형외과 수술에서 효과적이다. 해부학적으로 상완신경총은 피하 지방이 적으므로 표피에 가깝게 위치한다. 국소마취제의 확산은 빠르고 신경의 크기가 작으므로 낮은 농도에서도 쉽게 차단된다. 이러한 요인으로 소아에서 액와부에 시술하는 방법은 성공률이 높다.[10]

합병증과 금기증 : 합병증은 드물게 동맥천자, 국소마취제 독성, 말초신경 손상, 차단 실패 등이 있다. 금기증은 팔이 외전이 되지 않는 경우와 성인에서와 같이 국소 감염, 국소마취제에 대한 알러지, 진행성 신경질환 등이 있다.

방법: 성인에서와 같이 시술한다. 대부분의 소아에서는 차단과 수술을 시행하는 중에는 깊은 안정이 필요하다. 소아의 액와부에는 성인과 다르게 신경이 표피와 매우 가깝게 위치하는 중요한 특징이 있다. 액와부로 접근하는 방법에는 여러 가

지가 있다. 학동기 이후에는 감각이상으로 찾을 수 있으나 일반적으로 소아에서는 통증과 감각이상을 같게 생각하므로 적절하지 못하다. 초음파 기구와 신경자극기는 근육의 움직임으로 찾을 수 있어 깊게 안정된 소아에서 이용할 수 있다. 그러나 신경초 차단은 소아에서 효과적이며 최소한의 기구와 인원이 필요하다.

짧은 사단의 2.5cm, 25G 소아 신경 차단용 주사바늘을 사용하는 것이 이상적이다. 12세 이하 소아에서 적절한 길이이며 무딘 사단은 신경초를 통과하는 것을 "click"으로 감지하기가 쉽다. 국소마취제를 투여하는 동안에 원위부를 압박하여 마취제가 근위부로 퍼지는 것을 촉진하여 근피와 액와신경 차단의 확률을 높일 수 있다. 소아에서도 동맥관통법을 적용할 수 있으나 혈관천자로 혈종을 형성하여 혈관을 압박할 수 있다. 성인에서 시행하는 방법과 같이 여러 부위에 투여하는 방법은 소아에서는 필요하지 않으며, 과도한 용량을 투여할 수 있다. 초음파 기구를 적용하면 정확한 위치에 약물 주입까지 확인 할 수 있어 효과적이다.[95,96]

약물과 용량: 국소마취제의 최대 용량은 항상 체중을 기준으로 계산한다. Epinephrine 첨가는 여러 가지 효과로 ① 차단의 연장, ② 운동신경 차단의 촉진, ③ 차단의 빠른 발현, ④ 국소마취제의 혈관내 투여를 알려주는 "marker"로 작용한다. 소아에서는 차단의 촉진과 수술 중에 깊은 안정과 얕은 깊이의 전신마취를 함께 시행하므로 낮은 농도 (예; 0.25% bupivacaine)로 사용한다. 이러한 요인들이 국소마취제 독성의 위험을 감소시킨다. 액와부로 투여되는 bupivacaine 2~3 mg/kg은 빠른 흡수로 혈중농도가 독성용량까지 도달할 수 있다.[97] 표 10-4는 말초신경 차단에서 권장되는 마취제 용량이다.

(2) 쇄골위법(Supraclavicular Approach)

쇄골위 차단법은 소아에서도 기흉과 같은 합병증이 초래될 수 있으므로 드물게 이용한다. 그러나 소아에서 정확한 주사바늘의 위치를 해부학적으로 쉽게 확인할 수 있다.[98] 팔의 근위부와 팔꿈치 부위를 수술하는 경우에 적절한 방법이다. 전통적인 쇄골위법에서 주사바늘이 첫번째 갈비뼈에 위치하게 되므로 소아 환자에서는 권장되지 않는다. 혈관주위법(perivascular approach)은 주사바늘이 사각근간의 하부 끝에 위치하게 되어 기술적으로 쉽고 폐합병증의 위험도 적다. 소아에서는 쇄골하동맥이 쉽게 촉지되어 지표로 이용된다. 길이가 2.5 cm인 짧은 사단의 주사바늘을 사용한다. 성인용 주사바늘을 사용한다면 기흉의 위험이 높다. 다른 신경차단법과 같이 신경초법(sheath technique), 신경자극기와 초음파 기구를 사용한다면 주사바늘의 위치 확인이 쉽다. 주사바늘은 아래쪽으로 쇄골하동맥이 촉지되는 점으로부터 1~2 cm 위의 사각근간 구(interscalene groove)에서 약간 내측을 향한다. 무딘 주사바늘을 사용한다면 상완신경총을 싸고 있는 근막초(fascial sheath)를 지나면서 "click"을 느낄 수 있다. 초음파 기구와 신경자극기를 사용한다면 상지의 운동신경을 자극하여 근수축을 관찰하여 찾을 수 있으며, 약물 주입부도 확인 할 수 있다. 쇄골위법은 액와법보다 쇄골 주위에서 상완신경초의 해부학적 특성 때문에 적은 양의 국소마취제가 필요하다.

(3) 사각근간법(Interscalene Approach)

사각근간법은 쇄골위법에서와 같이 초음파기구와 신경자극기 또는 신경초법을 이용하여 윤상연골(C6) 높이에서 성공적으로 시행할 수 있다. 사각근간법은 어깨 수술에서 가장 유용한 방법으로 소아 환자에서는 드문 수술이므로 거의 이용되지 않는다. 사각근간법은 상완신경총의 하부 분지(C8~T1) 차단은 되지 않으므로 손과 전박부 수술에는 적용하지 않는다. 합병증은 드물지만 혈관내 투여, 경막외 또는 경막내 투여와 같이 증상이 중증(重症)으로 나타나기 쉽다. 일반적으로 횡격신경이 차단될 수 있으므로 호흡기능이 저하된 환자에서는 문제가 될 수 있다.

표 10-4. 권장되는 말초신경 차단에서 국소마취제의 용량

마취부위	권장되는 마취제의 용량(체중을 기준으로)				총량(ml/kg)
	<20kg	20~29kg	30~45kg	>45kg	
쇄골위/사각근간법	0.5~1 (ml/kg)	15~20 (ml)	20~22.5 (ml)	22.5~25 (ml)	0.25
액와법	0.3~0.6	10~15	13~18	18~20	0.33
대퇴신경	0.5	10~12.5	12.5~15	15~17.5	0.3
좌골신경	0.5	10~12.5	12.5~15	15~17.5	0.15~0.2

3) 기타 말초신경 차단법

팔목 부위에서 요골, 척골과 정중신경을 차단할 수 있다. 이러한 차단은 매우

적은 용량의 국소마취제(0.5~1 ㎖)가 필요하며, 수술 전에 시행할 수 있으나 수술 후 통증치료에 이용하려면 수술종료 후에 시행한다. 그러나 상완신경총의 액와법으로 쉽고 안전하게 할 수 있으므로 신경손상의 위험이 있는 말초신경 차단의 필요성은 감소한다.

8. 하지에서 부위마취법

1) 대퇴신경과 외측 대퇴피신경 차단

적응증과 합병증: 하지에서 대퇴와 외측 대퇴피신경 차단은 수술 중의 마취와 수술 후 진통을 목적으로 소아에서 권장되는 수기이다. 대퇴부를 포함한 수술과 대퇴골 골절의 비관혈적 정복술, 부분층 식피술(split-thickness skin graft), 대퇴부 근육 생검 등에서 적용할 수 있다.[8,99-101] 대퇴골 골절의 통증치료에 효과적이며, 방사선 검사를 위한 환자 운반과 마약성 진통제에 의한 기도문제와 다른 손상이 동반된 환자에서 이학적 검사를 용이하게 시행할 수 있다. 이러한 신경 차단은 간단하게 시술할 수 있으며 소아에서는 합병증도 드물다. 합병증으로는 혈관내 투여, 신경손상, 차단의 연장으로 거동장애 등이 있다.

방법: 해부학적 지표와 주사바늘의 거치는 성인에서와 같다 (제12장 참조). 소아에서는 피하 지방이 적어서 신경이 표피에 가깝게 위치한다. 전상 장골능(anterior superior iliac spine)과 골반 결절(pubic tubercle) 사이를 잇는 선에 서혜부 인대가 지나간다. 대퇴신경은 대퇴동맥의 바로 바깥쪽에 서혜부 인대의 1~1.5cm 아래에 위치한다. 무딘 주사바늘을 사용한다면 fascia lata와 fascia iliatica를 지나면서 두 번의 "click"을 느낄 수 있다. 대퇴동맥은 두 개의 근막 사이에 위치하며, 주사바늘의 hub에서 대퇴동맥의 맥박을 느낄 수 있다면 적절한 신경 차단을 할 수 있다. 원위부에 압력을 주면서 국소마취제를 투여하면 상부로 약물이 퍼지게 된다. 초음파기구와 신경자극기를 이용하여 정확성을 높일 수 있으며 그 외에 신경초법을 적용할 수도 있다.

서혜부 인대의 하부를 지나는 근막관(fascial canal) 내에 있는 외측 대퇴피신경 차단은 전상 장골능의 내측에서 차단을 시행한다. 전상장골능의 내측과 미측(迷側)으로 1~2cm 정도 삽입하여 국소마취제를 내, 외측에 부채꼴 모양으로 fascia lata

위, 아래에 투여한다. 신경공급은 단지 대퇴 외측의 피부감각만 지배하므로 희석된 농도에서도 효과적이며 안전하다.

약물과 용량: 직접 혈관내 투여하는 경우는 없으며, 위의 두 신경은 비교적 혈관공급이 적은 곳에 위치한다. 항상 투여 전에 최고 투여량을 계산하여야 하며 epinephrine을 혼합하여 혈관내 흡수를 저하시키고 bupivacaine은 수술 후까지 장기간 진통 효과를 제공한다.[102]

2) 좌골신경 차단

적응증: 좌골신경 차단법은 발을 마취할 경우에 이용되지만 적응증은 매우 드물다. 대퇴신경과 함께 차단한다면 장시간 슬관절 이하에서 진통작용을 나타낸다. 슬관절 위 부분의 마취를 할 경우에는 폐쇄신경과 외측 대퇴피신경의 차단이 필요하다. 소아에서 좌골신경 차단을 전방접근법으로 할 경우에는 발수술 후 진통작용을 목적으로 한다.[102] 간단한 수기로 통증치료를 목적으로 심각한 합병증의 부담없이 시술할 수 있다. 좌골신경 차단은 총비골신경과 경골신경으로 나누어지는 슬와(popliteal fossa)에서도 시도할 수 있다. 이 방법은 소아에서 효과적인 진통작용을 얻을 수 있다.[103] 마지막으로 좌골신경의 분지를 적은 용량의 국소마취제로 발목부위에서 차단할 수 있다. 이러한 간단한 방법은 깊은 안정 또는 얕은 전신마취와 함께 하여 수술 중과 후의 통증치료에 이용하여 효과적으로 조기 거동을 할 수 있게 한다.

합병증: 좌골신경 차단에 따른 합병증은 매우 드물다. 혈관내 투여, 신경손상이 초래될 수 있으나 가장 흔한 문제는 불충분한 마취이다.

방법: 해부학적 특징과 수기는 성인에서와 같다(제12장 참조). 소아에서 초음파기구와 신경자극기를 적용할 수 없다면 전방접근법으로 공기를 이용한 저항소실법으로 muscle compartment에서 좌골신경을 싸고 있는 신경맥관초(neurovascular sheath)에 주사바늘을 진행시키면서 알 수 있다. 장점은 체형이 다양한 소아에서 효과적이다. 신경자극기나 절연주사바늘(insulated needle)은 주사바늘의 위치를 파악하는 데에는 도움이 되지만 적절한 안정이 필요하다. 슬와에서 시행하는 경우에는 복와위를 하여야 하므로 소아에서는 깊은 안정이 필요하다. 전신마취와 기관내

삽관이 체위와 차단을 시술하는 동안에 안전을 위하여 필요하다.

약물과 용량: 좌골신경은 혈관 분포가 적은 곳에 위치한다. 그러므로 비교적 많은 용량이라도 안전하게 투여할 수 있다. 그러나 일반적으로 운동신경 차단은 필요하지 않으므로 낮은 농도가 적절하다.

3) 발목 차단(Ankle Block)

좌골신경의 말초 분지 (후경골; posterior tibial, 표재비골; superficial peroneal, 심부비골; deep peroneal, 비복신경; sural nerve)와 대퇴신경의 분지인 복재신경(saphenous nerve)이 발목에 분포한다 (제12장 참조). 이러한 신경 차단은 간단하게 소량의 국소마취제로 최소의 합병증과 효과적인 수술 후 통증 관리와 조기 거동을 할 수 있게 한다. 시술하는 데에는 3~5번 주사바늘을 찔러야 하므로 소아에서는 안정이 필요하다. 지혈대가 필요없거나 전족 지혈대만으로 가능한 발목 이하 수술에서 효과적이다.

이상을 종합하면 부위마취는 소아 정형외과 수술에서도 성공적으로 적용할 수 있다. 이와 같은 수기들은 수술 중의 마취뿐만 아니라 수술 후의 통증치료에도 중요하다. 안전하고 짧은 기간의 안정은 불안을 해소하고 불편 없이 신경 차단을 할 수 있게 한다. 깊은 안정 또는 얕은 마취는 수술실에서 소아 처치에 적절하며 안정과 마취의 깊이는 소아 환자의 성격, 과거 수술 경험, 계획된 수술의 형태, 만족할 만한 신경 차단, 외과 의사와 마취통증의학과 의사의 경험과 기분 상태 등에 따라서 차이가 있다. 소아에서는 성인과 해부학적 차이로 간단하게 신경 차단을 할 수 있게 한다. 이러한 차이에는 신경의 직경이 작아서 빠르게 효과를 발현시키며 피하조직이 없거나 얇다는 것이다. 수기면에서는 성인과 다른 점이 거의 없지만 시술 전에 해부학적 및 약리학적 특성을 이해하고 초음파를 적용한다면 성공률을 높일 수 있을 것이다. 안전에 가장 중요한 요인은 국소마취제의 최고 투여량을 결정하는 것이다. 투여량을 계산하는 것은 성인과 같이 체중을 기준으로 한다. 소아에서는 주의하여 적용하여야 하며 낮은 농도에서도 효과적이므로 안전 범위를 유념하여야 한다. 소아 환자에게 수술에 따른 손상을 최소화하고 입원 기간을 줄일 수 있도록 마취통증의학과 의사는 경험과 지식을 가지고 침착하게 최고의 기술로 부위마취를 제공할 수 있어야 한다.

B. 위험도가 높은 선천성 기형

정형외과 수술을 위한 마취에서 드물지만 행동 또는 해부학적 이상을 동반하는 위험도가 높은 선천성 기형을 만나게 된다. 이와 같은 소아 정형외과 질환은 마취통증의학과 의사뿐만 아니라 외과 의사에게도 외과적 치료에 대한 관심이 증가되고 있는 분야이다. 소아 정형외과 질환으로 일반적인 뼈와 관절의 기능이상 또는 다른 이상으로 발생된 이차적인 뼈의 병변에 대하여 설명하고자 한다.

1. 골연골이형성증(Osteochondrodysplasias)

골연골이형성증은 크게 3가지 군으로 나눌 수 있으며 그 외 여러 형태의 불균형 왜소증(disproportionate dwarfism)을 포함할 수 있다.[104,105] 흔한 형태는 100만 생아출산(live birth)에서 150의 빈도로 나타나는 연골무형성증(achondroplasia)이다. 다른 형태의 왜소증으로는 대사이상, 특히 복합 탄수화물 대사이상이 동반된 경우도 있다. 다양한 형태의 왜소증에서 공통적으로 많은 문제점들이 동반되고 있다.[106] 많은 형태의 증후군들이 골연골이형성증으로 진단되고 있으므로 왜소증에서 수술기간 중의 일반적인 처치방법에 대하여 설명하고자 한다.

(1) 후두골과 상부 흉부척추의 해부학적 이상[107]

a. 대후두공협착(foramen magnum stenosis)
b. 후두골환추유합(occipitalization of C1)
c. 치양골형성부전(odontoid hypoplasia)과 환추축성 불안정 (atlanto-axial instability)

이러한 해부학적 이상은 척수 압박증상이 미약하거나 확실하게 동반될 수 있다. 그러나 마취와 근이완 후에 경추 부위의 조작 특히 기관내삽관 등으로 심각한 피라밋로(pyramidal tract) 증상이 초래될 수 있다. 신경학적 증상이 아닌 첫 번째 임상 증상은 울거나 수유 후에 나타나는 청색증, 호흡곤란, 머리가누기 곤란(poor head control), 운동 내성 저하(decreased exercise tolerance) 등이다. 상 하지 근육의 허약은 척수압박과 척수병증(myelopathy) 징후이다.

이형성 소아(dysmorphic child)에서 통상 검사로 경추의 방사선 촬영은 반드시 실시하여야 한다. Down 증후군과 Klippel-Feil 증후군에서는 특징적인 방사선 소견을 찾을 수 있다.[108] 모든 Down 증후군 소아환자에서는 atlanto-dens 간격이 크다. 정상에서 1.7±0.6 mm에 비하여 Down 증후군에서는 2.6±1.3 mm이다. Down 증후군 환자의 약 15%에서 5 mm 이상이라고 한다. Klippel-Feil 증후군에서는 척추유합이 특징적이다. 다양한 유합의 분석에서 2가지 소견 ① C2~C3 또는 원위부에서 시작한 유합과 함께 후두골과 C1의 유합과 ② 2개의 긴 척추 분절에 한개의 구멍이 있다. 척수압박은 CT (computer tomography)와 nuclear magnetic resornance로 진단할 수 있다. 체성감각유발전위(somatosensory evoked potentials)도 척수기능분석에 유용하다. 그러나 환추축성 관절의 불안정에 대한 정확한 임상적 관련성은 아직 연구 단계이다. 척수 압박 증상을 호소하는 환자는대후두공 협착(연골무형성증)에서 후두하 개두술(suboccipital craniectomy)과 같은 외과적 교정을 받아야 한다. 환추축성 불안정이 있으나 상부 경추 증상이 없는 소아 환자의 처치에서 외과적 교정에 대한 위험부담은 논란이 많다. 그러나 수술대에서 체위와 특히 기관내 삽관은 위험을 동반할 수 있으므로 경부의 굴절과 신전을 최소화하여야 한다. 부위마취를 위하여 정확한 체위를 취하는 것은 위험하지만 가능하다면 선호된다. 기도보호가 필요하다면 굴곡성 기관지경을 이용한 삽관이 권장된다.

(2) 호흡기계 질환

왜소증을 가진 소아에서 기관연화증(tracheomalcia), 기관지연화증(bronchomalcia), 흉벽 이상 (예; 흉부이영양증; thoracic dysplasia, Junne's syndrome), 척추후측만증(kyphoscloliosis), 제한성 폐질환 등이 흔히 동반된다. 폐고혈압과 폐성심(cor pulmonale)도 유발될 수 있다. 균혈증(bacteremia) 위험이 있다면 항생제의 예방 투여도 필요하다. 부위마취는 쉽지 않지만 적응이 된다면 시도할 수도 있다.

(3) 심장질환

심실중격결손(ventricular septal defect), 동맥관개존증(patent ductus arteriosus)과 다른 심장기형이 여러 형태의 왜소증 (예; 골간단성 연골이형성증; metaphyseal chondrodysplasia, 불완전골생성증; osteogenesis imperfecta)과 동반된다.

(4) 신경학적 이상

대부분의 왜소증 소아의 지능은 정상범위이다. 불완전골생성증을 동반한 난청(deafness)에서도 의식저하는 동반되지 않지만 대두증(macrocephaly), 수두증(hydrocephalus), 경련(seizure) 등이 동반될 수 있다. 기도 문제와 두개내 고혈압(intracranial hypertension)이 동반된 경우에는 후두경을 이용한 기관내삽관에서 긴 시간이 소요될 수 있으므로 굴곡성 후두경을 이용한 기관내 삽관을 권장한다.

(5) 체위

경축(contracture)으로 골절의 위험과 체위 유지의 어려움이 초래된다. 가장 위험한 경우는 불완전 골생성증에서 혈압계의 기낭에 의하여 골막하 횡골절(transverse subperiosteal fracture)의 발생이다. 그러므로 위험과 유익성(risk-benefit ratio)을 고려하여 침습적인 혈압측정을 시도할 수 있다. 수술 전과 후에 새로운 골절의 유무를 확인할 필요가 있다.

(6) 정신과적 문제점

왜소증 소아의 치료는 나이에 적합한 형식의 치료방법을 고려하여야 한다. 특히 입원치료에 예민하고 자율성이 소실된 10대 환자에서 중요하다.

2. 중추신경계 질환

(1) 뇌성마비(cerebral palsy, CP)

뇌성마비는 발육중인 뇌의 비진행성 병소로 인하여 운동과 자세에서 이상이 나타난다.[109] 이러한 운동 이상은 주산기(perinatal period)에 손상 또는 흡인에 의하여 이차적으로 발생하며 서구 산업국가에서 1000명 출산중 6명의 빈도를 갖는다. 정형외과적 문제점의 외과적 치료는 유리(releasing), 연장(lengthening), 인대전이(tendon transfer), 근육절개(incising muscle) 또는 관절융합(fusing joint) 등으로 사지를 바르게 하는 것이다. 일반적으로 동반되는 이상들은 정신지체(mental retardation), 발음장애(little 또는 no speech), 수유와 호흡곤란을 동반한 가성구연수마비(pseudobulbar palsy), 소두증(microcephaly), 고관절 탈구(hip luxation), 경축(contracture), 척추측만증(scoliosis), 경련(seizure), 시력장애(visual impairment), 감각인식 장애(deficiency in sensory awareness) 등이 있다. 마취방법은 각 환자의 상태를 고려하여 결정한다. 두려워하는 소아라고 마취유도에서 많은 참을성과 감정이입이 필요한 것은 아니며 부모의 동반이 효과적일 수 있다. 그러나 발육지연으로 인한 뇌성마비는 흔히 위식도 역류를 동반하므로 빠른 마취유도(rapid sequence induction)가 필요하다. 항구토제와 함께 위식도관(gastroesophageal tube) 삽입을 권장한다. 수술 후 구토와 흡인의 예방을 위하여 짧은 작용시간을 갖는 propofol과 sevoflurane 등이 선호된다. 그러나 이러한 마취제들은 수술 후 충분한 진통을 위한 추가 처방이 필요하다. 수술 후 진통은 발육이 지연된 소아에서는 질과 양적으로 통증에 대한 의사전달이 되지 않으므로 문제가 될 수 있다. 부위마취가 도움이 될 수 있으나 세심한 관찰과 감시가 요구된다. 지속적 경막외 진통에서는 감각 인식의 결핍과 관련된 문제들에 세심한 주의가 필요하다.

연축(spasticity)은 때로 환자를 무력화시키며 내과적인 치료를 필요로 한다. Gamma amino butylic acid (GABA) 계열의 bacrofen은 착상된 펌프를 통하여 거미막 밑으로 투여하면 효과적이다. 그러나 갑작스런 투여중단은 경련과 환상을 유발한다. 희석된 phenol용액을 근육의 운동점에 주입하면 일시적인 효과가 있다. 그러나 phenol의 사용은 부정맥과 관련이 있어 주의가 필요하다. 뇌성마비가 있는 소아환자는 수술 후 통증이 근육의 강직을 더욱 자극하여 연축을 악화시킬 수 있으며, 척수 반사를 증가시킬 수 있다. 뇌성마비에서는 통증 정도와 양상을 파악하기 어렵기 때문에 치료에도 어려움이 있다. 따라서 자가통증조절장치(PCA pump)를 사용하여 지속적으로 통증을 차단시켜 재활치료까지 향상시키는데 도움을 줄 수 있다.[110]

(2) 수막척수류(meninigomyelocele)

수막척수류는 신경관(neural tube)의 폐쇄 결손으로 중추신경계의 일부가 외부에 노출되는 비교적 흔한 뇌 기형이다. 수막척수류는 임신 3~4주에 신경관이 폐쇄되지 않아서 발생되며 척추의 어느 부위에서든 나타날 수 있으나 요추부위가 가장 흔하다. 소아에서 가장 초기에 나타나는 문제점은 노출부위의 감염과 수두증이다. 수두증 동반과는 관계없이 환자의 평균 IQ(intelligence quotient)는 정상이다. 점차 성장하면서 발생부위 이하에서 마비와 감각소실이 나타나며 결국에는 뇨실금과 요로감염 등이 유발된다. 수막척수류 환자는 진행성 무호흡, 성대마비, 뇌간 기능장애(brainestem dysfunction) 등으로 사망하게 된다. 골격근 이상으로 만곡족(club foot), 고관절 탈구, 척추측만증 등이 동반될 수 있다.

마취관리에서 호흡기 합병증과 latex 알러지는 특히 고려하여야 할 사항이다. 마취 후에 호흡기 합병증으로는 고탄산 호흡반응(hypercapnic ventilatory response)이 심각하게 낮아져서 저환기를 초래한다.[111] 또한 기도가 짧아서 기관지내 삽관(endobronchial intubation) 위험이 크다.

수막척수류 환자의 30~40%에서 latex 알러지를 호소한다.[112] 이와 같은 민감도 증가는 반복된 수술과 도뇨관 삽입으로 latex에 노출되거나 유전적인 소인과 선천적 기형에 따른 신경학적 면역조절기능 때문이다. 그러나 이분척추(spina bipida) 보다는 반복된 수술에 따른 latex에 대한 감수성의 증가 때문이다.[113] Latex 알러지의 30~40%에서 접촉성 피부염과 T세포 반응(T-cell reaction)이 나타난다. Anaphylactic reaction의 대부분(60%)은 IgE 항체(type I)가 원인이다. Type I reaction은 histamine과 다른 매개체를 유리하는 비만세포(mast cell)와 과립백혈구(granulocyte)의 활성화로 유발된다. 임상적으로 국소 또는 전신두드러기(urticaria)와 부종, 비염(rhinitis) 또는 기관지 경련과 같은 점막(mucous membrane) 증상과 최종적으로 anaphylatic reaction 등이 나타난다. 수술 전에 latex에 노출된 후 두드러기 병력 (예; 도뇨관 삽입후 안면 부종 등)을 확인하여야 한다. Latex에 대한 IgE 항체와 교차 반응이 나타날 수 있으므로 과일 (예; avocado, banana)에 대한 알러지도 분석하여야 한다. 소아에서 latex 알러지가 있거나 의심된다면 다음 과정으로 생체외 검사 (예; ELISA, RAST)와 피부단자시험(skin prick test)을 한다. 그러나 피부검사에서도 심한 anaphylactic reaction이 초래될 수 있다. Latex 알러지가 의심스럽다면 수술 전에 예방하여야 한다. H1 길항제 (예; dimetindenmaleat)과 H2 길항제 (예; cimetidine, ranitidine)를 수술 전에 정맥 투여한다. 추가로 methylprednisolone (mg/kg, 수술 전에 6시간 간격으로 3회)을 권장한다. 그러나 예방에서 가장 중요한 것은 latex를 포함한 어떠한 물질에도 노출되지 않게 하는 것이다. 모든 의료용품에는 latex 포함여부를 확실하게 표기하여 포함되지 않은 물건으로만 제한하여 사용하도록 한다.[114)] 그러므로 latex가 포함되지 않은 의료 용구의 개발과 공급이 필요하다. 최고의 예방법은 여러 번 수술이 필요한 환자에서는 첫 번째 수술에서부터 latex 함유 제품의 사용을 피하는 것이다.

(3) 관절구축증(Arthrogryposis syndrome)

관절구축증은 방추모양의 사지 기형, 매끄럽고 주름이 없는 피부와 경직된 관절이 특징적이다.

(4) 선천성 다발성 관절구축증(classic arthrogryposis multiplex congenita)

진단은 특징적인 사지의 자세와 얼굴 모습을 하며, 정상 지능을 가지고, 소화기관의 기형과 가족력이 없다는 기준을 적용하여야 한다. 체위 유지의 어려움으로 인한 호흡기계의 문제점과 흡인은 생후 첫 1년 동안의 생존을 위협하지만 생존기간이 단축되는 것은 아니다. 경축과 동반된 기형의 교정을 위하여 마취가 필요하다. 근육의 질량(muscle mass)은 감소하지만 피하지방이 두터워서 정맥로 확보가 어렵다. 더욱이 입을 벌리기 어렵거나 체위성 사경(positional torticollis)으로 기관내삽관이 곤란할 수 있다. 골격은 쉽게 부러질 수 있으므로 체위 변경에서도 주의하여야 한다.

Larsen 증후군은 특징적인 관절의 탈구 형태와 얼굴모습을 가지는 classic arthrogryposis와 구분된다. 동반된 기형으로 후두와 기도를 유지하는 연골의 연화, 흉부외곽(thorqasic cage)의 과도한 탄력성 등은 호흡부전과 사망을 초래할 수 있다. +선천성 심장 기형은 치료를 더욱 복잡하게 한다.

Schwartz 증후군은 다발성 관절 경축, 근긴장증(myotonia), 이상한 얼굴 모습(unusual facial feature), 발육부전(stunted growth)을 특징으로 한다. 마취관리에서는 근병증(myopathy)으로 악성고열증을 유발 할 수 있다.

3. 마취관리에서 일반적인 고려사항들

환추축성 불안정 또는 latex 알러지의 위험부담과 함께 위의 증후군 환자들이 호소하는 일반적인 문제점들이 있다. 이러한 문제점들은 정신지체 또는 삼킴곤란과 호흡 및 흡인과 관련된 문제들과 함께 복합적으로 나타난다. 특히 수술 직후에 반사기능이 완전히 회복되고 통증이 없을 시기까지 주의를 하여야 한다. 이와 같은 결과는 부위마취와 얕은 전신마취를 함께 하여 예방할 수 있다. 두 가지 마취방법을 함께 시도함은 마취제의 요구량 저하, 수술 중 혈역학적 안정과 수술 직후에 충분한 진통을 제공할 수 있다.[115] 특히 충분한 통증 치료는 환자에게 반드시 제공되어야 하며 또한 환자의 요구사항이다. 예를 들면 불완전 골생성증 환자에서 안정되지 못하고 통증이 동반되면 수술의 성공 여부에 심각한 영향을 미치며 치명적일 수 있다. 두 가지 마취방법의 동시 제공에 따른 장점도 있으나"injection in the back"과 같은 설명에 이해하지 못하는 보호자에게 상세하게 설명하고 의논한다는 것은 매우 어렵다.

두 가지 마취방법의 동시 제공은 깊은 전신마취와 수술 후 진통을 위한 적은 용량의 국소마취제를 이용한 부위마취 또는 안정과 많은 양의 국소마취제를 이용한 부위마취에 초점을 둘 수 있다. 선택은 환자 상태에 맞게 한다. 작용시간이 짧은 마취제로는 sevoflurane, desflurane과 propofol 등이 있다.[116] 이러한 마취제들은 깊은 마취 또는 안정과 수술 후 짧은 시간 내에 반사작용이 회복되어 완전한 의식상태를 제공할 수 있다. 그러나 통증과 경험하지 못한 이상한 환경 및 회복실 등은 환자에게 불안과 공포를 유도한다. 충분한 통증치료는 필수적이며 때로는 얕은 안정도 제공될 수 있다. 소아에서 미추 경막외 마취는 매우 중요하고 비교적 쉬우며 최선의 부위마취 방법이다.[65] 마취통증의학과 의사의 목적에 따라서 전신마취 또는 부위마취 방법 중에서 한 가지 방법을 추가할 수 있다. 0.5% bupivacaine은 충분한 마취를 제공하고 0.125% bupivacaine은 심한 운동차단 없이 수술 후 진통에 효과적이지만 Ropivacaine도 선호되고 있다.[117] Epinephrine의 첨가는 진통 효과를 연장시킬 수 있다.[118] Morphine은 호흡억제 위험으로 통상적인 사용은 권장되지 않는다. 경막외 카테터는 요추와 미추에 거치시킬 수 있으며 수술 후 진통을 위하여 장기간 거치시킬 수도 있다. 적은 용량의 국소마취제 (예; ropivacaine, bupivacaine)와 함께 아편유사제와 같은 진통제의 병용은 주요 정형외과 수술에서 효과적이며 청소년에서는 자가 조절 진통법(patient controlled anagesia)을 적용할 수 있다.

척추측만증 교정 수술을 포함한 소아 정형외과의 척추 수술에서는 wake-up test, evoked potential 등의 신경학적 검사를 수술 중 시행하므로 이런 경우 마취제의 선택이 중요하다. 따라서 신경학적 검사 결과에 영향을 가장 적게 미치는 전정맥마취(total intravenous anesthesia)를 사용하는 것이 추천된다.[119)]

참고문헌

1. Yaster M, Maxwell LG: Pediatric regional anesthesia. Anesthesiology 1989; 70: 324.
2. Brown TCK, Schulte-Steinberg O: Neural blockade for pediatric surgery. In Cousins MJ, Bridenbaugh PO (eds): Neural Blockade. JB Lippincott, Philadelphia, 1988 p. 669.
3. Dalens B: Regional anesthesia in children. Anesth Analg 1989; 68: 654,
4. Abajian JC, Melish RWP, Brown AF et al: Spinal anesthesia for surgery in the high-risk infant. Anesth Analg 1984; 63: 359.
5. Harnik EV, Goy GR, Potolicchio S et al: Spinal anesthesia in premature infants recovering from respiratory distress syndrome. Anesthesiology 1986; 64: 95.
6. Rosen KR, Broadman LM: Anaesthesia for diagnostic muscle biopsy in an infant with opmpe's disease. Can Anaesth Soc J 1986; 33: 790.
7. Meignier M, Souron R, Le Neel JC: Postoperative dorsal epidural analgesia in the child with respiratory disabilities. Anesthesiology 1983; 59: 473.
8. Berkowitz A, Rosenberg H: Femoral nerve block with mepivacaine for muscle biopsy in malignant hyperthermia patients. Anesthesiology 1985; 62: 651.
9. Wahlberg EJ, Wills RJ, Eckhert J: Plasma concentrations of midazolam in children following intranasal administration. Anesthesiology 1991; 74: 233.
10. Wedel DJ, Krohn JS, Hall JA: Brachial plexus anesthesia in pediatric patients. Mayo Clin Proc 1991; 66: 583.
11. O'Rahilly R, Meyer DB: The timing and sequence of events in the development of the human vertebral column during the embryonic period proper. Anat Embryol 1979; 157: 167.
12. Gouveia MA: Raquianesthesia para pacientes pediatricos-experiencia pessoal em 50 casos. Rev Bras Anesth 1970; 20: 501.
13. Schulte-Steinberg O, Rahlfs VW: Spread of extradural analgesia following caudal injection in children-a statistic study. Br J Anaesth 1977; 49: 1027.
14. Desparment J: Equipment for paediatric epidurals. Anaesthesia 1986; 41: 337.
15. Dohi S, Naito H, Takahashi T: Age related changes in blood pressure and duration of motor block in spinal anaesthesia. Anesthesiology 1979; 50: 319.
16. Ginosar Y, Weiniger CF, Meroz Y, Kurz V, Bdolah-Abram T, Babchenko A, Nitzan M, Davidson EM. Pulse oximeter perfusion index as an early indicator of sympathectomy after epidural anesthesia. Acta Anaesthesiol Scand 2009; 53: 1018-26.
17. Berkowitz S, Greene BA: Spinal anesthesia in children: report based on 350 patients under 13 years of age. Anesthesiology 1977; 12: 376.
18. Melman E, Pennelas J, Maruffo J: Regional anesthesia in children. Anesth Analg 1975; 54: 387.
19. Parnes DI, Tsibuljkin EK, Gordeev VI et al: Hemodynamics and respiration in the postoperative peridural blockade in children. Vestn Khir 1971; 106: 110.

20. Bhalla T, Sawardekar A, Dewhirst E, Jagannathan N, Tobias JD. : Ultrasound -guided trunk and core blocks in infants and children. J Anesth 2013; 27: 109-23
21. Koscielniak-Nielsen ZJ, Dahl JB. : Ultrasound-guided peripheral nerve blockade of the upper extremity. Curr Opin Anaesthesiol 2012; 25: 253-9.
22. Choquet O, Morau D, Biboulet P, Capdevila X. : Where should the tip of the needle be located in ultrasound-guided peripheral nerve blocks? Curr Opin Anaesthesiol 2012; 25: 596-602.
23. Desparmet J, Mateo J, Ecoffey C et al: Efficacy of an epidural test dose in children anesthetized with halothane. Anesthesiology 1990; 72: 249.
24. Zsigmond EK, Downs JR: Plasma cholinesterase activity in new borns and infants. Can Anaesthe Soc J 1971; 18: 278.
25. Mihaly GW, Moore RG, Thomas J et al: The pharmacokinetics and metabolism of the anilide local anasthetics in neonates. I. Lignocaine. Eur J Clin Pharmacol 1978; 13: 143.
26. Meffin P, Long GJ, Thomas J: clearance and metobolism of mepivicaine in the human neonate. Clin Pharmacol Ther 1973; 14: 218.
27. McNamara PJ, Alcorn J. Protein binding predictions in infants. AAPS PharmSci. 2002; 4: E4.
28. Morselli PL, Franco-Morselli R, Borsi L: Clinical pharmacokinetics in newborns and infants. Age related differences and therapeutic implications. Clin Pharmacokinet 1980; 5: 485.
29. Tucker GT, Mather LE: Clinical pharmacokinetics of local anesthetics. Clin Pharmacokinet 1979; 4: 241.
30. Feig SA: Methemoglobinemia. p. 278. In Nathan DG, Oski FA (eds): Hematology of infancy and Childhood. WB Saunders, Philadelphia, 1974.
31. Eyres RL, Bishop W, Oppenheim RC et al: Plasma bupivacaine concentrations in children during caudal epidural anesthesia. Anaesth Intensive Care 1983; 11: 20.
32. Rothstein P, Arthur GR, Feldman HS et al: Bupivacaine for intercostal nerve blocks in children: blood concentrations and pharmacokinetics. Anesth Analg 1986; 65: 625.
33. Eyres RL, Brown TCK, Hastings C: Plasma level of bupivacaine during convulsions. Anaesth Intensive Care 1983; 14: 385.
34. de Jong RJ, Heavner JE: Diazepam prevents local anesthetic seizures. Anesthesiology 1979; 34: 523.
35. Morishima HO, Pederson H, Finster M et al: Toxicity of lidocaine in adult, newborn, and fetal sheep. Anesthesiology 1981; 55: 57.
36. Gray HT: A study of spinal anaesthesia in children and infants. From a series of 200 cases. Lancet 1909; 1: 913.
37. Welborn LG, Rice LJ, Hannallah RS et al: Postoperative apnea in former preterm infants: prospective comparison of spinal and general anesthesia. Anesthesiology 1990; 72: 838.
38. Rukewe A, Alonge T, Fatiregun A. Fatiregun, Spinal anesthesia in children: no longer an anathema! Paediatr Anaesth 2010; 20: 1036-9.
39. Purtock RV, Buhl JL, Abram SE: Epidural blood patch in a 9-year-old boy. Reg Anesth 1984; 9: 154.
40. Abouleish E, de la Vega S, Blendinger I et al: Long-term follow-up of epidural blood patch. Anesth Analg 1975; 54: 459.
41. Weisman LE, Merenstein GB, Steenbarger JR: The effect of lumbar puncture position in sick neonates. Am J Dis Child 1983; 137: 1077.

42. Gleason CA, Martin RJ, Anderson JV et al: Optimal position for a spinal tap in preterm infants. Pediatrics 1983; 71: 31.
43. Batnitzky S, Keucher TR, Mealey J et al: Iatrogenic intraspinal epidermoid tumors. JAMA 1977; 237: 148.
44. Blaise GA, Roy WL: Spinal anaesthesia for minor paediatric surgery. Can Anaesth Soc J 1986; 33: 227.
45. Mahe V, Ecoffey C: Spinal anesthesia with isobaric bupivacaine in infants. Anesthesiology 1988; 68: 601.
46. Cao JP, Miao XY, Liu J, Shi XY. An evaluation of intrathecal bupivacaine combined with intrathecal or intravenous clonidine in children undergoing orthopedic surgery: a randomized double-blinded study. Paediatr Anaesth 2011; 21: 399-405.
47. Arthur DS, McNicol LR: Local anesthetic techniques in paediatric surgery. Br J Anaesth 1986; 58: 760.
48. Hannallah RS, Broadman LM, Belman AB et al: Comparison of caudal and ilioinguinal/iliohypogastric nerve blocks for control of post-orchiopexy pain in pediatric ambulatory surgery. Anesthesiology 1987; 66: 832.
49. Jensen BH: Caudal block for postoperative pain relief in children after genital operations. A comparison between bupivacaine and morphine. Acta Anaesthesiol Scand 1981; 25: 373.
50. Spear RM, Desparmet JM, Maxwell LG: Caudal anesthesia in the awake, high-risk infant. Anesthesiology 1988; 69: 407.
51. Ecoffey C, Desparmet J, Maury M, Berdeaux A, Giudicelli JF, Saint-Maurice C. Bupivacaine in children: pharmacokinetics following caudal anesthesia. Anesthesiology 1985; 63: 447-8
52. Ecoffey C, Desparmet J, Maury M et al: Pharmacokinetics of lignocaine in children following caudal anesthesia. Br J Anaesth 1984; 56: 1399.
53. McGowan RG: Caudal analgesia in children (500 cases for procedures below the diaphragm). Anaesthesia 1982; 37: 806.
54. Dalens B, Hasnaoui A: Caudal anesthesia in pediatric surgery: success rate and adverse effects in 750 consecutive patients. Anesth Analg 1989; 68: 83.
55 Dawkins CJM: An analysis of the complications of extradural and caudal block. Anesthesia 1969; 24: 554.
56. Busoni P, Sarti A: Sacral intervertebral epidural block. Anesthesiology 1987; 67: 993.
57. Silvani P, Camporesi A, Agostino MR, Salvo I. Caudal anesthesia in pediatrics: an update. Minerva Anestesiol 2006; 72: 453-9.
58. Markakis DA. Regional anesthesia in pediatrics. Anesthesiol Clin North America 2000; 18: 355-81,
59. Brown TCK, Fisk GC: Anaesthesia for children. Blackwell Scientific Publishers, oxford, 1979 p258.
60. Takasaki M, Dohi S, Kawabata Y et al: Dosage of lidocaine for caudal anesthesia in infants and children. Anesthesiology 1977; 47: 527.
61. Armitage EN: Caudal block in children. Anaesthesia 1979; 34: 396.
62. Spiegel P: Caudal anesthesia in pediatric surgery: a preliminary report. Anesth Analg 1962; 41: 218.
63. Warner MA, Kunkel SE, Offord KO et al: The effects of age, epinephrine, and operative site on duration of caudal analgesia in pediatric patients. Anesth Analg 1987; 66: 995.

64. Murat I, Delleur MM, Saint-Maurice C: The effects of age and the addition of adrenalin to bupivacaine for continuous lumbar epidural anesthesia in children. Anesthesiology 1986; 65: A428.
65. Wolf AR, Valley RD, Fear DW et al: Bupivacaine for caudal analgesia in infants and children: the optimal effective concentration. Anesthesiology 1988 69: 102-6.
66. Gunter JB, Dunn CM, Bennie JB et al: Optimum concentration of bupivacaine for combined caudal-general anesthesia in children. Anesthesiology 1991; 75: 57.
67. Shapiro LA, Jedeiken RJ, Shaler D et al: Epidural morphine analgesia in children. Anesehesiology 1984; 61: 210.
68. Rosen K, Rosen D, Bank E: Caudal morphine for post-op pain control in children undergoing cardiac procedures. Anesthesiology 1987; 67: A510.
69. Jenson PJ, Siem-Jorgensen P, Nielsen TB et al: Epidural morphine by the caudal route for postoperative pain relief. Acta Anaesthesiol Scand 1982; 26: 511,
70. Krane EJ, Tyler DC, Jacobson LE: The dose response of caudal morphine in children. Anesthesiology 1989; 71: 48.
71. Krane EJ, Jacobson LE, Lynn AM et al: Caudal morphine for postoperative analgesia in children: a comparison with caudal bupivacaine and intravenous morphine. Anesth Analg 1987; 66: 647.
72. Attia J, Ecoffey C, Sandouk P et al: Epidural morphine in children: pharmacokinetics and CO2 sensitivity. Anesthesiology 1989; 70: 418.
73. Krane EJ: Delayed respiratory depression in a child after caudal epidural morphine. Anesth Analg 1988; 67: 79.
74. Ruston FG: Epidural anaesthesia in infants and children. Can Anaesth Soc J 1954; 1: 37.
75. Murat I, Walker J, Esteve C et al: Effect of lumbar epidural anaesthesia on plasma cortisol levels in children. Can J Anaesth 1988; 35: 20.
76. Pettine KA, Wedel DJ, Cabanela ME et al: The use of epidural bupivacaine following total knee arthroplasty. Orthop Rev 1989; 18: 894.
77. Denson DD, Raj PP, Finnsson RA et al: Continuous perineural infusion of bupivacaine for prolonged analgesia: pharmacokinetic considerations. Int J Clin Pharmacol Ther Toxicol 1983; 21: 591.
78. Dalens B, Bazin JE, Haberer JP: Epidural air bubbles as a cause of incomplete analgesia during epidural anesthesia. Anesth Analg 1987; 66: 679.
79. Philip BK: Effect of epidural air injection on catheter complications. Reg Anaesth 1985; 10: 21.
80. Phillip BK: Relative risks of epidural air injection in children and adults (letter). Anesth Analg 1988; 67: 600.
81. Miguel R, Morse S, Murtagh R: Epidural air associated with multiradicular syndrome. Anesth Analg 1991; 73: 92.
82. Ecoffey C, Dubousset AM, Samii K: Lumbar and thoracic epidural anesthesia for urologic and upper abdominal surgery in infants and children. Anesthesiology 1986; 65: 87.
83. Khoury CE, Dagher C, Ghanem I, Naccache N, Jawish D, Yazbeck P. Combined regional and general anesthesia for ambulatory peripheral orthopedic surgery in children. J Pediatr Orthop B 2009; 18: 37-45.
84. Dadure C, et al., Continuous peripheral nerve blocks for postoperative analgesia in children: feasibility and side effects in a cohort study of 339 catheters. Can J Anaesth 2009; 56: 843-50.
85. Bier A: Uber einen neuen Weg Lokalanaesthesie an den Gliedmassen zu Erzeugen. Verh Dtsch

Ges Chir 1908; 37: 204.
86. Gingrich TF: Intravenous regional anesthesia of the upper extremity in children. JAMA 1967; 200: 135.
87. Carrell ED, Eyring EJ: Intravenous regional anesthesia for childhood fractures. J Trauma 1971; 11: 301.
88. Fitzgerald B: Intravenous regional anaesthesia in children. Br J Anaesth 1976; 48: 485.
89. Rudzinski JP: Pediatric application of intravenous regional anesthesia. Reg Anesth 1983; 8: 69.
90. Heath ML: Deaths after intravenous regional anesthesia (letter). Br Med J 1982; 285: 913.
91. Sukhani R, Carcia CJ, Munhall RJ et al: Lidocaine disposition following intravenous regional anesthesia with different tourniquet deflation techniques. Anesth Analg 1989; 68: 633.
92. Eriksson E: Axillary brachial plexus anaesthesia in children with Citanest. Acta Anaesthesiol Scand 1965; 16: 291.
93. Ross D, Williams DO: Combined axillary plexus block and basal sedation for cardiac catheterization in young children. Br Heart J 1970; 32: 195.
94. Niesel HC, Rodriguez P, Wilsmann I: Regional analgesia of the upper extremity in children. Anaesthesist 1974; 23: 178.
95. Lönnqvist PA. Is ultrasoundguidance mandatory when performing paediatric regional anaesthesia? Curr Opin Anaesthesiol 2010; 23: 337-41.
96. Tsui B, Suresh S. Ultrasound imaging for regional anesthesia in infants, children, and adolescents: a review of current literature and its application in the practice of extremity and trunk blocks. Anesthesiology 2010; 112: 473-92
97. Campbell RJ, Ilett KF, Dusci L: Plasma bupivacaine concentrations after axillary block in children. Anaesth Intensive Care 1986; 14: 343.
98. Leak WD, Winchell SW: Regional anesthesia in pediatric patients: review of clinical experience. Reg Anaesth 1982; 7: 64.
99. McNicol LR: Lower Limb blocks for children. Anaesthesia 1986; 41: 27.
100. Grossbard GD, Love BR: Femoral nerve block: a simple and safe method of instant analgesia for femoral shaft fractures in children. Aust NZ J Surg 1979; 49: 592.
101. Ronchi L, Rosenbaum D, Athouel A et al: Femoral nerve blockade in children using bupivacaine. Anesthesiology 1989; 70: 622.
102. McNicol LR: Sciatic nerve block for children. Anaesthesia 1985; 40: 410.
103. Kempthorne PM, Brown TCK: Nerve blocks around the knee in children. Anaesth Intensive Care 1984; 12: 14.
104. Reld G : The pediatric high-risk patient in orthopedic surgery. Acta Anaesthesiol Scand 1997; 111: 211-4
105. Holtby HM, Relton JES: Orthopedic diseases in anesthesia and uncommon pediatric diseases. Katz J. Seward DJ. 2nd. ed. W.B. Saunders Company, Philadelphia, 1993 pp481-500.
106. Berkowitz ID, Raja SN, Bender KS. Dwarfs: pathophysiology and anesthetic implications. Anesthesiology 1990; 73: 739.
107. Bethem D, Winter RB, Lutter L: Spinal disorders of dwarfism. J Bone Joint Surg 1981; 63A: 1412.
108. Crockard HA, Stevens JM : Craniovertebral junction anomalies in inherited disorders: part of the syndrome or caused by the disorder? Eur J Pediatr 1995; 154: 504-12.

109. Gross RH: Pediatric Orthopedics. A surgeon's perspective; in Anesthesia for orthopedic surgery. Conroy JM, Dorman BH eds., Raven Press New York 1994.
110. Muthusamy K, Recktenwall SM, Friesen RM, Zuk J, Gralla J, Miller NH, et al. Effectiveness of an anesthetic continuous-infusion device in children with cerebral palsy undergoing orthopaedic surgery. J Pediatr Orthop 2010; 30: 840-5.
111. Swaminathan S, Paton JY: Abnormal control of ventilation in adolescents with myelodysplasia. J Opediatr 1989; 115: 898.
112. Kisch H, Jacobs P, Thiel M: Anästhesiologische Besonderheiten bei Patienten mit Latexallergie. Anaesthesisty 1996; 45: 587-596.
113. Porri F, Pradal M, Lemiere C: Association between latex sensitization and repeated latex exposure in children. Anesthesiology 1987; 86: 599.
114. Schürer NY, Filies B, Goerz G: Produktliste in Schürer Ny Filies B, Goerz G: Die Latex transparenzliste. Dahlhausen, Köln, 1995; 120-192.
115. Seeling W, Rockemann M, Steffen P: Intra-und postoperative Katheterepiduralanalgesie. Anaesthesist 1997; 46: 237-252.
116. Sarner JB, Levine M, davis PJ: Clinical characteristics of sevoflurane in children. Anesthesiology 1995; 82: 38.
117. Turner G, Blake DW, Buckland M et al: Continuous epidural infusion of ropivacaine for the prevention of postoperative pain after major orthopedic surgery: a volume response study. Br J Anaesth 1996; 76: 606-610.
118. Cook B: The use of additives to local anaesthetic solutions for caudal epidural block. Paediatric Anaesthesia 1996; 6: 353-359.
119. Gavaret M, Trébuchon A, Aubert S, Jacopin S, Blondel B, Glard Y, et al. Intraoperative monitoring in pediatric orthopedic spinal surgery: three hundred consecutive monitoring cases of which 10% of patients were younger than 4 years of age. Spine (Phila Pa 1976), 2011; 36: 1855-63.

| 제11장 |

노인 마취

의학의 발달과 함께 환경의 변화, 식량과 영양의 개선으로 점차 수명이 연장되면서 노인 인구가 급격하게 증가되고 있다. 이와 같이 노인 인구의 증가는 이에 비례하여 노인 환자 특히 정형외과 수술이 급격하게 증가되고있을 뿐만 아니라 노화와 함께 생리적 및 병리학적 변화가 동반되면서 신체 기능도 점차 저하되게 된다. 이와 같이 성인에서 노인으로 전환되는 시점에서 교정, 복구, 재건을 위한 정형외과 수술에서는 노인의 사회적, 윤리적, 생리학적, 약리학적, 병리학적 변화에 따른 문제가 마취 관리에서 중요하다. 이 장에서는 노인 정형외과 환자에서의 마취관리에 대하여 알아보기로 하겠다.

1. 일반적인 문제점

일상생활에서 생물학적 나이는 사회적으로나 시민생활과 종교적인 관점에서 매우 중요한 위치를 차지한다. 현재의 나이가 여러 가지 사회생활과 종교의식을 위한 자격에 적합하다는 것이다. 은퇴할 나이는 많은 연구소, 산업체 등에서 규정되고 또 많은 사람들에게서 수용되고 있으며 최근에는 법으로 이를 규정하고 있다. 생물학적 나이는 경고, 지침, 조정 등의 형식에 부적절하게 사용되는 것 외에는 인생에서 건강관리에 크게 영향을 주지는 못한다.

마취통증의학과 의사에게는 생물학적 나이보다 주요 장기의 기능적인 분석과 병리학적 소견이 더욱 중요하다. 수명과 병리학적 소견은 서로 관련이 없으며, 질병으로 노령을 판단할 수는 없다. 반면에 장수할수록 질병에 노출될 수 있는 기회가 커지는 면은 존재한다.

질병이 없더라도 시간의 경과가 장기에 미치는 영향은 명확하지 않지만 나이가 들면서 질병, 무기력, 허약 등의 빈도가 증가한다는 것은 확실하다. 나이가 25세를 지나게 되면 생리적 기능이 점차 저하된다. 생리학적 및 병리학적으로 나쁘게 진행되는 과정에 작용하는 4가지 인자로는 크게 유전, 환경, 생활 형태, 우연적인 요소 등으로 나눌 수 있을 것이다.[1)]

첫째 퇴행성 변화(physiolysis)는 일반적으로 통증없이 진행되며, 독성 물질의 농도가 낮은 환경에 노출되더라도 치명적인 작용을 하며, 활동적인 생활로 만성적으로 소모되는 긴 잠복기를 갖는다. 이러한 퇴행성 변화는 발생 위치와 특성에 따라서 이차적으로 다른 장기에도 영향을 미치게 된다. 예를 들면 흡연에 장기간 노출되면 폐기종의 원인이 되며 점차 진행되어 심기능 부전과 다른 장기의 기능이상을 초래하게 된다. 골다공증은 척추 통증과 골절 및 척추 만곡과 같은 골격계 이상과 사지골절이 초래되기 쉬우며, 제한성 폐질환과 폐고혈압의 원인이 되며 폐손상을 초래할 수도 있다.

다음으로 고려하여야 할 사항은 악성질환으로 전환되는 것이다. 모든 연령층에서 종양이 발생될 수 있지만 수명이 길어질수록 악성질환의 발생빈도가 커진다는 것이다. 정형외과 의사의 원발성 또는 전이성 골종양에 대한 수술 방법이 마취통증의학과 의사에게는 어떤 연령에서나 심각한 도전이 될 수 있으며 노인에서는 다른 내과적인 문제가 함께 발생될 수 있으므로 더욱 복잡하게 된다.

많은 질환이 면역학적인 측면에 관심을 증가시킨다. 악성종양, 감염, 교원질 질환뿐만 아니라 내분비, 대사, 심혈관계, 소화계, 조혈계, 골격계 및 심지어는 정신과 질환에서도 원인, 치료 및 예방을 면역학적 측면에서 연구되고 있다. 정형외과 수술에서도 인공 삽입물의 유지와 골절의 회복에 따른 면역학적 관심이 증가되고 있다.

끝으로 충격(impact), 찰과(abrasion), 방사선 조사(radiation), 떨림(vibration) 등이 연령 증가에 따른 기계적 영향으로 뼈와 관절의 문제, 가골(假骨, calluses), 백내장(cataracts), 통증(aches, pains), 경직(stiffness)과 노령에 따른 불편함을 초래하게 된다.

여 확실한 의견을 가지고 있다. 치료를 받고 있거나 습관적으로 호소하게 된 노인들과 일부에서는 그들 스스로 하거나 결정하게 만드는 사람들에게 특히 젊은 사람들이라면 의심하고 대항하게 된다.[8] 노쇠와 치매는 있고 없음으로 결정되며, 예민하고 선택된 검사에 의하여 결정되는 것이 아니다. 진실은 "informed consent"가 아니고, 우리들의 신뢰는 가능한 범위에서 의사의 설명이 완전하고 진실된 것이며, 환자의 병력지에 무엇을 설명하였고, 환자는 무엇을 질문하였고 어떠한 반응을 나타내었는 가를 정확하게 정리하여 두는 것이다.

만약에 환자의 이해와 허락에 타당성이 확실하지 않다면 일반적인 접근 방법은 가족, 즉 책임질 수 있는 가족, 법적으로 보호하고 있는 사람들 또는 변호사와 처리하는 것이다. 이러한 것은 솔직하거나 매우 드문 일로서 아주 복잡한 문제의 한 요소에 지나지 않는다. 만일 많은 가족이 직접 또는 일부가 간접적으로 관계하여 권고된 수술 과정을 찬성하지 않는다면 의사는 최대한 주의와 법적인 문제를 고려하여야 한다. 가족의 한 사람 또는 일부가 대화, 허락, 협조를 반대한다면 법정에 보호를 신청할 수 있다. 이러한 경우는 극단적인 경우이며 의학적인 충고를 반대하거나 꺼려할 경우에는 대부분 최소한의 침습적인 방법으로 치료에 임한다.

환자들 중 일부에서 완고하게 불합리한 요구를 하거나 적절한 수술, 마취 및 내과적인 치료에 일치되지 않는 것을 요구할 경우에는 무엇을 할 수 있는가? 의사로서 환자가 틀리게 또는 적절하지 못하게 생각하고 있는 것들을 동의할 수 없다는 것을 명백하게 밝혀야 한다. 아마도 가장 흔하게 접하게 되는 문제는 어떠한 경우에서도 수혈은 동의할 수 없다는 여호와의 증인 환자의 주장이다. 일부는 적절한 치료에 대한 불가능한 강요이다. 만일 당신이 이러한 경우를 직면하게 된다면 세 가지 방법이 있다. 하나는 당신 자신이 이러한 경우에서 멀리하는 것이다. 당신이 완전하게 전임 의사로 된 일부의 경우에서는 이러한 행동은 당신의 책임을 포기하는 부담을 갖게 된다. 둘째는 이러한 것을 동의하고 혈액제제 없이 할 수 있다고 희망을 주는 것이다. 당신은 출혈로 인하여 사망하게 될 수 있는 경우를 당하게 되어 당신의 동료 의사에 의하여 재검토와 고통스러운 조사를 받게 될 가능성이 있다. 셋째는 수 년 동안 자신의 임상 경험에서 수행되고 있는 것과 같이 선택하는 것이다. 이러한 방법은 종교의 교리를 존중하는 환자에게 설명할 수 있어야 한다. 의사의 의견에 단지 수액 공급이 필요한 경우에서 적용 가능한 방법을 사용할 것이며, 수혈없이는 죽음이 절박하고 확실한 경우에는 환자는 계율 "Thou shalt not kill" 을 기도할 것이며 의사는 다른 필요한 조처를 하게 될 것이다. 의사는 이러한 경우가 발생하게 되면 마취 도중에 환자는 다시 재고할 기회가 없으며, 환자의 선택 사항이 아니라는 것과 의사는 생명을 살리기 위하여 수혈을 양심에 의하여 명령할 수 있는 의지가 있다는 것도 반드시 설명하여야 한다. 이제 환자가 이러한 상황을 수용하든지 침묵을 유지하든지 할 것이다. 마취 기록지에는 전부를 기록하여야 한다. 이러한 것은 수용할 수 있는 위험부담이라고 생각한다.

의료진 문제가 발생하기 전에 해결하여야 하는 환자와 그의 가족들이 비합리적으로 요구하는 많은 예가 있다는 것을 알아야 한다.

수술이 진행되는 과정에서 여러 가지 문제들을 결정할 경우 수술에 참여하는 모든 사람들의 의견이 일치하여야 한다. 흔히 마취통증의학과 의사는 환자가 수술을 결정한 후에 관여하게 된다. 대부분에서는 문제가 되지 않지만 때로 객관적으로 치료 가능성에 관한 측면에서 다른 의견이 있을 수 있다. 이러한 일이 발생된다면 마취통증의학과 의사는 외과 의사와 역할 분담에 대하여 마음을 터놓고 충분한 의논과 함께 절충에 도달하도록 한다.

가장 흔한 문제들은 시간과 관계없이 발생한다. 임상검사 결과가 없거나 다른 술전에 관련 사항이 준비되지 않은 상태에서 수술이 시작되어야 한다는 것은 모든 환자에게 적용되지 않는다면 이러한 문제는 수술 시작 전에 환자와 보호자에게 만족할 수 있도록 해결되어야 한다. 물론 이것은 모든 수술에 적용되지만 노인에서와 같이 위험부담이 큰 수술에서는 참여하는 모든 사람의 일치가 필요하다. 적절한 결과보다 미흡한 경우에는 관련된 모든 사람의 결속이 의미 있는 자산이다.

이러한 분야의 또 다른 문제는 수술을 필요로 하는 환자에서 심폐소생술을 하지 않음(Do Not Resuscitate, DNR)을 오해하지 않도록 하여 허락을 받는 것이다. 이것은 기관절개술, 심한 통증의 병리적 골절의 고정, 그 외 쉽게 통증이나 간호 관리로 가능한 처치, 일차 질환과 직접 관련이 없는 급성 병리학적 처치 등과 같은 고식적인 수술 과정에서는 고려할 필요가 있다. 곤란한 경우는 "do not resuscitate"를 환자가 수술실에 있는 시기 또는 회복실에서 할 것인가를 결정하는 것이다. 저자의 소견으로는 "do not resuscitate" 상황에서 마취와 수술 구성원으로 선발된 것을 환자가 수락하여 수술 환자의 응급 상황에서 일상적인 처치에 책임을 갖는 구성원으로 허락한 것이다. 마취와 수술의 허락은 환자 상태와 관계없이 본래부터 가지고 있는 위험 요소에 대한 것이며, 마취 및 수술 기간 중에 특히 환자의 질환과 관계없이 심폐소생술이 필요한 경우에 일상적인 표준 치료과정을 논리적으로 수용하는 것처럼 보이나 중재하는 것이다. 이러한 상황에서 수술하기 전에 환자와 가족 및 의료진들이 의견을 교환하는 것은 중요하며, 환자의 의무기록에 상세한 내용을 기술하여야 한다.[9-12]

생명을 유지 및 연장하는 기본적인 의료 관리 및 처치와 관련된 문제들에 대하여 명문화를 찬성하는 경우가 증가하게 되었다. 흔히 이러한 규정은 특수한 것이며 기계적 환기, 비경구 영양공급, 신장투석 등 일반적으로 이용되는 여러 가지 사항에 대한 것이 포함된다. 경우에 따라서 규정은 애매하고, 불명확하며, 생명연장과 같은 영웅적인 어귀는 제외된다. 앞에서 설명한 바와 같이 외과적 수술이 영웅적인 어귀로서 확인되지 않고 특별히 제외되는 것은 바람직하지 않다. 수술을 하기로 결정하게 되면 수술 기간 중에 규정의 정지가 필요하고, 다르게 해석되는 것을 최소화하도록 환자와 가족이 수용할 수 있도록 만들고 기술하여야 한다. 이러한 관점에서 관련이 없는 미리 정하여진 구속에 의한 방해 없이 마취나 수술에 따른 어떠한 문제에서도 일반적인 표준 치료를 보장하는 자유를 치료 구성원들에게 허락하는 것을 확인하여야 한다. 기대하는 것과 같은 어려움이 일상적인 합병증에 대한 처치와 치료에 대한 책임을 하지 않았을 경우에 초래된다. 환자가 수술을 받기로 하였다면 삶의 의지에 대한 유언서를 추가 규정에 실제로 추가하여야 하는가이다. 삶의 의지에 대한 규정은 새로운 상황설명을 시도하는 것이지만, 수술과 수술 후 관리에서 통상적인 처치의 일부분인 경우에서 확실한 치료 방식을 박탈하는 것은 제외된다. 예를 들면 수술 후 제한된 시간 동안 기계적인 호흡 관리는 매우 흔한 일로서 다른 상황설명에서 언급되었으므로 당연히 인정하여야 한다.[13,14]

외과 환자에서 발생되는 이와 같은 문제점들은 끝없이 다양하다. 노인에서는 여러 질환이 동반되고 지적 장애가 있을 수 있으며 확실한 결과를 알 수 없으므로 문제가 될 수 있다. 수술 시작 전에 설명하고 합의를 하여 의무기록에 상세하게 기록하는 것은 중요하다. 노인에서 급성 손상으로 수술을 하게 되는 경우에는 이러한 과정이 불가능하거나 완전하지 못한 경우가 있다. 그러므로 협의한 내용을 문서화하는 것이 필요하다. 앞으로 이러한 사항에 대한 많은 고려가 필요할 것이다.

4. 마취과적인 고려 사항들

노인에서 마취 관리에 필요한 검사와 생리적 변화에 따른 임상적인 고려 사항 등 여러 가지 관점에 대하여 설명하고자 한다.

1) 위험도(Risk)

노화는 마취와 수술에서 합병증의 위험을 증가시킨다. 여러 연구에서 증례, 통계적, 인구학적인 추세에 대한 설득력 있는 논문들이 출판되고 있다. 그러나 소수의 연구에서 이러한 의견에 대한 특별한 원인은 노인에서 동반되는 질환의 빈도가 증가되는 것이라고 한다. 질병과 나이는 같이한다. 그러나 연령의 증가와 함께 예상되는 장기의 기능저하가 있으며, 질병이 없어도 유의하게 위험 요인으로 작용한다. 노인에서 마취와 수술에 따른 위험은 동반 질환의 유무, 장기의 기능저하와 관련이 있다 (표 11-1).[15-17]

표 11-1. 연령 증가에 따른 위험성의 증가

심혈관계 :	관상동맥질환
	심근질환
	말초혈관질환
호흡기계 :	폐쇄성 폐질환(흡연)
	제한성 폐질환
	해소능력 감소(또는 기침 능력 감소)
	만성 기관지염(오염)
신장계 :	사구체 여과율 감소
	염분 배설능 감소
면역체 :	항체수의 감소
	다양한 항원에 노출
영양 :	비만
	악액질
	흡수불량
항상성 :	체온조절능 감소
	빈혈과 응고장애
	골다공증

연령을 기초로 하여 질환과 관련되지 않고 세포 수와 기능의 감소율 등을 기준으로 한 최고 연령의 예상과 가능성에 대한 관심은 흥미를 갖게 한다. 환자 개인의 기능이 직선으로 감소되지 않으며 어느 집단에서도 일정하지 않다는 것이다.[18,19] 생존은 비정상 상태를 넘어서 최고 생존 가능 연령에는 수많은 예외가 있으므로 외과적 치료의 결정은 나이를 기준으로 할 수는 없다. 위험에 대한 판단 기준은 현재 가지고 있는 질환의 유무와 정도 및 신체 상태를 기초로 한다.

2) 약물에 대한 감수성

마취 관리에서 중요한 고려 사항은 연령에 따른 약물에 대한 반응의 변화이다. 일반적으로 순환량의 감소로 느린 흡수와 분포, 약물이 분포하여야 할 부분의 위축으로 혈중농도 증가와 대사 및 신장을 통한 배설지연 등으로 인하여 감수성 증가를 예상할 수 있다. 적은 용량에도 변화된 반응을 나타내며, 추가 투여가 필요한 시간이 길어지고 회복기에 오랫동안 관찰을 하여야 한다.

흡입마취제도 노인에서는 낮게 투여하여야 한다. 이러한 것은 앞에서 설명한 요인들과 신경세포의 밀도가 감소하고, 대뇌 대사가 감소되기 때문이다.[20~22] 회복도 지연되는 것이 예상되므로 노인 환자의 외래마취에서 고려하여야 할 문제점들이다 (표 11-2).[23]

표 11-2. 나이에 따른 생리적 변화의 약동학적 효과

생리적 변화	약동학적 효과
혈액순환시간 증가	작용발현 지연, 효과 연장
심박출량 감소	체내 분포 변화
제지방 체중 감소	
체내 수분 감소	
체지방 증가	
혈청 albumin 감소	약물의 결합 저하
간 혈류와 효소 활성 감소	대사 감소
	해독작용 저하
사구체 여과율 감소	제거 장애
세뇨관 분비 감소	
대사율 감소	제거 지연

근육이완제도 신장을 통한 배설의 지연으로 작용 시간이 길어지는 것을 예견할 수 있다.[24] 기관내 삽관에서 사용되는 succinylcholine도 pseudocholiesterase의 감소로 작용 시간이 다소 연장된다. 마취유도 중에 용량, 작용발현, 작용 기간에 대한 정확한 분석은 하지 않았지만 임상적인 중요성은 없다. Atracurium과 mivacurium은 다른 근육이완제와는 다른 배설 경로를 가진다. Neostigmine과 같은 길항제의 효과도 노인에서는 발현이 지연되며 부정맥의 빈도가 증가될 수 있다.[25] 최근 steroid 구조의 근이완제 vecuronium과 rocuronium의 길항제인 sugammadex 에 의한 길항작용도 노인에서는 지연된다고 하였다.

일반적으로 마약성 진통제도 노인에서 더욱 강력한 효과를 나타내고 지속 시간이 연장될 수 있으며 특히 억제효과가 길어진다.[26] 진통효과 또한 커질 수 있으므로 수술실에서와 같이 감시와 관찰이 집중되지 못하는 회복기간에 이러한 약물들의 투여는 주의하여야 한다.

국소마취제의 약역동학적인 개념을 적용하여 감수성과 작용 지속 시간을 고려하여야 한다. 권장되는 안전 범위 내에서 약물 투여로 부위마취를 시행하여야 한다는 것을 인식하여야 한다. 척추마취와 경막외 마취에서는 중요성이 다소 낮지만 투여되는 분포공간의 크기와 최고 허용량을 고려하여야 한다. 또한 노인에서는 효과가 커질 수 있으므로 감소시켜야 한다.[27]

마취유도제제인 thiopental, methohexital, etomidate와 propofol도 역시 예상보다 지속 시간이 길어질 수 있으므로 용량을 감소하여야 투여 한다. Benzodiazepine계 (예; midazolam)도 마취유도제와 전처치 약물로 흔히 사용된다. 특히 노인에서는 반감기가 연장될 수 있다.

3) 약물의 부작용

노인에서는 젊은 사람에 비하여 처방에 의하여 또는 처방없이 많은 약물들을 복용하고 있다. 이것은 예기치 않은 또는 알기 힘든 부작용을 초래할 수 있다. 예를 들면 ①수술 후 항혈전작용을 증가시킬 목적으로 투여되는 아스피린에 의한 응고기전의 이상, ②여러 가지 항고혈압제 사용으로 승압제에 대한 반응의 둔화, ③이뇨제 복용으로 전해질 불균형의 악화, ④습관적으로 사용하는 하제의 투여 중지로 수술 후 장기능 장애 등을 초래하게 된다. 그 외에 수술 기간 중에 투약을 중단하거나 또는 조절하여야 할 필요가 있는 많은 약물들이 있다. 예를 들면 ß-차단제, 항고혈압제, 장기간 스테로이드를 투여한 경우, 녹내장 치료제, 갑상선 치료제, 경구혈당 강하제와 insulin, 기관지 확장제, 항응고제 등이 노인 환자에서 수술을 받게 될 경우 투여량의 조절이 필요한 흔히 사용되는 약물들이다.[27,28]

환자가 개인적으로 투여하는 많은 약물이나 물질들이 마취와 관련된 약물의 작용에 영향을 줄 수 있다. 알코올은 노인에서 흔히 복용하는 것으로 강제로 중지할 경우에는 정신이 흐려지는 다양한 증상들이 나타난다. 만성 카페인 중독은 과도한 커피와 홍차를 마시므로 나타나며, 갑작스런 중단은 중추신경계와 자율신경계 장애를 초래할 수 있다. 아스피린은 앞에서 설명한 바와 같이 항응고제의 작용을 항진시킬 수 있다. 흡연 또는 씹거나 흡입하는 껌에 의한 만성 니코틴중독은 오랫동안 사용하던 중에 갑작스런 중단으로 중추신경계와 자율신경계 증상을 유발할 수 있다. 또한 이러한 물질 중에서 장기간 일정한 농도 이상이 유지되던 중이라면 비슷하거나 반대작용이 있는 마취 약물들의 작용을 방해하거나 부작용을 초래할 수 있다.

4) 당일수술(Ambulatory surgery)

병원 비용을 줄이기 위하여 외래 환자로 수술을 하는 경우가 증가되고 있는 추세이다. 흔히 노인 환자에서는 긴 회복기가 필요하고, 마취제의 효과로 의식이 혼미하여지며, 일상적인 기능, 즉 먹고 배설하고 움직이는 데에 더 많은 간호 보조가 필요하게 되므로 위험이 증가된다.

당일 수술로 선택된다면 완전하게 회복될 때까지 간호하고 동반할 가족이나 친구가 반드시 있어야 한다. 마취 방법과 약물의 선택은 수일보다는 수 시간 내에 병원에서 안전하게 떠날 수 있는 약물을 기본으로 사용하여야 한다 (제11장 참조).

5) 응급수술

마취통증의학과 의사의 숙련도에 가장 모험적인 것 중 하나는 응급수술을 필요로 하는 노인 환자의 마취 관리이다. 환자의 병력과 이학적 검사를 위한 충분한 시간이 없으며, 더욱 심한 경우에는 적은 의학적 정보를 기준으로 마취에 임하여야 한다. 이러한 약점을 가지고 시작하게 되면 더욱 나쁜 상황을 초래할 수 있다.

외상 환자 중 많은 노인 환자에서 손상과 함께 합병된 기존의 질환을 가지고 있다. 골다공증, 근육의 약화, 응고기전의 이상, 골격계 이상 등이 젊은 사람에서 보다 손상의 정도를 더욱 크게 할 수 있을 뿐만 아니라 상처 회복이 지연되므로 장기간 간호가 필요하며 장기간 움직이지 못하게 된다. 전신질환들 특히 심장, 신장, 간기능 이상과 그 외 다른 노인성 질병들로 인하여 더욱 힘들게 된다. 손상 환자의 치료 목적은 조기에 거동할 수 있도록 하는 것이다.

때로는 응급수술이 필요한 경우에 외과 의사의 편의에 따라서 결정되는 경우가 있다. 이러한 경우에 병력 청취, 환자 상태 분석과 검사 및 수술 전 설명과 승낙을 받는 것에 소홀하면 안 된다. 노인에서는 심정지, 사망과 같이 생명을 유지하고 다리를 보존할 필요성을 부정하게 되는 경우가 많으므로 법적인 문제가 발생할 수 있을 경우에 응급수술이 필요한 것을 원고 (환자)의 보호자와 변호사에게 책임질 것을 증인 (의사)들은 의논하여야 한다.

6) 위 흡인

흡인성 폐렴은 마취에 따른 잘 알려진 중한 합병증이다. 위 내용물의 흡인은 술전 준비가 소홀한 환자, 술전에 음식을 섭취한 경우의 응급수술에서 위험 요소로 작용한다. 흡인의 가능성은 음식과 음료를 금식하는 술전 처치를 적절하게 한 환자라도 위장관에 음식물이 오랫동안 남아 있을 수 있으며, 상부 위괄약근의 이완은 노인에서 흔히 있으므로 이러한 불행한 일들의 위험 요소로 부가되어 더욱 높아진다. 연령 증가와 함께 상부 식도괄약근의 이완은 식도게실의 형성 빈도를 증가시키고 게실에 음식물이 오랫동안 저류될 가능성을 증가시킨다. 게실 내에 저류된 음식물들은 마취유도 또는 기관내 삽관을 시도하는 중에 역류되어 위에서 역류되는 것과 같은 결과를 초래할 수 있다. 게실은 일반적으로 증상은 없지만 환자는 알고 있으며 흉부 X-ray로 알 수 있다. 식도 이완불능증(achalasia)은 대부분의 환자에서 알고 있으며, 일반적으로 술전 준비가 잘된 경우에는 마취통증의학과 의사를 놀라게 하지는 않는다. 이러한 것들이 의심스러울 때는 언제나 흡인의 위험을 최소화하도록 노력하여야 한다.

대부분의 만성 질환에서 흡인성 폐렴은 노인에게 가장 심각한 합병증으로 회복을 더욱 복잡하게 한다. 흡인성 폐렴의 사망율은 위액의 산도, 흡인된 양, 오염된 정도에 따라서 다르다. 치료 결과는 확실하지 않으며, 회복이 길어지고, 많은 비용이 필요하다. 노인에서는 회복되어도 폐기능 장애를 초래하기 때문에 치료보다는 예방이 더욱 중요하며, 예방의 시작은 마취통증의학과 의사가 항상 가능성을 인식하는 것이다.[29,30]

7) 체온조절

노인에서 체온조절 작용은 덜 예민하고 정확하지 않으며 마취통증의학과 의사와 약물에 의하여 조절될 수 있다. 최근에는 마취 중에 신체 상태의 분석을 위한 체온 감시를 기준으로 정하고 있다. 노인에서는 체온감시와 관련이 있는 악성 고열증의 가능성은 매우 낮다. 마취 중에 체온감시와 조절에 소홀하면 후유증을 초래할 수 있다. 열손실은 전신마취뿐만 아니라 부위마취에서도 발생한다. 약물에 의하여 둔화될 수 없는 떨림(shivering)은 부위마취에서 또 다른 문제점이지만 전신마취보다는 흔하지 않다.

두텁게 입은 수술실 근무자를 기준으로 수술실 온도를 유지할 경우에는 여러 가지 방법 (예; air driven warming blankets, heating inspired gases, heated pads 또는 mattresses 등)으로 수술을 하지 않는 다른 부위를 덮어 주고 노출부위를 최소화하여 열손실의 차단이 필요하다. 이러한 모든 방법은 효과는 있지만 과온 또는 화상의 위험을 예방할 수 있도록 하여야 하며 회복기까지 지속적인 감시가 필요하다.[31]

8) 체 위

연령 증가와 함께 관절의 유연성이 점차 감소되며 퇴행성 변화는 이를 더욱 촉진한다. 근육의 긴장도 저하도 한 몫을 한다. 수술대 위에서 체위를 취할 경우 특히 마취를 한 후에 일상적으로 움직이는 정도보다 정상적인 모양을 하고 있더라도 주의하여야 한다. 정상 범위를 넘어서 움직인다면 수술 부위 외에서 수술 후에 상당한 불편함을 호소하게 된다. 어깨, 고관절과 척추의 이상을 호소하는 경우가 흔하며, 목과 무릎에서도 상당히 많다. 환자를 수술대에서 옮기거나 체위를 취하면서 적절한 지지를 하여주는 것이 가장 좋은 예방법이다.

다음으로 중요한 것은 체위를 고정시킨 후에 사지 순환을 잘 유지시키는 것이다. 사지의 허혈은 노인 환자에서 동맥혈관의 긴장도 저하, 동맥경화, 뼈의 돌출부 또는 단단함에 의하여 과도한 신전과 굴절은 동맥혈관이 눌리게 되어 발생된다. 정맥혈관의 폐색도 비슷한 원인과 결과를 초래하며 수술 기간 중에 숨겨져 있기 때문에 문제가 된다.

말초신경의 압박은 앞서 설명한 것과 같은 원인으로 심각한 결과를 초래한다. 특히 주위 조직이 연하고 조밀하지 못하여 쉽게 신경에 압력이 가해지며 젊은 환자들 보다 합병증 발생율도 높다.[32)]

9) 섬망(헛소리)과 치매

전신마취와 부위마취가 노인에서 지적 또는 적응력 저하의 원인이 되지는 않는다.[33-36)] 그러나 수술 기간 중에 흔히 사용하는 많은 약물들은 방위감각과 정신집중에 일시적으로 장애를 초래할 수 있다. 노인에서 이들의 효과는 연장되고 적은 용량에서도 정도나 기간 모두에서 원하는 효과를 초과하게 된다. 노인에서는 과도하게 또는 부적절하게 투약되기 쉬우므로 섬망과 초조함이 나타나게 되고 때로는 안정제를 추가 투여하게 되어 이러한 어려움이 연장되고 회복에 장애가 된다. 의문이 있을 경우에는 모든 의심스러운 투약은 중지하고 다시 시작하도록 한다. 환자가 조절하여 진통제를 투여하는 방법(patient-controlled analgesia, PCA)을 이용할 경우에는 노인에서는 과투여를 막기 위한 주의가 필요하다.

노인에서는 마취제 효과로부터 회복 지연이 드물지 않다. 영구적인 지식, 기억력, 방향감각에서 명백한 변화를 관찰할 수 있다.[37)] 이러한 현상에 대한 정확한 설명은 할 수 없으며, 이러한 변화가 있은 후 가끔 배우자, 어린이, 친구들에 대한 기억을 대부분의 경우에서 수술 전 보다 더 잘 잊게 되며 흐릿하게 된다고 하였다.[38)] 정상적으로 일상생활에서 이러한 변화는 가족들에 의하여 쉽게 취급되고 무시되지만 마취와 수술을 하고 난 다음에는 익숙하지 못한 환경과 사람들로 인하여 더욱 급격한 관심을 일으키게 된다. 수술 기간 동안에 일어난 일을 되새길 수 없다는 것은 섬망과 치매 환자에서 기능이 마취와 수술에서 회복되지 않는다는 것이다. 그러나 급격한 혼돈 상태는 때로 항콜린성 약물 투여, 우울, 뇌졸중 병력, 감염성질환과 수술 중 저혈압 등과 관련이 있을 수 있다. 급성의 혼돈 상태는 수술 후 사망율을 증가시키므로 원인을 찾아야 한다.[39)]

다음의 표 (표 11-3, 11-4)[40)]는 술후 섬망과 관련된 인자들에 대해 열거하였으며, 수술 중이나 후에 이와 관련된 인자들이 조절가능한 인자일 경우 최소화하기 위한 노력이 필요하다.

표 11-3. 술후 섬망의 선행인자

Age of 65 years of older,
Male sex
Dementia, cognitive impairement, depression
Functional dependence, immobility, low level of activity, history of falls
Visual or hearing impairement
Dehydration, malnutrition
Treatment with multiple psychoactive, alcohol abuse
Severe illness, multiple coexisting conditions, chronic renal or hepatic disease, history of stroke, metabolic derangement, Fracture or trauma, terminal illness

표 11-4. 술후 섬망의 촉진인자

약물 - sedative hypnotics, narcotics, anticholinergics, alcohol or drug withdrawal
일차신경질환 - stroke, intracranial bleeding, meningitis or encephalitis
병발성질환 - infections, iatrogenic complications, severe acute illness, hypoxia, shock, anemia, dehydration, poor nutritional status, low serum albumin level
수술 - orthopedic surgery, cardiac surgery, prolonged cardiopulmanary bypass, noncardiac surgery
환경 - admission to an intensive care unit, use of physical restraints, use of bladder catheter, pain, stress
환자 - 장기수면장애(Prolonged sleep deprivation)

10) 혈액학적 문제들

노인 환자에서도 흔히 수혈이 필요한 수술을 경험하게 된다. 이러한 환자의 대부분에서 교차실험의 판독을 어렵게 하는 다발성, 외인성의 항체를 가진다. 여러 가지 요인으로 자가수혈을 준비하는 것이 선호되며, 명백한 장점을 제공하여 준다. 또한 수술 중과 후에 출혈된 혈액을 모아서 재수혈하는 방법도 있다 (제2장 참조).

노인에서는 순환 부전과 다른 여러 가지 요인에 의하여 수술 후에 혈전과 색전의 가능성이 높다.[41] 조기 거동, 압력 양말 또는 자동 공기마사지 등을 항응고제와 함께 사용하는 것은 노인 환자의 간호에서 중요하다.

11) 질환에 따른 고려사항들

정형외과 노인 환자들은 다른 외과분야 환자들과는 다르게 예상한 상태와 차이가 있는 경우가 흔하다. 일반적으로 젊고 건강한 환자에서는 심한 손상 환자가 많으나 노인환자에서는 생명에 영향을 줄 수 있는 질환을 동반하고 있다. 정형외과 노인 환자의 목표는 불편함을 저하시키고 움직임을 증가시켜서 기능을 호전시키는 데에 있다. 노인 환자에서는 입원, 수술과 통증을 경험하였거나 하고 있다. 일부에서는 앞에서 언급한 바와 같이 정형외과적으로 관심을 증가시키는 질환들이 있다.[42]

(1) 골관절염(osteoarthritis): 골관절염은 류마치스성 질환 중에 가장 흔한 질환으로 고관절 치환술과 슬관절 치환술 환자의 대부분을 차지한다. 노인 인구가 증가되면서 골관절염과 다른 질환에 의한 골절을 호소하는 환자 수도 증가하고 있다.

(2) 류마치스성 관절염: 골관절염보다는 드물지만 류마치스성 관절염은 미국 성인 환자의 1%를 차지하고 있다. 여성에서 남성보다 2~3배 많으며 노화와 함께 증가된다.[43] 증상 없이 C1~2 불안정을 동반하며,[44,45] 기도에 문제가 있거나 수술 중과 후에 출혈이 동반될 수 있다.

(3) 고관절 골절: 대퇴골 근위부와 골반의 골절은 마취가 필요한 가장 흔한 근골격계 질환이다. 고관절 골절은 60세 이상 환자 50명 중 1명의 빈도이며 60세 이상 환자의 80%를 차지한다. 어떠한 질환이더라도 교정이 가능하다면 부동화로 즉 짧은 시간내에 폐합병증의 빈도가 증가되므로 가능한 빨리 치료하

여 움직일 수 있도록 한다. 수술 후 착란상태(confusion)는 노인환자에서 잘 알려진 문제로 빈도는 28~50%이다.[46,47]

(4) 지방색전증: 손상 후에 발생하는 지방 색전증은 1961년에 처음 보고된 후 가장 논란이 많은 분야이다. 발생빈도, 원인과 병태생리에 대한 자료가 적다. 그러나 지방 색전증은 골반과 긴 뼈 골절에서 드물지 않게 발생한다. 인공기관 삽입 증후군(prosthetic implantation syndrome)은 언제나 위험부담이 있다.[48] 과도한 시멘트 압력을 피하고 낮은 점성의 시멘트 사용, 배출구를 이용하여 고압 세척을 피하는 것과 같은 외과적 주의사항은 골수내 압력을 저하시키는 효과적인 수기이다.[49,50]

(5) 공기색전증: 정맥 공기색전증은 고관절 치환술, 복강경, 심장보다 높은 부위의 수술에서 알려진 합병증이다. 최근에는 beach chair 자세에서 어깨 관절경 수술에서도 보고되었다.[51] 위험도가 높은 탈수된 노인환자에서 수분공급과 외과적 지혈 등은 항상 기본적인 수기이다.

5. 마취방법의 선택

정형외과에서 연골모세의 재생에 지속적인 수동운동의 효과를 증면한 Salter 이후부터 매우 빠르게 발전하고 있다.[52),53] 지속적인 수동 운동의 효과는 ① 관절조직의 회복을 자극하며, ② 유착과 관절의 경직을 예방하고, ③ 움직임이 많은 관절의 절개부에서 회복을 방해하지 않는다. ④ 새로운 연골형성으로 관절 연골의 재생을 자극한다. 이러한 결과는 조기에 효과적인 재활을 유발한다. 이러한 다양한 요구사항들이 해결되면 수술 후에 환자는 ① 협조적이고, ② 통증이 없으며, ③ 피로, 어지러움이 없거나 적으며, ④ 근육의 이화작용을 저하시킨다. 그러므로 마취방법과 약물의 선택 및 수술 후 효과적인 통증 치료는 환자의 움직임과 물리치료에 영향을 주게되므로 신중한 선택을 하여야 할 것이다.

1) 전신마취와 부위마취의 비교

수술에 따른 자극은 교감신경계의 활성화로 이화작용 호르몬이 증가되고 동화작용 호르몬과 신진대사가 저하된다.[54,55] 외과적 자극은 통증, 피로 증가, 수술후 회복 지연, 장관의 마비, 내장혈류 저하, 면역억제 등을 유발한다.[56-58] 일반적으로 노인 환자에서는 주요 장기의 여력이 저하되고 외과적 자극에 대한 내성이 저하되어 수술 후 합병증과 사망을 초래하게 된다.[59,60]

중추신경축 차단법은 수술부위의 위해자극과 마취된 부위의 신경 활성과 교감신경계를 차단하여 외과적 자극을 저하시킨다.

노인에서 부위마취가 권장된다. 특수한 목적이 있다면 척추마취와 경막외마취와 같은 부위마취는 전신마취보다 많은 장점이 있다. 그러나 노인에서 척추마취는 해부학적 변화로 기술적인 어려움이 있으며 카테터 거치는 더욱 위험부담이 있다.

과신진대사와 말초에 저장된 기질(substrate) 유리를 초래하는 이화작용 호르몬의 증가가 수술 후에 발생한다. 이와 같은 hypercortisolaemia, hyperglycemia, insuline 저항성 변화, 단백질의 대사 항진과 같은 수술 후 내분비 대사반응(endocrine metabolic response)은 노인에서 심각한 결과를 초래한다.[61] Brandt 등은[62] 자궁적출술 후에 요추 경막외마취와 전신마취 모두에서 수술 후 5일간 평균 nitrogen 손실 양이 현저하게 저하되었다고 하였다. Carli 등은[63] 대장수술에서 국소마취제를 이용한 흉추 경막외마취의 단백질 sparing 효과를 보고하였다. Kapral 등은[64] 경막외마취에서 상복부 수술 후에 내장혈류와 대사작용의 보전 효과를 보고하였다.[65] 최근에 경막외마취는 포도당 생산의 조절로 수술에 의한 과혈당 반응을 변화시킨다.[66] 이러한 결과는 척추마취에서도 고관절 수술 후에 확인되었다.[67]

수술 후의 면역기능의 변화는 신체의 일반적인 반응을 나타내고 수술의 크기와 시간, 환자의 나이, 건강상태 등과 같은 인자들에 의존한다.[68,69] 흡입마취제와 정맥마취제는 수술 후 면역억제작용을 나타낸다.[70] 그래서 면역기능이 자연적으로 저하된 노인에서 마취방법은 면역기능에 최소한의 억제작용을 한다. 경막외 마취는 수술후 자연살세포(natural killer cell)의 저하를 약화시키고[71] 전신마취보다는 자연살세포의 활성을 호전시키며[72] 임파구의 변화를 예방하고 최소화 한다.[73]

수술 후 통증은 정형외과의 사지수술 후에 중요한 문제이다. 움직임은 특히 슬관절과 고관절 수술 후에 심한 근육 경련으로 인하여 중등도에서 심한 통증을 유발한다.[79] 수술 후 통증은 환자가 불편하고 물리적 재활과 거동을 어렵게 한다.[74] 대수술 후 통증 조절에서 morphine을 이용한 자가조절진통(patient-control-analgesia)은 기본수기로 고려되고 있다.[75] 그러나 수술 후 진통에서 전신마취보다 부위마취가 우수하다.[76-79] Mann 등은[79] 노인을 위한 경막외 진통과 정맥주입 자가조절진통 효과의 비교에서 경막외진통이 통증 조절과 내장의 활동뿐만 아니라 정신상태의 호전에도 효과적이라고 하였다.

피로(fatigue)는 조기 재활치료의 주요 방해인자이다. 피로는 수술에 의한 스트레스의 강한 정도에 비례한다.[80] 수술 후 피로에 영향을 줄 수 있는 인자에는 내분비와 염증 반응, 움직임의 제한, 영양공급과 수술 중과 후에 부위마취에 의한 통증 조절 등이 있다.[81] Cali 등은[82] 경막외 진통과 마약성 진통제의 정맥투여에 의한 자가조절진통법의 비교에서 조기 거동, 내장기능, 음식물 섭취, 장시간 유지되는 운동능력, 건강과 관련된 생활상태 등에 경막외 진통이 효과적이라고 하였다.

정형외과 수술을 받는 노인환자에서 부위마취의 적용이 선호되는 경향이다. 그러나 증명할 수 있는 자료는 적다. 반면에 최근 무작위 추출에 의한 여러 병원의 자료분석에서 중추신경축 차단법의 적용여부에 따라서 사망률이 30% 차이가 있다고 하였다.[83] 다른 장점으로는 심부 정맥혈전 빈도, 폐색전, 호흡기 합병증의 저하이다. 또 다른 연구에서는 관상동맥이식술을 받은 환자에서 전신마취와 함께 흉부 경막외 마취는 수술 후 심근허혈의 빈도를 저하시킨다.[84] Juelsgaard 등은[85] 고관절 골절 환자에서 일회주입 척추마취와 전신마취에 비하여 지속적 척추마취에서 저혈압과 심근허혈의 빈도가 저하된다고 하였다. 반면에 고관절 수술을 받는 노인에서 전신마취와 부위마취의 장점을 확인할 수 없었다고 하였다.[86,87] Urwin 등은[88] 임상분석에서 부위마취에서 1개월 사망률과 심부 정맥혈전의 빈도가 저하되었다고 하였다. Bode 등은[89] 심장질환을 동반한 말초혈관수술을 받는 환자에서 심근허혈과 심부전의 빈도는 전신마취, 척추마취 및 경막외 마취에 따른 차이가 없다고 하였다. 아직은 이러한 결과에 대한 확실한 결론은 이르다. 역행성 분석에 따르면 결과분석에서 나이가 분석의 목적이 아니었으며 지속적 부위마취방법을 비교방법으로 적용하지 않았다. 카테터를 이용한 지속적인 자가조절진통법이 진통과 부작용의 빈도, 환자의 만족도는 수술 후 첫 2~3일 동안에 매우 효과적이다.[90-92]

더욱이 지속적 부위진통법은 재활 프로그램에서도 수술의 결과에 효과적이라고 한다.[93,94] 그러나 정형외과 수술을 받은 노인환자에서 부위마취와 진통에 대한 특별한 자료가 적다. 이러한 임상적 배경에서 얼마나 많은 국소마취제가 필요하고 얼마 동안의 치료 기간이 필요한가에 대한 정확한 답변은 할 수 없다.

2) 중추신경계의 기능이상

중추신경계의 기능이상 (예; 섬망delirium, 급성 착란상태 acute state of confusion)은 사망률을 높이는 흔한 합병증으로 입원기간을 연장시키는 수술 후 합병증이다.[95,96] 이러한 합병증은 큰 수술을 받는 노인 환자에서 흔하다.[39] 또한 재활을 지연시키고 수술 결과를 나쁘게 한다.

많은 인자들로 노화, 마취시간, 교육정도, 반복된 수술, 수술후 감염, 호흡기 합병증 등이 있으며 단지 나이만이 수술 후 인식장애(cognitive dysfunction)의 원인이 된다고 하였다. 저산소증과 저혈압은 어떠한 시기에서도 위험인자에서 제외되었다. Benzidiazepine의 갑작스런 투여 중단은 인식장애를 초래하고,[97] anticholinergic는 수술후 착란을 유발한다.[98] 선택수술에서 고관절 치환술 후에 경막외 마취와 진통보다 thiopental-fentanyl-nitrous oxide에 의한 마취에서 정신장애와 같은 합병증의 빈도가 현저하게 높다.[99] 반면에 전립선 절제술을 받는 노인환자에서 인식기능은 척추마취와 전신마취에 따른 차이가 없으며 수술 후 진통방법에서도 차이가 없다.[100] Berggren 등은[101] 전신마취와 경막외 마취를 한 대퇴골 골절 수술을 받은 노인에서 착란 증상의 차이는 없었다고 하였다. 그러나 경막외 카테터를 수술 직후에 제거하였다고 하였다. Lynch 등은[102] 50세 이상에서 수술 후 첫 3일 동안 통증 점수가 높으면 섬망의 위험이 증가된다고 하였다. 움직임에 따른 통증과 최고 통증 정도는 섬망과 관련이 없다. 결론적으로 수술 후 통증의 효과적인 조절이 중요하다. 최근 연구에서는 혈중 sodium 농도와 ASA 등급 II이상의 신체상태가 고관절 골절 수술 환자에서 수술 후 착란의 위험인자라고 하였다.[103]

3) 아편유사제와 기타 진통제

노화와 함께 신체 구성과 약동학적 변화도 유발될 수 있다. 노화와 함께 제지방체중(lean body mass)과 수분은 저하되고 지방은 증가된다.[104] 노화는 단백질 농도. 혈중 albumin이 저하되지만 α-1-acid glycoprotein은 증가된다 (표 11-2).[105] 아편유사제와 morphine은 수술 후 통증치료의 주된 약물이다. 그러나 통증 치료 효과와 함께 아편유사제는 조기에 효과적인 수술 후 재활치료를 방해할 수 있다. 아편유사제는 약하게 A-δ 신경섬유 차단작용이 있어 운동에 따른 통증과 관련이 있다.[106]

안정과 감각의 변화는 활동적인 재활 치료를 방해하게 된다.[107] 아편유사는 위장관의 운동과 흡수 저하와 같은 위장관계의 부작용을 초래할 수 있다.[116,117] 이러한 효과는 재활 치료를 방해할 수 있다.

노인 환자에서는 morphine에 대한 감수성이 증가되며[108] 약동학적으로는 분포용량과 혈장 청소율이 저하된다.[109] Sufentanil도 morphine과 유사한 작용을 나타낸다.[110] Arunasalam 등은[111] 호흡억제는 노인과 성인에서 유사하지만 약역학적 작용은 환자의 나이에 영향을 받으므로 노인에서 호흡조절 기능에 대한 영향이 크다. 반면에 ibuprofen의 약동학은 노화의 영향을 받지 않으며 용량은 나이에 따라서 조절되는 것이 아니다.[112]

4) 결론

복잡한 정형외과 수술을 받는 노인 환자는 점차 증가될 것이다. 의학의 발전과 함께 마취통증의학의 발전은 노화와 질환의 정도가 심각해지는 것을 해결할 수 있도록 하였다. 조기에 효과적인 재활은 정형외과의 성공적인 발전에 필요하다. 과거에는 통증, 중추신경계 기능이상과 섬망 등은 수술과 재활의 중요성에 덮여있었으나 추가되는 문제점으로 나타나지 않도록 모든 처치가 제공되어야 한다. 수술 후 통증과 외과적 스트레스에 대한 처치는 임상에서 기본적인 과정이다. 확인할 수 있는 자료는 적지만 지속적인 부위마취 (예; 경막외, 척추, 말초신경 차단)의 적용은 외과적 치료 결과와 삶의 질을 호전할 수 있는 방법이므로 가능하다면 언제든지 적용할 수 있어야 것이다.

참고문헌

1. Rowe JW, Kahn RL: Human aging: usual and successful. Science 1987; 237: 143-9.
2. Levit KR, Lazenby H, Waldo DR, Davidoff LM: National health expenditures, 1984. Health Care Financ Rev 1985; 7: 1-35.
3. Galazka SS: Preoperative evaluation of the elderly surgical patient. J Fam Pract 1988; 27: 622-32.
4. Vaz FG, Seymour DG: A prospective study of elderly general surgical patients: I. Pre-operative medical problems. Age Ageing 1989; 18: 309-15.
5. Johnson JC: Surgical assessment in the elderly. Geriatrics 1988; 43 Suppl: 83-90.
6. Keating HJ, 3rd: Preoperative considerations in the geriatric patient. Med Clin North Am 1987; 71: 569-83.
7. Seymour DG, Vaz FG: Aspects of surgery in the elderly: preoperative medical assessment. Br J Hosp Med 1987; 37: 102-4, 106, 108.
8. Pankratz L, Kofoed L: The assessment and treatment of geezers. JAMA 1988; 259: 1228-9.
9. Daly MP: The medical evaluation of the elderly preoperative patient. Prim Care 1989; 16: 361-76.
10. Guidelines for the appropriate use of do-not-resuscitate orders. Council on Ethical andJudicial Affairs, American Medical Association. JAMA 1991; 265: 1868-71.
11. Truog RD: "Do-not-resuscitate" orders during anesthesia and surgery. Anesthesiology 1991; 74: 606-8.
12. Martin RL, Soifer BE, Stevens WC: Ethical issues in anesthesia: management of the do-not-resuscitate patient. Anesth Analg 1991; 73: 221-5.
13. Lazaroff AE, Orr WF: Living wills and other advance directives. Clin Geriatr Med 1986; 2: 521-34.
14. Klein JE: Right-to-die issues in Minnesota. Minn Med 1991; 74: 33-6.
15. Pedersen T, Eliasen K, Henriksen E: A prospective study of mortality associated with anaesthesia and surgery: risk indicators of mortality in hospital. Acta Anaesthesiol Scand 1990; 34: 176-82.
16. Cohen MM, Duncan PG, Tate RB: Does anesthesia contribute to operative mortality? JAMA 1988; 260: 2859-63.
17. Manning FC: Preoperative evaluation of the elderly patient. Am Fam Physician 1989; 39: 123-8.
18. Olshansky SJ, Carnes BA, Cassel C: In search of Methuselah: estimating the upper limits to human longevity. Science 1990; 250: 634-40.
19. Jones RM: Anaesthesia in old age. Anaesthesia 1989; 44: 377-8.
20. Katz SM, Fagraeus L: Anesthetic considerations in geriatric patients. Clin Geriatr Med 1990; 6: 499-510.
21. Ward RM, Hutton P: Factors modifying the use of anaesthetic drugs in the elderly. Br Med Bull 1990; 46: 156-68.
22. Dwyer R, Fee JP, Clarke RS: End-tidal concentrations of halothane and isoflurane during induction of anaesthesia in young and elderly patients. Br J Anaesth 1990; 64: 36-41.
23. Miller R: Anesthesia for the aged: some pharmacokinetic and pharmacodynamic considerations.

Mt Sinai J Med 1987; 54: 305-7.
24. Matteo RS, Brotherton WP, Nishitateno K, Khambatta HJ, Dias J: Pharmacodynamics and pharmacokinetics of metocurine in humans: comparison to d-tubocurarine. Anesthesiology 1982; 57: 183-90.
25. Sheref SE: Pattern of CNS recovery following reversal of neuromuscular blockade. Comparison of atropine and glycopyrrolate. Br J Anaesth 1985; 57: 188-91.
26. Sear JW, Hand CW, Moore RA: Studies on morphine disposition: plasma concentrations of morphine and its metabolites in anesthetized middle-aged and elderly surgical patients. J Clin Anesth 1989; 1: 164-9.
27. Ogilvie RI, Ruedy J: Adverse drug reactions during hospitalization. Can Med Assoc J 1967; 97: 1450-7.
28. Hurwitz N: Predisposing factors in adverse reactions to drugs. Br Med J 1969; 1: 536-9.
29. Coombs DW: Aspiration pneumonia prophylaxis. Anesth Analg 1983; 62: 1055-8.
30. White PF: Anesthetic techniques for the elderly outpatient. Int Anesthesiol Clin 1988; 26: 105-11.
31. Yam PC, Carli F: Maintenance of body temperature in elderly patients who have joint replacement surgery. A comparison between the heat and moisture exchanger and heated humidifier. Anaesthesia 1990; 45: 563-5.
32. Martin JT: Positioning in anesthesia and surgery =, 2nd Edition. Philadelphia, Saunders, 1987.
33. Jones MJ, Piggott SE, Vaughan RS, Bayer AJ, Newcombe RG, Twining TC, Pathy J, Rosen M: Cognitive and functional competence after anaesthesia in patients aged over 60: controlled trial of general and regional anaesthesia for elective hip or knee replacement. BMJ 1990; 300: 1683-7.
34. Chung FF, Chung A, Meier RH, Lautenschlaeger E, Seyone C: Comparison of perioperative mental function after general anaesthesia and spinal anaesthesia with intravenous sedation. Can J Anaesth 1989; 36: 382-7.
35. Chung F, Seyone C, Dyck B, Chung A, Ong D, Taylor A, Stone R: Age-related cognitive recovery after general anesthesia. Anesth Analg 1990; 71: 217-24.
36. Nielson WR, Gelb AW, Casey JE, Penny FJ, Merchant RN, Manninen PH: Long-term cognitive and social sequelae of general versus regional anesthesia during arthroplasty in the elderly. Anesthesiology 1990; 73: 1103-9.
37. Carter M: Effects of anaesthesia on mental performance in the elderly. Nurs Times 1989; 85: 40-2.
38. Pousada L, Leipzig RM: Rapid bedside assessment of postoperative confusion in older patients. Geriatrics 1990; 45: 59-64, 66.
39. Gustafson Y, Berggren D, Brannstrom B, Bucht G, Norberg A, Hansson LI, Winblad B: Acute confusional states in elderly patients treated for femoral neck fracture. J Am Geriatr Soc 1988; 36: 525-30.
40. Inouye SK: Delirium in older persons. N Engl J Med 2006; 354: 1157-65.
41. Muller R, Musikic P: Hemorheology in surgery--a review. Angiology 1987; 38: 581-92.
42. Borgeat A, Ekatodramis G: Orthopaedic surgery in the elderly. Best Pract Res Clin Anaesthesiol 2003; 17: 235-44.
43. Harris ED, Jr.: Rheumatoid arthritis. Pathophysiology and implications for therapy. N Engl J Med 1990; 322: 1277-89.
44. Mathews JA: Atlanto-axial subluxation in rheumatoid arthritis. A 5-year follow -up study. Ann

Rheum Dis 1974; 33: 526-31.
45. Crellin RQ, Maccabe JJ, Hamilton EB: Severe subluxation of the cervical spine in rheumatoid arthritis. J Bone Joint Surg Br 1970; 52: 244-51.
46. Edlund A, Lundstrom M, Lundstrom G, Hedqvist B, Gustafson Y: Clinical profile of delirium in patients treated for femoral neck fractures. Dement Geriatr Cogn Disord 1999; 10: 325-9.
47. Marcantonio ER, Flacker JM, Wright RJ, Resnick NM: Reducing delirium after hip fracture: a randomized trial. J Am Geriatr Soc 2001; 49: 516-22.
48. Fallon KM, Fuller JG, Morley-Forster P: Fat embolization and fatal cardiac arrest during hip arthroplasty with methylmethacrylate. Can J Anaesth 2001; 48: 626-9.
49. Patterson BM, Healey JH, Cornell CN, Sharrock NE: Cardiac arrest during hip arthroplasty with a cemented long-stem component. A report of seven cases. J Bone Joint Surg Am 1991; 73: 271-7.
50. Byrick RJ, Bell RS, Kay JC, Waddell JP, Mullen JB: High-volume, high- pressure pulsatile lavage during cemented arthroplasty. J Bone Joint Surg Am 1989; 71: 1331-6.
51. Hegde RT, Avatgere RN: Air embolism during anaesthesia for shoulder arthroscopy. Br J Anaesth 2000; 85: 926-7.
52. Salter RB, Simmonds DF, Malcolm BW, Rumble EJ, MacMichael D, Clements ND: The biological effect of continuous passive motion on the healing of full-thickness defects in articular cartilage. An experimental investigation in the rabbit. J Bone Joint Surg Am 1980; 62: 1232-51.
53. Salter RB: History of rest and motion and the scientific basis for early continuous passive motion. Hand Clin 1996; 12: 1-11.
54. Riles TS, Fisher FS, Schaefer S, Pasternack PF, Baumann FG: Plasma catecholamine concentrations during abdominal aortic aneurysm surgery: thelink to perioperative myocardial ischemia. Ann Vasc Surg 1993; 7: 213-9.
55. Weissman C: The metabolic response to stress: an overview and update. Anesthesiology 1990; 73: 308-27.
56. Steinbrook RA: Epidural anesthesia and gastrointestinal motility. Anesth Analg 1998; 86: 837-44.
57. Boldt J, Papsdorf M, Piper S, Padberg W, Hempelmann G: Influence of dopexamine hydrochloride on haemodynamics and regulators of circulation in patients undergoing major abdominal surgery. Acta Anaesthesiol Scand 1998; 42: 941-7.
58. Ogawa K, Hirai M, Katsube T, Murayama M, Hamaguchi K, Shimakawa T, Naritake Y, Hosokawa T, Kajiwara T: Suppression of cellular immunity by surgical stress. Surgery 2000; 127: 329-36.
59. Hall WJ: Update in geriatrics. Ann Intern Med 1997; 127: 557-64.
60. Auroy Y, Laxenaire MC, Clergue F, Pequignot F, Jougla E, Lienhart A: [Anesthetics according to characteristics of patients, establishments and indications]. Ann Fr Anesth Reanim 1998; 17: 1311-6.
61. Carli F, Webster J, Ramachandra V, Pearson M, Read M, Ford GC, McArthur S, Preedy VR, Halliday D: Aspects of protein metabolism after elective surgery in patients receiving constant nutritional support. Clin Sci (Lond) 1990; 78: 621-8.
62. Brandt MR, Fernades A, Mordhorst R, Kehlet H: Epidural analgesia improves postoperative nitrogen balance. Br Med J 1978; 1: 1106-8.
63. Carli F, Webster J, Pearson M, Pearson J, Bartlett S, Bannister P, Halliday D: Protein metabolism after abdominal surgery: effect of 24-h extradural block with local anaesthetic. Br J Anaesth 1991; 67: 729-34.

64. Kapral S, Gollmann G, Bachmann D, Prohaska B, Likar R, Jandrasits O, Weinstabl C, Lehofer F: The effects of thoracic epidural anesthesia on intraoperative visceral perfusion and metabolism. Anesth Analg 1999; 88: 402-6.
65. Sielenkamper AW, Eicker K, Van Aken H: Thoracic epidural anesthesia increases mucosal perfusion in ileum of rats. Anesthesiology 2000; 93: 844-51.
66. Lattermann R, Carli F, Wykes L, Schricker T: Epidural blockade modifies perioperative glucose production without affecting protein catabolism. Anesthesiology 2002; 97: 374-81.
67. Halter JB, Pflug AE: Effect of sympathetic blockade by spinal anesthesia on pancreatic islet function in man. Am J Physiol 1980; 239: E150-5.
68. Abraham E: Physiologic stress and cellular ischemia: relationship to immunosuppression and susceptibility to sepsis. Crit Care Med 1991; 19: 613-8.
69. Kurz A, Sessler DI, Lenhardt R: Perioperative normothermia to reduce the incidence of surgical-wound infection and shorten hospitalization. Study of Wound Infection and Temperature Group. N Engl J Med 1996; 334: 1209-15.
70. Salo M, Nissila M: Cell-mediated and humoral immune responses to total hip replacement under spinal or general anaesthesia. Acta Anaesthesiol Scand 1990; 34: 241-8.
71. Tonnesen E, Wahlgreen C: Influence of extradural and general anaesthesia on natural killer cell activity and lymphocyte subpopulations in patients undergoing hysterectomy. Br J Anaesth 1988; 60: 500-7.
72. Koltun WA, Bloomer MM, Tilberg AF, Seaton JF, Ilahi O,Rung G, Gifford RM, Kauffman GL, Jr.: Awake epidural anesthesia is associated with improved natural killer cell cytotoxicity and a reduced stress response. Am J Surg 1996; 171: 68-72; discussion 72-3.
73. Hashimoto T, Hashimoto S, Hori Y, Nakagawa H, Hosokawa T: Epidural anaesthesia blocks changes in peripheral lymphocytes subpopulation during gastrectomy for stomach cancer. Acta Anaesthesiol Scand 1995; 39: 294-8.
74. Ryu J, Saito S, Yamamoto K, Sano S: Factors influencing the postoperative range of motion in total knee arthroplasty. Bull Hosp Jt Dis 1993; 53: 35-40.
75. Egbert AM, Parks LH, Short LM, Burnett ML: Randomized trial of postoperative patient-controlled analgesia vs intramuscular narcotics in frail elderly men. Arch Intern Med 1990; 150: 1897-903.
76. Shir Y, Raja SN, Frank SM: The effect of epidural versus general anesthesia on postoperative pain and analgesic requirements in patients undergoing radical prostatectomy. Anesthesiology 1994; 80: 49-56.
77. Rundshagen I, Kochs E, Standl T, SchnabelK, Schulte am Esch J: Subarachnoid and intravenous PCA versus bolus administration for postoperative pain relief in orthopaedic patients. Acta Anaesthesiol Scand 1998; 42: 1215-21.
78. Wulf H, Biscoping J, Beland B, Bachmann-Mennenga B, Motsch J: Ropivacaine epidural anesthesia and analgesia versus general anesthesia and intravenous patient-controlled analgesia with morphine in the perioperative management of hip replacement. Ropivacaine Hip Replacement Multicenter Study Group. Anesth Analg 1999; 89: 111-6.
79. Mann C, Pouzeratte Y, Boccara G, Peccoux C, Vergne C, Brunat G, Domergue J, Millat B, Colson P: Comparison of intravenous or epidural patient-controlled analgesia in the elderly after major abdominal surgery. Anesthesiology 2000; 92: 433-41.
80. Watters JM, Clancey SM, Moulton SB, Briere KM, Zhu JM: Impaired recovery of strength in

older patients after major abdominal surgery. Ann Surg 1993; 218: 380-90; discussion 390-3.
81. Christensen T, Kehlet H: Postoperative fatigue. World J Surg 1993; 17: 220-5.
82. Carli F, Mayo N, Klubien K, Schricker T, Trudel J, Belliveau P: Epidural analgesia enhances functional exercise capacity and health-related quality of life after colonic surgery: results of a randomized trial. Anesthesiology 2002; 97: 540-9.
83. Rodgers A, Walker N, Schug S, McKee A, Kehlet H, van Zundert A, Sage D, Futter M, Saville G, Clark T, MacMahon S: Reduction of postoperative mortality and morbidity with epidural or spinal anaesthesia: results from overview of randomised trials. BMJ 2000; 321: 1493.
84. Loick HM, Schmidt C, Van Aken H, Junker R, Erren M, Berendes et al. High thoracic epidural anesthesia, but not clonidine, attenuates the perioperative stress response via sympatholysis and reduces the release of troponin T in patients undergoing coronary artery bypass grafting. Anesth Analg 1999; 88: 701-9.
85. Juelsgaard P, Sand NP, Felsby S, Dalsgaard J, Jakobsen KB, Brink O, Carlsson PS, Thygesen K: Perioperative myocardial ischaemia in patientsundergoing surgery for fractured hip randomized to incremental spinal, single-dose spinal or general anaesthesia. Eur J Anaesthesiol 1998; 15: 656-63.
86. O'Hara DA, Duff A, Berlin JA, Poses RM, Lawrence VA, Huber et al. The effect of anesthetic technique on postoperative outcomes in hip fracture repair. Anesthesiology 2000; 92: 947-57.
87. Gilbert TB, Hawkes WG, Hebel JR, Hudson JI, Kenzora JE, Zimmerman SI, et al. Spinal anesthesia versus general anesthesiafor hip fracture repair: a longitudinal observation of 741 elderly patients during 2-year follow-up. Am J Orthop (Belle Mead NJ) 2000; 29: 25-35.
88. Urwin SC, Parker MJ, Griffiths R: General versus regional anaesthesia for hip fracture surgery: a meta-analysis of randomized trials. Br J Anaesth 2000; 84: 450-5.
89. Bode RH, Jr., Lewis KP, Zarich SW, Pierce ET, Roberts M, Kowalchuk GJ, Satwicz PR, Gibbons GW, Hunter JA, Espanola CC: Cardiac outcome after peripheral vascular surgery. Comparison of general and regional anesthesia. Anesthesiology 1996; 84: 3-13.
90. Borgeat A, Schappi B, Biasca N, Gerber C: Patient-controlled analgesia after major shoulder surgery: patient-controlled interscalene analgesia versus patient- controlled analgesia. Anesthesiology 1997; 87: 1343-7.
91. Borgeat A, Perschak H, Bird P, Hodler J, Gerber C: Patient-controlled interscalene analgesia with ropivacaine 0.2% versus patient-controlled intravenous analgesia after major shoulder surgery: effects on diaphragmatic and respiratory function. Anesthesiology 2000; 92: 102-8.
92. Singelyn FJ, Seguy S, Gouverneur JM: Interscalene brachial plexus analgesia after open shoulder surgery: continuous versus patient-controlled infusion. Anesth Analg 1999; 89: 1216-20.
93. Capdevila X, Barthelet Y, Biboulet P, Ryckwaert Y, Rubenovitch J, d'Athis F: Effects of perioperative analgesic technique on the surgical outcome and duration of rehabilitation after major knee surgery. Anesthesiology 1999; 91: 8-15.
94. Singelyn FJ, Deyaert M, Joris D, Pendeville E, Gouverneur JM: Effects of intravenous patient-controlled analgesia with morphine, continuous epidural analgesia, and continuous three-in-one block on postoperative pain and knee rehabilitation after unilateral total knee arthroplasty. Anesth Analg 1998; 87: 88-92.
95. Marcantonio ER, Goldman L, Mangione CM, Ludwig LE, Muraca B, Haslauer CM, Donaldson MC, Whittemore AD, Sugarbaker DJ, Poss R, et al.: A clinical prediction rule for delirium after

elective noncardiac surgery. JAMA 1994; 271: 134-9.
96. Francis J, Martin D, Kapoor WN: A prospective study of delirium in hospitalized elderly. JAMA 1990; 263: 1097-101.
97. O'Keeffe ST, Ni Chonchubhair A: Postoperative delirium in the elderly. Br J Anaesth 1994; 73: 673-87.
98. Moller JT, Cluitmans P, RasmussenLS, Houx P, Rasmussen H, Canet J, et al. Long-term postoperative cognitive dysfunction in the elderly ISPOCD1 study. ISPOCD investigators. International Study of Post-Operative Cognitive Dysfunction. Lancet 1998; 351: 857-61.
99. Tune LE, Damlouji NF, Holland A, Gardner TJ, Folstein MF, Coyle JT: Association of postoperative delirium with raised serum levels of anticholinergic drugs. Lancet 1981; 2: 651-3.
100. Hole A, Terjesen T, Breivik H: Epidural versus general anaesthesia for total hip arthroplasty in elderly patients. Acta Anaesthesiol Scand 1980; 24: 279-87.
101. Haan J, van Kleef JW, Bloem BR, Zwartendijk J, Lanser JB, Brand R, van der Does IG, Krul EJ, Elshove HM, Moll AC, et al.: Cognitive function after spinal or general anesthesia for transurethral prostatectomy in elderly men. J Am Geriatr Soc 1991; 39: 596-600.
102. Berggren D, Gustafson Y, Eriksson B, Bucht G, Hansson LI, Reiz S, Winblad B: Postoperative confusion after anesthesia in elderly patients with femoral neck fractures. Anesth Analg 1987; 66: 497-504.
103. Lynch EP, Lazor MA, Gellis JE, Orav J, Goldman L, Marcantonio ER: The impact of postoperative pain on the development of postoperative delirium. Anesth Analg 1998; 86: 781-5.
104. Zakriya KJ, Christmas C, Wenz JF, Sr., Franckowiak S, Anderson R, Sieber FE : Preoperative factors associated with postoperative change in confusion assessment method score in hip fracture patients. Anesth Analg 2002; 94: 1628-32, table of contents
105. Novak LP: Aging, total body potassium, fat-free mass, and cell mass in males and females between ages 18 and 85 years. J Gerontol 1972; 27: 438-43.
106. Abernethy DR, Kerzner L: Age effects on alpha-1-acid glycoprotein concentration and imipramine plasma protein binding. J Am Geriatr Soc 1984; 32: 705-8.
107. Pirec V, Laurito CE, Lu Y, Yeomans DC: The combined effects of N-type calcium channel blockers and morphine on A delta versus C fiber mediated nociception. Anesth Analg 2001; 92: 239-43.
108. Aitkenhead AR: Analgesia and sedation in intensive care. Br J Anaesth 1989; 63: 196-206.
109. Kaiko RF: Age and morphine analgesia in cancer patients with postoperative pain. Clin Pharmacol Ther 1980; 28: 823-6.
110. Owen JA, Sitar DS, Berger L, Brownell L, Duke PC, Mitenko PA: Age-related morphine kinetics. Clin Pharmacol Ther 1983; 34: 364-8.
111. Matteo RS, Schwartz AE, Ornstein E, Young WL, Chang WJ: Pharmacokinetics of sufentanil in the elderly surgical patient. Can J Anaesth 1990; 37: 852-6.
112. Albert KS, Gillespie WR, Wagner JG, Pau A, Lockwood GF: Effects of age on the clinical pharmacokinetics of ibuprofen. Am J Med 1984; 77: 47-50.

| 제12장 |

척추 수술

척추 수술에서 다른 부위 수술과 차이점으로 대부분에서 체위를 복와위를 하게 되며, 수술 부위에 따른 해부 생리학적 특성과 척추 수술이 필요한 질환의 병리학적 특성과 함께 마취 관리의 특수성에 대하여 설명하고자 합니다.

1. 척수의 혈류와 자율조절

척수의 혈관공급은 심장을 중심으로 위와 아래로 길게 축을 이루며 위치하고 있어 매우 복잡하며 외과적 조작과 기구사용, 직접 손상, 개인적인 해부학적 차이, 수술을 위한 체위, 마취 약물과 수기 등 모든 것이 척수 혈류의 자율조절에 영향을 줄 수 있는 인자들이다. 척추수술 중에 허혈 예방과 기능 유지를 위한 신경학적 보호 원리를 적용하는 것이 중요하다. 척수는 1개의 전척수 동맥(anterior artery)과 2개의 후측부 동맥(posterolateral artery)이 전 길이를 통하여 신경근(nerve root)을 따라서 척추공(vertebral foramen)을 지나 척수에 도달하는 각 분획의 치근동맥(radicular artery)에 공급한다. 치근동맥의 기원과 척수로 공급되는 경로에는 개인적인 차이가 있다.

1) 전척추 동맥(anterior spinal artery)

전척추 동맥은 각 척추동맥의 마지막 분절에서 시작하여 한 개의 혈관으로 구성되어 척수의 정중열구(median fissure)를 따라 아래로 주행한다 (그림. 12-1A, B). 척추(vertebral)동맥, 갑상경(thyrocervical)동맥, 늑경(costocervical)동맥, 늑간(intercostal)동맥과 장골(iliac)동맥 등 6~8개의 혈관에서 척수 전 길이를 따라 각각의 높이에서 각 분절의 전척수동맥 (전치근동맥, anterior radicular artery)으로 공급된다. 이들 치근동맥 중 가장 큰 것을 radicularis magna (artery of Adamkiewicz)라고 하며, 대부분에서 흉요부 척수의 전척추동맥으로 공급한다. 기원은 60%에서 T9~T12에서 하며, 14%

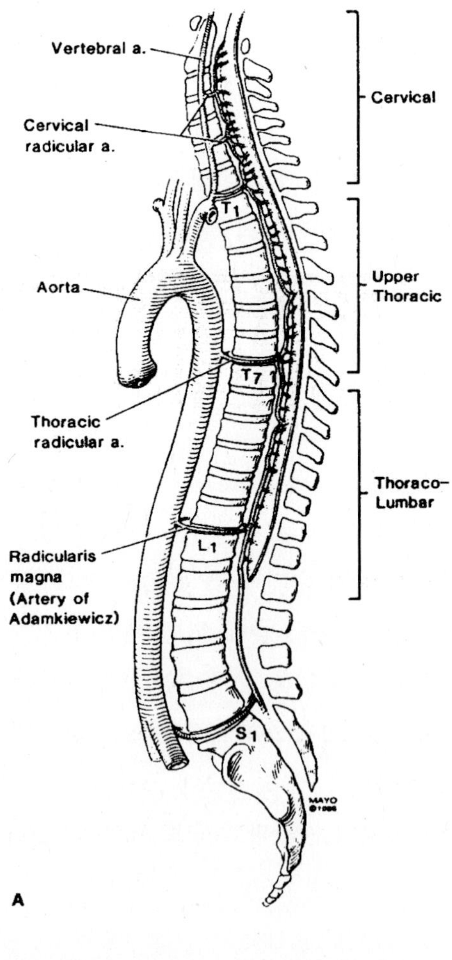

<그림. 12-1A> 척수의 혈액공급을 위한 혈관 분포도. 전척추동맥은 수직으로 분포한다. 근치동맥의 위치는 다양하지만 대부분 T1, T7, L1과 S1에서 시작한다. 근치동맥 중에서 가장 혈액공급이 많은 동맥은 radiularis magna(artery of Adamkiewicz)이다

에서 T5~T8, L1 이하에서도 26%나 되며, Radicularis magna는 척수 혈액공급의 1/3~1/2을 차지한다.[1)]

척수의 상부와 중간 경추부에서는 전척추동맥의 혈류는 다리 쪽을 향한다. 동맥의 해부학적 다양성으로 다른 부위에서도 혈류 방향은 일정하지 않다. 특히 Radicularis magna가 흉추에 혈류를 공급하는 주요 혈관이기 때문에 혈류는 다리 쪽을 향할 것이다. Radicularis magna 혈관의 사이 간격은 길며, 척수 혈류의 분기점으로 허혈 위험이 크다. 척수의 전방 ⅔는 전척추동맥에서 혈류가 공급되므로 허혈은 운동기능의 소실, 통증, 온도 감각의 소실 등을 초래하며 척수 후각의 기능은 혈류가 분리되어 있어 영향을 받지 않는다.

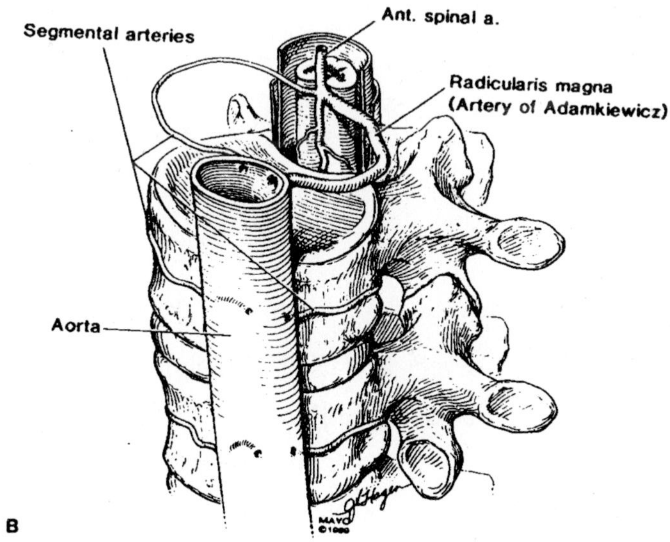

<그림. 12-1B> (Continued). (B) Segmental blood supply at the level of the radicularis magna, which is between T9 and T12 in 60percent of cases.

2) 후척추 동맥(posterior spinal arteries)

한 쌍의 후척추 동맥은 후하소뇌 동맥(posterior inferior cerebeller artery)에서 시작하여 척수의 후측방을 따라서 아래로 향한다. 25~40개의 후치근 동맥으로부터 혈액을 공급받는다. 후척추 동맥은 척수 후각에만 혈액을 공급한다. 대부분 혈관이 넓게 연결되어 있으므로 이들 중 1개의 손상으로는 척수 허혈이 초래되지는 않는다.

척수 혈액공급은 뇌혈류의 약 40%이며 경추부와 요천추부는 흉추부의 2배이다.[2)] 척수혈류도 뇌혈류와 같이 자율조절과 화학적 조절이 되며,[2,3)] 척수 혈액공급의 자율조절 범위는 평균동맥 혈압으로 60~150 mmHg이며 이를 벗어나면 혈압에 따라서 변화된다.[4)] 허혈은 척수 관류압이 자율조절 범위 이하로 저하될 경우에 발생될 수 있다. 마찬가지로 척수의 혈류공급도 뇌혈류에서와 같이 동맥혈 산소와 이산화탄소 분압의 영향을 받는다.[5)] 저이산화탄소 혈증은 혈류를 감소시키고, 과이산화탄소 혈증과 저산소증은 혈관 확장과 함께 혈류를 증가시킨다. 혈류의 자율조절은 손상, 수술, 마취제 등의 영향을 받을 수 있으며, 척추수술을 받는 경우에는 척수 관류압에 대한 고려가 필요하다.

2. 척수 손상

척수 손상의 약 1/2은 경추 손상이다.[6)] 교통사고가 흔한 원인으로 모든 손상의 30~50%를 차지한다. 척수 손상은 20대 중반 남자에서 많이 발생하며, 사망율은 동반된 손상으로 인하여 약 50%이다.[7)] 대부분의 척수 손상에서 척추의 골절과 탈구를 동반한다. 그러나 척추 손상이 있다고 하여 반드시 척수 손상이 동반되는 것은 아니다. 척수 손상 환자들은 손상의 진행을 예방하기 위하여 지속적인 관찰이 필요하다. 사지마비의 약 10%는 사고 후 치료를 받는 중에 발생한다.[8)]

1) 경추 손상

경추는 움직임이 많은 부분으로 손상받기 쉽다. 경추는 해부학적 특성으로 회전, 굴절, 신전의 범위가 크며, 적은 충격에도 기계적인 불안정을 초래할 수 있다.(그림 12-2) 경추 손상의 위치와 특성은 힘의 방향, 흉부와 머리 부위의 상호 위치관계,

외상의 기전에 따라서 결정된다. 또한 동반된 골격근과 주위 조직의 변화가 있을 수 있다. 안면과 두개부 찰과상을 살펴보면 손상 부위의 확인과 힘이 가해진 방향을 알려 준다. 경추 손상이 있다면 방사선 검사 등으로 확인 전까지는 절대적으로 부동화를 유지하는 것이 추가된 손상을 예방할 수 있는 원칙이다. 응급 기관내 삽관이 필요하다면 경추의 안정된 고정을 먼저 하여야 한다. 기관내 삽관 수기에서도 경추의 움직임을 최소화할 수 있는 방법 (예; Glidescope, videolaryngoscope, Fiberoptic bronchoscope 등)과 경비 기관내 삽관을 선택할 수 있으며 기관내 삽관이 어려울 경우에는 supraglottic airway(예; LMA, I-gel 등)을 적용할 수도 있다.[9)]

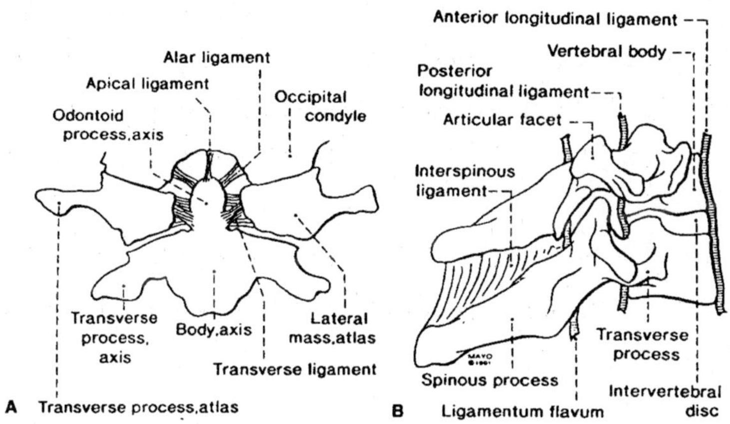

<그림 12-2> 경추의 해부학적 구조. (A) Occipitoatlantoaxial complex. (B) 하부 경추의 측면부.

제 2 경추 골절은 머리 부위와 다른 경추부의 손상과 밀접한 관련이 있다 (각각 40%, 18%) (그림 12-2).[10,11)] 굴절 손상은 머리가 앞으로 과도하게 움직이거나 미끄러져서 발생한다. 제 1경추는 후두골(occiptal condyle)에 단단히 붙어 있어서 제 1, 2경추 사이에서 불완전 탈구가 발생할 수 있다. 제 2경추가 앞으로 움직이면 약한 부위인 치아돌기(dens, 齒牙突起)가 앞으로 탈구된다. 척수는 중앙의 척추관(vertebral cannel)이 넓어서 비교적 안전하다. 극단적인 신전 외상은 치아돌기가 후방으로 이동하게 된다. 이러한 경우에 신경학적 손상은 경미한 것부터 호흡부전 또는 사망까지 다양하게 나타날 수 있다. 굴절손상은 경추 외상의 가장 흔한 형태로 후두부

로 밀려서 발생한다. 가해진 힘이 크다면 후방 인대(posterior ligament) 파손과 척추 관절돌기(facet joint) 탈골이 동반된다. 굴절 정도와 가해진 힘의 크기에 따라서 다양하게 골절이 발생된다. 골절된 척추 추체부의 후방 골편은 거미막밑 공간으로 힘을 가하게 된다. 굴절손상은 심각한 척수손상을 유발하며, 신경손상은 즉시 나타난다. 신경손상은 머리가 뒤에서 힘을 받게 되는 교통사고, 추락 등에서 발생된다. 노인에서는 퇴행성 변화로 척추관이 좁아져 있기 때문에 가벼운 손상에도 쉽게 척수손상을 받을 수 있다. 또한 경추전굴증(cervical lordosis)과 척추분리증이 있으면 신전손상을 받기 쉽다. 과도한 힘이 가해지면 전종인대(anterior longitudinal ligament)가 파열된다. 방사선 소견에는 거의 변화가 없더라도 척추내강의 구조는 미세한 탈구만으로도 심각한 신경학적 이상이 초래될 수 있다. 경추의 과도한 신전은 central cervical spine syndrome을 초래한다.[12] 척수의 중심 회색부에 손상을 받게 되지만 척수의 말초 부위는 circumferential artery에서 공급받으므로 안전하다. 증상은 사지마비로 하지보다는 상지에 많이 나타나며, 감각 및 위장관과 방광 기능은 보존될 수도 있다.

소아에서는 경추 손상 위험이 크다. 소아에서는 머리가 크며, 지탱할 수 있는 근육발달의 미숙, 지탱하는 ligamentous laxity가 크고, 굴절과 신전의 범위가 커서 쉽게 손상을 받을 수 있다.[13-15]

2) 흉 요추부 외상

흉부와 요추부의 연결은 T11, T12, L1, L2 4개의 척추로 구성되며, 골절과 탈골이 쉽게 발생할 수 있는 곳이다. 상부 흉추는 늑골과 늑간에 견고하게 붙어있으며, 하부 요추에서도 큰 추체부와 견고한 인대로 연결되어 외상에 잘 견디기 때문이다. 굴절과 회전이 흉 요추부 골절과 탈구의 가장 흔한 원인이다. 흉추에서 굴절되는 힘과 한쪽 방향으로 회전되는 힘이 합쳐지면서 골반은 반대 방향으로 향하게 되어 T12~L1 관절부 골절이 발생하게 된다. 축성파열골절(axial burst fracture)은 척추 축에 힘이 수직으로 가하여졌을 경우 발생한다. 추간판(vertebral disc)은 추체 내부로 힘을 가하게 되고 파편들을 앞, 뒤, 옆으로 밀어낸다. 신경학적 손상은 척추 체부의 일부가 거미막밑 공간으로 튀어 나올 때 발생된다. 이러한 골절은 후방부가 손상되지 않았다면 안정을 유지한다. 요추의 굴절손상은 후방부의 골절과 탈골 없이 추체부의 압박골절을 초래할 수 있다.

3) 이학적 검사

척추손상이 의심되는 환자의 이학적 검사는 다른 장기의 손상 가능성에 대한 빠른 판단과 함께 시작된다. 경추손상은 두부손상, 흉추골절은 폐와 심혈관계 손상, 요추골절은 복부와 골반 및 장골(long bone) 손상이 흔히 동반된다. 호흡부전, 기도패색, 늑골골절, 안면손상은 즉시 검사하여야 하며, 흉부손상, 동요흉부(flail chest), 또는 기흉 등의 확인도 중요하다. 가시돌기(spinous process)와 주위 조직의 통증도 손상의 위치를 찾는데 중요하다. 머리, 목, 어깨 또는 골반 부위의 타박상은 가능한 손상기전을 가르켜 준다. 복부에서는 복강내 손상 또는 출혈과 마비성 장패색에 대한 검사가 필요하다. 연속적인 신경학적 검사는 골절 부위 이상의 높이에서 척수기능을 판단하는 데에 필요하다. 운동기능은 호흡기능과 사지가 취하는 체위를 보고 판단할 수 있다. 제 4경추분절 손상을 받게되면 횡격신경이 마비되어 인공호흡을 하지 않고는 생존할 수 없다. 늑간근에 의한 호흡이 없다는 것은 경추 또는 흉추 손상을 의미하며, 늑간근과 횡격막에 의한 호흡이 유지된다면 흉추 중간 부분 이하에서 손상이 있다는 것이다. 다섯번째 경추 손상에 따른 임상 증상은 매우 중요하다. 삼각근(deltoid), 이두근(biceps), 상완근(brachialis), 상완요골근(brachioradialis)의 운동기능에 이상이 있다면 제 5경추가 포함된 것이다. 하지와 회음부의 검사는 cauda equina의 기능을 판단한다. 장요근(iliopsoas), 사두근(quadriceps), 슬와부 근육(hamstrings), 전과 후 경골근들의 운동기능은 요추부에서 지배한다. 마비가 있다면 조심스런 감각 상태의 검사가 필요하다. 말초 부위에 감각이 있다면 천추 부위가 안전하다는 것이다. 일반적으로 심부 건반사(deep tendon reflex)는 불완전한 병변에서는 남아 있으나 척수쇼크 기간에는 없다.[16,17]

4) 조기 치료

운반 도중에 손상의 악화를 예방하기 위하여 척추를 고정할 수 있는 척추고정판으로 운반하여야 한다. 특히 경추 손상이 있는 경우에는 기도 확보와 함께 목을 고정할 수 있는 cervical collars (neck brace, 예; Aspen, Malibu, Miami collar 등)를 거치하여야 한다. 초기 검사에서 X-선, CT, MRI 등으로 확인이 될 때까지 standard care에 준하여 처치한다.

5) 기관내 삽관

경추손상 환자에서 기도 유지는 가장 중요하다. 급성 경추손상 환자에서 사망의 가장 흔한 원인은 호흡부전이다. 심한 외상 또는 두부손상 환자에서 X-선 소견 등으로 확인되기 전에는 불안정 경추골절이 있다고 가정하여야 한다.

목은 기관내 삽관 시술자와는 다른 사람에 의하여 당겨주어야 하며, 경우에 따라서 견인기구(예; skull tongs, halo traction)들을 적용할 수 있다. 의식이 있는 환자에서는 기관내 삽관용 후두마스크, lightwand, 굴곡성 기관지경 등을 이용한 기관내 삽관을 인, 후두부에 도포마취를 한 후에 시도할 수 있다.[18] 맹목적 경비 기관내 삽관은 자발호흡이 있는 경우에 시도할 수 있으며, 안면골과 두개골 기저부 골절이 없어야 한다. 위급한 상황에서는 직접 후두경을 이용한 기관내 삽관이 일상적인 방법이지만 기관내 삽관이 어렵다면 상후두 기도유지기(예; LMA, I-gel 등)를 적용할 수도 있다.[9] 그러나 기관내 삽관에서는 목의 굴절과 신전을 최소화하여야 하며, lidocaine 정주는 후두반사를 둔화시킬 수 있다. 근육이완제 사용에는 아직 반론이 많다. 척추 주위 근육의 경련은 경추골절 후 경추의 움직임을 최소화하려고 발생한다. Succinylcholine은 뇌압을 일시적으로 증가시키고, 골절 부위를 움직이게 하고, 척수 손상을 초래하거나 악화시킬 수 있는 척추 주위 근육을 이완시킨다. Succinylcholine을 사용하여야 한다면 근육 긴장도가 회복될 때까지 움직이지 않도록 고정된 자세를 유지한다.[19]

6) 수술 외적인 처치(Nonoperative Management)

치료는 신경학적 기능, 척추 탈골의 유무와 안정성 등에 기초하여 결정된다. 견인기구를 이용한 골견인(skeletal traction)은 경추골절의 정복에 효과적인 방법이다. 흉요추 탈골은 침상안정, 고정기구(bracing) 등으로 치료할 수 있다. 침상 안정으로 체위에 의한 골절 정복(postural reduction)은 하부 척추 손상에서 가장 흔한 비수술적 치료 방법이다.

7) 수술 방법

경추골절의 수술 방법은 골절 양상에 따라 다르지만 앞에서 접근하는 방법이 가장 흔하다. 피부절개는 흉쇄유돌근(SCM muscle)의 전방 가장자리에서 접근한다. 경동맥을 외측으로 견인하는 경우에 특히 노인 환자에서는 뇌혈류 변화에 주의하여야 한다. 경추고정술 중에 발생할 수 있는 경동맥의 견인은 뇌허혈로 체성감각 유발전위(somatosensory evoked potential, SSEP)의 변화를 초래할 수 있으나 파형은 견인 장치를 제거하면 곧 회복된다.[20] 식도와 기도는 내측으로 견인되어 인두 열상, 후두부종, 반회후두신경(recurrent laryngeal nerve)마비 등의 원인이 될 수 있으며, 뇌척수액 누출, 척추동맥 손상 등도 초래될 수 있다. 모든 경추골절의 외과적 정복은 전방접근법만으로 하지는 않는다. 치아돌기(dens)의 골절, C2~3 골절은 전방에서는 접근하기가 어렵다. 손상이 척추관을 관통하거나 골절편에 눌린다면 압력을 감소시키는 추궁절제술(laminectomy)이 필요하다. 뒤에서 접근하는 경추수술은 복와위에서 시술한다. 흉 요추부 골절과 탈골도 일반적으로 복와위에서 수술한다. 골절이 정복되면 과거에는 Harrington rod와 같은 금속기구를 이용하여 고정하였지만 최근에는 CD(Cortrel-Dubousset), Scotish-Rite, Luque System 등 다양한 내고정 기구의 발달로 조기 거동이 가능하다. 외과적 치료는 신경학적 기능과는 무관하며 사지가 마비된 환자도 신경증상이 없는 환자와 같이 처치한다.

8) 호흡기능의 변화

척추손상 부위가 높을수록 호흡장애 정도가 증가된다. 신경학적 검사는 손상의 높이와 예상되는 합병증의 예방에 중요하다. 횡격막 분절(C3~5)을 포함한 경추 상부의 손상은 호흡부전을 초래하고 인공 조절호흡이 없다면 사망하게 된다. 손상부위가 C5~T7 이라면 복부와 늑간근의 보조가 없으므로 호흡기능에 심각한 장애를 초래한다. 흡기에서 흉부근육의 이완은 역행호흡(paradoxical respiration)을 초래하고, 폐활량은 60% 감소하게 되며 기침을 할 수 없으므로 효과적인 분비물 제거가 되지 않아 무기폐와 감염의 위험이 있다. 또한 마비성 장폐색(paralytic ileus)과 위팽창은 복압을 증가시켜 횡격막의 움직임을 더욱 어렵게 한다. 이는 경비위관(nasogastric tube)을 이용하여 일부 개선시킬 수 있다. 또한 동반된 기흉, 동요흉부 등을 확실하게 처치하는 것도 중요하다. 폐색전증의 빈도는 혈관이완으로 증가된다.

9) 심혈관계 변화

척추쇼크가 발생하면 손상받은 이하 부위에서는 교감신경성 혈관 긴장도(sympathetic vascular tone)가 저하되며 심장 촉진신경(cardioaccelerator fiber, T1~4)의 손상은 서맥을 초래한다. 미주신경 긴장도가 강하게 되어 기도내 흡인 또는 후두경 조작 등으로 무수축(asystole)이 유발될 수 있다. Atropine은 미주신경을 억제시킬 수 있으나 동반되는 출혈성 쇼크는 대상반응으로 빈맥을 일으키지 않으며, 심박수는 40~60회/분을 유지한다. 척추쇼크에서 수액으로 저혈압을 치료하려 하지만 수액공급에 따른 심혈관계의 대상 능력이 없으므로 폐부종이 발생될 수 있다. 경추 이상 부위의 손상 환자에서는 심혈관계 감시와 수액 요법을 위한 폐동맥카테터(Swan Ganz catheter) 거치가 필요할 수 있다.[7)]

자율신경계 안정을 위하여 직접작용 혈관수축제(direct acting vasoconstrictor), 혈관확장제와 심박수 변동제(chronotropic drug) 등을 선택 사용한다. 간접작용 교감신경성 약물(indirect sympathetic agonist와 antagonist)은 반응을 예측할 수 없으므로 사용하지 않는다.

드물게 수술 중에 과도한 견인 또는 압박 등으로 인하여 경동맥동(carotid sinus)를 자극하는 경우에는 미주신경 반사작용으로 심각한 서맥 또는 심정지를 초래할 수 있다.[21,22)]

10) 척수기능의 유지

척추쇼크는 손상받은 이하 부위의 기능이 완전 상실되면서 급격하게 발생한다. 이완성 마비(flaccid paralysis), 체성감각과 내장감각의 소실, 마비성 장폐색 등이 나타나며 혈관수축 반사(vasopressor reflex)도 소실된다. 척추쇼크는 대부분에서 24시간 내에 회복되지만 3개월까지 지속될 수 있다. 척추쇼크에서 회복전에는 마비 정도를 확진할 수 없다. 즉 척추쇼크에서 회복된 후에 나타나는 마비의 정도로 판단한다. 심한 척수 손상이라도 예측할 수는 없지만 척수 기능의 일부는 서서히 회복될 수 있다. 일반적으로 기능이 회복된 대부분의 환자에서 신경학적 기능도 조기에 회복될 수 있다. 사지 또는 하반신 마비가 없으나 안정되지 못한 척추손상 환자에서도 수술을 위한 체위를 취하는 중에 악화될 수 있다. 환자를 복와위로 옮기는 조작이 가장 위험하다. 안전한 방법은 Foster frame rotating bed 또는 환자의 척추 모양에 맞게 만든 기구를 이용하여 환자를 복와위로 하는 방법이다. 척추 배열을 적절하게 유지하고 상, 하지의 움직임을 수의적으로 유지한 후에 의식이 있는 상태에서 기관내 삽관과 체위를 변경할 수도 있다. 마취 관리에서 척수 혈류를 유지하는 것도 중요하다. 혈압과 혈액량을 정상 범위로 유지하면 척수관류압도 효과적으로 유지할 수 있다. 저혈압은 신경 손상을 악화시키며, 과환기는 저이산화탄소혈증으로 척수 혈류를 저하시킬 수 있으므로 주의하여야 한다. 신경생리학적 감시, 즉 체성감각 유발전위의 적용은 신경학적 변화의 적절한 진단과 신경허혈의 위험을 조기에 발견할 수 있도록 한다. 체성감각 유발전위와 감시장치에 관한 마취과적인 문제는 척추측만증에서 추가 설명할 것이다. Wake-up-test는 체성감각 유발전위 검사가 불가능하거나 체성감각유발 전위에 변화가 있을 경우 신경학적 기능이상의 확인에 이용된다.

11) 전해질 이상

척수손상에 따른 운동신경 장애가 있으면 succinylcholine 투여 후 과칼륨(포타슘, K)혈증이 초래될 수 있다. 유리되는 칼륨 양은 마비 정도에 따라 다르다. 일반적으로 손상 후 첫 48시간 동안에는 안전하게 사용할 수 있다. 이후에는 근육세포막은 탈분극성 근이완제에 대한 과민성이 증가된다. 혈중 칼륨의 증가는 척추 손상 후 4주에서 5개월 사이에 최고에 도달한다.[23] 혈중 칼륨은 정상에서 심실세동과 심정지의 원인이 되는 14 mEg/L까지 증가될 수 있다. 그러므로 succinylcholine은 척추손상 48시간 이후에는 사용하지 않으며, 비탈분극성 근이완제는 금기가 아니다.

과칼슘혈증은 심실성 부정맥의 원인이 되며 이완성 마비와 부동화로 발생된다. 뿐만 아니라 뼈는 칼슘 이동으로 골조송증, 병리적 골절, 신석 등의 원인이 된다. 체온 감각을 조절하는 교감신경계 파괴와 척추손상 아래 부위 혈관의 수축기능 소실은 환자를 변온성으로 만든다. 정상 체온 유지는 주위 온도의 상승, 수액의 가온, 가스의 가온과 가습 등의 적용으로 유지할 수 있다.

12) 자율신경성 반사항진(Autonomic Hyperreflexia)

척추쇼크에서 회복된 이후에 T5 이상의 척수가 완전 절단된 경우에는 85%의 환자에서 자율신경성 반사항진이 유발될 수 있다. T5 이하 높이에서도 발생할 수 있으며, 서맥을 동반한 심한 발작성 고혈압, 부정맥, 피부혈관 수축은 손상 아래 부위에서 나타나고 손상 위 부위에서는 혈관이완이 특징적으로 나타난다. 이와 같은 증상의 발현은 내장(예; 방광, 직장 등)의 팽창에 의하여 조장될 수 있을 뿐만 아니라 어떠한 유해자극도 원인이 될 수 있다. 치료를 하지 않는다면 과도한 혈압 상승은 경련, 두개강내 출혈, 심근경색 등을 초래할 수 있다. 자율신경성 반사항진이 발생하면 깊은 마취와 직접 작용 혈관이완제 등으로 자극을 차단하여 치료할 수 있다.[24,25]

13) 신장기능

신부전은 척수손상 환자의 주요 사망 원인이다. 마비에 따른 부동화로 도뇨관 감염, 신우신염, 과칼슘혈증, 신석 등이 흔히 발생하며 만성 신부전을 초래할 수도 있다. 신아미로이드증(renal amyloidosis)도 사지마비와 관계가 있다. 근이완제, 일부 항생제 등 신장으로 배설되는 약물 사용에 주의하여야 한다.

3. 척추측만증(Scoliosis)

척추측만증은 척추의 측면 곡선과 척추의 회전 및 늑골 구조의 이상으로 발생하는 척추 기형이다(그림. 12-3).[26] 곡선의 들어간 부문은 추간판과 척추의 추체는 쐐기 모양을 하며, 늑골의 후각은 예각이고 척추와 가시돌기는 오목한 쪽으로 회전된 상태이다. 곡선의 볼록한 부분의 늑골은 뒤로 튀어나와 있으며 후각은 예각이고 흉, 요추부가 1차 곡선의 가장 흔한 부위이다.[27] 척추측만증이 있으면 척추 후굴 또는 척추의 후방 회전도 함께 동반된다. 척추후측만증(kyphoscoliosis)은 드물지만 대부분이 선천성 기형이다. 이러한 환자는 kyphectomy와 척추의 안정을 얻기 위한 전방과 후방 유합술 모두를 필요로 한다.[28] 척추측만증의 심한 정도는 변화된 각 또는 Cobb's angle로 결정되며(그림.12-4),[26] 각이 크면 클수록 척추측만증은 심하다.

일반적으로 Milwaukee brace 등과 같은 비수술적인 치료는 각이 적은 경우와 골격 성장이 완성되지 않은 어린이에서 이용된다. 외과적 치료는 Cobb angle이 50° 이상 심한 경우에 적용하지만 내고정법의 발달로 조기에 수술을 하는 경향으로 변화되고 있다.[29,30]

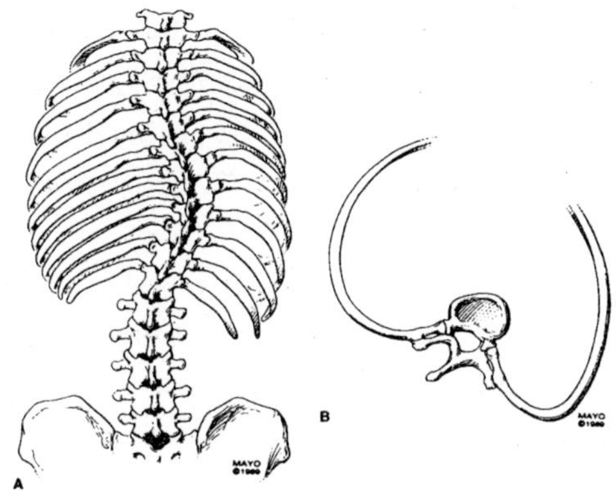

<그림 12-3>. 척추측만증에서 척추와 흉강의 변형. (A) 흉 요추 부위에서 일차적인 측만이 가장 흔하다. (B) 볼록한 부위에서 늑골의 각이 예각이다.

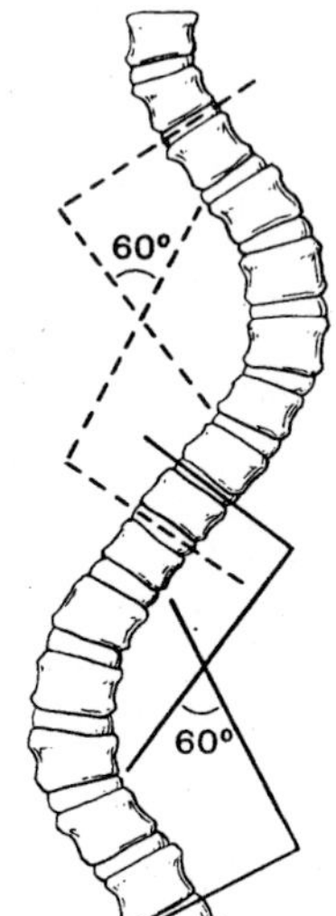

<그림 12-4> 척추측만증에서 Cobb angle. 측만이 있는 가장 상부와 하부의 척추 추체와 평행한 선과 직각을 이루는 선이 만나는 각. 측만의 각은 두부(cephalad)와 미부(caudad)

표 12-1. 척추 변형의 분류표

- I. Idiopathic
  - A. Infantile(3 years of age or younger)
    - 1. Resolving
    - 2. Progressive
  - B. Juvenile (4 to 9 years of age)
  - C. Adolescent (10 years of age or older)
- Ⅱ. Neuromuscular
  - A. Neuropathic
    - 1. Upper motor neuron lesion
      - a. Cerebral palsy
      - b. Spinocerebellar disease
        - (1) Friedrich's
        - (2) Charcot-Marie-Tooth
        - (3) Roussy-Lévy
      - c. Syringomyelia
      - d. Spinal cord tumor
      - e. Spinal cord trauma
      - f. Other
    - 2. Lower motor neuron lesion
      - a. Poliomyelitis
      - b. Other viral myelitis
      - c. Traumatic
      - d. Spinal muscular atrophy
        - (1) Werdnig-Hoffmann
        - (2) Kugelberg-Welander
      - e. Myelomeningocele(paralytic)
    - 3. Dysautonomia(Riley-Day)
    - 4. Other
  - B. Myopathic
    - 1. Arthrogryposis
    - 2. Muscular dystrophy
      - a. Duchenne (pseudohypertrophic)
      - b. Limb-girdle
      - c. Facioscapulohumeral
    - 3. Fiber type disproportion
    - 4. Congenital hypotonia
    - 5. Myotonia dystrophica
    - 6. Other
- Ⅲ. Congenital
  - A. Congenital scoliosis
    - 1. Failure of formation
      - a. Wedge
      - b. Hemivertebra
    - 2. Failure of segmentation
      - a. Unilateral bar
      - b. Bilateral("fusion")
    - 3. Mixed
  - B. Congenital kyphosis
    - 1. Failure of formation
    - 2. Failure of segmentation
    - 3. Mixed
  - C. Congenital lordosis
  - D. Associated with neural tissue defect
    - 1. Myeomeningocele
    - 2. Meningocele
    - 3. Spinal dysraphism
      - a. Diastematomyelia
      - b. Other

표 12-1. 척추 변형의 분류표(계속)

Ⅳ. Neurofibromatosis	Ⅺ. Tumor
Ⅴ. Mesenchymal	A. Benign
A. Marfan's disease	B. Malignant
B. Homocystinuria	Ⅻ. Rheumatoid disease
C. Ehlers-Danlos disease	A. Juvenile rheumatoid
Ⅵ. Traumatic	B. Adult rheumatoid
A. Fracture or dislocation (nonparalytic)	C. Marie-Strümpell
B. Postirradiation	XIII. Metabolic
C. Postlaminectomy	A. Rickets
D. Other	B. Juvenile osteoporosis
Ⅶ. Soft tissue contractures	C. Osteogenesis imperfecta
A. Burn	XIV. Related to lumbosacral area
B. Other	A. Spondylolisthesis
Ⅷ. Osteochondrodystrophies	B. Spondylolysis
A. Achondroplasia	C. Other congenital anomaly
B. Spondyloepiphyseal dysplasia	D. Other
C. Diastrophic dwarfism	XV. Thoracogenic
D. Mucopolysaccharidosis	A. Postempyema
Ⅸ. Scheuermann's disease	B. Post-thoracoplasty
Ⅹ. Infection	C. Post-thoracotomy
A. Tuberculosis	D. Other
B. Bacterial	XVI. Hysterical
C. Fungal	XVII. Functional
D. Parasitic	A. Postural
E. Other	B. Secondary to short leg
	C. Other

1) 척추측만증의 분류

1973년 척추측만증을 초래하는 여러 가지 원인을 분류하였다(표 12-1).[31] 회백질 척수염이 근절됨과 함께 척추측만증의 75~90%는 특발성이다. 발생 빈도는 소녀에서는 4/1,000, 소년은 0.3/1,000으로, 전체적으로는 1.8/1,000이다.[32] 나머지 10~25%는 선천성 심장질환, 외상, 중간엽 이상 등 선천성 이상과 다른 신경근 질환과 관계가 있다. 척추측만증은 가족력, 이학적 검사와 함께 호흡기, 심장과 신경근계에 대한 관심이 필요하다.

표 12-1. 척추수술에서 중추신경축 차단의 임상적용에 따른 주의점

- 척추수술에서 척추마취를 할 경우 : 수술의 종류와 시간, 외과의사의 숙련도와 전문성, 환자의 정신 및 신체상태.
- 상지, 몸통과 목 부위는 환자가 직접 안정된 상태에서 체위를 취할 수있다.
- 척추마취 후에 진통제의 용구가 저하되며, 수술 후 오심과 구토 및 기타 이환율이 저하된다.
- 마취약물에 아편양제제를 함께 혼합하지 않는다면 뇨 저류 또는 배뇨곤란의 빈도가 증가되지 않는다. 도뇨관 삽입의 필요성이 저하된다.
- 척추협착으로 감압수술을 하였다면 척추마취는 곤란하다.
- 척추마취와 함께 경막외 Clonidine과 수술 부위에 피하 국소마취제 투여는 요추 수술 후 현저한 진통효과의 연장을 가져온다.

(1) 특발성 척추측만증(Idiopathic Scoliosis)

척추측만증의 가장 흔한 형태로 발현 시기에 따라서 영아형(infantile, 0~4세), 소년형(juvenile, 4~9세), 청년기형(adolescent, 10세 이상) 3단계로 구분된다. 일반적으로 만곡의 위치가 높으면 발현도 빠르고, 결과도 나쁘다. 그러나 영아형의 50%는 자연 회복된다.

영아형 척추측만증은 치유형과 진행형으로 분류할 수 있다. 진행형은 남자에서 많으며 후만증의 발생빈도가 높다. 치유형은 일반적으로 30° 이상 증가되지 않으며 치료가 필요한 경우는 드물다.[31] 척추측만이 130° 이상에서는 수술 후 심장과 폐기능 부전이 초래될 수 있으므로 주의하여야 한다.[33] 청년기형이 가장 흔하며 90%가 여자에서 나타나고 척추 측만의 90%는 오른쪽으로 흉추에서 기원한다.[34] 전형적으로 7~10개의 척추가 관여하며 만곡의 진행은 빠르다. 골격 성장에서 ⅔는 Cobb's angle이 70°보다 크며 외과적 수술이 필요하다. 만곡이 골격성장 후에도 진행될 수 있으며 커브의 평균 증가 정도는 30°이다.

특발성 척추측만증에서 청년기형은 상염색체 우성형질로 유전되나 영아형은 확실하지 않다. 대부분의 특발성 척추측만증은 다른 이상을 동반하지 않으나 7%에서 정신발육 지체, 심장기형, 다른 사지기형 등이 동반될 수 있다.[32]

(2) 척추측만증과 동반된 신경근 질환

신경병성(neuropathic) 또는 근병성(myopathic) 척추측만증은 질병, 비정상적인 기능 또는 신경이나 근육의 비정상적 발육이 원인이 되는 척추만곡이다. 회백질척수염은 신경근성 척추측만증의 가장 흔한 원인이다. 척수 전각세포의 퇴행성 변화로 근육이 약화되어 발생한다. 호흡근을 침범하면 흡기와 호기에서 힘의 저하, 기침장애, 무기폐 등을 초래한다. 연수를 침범하면 연하곤란, 흡인 등을 초래하며 폐렴의 원인이 된다. 이러한 환자들은 과감한 수술 전 호흡 관리가 필요하며, 근육이완제와 진통제의 잔류효과는 호흡기능 저하와 수술 후 호흡부전의 원인이 될 수 있다.[35)]

척수수막류와 척추측만증이 있는 경우는 척추골절의 위험이 있으므로 수술을 위한 체위를 취하는 과정에서 주의하여야 한다. 또한 척추후만증의 빈도가 높으므로, 때로는 기능이 없는 척수의 결찰과 kyphectomy가 필요하다. 척수 결찰은 척수 절단에 의한 교감신경계 차단 효과로 뇌압을 증가시킬 수 있다. 뇌실내 션트가 유지될 수 있도록 술전에 확인이 필요하다. 경막외 동맥총과 인접하여 있으므로 과거 수술에 따른 반흔조직으로 인하여 대량 출혈이 발생할 수도 있다.

신경섬유종증(neurofibromatosis)은 피부에 다양한 크기의 색소침착(cafe au lait spots)과 다발성 신경섬유종을 갖는 질환이다. von Reckling Hausen's disease의 30~50%에서 골낭종(bone cyst), 척추측만증 등 많은 신경근 이상을 동반한다. 신경섬유종은 신경줄기(nerve trunk)에서 기원하며, 신체 어느 부위에서나 발생할 수 있다. 대부분 증상은 없으나 팽창할 수 없는 한정된 공간에서 발생한다면 신경허혈의 원인이 된다. 임상적으로 문제가 되는 신경섬유종은 압박할 수 있는 추간근(intervertebral spinal roots), 척수, 청신경 또는 연수에 영향을 줄 수 있는 후두와(posterior fossa)에서 발생하는 것이다. 척추측만증의 1%에서는 갈색세포종(pheochromocytoma)이 동반될 수 있다.[35)]

뇌성마비는 비진행성의 중추성 운동기능 이상으로 출생 전 또는 중에 저산소성 손상으로 발생한다. 지적 손상이 다양하게 나타나며, 의사소통이 되지 않아서 환자와 협조가 어려울 수 있다. 동반되는 연축성 양측마비(spastic diplegia) 또는 사지마비(quadriplegia)는 척추측만증의 원인이 된다. 심한 환자에서는 연하곤란, 흡인의 원인이 되는 가성연수 마비(pseudobulbar palsy)를 가진다. 연축성과 강직성은 비정상적인 사지체위를 초래하며 감시장비 거치에도 어려움이 있다[36] Friedreich's ataxia는 척추측만증을 동반할 수 있는 척수와 소뇌의 진행성 질환으로 발현은 소년기 후반이 대부분이며 성년 초반까지 생존이 어렵다. 척수소뇌로(spinocerebellar pathway), 피라밋로(pyramidal tract), 말초신경과 척수후각(dorsal column)에 병변이 있으며, 보행장애, 떨림(tremor), 체위감각 이상과 일부에서는 시신경 위축(optic atrophy) 등이 나타날 수 있다. 심근 섬유의 변형과 괴사도 발생될 수 있으며 진행성 근육허약이 호흡근에서 나타나면 호흡부전을 초래할 수 있다.[37]

근육퇴행위축(muscular dystrophy)은 허약, 위축, 수축과 무능력을 초래하는 만성 진행성 골격근 질환이다. Duchenne 형이 가장 흔한 형태로 반성유전하며, 증상은 3~5세까지 나타나지 않으나 기능장애를 초래할 수 있는 근육 손실로 계단 또는 높은 곳에 올라가지 못하며, 하지의 근위부 근육에서 나타난다. 9세 전 후부터는 45%에서 혼자서 걸을 수 없으며 척추측만증이 나타나고 75%에서 20세 이전에 심장 또는 호흡부전으로 사망하게 된다.[38] 폐합병증은 진행된 경우에 많이 발생한다. 호흡근육의 약화는 저환기, 무기폐, 분비물의 배출 장애로 폐성심(cor pulmonale)을 초래할 수 있으며, 흡인, 폐렴 등이 유발될 수 있다. 수술 후에는 분비물의 배출과 제거를 적극적으로 시도하며 감염을 예방하여야 한다.

심장의 기능장애는 Duchenne형의 80%에서 나타난다. 대부분의 소아 환자에서는 행동이 제한되므로 임상적으로는 증상이 없으나 심전도에서 나타난다. 흔히 나타나는 심전도 소견은 tall precordial R wave, deep precordial Q waves, bundle branch block, P-R interval prolongation, ST-segment elevation 또는 depression 등이다. 부정맥은 미주 또는 교감신경계의 긴장도 변화, 흡입마취제, 과이산화탄소혈증 또는 succinylcholine에 의하여 발생될 수 있다.[39]

Succinylcholine은 Duchenne형 또는 다른 형태의 근육퇴행위축에서는 금기이다.[40] 근막의 투과성 증가는 succinylcholine에 의한 급성 과칼륨혈증과 심정지를 초래할 수 있다. 또한 succinylcholine에 의한 수축의 지속은 호흡과 기관내 삽관을 어렵게 하고 광범위한 횡문근 융해증(rhabdomyolysis)을 초래한다. 미오글로빈뇨(myoglobinuria)는 지속된 근수축에 따른 지표로서 급성 세뇨관 괴사(tubular necrosis)와 신부전의 원인이 된다. 근육퇴행위축 환자는 악성고열증(maligment hyperthermia)의 위험이 매우 높으므로 마취약물 선택에 유의하여야 한다.[41] 휴식기에 CPK값이 증가되어도 악성고열증의 유용한 예견 인자는 되지 못한다. 이러한 환자에서는 탈분극성 근이완제, 강력한 흡입마취제 등과 같은 악성고열증을 유발할 가능성이 있는 약물은 금기이다. 과이산화탄소혈증, 빈맥, 호흡성 및 대사성 산증, 심실성 부정맥, 체온 상승과 같은 악성고열증의 증상 발현을 관찰하여야 한다. 악성고열증이 의심된다면 치료 원칙에 맞게 어떠한 흡입마취제든지 즉시 투여를 중지하고, dantrolene 투여 등 적절한 치료를 시작한다. 그리고 비탈분극성 근이완제를 사용할 경우에는 근이완의 잔류효과에 유의하여야 한다. 운동이 없으면 정상 근육에서 불용성 위축(disuse atrophy)의 원인이 되며, 신경근 접합부에 태아형 아세틸콜린 수용체(embryonic acetylcholine receptor, 2αβδγ)와 5α7 아세틸콜린 수용체가 증가하여 비탈분극성 근이완제에 저항이 나타날 수 있다. 이러한 불확실성 때문에 투여량의 조절과 신경자극기를 이용한 근이완 상태의 감시가 효과적이다.[42)]

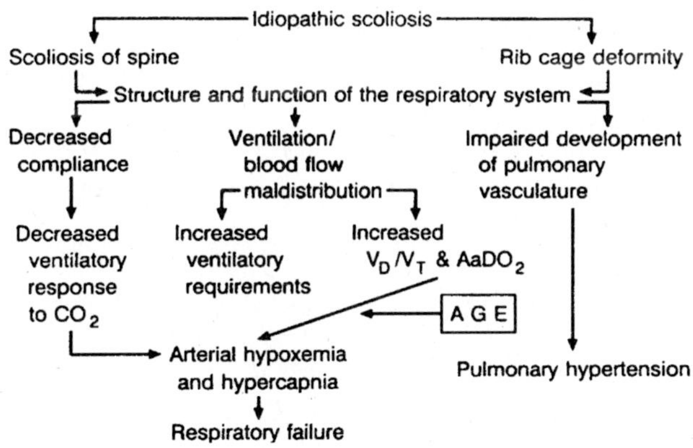

<그림 12-5> 특별성 척추측만증에서 호흡기능 이상과 호흡부전을 초래하는 요인들. VD/VT; dead space / tidal volume ratio. AaDO2; alveolar- arterial oxygen gradient.

2) 호흡기능의 변화

(1) 특발성 척추측만증

척추측만증은 폐와 심혈관계에 심한 영향을 준다 (그림 12-5).[43,44)] 일반적으로 치료하지 않는 경우에는 45세 전후에 사망하게 된다. 폐성심 또는 호흡부전이 사망 원인의 60%이다. 비정상 흉벽과 늑간근의 기계적 불합리는 폐용량과 폐활량의 감소에 따른 제한성 폐질환 특성을 나타낸다.[45)] 폐활량이 예상보다 60%로 감소되면

총 폐용량과 기능적 잔기량은 예상의 70~80%이다. 폐용량과 호흡기의 탄성도는 척추만곡의 각도와 반비례 한다. 특발성 척추측만증은 Cobb's angle 65°이하에서는 호흡기능의 변화가 적다. 그러나 신경근계 이상이 동반된다면 30°이하에서도 심한 호흡계 이상이 나타난다.[46] 빠른 호흡과 적은 일회 호흡량은 호흡능(work of breathing)을 감소시키고 사강의 증가와 폐포 저환기를 초래한다.[47] 심한 척추측만증이 8세 전에 발생되었다면 폐포 발달이 중지될 수도 있다.[45] 폐활량은 수술 기간 중 호흡기능의 지표로 유용하다. 폐활량이 예상보다 70%를 초과한다면 호흡기능은 충분하다. 폐활량이 예상의 40% 이하이면 수술 후에 보조 환기가 필요하다.[38] 척추측만증 치료의 장기적인 효과는 폐기능 저하를 예방하는 것이지만 폐기능은 수술 직후에 급격하게 악화될 수 있다. 폐활량이 40% 감소하고 폐포와 동맥의 산소분압 차이(A-aDO_2)가 50% 이상 증가되는 변화는 수술 후 7~10일에 회복될 수 있다.[48] 폐기능의 현저한 회복은 어려우며, 수술 후 1년 동안 폐활량이 10% 이상 증가되는 경우는 드물다.[28] 때로는 외과적 정복술이 영구적인 폐기능 감소를 초래할 수도 있다.[49]

가스교환의 일차적인 이상은 환기와 관류 불균형으로 저산소증을 초래하며 가장 흔한 동맥혈 가스 이상은 산소분압의 감소이다. 폐의 기계적 특성이 파괴되면서 환기와 관류 불균형과 환기 요구량 증가로 호흡부전을 초래한다. 과이산화탄소혈증은 대상 반응의 파괴와 함께 연령이 증가되면서 나타난다. 장기간의 저산소증, 과이산화탄소혈증, 폐혈관 수축은 회복 불가능한 폐혈관의 변화와 함께 폐고혈압을 초래한다.

결론적으로 척추측만증에 의한 흉부 기형은 폐용량을 감소시키고, 환기와 관류 불균형, 흉부 탄성도 감소, 폐혈관 저항 증가를 유발한다. 저산소증은 환기요구량 증가에 따른 기능이상으로 나타나며 초기에는 대상기전이 충분하지만 근골격계 이상과 나이가 증가함에 따라서 호흡기능이 저하되며 심하면 사망을 초래한다.[43,44]

(2) 척추측만증과 동반된 신경근 질환

일반적으로 신경근 질환에 의한 척추측만증은 특발성 보다 예후가 나쁘다. 호흡기능은 척추측만증의 골격계와 호흡중추 이상, 기도반사 장애, 탈신경(denervation)

과 근병증(myopathy) 등에 의한 호흡근 기능 손실 정도에 따라서 결정된다. 이러한 환자들에서는 수술 후 보조 호흡이 필요하게 될 수 있다.

호흡근의 약화는 폐용량, 폐활량, 기능적 잔기량 등의 감소를 초래한다. 흡기와 호기력의 감소는 효과적인 기침을 하지 못하게 되어 무기폐, 폐렴 등을 초래하며 후두와 인두 근육을 침범하면 기도반사 장애로 흡인을 유발할 수 있다. 양측성 횡격막마비는 선 자세에서 폐활량이 30~65%로 감소하고, 앙와위에서는 15~30%로 감소된다.[27]

중추신경계를 침범하면 CO_2에 의한 호흡반사, 호흡의 자율조절기능, 불규칙 심호흡(예, sigh) 등에 이상이 나타난다. 또한 근육이완제와 마약성 진통제에 예민하므로 사용하게 된다면 호흡부전에 대한 세심한 감시가 필요하다.

3) 심혈관계 기능

흉추 측만증은 심부전을 초래하며 우심실비후와 고혈압성 폐혈관 변화를 초래한다. 골격근계의 이상은 여러 가지 원인으로 폐혈관 저항을 증가시키며, 폐는 흉부 압박에 의한 폐혈관의 발육장애로 폐포 허탈의 원인이 된다. 이와 같은 혈류에 대한 저항 증가는 폐포혈관 밖으로의 혈류를 증가시킨다.[50] 저환기, 환기와 관류 불균형에 의한 장기간 폐포 저산소증은 회복 불가능한 폐혈관 수축과 폐고혈압을 초래한다.

우측 심장압력의 증가와 폐성심은 단순히 진행성 척추측만증을 치료하지 않아서 발생한 증상은 아니다. 증상이 없는 청년기형의 특발성 척추측만증에 대한 심초음파 검사에서 척추측만증의 심한 정도와 관계없이 폐혈관 저항이 증가된다. 이와 같은 변화는 심장과 폐의 구조적인 변화보다는 발육과 비례하는 것이다. 폐고혈압과 우심방 비대의 심전도 소견(P 파가 2.5 mm 이상, V3, V2에서 R파가 S보다 크다)은 후기에 나타나지만 확실한 것은 아니다. 심전도 또는 이학적 검사 소견이 의심스럽다면 심초음파 검사를 할 수 있으며 특발성 척추측만증 환자의 25%에서 동반되는 승모판 탈출증의 확인에 효과적이다.

선천성 심장질환이 있는 소아 환자에서 척추측만증의 빈도는 증가한다.[51] 특히 태생기의 이상으로 대동맥축착(coarctation of aorta)과 청색증 심장질환이 동반되며 감염성 심내막염의 위험이 증가되므로 예방 목적으로 항생제를 투여할 수 있다.

4) 술전 평가

척추측만증 환자는 신경근 질환과 함께 복부 근육의 기능이상과 기침장애 등이 동반될 수 있다. 운동허용능 저하, 과이산화탄소혈증 또는 호흡부전 등과 같은 병력은 호흡기능 저하와 수술 후 보조호흡의 필요성을 증가시키며, 적혈구 증가증은 만성 저산소증을 암시하는 것이다. 폐기능 검사는 앉은 자세와 선 자세 모두에서 폐활량과 강제호기량(forced expiratory volume), 폐용량을 측정한다. 폐활량이 호흡기능의 실질적인 예후 판단 기준이지만, 호흡중추 기능과 수술 후 호흡부전 위험을 판단하는 것은 아니다. 심한 폐질환이 있는 경우는 술전에 흉부 물리치료, 기관지 확장제 투여, 호흡기 감염을 치료하여야 하며, 심장 검사는 수술 전에 심장기능을 파악하고자 하는 것이다. 간단한 신경학적 검사는 술전 평가에서 한다. 이 시기에 환자에게 wake-up-test에 대한 설명을 하여 신경학적 후유증을 최소화할 수 있도록 한다. 최근에는 체성감각 유발전위 검사(somatosensoty evoked potential test, SSEP)로 대체되는 경향이다. 끝으로 경추의 움직임, 상기도의 해부학적 구조에 대한 분석은 기도 관리, 체위에 따른 문제점, 굴곡성 후두경의 필요성 등을 결정하도록 한다.

환자에게 수혈과 술전 자가혈액 예탁, 가족헌혈 등에 대한 설명이 필요하다. 술전 자가혈액 예탁을 위한 채혈은 술전 4주부터 시작하여, 채혈 간격은 4~7일 간격으로 한다. 일반적으로 4 unit 이상의 혈액을 모을 수 있으며 4℃에 보관하여야 한다. 수혈량이 많이 필요한 수술 또는 심장 상태와 혈색소 값이 채혈 간격에 따른 내성이 낮은 경우에서는 채혈 기간을 4주 이상으로 적용할 수 있다. 혈액 저장에 장기간이 필요한 경우에는 냉동 적혈구(frozen red blood cell)로 보관한다. 냉동 적혈구는 녹인 후 24시간 이내 수혈하여야 하므로 수술 중에 사용할 혈액만 녹이는 것도 중요하다.

5) 마취 관리

척추측만증 수술에서 마취과적 고려 사항은 체위, 주위 조직 및 폐와 같은 장기의 해부학적 변형, 수술 중에 발생하는 신경과 혈관계의 손상, 장시간 수술, 과대 노출에 따른 저체온, 수혈과 수액 공급 등이다. 이러한 환자 관리는 기본 처치 지침을 적용하는 것이 효과적이다.[52)]

환자 관리에서 감시 장치로는 심전도, 혈압, 맥박산소 계측기, 체온 측정, 호흡과 심음 청진을 위한 식도 청진기 등의 일반적인 감시 기구와 필요에 따라서 심박출량 측정기(예; Cardio Q, Vigilio monitor), SSEP 등이 적용된다. 도뇨관 거치는 소변량 감시에, 경비위관은 장폐색이 회복될 때까지 감압을 위하여 거치한다. Capnography는 공기색전증과 악성고열증의 감시와 함께 호흡 상태를 파악할 수 있다. 요골동맥에 카테터를 거치하여 직접 혈압측정과 혈액가스 측정에 이용한다. 두 개 이상 큰 정맥로(예; 18G 이상의 카테터) 확보가 필요하며, 중심정맥 카테터는 혈액과 수액 공급에 유용할 뿐만 아니라 정맥 공기색전증에서 공기 제거에도 이용될 수 있다. 폐 고혈압 또는 심한 심혈관계와 폐질환이 있는 경우에는 폐동맥압, 폐모세혈관 쐐기압, 심박출량 측정을 위한 폐동맥 카테터가 필요할 수 있다. 수술 시야가 심장보다 높으면 precordial doppler가 정맥 공기색전증 발견에 필요하다. Wake-up-test를 이용하려면 최소한의 전투약을 사용한다. 마취는 기관내 삽관이 어렵지 않다면 propofol, thiopental, fentanyl, 비탈분극성 근이완제(예; rocuronium, cisatracurium) 등이 필요하며, 경추의 움직임에 문제가 있다면 추가로 lightwand, intubating LMA, 굴곡성 후두경 등 기관내 삽관을 도울 수 있는 기구들도 준비하여야 한다. 척추 손상, 사지 마비 등이 동반된 경우에는 succinylcholine 선택에 신중하여야 한다.[19)]

마취 유도와 정맥로를 확보한 후에 필요한 체위를 취한다. 압력을 받는 부위에는 충분한 쿠션을 대어주며 흉부와 복부에 압력을 주지 않는 수술대를 이용할 수 있다. 흉부 압박은 효과적인 환기를 방해하며, 복부 압박은 척추 정맥총의 울혈로 과도한 출혈을 조장한다. 앞에서 접근할 경우에는 측와위 또는 반측와위를 적용한다. 체위를 취한 다음에는 노출된 체표면을 담요 등으로 덮어주거나, 공기가온기(Bair hugger), 수액가온기 등으로 체온 손실을 최소화하도록 한다.[53)]

마취 유지는 N_2O, 마약성 진통제, 근이완제와 흡입마취제를 함께 사용하는 균형 마취법이 선호된다. 흡입마취제를 낮은 농도로 사용하는 것은 정상 혈압을 유지하고, 마약성 진통제의 유지량 감소, 체성감각 유발전위의 판독에 도움을 준다. 마약성 진통제는 일시 또는 지속적 투여 방법이 있다. 지속적으로 투여하는 방법은 총 투여량을 50% 이상 감소시킬 수 있으며 wake-up-test를 더 빠르고 부드럽게 실시할 수 있다.[54] 과도한 마약성 진통제 투여는 일시 투여법에서 많이 발생하고 장기간 보조 호흡이 필요하며, 수술 후 신경학적 분석이 지연될 수 있다. 지속적 투여법의 장점으로는 일시 투여에 따른 체성감각 유발전위의 변화를 줄일 수 있으며 변화의 분석이 쉽다. Remifentanil을 지속 주입하는 경우에는 수술 후 통각과민(hyperalgesia)을 유발 할 수 있으므로 주의가 필요하다.[55,56] 근육이완제의 지속 주입은 연축 높이를 기준으로 투여하여 과량 일시 투여를 예방하고 wake-up-test, 체성감각유발전위 검사를 위한 회복을 용이하게 한다.[57]

6) 외과적 수술과 체위

(1) 후방접근법

후방 척추유합술은 고식적인 방법에 실패한 경우 척추만곡의 진행을 중단시킬 수 있는 가장 흔하게 사용되는 방법이다.[58-60] 척추 고정을 위한 기구의 사용 증가는 수술 시간이 길어지고, 출혈이 많으며, 신경학적 후유증의 빈도를 증가시킬 수 있다. 수술 수기와 경험의 축적은 합병증을 감소시킬 것이다.[61] 수술을 위한 체위는 복와위로 하여 머리는 아래로 하고, 목은 약간 굴절시키며, 팔은 앞으로 굴절과 외전시켜 상완신경총의 긴장을 감소시켜 준다(그림. 12-6).[26] 한쪽 팔을 외전 시켰다면 상완신경총 손상의 예방을 위하여 머리는 같은 쪽으로 돌려주어야 한다. 경추부 척추분리증이 있는 환자에서 목의 회전은 뇌척추 순환의 변화와 척수손상을 초래할 수 있으므로 수술 전에 목 회전과 함께 목의 통증과 신경증상에 대한 분석이 필요하다.[62]

흉부에는 두루마리 등을 이용하여 복부에 압력이 가해지는 것을 최소화하여 횡격막의 움직임을 자유롭게 하고, 척추 주위에서 정맥성 울혈을 감소시킨다. 유방은 손상을 피할 수 있도록 내측으로 위치시키고, 귀와 눈은 손상과 허혈을 예방할 수 있도록 보호와 감시를 하여야 한다. 안면에 압력을 받게 되면 망막 손상, 찰과상 등을 초래할 수 있으므로 눈은 안전 테잎으로 덮어 예방한다.[63] 안연고와 같은 윤활제는 각막 찰과상 예방에 효과가 없다. 특히 녹내장 환자에서 주의하여야 하며 귀도 눌려서 괴사를 초래할 수 있다.

(2) 전방 접근법

전방접근법은 측와위로 하여 융기 부분이 가장 위에 위치하도록 한다. 외과 의사는 척추 궁융부와 관계없이 간과 하대정맥 손상의 예방을 위하여 좌측 흉 요추부 접근법을 선호한다.[34] 요추 하부는 쉽게 노출시킬 수 있으나, 흉추 하부와 요추 상부 수술에서는 늑골 제거가 필요하며, 복강 내로 접근하려면 횡격막을 절개하여야 한다. 이러한 수술 방법은 T9부터 골반까지 광범위하게 노출시킬 수 있다. 6번째 또는 10번째 늑골의 제거는 흉추 상부의 노출을 개선시킨다.[64] 전방 유합을 위한 흉복부 접근법은 수술 중에 폐와 횡격막 조작으로 인하여 수술 후 호흡부전의 가능성이 후방 유합보다 크다.

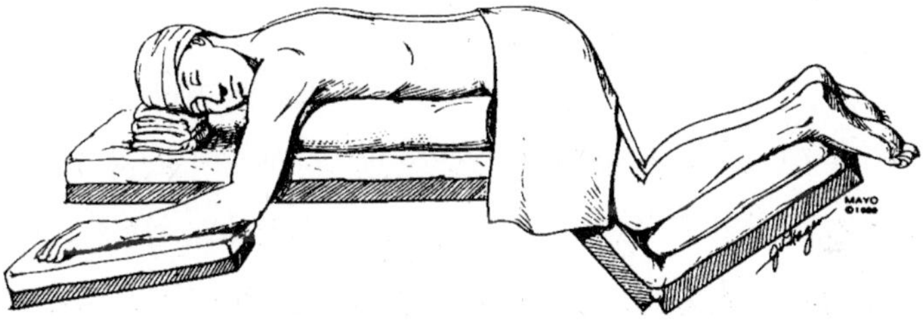

<그림 12-6> 복와위. 아래쪽 귀와 눈은 압력을 받지 않도록 보호하여 머리는 옆으로 돌려준다. 가슴 두루마리를 거지하여 호흡과 복강에 과도한 압력을 받지 않도록 한다. 팔을 과도하게 외전되지 않도록 하고 무릎은 굴절시켜준다. 머리는 보호받침대를 이용하여 아래를 향하도록 하여도 된다.

(3) 전방과 후방의 복합접근법

불안정 척추 또는 심한 척추만곡이 있으면 전 후방 복합접근법이 필요하다. 전방접근법을 먼저 시술하므로 부분적으로 고정되어 후방수술을 위한 체위변경 중에 척수 손상을 줄일 수 있다. 만곡이 적거나 횡격막 이하에 있는 경우에는 전방 유합을 후방 유합 후에 시행하는 방법도 있다.

7) 출 혈

박피술(decortication)과 함께 하는 척추의 기구고정과 유합에서 혈액 손실은 박피하는 척추의 수에 비례하며, 대부분의 수술에서 수혈이 필요하다. 동종수혈과 관련된 합병증이 발생될 수 있으나 자가수혈은 이러한 위험을 감소시킨다. 혈액손실과 수혈요구량에 대한 논란이 많지만 체위변경, 수술 중 혈액구제, 유도저혈압, 수술 중 혈액희석 등으로 감소시킬 수 있으나 효과와 위험 및 비용 부담을 고려하여 결정하여야 할 것이다.

환자의 체위는 복부에 압력을 받지 않도록 하여 경막외 정맥울혈을 최소화할 수 있다. 정맥환류를 개선하여 출혈을 감소시킬 수 있도록 호기말 양압은 적용하지 않으며, 피부절개 전에 1 : 500,000 epinephrine의 피하침윤은 출혈을 감소시킬 수 있다. 수술 전 자가혈액 예탁 및 등혈량 혈액희석과 채혈을 위한 다량의 결정질액 투여로 적혈구 용적율을 25~28%으로 감소시켜서 혈류를 개선하여 준다. 유도저혈압과 등혈량 혈액희석 및 자가수혈은 동종수혈의 필요성을 감소시킬 수 있다.[65-67]

중등도의 유도저혈압(수축기 혈압을 기준에서 20 mmHg 저하 또는 정상 혈압 환자에서 평균동맥압을 65 mmHg로 저하시킴)은 출혈을 감소시키고, 수혈을 50%로 감소시키며, 수술 시간도 줄일 수 있다.[67,68] 그러나 유도저혈압도 위험이 없는 것은 아니다. 척수허혈, 신경학적 손상 등이 초래될 수 있다.[69,70] 척수 손상의 원인으로는 수술 전의 고혈압, 저이산화탄소혈증, 수술 중 평균 동맥압이 60 mmHg 이하로 저하되거나 혈압의 빠른 저하 및 빈혈 등이 있다.[71] 심한 기형, 선천성 척추측만증 또는 후굴증 등은 수술 중에 발생할 수 있는 변화와 압박 등으로 척수 혈류에 이상을 유발할 수 있다. 유도저혈압의 기본적인 효과와 급성 신경성 합병증에 대한 부담을 비교 분석하여야 한다.

척추측만증 수술에서 유도저혈압은 trimethaphan, nitroglycerin, nitroprusside 등을 사용하지만 흡입마취제 desflurane과 sevoflurane 등도 마취와 함께 용량조절로 혈압저하를 제공할 수 있다.[72,73] 흡입마취제는 체성감각유발전위 파형을 용량에 비례하여 변화시킨다. Nitroprusside는 적절하게 혈압을 저하시킬 수 있으나 내성, 속성내성(tachyphylaxis), 독성과 반사성 고혈압을 동반한다.[74] Nitroglycerin은 척수 혈류를 유지 또는 증가시킬 수 있으나 원하는 혈압유지에는 효과적이지 못하다.[74,75] Propranonol(0.06mg/kg)과 같은 ß-차단제 또는 angiotensin-converting enzyme 억제제의 전처치는 반사성 고혈압과 반사성 빈맥을 예방하고 정맥투여하는 혈압저하 약물의 요구량을 감소시킬 수 있다.[76] 저혈압은 혈액희석과 과도한 수액 투여를 예방하기 위하여 피부절개 전에 시작하여야 한다. 혈압은 평균 동맥압을 60~70 mmHg 또는 수축기 혈압을 수술 전 수축기 혈압보다 20~30 mmHg 낮게 서서히 저하시켜야 한다.[66,72] 혈압은 반응성 출혈을 예방하기 위하여 수술 종료 전에 서서히 회복시킨다.

척추수술 중에 여러 가지 변화를 일으킬 수 있다. 노출되는 뼈가 많고 수술 부위가 심장보다 높아서 정맥 공기색전증의 위험이 있다.[77,78] 호기말 이산화탄소분압 감소와 호기말 질소분압 증가가 capnography와 mass spectrometry에 나타난다. 마취통증의학과 의사는 정맥 공기색전증의 가능성을 인식하고, 정확한 진단과 치료는 생존율을 증가시킬 것이다. 정맥 공기색전증이 의심되면 수술 부위를 생리식염수로 덮고, N_2O 투여를 중지하며, 승압제를 투여한다. 심한 색전증 환자에서는 앙와위로 하고 심폐소생술을 시작한다. 드물게 발생하는 합병증으로는 대동맥, 하대정맥 또는 장골혈관의 손상이다. 설명할 수 없는 저혈압 또는 뚜렷한 출혈이 없는 저혈량증은 합병증을 의심하여야 한다. 또한 혈흉, 기흉, 저산소증과 폐탄성 변화가 흉추 수술 중에 나타날 수 있다.[79]

8) 척수 감시

척추수술에서 가장 두려운 합병증의 하나는 하반신 마비이다.[80] 수술에 의한 손상은 척수 손상의 극소수이며, 대부분의 신경학적 손상은 기구에 의한 척수손상, 동맥혈 공급장애, 혈종에 의한 압박 등에 의한 것이다. 심한 기형, 선천성 척추측만증, 척추후굴증, 술전 신경기능 이상 등이 있는 경우에는 수술 중에 척수 손상의 위험이 증가된다. 그러므로 수술 중에 척수기능을 가능한 빨리 판단하여 즉시 회복 할 수 있도록 하는 것이 기본이다. 감시 방법으로는 wake-up-test와 체성감각유발전위가 이용된다. 수술 중 감시를 권장하는 경우는 Cobb's angel이 45도 이상, 선천성 척추이상의 수술, 신경학적 이상이 동반된 경우 등이 있다.[19]

Wake-up-test는 척추수술을 하면서 수술 중에 의식을 회복시켜 신경 손상 여부를 검사하는 방법이다.[81] 환자에게 수술 전에 이와 같은 과정을 충분히 설명하고, 최소한의 통증을 느끼며, 손과 발의 움직임을 확인한 후에는 빠르게 다시 마취를 시행할 수 있도록 한다. 이상적인 방법은 외과 의사가 마취통증의학과 의사에게

30~40분전에 미리 알려주어 근육이완제나 마약성 진통제를 투여한 직후에 급격하게 환자를 깨우는 것은 피하여야 한다. 의식은 마취제 투여를 중단하고 서서히 회복을 시작하여야 한다. 마약성 진통제는 wake-up-test 시행 5분전까지 투여한다.[54] 각성은 N_2O 투여를 중단하고 수동으로 호흡을 유지하면서 시작한다. 수술부위는 젖은 가제로 덮어두어 자발 호흡이 회복되어 깊어지면서 정맥 공기색전증의 위험을 최소화한다.[80] 근육이완제의 완전 회복은 하지 않으며 이상적인 방법으로 부분 근이완을 유지하는 것이지만 환자의 팔, 다리 움직임에 한계가 있다. 환자의 이름을 부르면 손을 먼저 움직이도록 하고, 다음 발을 움직이도록 한다. 환자는 5분 이내에 반응하지만[80,82] 환자가 손, 발 모두를 움직이지 않는다면 적절한 반응이 있을 때까지 naloxone을 20 μg씩 증량 투여하여 각성을 촉진시킬 수 있다. 마약성 진통제를 지속적으로 투여할 경우에는 길항제의 일시주입법이 효과적이다. 손의 움직임은 만족하지만 발을 움직이지 않는다면 N_2O를 다시 투여하고 고정한 기구의 일측을 풀고 wake-up-test를 재시도한다. 재시도에서도 반응이 없다면 혈종과 같은 다른 원인을 고려하여야 한다. 이러한 검사를 시행하여 만족한 결과를 얻으면, N_2O를 다시 투여하면서 benzodiazepine 제제(예; midazolam)를 투여한다. 수술은 환자가 명령에 반응이 없어진 후에 시작한다. 환자 중 0~20%에서 기억을 하지만 불쾌감을 갖는 경우는 드물다.[54,80]

Wake-up-test에서 신경학적으로 완전하였지만 완전한 음성이라고는 할 수 없으며, 신경학적 손상이 척추고정 기구가 직접적인 원인이라고 할 수도 없다.[78,83] 그러므로 wake-up-test는 척추측만증의 외과적 교정술에서 신경학적 손상을 조기에 발견하는 유용한 방법으로 검사기구나 판독에 따른 기술적인 수기가 필요하지 않다. Wake- up-test는 지속적으로 할 수 없으며, 간격을 두고 할 수 있다. Wake-up-test의 위험은 기억, 통증, 공기색전증, 기구 이탈, 척추골절, 기관 튜브의 발관, 정맥로와 동맥로의 발관 등이 초래될 수 있다. 또한 wake-up-test는 환자의 협조가 필요하며, 어린이와 정신지체, 언어소통에 문제가 있는 경우(예; 청력장애, 외국인)에는 어렵다.[19]

Wake-up-tset를 개선한 방법이 체성감각 유발전위이다. 척수기능을 반복되는 말초 자극으로 피질 또는 피질하 반응을 측정하는 지속적 감시방법이다. 가장 많이 이용되는 말초신경은 손에서는 정중신경, 발에서는 후경골신경이다. 피질전압은 두피에서 기록되며, 경막외, 척추, 극간인대(interspinous ligament) 또는 경추로부터 피질하전압(subcortical potential)을 기록할 수 있다. 말초신경의 체성감각자극(somatosensory stimulation)은 고유수용감각(proprioception)과 진동(vibration)의 척수 후각통로를 지나간다. 감각통로는 후척추동맥에서 혈류 공급을 받으며, 전척추동맥의 공급을 받는 운동 경로가 아니면 감시되지 않는다. 그러므로 수술 중 체성감각 유발전위 감시를 하더라도 수술 후 사지마비의 가능성은 있다.

체성감각 유발전위의 파형 변화에 영향을 줄 수 있는 인자는 이미 알려져 있다. 진폭과 잠복기는 신경손상뿐만 아니라 과이산화탄소혈증, 저산소혈증, 저혈압, 저체온에 의하여 변화될 수 있다.[68,84] 마취통증의학과 의사의 흥미는 마취제의 영향에 있다. 흡입마취제는 투여 용량에 비례하여 진폭은 감소하며, 피질의 체성감각 유발전위의 잠복기는 증가된다. 그러나 피질하 체성감각 유발전위에는 거의 영향이 없다.[85] 흡입마취제가 투여되는 중에는 체성감각 유발전위 파형의 판독이 어려우므로 체성감각 유발전위 감시 중에 흡입마취제 투여를 완전 중단을 일부에서 시도하고 있으나[86] 효과적인 체성감각 유발전위 감시는 0.75~1.0 MAC (50% N_2O와 함께)에서는 문제가 없다.[87] 운동신경과 감각신경 유발전위 결과에서 sensicitivity 차이는 서로 신경전달 통로와 척수 손상의 기전에서 차이가 있기 때문이다.[19]

흡입마취제의 최대 농도에서 N_2O 투여는 체성감각 유발전위의 진폭을 감소시킨다. 마약성 진통제는 피질 체성감각 유발전위의 잠복기를 증가시킨다. 그러나 진폭에는 일반적으로 영향이 없다. 체성감각 유발전위는 다량의 마약성 진통제를 쓰더라도 효과적으로 감시할 수 있다.[88]

흡입마취제를 사용하면서 체성감각 유발전위 감시 방법은 여러 가지로 개선되었다. 후경골과 정중신경 전압을 함께 기록하여 정중신경 반응을 대조값으로 사용한다. 전신적으로 나타나는 효과는 위의 두 신경 모두에서 나타나므로 후경골신경에 변화가 있다면 척추고정 기구의 영향이다. 경막외 기록전극(피질하 감시를 위한)의 사용은 수술 부위보다 상부에서 파형을 감시할 수 있으므로 피질유발전위에 비하여 마취제, 저산소증, 과이산화탄소혈증, 저체온 등의 영향을 적게 받게 될 것이다. 대부분의 정맥마취제는 흡입마취제와는 다르게 유발전위 진폭 변화가 없어 체성감각유발전위의 sensitivity와 specificity 상승에 도움이 되며, propofol과 remifentanil이 빠른 마취유도와 회복이 가능하다는 장점이 있다.[19]

체성감각 유발전위의 진폭과 잠복기의 급격한 변화는 심각한 척수 변화를 나타내며, 직접 손상, 허혈, 압박, 혈종 등의 결과일 것이다. 마취를 깊게 하면 비슷한 변화를 관찰 할 수 있으므로 원인 인자들의 작용 여부를 확인하여야 한다. 변화가 있다면 수술을 중지하고 혈압은 정상 또는 20% 상승시켜 유지하며, 흡입마취제는 감소 또는 투여 중지하고[64] 혈액 가스분석으로 대사이상 여부를 확인한다. 파형이 정상으로 회복되지 않는다면 외과 의사는 척추의 신연(distraction)을 줄여야 한다. 체성감각 유발전위가 가양성일 가능성이 있거나 신경손상이 의심스러울 경우에는 wake-up-test를 시행할 수도 있다.[89]

9) 합병증

척추측만증의 외과적 처치로 인한 합병증으로 운동신경 손상 및 감각 이상의 발생 위험은 감각 및 운동 유발전위를 이용한 감시를 하여도 발생할 수 있다. 이와 같은 감시방법의 specificity와 sensitivity가 거의 100%에 접근하여도 항상 가양성과 가음성의 가능성을 인지하여야 한다. 합병증의 위험은 선천성 척추측만증, hyperkyphosis를 동반한 경우, Cobb angel이 90도 이상, 신경학적 이상이 동반된 경우 등에서 높다. 합병증을 유발할 수 있는 위험인자들로는 기계적 손상, 혈관 손상, 유도저혈압 마취 등에서는 운동신경의 이상이 동반될 수 있으므로 반드시 감시를 하여야 한다.[90] 체성감각 유발전위 감시에서 변화를 유발할 수 있는 경우는 외과적 조작과 함께 허혈, 저산소증, 혈압 저하, 체온 저하와 함께 마취 방법의 변화 등이 있다.[91]

술중 관리에서 합병증 발생의 위험을 증가시키는 내과적인 인자로는 나이, 심장질환, 비만, 알코홀 중독, 고혈압, 당뇨, 흡연 병력, hypercholesterolemia, 주요 복강내 혈관의 석회화 등이 동반된 경우이며,[92] 수술과 마취에 따른 위험인자로는 Cobb angel, 수술과 마취 시간, 출혈량과 수혈량 등이 있다.[35]

수술 중의 체위와도 관련이 있으므로 skeletal dysplasia syndrome, neurofibromatosis, polyneuropathy 등이 동반된 경우에는 척수와 상박신경총에 손상을 유발할 수 있으므로 체위 변화와 유지에 유의하여야 한다.[93,94]

신경근질환(예; muscular dystrophy)이 동반된 경우에 합병증 발생 위험이 증가된다 특히 심장과 폐기능 저하가 동반된 경우에 수술 후 폐염, 장기간 보조호흡 의존, 폐기능과 심장기능 부전, 사망 등의 위험이 증가된다.[95-97] 폐기능 개선을 위하여 시행하는 술전 호흡근 훈련은 술후 합병증을 예방할 수 있는 방법으로 권장되고 있다.[98,99]

경추 수술에서 전방접근법을 적용할 경우에는 수술 조작 또는 견인으로 recurrent laryngeal nerve injury로 인하여 대부분에서 증상이 없으나 수술 후 성대 마비와 같은 기능장애로 hoarsness, stridor, 기도유지 곤란 등의 합병증이 초래될 수 있으므로 회복 후에도 감시에 유의하여야 한다.[19,92]

10) 수술 후 관리

대부분의 후척추유합 환자에서 술전 폐활량이 정상이라면 수술 직후에 발관을 할 수 있다. 그러나 마약성 진통제와 근이완제의 잔류 효과로 저환기, 무호흡이 유발될 수 있다. 특히 신경근 질환이 있는 경우에 발생될 수 있으며 흉추부 수술 후에는 기흉도 나타날 수 있다. 적극적인 수술 후 유발성 폐활량 측정(incentive spirometry) 등으로 호흡 관리를 하여 무기폐, 폐렴을 예방할 수 있어야 한다.

수술 후에 지속적으로 출혈을 한다면 또 다른 문제를 초래할 수 있으므로 혈압, 중심정맥압, 소변량, 수술 부위의 배출액 등의 감시가 중요하다. 신경학적 상태도 적극적으로 감시하여야 한다.

결론적으로 척추측만증 환자의 마취 관리는 수술 전의 심장, 폐, 신경기능의 분석 평가와 수술 중에는 체온 관리, 출혈량, 체위, 척수 상태를 감시 및 유지하도록 하는 것이 중요하다. 수술 후에도 지속적으로 폐기능, 신경기능, 출혈 등에 관심을 가져야 한다.

수술 후 통증은 환자의 활동을 저하시켜서 폐렴, 정맥 울혈(venous stasis), 혈전색전증, 요로감염 등의 위험이 증가될 수 있으므로 적극적으로 치료하여야 한다. 대부분에서 아편유사제가 선호되며, 투여 방법은 필요에 따라 일시주입법(pro re nata, PRN)과 지속주입법(예; IV-PCA)을 적용할 수 있다.

4. 척추후만증(Kyposis)

정상 척추에서 흉부 및 천추부는 후방만곡을 이루고 있으나 추체, 추간판 및 주위 근육의 이상으로 만곡이 증가될 수 있다. 척추후만증의 원인은 Sheuermann병(청소년기 척추후만증), 선천성, 원발성 또는 전이성 종양, 노인성과 결핵성 후만증 등이 있으며, 외상이나 광범위한 추궁절제술 후에도 발생할 수 있다.

치료는 후만의 원인과 정도에 따라서 경한 경우에는 등운동 특히 신전운동을 시키지만 중등도에서는 보조기를 사용한다. 수술은 후만의 악화와 함께 심폐기능 저하와 하반신 마비의 위험이 있으면 유합술을 시행한다. 후만이 60~70° 이상인 경우에 병소는 수술에 의하여 회복되었더라도 중력에 의하여 점차 증가될 수 있으므로 지속적인 관찰이 필요하다.

5. 퇴행성 척추질환(Degenerative Vertebral Column Disease)

척추협착(spinal stenosis), 척추분리증(spondylosis), 척추전방 전위증(spondylolisthesis) 등은 퇴행성 척추질환들이다. 두 가지 이상이 함께 나타나는 경우가 많으며 신경증상이 빠르게 진행되면 외과적 수술이 필요하다.

1) 척추협착증

척추협착증은 척추관내 신경 구조물에 충분한 공간이 없어 발생되는 질환으로 요추부에서 가장 많이 발생한다. 척추관이 기본적으로 좁은 환자에서는 넓은 공간이 있는 환자에서보다 손상이나 연령에 따른 변화에 예민하다. 이러한 환자에서는 경미한 손상에서도 주요 신경증상이 나타난다. 골절과 탈골, 추간판 탈출, 과신전, 관절돌기 비후 등은 신경압박과 허혈을 초래할 수 있다. 합병증이 없는 전형적인 척추협착은 긴 병력의 요통과 보행으로 악화되는 이상감각(dyesthesias)을 호소한다. 증상은 앉거나 누우면 없어지고 일반적으로 환자의 활동은 통증과 무감각(numbness)으로 허약이 나타나기 전에 제한을 받게 되며, 많은 환자에서 운동결손을 호소하지 않지만 감각 손실은 드물게 발생한다. 그러나 30% 환자에서 척추협착과 추간판 탈출, 운동감각과 반사기능 손실이 합병되어 나타난다.[100] 척추관의 전후 직경의 변화, 신경 조직의 압박을 CT 또는 MRI와 척수조영술로 쉽게 찾아낼 수 있다. 협착은 L5~S1에서는 드물며, L3~4와 L4~5에서 흔하게 볼 수 있으며, 다발성으로 나타나는 경우도 흔하다.[101]

2) 추간판 탈출증

퇴행성 추간판 질환은 수핵(nucleus purposus)의 진행성 건조(progression desiccation)로 초래된다. 섬유륜(annulus fibrosus) 파열은 핵탈출(nuclear hemiation)을 초래한다. 반응성 osteophyte와 지속적인 spondylosis는 척수 또는 신경근 침해(impinge)로 신경학적 후유증을 초래할 수 있다.[102] 탈출되는 정도에 따라서 ① 돌출 또는 팽륜된 추간판, ② 탈출된 추간판, ③ 부골화된 추간판, 3단계로 나눈다. 초기의 추간판 탈출을 동반한 통증은 후종인대(posterior longitudinal ligament)의 신장으로 초래되며, 신경근 압박, 근육경련, 척추관절돌기 염증 등이 동반된다. 치료하지 않은 신경근 병증은 무감각, 허약, 반사저하 등이 신경근 지배 부위에서 나타난다. 추간판 탈출은 좌, 우 외측으로 많으며 각 부위의 신경근을 압박한다. 경추에서는 C5~6, C6~7에서, 요추에서는 L4~5, L5~S1에서 많으며 경추보다 요추에서 6 : 1 정도로 많다.[103] 기본적인 원인은 퇴행성 변화이지만 반 이상에서 증상이 나타나기 전에 외상 병력이 있다. 초기 치료는 부동화(immobilization)와 침상안정이며 수술은 보조 요법으로 효과가 없는 경우에 고려한다.

3) 척추분리증과 척추전방 전위증

척추분리증은 척추 후궁 협부(pars interarticularis ischmus)에 편측 혹은 양측성 결손이 있는 것을 말하며, 전 인구의 4~5%에서 발견되며 남녀 빈도는 비슷하다. 5세 전의 소아에서는 드물고 20세 경까지 빈도가 증가된다. L5 에서 83%, L4에서는 15% 순서로 많으며 동반되어 발생될 수도 있다. 반응성 골돌기체와 지속적 척추분리증은 척수나 신경근에 손상을 주게 되어 신경학적 후유증을 초래한다.

척추전방 전위증은 한 분절 위의 척추가 앞으로 미끄러진 것으로 장기간 분절의 불안정으로 발생한다. 발생 부위 척추관절 돌기와 섬유륜의 심한 퇴행성 변화를 나타낸다. 경추에서도 발생하지만 요추부에서 가장 많이 발생한다. L4~5가 다른 부위보다 6~9배 많으며 L3~4와 L5~S1 순서이다.[104]발생은 나이와 함께 증가하며 여자에서 4배 많다. 초기 증상은 요통 또는 다리 통증이며, 전형적인 증상으로는 보행 중에 통증을 호소하며 앉으면 소실된다.

앙와위와 선 자세에서 측면 X-선 검사를 비교하면 선 자세에서 악화되는 불안정과 미끄러짐을 찾을 수 있다. 치료는 증상에 따라 차이가 있으며 골 이식과 함께 후척추유합이 가장 많이 시도되는 방법이다.[105]

4) 체 위

경추 추궁 절제술은 복와위, 측와위 또는 좌위에서 하며, 흉 요추부는 대부분 복와위에서 수술을 한다. 복와위에서 하게된다면 복부와 골반부에 압력을 받지 않도록 하여야 수술 중 출혈을 감소시킬 수 있을 것이다. 또한 흉부의 움직임을 유지하여 기도내압 증가, 심박출량 및 신장 관류의 저하를 예방할 수 있다. 머리부위를 다소 높게 유지(reverse trendelenberg position)하여 얼굴에 압력이 가해지는 것을 막고, 순환혈액량이 저하되고 출혈을 감소시킬 수 있다. 안면에 과도한 압력으로 안구에 손상을 주게되어 시력손실(blindness)을 초래할 수 있으므로 압력을 받지 않도록 pad, cushion 등을 이용하여 안정된 자세를 취하도록 한다.[92]

경추를 수술하는 경우에는 수술 전에 경추의 움직이는 범위와 굴절, 신전, 회전에 따른 신경 증상의 유무를 확인하여야 한다. 통증과 감각이상이 없는 체위에서 마취유도와 기관내 삽관을 한다. 경추 움직임이 제한된 경우에는 videolaryngoscope 또는 각성 상태에서 굴곡성 후두경을 이용한다 (제4장 참조). 앙와위에서 전방 추간판 절제를 하는 경우에는 견인에 따른 기도와 경동맥 혈류 변화를 관찰한다. 경추 추궁 절제술 중에 기도가 확실하게 유지되지 않으면 기관내 삽관의 단절과 폐색을 초래할 수 있으므로 기도를 안전하게 유지하도록 감시가 필요하다.

경추 추궁절제술을 좌위에서 할 경우 혈류는 수술 부위에서 다른 신체 부위로 전환되어 수술시야가 개선될 수 있다. 좌위에서는 머리, 팔, 흉부의 지지를 잘 하여야 한다. 다리는 굴절되고 높게 하여 정맥환류를 증가시키며, 저혈압은 자세 변화를 서서히 하여 최소화하고 특히 노인에서 주의가 필요하며 적극적인 수액 투여와

승압제 사용도 필요하다.[106)]

수술대와 직접 닫는 부위에는 피부와 신경의 압력 손상을 막기 위한 적절한 쿠션을 대어준다. 무릎의 굴절은 좌골신경 긴장도를 감소시키며 목의 굴절은 정맥환류를 차단하여, 얼굴과 혀에 부종을 초래할 수 있다. 과도한 목의 굴절은 기도를 막을 수 있으며 수술 후 마비를 초래할 수도 있다.[107)]

좌위의 문제점은 기관튜브가 빠지거나 정맥 공기색전증의 발생이며, 발생 빈도는 후두와 수술에서 40%, 경추 수술에서는 5~25%이다. 중심정맥에 카테터 거치와 capnography, mass spectrometry, precordial doppler 등은 정맥 공기색전증을 감시하는 비침습적이며 효과적인 방법 들이다. 정맥 공기색전증은 심장보다 높은 위치에서 수술을 한다면 모든 체위에서 발생할 수 있다. 정맥 공기색전증의 발생 빈도(중심 정맥로를 통하여 공기가 흡인되는 경우)는 좌위가 25%, 앙와위가 18%, 복와위가 10%, 측와위가 8%라고 하였다.[108)]

5) 마취 관리

척추 수술에서 경추는 수술 부위가 기도 주위이고, 흉추와 요추는 대부분에서 복와위를 취하게 되므로 전신마취를 선호하게된다. 일부에서는 하부 흉추와 요추 수술에서 전신마취와 같이 부위마취도 안전하게 적용할 수 있다. 일부 마취통증의학과 의사와 외과 의사는 저비중 용액을 이용한 척추마취를 선호하기도 한다.

부위마취는 출혈 감소와 혈역학적으로 안정을 유지하며, 경막외 정맥을 수축시켜 수술 시야 개선, 술중 심근 허혈과 저산소증 위험 저하 등의 효과가 있다. 수술 후에는 통증치료 효과가 지속되어 추가 진통제 요구량과 오심과 구토의 빈도가 저하된다.[109)] 또한 사지의 심부 정맥 혈전색전증의 빈도가 저하되며, 배뇨와 관련된 문제점 발생도 적으며, 의식이 있어 복와위에서도 스스로 움직일 수 있으므로 얼굴 손상과 출혈의 위험도 저하된다 (표 12-1).[79)] 부위마취를 선택한다면 짧은 수술에서 적용하며, 수술 기간에 충분한 국소마취제를 선택하여야 한다.[109-111)]

부위마취의 지속시간보다 수술이 길어진다면 전신마취로 전환이 어려우므로 대부분의 척추수술은 전신마취로 시행한다. 전신마취는 기도를 확보하여 수술 시간에 관계없이 유지할 수 있다.[112,113)] 진행성 신경기능 이상이 있다면 탈분극성 근육이완제 succinylcholine은 과칼륨혈증, 악성고열증을 초래할 수 있으므로 사용하지 않는다.[114)]

척추수술 중 경추부에서는 척추동맥, 경동맥, 요추부에서는 하대정맥과 대동맥 등의 손상은 대량 출혈로 저혈량성 쇼크를 초래할 수 있으므로 확실한 정맥로 확보와 지속적인 수술 시야의 관찰과 감시가 중요하다.

6. 척추수술 후 경막외와 척추마취

척추수술을 받은 환자에서 척추와 경막외마취는 금기이다. 많은 환자에서 만성 요통을 경험하였고, 척추마취와 경막외마취가 어려우며, 요통 악화에 대한 두려움이 있다. 척추수술 후 해부학적 변화로 인하여 주사바늘과 카테터 거치가 어렵고 복잡하다. 척추 전방전위증과 같은 퇴행성 변화가 수술 부위에 있을 수 있으며, 척수 허혈, 부위마취에 따른 신경학적 합병증이 발생할 수 있다.[115)] 수술 중에 황색인대(ligamentum flavum)의 손상으로 경막외 공간이 막히게 되거나 유착이 발생할 수 있다. 경막외 공간에서 유착으로 국소마취제의 퍼짐이 영향을 받게 되고 불완전한 차단 또는 부분차단(patchy block)을 초래한다. 경막외 공간의 막힘은 경막천자의 빈도를 증가시키고 골이식과 유합 부위에서는 정중선이나 측방 접근이 어려우며 그 외 부위에서만 가능하다. 척추수술 후 경막외마취의 기준은 명확하지 않다. 경막외마취에서 저항소실법은 흔히 가양성으로 나타날 수 있다.

결론적으로 척추수술을 받은 환자에서 주사바늘의 거치가 어렵고 쉽게 손상 받을 수 있으므로 척추 또는 경막외마취는 숙련된 마취통증의학과 의사에 의하여 성공적으로 시술할 수는 있으나 주사바늘 거치 중 손상이 많으며, 경막천자, 주사바늘과 카테터 거치 실패 등이 특히 L5~S1에서 척추유합을 한 경우에 많다고 한다. 수술 후 척추협착 또는 퇴행성 변화, 선행되는 신경 증상 등으로 인하여 마취방법의 선택에서 부위마취가 배제된다.[116-119)]

참고문헌

1. Messick JM, Newberg LA, Nugent M, Faust RJ : Principles of neuroanesthesia for the nonneurosurgical patient with CNS pathophysiology. Anesth Analg 1985; 64: 143.
2. Marcus ML, Heistad DD, Ehrhardt JC, Abboud FM : Regulation of total and regional spinal cord blood flow. Circ Res 1977; 41: 128.
3. Hickey R, Albin MS, Bunegin B, Gelineau J : Autoregulation of spinal cord blood flow : is the cord a microcosm of the brain? Stroke 1986; 17: 1183.
4. Griffiths IR : Spinal cord blood flow in dogs: the effect of blood pressure. J Neurol Neurosurg Psychiatry 1973; 36: 914.
5. Griffiths IR : Spinal cord flow in dogs. 2. The effect of the blood gases. J Neurol Neurosurg Psychiatry 1973; 36: 42.
6. Ransohoff J, Bendo AA, Giffin JP et al : Mechanisms of injury and treatment of acute spinal cord trauma. In Cottrell JE, Turndorf H(eds) : Anesthesia and Neurosurgery. CV Mosby, St. Louis, 1980, p. 361.
7. Albin MS : Resuscitation of the spinal cord. Crit Care Med 6: 270, 1978.
8. Rogers WA : Frachures and dislocations of the cervical spine An end-result study. J Bone Joint Surg[Am] 1957; 39: 341.
9. Vanderhave KL, Chiravuri S, Caird MS, et al : Cervical spine trauma in children and adults: perioperative consideration. J Am Acad Orthop Surg 2011; 19: 319-27.
10. Haadley MX, Browner C, Sonntag VKH : Axis fractures : a comprehensive review of management and treatment of 107 cases. Neurosurgery 1985; 17: 281.
11. Crosby ET, Lui A. The adult cervical spine implication for airway management.Can J Anaesth 1990; 37: 77.
12. Schneider RC, Thompson JM, Bebin J. : The syndrome of acute central cervical spinal cord injury. J Neurol Neurosurg Psychiatry. 1958; 21: 216-27.
13. Hadley MN, Zabramski JM, Browner CM, et al : Pediatric spinal trauma: Review of 122 cases of spinal cord and vertebral column injuries. J Neurosurg 1988; 68: 18-24.
14. Herzenberg JE, Hensinger RN, Dedrick DK, et al: Emergency transport and positioning of young children who have an injury of the cervical spine: The standard backboard may be hazardous. J Bone Joint Surg Am 1989; 71: 15-22.
15. Evans DL, Bethem D: Cervical spine injuries in children. J Pediatr Orthop 1989; 9: 563-8.
16. Ko HY, Ditunno JF Jr, Graziani V, Little JW. : The pattern of reflex recovery during spinal shock. Spinal Cord 1999 37: 402-9.
17. Leis AA, Kronenberg MF, Stětkárová I, Paske WC, Stokić DS. : Spinal motoneuron excitability after acute spinal cord injury in humans. Neurology 1996; 47: 231-7.
18. 조인해, 권태엽, 양홍석, 한성민 : 기관내 삽관용 후두마스크를 이용한 각성하 기관내 삽관.

대한마취과학회지 2001; 41: 775-9.
19. Pastorelli F, Di Silvestre M, Plasmati R, Michelucci R, Greggi T, Morigi A, et al : The prevantion of neural complications in the surgical treatment of scoliosis: the role of the neurophysiological; intraoperative monitoring. Eur Spine J 2011; 20(Suppl 1): S10-S114.
20. Sloan TB, Ronai AK, Koht A : Reversible loss of somatosensory evoked potentials during anterior cervical spinal fusion. Anesth Analg 1986; 65: 96.
21. Suárez-Peñaranda JM, Cordeiro C, Rodríguez-Calvo M, Vieira DN, Muñoz-Barús JI. : Cardiac Inhibitory Reflexas a Cause/Mechanism of Death. J Forensic Sci 2013. [Epub ahead of print]
22. Schrag B, Mangin P, Vaucher P, Bollmann MD. ; Death caused by cardioinhibitory reflex: what experts believe. Am J Forensic Med Pathol 2012; 33: 9-12.
23. Cooperman LH : Succinylcholine-induced hyperkalemia in neuromuscular disease. JAMA 1970; 213: 1867
24. Popa C, Popa F, Grigorean VT, et al : Vascular dysfunctions following spinal cord injury. J Med Life 2010 3: 275-85.
25. Grigorean VT, Sandu AM, Popescu M, Iacobini MA, Stoian R, Neascu C, et al : Cardiac dysfunctions following spinal cord injury. J Med Life 2009 2: 133-45.
26. Canavese F, Turcot K, Holveck J, et al. Changes of concave and convex rib-vertebral angle, angle difference and angle ratio in patients with rightthoracic adolescent idiopathic scoliosis. Eur Spine J. 2011; 20: 129-34.
27. Kafer ER : Respiratory and cardiovascular functions in scoliosis and the principles of anesthesia management. Anesthesiology 1980; 52: 339-51.
28. Gibbons PA, Lee IS : Scoliosis and anesthesia. Int Anesthesiol Clin 1985; 23: 149.
29. Youngman PME, Edgar MA : Posterior spinal fusion and instrumentation in the treatment in adolescent idiopathic scoliosis. Ann R Coll Surg 1985; 67: 313.
30. MeMaster MJ : Management of scoliosis. J R Soc Med 1982; 75: 685.
31. Goldstein LA, Waugh TR : Classification and terminology of scoliosis. Clin Orthop 1973; 93: 10.
32. Wynne-Davies R : Familial(idiopathic) scoliosis : a fammily survey. J Bone Joint Surg[Br] 1968; 50: 24.
33. Scott JC, Morgan TH : The natural history and prognosis for infantile idiopathic scoliosis. J Bone Joint Surg[Br] 1955; 37: 400.
34. Waugh TR, Riseborough E : Scoliosis. in Ruge D, Wiltse LL(eds) : Spinal Disorders Diagnosis and Treatment. Lea & Febiger, Philadelphia, 1977 p. 177.
35. 서혜정, 김하정, 노영진, 양홍석 : 척추 측만증 환자에서 수술후 비신경학적 합병증에 대한 분석. 대한마취과학회지 2013; 64: 40-46.
36. Persson-Bunke M, Hägglund G, Lauge-Pedersen H, Wagner P, Westbom L : Scoliosis in a total population of children with cerebral palsy. Spine (Phila Pa 1976). 2012; 37: E708-13.
37. Tsirikos AI, Smith G. : Scoliosis in patients with Friedreich's ataxia. J Bone Joint Surg Br. 2012 94: 684-9.
38. Siegel IM : Diagnosis, management, and orthopedic treatment of muscular dystrophy. AAOS Instr Course Lect 1981; 30: 3.
39. Seay AR, Ziter FA, Thompson JA : Cardiac arrest during induction of anesthesia in Duchenne muscular dystrophy. J Pediatr 1978; 93: 88.
40. Gronert GA, Theye RA : Pathophysiology of hyperkalemia induced by succinylcholine.

Anesthesiology 1975; 43: 89.
41. Cobham IG, Davis HS : Anesthesia for muscular dystrophy patients. Anesth Analg 1964; 43: 22.
42. Martyn JA, Fagerlund MJ, Eriksson LI. : Basic principles of neuromuscular transmission Anaesthesia 2009 64(Suppl 1): 1-9.
43. Tsiligiannis T, Grivas TB. ; Pulmonary function in children with idiopathic scoliosis. Scoliosis 2012; 7: 7.
44. Koumbourlis AC : Scoliosis and the respiratory system. Paediatr Respir Rev 2006 7: 152-60.
45. Kafer ER : Idiopathic scoliosis : mechanical properties of the respiratory system and ventilatory response to carbon dioxide. J Clin Invest 1975; 55: 1153-63.
46. Smyth RJ, Chapman KR, Wright TA et al : Pulmonary function in adolescents with mild idiopathic scoliosis. Thorax 1984; 39: 901.
47. Kafer ER : Idioppathic scoliosis : gas exchange and the age-dependence of arterial blood gases. J Clin Invest 1976; 58: 825-33.
48. Lin HY, Nash CL, Herndon CH, Anderson NB : The effect of corrective surgery on pulmonary function in scoliosis. J Bone Joint Surg[Am] 1974; 56: 1173.
49. Baydur A, Swank SM, Stiles CM, Sassoon CSH : Respiratory mechanics in nesthetized young patients with kyphoscoliosis : immediate and delayed effects of corrective spinal surgery. Chest 1990; 97: 1157.
50. Primiano FP, Nussbaum E, Hirschfeld SS et al : Early echocardiographic and pulmonary function findings in idiopathic scoliosis. J Pediatr Ortho 1983; 3: 475.
51. Hirschfeld SS, Rudner C, Nash CL et al : The incidence of mitral valve prolapse in adolescent scoliosis and throacic hypokyphosis, Pediatrics 1982; 40: 451.
52. Halpin RJ, Sugrue PA, Gould RW, Kallas PG, Schafer MF, Ondra SL, et al : Standardizing care for high-risk patients in spine surgery. Spine 2010; 35: 2232-8.
53. 김혜진, 전고운, 최재문, 정성문, 성규완, 양홍석 : The effects of temperature monitoring methods and thermal management methods during spinal surgery. 대한마취과학회지 2008; 54: 623-628.
54. Pathak KS, Brown RH, Nash CL, Cascorbi HF : Continuous opioid infusion for scoliosis fusion surgery. Anesth Analg 1983; 62: 841.
55. Echevarría G, Elgueta F, Fierro C, Bugedo D, Faba G, Iñiguez-Cuadra R, et al. Nitrous oxide (N2O) reduces postoperative opioid-induced hyperalgesia after remifentanil-propofol anaesthesia in humans. Br J Anaesth 2011; 107: 959-65.
56. Martucci KT, Eisenach JC, Tong C, Coghill RC. : Opioid-independent mechanisms supporting offset analgesia and temporal sharpening of nociceptive information. Pain 2012; 153: 1232-43.
57. Pajewski TN, Arlet V, Phillips LH. : Current approach on spinal cord monitoring: the point of view of the neurologist, the anesthesiologist and the spine surgeon. Eur Spine J 2007; 16(Suppl 2): S115-29.
58. Harrigton PR : Treatment of scoliosis, Correction and internal fixation by spine instrumentation. J Bone Joint Surg[Am] 1962; 44: 591.
59. Luque ER : Segmental spinal instrumentation for correction of scoliosis. ClinOrthop 1982; 163: 192.
60. Thompson GH, Wilber RG, Shaffer JW : et al : Segmental spinal instrumentation in idiopathic scoliosis. A preliminary report. Spine 1985; 10: 623.
61. MacEwen GD, Bunnell WP, Sviram K : Acute neurologic complications in the treatment of scoliosis. J Bone Joint Surg[Am] 1975; 57: 404.

62. Schmidek H, Smith D : Anterior cervical disc excision in cervical spondylosis. In Schmidek H (ed) : Operative Neurosurgical Techniques : Indications, Methods, and Results. Wol. 2. Harcourt Brace Jovanovich, New York, 1988 p. 1327.
63. Cucchiara RF, Black S : Corneal abrasion during anesthesia and surgery. Anesthesiology 1988; 69: 978.
64. Jenkins DHR, Weeks RD, YanACMC, Du RR(eds) : Thoracolumvar approach T10-L1 (anterior and anterolateral) for singlebody or limited interbody fusions. In Manual of Spinal Surgery. Butterworths, Boston, 1981 P. 35.
65. Lennon RL, Hosking MP, Gray JR et al : The effects of intraoperative blood salvage and induced hypotension on transfusion requirements during spinal surgical procedures. Mayo Clin Proc 1987; 62: 1090.
66. Mandel RJ, Brown MD, McCollough NC et al : Hypotensive anesthesia and autotransfusion in spinal in Jehovah's Witnesses. Spine 1991; 16: 304.
67. Brodsky JW, Dickson JH, Erwin WD, Rossi CD : Hypotensive anesthesia for scoliosis surgery in Jehovah's Witnesses. Spine 1991; 16: 304.
68. McNeil JW, DeWald RL, Kuo KN et al : Controlled hypotensive anesthesia in coliosis surgery. J Bone Joint Surg[Am] 1974; 56: 1167.
69. Grundy BL, Nash CL, Brown RH : Arterial pressure manipulation alters spinal cord function during correction of scoliosis. Anesthesiology 1981; 34: 249.
70. Grungy BL, Nash CL, Brown RH : Deliberate hypotension for spinal fusion : prospective randomized study with evoked potential monitoring. Can Anesth Soc J 1982; 29: 452.
71. Lindop MJ : Complications and morbidity of controlled hypotension. Br J Anaesth 1985; 47: 799.
72. Patel NJ, Patel RS, Paskin S, et al . Induced moderate hypotensive anesthesia for spinal fusionand harrington-rod instrumentation. J Bone Joint Surg [Am] 1985; 67: 1384.
73. Yaster M, Simmons RS, Tole VT et al : A comparison of nitroglycerin and nitroprusside for inducing hypotension in shildren : a double blind study. Anesthesiology 1986; 65: 174.
74. Fahmy NR, Mossad B, Milad M : Spinal cord blood flow during induced hypotension : comparison of nitroprusside and trimethaphan. Anesthesiology 1980; 53: 87.
75. Spargo PM, Tait AR, Knight PR et al : Effect of nitroglycerin induced hypotension on canine spinal cord blood flows. Br J Anaesth 1987; 59: 640
76. Porter SS, Asher M, Fox DK : Comparison of intravenous nitroprusside, nitroprusside-captopril and nitroglycerin for deliberate hypotension during posterioi spine fusion in adults. J Clin Anesth 1988; 1: 87.
77. Lang SA, Duncan PG, Dupius PR, Fatal air embolism in an adolescent with Duchenne muscular dystrophy during Harrington instrumentation. AnesthAnalg 1988; 69: 132.
78. Frankel AS, Holzman RS : Air embolism during posterior spinal fusion. Can J Anaesth 1988; 35: 511.
79. Thiagarajah S : Anesthetic management of spinal surgery. In Frost EAM(ed) : Anesthesiology Clinics of North America. Vol. 5. WB Saunders, Philadelphia, 1987 p. 587.
80. Dorgan JC, Abbott TR, Bentley G : Intraoperative awakening to monitor spinal cord function during scoliosis surgery. J Bone Joint Surg[Br] 1984; 66: 716.
81. Vauzelle C, Stagnare P, Jouvinroux P : Functional monitoring of spinal cord activity during spinal surgery. Clin Orthop 1973; 93: 173.

82. Jones ET, Matthews LS, Hensinger RN : The wake-up technique as a dual protector of spinal cord function during spine fusion. Clin Orthop 1982; 168: 113.
83. Diaz JH, Lockhart CH : Postoperative quadriplegia after spinal fusion for scoliosis with intraoperative awakening Anesth Analg 1987; 66: 1039.
84. Stejskal L, Travnicek V, Sourek K, Kredba J : Somatosensory evoked potentials in deep hypothermia. Appl Neurophysiol 1980; 43: 1.
85. Jones SJ, Edgar MA, Ransford AO,, Thomas NP : A system for the electrophysical monitoring of the spinal cord during operations for scoliosis. J Bone Joint Surg [Br] 1983; 65: 134.
86. Grundy BL : Intraoperative monitoring of sensory evoked potentials. Anesthesiology 1983; 58: 72.
87. Pathak KS, Ammadio M, Kalamchi A et al : Effects of halothane, enflurane, and isoflurane on somatosensory evoked potentials during nitrous oxide anesthesia. Anesthesiology 1987; 66: 753.
88. Pathak KS, Brown RH, Cascorbi HF, Nash CL Jr. Effects of fentanyl and morphine on intraoperative somatosensory cortical-evoked potentials. Anesth Analg. 1984; 63: 833-7.
89. Ginsburg HH, Shetter AG, Raudzens PA : Postoperative paraplegia with preserved intraoperative somatosensory evoked potentials. J Neurosurg 1985; 63: 296-300.
90. Mac Ewen GD, Bunnel WP, Sriram K. Acute neurological complications in the treatment of scoliosis. A report of the Scoliosis Research Society. J Bone Joint surg 1975; 57A: 404-8.
91. Sloan TO, Heyer EJ. Anesthesia for intraoperative neurophysiologic monitoring of the spinal cord. J Clin Neurophysiol 2002; 19: 430-43.
92. Carl A, Kaufman E, Lawrence J. Complication in spine deformity surgery. Spine 2010; 35: 2215-23.
93. Ofiram E, Lonstein JE, Skinner S, Perra JH. The disappearing evoked potentials: a special problem of positioning patients with skeletal dysplasia. Case report. Spine 2006; 31: E464-E470.
94. Schwartz DM, Drummond DS, Hahn M et al. Prevention of positional brachial plexopathy during surgical correction of scoliosis. J Spinal Disord 2000; 13: 178-82.
95. Takaso M, Nakazawa T, Imura T, Okada T, Ueno M, Satto W, et al Surgical correction of spinal deformity in patients with congenital muscular deformity. J Orthp Sci 2010; 15: 493-501.
96. Smith A, Koreska J, Mosley CF. Progression of scoliosis in Duchenne muscular dystrophy. J Bone Joint Surg Am 1989; 71: 1066-74.
97. Shapiro F, Specht L. The diagnosis and orthopaedic treatment of inherited muscular diseases of childhood. J Bone Joint Surg Am 1993; 75: 439-45.
98. Fry DK, Pfalzer LA, Chokshi AR, Wagner MT, Jackson ES. Randomized control trial of effects of a 10-week inspiratory muscle training program on measures of pulmonary function in persons with multiple sclerosis. J Neurol Phys Ther 2007; 31: 162-72.
99. Koessler W, Wanke T, Winkler G, Nader A, Toifl K, Kurz H, et al. 2 Years' experience with inspiratory muscle training in patients with neuromuscular disorders. Chest 2001; 120: 765-9.
100. Ruge D: Spondylosis. In Ruge D, Wiltse LL(eds) : Spinal Disorders Diagnosis and Treatment. Lea & Febiger, Philadelphia., 1977 p.312.
101. Hedberg K, Alexander LA, Cooper K, Hancock E, Ross J, Smith FW. Low back pain: An assessment using positional MRI and MDT. Man Ther 2012; 18: 169-71.
102. Maus T : Imaging the back pain patient. Phys Med Rehabil Clin N Am. 2010; 21: 725-66.
103. Murphey F, Simmons JC, Brounson B : Chanpter 2. Ruptured cervical discs 1939-1973. Clin Neurosurg 1973; 20: 9-17.
104. Fay LY, Wu JC, Tsai TY, Wu CL, Huang WC, Cheng H. : Dynamic stabilization for degenerative

spondylolisthesis: Evaluation of radiographic and clinical outcomes. Clin Neurol Neurosurg. 2012; 115: 535-41.
105. Quirno M, Kamerlink JR, Goldstein JA, Spivak JM, Bendo JA, Errico TJ. : Outcomes analysis of anterior-posterior fusion for low grade isthmic spondylolisthesis. Bull NYU Hosp Jt Dis 2011; 69: 316-9.
106. Cucchiara RF : Safety of the sitting position. Anesthesiology 1984; 61: 790.
107. Young ML, Smith DS, Murtagh F, Vasquez A, Levitt J. Comparison of surgical and anesthetic complications in neurosurgical patients experiencing venous air embolism in the sitting position. Neurosurgery 1986; 18: 157-61.
108. Albin MS, Chang JL, Babinski M, Waterman P, Maivald P, Paulter S. : Intracardiac catheters in neurosurgical anesthesia. Anesthesiology 1979; 50: 67-8.
109. Attari MA, Mirhosseini SA, Honarmand A, Safavi MR : Spinal anesthesia versus general anesthesia for elective lumbar spine surgery: A randomized clinical trial. J Res Med Sci 2011; 16: 524-9.
110. Modig J, Karlstrom G. Intra- and post-operative blood loss and haemodynamics in total hip replacement when performed under lumbar epidural versus general anaesthesia. Eur J Anaesthesiol 1987; 4: 345-55.
111. Scott NB, Kehlet H. Regional anaesthesia and surgical morbidity. Br J Surg 1988; 75: 299-304.
112. Schroeder KM, Zahed C, Andrei AC, et al. : Epidural anesthesia as a novel anesthetic technique for anterior lumbar interbody fusion. J Clin Anesth 2011 23: 521-6.
113. 김유경, 양홍석, 임정길, 이 청, 신진우. 관상동맥질환 환자에서 척수마취로 시행한 요추의 척추 추간판 절제술(증례 보고). 대한정맥마취학회지 2003; 7: 166-70
114. Rosero EB, Adesanya AO, Timaran CH, Joshi GP. : Trends and outcomes of malignant hyperthermia in the United States, 2000 to 2005. Anesthesiology. 2009; 110: 89-94.
115. Laasonen EM, Soini J : Low-back pain after lumbar fusion : surgical and compuuted tomographic analysis. Spine 1989; 14: 210-3.
116. Daley MD, Rolbin SH, Hew EM, Morningstar BA, Stewart JA. Epidural anesthesia for obstetrics after spinal surgery. Reg Anesth 1990; 15: 280-4.
117. Grosby ET, Halpern SH : Obstetric epidural anaesthesia in patients with Harrington instumentation. Can J A naesth 1989; 36: 693-6.
118. Hubbert CH : Epidural anesthesia in patients with spinal fusion. Anesth Analg 1985; 64: 843.
119. Howard R : Subdural catheterization and opiate administration in a patient with Harrington rods. Can J Anaesth 1990; 37: 712.

| 제13장 |

정형외과 종양(Orthopedic Tumors)

정형외과 종양은 서서히 커지는 양성에서 근치수술이 필요한 악성종양까지 다양한 종류가 있다(표 13-1). 종양의 종류와 상태에 따라서 제거해야하는 수술이 불가능하거나 술전에 항암 화학요법과 방사선 치료 등을 시행한 후 수술을 계획한 환자까지 다양하다. 환자 상태도 왕성한 건강 상태에서 체중손실, 빈혈, 혈액응고 장애, 영양결핍 등으로 심하게 악화된 경우까지 있다. 그러나 대부분에서 술전에 화학요법제, 방사선치료 등을 하게되어 면역력이 억제된 상태이므로 감염관리에 유의하여야 된다.[1,2]

종양은 모든 장기에서 발생될 수 있으며 수술의 결정과 마취 관리에 어떤 영향을 줄 것인가에 대한 술전 검사와 조사가 필요하다. 종양과 화학요법, 방사선치료 등이 대사, 심혈관, 폐, 신장, 간장, 혈액, 신경학적 기능에 어떤 영향을 줄 것인가와 정형외과 종양의 분류와 치료에 따른 마취 관리에 대하여 기술하고자 한다.

1. 원발성 골종양

1) 양 성

(1) 내연골종 (Enchondroma)

내연골종은 뼈에 발생하는 가장 흔한 양성 종양 중의 하나이다. 호발 부위는

표 13-1. Classification of Bone Tumors by WHO

골형성 종양(Bone-forming tumors)
- 양성(Benign)
  - 골종(Osteoma)
  - 유골골종 및 골모세포종(Osteoid osteoma and osteoblastoma)
- 악성(Malignant)
  - 골육종(Osteosarcoma)
  - 방골성 골 육종(Juxstacortical, parosteal osteosarcoma)

연골형성 종양(Cartilage-forming tumors)
- 양성(Benign)
  - 연골종(Chondroma)
  - 골연골종(Osteochondroma)
  - 연골모세포종(Chondroblastoma)
  - 연골유점액 섬유종(Chondromyxoid fibroma)
- 악성(Malignant)
  - 연골육종(Chondrosarcoma)
  - 간엽세포성 연골육종(Mesenchymal chondrosarcoma)

거대 세포종(Giant cell tumor)

골수종양(Marrow tumors)
- 유잉육종(Ewing's sarcoma)
- 악성 림프종(Malignant lymphoma)
- 다발성 골수종(Multiple myeloma)

혈관종양(Vascular tumors)
- 양성(Benign)
  - 혈관종(Hemangioma)
  - 림프관종(Lymphangioma)
  - 사구종(Glomus tumor)
- 악성(Malignant)
  - 혈관육종(Angiosarcoma)

기타 결합 조직 종양(Other Connective tissue tumors)
- 양성(Benign)
  - 결합조직 형성 섬유종(Desmoplastic fibroma)
  - 지방종(Lipoma)
- 악성(Malignant)
  - 섬유육종(Fibrosarcoma)

악성 섬유성 조직구종(Malignant fibrous histiocytoma)
평활근 육종(Leiomyosarcoma)
지방육종(Liposarcoma)
악성 간엽세포종(Malignant mesenchymoma)
미분화 육종(Undifferentiated sarcoma)
기타 원발성 종양(Other primary tumors)
척색종(Chordoma)
장골의 법랑("Adamantinoma" of long bone)
신경초종(Neurilemmoma)
전이성암(Metastatic tumors)
비분류성 종양(Unclassified tumors)
종양 유사 병변(Tumor like lesions)
고립성 골낭종(Solitary bone cyst)
동맥류성 골낭종(Aneurymal bone cyst)
결절종(Ganglion cyst of bone)
비골원성 섬유종(Metaphyseal fibrous cortical defect, nonossifying fibroma)
섬유성 골 이형성증(Fibrous dysplasia)
화골성 근염(Myositis ossificans)
낭성 섬유성 골염(Osteitis fibrosa cystica)
Langerhans cell 조직구종(Langerhans cell histiocytosis, Histiocytosis X)

손과 발이며 상박골과 대퇴골에서도 흔하게 볼 수 있다. 병적 골절 또는 비교적 작은 충격에서 통증을 호소하고 검사 도중에 우연히 발견되는 경우도 있다. 임상적으로 단순 제거술(예; 소파술과 함께 골이식)로 치료 가능하며 조직검사에서는 정상적인 연골 양상을 보인다.

(2) 연골모세포종 (Chondroblastoma)

연골모세포종은 비교적 드문 질환으로 청소년의 골단 부위에서 호발한다. 대부분 상완골 근위부와 대퇴골 원위부 또는 경골의 근위부에서 발생하며 증상으로는 발병된 관절 부위에 통증을 호소한다. 치료는 소파술과 골이식으로 65%에서 완치되며 35%에서 국소 재발이 나타난다.

(3) 유골골종 (Osteoid Osteoma)

유골골종은 원인 불명으로 하지에서 흔하게 발생하며 60%가 경골과 대퇴골에서 볼 수 있다. 방사선 소견은 조밀한 반응성 골막성 뼈로 둘러싸여서 골용해성 병변으로 나타난다. 증상은 통증이며 치료는 절제술을 한다. 만일 통증이 적거나 없으면 수 년 후에 저절로 없어지므로 치료가 필요 없을 수도 있다.

(4) 골모세포종 (Osteoblastoma, Giant Osteoid Osteoma)

골모세포종은 일반적으로 용해성 골모세포성 종양으로 어느 곳에서나 발생할 수 있지만 40%가 천골과 척추에서 발견된다. 증상으로는 통증, 부종, 골절 등이 나타나며 치료는 소파술과 골이식술이 효과적이며 골육종과 감별진단이 중요하다.

(5) 거대 세포종양 (Giant Cell Tumor, Osteoclastoma)

거대 세포종양은 편심성(eccentric) 골질환이다. 50% 이상이 무릎에서 발견되며 요골 원위부도 호발 부위이다. 증상으로는 통증과 관절증상이 흔하며 치료는 병변의 정도에 따라서 차이가 있다. 소파술로 치료를 할 수 있으며, stage 3 이상에서는 en bloc resection이 필요하다.

(6) 연골유점액 섬유종 (Chondromyxoid Fibroma)

연골유점액 섬유종은 다핵성 거대세포(multinucleated giant cell)가 나타나는 흔하지 않은 질환이다. 경골에 많이 발생하며, 통증과 부종을 호소한다. 치료는 소파술 또는 en bloc resection이 효과적이지만 재발하는 경우가 있다.

(7) 동맥류성 골낭 (Aneurysmal Bone Cyst)

동맥류성 골낭은 척추나 장골(long bone)에서 주로 발생되는 흔하지 않은 뼈의 혈관질환이다. 증상으로는 통증과 병리적 골절이 있다. 골낭은 혈액이나 조직들로 채워져 있으며 치료는 근치적 소파술과 골이식을 하며 일부에서는 술전에 동맥색전술(arterial embolization)을 시도하여 출혈을 예방한다.

(8) 고립성 골낭 (Unicameral Bone Cyst)

Unicameral Bone Cyst는 어린이에게 많으며, 주로 상완골과 경골의 근위부와 대퇴골 골단판 주위에서 발생하며 자연 치유될 수 있으나. 때로는 병적 골절을 초래할 수도 있다. 스테로이드 주사가 효과적이며 소파술과 골이식술을 시행하기도 하지만 재발 가능성이 있다.[3)]

(9) 골연골종 (Osteochondroma)

골연골종은 가장 흔한 원발성 골 양성 종양이다. 병변은 비교적 크며 팔꿈치나 무릎과 같은 관절 주위에 많이 발생한다. 연골성 조직이 골조직을 싸고 있다. 증상으로는 통증과 주위 조직이 종양 사이에 끼어서 이차적으로 발생하는 관절이상 등이 있다. 치료는 증상에 따라서 종양 적출을 하며 사춘기에 병소 발육이 정지된다.

(10) 섬유성 골 이형성증 (Fibrous Dysplasia)

섬유성 골 이형성증은 소년기 초기에 시작하여 서서히 자라는 종양 유사질환이다. 병변은 크며, 골조직이 약화되어 병적 골절을 초래한다. 소파술과 골이식술로 치료하며 혈관이 발달되어 있어 대량 출혈의 위험이 있다. 대부분 성인이 되면서 저절로 성장이 멈추거나 자연 치유된다. 섬유성 골 이형성증, cafe au lait spot, 내분비 장애에 의한 빠른 성적 발달과 같은 3가지 특징적 소견이 있으면 Albright syndrome이라고 한다.

(11) 비골화성 섬유종 (Nonossifying Fibroma)

비골화성 섬유종은 어린이에서 많은 양성 종양으로 소아에서 병적 골절의 흔한 원인이다. 방사선 소견에서 섬유성 피질 이상 (fibrous cortical defect)이 35%에서 나타나지만 11세가 되면서 없어진다.[4,5)] 환자는 병적 골절로 발견되며 외과적 치료가 필요하면 병소의 소파술과 골이식술을 시행한다.

2) 악성 종양

(1) 척색종 (Chordoma)

척색종은 비교적 드문 골종양으로 원발성 골종양의 3~4%를 차지한다.[6] 태아기 척색의 잔류 조직에서 유래된 것으로 추측한다. 주로 중추신경계를 따라서 호발하며 30~70대 성인에서 많다. 서서히 자라는 악성 종양으로 주위조직의 압박으로 첫 증상이 나타난다. 광범위 절제술이 최선의 방법이지만 완전 적출이 어려우며 증상 완화를 위하여 방사선 치료를 함께 하기도 하지만 5년 생존율은 50%정도라고 한다. 조기 진단과 치료가 중요하다.

(2) 골육종 (Osteosarcoma)

골육종은 흔한 원발성 악성 종양으로 여러 가지 종류가 있다. 대부분 하지의 장골 (long bone)에서 호발하며 대퇴골 원위부와 경골 근위부에서 발생한다. 증상으로는 진행성 통증과 부종, 병적 골절이 있다. 골육종은 국소적으로 주위 조직에 침윤하고 전이된다. 전이는 폐가 흔하며, 흔히 원발병소 종양이 발견되기 전에 전이 종양이 나타날 수 있다. 전이 종양의 발견은 경과가 나쁘며 치료가 어렵다. 조기에 발견되어 다른 부위에 전이가 없고 비교적 골주위에 국한되어 있으면 사지구제술 (limb salvage operation)을 시행한다. 이는 종양 부위를 제거한 후 골이식과 관절 유합술을 하거나 인공관절술을 시행하는 방법이다. 화학요법은 보조요법으로 효과적이며 중요한 치료법이다.[7,8]

골육종은 ① 다발성 골육종(multifocal osteosarcoma), ② 모세혈관 확장성 또는 출혈성 골육종(telangiectatic 또는 hemorrhagic osteosarcoma), ③ 방골성 그리고 골막성 육종 (parosteal, periosteal osteosarcoma) ④ 방사선 유발 골육종(radiation induced osteosarcoma) ⑤ Paget’s disease의 육종성 변성 (sarcomatous degeneration)으로 분류한다.

(3) 연골육종 (Chondrosarcoma)

연골육종은 연골조직에서 유래된 악성 종양으로 노인에서 많으며, 호발 부위는 골반, 갈비뼈, 대퇴골 근위부이다. 서서히 자라는 종양에서부터 전이되는 활동성 병변 등 특성에 차이가 많으며, 주요 증상은 통증이다. 치료는 병변의 정도에 따라 다르며, 원발성 종양은 외과적 절제술로 가능하며 경과도 양호하여 광범위 절제술 또는 절단술로 70%에서 완치될 수 있다.[9] 많은 연골육종은 골 중심부에 위치하므로 근치술을 필요로 하는 경우가 많다. 사지를 구제하는 수술을 할 수 있지만 재발 위험이 있다.

(4) 섬유육종 (Fibrosarcoma)

섬유육종은 섬유모세포와 세포내 교원질에서 발생하는 악성 종양으로 젊은 성인에서 많이 발생하며 통증과 병적 골절이 특징적이다. 환자의 1/2 이상이 대퇴골, 경골, 골반에서 발생하며 서서히 자라는 것부터 높은 악성도를 갖는 것까지 다양하며 전이는 혈행성으로 폐에 많다. 치료는 병변의 진행 정도에 따르며 원발성인 경우에는 외과적 절제가 효과적이며 방사선 및 화학요법은 높은 진행 상태와 전이된 경우에 시도한다.

(5) 악성 섬유성 조직구종 (Malignant Fibrous Histiocytoma)

악성 섬유성 조직구종은 여러 형태의 섬유육종으로 분류된다. 분화되지 않은 방추상 세포와 종양조직구를 특징적인 병리 소견으로 한다. 증상으로는 통증을 호소하지만 병적 골절은 비교적 흔하다. 전 연령층에서 대퇴골에 많이 발생한다. 혈행성으로 전이되어 폐에서 흔하게 나타나며 림프선을 따라서도 전이될 수 있다. 병리소견에서 종양이 발견되면 화학요법과 함께 외과적 절제를 한다. 원발성 종양은 외과적 절제, 화학요법에도 불구하고 예후는 좋지 않다.

(6) 법랑종 (에나멜 상피종, Adamantinoma)

법랑종은 드물게 발견되는 악성 종양으로 대부분 경골에서 발생한다. 증상은 하지 통증과 부종이며 방사선 소견으로 경화성 부위에 낭종과 같은 특성을 갖는다. 전 연령층에서 발생되며 외과적 절제나 절단으로 치료하며 사지 구제술을 한다면 초기에 완전 절제로 치유될 수 있다.

2. 기타 종양

1) 양 성

(1) 활막 연골종증 (Synovial Chondromatosis)

관절 내에 다발성 연골성 유리체 (loose body)가 나타나는 질환으로 슬관절에 많다. 증상이 있으면 외과적 치료를 하지만 드물게 자연 치유가 될 수 있다.

(2) 신경초종 (Neurilemmoma, Schwannoma)

신경초종은 슈반세포 (Schwann cell)와 신경조직에서 발생하는 양성 종양이다. 전신적으로 발생할 수 있으나 상지 전완부에서 많다. 치료는 가능한 범위에서 신경을 살리면서 절제하며, 악성으로 전환은 드물다.

(3) 사구종 (Glomus Tumor)

발에도 발생하지만 손톱 아래에서 많이 발생하는 종양으로 통증이 심하다. 신경섬유가 많이 있는 neuromyoarterial glomus에서 발생하며 치료는 단순 절제술로 한다.

(4) 결절종 (Ganglion Cyst)

비교적 흔한 낭종성 구조로 손목과 발에 많이 발생하며 치료는 낭종의 흡인이나 절제술이다.

(5) 다발성 외골종 (Multiple Exostosis)

상염색체 우성으로 유전되는 다발성 외골성 병변으로 통증이 있거나, 악성으로 전환 가능성이 있으면 절제한다.

(6) 골격근의 혈관종 (Hemangioma of Skeletal Muscle)

비교적 흔한 질환으로 배아조직에서 기원한 것으로 추측한다. 흔한 증상은 장기간 지속되는 통증이며, 치료는 절제하는 것이다.

(7) 유건종(Desmoid Tumor)과 섬유종증(Fibromatosis)

섬유조직에서 기원한 종양으로 여러 형태가 있으며 여러 부위에서 발생한다. 치료는 광범위한 절제술이지만 국소적으로 재발하는 성향이 있다.

(8) 지방종(Lipoma)

흔한 양성 종양으로 성인에서 많다. 전형적인 증상은 장기간 통증없이 종양이 있는 것이다. 치료는 절제하는 것이며 심각한 질환으로 오진할 우려가 있다.

2) 악성 종양

(1) 골의 림프종(Lymphoma of Bone)

림프종은 뼈에 잘 발생하지는 않지만 드물게 non-Hodgkin's lymphoma가 뼈에 발생한다. 주로 남자 성인에서 많으며, 골반, 근위부 대퇴골, 늑골, 원위부 대퇴골 등이 흔히 발생하는 부위이다.[10] 주요 증상은 통증, 부종과 병적 골절이다. 단독 병소일 경우에는 방사선에 예민하므로 방사선치료가 적응된다. 전이나 전신적으로 발생된 경우에는 화학요법과 방사선 치료를 함께 시행한다. 일반적으로 외과적 치료는 적응이 되지 않으며, 병적 골절의 치료에서만 하며, 5년 생존율은 44%이다.[11]

(2) 골수종(Myeloma)

단독 또는 다발성으로 형질세포(plasma cell)에서 발생하는 악성 종양이다. 주요 증상은 통증과 병적 골절이며 병리적 소견으로 골용해성 병변과 형질세포가 증가되고, 혈장과 소변에 M-type 단백질 또는 Bence Jones protein이 나타난다.

단독 병소는 방사선 치료를 하며 절제하기도 한다. 다발성 병소는 방사선과 화학요법을 함께 사용한다. 병적 골절은 개방성 정복술과 고정술을 하며, 술후에 방사선 치료를 하기도 하며, 평균 생존기간은 3년이다.[12]

(3) Langerhqans cell 조직구종(Langerhans cell histiocytosis, Histiocytosis X)

① Letterer-Siwe disease : 원시 조직구에서 기원한 어린이에 많은 악성 질환으

로 경과가 좋지 않다.

② Hand-Schüller-Christian disease : 다발성으로 다른 장기에서도 발병하며 중등도의 경과를 가진다.

③ 호산성 육아종(Eosinophilic Granuloma) : 국소 병변으로 경과가 가장 양호하며 소파술 후 골이식으로 치료한다.

(4) 유잉 육종(Ewing's Sarcoma)

원시 간엽에서 유래된 악성 종양으로 어린이에서 많이 발생한다. 주요 발생 부위는 대퇴골과 골반이지만 어느 뼈에서나 발생될 수 있으며 증상은 통증과 부종이다. 전이는 폐와 다른 뼈로 되며, 방사선에 예민하지만 재발을 잘하며, 방사선, 화학요법 및 외과적 절제 모두 효과적이며, 5년 생존율은 60%이다.

(5) 뼈의 악성 혈관종

악성 혈관종양은 드물게 발생하지만 중한 정도는 접계증례(borderline)에서 심한 악성까지 다양하며, 심한 형태는 Grade III와 IV의 혈관내피종(hemangioendothelioma, angiosarcoma)이다. 치료는 화학요법, 방사선 치료와 수술 등 여러 가지 방법이 있다. 선택적 동맥 색전요법은 생검이나 절제술 전에 시행하며, 출혈을 감소시킬 수 있어 선호되는 방법이다.

(6) 전이성 골종양

뼈에 발생하는 흔한 악성 신생물로서 원발부위로는 유방, 폐, 위암, 간암, 자궁암, 갑상선암, 신장암, 전립선암 등이다. 전이는 혈행성으로 되며, 척추, 골반, 대퇴, 늑골과 두개골 등 모든 뼈에서 나타날 수 있다. 전이성 골종양의 증상은 통증과 병적 골절로 검사소견에서 alkaline phosphatase가 증가한다. 치료는 원발성 암의 형태와 정도에 따라 다르지만 병적 골절이 발생하였을 경우는 예상 잔여생존율(life expectancy)에 따라서 치료 방침이 달라진다. 정복술, 방사선 치료 및 화학요법을 적용하지만 일시적 완화요법도 선호된다. 외과적 절제술을 할 경우에는 대량 출혈 위험이 있으며 특히 전이성 신장암(renal cell carcinoma)에서 주의하여야 한다.

(7) 횡문근 육종 (Rhabdomyosarcoma)

횡문근에 발생하는 악성 종양으로 어린이와 젊은 성인에서 많다. 여러 가지 화학요법제의 병용, 제한된 범위에서 외과적 절제, 방사선 치료로 생존율을 높일 수 있으나 진단이 있기 전에 전이가 이루어진 경우가 많다. 병리적 진단, 종양의 진행 정도에 따라서 치료 방법을 다양하게 적용하는 것이 바람직하다.

(8) 지방 육종 (Liposarcoma)

연조직에 발생하는 육종으로 성인에서 많다. 주요 증상은 통증이지만 없을 수도 있다.

① 점액성 지방육종 (Myxoid Liposarcoma) : 가장 흔하며, 혈관이 발달되어 있다. 서서히 자라며 외과적 절제로 치료한다.

② 원형세포 지방육종 (Round Cell Liposarcoma)과 다형성 지방육종 (Pleomorphic Liposarcoma) : 빨리 자라며, 광범위 절제술 또는 절단술을 시행한다.

③ 분화된 지방육종 (Well Differentiated Liposarcoma) : 천천히 자라며 절제술로 치료한다.

(9) 활막 육종 (Synovial Sarcoma)

윤활조직에서 기원한 악성 종양으로 젊은 성인에서 많다. 하지에서 호발하며, 치료는 절제술로 주위 임파선 절제도 함께 한다. 방사선 치료를 보조요법으로 사용하기도 한다.

(10) 편평세포육종 (Squamous Cell Sarcoma)

손에서 발생하며 서서히 자라는 악성 종양으로 치료는 국소 광범위 절제술로 하며, 술후에 국소적 재발에 유의하여야 한다.

(11) 파제트육종 (Paget's Sarcoma)

Paget's disease가 있는 환자에서 드물게 발생되는 육종성 변형 (sarcomatous degeneration)이다. 위험도가 높은 다골성 질환 (polyostotic disease)으로 치료방법의 대부분은 절단술과 함께 화학요법을 이용하지만 경과는 좋지 않다.

3. 화학요법 (Chemotherapy)

전이성 종양의 외과적 절제는 항상 가능한 것이 아니다. 전이는 신체 어느 부위에서도 원발성 종양의 진단 전에 발생될 수 있다. 종양은 다발성으로 외과적 절제가 어려운 경우가 많다. 이러한 경우에는 단독 또는 보조요법으로 화학요법을 이용하여 효과를 증가시키고, 독성을 저하시킨다. 종양은 돌연변이 세포의 빠른 분할과 함께 조절 불가능한 성장을 특징으로 한다. 대부분의 화학요법제들은 DNA 합성에 관여하는 효소에 작용하며 빠르게 분할하는 악성 세포에는 독성이 있으나 정상 세포에는 최소의 독성을 나타낸다. 따라서 골수, 장관, 점막, 모낭과 같은 부위의 빠른 분할 속도를 갖는 정상 세포가 독성에 예민하다. 골수억제, 감염에 대한 감수성 증가, 혈소판 감소, 백혈구 감소, 빈혈, 오심과 구토, 설사, 위장관 점막 궤양, 탈모 등 일상적으로 예견되는 부작용이 발생할 수 있다.[13,14)]

항암 화학요법제는 alkylating agent, antimetabolites, natural products(예; antibiotics, vinca alkaloids, enzymes, epipodophylatoxin, biological response modifiers), hormone과 길항제 및 그 외 합성 물질들이 있다(표 13-2).[2)] 치료 방법으로는 단독요법, 병합요법, 생화학용법 (biochemotherapy, 예; interferon-α), 방사선요법, 그 외 직접 화학용법제를 종양에 적용하는 방법 등이 있다. 일부 약제들은 종양이 아닌 다른 질환 (예; rheumatoid arthritis, sickle cell anemia, psoriasis, proliferative lupus nephritis 등)의 치료에 적용되기도 한다. 이러한 약물들의 약리작용과 마취제와 상호작용, 독성 등에 대하여 설명하고자 한다.

1) Alkylating Agents

항암제 중에서 가장 큰 분류로 약리작용은 DNA와 같은 핵산의 알킬화이다. 부작용은 골수억제, 위장관 점막 손상, 피부 색소증가, 폐섬유화, 탈모, 중추신경계 흥분과 요산에 의한 신병증 (nephropathy) 등이 있다. Succinylcholine 작용을 연장시킬 수 있는 혈장 cholinesterase 억제도 초래될 수 있다.[15,16)]

표 13-2. 항암제의 종류

Alkylating agents
  Nitrogen mustards
    Mechlorethamine (Mustargen, HN2, nitrogen mustard)
    Cyclophosphamide (Cytoxan)
    Chlorambucil (Leukeran)
    Melphalan (Alkeran, L-PAM, L-phenylalanine mustard)
  Alkyl sulfonates : busulfan (Myelan)
  Nitrosureas
    Carmustine (BCNS, BiCNU)
    Lomustine (CCU, CeeNU)
    Semustine (methyl-CCNU)
    Streptozocin (Zanosar) streptozotocin
Ethylenimines : thiotepa
  Triazenes : decarbazine (DTIC)
Antimetabolite
  Folic acid analogs : methotrexate(Folex, Mexate)
  Purine analogs
    Thioguanine (6TG, 6-thioguanine)
    Mercaptopurine (6MP, purinethol)
  Pyrimidine analogs
    Cytarabine (cytosine, arabinoside, Cytosar, ara-C)
    Fluorouracil (5FU, 5-fluorouracil)
Antibiotics
  Anthracyclines
    Doxorubicin (Adriamycin)
    Daunorubicin (daunomycin)
  Bleomycins: bleomycin (Blenoxane)
  Mitomycin (Mitomycin C, Mutamycin)
  Dactonomycin (Actinomycin-D, Cosmegen)
  Plicamycin (mithramycin, Mithracin)
Vinca alkaloids
  Vincristine (Oncovin)
  Vinblastine (Velban)
Enzymes: L-Asparaginase (Elspar)
Hormones
  Corticosteroids

Estrogens/antiestrogens
Tamoxifen (Nolvadex)
Estramustine (Emcyt)
Androgens/antiandrogens
Progestins
LHRH antagonist
Buserelin
Leuprolide
Miscellaneous
Hydroxyurea (Hydrea)
Procarbazine (N-methylhydrazine, Matulane, Natulan)
Mitotane (o,p'-DDD, Lysodren)
Hexamethylmelamine (HMM)
Cisplatin (cis-platinum II; CDDP)
Etoposide (VP-16-213)
Monoclonal antibodies

(1) Nitrogen Mustards

종류로는 mechlorethamine, cyclophosphamide, melphalan과 chloambucil 등이 있다.

① Mechlorethamine은 임상에 처음 소개된 항암제로 정맥 투여하며, 빠른 작용제로 강력한 발포제이다. Hodgkin's lymphoma에서 많이 사용되는 약물로 투여량에 따라 골수억제로 백혈구와 혈소판 등이 감소된다. 골수억제는 투여 1~2주 후에 발생하며, 함께 초래되는 면역억제로 잠복된 herpers zoster가 활성화될 수 있다.

② Cyclophosphemide는 광범위 항암제이다. 주로 Burkitt's 림프종과 다른 림프종, 유방암, 난소암, 귀리세포암(oatcell cancer), 육종 등에서 사용한다. 투여량에 따라서 골수억제가 나타나지만 nitrogen mustard 제제 중에서 백혈구 감소증은 많으나 혈소판 감소는 드물다. 다른 부작용으로는 방광염(hemorrhagic cystitis), 오심과 구토, 폐섬유화, 간독성 등이 있다.

③ Melphalan은 mechlorethamine제제로 다발성 골수종(multiple myeloma), 유방암, 난소암의 일시적인 치료에 이용된다. 다른 약물에 비하여 골수 억제가

장기간 지속되며, 폐독성이 동반된다.

④ Chlorambucil은 mechlorethamine의 aromatic제제로 서서히 작용하며, 만성 림프구성 림프종과 원발성 macroglobulinemia와 골수종, 유방과 난소암 치료제로 사용된다. 독성은 다른 약물과 비슷하다.

(2) Alkyl Sulfonates

Busulfan은 알킬화제제 중에서 많이 사용되는 약물로 만성 과립구성 백혈병(chronic granulocytic leukemia)의 일시적 경감 목적으로 사용된다. "Blast crisis" 즉 만성 과립구성 백혈병이 급성으로 전환될 경우에도 사용한다. 부작용으로는 피부 색소침착, 과립구 감소증(granulocytopenia), 혈소판 감소증(thrombocytopneia), 여성 유방증(gynecomastia), 폐섬유화, 부신부전 등이 있다.

(3) Nitrosureas

작용기전은 핵산과 단백질의 알킬화이며 광범위 항암제이다. 지방용해의 촉진으로 혈뇌장벽(blood-brain barrier)을 통과하므로 수막성 백혈병(meningeal leukemias), 뇌암 치료에 사용한다. Carmustine, lomustine, semustine 등이 있으며 투여량에 비례하여 골수억제가 4~5주 후에 나타난다. Streptozocin은 streptomyces acromogenes에서 추출한 것으로 췌장 소도세포의 카르시노이드 질환에 효과적이다.[17] 간과 신독성이 투여 환자의 ⅔에서 발생되며, streptozocin의 부작용은 췌장 소도세포 기능 이상으로 과혈당이 초래될 수 있다.[13,18]

(4) Ethylenimines

Thiotepa는 방광암에서 직접 방광 내로 투여하는 ethylenimine제제이다. 오심과 골수억제가 주된 부작용이다.

(5) Triazenes

Decarbazine은 전이성 흑색종(melanoma)과 육종(sarcoma)에 사용되며, 오심, 백혈구 감소, 혈소판 감소 등이 주된 부작용이다.

2) Antimetabolites

Folic acid, purines과 pyrimidines의 유사물질로서 세포 합성에 중요한 대사산물의 유사 물질로 작용한다. 일차적으로 골수나 위장관과 같이 빠르게 분화되는 세포에 작용한다.

(1) Folic acid 유사제

Methotrexate는 첫번째 항신생물 화학요법제이다. Folic acid와 dihydrofolate reductase의 결합을 억제하며, 충실성 종양(solid tumor, choliocarcinoma) 치료제로 사용된다.[19] 부작용으로 백혈구와 혈소판을 감소시키는 골수억제, 위장관과 신독성이 있으며 골육종의 치료제로도 효과적이다.

(2) Purine 억제제

Thioguanine은 급성 과립구성 백혈병 치료에 사용되는 guanine 유사물질로서 독성은 골수억제와 간독성이다.

Mercaptopurine은 hypoxanthine 유사체로 백혈병 치료에 사용되며 독성은 골수억제와 간독성이다.

Azathioprine은 6-mercaptopurine제제로 면역 억제제로 사용된다.

(3) Pyrimidine 억제제

Cytarabine은 cytidine과 deoxycytidine 억제제로 급성 골수성 백혈병 치료에 사용되며 주된 독성은 골수억제이다.

Fluorouracil은 효소 활성화를 필요로 하는 pyrimidine 억제제이나 위장관암, 유방암 등의 치료에 사용되며 부작용은 골수억제, 위장관 독성과 드물게 운동실조(ataxia)를 유발한다.

3) 항암항생제(Antibiotics)

항암 항생제는 DNA와 RNA합성을 방해하는 토양 곰팡이(soil fungus)에서 추출한 물질이다.[19]

(1) Anthracycline

대표적인 약물로는 doxorubicin과 daunorubicin이 있다.

Doxorubicin은 광범위 항암제이다. Daunorubicin은 급성 백혈병에서 사용되며, 임상 사용은 투여량에 따라서 불가역성 심근병증, 부정맥(예; supraventricular tachycardia)과 골수억제를 초래하므로 450 mg/m2 이상 사용이 제한된다.[20-22] 특히 심장 질환이 있거나 노인과 투여 전에 방사선 치료를 시도하거나 cyclophosphamide를 함께 투여하는 경우에 심근병증, 심부전을 유발할 수 있다.[23,24]

(2) Bleomycin

고환의 악성 종양과 여러 가지 림프종 치료에 사용되는 광범위 항암항생제이다. 부작용으로 아나피락시스양 반응, 고열, 손바닥에 수포와 과각화증 등이 흔하지만,[25] 심각한 폐독성을 초래할 수 있다. 복용한 환자의 5~10%에서 투여량에 비례하여 폐섬유화(pulmonary fibrosis)와 호흡부전이 발생된다. 폐독성의 위험은 총용량 300,000 u 이상인 경우와 연령이 증가할수록 커지며,[25-27] 방사선 치료를 함께 할 경우 더욱 증가한다.[27,28] 또한 폐독성은 대부분에서 회복되지 않는다. 마취 관리에서 100,000u 이상 투여한 환자에서 흡입 산소 농도를 증가시키면 호흡부전의 위험이 있다.[30] 수액과 관련하여 결정질액과 교질액 투여에 대한 논란이 많다.[31-36]

(3) Mitomycin

위, 췌장, 대장, 유방, 자궁경부 종양 치료제로 사용되는 DNA 합성에 작용하는 항암 항생제이다. 부작용으로 골수억제와 용혈성 빈혈, 적혈구 감소증, 신부전 등이 유발될 수 있다.[37]

(4) Dactinomycin (Actinomycin D)

Ewing's sarcoma, 횡문근 육종, 임신성 융모막암(gestational choriocarcinoma), 고환종, 림프종, 흑색종과 그 외 다양한 육종에서 사용되고 있다. 부작용은 오심과 구토, 골수억제이다. 조직에 자극적이므로 혈관 밖으로 유출되지 않도록 하여야 하며 투여 후에 바로 생리식염수 주입으로 정맥을 씻어주는 것이 효과적이다.

(5) Plicamycin

고환의 태생암(embryonal tumor) 치료에 사용되는 독성이 높은 약물이다. 독성은 골수, 간, 신장에서 나타나며 출혈 성향이 동반되기도 한다.

4) Vinca (plant) Alkaloids

Periwinkle plant에서 추출한 항암제로 vinblastine과 vincristine이 있다. 작용기전은 분할 중의 세포에서 미소관 기능(microtubular function)의 파괴에 작용한다. 임상 적용은 급성 림프모구성 백혈병, Ewig's sarcoma, 횡문근 육종 등에 사용한다. Vinblastine은 고환 종양에 효과적이다. 부작용은 지각 운동신경병증(sensorymotor neuropathy)과 같은 신경독성, 전신허약, 자율신경 기능장애 등이 나타날 수 있다. Vinblastine은 신경독성은 드물지만 투여량에 따라서 백혈구 감소를 초래할 수 있다.

5) 효소(Enzyme)

L-asparaginase는 급성 림프구성 백혈병의 치료에 효과적인 효소제이다. 작용기전은 L-asparagine을 aspartic acid 또는 ammonia로 가수분해되는 과정에서 촉매작용을 하는 것이다. 부작용으로 알러지와 간, 신장, 췌장, 중추신경계 독성과 혈액 응고 이상이 나타날 수 있다.

6) 호르몬제(Hormones)

호르몬이 악성종양 성장에 영향을 주는 것으로 알려졌다.

Androgen은 전립선 암 환자에서는 자극제로, 유방암에서는 억제제로 작용한다. 주로 사용되는 약물로는 corticosteroid, luteinizing hormone-releasing hormone (LHRH)와 길항제(antagonist), estrogens, anti-estrogens, progesterons, androgens, antiandrogens 등이 있다. 장점으로는 다른 항암제에 비하여 독성이 적다는 것이다.

7) Epipodophylatoxin

Etoposide 가 있으며 투여된 용량에서 단백질과 결합되지 않은 부분이 혈액독성을 나타내며, 저단백혈증(hypoproteinemia)이 있는 환자에서 단백결합이 저하되므로 유의하여야 된다.[38)]

8) 기 타

(1) Mitotane

살충제인 DDT제제로 부신피질 세포를 선택적으로 파괴하여 혈액내 corticosteroid를 감소시킨다. 부신피질 암에 사용하며 부작용으로 오심, 진정 등이 나타난다. Addisonian crisis의 예방 목적으로 수술 전에 스테로이드 투여가 필요하다.

(2) Cisplatin

고환과 난소암 치료에 사용하는 platinum을 함유한 복합체로 작용기전은 DNA helix 파괴와 DNA 합성을 억제하는 것이다. 부작용으로 신독성, 오심과 구토, 이(耳) 독성이 있으며, cyclophosphamide 또는 antimetabolite인 gemcitaline 등과 함께 사용할 경우에는 심한 골수억제로 빈혈, 백혈구와 혈소판 감소를 초래할 수 있다.[38)]

(3) Hydroxyurea

만성 과립구 백혈병에 사용되는 urea제제이다. 작용기전은 효소 ribonucleoside diphosphate reductase 억제로 DNA합성을 방해한다. 독성은 골수기능 억제와 관련이 있다.

(4) Procarbazine

MAO 억제제로 사용되었으나 항암 효과가 발견되었다. 작용기전은 DNA합성 억제에 작용하며 Hodgkin's disease 에서 사용된다. 부작용으로 오심과 구토, 백혈구 감소, 적혈구 감소 등이 나타날 수 있으며 약한 MAO 억제제로도 마취와 관련이 있다. 승압제를 사용하게 될 경우는 직접 작용 교감신경 흥분제를 권장한다. 마약성 진통제 특히 meperidine (demerol, pethidine)과는 부작용을 초래할 수 있다.

4. 방사선 치료

방사선에 예민한 정형외과 분야 종양 치료에 단독 또는 보조치료제로 이용되고 있다. 투여 방법은 external beam radiation(원하는 위치로 체외에서 직접 투사)과 전신적으로 하는 방법이 있다. Brachytherapy는 치료에서 선택적인 방법으로 체내의 어느 부위든 방사선원(radiation source)을 설치하는 것이다. 방사선 투여량과 위치는 생물학적 반응과 독성에 따라서 결정된다(표 13-3). 전신 방사선 조사는 오심과 구토, 골수억제로 출혈과 감염의 위험이 증가될 수 있으며, 전해질 이상, 중추신경계 이상 등을 초래한다. 방사선 치료 후에 수술을 하게 되는 경우에는 면역계 이상에 대한 주의가 필요하다. 따라서 무균조작과 예방적 항생제 투여가 필요하다. 방사선 치료는 상기도의 부종 또는 폐색, 폐에서는 폐염, 섬유화, 심장에서는 부정맥, 수축력 저하, 심낭염 등을, 신장에서 방사선 신염, 간에서는 방사선 간염, 부신과 갑상선 기능부전과 주요 혈관의 죽상경화증 등을 유발할 수 있다. 중추신경계 장애 및 방사선 장염과 점막 손상으로 위장관과 비뇨기 기능장애를 초래할 수 있다. 방사선 치료는 동물실험에서 휘발성 마취제와 일부 정맥마취제의 독성을 증가시키고, barbiturate의 효과 연장,[39,40] succinylcholine의 작용 연장[41]과 국소마취제 독성 증가를 유발할 수 있다[42]

5. 마취 관리

정형외과 종양 환자를 위한 마취에서 술전 처치는 매우 중요하다. 마취통증의학과, 외과, 종양학과 그 외 의료진의 상호 협력 진료는 환자 치료에서 복합 관리의 기본이다. 수술 전의 내과적 분석은 치료와 관련된 병리학적 영향을 평가한다.

대부분의 환자에서 종양 자체의 영양과 화학요법제, 방사선 치료의 영향, 영양 섭취 결핍, 탈수 등으로 허약해진 상태이므로 술전 검사(예; 혈색소, 백혈구와 혈소판수, 간효소, 혈액응고, 신장기능 등)를 반드시 확인하여야 할 것이다. 심각한 빈혈과 혈소판이 감소되었다면 erythropoietin과 같은 약제와 농축적혈구, 혈소판 등의 수혈이 추천된다. 술전에 통증으로 진통을 위하여 아편유사제 등 다양한 약물에

표 13-3. 방사선 치료의 독성

Site	Approximate Dose(Rads)a	Toxicity
Larynx	6,500	Edema, Cartilage necrosis
Lung	2,000	Pneumonitis
	3,000	Pulmonary fibrosis
Heart	4,000	Pancarditis, pericarditis
	5,000	Pericardial stricture or effusion, cardiomayopathy
Liver	2,500	Hepatitis
	3,500	Liver failure, ascitis
Kidney	2,000	Biliary tract stricture
	<2,000	Nephritis, hypertension
		Chronic nephrosclerosis
Pituitary	4,500	Hypopituitarism
Thyroid	4,500	Hypothyroidism
Adrenal	<6,000	Hypoadrenalism
Brain	4,500	Cerebritis
	5,500	Somnolence syndrome
		Brain necrosis
Spinal cord	4,500	Lhermitte's syndrome
	5,000	Transverse myelitis
Bone, Cartilage	6,000	Necrosis, fracture
Bone marrow	2,000	Marrow hypoplasia, leukopenia, thrombocytopenia, immunodeficiency

a: Minimal dose that will result in a significant complication within a normal tissue in 1 to 3% of patients within a 5-year period after treatment.

노출되어 인지 기능, 의식상태 등에서 이상이 있을 수 있으므로 약물 사용과 신체 상태에 대한 기록의 검토와 이학적 소견을 확인하여야 한다.

항암치료제와 방사선치료법은 계속 발전을 거듭하면서 임상에 소개되고 있으므로 수술 전에 어떠한 약물을 복용하였으며, 어떠한 부작용과 합병증들이 동반되었거나 또 동반될 수 있는가와 함께 마취제뿐만 아니라 여러 가지 약물과 상호작용의 가능성을 확인 하여야 할 것이다.

a. 마취약제의 대사

대부분의 흡입마취제는 cytochrome 2E1에 의하여 간에서 대사된다. Halothane, enflurane, isoflurane, sevoflurane, desflurane 등은 이 효소에 의하여 많은 양이 대사된다. 흡입마취제의 독성은 약물 자체만으로 설명할 수 없으며 cytochrome P450 작용으로 생산되는 대사산물의 영향을 더하여야 한다. Sevoflurane은 간에서 cytochrome P450에 의하여 5% 정도가 대사된다.[43] Sevoflurane은 폐쇄형 마취호흡회로 (closed breathing circuit)에서 이산화탄소 가스 흡수제와 작용하여 30~40ppm의 compound A를 생산한다. 이러한 농도에서는 간과 신장의 독성을 나타내지 못하지만 27ppm에서 sister chromatide exchange (생체외 mutagenicity test)를 증가시킨다. 이러한 농도는 sevoflurane을 이용한 저유량 마취에서 발생할 수 있다.[44] Desflurane은 체내에서 대사되는 양이 극히 적으므로 독성 작용은 매우 낮으나 드물게 간 독성이 보고되고 있다.[45]

정맥마취제 (예; benzodiazepine), 아편유사제 (예; alfentanil, fentanyl), 국소마취제 등은 CYP3A4, 5와 7 등에 의하여 대사된다. Barbiturate는 대부분의 정맥마취제를 생체내분해하는 효소의 강력한 유도 약물이다.[38] 일부 여자에서는 남자보다 CTP3A4 활성이 높아서 더 큰 반응이 나타날 수 있다.[46]

비탈분극성 신경근차단제 (예; vecuronium, pancuronium)는 간에서 cytochrome P450 억제작용을 하는 cholinesterase의 기질이다. Atracurium의 대부분이 간외에서 Hofmann elimination과 ester hydrolysis로 대사되지만 cytochrome P450 억제작용을 한다.[47]

b. 종양 환자에서 마취 약물들과 상호작용

대부분의 상호작용에 대한 결과는 동물실험과 생체외 실험에서 얻은 결과들이다. 마취제 중에 일부는 화학요법제의 대사와 독성뿐만 아니라 종양의 성장에도 영향을 줄 수 있다.

국소마취제 procaine은 doxorubicin의 세포독성을 증강시켜서 현저한 종양세포의 성장을 억제한다. 특히 고온 (>40°C)에서 효과가 증강된다.[24] Anthracycline계 약물들은 흡입마취제의 심근억제작용을 증강시키고 QT interval을 연장시킨다.[24,38] Lidocaine은

bleomycin의 세포독성, deoxyribonucleic acid (DNA) 손상을 증강시킨다. Lidocaine 단독으로 사용하여도 human neuroblastoma에서 세포독성 작용을 가지며 용량에 비례하며, 낮은 용량에서는 apoptosis를 높은 용량에서는 세포 괴사 작용을 가진다.[48,49]

마취 중 또는 직후에 유방암 환자에서 methotrexate를 투여한다면 골수억제 (myelo-suopression)과 점막 손상을 볼 수 있으며, 특히 50대 이후에 많이 나타난다.[38] Methotrexate는 아산화질소 (N_2O/O_2 50 : 50)에 노출되면 위장관 독성, 설사, 체중저하, 골수억제 (예; leukopenia, thrombocytopenia) 등이 발생할 수 있다. 이러한 효과로 methotrexate의 치사량을 50%로 감소시킬 수 있다.[50] 기전은 methotrexate의 dihydrofolate reductase 억제작용과 아산화질소의 methionine synthetase 불활성화 작용이 서로 상승효과를 나타내기 때문이다. 독성 작용은 leucovorin으로 저하시킬 수 있다.[51] Anti-inflammatory drugs (NSAIDs)는 methotrexate와 대사산물의 신장을 통한 배설을 지연시키고 간에서 대사 장애를 초래한다.[52]

Cyclophosphamide를 투여한 후에 halothane에 노출되면 치사량은 저하되고, 항종양 작용은 증강된다.[38] Cyclophophamide는 pseudocholinesterase 억제 작용을 하므로 succinylcholine과 같은 약물을 사용할 경우에는 주의하여야 한다.[53] Interferon-γ의 활성은 halothane (1vol% 이하)에 노출되면 세포용해 (cytolytic effects)가 300% 증가된다.[54]

정맥마취제에서 mitochondria targeting anticancer drug인 lonidamine과 diazepam과 함께 사용하면 종양의 성장억제 효과가 증강되며 투여기간 중에 지속적으로 유지된다.[38] Benzodiazepine 계 약물들은 tamoxifen과 함께 사용하면 일부 대사과정에 변화를 초래하지만 diazepam은 독성을 증강시키지 않는다.[55]

Belomycin은 마취 중 또는 호흡관리 중에 높은 농도의 산소 공급은 폐 독성을 증강시키지만 치료 방법으로는 단지 corticosteroid와 증상에 따른 치료법을 적용할 수 있다.[56]

Azathioprine은 antimetabolite 계열의 면역억제제로 신장이식에서 흔히 사용하며, 근이완제의 초기 용량을 증가 (예; atracurium 37%, vecuronium 20%, pancuronium 45%) 하여야 한다. 임상적으로 유의성은 적으나 일시적인 근이완제에 대한 길항작용이 있다.[57]

c. 항종양치료에서 증상치료와 마취제

Propofol ; 방사선치료에서 부동화 유지를 위하여 부작용 없이 안전하게 사용할 수 있었으며, 화학치료제의 부작용인 오심과 구토를 저하시킬 수 있었다.[57] Midazolam은 종양 환자의 심각한 딸꾹질을 치료할 수 있다고 하였다.[58] 5-HT3 수용체 길항제인 ondansetron은 척수의 5-HT3 수용체를 억제하여 tramadol의 진통효과를 저하시키며, alfentanil은 ondansetron의 영향을 받지 않는다.[59,60]

1) 혈액학적 이상

혈액학적 이상은 정형외과 악성 종양 환자에서 흔한 문제점으로 방사선 치료나 화학요법에 따른 부작용으로 골수억제로 인하여 나타날 수 있으므로 세심한 분석이 필요하다. 빈혈, 적혈구 증가, 혈소판 감소, 응고이상이 초래되며 술전에 치료가 필요할 수 있다. 대부분의 종양 수술에서 출혈이 예상되므로 혈액과 혈액제제 (예; 농축 적혈구, 혈소판, fresh frozen plasma 등)의 준비가 필요하다. 응고검사는 기본검사이며 자가수혈과 수술 중 혈액구제도 양성 질환에서는 고려할 수 있다. 수술전 동맥색전술은 혈관이 발달된 종양일 경우에 고려할 수 있다.

Anti-estrogen은 plasminogen 활성과 tissue plasminogen activator antigen 증가와 함께 antithrombin III, protein C 농도가 저하되어 혈전색전의 빈도가 증가하게 된다.[61] 급성 변화와 치료 후 지연작용으로 나눌 수 있다. 초기에는 방사선치료에 따른 혈관 상피세포의 손상으로 혈전이 초래될 수 있으며, 지연 작용으로는 혈관병증 (vasculopathy), 방사선괴사 (radionecrosis), 등으로 출혈이 나타날 수 있다.[62,63]

2) 내분비 이상

내분비 이상은 종양의 직접 침윤, 스테로이드 또는 항암제의 약리학적 작용과 종양에 의한 부수적인 결과이다. 부신기능 저하는 외과적 자극을 받는 동안에 문제가 된다. 전해질 이상으로 과칼슘혈증 (뼈 또는 외인성 호르몬제제의 직접 작용), 과요산혈증, 저나트륨혈증 등이 발생될 수 있다. SIADH는 항이뇨호르몬 (ADH)이나 화학요법에 따른 이차적 문제이다. Hormonal anticancer 제제 (예; letrozole)는 체내

estrogen 농도를 변화시킨다.[64)]

3) 신독성

신독성은 paclitaxel, carboplatin 과 같은 화학요법제 독성으로 발생할 수 있으며 대부분 non-oliguric renal failure 이다.[38)] Carboplatin은 방광의 transitional epithelium 독성으로 출혈성 방광염을 유발한다, Methotrexate도 신독성이 있으며 예방 목적으로 leukoverin을 용량에 비례하여 투여한다.[38)] Platinum과 cyclophosphamide의 병합 투여는 hypomagnesemia를 초래할 수 있으며, breomycin은 hemolytic-uremic syndrome을 초래할 수 있다.[65,66)] 수액과 전해질 공급에 주의가 필요하며 술중 요량 감시가 중요하다.

4) 심장독성

Anthracycline antibiotics (예; epirubicin daunorubicin, doxorubicin), alkylating agents (예; cyclophosphamide), antimetabolites (예; 5-FU) 등의 화학요법제를 복용한 환자에서 발생될 수 있으며 ST-T 변화, 부정맥, 울혈성 심부전과 드물게 치명적인 심근병증이 초래될 수도 있다.[67)] 장기간 투여는 만성심독성 울혈성 심부전을 초래하고 투여용량, 방사선치료, 다른 화학요법제와 병용을 하게되면 증가하게 된다. 그러므로 화학요법제를 복용한 환자에서는 수술 전에 심장에 대한 검사가 필요하다.[68)] 마취제 선택과 혈역학적 감시가 환자의 기본적인 심장기능을 중심으로 수술 기간 중에 주의 깊게 이루어져야 한다.[69)]

5) 폐기능 이상

Alkylating agent, methotrexate, cytarabine, mitomycin C, carmustine과 bleomycin과 같은 화학요법제에 의하여 발생될 수 있다.[70)] 특히 bleomycin을 복용한 환자에서 마취 관리에 관한 논란이 많다. Bleomycin을 복용한 환자에서 흡입산소 농도 제한과 결정질액보다는 교질액의 투여를 주장하지만 아직 결론을 내리지 못하고 있다.[31-33)] 이것은 조직에 충분한 산소공급을 위하여 산소포화도 감시와 최소 흡입산소 농도 유지가 중요하다. Paclitaxel과 carboplactin은 일산화탄소 가스의 확산용적 (diffusion capacity)을 저하시키며 치료 중단 후 5개월동안 지속되며, Paclitaxel, etoposide, cyclophosphamide 등은 마른 기침과 호흡곤란을 동반한 간질성 폐렴을 유발할 수 있다. Steroid 투여에 반응하며 24~96시간내에 방사선 소견이 호전된다.[38,71]

6) 면역학적 이상

화학요법과 방사선 치료의 부작용은 면역억제이다. 감염을 예방하기 위하여 침습적인 수기는 반드시 무균조작을 하여야 한다. 화학치료제를 장기간 사용에 따른 myelosuppression이 초래되고 병원내 감염(nosocomial infection)과 같은 위험이 증가하게 된다.

7) 간독성

화학요법제에 의하여 발생될 수 있으나 투여를 중단하면 회복되며 대부분 심각하지는 않다. 심한 증상이 나타나는 경우에는 간효소, bilirubin 등이 증가되고 조직검사소견은 독성 간염 소견을 갖는다.[72] Methotrexate를 장기간 복용하는 경우에 간경화, 간섬유화를 초래할 수도 있다. 치료제로 leucovorin을 사용할 수 있다. 저단백혈증은 약물의 독성을 증강시킬 수 있다.[3] 마취와 관련되어 간기능 저하가 초래될 수 있으므로 마취제와 보조 약물의 선택에 신중하여야 한다.[73]

8) 위장관계 이상

위장관계 독성은 7%에서 관찰되며 증상으로는 설사와 구강점막염(oral mucositis) 등이 흔히 발생한다. Cisplastin, bleomycin, 5-FU을 단독으로 또는 docetaxel과 doxorubicin을 병용할 경우에 중추신경계 부작용으로 오심과 구토가 나타나지만 투여를 중단하면 회복된다.[66,74]

9) 신경학적 이상

중추신경계 이상은 뇌전이, 대사이상, 방사선 치료나 화학요법제에 의하여 나타날 수 있다. 말초신경 이상은 cisplatin, mechlorethamine, vincristine과 그 외 화학요법제의 투여량에 비례하여 발생될 수 있다. 당뇨 또는 알코올에 의한 신경병변이 있는 경우 paclitaxel을 투여하면 호발한다. Vinca alkaloid(예; Vincristine)은 사지의 무감각(numbness), 저림(tingling), 심부 건반사(deep tendon reflexs) 소실, 사지 허약 등을 호소할 수 있다. 드물게 성대, 외안근의 마비, 이독성(ototoxicity) 등이 초래될 수 있다.[38] 부작용으로 발생한 말초신경 이상은 부위마취를 실시하는 데에 중요한 사항이며, 술전 의식 상태의 정확한 판단은 술 후에 발생될 수 있는 사항에 기준이 된다.

10) 기 타

Alkylating agent는 anticholinesterase에 영향을 줄 수 있으며, MAO 억제는 procarbazine 복용 후 발생될 수 있다. 일부 화학요법제는 또 다른 발암효과를 나타낼 수도 있다.[38]

11) 소아 종양 환자의 마취관리

소아 종양 환자에서 수술을 하게 될 경우 성인과는 다른 접근을 하여야 할 것이다. 종양과 치료 및 이에 따른 독성, 동반된 이상과 질환, 정신과적 문제점 등이 치료과정에서 발생할 수 있기 때문이다. 그리고 종양 치료에서 회복된 이후에도 치료에 따른 심장, 폐, 내분비계에 후유증과 합병증 등이 지속되면서 정신과적 문제, 발육장애, 2차 종양 발생 등으로 또 다른 문제가 발생되기 때문이다. 마취통증의학과 의사는 환자의 병력, 이학적 검사, 각 장기의 기능에 대한 분석과 평가 및 환자뿐만 아니라 부모에게도 정신과적 지원에 유의하여야 한다.[75-77]

12) 감시장치

전신마취와 부위마취, 어느 방법을 시행하든지 기본적인 감시는 하여야 한다(제3장 참조). 추가 감시장비는 수술 종류와 환자 상태에 따라서 결정한다. 수술의 범위와 소요시간 및 수혈의 필요성 등에 따라서 직접 동맥압 측정은 합병증 위험이 있어도 시행한다. 수술 중에 환자 체위가 복잡하여 동맥내 카테터 거치가 어려운 경우에는 마취 전 또는 체위변경 전에 미리 하는 것이 효과적이다. 주요 종양 절제술에서 호흡 상태 판단과 관류의 정도뿐만 아니라 산염기 균형을 파악하기 위하여 동맥혈 가스분석을 자주 하게 된다. 중심정맥 또는 폐동맥 카테터 거치는 중심정맥압 측정과 대량 출혈이 예상되거나 체액과 심혈관계의 상태파악을 위한 유용한 방법이다. 공기색전증의 가능성을 고려하여야 하며, doppler ultrasound, capnography와 mass spectroscopy 등이 필요하며, 다공 중심정맥 카테터도 거치한다. 경식도 심초음파(transesophageal echocardiography)는 또 다른 공기색전증의 감시 방법이다. 근육이완제를 투여한 경우에는 신경근 기능감시기(nerve stimulator, 예; TOF watch)를 이용하며, 특히 pseudocholinesterase 작용에 영향이 있는 약물을 투여한 경우에는 작용연장 등의 위험이 있으므로 반드시 감시를 하여야 한다. 유발전위 감시는 척수나 다른 신경의 이상이 예견되는 수술에서 사용할 수 있다.

체온 저하는 상처감염, 심장기능 이상, 출혈 증가 등을 초래할 수 있으며 natural killer cell의 활성, 종양 전이에 대한 저항을 저하시킬 수 있으므로 체온감시와 보온에 유의하여야 한다.[78-81]

13) 체 위

정형외과 종양수술을 위한 체위는 매우 힘든 경우가 있다. 특히 근치술에서 복잡한 체위가 필요하다. 어떤 환자에서든 적용하는 체위의 기본적인 원리는 같다. 이상적인 체위는 최소한의 생리적 영향과 체위에 따른 손상이 없으면서 최고의 외과적 노출을 가능하게 하는 것이다. 이러한 목적을 성취하기 위하여 일부 환자에서는 2번 이상의 체위변경과 수술준비가 필요하며, 절충된 방법이 필요하게 된다. 특히 병적 골절이 쉽게 발생할 수 있는 경우에는 주의하여야 한다. 이러한 경우 사소한 자극으로 심한 손상을 받게 되므로 모든 수술실 구성원의 상호 협력이 중요하다. 과도한 견인과 압박은 신경 손상, 허혈 등을 초래할 수 있으므로 jelly pad, donut 등을 이용하여 예방할 수 있도록 한다 (제3장 참조).[81]

14) 수술의 형태

수술 방법은 종양의 종류, 위치와 침범한 부위 등에 따라서 결정되며 접근법은 약 50가지 이상으로 종양의 특성을 알기위한 단순한 생검, 절제술(excision)에서 shoulder disarticulation, hemipelvectomy까지 다양하며, 수술 시간도 12시간 이상 지속될 수 있다. 그러므로 외과의사와 의견교환과 함께 적합한 감시와 체위 유지, 기도유지, 수혈과 수액공급, 수술 후 관리 등에 대한 세심한 준비가 필요하다.[82]

Bone cement를 사용하는 경우에는 저산소증, 저혈압, 의식소실과 같은 증상을 갖는 bone cement implantation syndrome의 위험이 있으며 주성분인 methylmethacrylate monomer가 전신 순환으로 유리되어 색전, histamine 유리, complement 활성화, 내인성 cannabinoid- mediated vasodilation 등이 유발될 수 있다.[82)]

15) 출혈과 수혈

일부 정형외과 종양수술은 대량 출혈을 동반하게 된다. 병변의 형태, 외과적 수술수기, 응고이상 등에 대한 수술 전 파악이 중요하다. 종양의 특성, 전이의 유무, 치료 방법 등에 따라서 응고기전의 변화로 인하여 혈전 형성 또는 출혈 성향이 나타날 수 있으므로 술전 검사와 감시가 중요하다. 신장암의 골전이, 폐와 갑상선의 악성 종양, 뼈의 악성 혈관종양, 동맥류성 골낭종, 섬유성 골이형성증 등에서 다량의 출혈이 동반될 수 있다. 천장골 하지절단(hemipelvectomy)과 같은 근원적 수술에서도 빠르게 대량 출혈이 유발될 수 있다.[62,63,82)]

대량 출혈이 동반된 경우에는 직접동맥압 측정, 중심 정맥압과 폐동맥압의 감시와 확실하고 충분한 정맥로 확보가 중요하다. 내경이 큰 카테터 (18G 이상)로 2개 이상의 정맥로를 확보하고 rapid infusion pump와 같은 장비를 적용할 수도 있다. 악성 종양에서는 지혈대를 사용하지 않는 경우가 있으므로 암세포의 영향으로 주위 조직에서 출혈 가능성이 높다. 또한 수술 부위가 대부분 혈관 및 신경계와 근접하거나 유착이 있을 수 있으므로 더욱 위험하며 사지 구제술을 할 경우는 많은 시간이 소요된다.

술전에 환자 상태에 따라서 색전술의 적용, erythropoietin 투여, 자가수혈(autologous transfusion), 정상혈량성 혈액희석법(acute normovolemic hemodilution) 등으로 수혈에 따른 위험을 줄일 수 있는 방법을 적용할 수도 있을 것이다.[82)]

16) 마취제와 방법의 선택

마취제 선택에서 국소마취제, 흡입마취제, 아산화질소 등 일부 약물들은 화학치료제와 상호작용으로 독성이 증강될 수 있으므로 유의하여야 하며, 일부에서는 장기의 기능이 저하되었다면 회복을 기다린 후에 수술을 계획할 수도 있을 것이다.

악성일 가능성이 있는 환자에서는 전신마취를 선호하지만 부위마취도 적절한 안정제 (예; midazolam, dexmedetomidine 등) 투여와 함께 효과적으로 시술할 수 있다. 전신마취와 부위마취를 함께 하는 균형마취 (balanced anesthesia)도 효과적인 방법으로 술후 통증 관리의 장점이 있다. 국소마취는 환지통 (phantom limb pain), 반사성 교감신경성 이영양증 (reflex sympathetic dystrophy)과 만성 통증의 예방 효과가 있어 선호되고 있다. 중추신경축 차단은 응고이상이나 뇌전이가 있을 경우는 금기이지만 정형외과 종양 환자에서 부위마취는 금기가 아니다.[1)]

정형외과 종양 환자의 치료에는 여러 분야의 임상의사들이 함께 치료하는 것이 중요하다. 술전 준비, 마취제 선택, 감시장비, 정맥로 확보, 체위 등 수술 중의 마취 관리와 술후 진통 등 환자 관리에 대한 최선의 방법을 추구하여야 한다.

참고문헌

1. Wedel DJ: Orthopedic anesthesia. New York Churchill Livingstone 1993 pp. 197-216.
2. Kurosawa S : Anesthesia in patients with cancer disorders. Curr Opin Anesthesiol 2012; 25: 376-84.
3. Scaglietti O, Marchetti PG, Bartolozzi P : The effects of methylprednisolone acetate in the treatment of bone cysts. J Bone Joint Surg[Br] 1979; 61: 200.
4. Caffey J : On fibrous defects in cortical walls of growing tubular bones : their radiologic appearance structure, prevalence, natural course, and diagnostic significance. Adv Pediatr 1955; 7: 13.
5. Selby S : Metaphyseal cortical defects in the tubular bones of growing children. J Bone joint Surg [Am] 1961; 43: 395.
6. Dahlin DC, MacCarty CS : Chordoma : study of 59 cases. Cancer 1952; 5: 1170.
7. Link M, Goorin A, Miser A et al : The effect of adjuvant chemotherapy on relapsefree survival in patients with osteosarcoma of the extremity. N Engl J Med 1986; 314: 1600.
8. Rosen G, Caparros B, Huvos AG et al : Preoperative chemotherapy for osteogenic sarcoma. Cancer 1982; 49: 1221.
9. Henderson ED, Dahlin DC : Chondrosarcoma of bone : a study of two hundred and eighty-eight cases. J Bone Joint Surg [Am] 1983; 45: 1450.
10. Dahlin DC, Salvador AH ; CArtilaginous tumors of the soft tissues of the hands and feet. Mayo Clin Proc 1974; 49: 721.
11. Dahlin DC : Bone Tumors : General Aspects and Data on 6,221 Cases. 3rd Ed. Charles C Thomas, Springfield, IL, 1978, p. 173.
12. McIntyre OR : Current concepts in cancer : multiple myeloma. N Engl J Med 1979; 301: 193.
13. Selvin BF : Cancer chemotherapy: implication for the anesthesiologist. Anesth Analg 1981; 60: 425.
14. Vadivelu N: Cancer. in Hines RL, Marschall KE. Anesthesia and Co-existing disease. Churchill Livingstone, NY, 2008 pp503-20.
15. Chung F : Cancer, chemotherapy, and anesthesia. Can Anesth Soc J 1982; 29: 364.
16. Dillmann JB : Safe use of succinylcholine during repeated anesthetics in a patient treated with cyclophosphamide. Anesth Analg 1987; 66: 351.
17. Schein P, Kahn R, Gorden P et al : Streptozotocin for malignant insulinomas and carcinoid tumor. Arch Inter Med 1973; 132: 555.
18. Broder LE, Carter SK : Pancreatic islet cell carcinoma. II. Results of therapy with streptozotocin in 52 patients. Ann Intern Med 1973; 79: 108.
19. Jolivet J, Cowan KH, Curt GA et al : The pharmacology and clinical use of methotrexate. N Engl J Med 1983; 309: 1094.
20. Ainger LE, Bushore J, Johnson WW et al : Daunomycin - a cardiotoxic agent. J Natl Med Assoc 1971; 63: 261.

21. Minow RA, Gottlieb JA, Freireich EJ : Electrocardiogram QRS voltage changes in adriamycin cardiomyopathy. Proc Am Assoc Cancer Res 1975; 16: 87.
22. Lefrak EA, Pitha J, Rosenheim S et al : Adriamycin (NSC-123127) cardiomyopathy. Cancer Chemother Rep 1975; 6: 203.
23. Bristow MR, Billingham ME, Mason JW, Daniels JR : Clinical spectrum of anthracycline antibiotic cardiotoicity. Cancer Treat Rep 1978; 62: 873.
24. Zaniboni A, Prabhu S, Audisia RA. Chemotherpy and anesthetic drugs: too little is known. Lancet Oncol 2005; 6: 176-81.
25. Blum RH, Carter SK, Agre KA : A clinical review of bleomycin-a new antineoplastic agent. CA 1973; 31: 903.
26. Cooper JAD Jr, White DA, Matthay RA : Drug-induced pulmonary disease. Part 1. Cytotoxic drugs Am Rev Respir Dis 1986; 133: 321.
27. Scheulen ME : Reduction of pulmonary toxicity. Cancer Treat Rev 1987; 14: 231.
28. Samuels ML, Johnson DE, Holoye PY, Lanzotti VJ : Large -dose bleomycin therapy and pulmonary toxicity : a possible role of prior radiotherapy. JAMA 1976; 235: 1117.
29. Catane R, Schwade JG, Turrisi AT III et al : Pulmonary toxicity after radiation and bleomycin : a review. int J Radiat oncol Biol Phys 1979; 4: 1513.
30. Kennedy KA, Hait VN, Lazo JS. Chemical modulation of bleomycin induced toxicity. Int J Radiat Oncol Biol Phys 1986; 12: 1367−70.
31 Douglas MJ, Coppin CML : Bleomycin and subsequent anaesthesia : a retrospective study at Vancouver General Hospital. Can Anaesth Soc J 1980; 27: 449.
32. LaMantia KR, Glick JH, Marshall BE : Supplemental oxygen does not cause respiratory failure in bleomycin-treated surgical patients. Anesthesiology 1984; 60: 65.
33. Matalon S, Harper WV, Nickerson PA, Olszowka J : Intravenous bleomycin does not alter the toxic effects of hyperoxia in rabbits. Anesthesiology 1986; 64: 614.
34 Bauer KA, Skarin AT, Balikian JP et al : Pulmonary complications associated with combination chemotherapy programs containing bleomycin. Am J Med 1983; 74: 557.
35. Toledo CH, Ross WE, Hood CI, Block ER : Potentiation of bleomycin toxicity by oxygen. Cancer Treat Rep 1982; 66: 359.
36. Ingrassia TS III : Oxygen-exacerbated bleomycin pulmonary toxicity. Mayo Clin Proc 1991; 66:173.
37. Cantrell JE, Phillips TM, Schein PS : Carcinoma-associated hemolytic-uremic
38. Kvolik S, Glavas-Obrovac L, Sakic K, Margaretic D, Karner I. Anaesthetic implication of anticancer chemitherapy. Eur J Anaesthesiol 2003; 20: 859-71.
39. Zauder HL, Ordin LR : Effect of radiation on response to anesthetic agents. NY State J Med 1963; 63: 1943.
40. Yam KM, Duboid KP : Effects of x-irradiation of the hexobarbital-metabolizing enzyme system of rat liver. Radiation Res 1967; 31: 315.
41. Belfrage P, Schildt B : Increased sensitivity to the muscle-relaxing effect of succinylcholine in irradiated rabbits. Acta Anaesthesiol Scand 1967; 11: 66
42. Young MT, Parsons SAA, Mezistrono J, Morris LE : Effects of anesthesia in irradiated animals. Anesthesiology 1962; 23: 74.
43. Kenna jG, Jones RM. The organ toxicities of inhaled anaesthetics. Anesth Analg 1995; 81: S51-S66.

44. Eger II EI, Laster MJ, Winegar R, Han C, Gong D. Compound A induces sister chromatid exchanges in Chinese hamster ovary cells. Anesthesiology 1997; 86: 918-22.
45. Restrepo JG, Garcia-Martín E, Martínez C, Agúndez JA. : Polymorphic drug metabolism in anaesthesia. Curr Drug Metab 2009; 10: 236-46.
46. Gorsky JC, Jones DR, Haehner-Daniels BD, et at. The contribution of intestinal and hepatic CYP3A to the interaction between midazolam and claritromycin. Clin Pharmacal Ther 1998; 64: 133-43.
47. Bohrer H, Schmidt H, Bach A, et al. Inhibition of hepatic microsomal drug metabolism by atracurium administration in the rat. Pharmacol Toxicol 1993; 73: 137-41.
48. Kennedy KA, Hait WN, Lazo JS. Chemical modulation 0f bleomycin induced toxicity. Int J Radiat Oneal Bioi Phys 1986; 12: 1367-70.
49. Friedrich P, Schmitz TP. Lidocaine-induced cell death in human model of neuronal apoptosis. Eur J Anaesthesl 2009; 19: 564-70.
50. Ermens AA, Schoester M, Spijkers LJ Lindemans J, Abels J. Toxicity of methotrexate in rats preexposed to nitrous oxide. Cancer Res 1989; 49: 6337-41.
51. Koblin DD. Nitrous oxide: a cause of cancer or chemotherapeutic adjuvant? Semin Surg Oncol 1990; 6: 141-7.
52. Frenia ML, Long KS. Methotrezate and NSAID interactions. Ann Pharmacother 1992; 26: 234-7.
53. Zsigmond EK, Robins G. The effect of a series of anticancer drugs on plasma cholinesterase activity. Can Anaesth Soc J 1972; 19: 75-82.
54. Remsen LG, Pagel MA, McCormick CI, Fiamengo SA, Sexton G, Neuwelt EA. The influence of anaesthetic choice, PaCO2, and other factors on osmotic blood-brain barrier disruption in rats with brain tumour xenografts. Anesth Analg 1999; 88: 559-67.
55. D'Mello D, Mehta D, Pereira J, Rao CY. A toxicity study of simultaneous administration of Tamoxifen and Diazepam to female Wistar rats. Exp Toxicol Pathol 1999; 51: 549-53.
56. Ingrassia III TS, Ryu JH, Trastek VF, Rosenow III EC. Oxygen-exacerbated bleomycin pulmonary roxicity. Mayo Clin Proc 1991; 66: 173-8.
57. Zaniboni A, Prabhu S, Audisio RA. Chemotherapy and anaesthetic drugs: too little is known. Lancet Oncol. 2005; 6: 176-81.
58. Tsang RW, Solow HL, Ananthanarayan C, Haley S. Daily general anaesthesia for radiotherapy in unco-operative patients: ingredients for successful management. Clin Oncol 2001; 13:416-21.
59. Wilcock A, Twycross R. Midazolam for intractable hiccup. J Pain Symptom Manage 1996; 12: 59-61.
60. Dershwitz M, Di Biase PM, Rosow CE, Wilson RS, Sanderson PE, Joslyn AF. Ondansetron does not affect alfentanil-induced ventilatory depression or sedation. Anesthesiology 1992; 77: 447-52.
61. Pemberton KD, Melissari E, Kakkar VV. The influence of tamoxifen in vivo on the main natural anticoagulants and fibrinolysis. Blood Coagul Fibrinolysis 1993; 4: 935-42.
62. Kvolik S, Glavas-Obrovac L, Sakic K, Margaretic D, Karner I. Anaesthetic implications of anticancer chemotherapy. Eur J Anaesthesiol 2003; 20: 859-71.
63. Kvolik S, Jukic M, Matijevic M, Marjanovic K, Glavas-Obrovac L. An overview of coagulation disorders in cancer patients. Surg Oncol 2010; 19: e33-46.
64. Trunet PF, Bhatnagar AS, Chaudri HA, Hornberger U. Letrozole (CGS 20267), a new oral aromatase inhibitor for the treatment of advanced breast cancer in postmenopausal patients. Acta Oncol1996; 35: 15-8.

65. Shapiro JD, Rothenberg ML, Sarosy GA, et al. Dose intensive combination platinum and cyclophosphamide in the treatment of patients with advanced untreated epithelial ovarian cancer. Cancer 1998; 83: 1980-8.
66. Grau JJ, Domingo J, Blanch JL, et al. Multidisciplinary approach in advanced cancer of the oral cavity: outcome with neoadjuvant chemotherapy according to intention-to-treat local therapy: a phase 2 study. Oncology 2002; 63: 338-45.
67. Gottliegb JA, Lefrak EA, O'Bryan RM et al : Fatal adriamycin cardiomyopathy (CMY) : Prevention by dose limitation. Proc Am Assoc Cancer Res 1973; 14: 88.
68. Gottdiener JS, Mathisen DJ, Borer JS et al : Doxorubicin cardiotoxicity : assessment of late left ventricular dysfunction by radionuclide cineangiography. Ann Intern Med 1981; 94: 430.
69. Fukumi D, Vchikoba Y, Maeda M, Ogawa S. Longitudinal evaluation of anthracycline cardiotoxicity by signal-averaged electrocardiography in children with cancer. Pediatr Int 2002; 44: 134-40.
70. Goldiner PL, Schweizer O : The hazards of anesthesia and surgery in bleomycintreated patients. Semin Oncol 1979; 6: 121.
71. Khan A, McNally D, Tutschka PJ, Bilgrami S. Paclitaxel induced bilateral pneumonitis. Ann Pharmacother 1997; 31: 1471-4.
72. Van Outryve S, Schrijvers D, Van den Brande J, et al. Methotrexate-associated liver toxicity in a patient with breast cancer: case report and literature review. Neth J Med 2002; 60: 216-22.
73. King PD, Perry Me. Hepatotoxicity of chemotherapy. 0ncologist 2001; 6: 162-76.
74. De Mateis A, NuzzoF, D'Aiuto G, et al. Docetaxel plus epidoxorubicin as neoadjuvant treatment in patients with large operable or locally advanced carcinoma of the breast: a single-centre, phase 2 study, Cancer 2002; 94: 895-901.
75. Latham GJ, Greenberg RS. Anesthetic consideration for pediatric oncology patient –part 1: a review of antitumor therapy. Paediatr Anaesth 2010; 20: 295-304.
76. Latham GJ, Greenberg RS.Anesthetic considerations for the pediatric oncology patient part 3: pain, cognitive dysfunction, and preoperative evaluation. Paediatr Anaesth 2010; 20: 479-89.
77. Latham GJ, Greenberg RS. Anesthetic considerations for the pediatric oncology patient part 2: systems-based approach to anesthesia. Paediatr Anaesth. 2010; 20; 396-420.
78. Kurtz A, Sessler D, Lenhardt R. Perioperative normothermia to reduce the incidence of surgical wound infection and shortened hospitalisation. N Eng J Med 1996; 334: 1209-15.
79. Frank SM, Fleischer LA, Breslow MJ, et at. Perioperative maintenance of normothermia reduces the incidence of morbid cardiac events: a randomised clinical trial. JAMA 1997; 227: 1127-34.
80. Bock M, Muller J, Bach A, Bohrer H, Martin E, Motsch J. Effects of preinduction and intraoperative warming during major laparotomy. Br J Anaesth 1998; 80: 159-63.
81. Ben-Eliyahu S, Shakhar G, Rosenne E, Levinson Y, Beilin B. Hypothermia in barbiturate-anesthetized rats suppresses natural killer cell activity and compromises resistance to tumor metastasis: a role for adrenergic mechanisms. Anesthesiology 1999; 91: 732-40.
82. Anderson MR, Jeng CL, Witting JC, Rosenblatt MA. Anesthesia for patients undergoing orthopedic oncologic surgeries. J Clin Anesth 2010; 22: 565-72.

| 제14장 |

미세혈관 수술(Microvascular Surgery)

수술을 위한 현미경이 1960년대 초 소개된 이후 미세혈관 재건과 같은 현미경 수술은 여러 분야에서 급격한 발전을 하였다. 초기에는 절단된 손과 발가락, 사지의 접합술에 적용되었으나 최근에는 성형과 재건수술, 신경외과, 비뇨기과, 이비인후과, 부인과, 안과 등으로 적용 범위가 점차 확대되고 있다.[1)]

미세 현미경 수술은 사지의 구제(limb salvage), 손가락과 발가락의 재접합(digital replantation), 조직 손상의 재건 등 유리 피부판 수술법(free-flap procedure)에 사용되면서 쉽게 시도할 수 있는 전문 수술이 되었다. 예전에는 절단 또는 심한 형태의 손상이나 기능손실로 이어졌던 경우가 이제는 전체는 아니더라도 일부는 기능적인 측면에서뿐만 아니라 미적 회복의 기회도 갖게 되었다. 이러한 수술의 성공 여부에는 수술 수기도 중요하지만 마취 관리의 중요성이 점차 증가되고 있다.

미세혈관 수술은 두 가지 분야로 나누어진다.

1. 재식술(再植術, replantation) : 전혀 연결된 부위가 없이 완전히 절단된 부분을 다시 접합시키는 수술
2. 재혈관화(再血管化, revascularization) : 신체에서 일부 또는 완전히 절단된 부위의 혈관을 이어 재건하는 수술.

일차적으로 본래의 혈관을 연결시키거나 정맥이식술이 혈류를 회복시키는 데에

필요하다. 재식술이나 재혈관화가 필요한 환자는 대부분이 손상 환자들이다. 손상 기전과 주위 조직의 손상 범위가 재식술의 성공을 결정하는 주요 인자이다. 손가락, 중수부, 손목 또는 전완에서 어느 부위든지 "Guillotine" 형태의 완전 절단된 경우와 소아에서 성공률이 높다.[2,3] 재식술이 곤란한 경우는 심한 좌상, 찢김 손상(avulsion), 연조직의 압착 손상, 여러 부위에서 절단된 경우(예; 손가락, 손과 전박부 등), 죽상경화증 혈관, warm ischemic time이 10시간이상 경과한 경우들이다. 절단부위의 생존율을 높이기 위하여 냉동 보관과 함께 감염에 주의하여야 한다.[4]

천지굴근(flexor digitorum superficialis)의 힘줄(건,腱, tendon)이 부착하는 근위부에서 한 손가락 절단(single-digit amputation)은 일반적으로 재식술이 어려운 경우이다.[2] 재식술을 받은 손가락은 감각이 없으며 움직임도 없이 경직 상태이지만 일부 기능을 유지할 수 있으므로 손상된 엄지를 살리려는 노력이 시도되고 있다.[4] 또한 5세 이하의 어린이에서는 혈관이 너무 가늘어서 현미경을 이용한 혈관접합 수술의 결과가 만족스럽지 않다.[5]

재식술의 성공여부는 절단된 부위를 적절히 냉동보관을 하였더라도 10시간 경과 후에는 성공률이 저하되며, 근육조직의 손상 범위와 반비례한다. 즉 근위부에서 절단될수록 더 많은 근육조직의 손상이 포함되면 생존율은 낮아진다.[2]

재식술의 대부분은 상지에서 이루어지며 손상 범위가 크더라도 기능 회복에서는 다른 인공기관보다는 우수하다. 역으로 하지에서 재식술은 수술후 재활치료가 지연되기 때문에 다른 적절한 인공기관보다 효과적이지 못하다는 것이다.[6]

1. 외과적 문제점

1) 재식술

초기 수술의 초점은 양측의 절단면 상처에서 괴사조직의 절제와 함께 신경 및 혈관 등을 분리 표시하여 두는 것이다. 대부분의 경우에서 손상을 받은 사지 또는 손, 발가락 전체 또는 일부를 재건하는 것은 2차 수술의 필요성을 최소화한다. 가장 먼저 뼈를 고정하고 굴절건을 연결하여 안정을 유지한 다음 신경과 혈관을 수술한다. 먼저 동맥을 연결한 후에 정맥을 연결하여 절단된 부위로부터 대사산물의

3배출을 촉진하고 가능한 빨리 혈류를 재개할 수 있도록 한다. 심하게 손상을 받은 사지라면 충분한 혈관 길이를 유지할 수 있도록 동맥에 정맥을 연결하여 이식하거나 뼈의 절제가 필요한 경우도 있다. 섬유속 신경병증(fascicular neuropathy) 또는 신경 복원은 동맥혈류가 재건된 후에 이루어진다. 신전건(extensor tendon) 복원 후에는 원활한 정맥혈류를 유지할 수 있도록 한다. 절단된 부위가 클 경우에는 부종에 의한 분획압력(compartment pressure)이 증가되는 것을 예방하기 위하여 근막절제술(fasciotomy)을 시행할 수 있다.

2) 유리 조직판 이식술(Free Tissue Transfer)

유리 조직판 이식술 또는 유리 피부판 이식술은 급여부(donor site)에서 떨어진 부위로 혈관이 안전하게 연결된 상태로 유지한 조직을 일괄적으로 이식(enblock transfer)하는 것이다. 새로운 위치에 미세혈관 접합술로 재건된 손상이나 감염 또는 종양절제술 결과에 따른 재건에서 혈관 조직을 유지하기 위하여 시술한다. 또한 혈관과 함께 유리 피부판은 사강을 줄이며 주위 조직의 혈류를 촉진시켜서 산소공급을 개선하여 상처 회복에 도움이 되며 면역기능이 저하된 부위에서는 예방적 항생제와 함께 사용하여 효과를 증진시킬 수 있다.[6)]

급여부 선택은 재건술에 필요한 조직이 어떠한 상태인가에 따라서 결정된다. 결정 인자로는 동반된 손상, 수술 부위의 상태와 미용 효과 등이다. 혈관공급을 유지한 상태의 피부판, 광배근(lassissimus dosi)과 같은 한 가지 조직만으로 하거나, 뼈, 근육, 피부 등 여러 조직이 포함된 방법도 있다. 유리 피부판 급여부는 확실하고 쉽게 인식할 수 있는 혈관이 공급되는 것에 기준을 두고 선택한다.

단순하게 피부만 덮어주기 위한 것이라면 천장골회선동맥(superficial circumflex iliac artery) 또는 복벽혈관(epigastric vessel) 등이 공급하는 서혜부 피부판(groin flap)을 이용한다. 광배근 이식술은 혈관이 공급되는 근육과 피부가 필요하며 흉배혈관(thoracodorsal vessel)이 10 cm 이상으로 비교적 길고 큰 직경을 가지므로 선호되는 조직 공급부위이다.

혈관공급이 유지되는 골이식이 필요한 경우에는 기본적으로 두 가지 방법이 있다. 뼈의 손실이 12 cm 이하인 경우 심부장골회선동맥(deep circumflex iliac artery)을 기준으로 재건에 이용하거나 장골에서 뼈와 함께 피부와 근육을 포함한 복합이식을 하는 것이다. 뼈의 손실이 12 cm 보다 큰 경우에는 혈관공급을 유지하는 비골(fibula) 이식이 필요하다. 혈관공급이 없는 뼈이식보다 혈관공급이 있는 이식의 장점은 가골형성 능력과 환자가 움직이는 동안에 재건 부위의 자극 흡수 능력에 차이가 있다.[6]

필요한 경우라면 재식술이나 재혈관화를 응급수술로 하지만 대부분의 경우 급성 손상에서는 유리 조직판 이식은 하지 않는다. 손상된 부위가 육안으로 오염이 되었을 경우에는 광범위 변연절재를 한 후에 지연된 재건수술(delayed reconstruction)이 효과적이다. 미세혈관 수술은 계속 발전할 것이며 많은 경험이 성공률을 높일 것이다. 유리 조직판 이식은 대부분 초기에 하며 선택 수술을 기준으로 한다.[7]

일반적으로 상지에서 유리 조직판 이식은 하지보다 결과가 양호하며, 골수염보다는 종양절제술에 따른 이식수술이 결과가 좋다.[8-10] 초기에 실패하는 것은 대부분 혈관현상(vascular phenomena) 또는 허혈과 관련이 있으며, 후기에 실패하는 것은 감염이 원인이다.[9]

미세혈관 수술에서 실패 유발 인자로는 수술수기를 어렵게 하는 이상이 있는 혈관, 혈관경련, 저혈압, 부종, 혈종과 재관류까지 소요된 시간 등을 들 수 있다. 이러한 인자들은 수술 과정에서 여러 가지 다른 방법의 발달을 유도하게 되었다(표 14-1).

표 14-1. 재접합 수술에서 실패의 원인들

급격한 혈관의 변화 (예; 동맥과 정맥의 혈전, 혈관 경련)
수술 시간에 따른 기술적인 어려움
만성 말초혈관 질환
혈압저하
부종
혈종
저체온
허혈시간의 연장
감염
Nicotine 또는 Caffeine 등 약물의 효과

2. 술전 준비 사항

외상 환자들은 치명적인 손상에 대한 분석과 치료를 우선하여야 한다. 외상 환자에서 지혈은 재식술과 재혈관화보다 먼저 처치하여야 한다. 손 또는 발의 손실은 이차적인 것으로 재식술을 서두른다면 경추 손상, 비장 파열 등 치명적인 다른 부위의 손상을 찾지 못하는 경우가 있다.

선택 수술을 한다면 여유있게 술전 분석을 할 수 있다.(표 14-2) 장시간 미세혈관 수술과 마취를 하기 전에 모든 환자에서 병력 청취와 이학적 검사를 시행해야 한다. 흡연과 nicotine 함유 물질을 복용한 환자에서는 수술 전에 취소 또는 연기를 권장할 수 있다.[11,12] 일부에서는 caffeine과 xanthine계 약물 투여도 금지시킨다. Caffeine은 말초혈관을 직접 이완시키지만 연수자극으로 혈관수축 효과도 있다.[13]

표 14-2. 미세현미경 수술에서 마취과적 고려 사항들

수술 전
출혈의 예방
수액 공급
동반된 손상의 확인
마취계획: 전신마취와 부위마취,
다수의 수술 부위
수술 시간
수술 중
체위: 압박 손상의 예방
감시: 출혈량의 예측
접합부 혈관의 충분한 혈류 유지
관류압
혈액점성
혈관의 단면적(vascular cross-sectional area)
수술 후
통증치료
간호 병동 : intensive care unit vs. ward nursing care

환자와 보호자에게 환자 상태(예; 미국마취과학회 신체 등급분류, Charlson comorbidity index, modified Kaplan-Feinstein index 등)와 수술 후 계획을 포함한 내용을 설명함과 함께 동의서 서명을 받아야 한다.[14,15] 수술 후 합병증 발생 위험을 증가시키는 인자들은 나이(노인), 동맥 경화, 고혈압, 심혈관 질환, 알코올 남용, 간경화, 당뇨, 흡연, 영양상태, 비만(BMI >30) 및 악성 신생물의 동반 여부 등은 이환율을 높일 수 있다.[14]

수술 직전에는 저체온(중심체온 < 36.5℃), 술전 금식, 저혈량증, 심부정맥혈전 등을 확인하고 적극적으로 치료한다 (표 14-3).[14]

표 14-3. 조직판 이식술에서 마취와 수술 단계별 생리적 변화

수술 중 변화	생리적 고려 사항
마취 유도	체온조절 장애로 체온 저하 흡입마취제 : 심혈관계 미약한 억제와 말초 혈관 이완 혈관이완으로 상대적인 저혈량증 유도
조직 절제	출혈에 의한 저혈량증 발생 위험 공여 부위와 받는 부위에서 수분 손실과 수술실내 온도에 따른 수분손실로 불감성 수분손실 증가
조직판 이식	이식 조직판에서 탈신경으로 교감신경성 혈관 수축반응 혈관 조작이 많아지면서 혈관 수축을 조장 warm ischemia로 혐기성조직 대사가 유발되고, 염증반응 유도물질에 의한 혈관수축을 조장 혈액의 점성이 증가되면서 조직판의 미세혈관 혈류 감소
이식 조직판 재관류	재관류로 세포의 정상 대사반응의 되찾음, 장기간 허혈로 허혈성, 재관류 손상이 유발될 수 있다. 이식된 조직판은 국소부위의 이학적, 내분비 자극에 반응 (예; 순환계의 catecholamine) 조직 부종 위험 ; 혈관 내피세포의 장벽 손상과 임파성 배출이 없어짐
마취에서 회복	기침과 구역으로 정맥압 증가, 조직판 관류 장애 초래한다 이식 조직판의 관류가 수술 후 정상 조직의 40~50%로 감소 과도한 자극과 스트레스로 염과 수분의 저류로 뇨량 감소

3. 체 위

미세혈관 수술은 세밀하고 시간 소모가 많은 수술이다. 대부분에서 10~16시간 또는 그 이상 지속되는 경우가 드물지 않다. 환자는 수술을 하는 동안에 같은 체위를 유지하여야 한다. 체위에 따라서 주의가 필요하며 압력괴사를 예방하기 위하여 적절한 쿠션(예; jelly pads, egg crate mettress 등)을 이용한다.

의식이 있는 환자에서는 주기적으로 움직이게 하여 체중을 분배시킬 수 있으나 깊게 안정제를 투여하였거나 전신마취 중에는 이것이 불가능하다. 마취통증의학과 의사는 가능하다면 환자의 머리, 사지 등에 주기적으로 위치변화를 주거나 후두, 이마, 발뒤꿈치 등과 같이 체중부담이 많은 곳에 마사지 등으로 순환을 개선시켜 압력괴사를 예방할 수 있도록 한다.

4. 감시장치

감시장치는 필요에 따라서 거치한다. 통상적인 감시장치로는 심전도, 혈압, 체온, 맥박산소 계측기, 심장과 폐의 청진 등이 포함된다. 수술 중에 주기적인 혈색소나 적혈구 용적률을 검사하는 것이 도움이 된다. 지혈대를 사용할 수 없기 때문에 손가락 이식술 보다 유리 조직판 이식술에서 혈액손실이 많다.

출혈은 수술포 내로 흘러들고 수 시간 동안 지속되는 경우가 많으므로 대부분에서 잠행성이다. 인지하지 못한 출혈과 수분 손실을 예상하여야 하며, 충분한 혈액량과 적혈구 용적률을 유지하는 것은 수술 성공 여부에 중요하다. 동맥카테터를 거치하면 쉽게 채혈을 할 수 있을 뿐만 아니라 심박동마다 혈역학적 변화를 감시할 수 있다. 확실한 정맥로 확보도 중요하다. 수술을 진행하는 중에 정맥로 확보가 어려운 경우가 많다. 중심 정맥 카테터 거치는 출혈과 수액공급 상태에 따라서 말초혈관이 여의치 못하거나 중심정맥압 감시가 필요한 경우에 실시한다. 미세혈관 수술은 장시간 지속되므로 도뇨관을 삽입하여 방광의 과대 팽창에 따른 문제점을 예방할 수 있다. 요량 측정은 수액의 수요와 공급을 관리하는 기본 수기이다.

5. 혈 류

미세혈관의 접합부를 통한 혈류 유지는 마취 관리의 일차적 목적이다. Hagan-Poiseuille formula는 단단한 관을 통한 Newtonian fluid의 흐름을 말하는 것으로 혈관을 통한 혈액의 흐름을 표시할 때 사용한다.

$$\text{Flow} = (P_A\text{-}P_B) \quad \frac{\pi \ r^4}{8 \ \eta \ L}$$

(r; radius, nviscosity, L: length of tube)

공식에 적용은 하지만 혈액은 Newtonian fluid가 아니고 혈관도 단단한 관의 역할을 하지 못하므로 가정하여 개념을 도입한 것이다. 혈류는 관류압 변화, 혈관 단면적에 비례하며, 점성(η)에 반비례한다.[16] 임상적으로 이러한 생리적 원칙을 이해하면 매우 유용하다. 수술 중에 유리 조직판 혈류가 유지되지 않는다면 관류압 증가, 혈관확장제로 혈관경련의 치료, 혈액 점성을 저하시키는 방법 등으로 회복시킬 수 있다.[17]

1) 관류압

관류압에 대한 고려는 술전부터 환자의 수액공급 상태를 분석한다. 응급으로 재접합 수술을 하는 경우에 수술실 도착 전에 심각한 출혈이 동반 될 수 있으므로 마취유도 전에 확인하고 해결을 할 수 있어야 한다. 저혈량증, 심근의 수축력을 저하시킬 수 있는 약물, 척추마취와 경막외 마취에 의한 광범위 교감신경 차단, 심박출량 저하 등이 동반되어 혈압이 저하된다면 이식 조직판으로 혈류가 감소될 수 있다.[17]

수술 중 환자처치에서 혈압이 저하되는 경우에는 승압제를 투여하게 된다. 미세혈관 수술에서 혈관수축제는 금기 사항은 아니지만 다른 방법으로 호전되지 않을 경우에 권장된다.

결정질액 또는 교질액을 투여하여 혈액량을 증가시켜서 유리 조직판 또는 손가락 접합부의 저관류로부터 회복에 충분하게 혈압을 상승시킬 수 있다. 과도한 결정질액 투여는 혈관내 교질 삼투압을 저하시켜서 전신 또는 이식판의 부종을 초래할 수 있다. 부종은 혈류를 개선하려는 부위에 충분한 관류압을 유지하지 못하게 한다.[18] 마취통증의학과 의사는 이러한 문제점에 유의하여 수액공급에 관심을 두어야 하며 외과 의사와 협조는 부종 형성 정도와 출혈량 측정에 도움이 된다.[19]

Albumin과 hetastarch와 같은 교질액은 혈량 증량제로서 적혈구나 혈장 투여에 따른 질병의 전염 위험이 없다.[20-22] 그러나 다량 투여는 응고기전에 영향을 줄 수 있으므로 총 교질액 투여량은 20 ml/kg/day 이하로 제한한다.[23-26]

2) 점성

적혈구 용적과 혈액 점성은 비례한다. 모세혈관 혈류는 느려지고 적혈구 연전형성(rouleaux formation)이 초래되어 더욱 혈류가 감소하게 된다. 합성 교질액들은 연전형성을 억제하므로 미세혈관 수술에 적합하다.[27,28]

실혈은 서서히 되며 예측이 어려우므로 수시로 적혈구 용적을 검사하는 것이 pad 또는 수술포 등을 이용하여 측정하는 것보다 유용하다. 혈액제제보다 교질액이나 결정질액으로 대체하여 normovoemic hemodilution으로 적혈구 용적률 30~35%, 혈색소 7~8 g/dl, 점성은 3.5~4.0 cP(정상은 4.5 cP) 까지 희석시키는 방법은 수혈량을 최소화하며, 산소결합 용량과 점성을 적절하게 유지하면서 혈액양을 증가시킬 수 있는 방법이다.[16,19,29] 그러나 모든 환자에서 허용되는 범위는 아니며 심혈관계, 뇌혈관, 신장질환이 있는 경우에는 주의하여야 한다.[17]

적혈구 구제법은 수술 중 적혈구를 구제하여 동종 수혈량을 줄일 수 있는 장점이 있다. 선택 수술을 하는 경우에는 술전 자가혈액예탁으로 동종수혈에 노출되는 것을 최소화할 수 있다.

3) 혈관의 단면적(Vascular Cross-Sectional Area)

혈관 단면적에 영향을 줄 수 있는 인자로는 마취 방법, 혈관수축제와 확장제, 교감신경계 긴장도, 내인성 catecholamine, 체온 등이 있다(표 14-4). 마취통증의학과 의사는 혈관 긴장도를 효과적으로 조절한다면 외과 의사에게 좋은 결과를 얻을 수 있도록 도움이 될 것이다.

표 14-4. 혈관의 단면적에 영향을 미치는 인자들

마취 방법과 약물의 선택
부위마취: local sympathectomy, vasodilation
전신마취: systemic vasodilation
혈관 작용약물
혈관 수축제의 도포: 국소마취제, papaverine, α-adrenergic blocking agents
전신 혈관 확장제: nitroprusside, ganglionic blocking agents, α-adrenergic blocking agents, β-adrenergic agonists
내인성과 외인성 catecholamine 또는 혈관 수축제
통증 : 통증은 교감신경계 자극과 혈관 수축
저체온 : 교감신경계 자극, 혈관 수축
기존의 교감신경계 긴장도(sympathetic tone)

혈관 수축을 유발할 수 있는 인자들로는 저체온, 저혈량증, 통증과 함께 과환기 뿐만 아니라 저환기, 저산소증과 조직의 산소 분압 증가도 혈관수축을 초래할 수 있다.[17]

4) 체 온

체온은 말초 혈액순환에 중요 결정 인자이다. 마취 중에는 체온조절에 장애가 초래될 수 있다. 대부분의 미세혈관 수술은 장시간 지속되면서 실온의 수액과 냉장혈액 공급이 함께 이루어지므로 저체온이 초래되기 쉽다. 이러한 저체온은 말초혈관 수축, 교감신경계 자극, 떨림, 산소요구량 증가, 산소해리 곡선의 좌측 이동, 응고장애 등을 초래한다.[30] 저체온에서는 적혈구 용적률, 적혈구 응집, 혈장 또는 전혈의 점성이 증가된 것으로 잘 못 분석할 수 있다.

결론적으로 저체온을 예방하는 것은 매우 중요하다. 수액과 혈액을 체온 정도로 가온하여 투여하고, 흡입마취 가스의 가온과 가습도 필요하며(예; Heat moisture exchanger, 저유량 마취 등), 수술실 온도는 21℃ 이하로 떨어지지 않도록 유지하며,[29-31] 중심체온과 말초 체온의 차이가 2℃ 이상 되지 않도록 한다.[17] 일반적으로 물을 사용하는 가온 담요는 성인과 0.5 m^2 이상의 체표면적을 갖는 어린이에서는 효과가 없으며[32] 흡입가스를 가온 가습하는 방법이 체온 유지에 효과적이다.[33] 최근에 Bair Hugger®(Fored-air warming device), 수액가온기 등이 외과 환자에서 저체온의 예방과 치료에 가장 효과적인 방법으로 소개되고 있다.[34-36] 이러한 기구들은 전신마취뿐만 아니라 부위마취에서도 효과적으로 사용될 수 있으며 환자의 전신을 덮을 필요가 없을 뿐만 아니라 화상, 전기 쇼크 등의 위험도 거의 없다.

5) 통 증

미세현미경 수술 환자의 술중과 술후 통증 관리에 세심한 배려가 필요하다. 적절한 통증치료가 되지 않으면 심각한 교감신경계 자극을 초래하여 catecholamine 분비와 신경자극으로 혈관수축을 일으킨다. 마취 수기와는 관계없이 통증관리는 반드시 포함되어야 한다. 흡입마취제는 술중에는 통증에 의한 교감신경계 반응을 둔화시키지만 회복기에는 작용이 없어지게 되므로 투여가 중단된 이후에는 반드시 충분한 통증관리를 하여야 한다. 마취 과정에서 혈역학적 효과와 흡입마취제 요구량을 감소시킬 목적으로 또는 회복 중에 통증관리를 위하여 마약성 진통제가 권장되기도 한다.

일회 투여 부위마취를 실시하는 경우에는 수술이 국소마취제 작용시간 내에 끝날 수 있는가를 확인하여야 한다. 수술 시간이 국소마취제 작용시간보다 길어진다면 통증 완화를 위한 다른 방법을 이용하든지 전신마취로 전환을 해야 한다. 부위마취를 할 경우에는 언제나 고려하여야 할 문제점들이다.

지속적인 부위마취는 수술 중 뿐만 아니라 수술 후 수 일간 통증 완화와 교감신경계 차단으로 혈관 이완을 유지할 수 있는 효과적인 방법이다.[28,29,36,38] 국소마취제의 지속 투여가 상, 하지 모두에서 통증 관리법으로 이용될 수 있으나 수술 부위가 다발성인 경우에는 어려운 점이 있다. 그러나 다발성인 경우에는 경막외강에 마약성 진통제를 투여하는 방법이 있다. 마약성 진통제의 경막외 투여는 호흡억제를 초래할 수 있으므로 주의하여야 한다. 경막외 마약성 진통제는 국소마취제와 같이 교감신경계 차단에 의한 혈관 이완작용은 없다. 그러므로 국소마취제와 마약성 진통제를 함께 투여하는 방법은 교감신경계 차단과 함께 통증 관리에 효과적이다.

6) 미세혈관의 약리학적 조절

미세혈관 접합술 후에 발생하는 혈관경련과 혈전의 예방과 치료에 합리적이고 효과적인 방법으로 일부 약물에서 효과가 있다고는 하지만 그렇지 못한 경우도 있다.

혈관이완을 목적으로 사용되는 약물은 국소마취제 (예; lidocaine, bupivacaine 등), 평활근 이완제 (예; papaverine), α-차단제 (예; chlorpromazine) 등이 흔히 사용되는 약물로 혈관 경련에 효과적으로 사용될 수 있다.[27,39] 대부분에서 국소도포로 투여하므로 수술 중에만 사용하게 된다.

부위마취(예; 상완신경 차단, 성상신경절 차단, 경막외 마취 또는 요추부 교감신경계 차단 등)는 사지 근위부 혈관의 교감신경 차단에 매우 효과적이다. 이러한 방법은 사지 혈류를 증가시켜서 유리 조직판 또는 재식술 부위에 혈류를 개선하려는 방법으로 흔히 사용된다. 그러나 외과적 자극에 의한 혈관경련을 유발하는 신경이 제거된 절단부 조직에서는 예방 효과가 없다.[28,29]

수술 중 국소적으로 신경절 차단제인 guanethidine 정맥 투여법은[31,40] 임상과 동물 실험에서 피부판 생존율을 증가시키는 방법으로 수술 후에 제한적으로 적용된다. 모든 흡입마취제는 다양한 정도의 말초혈관 이완작용을 가지고 있다. Isoflurane은 일상 마취 농도에서 피부와 근육으로 혈류를 200~300% 증가시킬 수 있으며, 1.9 MAC에서 전신혈관 저항을 50% 저하시킨다.[41] Isoflurane은 일부에서 혈관이완제로 선호되기도 하지만[29] 흡입마취제는 수술 중에만 사용이 가능하므로 직접 작용하여 동맥혈관을 이완시키며 작용발현이 빠른 nitroprusside를 선호한다.[42] 신경절 차단제 (예; trimethaphan), α-차단제 (예; hydralazine, phenoxybenzamine) 등을 전신혈관 이완 목적으로 수술 중에 사용하기도 한다. 그러나 이러한 약물은 수술 자극에 의한 혈관경련을 예방하지 못하며[29] 교감신경계 긴장도와 혈액량에 따라서 수술 중 저혈압을 초래할 수 있다. β-작용제 (예; isoxuprine)은 피부판 이식을 실패하거나 이식한 손가락의 혈관경련 회복률을 높일 수 있는 약물로 사용된다.[43-46] 최근에는 미세혈관 수술 후에 streptokinase, urokinase, papaverine, heparin, chlorpromazine 등을 동맥혈관의 섬유소 용해를 목적으로 사용한다.[47,48]

6. 마취계획

미세혈관 수술의 마취 방법 선택에서 고려하여야 할 사항은 다음과 같다.

1. 수술 시간이 길다. 긴 시간 동안 환자에게 적절한 체위를 어떻게 유지할 것인가?
2. 수술 부위가 한 곳 이상일 경우에 부위마취를 시행한다면 추가로 외과 의사가 직접 국소침윤마취를 하거나 전신마취가 추가로 필요할 수 있다.
3. 합병된 손상이 있을 수 있다. 수술실에 있는 동안에 합병된 다른 손상에 대한 확인이 필요하며, 한 분야 이상의 외과에서 수술을 하여야 할 경우도 있다.
4. 다른 질환 또는 이상을 동반하고 있는 경우에는 마취 관리에 유의하여야 한다. 예; 언어문제, 정신과 질환, 소아 환자, 신경질환, 감염 또는 손상 등이 부위마취를 시술할 부위에 있을 경우
5. 계획된 수술이 어떤 것인가? 특수한 체위가 필요한가?
6. 수술 후에 환자를 어느 병동으로 보낼 것인가? 중환자 관리가 필요한가?
7. 마취 방법과 관계없이 혈관경련 또는 혈관수축을 초래할 수 있는 통증, 저혈압, 저체온 등을 예방할 수 있어야 한다.
8. 혈액제제 또는 적혈구 구제법의 이용이 적절한가? 또한 항응고제를 필요로 하는가?
9. 선택수술 또는 응급수술이 필요한가?

외과 의사와 술전 의견 교환으로 위의 사항들을 확인한다. 미세혈관 수술에서 마취 관리를 효과적으로 하려면 외과 의사와 마취통증의학과 의사의 교류는 기본이다. 외과 의사의 요구사항을 확인하는 것은 환자가 원하는 것으로 고려하지만 외과 의사의 요구사항이 환자의 요구사항을 우선하는 것은 아니다. 외과 의사의 관점에서 여러 가지 마취통증의학과적 제한 또는 위험 요소와 가능성에 대한 상세한 의견 교환을 하여야 한다.

환자의 병력, 마취에 관한 불안, 확인하고 싶은 점 등에 대한 의견 교환이 필요하다. 흔히 환자들이 선호하는 마취방법에 대하여 선입견을 가지고 수술실에 도착하는 경우가 있다. 특수한 마취수기가 필요하거나 또는 피해야 하는 특별한 의학적 이유가 없는 경우에는 환자가 원하는 방법을 선택하는 것이 효과적이다. 친절하고

사려깊은 관계 유지는 환자의 협조를 얻을 수 있는 지름길이다.

마취 방법은 적절한 말초혈관 이완과 과도한 마취약물의 투여로 저혈압의 위험이 적은 균형마취(balanced anesthesia)가 효과적일 것이다.[14)]

7. 수술실 준비

환자와 마취 관리에 대한 의견을 교환하고 결정이 되었으면 수술실 준비를 하여야 한다. 수술실 근무자들은 조용하게 유지하여 술중에 서로 의견 교환이 가능하게 하고 상황 판단에 오류가 발생하지 않도록 한다. 집도 의사와 마취통증의학과 의사는 서로 시간을 절약할 수 있도록 도와서 이식 할 조직의 허혈시간과 감염 위험 및 비용부담을 줄일 수 있도록 한다. 수술실 온도는 21℃ 또는 그 이상을 유지할 수 있도록 기구 (예; Bair Hugger, fluid warmer 등)를 준비한다. 수술실 내 근무자들은 적절한 수술 준비와 함께 수액과 혈장증량제 선택 및 동, 정맥 혈관을 통한 감시 장비를 환자 상태에 따라서 준비한다. 혈액은행에는 수혈에 필요한 혈액제제가 준비되었는가를 점검하고 혈관이완제, heparin, 마약성 진통제 및 항 혈전제 (예; aspirin, low molecular weight heparine)와 그 외 다른 약물들의 준비와 함께 마취기계, 후두경, 기관튜브, 적절한 크기의 호흡낭 등 모든 준비 사항의 확인과 점검을 한다.[14)]

8. 부위마취와 전신마취의 선택

미세혈관 수술에서 확실성을 가지고 결정된 마취 방법은 없다. 부위마취와 전신마취 모두를 주장하는 경우도 있다. 어떠한 수술을 하든지 미세혈관 수술의 마취 계획은 각각의 환자가 필요로 하는 인자에 따라서 결정되어야 한다. 경직된 마취 계획은 다양하게 발생되는 환자의 질환과 제한 사항을 직면하게 되면 무시될 수 있으므로 환자의 선호도를 마취 방법의 결정에 고려하여야 한다.

1) 부위마취

과거에는 부위마취가 일회 투여와 국소마취제의 작용 시간이 짧은 관계로 제한되었으나 카테터 거치법이 소개된 이후 수술 기간뿐만 아니라 수술 후 수일 동안 국소마취제를 지속 투여할 수 있게 되었다. 경막외 카테터는 하지 수술에서 흔히 사용되며, 상완신경총 카테터는 상지 수술에서 선호되고 있다 [19,28,29,38](제 7, 8, 9장 참조).

상완신경총에 카테터 거치는 사각근간, 쇄골상, 액와에서 기존 방법을 이용하여 거치하며, 처음에는 국소마취제나 생리식염수로 신경과 혈관 구조물 주위의 섬유초를 충만시킨 후 팽창된 섬유초 내로 주사바늘을 통하여 카테터를 삽입한다.[48] 다른 방법은 주사바늘이 들어있는 초음파와 신경자극기를 이용하여 신경총 위치를 확인한 후에, 운동신경 반응을 확인하여, 신경 주위 공간으로 삽입한다.[49] 어떤 방법이든지 카테터는 기능을 지속하기 위하여 단단하게 고정하여야 한다. 카테터 거치는 긴 수술뿐만 아니라 수술 후 수 일간 통증치료에도 효과적이다.[50] 수술 후 투여되는 국소마취제 농도는 교감신경계와 감각 차단에 충분하게 투여하지만 운동 차단을 위한 농도까지는 필요하지 않다. 경막외 투여는 국소마취제 단독 또는 낮은 농도의 마약성 진통제를 함께 이용한다. 상완신경총 차단에서는 국소마취제 단독으로 사용한다.

의식이 있는 환자에서 수술은 감각과 운동신경 차단이 필요하지만 혈관이완 작용도 필요하므로 교감신경 차단이 될 수 있도록 한다. 혈관이완은 직경 1 mm 정도의 가는 혈관 이식과 접합을 쉽게 하며 손상 부위로 혈류를 증가시킨다. 미세혈관 수술에서 부위마취를 할 경우 epinephrine은 전신 흡수에 따른 부작용과 혈관 수축을 초래할 수 있으므로 사용하지 않는 것을 권장한다.[51] 총 투여량 내에서 사용되는 소량의 epinephrine은 문제점을 유발하지는 않지만 혈관내 투여 또는 주위에 혈관이 있을 경우에 문제가 될 수 있다. 사지의 교감신경을 차단하는 부위마취는 "steal phenomenon"의 가능성을 증가시킨다.[17] 교감신경계 차단에 의한 이차적인 혈관 확장은 신경이 지배하는 혈관에서 발생되며 재접합된 부위에서는 없다. 임상적으로 이것이 주요한 문제는 아니지만 의심이 된다면 원위부에서 차단을 하면 다소 효과가 있을 것이다. 외과적으로 말초신경 주위에 카테터를 거치하여 지속적으로 국소마취제를 주입시켜 혈관이완과 수술 후 통증치료에 제한적으로 시도되고 있다.[18] 수술 부위가 있는 팔이나 다리만 마취를 하는 것은 전신마취와 같이 전신에 약물을 투여하는 방법보다 기도문제, 심혈관계 억제효과가 적으므로 금식이 되지 않았거나 기도에 문제가 있는 경우에 선호된다.

(1) 부위마취의 실패

부위마취를 계획한 경우는 경험자가 시술하더라도 마취가 완전하게 되지 않은 경우는 환자가 의식이 명료하므로 통증을 느끼지 않게 하여야 한다. 완전하게 차단될 때까지 충분한 시간을 기다려야 실패하는 경우가 줄어든다. 특히 상지를 수술하는 경우에 외과 의사는 국소에 추가 투여하여 짧게 차단을 실시할 수 있다. 이와 같은 방법으로 전신마취를 피할 수 있으므로 외과 의사와 의견 교환은 매우 중요하다.

흔히 환자는 고유 감각과 침해반응을 혼돈 한다. 자극에 대한 통증을 호소하는 경우에 통증의 확실한 특성을 결정하여야 한다. 자극을 느끼는 부위가 예리하고 쉽게 확인할 수 있는가? 통증이 자극 부위와 일치하는가? 운동신경 차단 소견은 없는가? 완전하게 운동신경이 차단된 경우에서 감각신경이 차단되지 않은 경우는 거의 없다. 마취가 완전하게 되지 않은 경우에는 적절한 안정제를 투여하여 확인할 수 있다. 그러나 확실하게 상황을 판단하여 부위마취가 수술하기에 충분하지 않더라도 안정제를 전신마취와 비슷한 정도로 사용하는 감시마취관리(monotored anesthetic care)가 있다. 최근에는 초음파의 사용과 카테터를 삽입하여 지속적으로 차단과 통증치료에 적용할 수 있어 선호된다.

(2) 상지수술에서 적용할 수 있는 부위마취방법은

① 사각근간 차단법은 상지와 어깨 수술에서 선호되며 척골신경 분포지역 차단이 되지 않을 수 있다.

② 액와차단법은 손과 팔목 부위수술에서 선호하며, 근피신경(musculocutaneous nerve) 차단이 되지 않을 수 있다.

하지 수술에서는 말초신경 차단법보다는 경막외 마취 또는 척추마취를 선호한다. 일부에서 경막외 마취는 이식 조직판에서 정상조직으로 혈류가 전환되어(steal phenomenon) 혈류가 감소될 수 있다고 주장한다.[17]

(3) 외래 환자

현미경 수술의 적용이 증가함에 따라서 많은 외래 환자에게 짧고 제한된 범위에서 적용되고 있다.[53] 이러한 경우에 카테터 거치는 필요하지 않으며 예정된 수술 시간에 맞게 국소마취제 작용시간과 균형을 이루어 환자 관리를 한다. 마취통증의학과 의사는 외래 환자가 회복실에서 퇴실하기 전에 신경학적 검사를 실시하지만 신경차단이 확실하게 되었다면 이러한 검사는 할 필요가 없으며 퇴원만 지연될 뿐이다.

(4) 입원 환자

재이식과 같은 긴 수술에서는 수술 당일에는 차단의 잔류 효과는 문제가 되지 않으며 지속된 신경 차단은 환자에게 도움이 된다. 많은 경우에 긴 수술에서 지속적으로 카테터를 거치하여 충분한 기간 동안 마취를 유지하고 수술 후 통증 관리에도 이용한다. 일회 투여 방법을 긴 수술에 적용한다면 수술이 끝나기 전에 신경차단 효과는 없어질 수 있을 것이다.

(5) 지혈대 통증

지혈대 통증은 부위마취로 긴 수술을 시행하는 경우에는 치료가 어려울 수 있다. 시간이 경과되면 환자는 불편하게 되고 팔이나 다리에 통증을 호소하게 되지만 국소적으로만 나타나는 것은 아니다. 지혈대 통증의 시작은 적용 60~90분 후에 나타나며 지혈대 압력을 잠깐 낮추어 재관류 후에 다시 압력을 올리거나 전신마취를 하여야 한다. 이러한 문제는 환자가 움직이게 되어 현미경 수술이 불가능하게 되므로 적절한 처치가 필요하다. 지혈대 통증에 대한 정확한 기전은 밝혀지지 않았으나 단순하게 조직의 허혈과 혐기성 대사에 의한 것으로 추측한다.[54] 지혈대 통증은 부위마취로 조절이 되지 않는 경우가 있으며, 전신마취에서는 저항성 고혈압(resistant hypertension)이 흔히 발생되며 지혈대 통증에 의한 이차적인 것으로 추측된다 (제2장 참조).[55]

2) 전신마취

여러 가지 이유로 미세혈관 수술에서 전신마취가 선택된다. 대부분 수술 시간에 관계없이 마취를 유지할 수 있으므로 선호된다. 기침 또는 기관내 삽관에 따른 자극으로 근육강직 등이 발생될 수 있는 얕은 마취 깊이를 유지하지 않는다면 중요한 수술 시기에 환자의 움직임을 줄일 수 있으며, 기도 관리, 충분한 산소공급, 환기 등을 안전하게 유지할 수 있다. 또한 감시를 위한 침습적인 수기와 중심 체온 감시 등을 시행할 수 있다. 앞에서 설명한 것과 같이 모든 흡입마취제는 말초순환에서 강력한 혈관 이완작용이 있으므로 전신마취는 작은 혈관의 재혈관화에 효과적이다. 전신 혈관이완의 단점은 혈액량 또는 심인성으로 저혈압을 초래하고, 체열 손실을 촉진하며, 수술 후 혈관수축과 떨림을 초래할 수 있다. 전신마취에서 회복되면서 통증으로 교감신경계의 흥분을 예방하기 위하여 충분한 마약성 진통제 투여 또는 다른 통증치료 방법을 적용한다.

많은 응급 환자에서 술전 금식이 되지 않은 경우가 있으므로 전신마취를 계획한다면 위 내용물의 흡인 위험을 감소시킬 수 있도록 유의하여야한다. 환자 상태와 마취통증의학과 의사의 숙련도에 따라서 의식하 기관내 삽관, 빠른 마취 유도와 기관내 삽관(rapid-sequence induction/intubation)과 윤상연골 압박법(Sellik's maneuver) 등을 적용할 수 있다.

마취제 선택에서 isoflurane, desflurane, sevoflurane 등은 말초혈관 저항이 저하되어 혈압저하가 있으나 심박출량은 유지할 수 있다. Desflurane은 빠르게 흡입농도를 6% 이상 증가시키면 일시적으로 심박수와 혈압을 상승시킨다.[17] Sevoflurane은 간질조직사이(interstitial space)에서 혈장의 혈관밖 누출을 저하시켜(capillary filtration coefficient) 조직의 부종을 낮추는 작용과 ischemic-perfusion injury에서 endothelial cells 보호작용을 한다. 정맥마취제는 혈압 저하 효과가 커서 선호되지는 않으며 아편유사제는 전신마취 보조제와 통증치료에 사용된다. Remifentanil은 작용시간이 짧아서 수술후 빠른 회복을 기대할 수 있어 fentanyl 등 다른 아편유사제를 대체하고 있다. 유도저혈압은 전신마취와 부위마취를 함께 적용하거나 Sodium nitropruside 등을 이용하여 혈관저항을 낮추고 출혈 감소를 위하여 적용하기도 한다.[17]

3) 부위마취와 전신마취의 병용

많은 경우에서 모든 마취방법이 이상적인 방법이 되지 않은 경우가 있다. 이러한 경우에는 균형마취에서와 같이 부위마취와 전신마취를 함께 적용한다면 두가지 방법의 장점을 모두 적용하고 단점을 최소화할 수 있을 것이 있다. 카테터를 이용한 지속적인 부위마취는 전신마취 유도 전에 실시하며, 술중에는 전신마취제의 투여량과 혈역학적 변화를 감소시킬 수 있으며 술후에 효과적인 통증치료를 할 수 있다. 반면에 전신마취와 부위마취를 함께 적용하면 기관내 삽관에 대한 내성과 기도 관리가 쉬우며 불충분한 차단에 따른 과도한 안정제 투여를 줄일 수 있을 뿐만 아니라 긴 수술과 불편한 체위에서 환자의 내성을 증가시킨다.[14,17]

종합하면 부위마취와 전신마취 두 가지 방법 모두를 적용하여야 하는 가에 대한 확실한 원칙이 있어야 한다. 손상 받은 부위의 재식술과 재혈관화를 고려하기 전에 환자의 생존이 최우선이다. 이러한 문제가 해결되면 다음으로 고려할 것은 접합부나 유리 조직판으로 혈류를 유지하는 것이다. 이것은 정상 체온유지, 적절한 관류압을 유지하는 충분한 수액과 혈액 공급, 통증치료, 전신 혈관이완 또는 신경차단 등으로 최고의 혈류를 유지하기 위한 것이다. 외과 의사와 의견 교환은 환자가 필요로 하는 것과 수술 후 통증치료 등 마취 관리에서 기본적인 것이다.

참고문헌

1. O'Brien BM : The role of microsurgery in modern surgery. Ann Plast Surg 1990; 24: 258-67.
2. Beatty ME, Smith AA : Hand and microvascular surgery. Evolution to present practice. J Fla Med Assoc 1989; 6: 592-4.
3. Horowitz JH, Nichter LS, Kenney JG, Morgan RF : Lawnmower injuries in children : lower extremity reconstruction. J Trauma 1985; 25: 1138-46.
4. Buncke HJ, Alpert BS, Johnson-Giebink R : Digital replantation. Surg Clin North Am 1981; 61: 383-94.
5. O'Brien BM : Microvascular surgery of the upper extremity. J Hand Surg 1985; 10: 982-4.
6. Townsend PLG : Microvascular surgery of the lower limb. Br J Hosp Med, November 1985; 35: 277, 279-280. 282.
7. Irons GB, Wood MB, Schmitt EH : Experience with one hundred consecutive free flaps. Ann Plast Surg 1987; 18: 17-23.
8. Wood MB, Cooney WP, Irons GB : Skeletal reconstruction by vascularized bone transfer : indications and results. Mayo Clin Proc 1985; 60: 729-34.
9. Wood MB, Cooney WP, Irons GB : Lower extremity salvage and reconstruction by free-tissue transfer. Analysis of results. Clin Orthop 1985; 201: 15-61.
10. Wood MB : Upper extremity reconstructio by vascularized bone transfers : results and compications. J Hand Surg 1987; 12A: 422.
11. Yaffe B, Cushin BJ, Strauch B : Effect of cigarette smoking onexperimental microvascular anastomoses. Microsurgery 1984; 5: 70-2.
12. Rees TD, Liverett DM, Guy CL : The effect of cigarette smoking on skin-flap survival in the face lift patient. Plast Reconstr Surg 1984; 73: 911-5.
13. Ritchie JM : Central nervous system stimulants : the xanthines. In Goodman LS, Gilman A(eds) : The Pharmacological Basis of Therapeutics. 5th Ed. MacMillan, New York, 1975 p. 367.
14. Gardiner MD, Nanchahal J. Strategies to ensure success of microvascular free tissue transfer. J Plast Reconstr Aesthet Surg 2010; 63: e665-e673
15. Groll DL, To T, Bombardier C, Wright JG. The development of a comorbidity index with physical function as the outcome. J Clin Epidemiol 2005; 58: 595-602.
16. MacDonald DJF : Anaesthesia for microvascular surgery. A physiological approach. Br J Anaesth 1985; 57: 904-12.
17. Hagau N, Longrois D. Anesthesia for free vascularized tissue transfer. Microsurgery 2009; 29: 161-7.
18. Phelps DB, Rutherford RB, Boswick JA : Control of vasospasm following trauma and microvascular surgery. J Hand Surg 1979; 4: 109-17.
19. Jakubowski M, Lamont A, Murray WB, De Wit SL : Anaesthesia for microsurgery. S Afr Med J 1985; 67: 58-4.

20. Puri VK, Howard M, Paidipaty BB, Singh S : Resuscitation in hypovolemia and shock : a prospective study of hydroxyethyl starch and albumin. Crit Care Med 1983; 11: 518-23.
21. Shatney CH, Deepika K, Militello PR, Majerus TC, Dawson RB : Efficacy of hetastarch in the resuscitation of patients with multisystem trauma and shock. Arch Surg 1983; 118: 804-9.
22. Haupt MT, Rackow EC : Colloid osmotic pressure and fluid resuscitation with he tastarch, albumin, and saline solutions. Crit Care Med 1982; 10: 159-62.
23. Physicians' Desk Reference. 45th Ed. Medical Economics Company, Montvale, NJ, 1991.
24. Stump DC, Strauss RG, Henriksen RA, Petersen RE, Saunders R. Effects of hydroxyethyl starch on blod coagulation, particularly factor VIII. Transfusion 1985; 25: 349-5.4
25. Strauss RG, Stump DC, Henriksen RA, Saunders R : Effects of hydroxyethyl starch on fibrinogen, fibrin clot formation, and fibrinolysis. Transfusion 1983; 25: 230-4.
26. Symington BE: Hetastarch and bleeding complications. Ann Intern Med 1986; 105: 627-8.
27. Lineaweaver WC, Valauri FA : Pharmacology. In Buncke HJ(ed) : Microsurgery : Transplantation-Replantation. Lea & Febiger, Philadelphia, 1991 p. 696.
28. Robins DW : The anaesthetic management of patients undergoing free flap transfer. Br J Plast Surg 1983; 36: 231-4.
29. Sanders NR, Anderson KR : Anesthesia for microsurgery. In Buncke HJ (ed) : Microsurgery : Transplantation-Replantation. Lea & Febiger, Philadelphia, 1991 p. 729.
30. Horosz B, Malec-Milewska M. Inadvertent intraoperative hypothermia. Anaesthesiol Intensive Ther 2013; 45: 38-43.
31. Bird TM, Strunin L : Anesthetic considerations for microsurgical repair of limbs. Can Anaesth Soc J 1984; 31: 51-60.
32. Goudsouzian NG, Morris RH, Ryan JF : The effects of a warming blanket on the maintenance of body temperatures in anesthetized infants and children. Anesthesiology 1973; 39 : 351-3.
33. Stone DR, Downs JB, Paul WL, Perkins HM : Adult body temperature and heated humidification of anesthetic gases during general anesthesia. Anesth Analg 1981; 60: 736-41.
34. Hynson JM, Sessler DI : Intraoperative warming therapies : a comparison of three devices. J Clin Anesth 1992; 4: 194-9.
35. Lennon RL, Hosking MP, Conover MA, Perkins WJ : Evaluation of a forced-air warming device. Anesth Analg 1990; 70: 424.
36. Neimkin RJ, May JW, Roberts J : Continuous axillary block through an indwelling Teflon catheter. J Hand Surg 1984; 9A: 830.
37. 김혜진, 전고운, 최재문, 정성문, 성규완, 양홍석: 척추교정술에서 체온 감시 방법 및 체온 유지 방법의 비교. 대한마취과학회지 2008; 54: 623-8.
38. Raggi RP : Balanced regional anesthesia for hand surgery. Orthop Clin North Am 1986; 17: 473-82.
39. Geter RK, Winters RRW, Puckett CL : Resolution of experimental microvascular spasm and improvement in anastomotic patency by direct topical agent application. Plast Reconstr Surg 1986; 77: 105-15.
40. Aarts HF : Regional intravascular sympathetic blockade for better results in flap surgery : an experimental study of free flaps, island flaps, and pedicle flaps in the rabbit ear. Plast Reconstr Surg 1980; 66: 690-8.
41. Hickey RF, Eger EI II : Circulatory pharmacolohgy of inhaled anesthetics. In Miller RD(ed) : Anesthesia. 2nd Ed. Churchill Livingstone, New York, 1986 p649.

42. Aps C, Cox RG, Mayou BJ, Sengupta P : The role of anaesthetic management of enhancing peripheral blood flow in patients undergong free flap transfer. Ann R Coll Surg Engl 1985; 67: 177-9.
43. Finseth F : Clinical salvage of three failing skin flaps by treatment with a vasodilator drug. Plast Reconstr Surg 1979; 63: 304-8.
44. Pang CY, Neligan PC, Nakatsuka T, Sasaki GH : Pharmacologic manipulation of the microcirculation in cutaneous and myocutaneous flaps in pigs. Clin Plast Surg 1985; 12: 173-84.
45. Kerrigan CL, Daniel RK :Pharmacologic treatment of the failing skin flap. Plast Reconstr Surg 1982; 70: 541-9.
46. Harris GD, Finseth F, Buncke HJ : The hazard of cigarette smoking following digital replantation. J Microsurg 1980; 1: 403-4.
47. Rapoport S, Glickman MG, Salomon JC,. Cuono CB : Aggressive postoperative pharmacotherapy for vascular compromise of replanted digits. m J Roentgenol 1985; 144: 1065-6.
48. Moore PL, Colckings E: Use of transarterial axillary sheath distension as an aid to catheter placement. Anesthesiology 1986; 65: 131.
49. Mezzatesta JP, Scott DA, Schweitzer SA, Selander DE. Continuous axillary brachial plexus block for postoperative pain relief. Intermittent bolus versus continuous infusion. Reg Anesth. 1997; 22: 357-62.
50. Strecker WB, Wood MB, Wedel DJ. : Epidural anesthesia during lower extremity free tissue transfer. J Reconstr Microsurg 1988; 4: 327-9.
51. Matsuda M, Kato N, Hosoi M : Continuous brachial plexus block for replantation in the upper extremity. Hand 1982; 14: 129-34.
52. Van Twisk R, Gielen MJM, Pavlov PW, Robinson PH : Is additional epidural sympathetic block in microvascular surgery contraindicated? A preliminary report. Br J Plast Surg 1988; 41: 37-40.
53. Davis WJ, Lennon RL, Wedel DJ : Brachial plexus anesthesia for outpatient surgery procedures on an upper extremity. Mayo Clin Proc 1991; 66: 470-3.
54. Hagenouw RRPM, Bridenbaugh PO, van Egmond J, Stuebing R: Tourniquet pain : a volunteer study. Anesth Analg 1986; 65: 1175-80.
55. Kaufman RD, Walts LF : Tourniquet induced hypertension. Br J Anaesth 1982; 54: 333-6.

| 제15과 |

외래 수술(Outpatient Surgery)

외래 환자로서 수술을 시행하는 경우가 최근 현저하게 증가되고 있다. 외래 수술은 1909년 영국의 James Nicholl이 8,988명의 어린이에게 처음 시술하였으며, 1916년 Iowa주 Sioux city에서 처음 외래 마취를 시행하는 병원이 개원하였다. 미국에서는 입원 환자의 수술이 1983년 1,605만 명에서 1986년 1,307만 명으로 감소하였으나 외래 환자는 503만에서 882만 명으로 증가하였다. 1988년에는 984개의 외래수술병원이 개원하여 1,702,397 례의 외래 수술이 시행되었다. 이와 같이 급격한 증가는 1970년 Arizona주 phoenix에서 마취통증의학과 의사 Wallace Reed와 Jony Ford가 외래 환자만을 수술하는 병원을 개원한 이후에 발생하였다. 1984년에는 외래마취협회(Society for Ambulatory Anesthesia SAMBA) 가 설립되고 마취통증의학의 세부전공 분야로 미국 마취과학회에 등록되어 발전하게 되었다. 지난 40년간 외래 수술은 미국에서 모든 정규 수술의 10% 이하에서 70% 이상까지로 그 규모가 폭발적으로 증가하였다. 국내에서도 점차 필요성이 증가되고 있고 발현시간이 빠르고 작용시간이 짧은 마취약제의 개발과 최소 침습 수술 술기의 발전 등으로 인해서 대상 환자와 수술의 종류도 점차 증가되고 있다.

1. 외래 수술의 필요성

외래 수술이 급격하게 증가되는 원인은 일차적으로 경제적인 문제 때문이다.

정부와 관련 기관 및 보험회사 들은 외래 환자로 수술을 하는 경우에 병원비의 감소 효과를 기대하고 있다. 그러므로 이러한 단체들은 입원보다는 외래 수술을 의사와 환자에게 권장하고 있다. 많은 환자들은 그들의 가족과 같이 입원하는 것보다 편한 외래 수술을 선호한다. 또한 노인 환자에서 외래 수술로 시행하는 경우 술후 인지장애의 발생 빈도가 훨씬 감소한다고 알려져 있다.[1] 다른 요인으로는 폐렴, 폐색전증과 같은 호흡기 합병증의 감소도 포함된다. 소아와 면역계의 이상이 있는 경우에서는 병원감염에 노출될 위험이 감소한다.

비용절감 효과는 복합적인 것으로, 직접적으로는 인원, 기구, 소모품 등의 절감과 간접적으로는 편리함과 입원실의 효용성 증가이다. 환자와 가족들에게는 가정에서 직접 간호를 하게 되고 경제적인 부담이 저하된다. 백내장 환자에서 분석한 임상적 문제점과 비용의 차이는 입원 환자보다 외래 환자에서 낮은 의료비용이 소요됨을 보여 주었다.[2] 슬관절 관절경 또는 복강경 수술에서도 경제적 이득이 있다. 입원 환자에서 더 많은 검사를 하게 되고 외래 환자에서는 수술실과 회복실에 짧게 머물게 된다.[3] 또한 외래 수술은 입원 수술과 비교하여 훨씬 적은 morbidity와 mortality 의 발생으로 안전하게 시행될 수 있으며, 환자가 선호하며 입원실이 필요없고, 감염의 발생율이 낮고 의료비용이 적게 드는 등의 장점이 있다. 그러나 외래 수술 중 예견되지 않은 입원과 병원 재방문은 3% 이하의 환자에서 일어나며 재입원의 주된 원인은 수술로 인한 합병증이라고 하였다.[4-7]

2. 환자의 선택

외래환자의 선택에서 환자 상태는 미국 마취과학회 신체등급 분류 (표 15-1)를 기준으로 하지만 환자의 위험도를 반영하는 것은 아니다.

외래 환자로는 미국 마취과학회 분류 class I과 II가 적합하다. 때로는 class III 환자에서도 적용될 수 있다. 일반적으로 class III 환자가 적용이 되는 경우는 다음과 같다.

1) 질환이 안정되고 잘 조절된 경우
2) 술전과 후에 적절한 감시를 할 수 있으며, 적절한 치료가 가능한 경우

3) 퇴원 후에 가정에서 안정된 상태를 유지할 수 있는 경우

적절한 술전 평가를 위한 다양한 접근 방법이 있다. 외래 환자의 수술 전 준비실을 입원 환자와 분리하여 설치할 수도 있다. 모든 환자는 외과 의사로부터 의뢰되며 마취통증의학과 의사는 수술이 계획된 날짜 2~3일전에 적절한 검사를 포함하여 분석평가를 한다.

Kaplan은[8] 일상적 술전 검사 항목에 병력 청취는 포함되지 않는다고 하였다. 술전 일상 검사의 60%는 적절한 적응증으로 시행되지 않고 있으며 단지 0.22%에서 수술 중에 영향을 줄 수 있는 결과를 얻을 수 있다고 하였다. 이와 같은 술전 일상검사의 낮은 양성률로 최소한의 효과적인 술전 검사를 선택할 수 있다. 이러한 사항만 선택하여 검사한다면 현저하게 비용이 절감된다. 그러나 국내에서는 아직 환자와 의사의 인식과 의료보험 및 법의학적 문제점으로 일상 검사를 쉽게 몇 가지만 선택할 수는 없는 상태로 생각된다. 앞으로 제도 보완과 체제 정비와 함께 교육과 홍보가 필요하다.

외래 환자의 술전 병력 청취에서 Willson 등은[9] 아래와 같이 11개 항목에서 "아니오"라고 대답하는 단순 질문으로 마취에 관한 적합성을 찾게 하였다.

1. 불편하신 곳이 있습니까?
2. 과거에 심하게 불편하신 적이 있습니까?
3. 비슷한 연령의 사람과 비교하여 운동중에 호흡이 많이 가쁘십니까?
4. 기침을 하십니까?
5. 호흡 중에 천명(wheezing)이 있습니까?
6. 운동 중에 가슴 통증이 있습니까?
7. 발목에 부기가 있습니까?
8. 지난 3개월 중에 약을 드신적이 있습니까?
9. 알러지가 있습니까?
10. 지난 2개월 중에 마취를 받으셨습니까?
11. 환자나 가족 중에 마취와 관련된 문제가 있었습니까?

단순 질문에 완전히 적합한 환자는 일반적인 술전 병력조사와 검사에서 서로 상통하는 것이다. 대부분의 환자에서 의사의 진단과 처방없이 약물을 오남용하는

경우가 많으므로 주의하여야 한다. 어떠한 방법이든지 외래 환자로서 술전 검사와 함께 환자와 가족들로부터 질문에 상세한 대답을 얻도록 하며 동시에 수술 전에 금식과 계속 투약하여야 하는 약물 등 기본적인 사항에 대하여 상세한 설명과 서명을 받아둠과 함께 의무기록지에도 상세한 기록을 한다.

소아 환자는 가족과 떨어져 있는 시간과 병원감염의 위험에 노출되는 시간이 적다는 장점이 있다. 그러나 일부 환자는 외래 수술이 적합하지 않는 경우가 다음과 같이 있다.

1. 미숙아에서는 만삭아보다 술 후에 무호흡 위험이 높다. 수태 기간이 60 주 이내의 신생아는 수술 후 호흡기능부전 또는 서맥의 위험이 높다.[10)]
2. 호흡부전증의 병력이 있는 경우에는 폐의 탄성감소와 기도저항이 증가하는 폐질환을 가지고 있다. 이러한 소아 환자는 활동성이 항진된 기도와 기관내 삽관 병력에 의한 성문하 협착 등이 있을 수 있다. 호흡부전증이 있었던 소아에서는 기관폐이형성증(bronchopulmonary dysplasia), 활성이 항진된 기도와 폐기능 저하, 영아 급사 증후군의 위험 증가, 무호흡, 저산소증에 대한 반응 저하 등이 합병될 수 있다.
3. 불안정성 기관지 천식
4. 38℃이상의 발열과 기침을 동반한 호흡기 감염 급성기를 지난 4주 후까지 기도의 활동성이 항진되는 특성을 가진다.
5. 악성 고열증의 위험이 있거나 일박(一泊) 이상의 관찰 가능성이 있는 경우
6. 심한 비만
7. 조절되지 않는 경련
8. 수술 후 가정에서 환자를 돌볼 수 있는 환경이 조성되지 않은 경우 (보호자 존재 여부 포함)

3. 술전 금식

1) 소아 환자

금식에 관한 사항은 환자와 가족에게 상세하고 명확하게 설명을 하여야 한다. 일반적인 금식 방법은 탈수를 초래할 수 있으므로 최근 연구를 바탕으로 하여 조절된 방법을 적용한다. 장시간 금식은 위 산도의 안전을 도모할 수 없으며 수술 2시간 전에 150ml 이내의 물을 섭취하는 것은 잔류 위 내용물의 양과 위산도를 저하시킬 수 있다. 술전 소아 금식표를 다음과 같이 정리하였다 (표 15-1).[11)]

표 15-1. 14세 이하 어린이에서 수술 전 금식계획

어린이의 안전을 위하여 아래의 지침을 반드시 지켜야 합니다. 그렇지 않을 경우에는 수술이 연기될 수 있습니다.
수술 전날 자정부터 모든 음식의 섭취는 중지됩니다.
모든 고형식품, 사탕과 껌 우유와 우유 제품들 오렌지 쥬스, 과육이 들어 있는 쥬스 발포성 탄산음료
아침 식사 병원에서 도착할 시간의 3시간 전까지는 할 수 있다.
맑은 액체 병원에 도착할 시간의 1.5 시간 전까지 섭취할 수 있다
맑은 액체 : 물, 맑은 육수, 사과 쥬스, 등 맑은 쥬스, 아이스크림

2) 성 인

구토물의 폐흡인과 위 내용물의 역류가능성을 예방하기 위하여 마취유도 8시간 전부터의 금식이 지금까지 추천되어져 왔으나 이러한 지속적인 금식이 마취 유도 중 위에 음식물이 전혀 없는 상태임을 보장해줄 수는 없다. 그래서 여러 연구자들은 예정 수술 4~5 시간 전의 금식의 실효성에 대해서도 의문을 가지고 있다.[12-15] 순수한 물의 위에서의 반감기는 10~20분으로 물을 전혀 마시지 않은 사람에 비하여 적은 양의 clear fluid를 섭취한 사람에서 2시간 후에 전류 위내용물의 양이 더 적다는 보고도 있다.[16] 수술 전날 밤 12시부터 금식한 사람의 경우 50%의 사람에서 배고픔, 44%의 사람에서 갈증을 호소하였으며 외래 수술을 받을 젊은 여성중 14%에서 이른 오후의 혈당치가 45 mg/dL이하로 저하될 수 있다고 하였다.[16,17] 외래 환자에서 수술 2시간 전에 150 mL의 물 섭취는 위잔류량을 증가시키지 않고 갈증의 심한 정도를 감소시키며[18] 비만 환자에서 수술 2~3시간 전에 커피나 오렌지 주스 150mL 섭취는 위 잔류량이나 pH에 영향을 주지 않는다. 또한 수술전 3 mL/kg

의 맑은 사과 주스의 섭취는 어린이에서 위내용물에 영향이 없으면서 위 잔류량, 갈증, 그리고 배고픔을 감소시킬 수 있다.[19] 따라서 천편일률적인 8시간의 숫자에 근거한 금식 시간 준수는 환자에게 크게 도움이 되지 않을 것으로 판단되며 수술 전 환자의 배고픔, 갈증 등의 불편함을 최소화하면서 마취 유도 중에 폐흡인과 위 내용물 역류 가능성을 줄이기 위한 금식 시간의 조절이 중요할 것으로 생각된다. 하지만, 흡인 위험이 높은 당뇨, 임산부, 비만 환자 등의 경우는 마취유도 전 8시간 동안 어떠한 음식도 섭취하면 안 된다.

4. 수술 준비

정형외과 수술 중 외래 환자에게 적용할 수 있는 수술은 다양하게 많다 (표 15-2). 외래 수술을 할 것인가의 결정은 여러 가지 요인이 작용한다. 술전 상태 파악과 함께 고려할 사항들은 ①수술의 용이도와 기구, ②수술에서 혈액과 혈액제제의 필요성 등이 있다. 수술 용이도와 인원에 대한 분석과 구성이 필요하며 수술 중 발생할 수 있는 합병증의 처치를 포함하여야 한다.

외래 환자의 마취 관리는 경비절감이 일차적 목적이지만 입원 환자에서처럼 모든 마취기구들은 안전 관리를 위하여 필요하다. 이러한 장비에는 맥박산소 계측기, capnography, 근이완 정도를 알기 위한 기구, 기관내 삽관 이 곤란한 경우의 처치 장비로 후두마스크, 굴곡성 후두경 등이 필요하다.

5. 마취 방법의 선택

1) 전투약

외래 환자의 전투약에는 여러 가지 방법들이 있다. 일반적으로 외래 환자에서 전투약은 하지 않는다. 마취통증의학과 의사는 각 환자의 상태를 분석한 후 이를 기준으로 안정제 또는 다른 약물들을 처방하며 투약을 정맥주사로 한다면 짧은 시간 동안 예견되는 반응을 알 수 있다는 장점이 있다. 그러나 회복 시간이 길어지고 퇴원을 지연시키는 중추신경계 작용약물은 피하여 한다. 마취통증의학과 의사의 술전 면담은 안정제 투여보다 불안감 감소에 더 효과적이다.[20]

표 15-2. 정형외과 영역에서 가능한 외래 수술들

Arthroscopic debridement	Flexor tendon sheath release
Arthroscopic lateral release	Hammer-toe correction
Arthroscopic menisectomy	Hardware removal
Arthroscopic shelf release	Median nerve decompression
Bone biopsy	Muscle biopsy
Bone-spur excision	Olecranon bursectomy
Bunionectomy	Olecranon spur excision
Carpal tunnel release	Open reduction/internal fixation of fingers
Cast change, with or without manipulation	Prepatelar bursectomy
Closed reduction	Release of Dequervain's hand
Cyst removal(e.g.,Baker cyst)	Release of Depuytren's contracture
Debridement	Release of trigger thumb
Diagnostic arthroscopy	Removal of foreign body
Epidural steroid injection	Removal of nails, pins, plates,
screws,	wires.
Excision and removal of foreign body	Simple tendon repair
Excision of exostosis	Syndactylization of toes
Excision of ganglion	Synovectomy
Excision of lesion	Tendon exploration
Fasiectomy(finger, plam)	Ulnar nerve transfer
Finger-joint replacement	Z-plasty
Finger amputation and revision	

2) 불안치료제

수술 후에 회복의 지연없이 수술 전 불안감을 저하시키면서 기억상실, 안정, 근이완 효과가 있는 benzodiazepine계를 선호한다.[21] Midazolam은 수용성으로 정맥주사에 통증이 없고 증가된 역가와 빠른 발현시간, 짧은 작용시간, 기억상실 등의 장점이 있다.[22] 그러나 midazolam은 다른 benzodiazepine계 약물보다 역가가 높으므로 억제 효과에 대한 주의와 함께 용량조절이 필요하며, 특히 노인에서 주의하여야 한다.

Droperidol, butyrophenone계는 강력한 신경이완(neuroleptics) 작용이 있어 주로 안정제와 강력한 항진토제로 사용된다. Droperidol은 척수와 중추신경계 반사가 정상이면서 자연적 움직임을 억제한다. 이것은 환경과 격리됨과 함께 진정 상태를 보이지만 때로는 초초한 정신 상태를 보이기도 한다. 이러한 경우에는 아편유사제 또는 benzodiazepine계 약물 투여로 치유될 수 있다. Dropeidol의 작용발현은 정주 후 5~10분이며, 10~12시간 지속된다. 전투약 용량은 성인에서 0.625~1.25 mg(0.005~0.015mg/kg)이며, 수술 후 오심과 구토의 빈도를 저하시킬 수는 있으나,[23] droperidol은 심전도에서 QT 간격을 증가시키므로 주의하여 사용하여야 한다.

α2-아드레날린 작용제인 clonidine과 dexmedetomidine은 마취제와 진통제의 요구량을 감소시키며 진정 효과가 있고 심장 박동수와 혈압을 감소시키므로 불안 치료제로 사용이 가능하다.[24,25] 선택적 α2-아드레날린 작용제인 dexmedetomidine은 clonidine 보다 작용시간이 짧고 더 높은 역가를 가지므로 외래 수술에서 선호되고 있다.[26]

3) H_2 수용체 차단제와 제산제 및 Dopamine 길항제

모든 외래 수술 환자는 위 충만의 위험이 있으므로 기도 관리에 주의하여야 한다. 특히 식도열공과 탈장, 비만, 당뇨, 임신 등에서는 흡인 위험이 매우 높으므로 위 내용물의 양이나 산도를 낮추기 위한 약리학적 접근이 필요할 수 있다. 사용할 수 있는 약물로는 ①히스타민(H_2) 수용체 길항제로 cimetidine, ranitidine, famotidine, ②제산제, ③dopamine 길항제 등이 있으며 단독 또는 함께 투여할 수 있다. H_2 수용체 길항제는 위액의 양과 산도를 저하시킨다. Cimetidine은 약물 대사와 간 혈류 감소로 인하여 다른 약물의 작용에 영향을 줄 수 있으나 ranitidine과 famotidine은 이러한 작용이 없다.

산과 마취에서는 잘 녹고 결정체가 없는 sodium citrate를 흔히 사용하며 외래 환자에서도 사용될 수 있다. Sodium citrate 15~30 ml를 수술 전 60분에 투여하면 90% 환자에서 위의 pH를 2.5 이상으로 높일 수 있으나,[22] 위 내용물의 양을 증가시킬 수 있으므로 유의하여야 한다.

Metoclopramide, dopamine 길항제는 식도하부 괄약근의 긴장도를 증가시키고, 위 운동을 증가시키며, 중추신경계 작용 항구토제로 사용한다. Cimetidine과 함께 투여하면 위 내용물 양의 저하, pH의 상승작용이 단독 사용 때보다 효과적이다.[27]

이러한 약리학적 접근법은 흡인의 위험을 저하시킬 수 있으나 마취 중에 기도 보호를 위한 마취 관리를 소홀히 하여도 된다는 것은 아니다.

4) 전신마취

외래 환자의 전신마취는 ①편안하고 빠르게 마취유도를 하고, ②진통과 기억상실을 포함하여 안정된 상태를 유지하며, ③가능한 범위에서 빠른 귀가를 위하여 부드럽게 마취의 시작과 회복을 시킬 수 있어야 한다. 전신마취는 외래 환자 마취의 대부분을 차지하며 가장 많이 사용하는 방법은 균형마취 (예; monitored anesthetic care, MAC)이다. 선호되는 약물로는 아편유사제, 안정제 등의 정맥 투여와 함께 흡입마취제를 사용한다. 근이완제는 기관내 삽관이 필요한 경우에 사용한다. 근이완제의 사용은 보다 빠른 회복을 기대하여 마취제 투여량을 감소시킬 수 있다. 외래 환자에서 기도유지를 위한 후두마스크(laryngeal mask airway)는 기도자극이 적으며 근이완제 없이 사용할 수 있으며 마취제 투여량도 감소시킬 수 있어서 효과적이다.

(1) 정맥마취제

모든 정맥마취제는 외래 환자에게 사용할 수 있다. 약동학적 특징은 표 15-3에 정리하였다.

표 15-3. 외래 환자에서 마취유도제로 사용되는 약물의 용량과 약동학적 지수

Drug	Induction dose(mg/kg)[a]	Distribution Half-life(min)	Elimination Half-life(hr)	Clearence (ml/min)	Vdss (L)
Thipoental	3.0~6.0	2~4(rapid) 30~60(slow)	10~12	180~200	100~200
Methohexital	1.0~20	5~6	1.5~4	700~900	60~80
Etomidate	0.2~0.4	2~4	1.5~5	800~1,400	200~400
Ketamine	0.75~1.5	11~17	2~3	1,250~1400	200~250
Midazolam	0.1~0.2	7~15	2~2.5	300~550	70~130
Propofol	1.25~2.5	2~4	1~3	1,400~2,800	200~500

Vdss, volume of distribution, steady state.

a : Lower dosages recommended when used in combination with narcotic analgesics benzodiazepine or when administered to geriatric outpatient.

Thiopental sodium; 다른 약물과 비교에서 기준이 되는 약물이다. 일회 주사 후 뇌보다는 다른 조직으로 재분포되어 회복이 빠르다. 그러나 다량 또는 반복 투여는 재분포, 긴 소실반감기(elimination half-life, 10~12 hr), 많은 분포용량(distribution volume)으로 회복이 지연되며 숙취현상이 나타날 수 있다.

Methohexital; 메칠화 oxybarbiturate로 thiopental보다 높은 청소률(clearance)과 짧은 소실반감기를 갖는다. Thiopental과 비교하여 반복 투여 후에 축적이 적고, 회복이 빠르다. 그러나 섬세하고 숙련된 행동은 회복이 지연될 수 있다. 단점으로는 운동장애, 기침, 딸꾹질 등이 나타난다. 이러한 증상은 0.5%로 희석하여 사용하거나 아편양제제 (예; fentanyl 1~2 μg/kg)를 먼저 투여함으로 예방할 수 있다. 심혈관계와 호흡억제도 일어날 수 있으나 thiopental 보다는 빈도가 낮다. 빠른 회복이 필요한 경우에 마취유도제로 사용된다.

Etomidate; 카복실화 imidazole 복합체로 높은 배설률과 많은 분포용량을 갖는다. 심혈관계 억제는 적으나 정맥투여에 따른 통증과 근간대성 움직임(myoclonic movement)이 있다. 투여 부위의 통증은 lidocaine 투여로, 근간대성 움직임은 benzodiazepine (midazolam 0.07 mg/kg) 또는 아편유사제(fentanyl 1~2μg/kg)로 예방할 수 있다. 또한 수술 후 오심과 구토는 항구토제 투여로 빈도를 낮출 수 있으나 퇴원이 지연될 수 있다. 장기간 투여하면 부신에서 cortisol 합성을 억제한다.

Ketamine; Phencyclidine계로 안정, 부동화, 기억상실, 현저한 진통작용 등이 있다. 이러한 상태를 해리마취(dissociative anesthesia)라고 하며 다른 약물의 중추신경계 작용과 구분된다.[28] Ketamine은 지용성으로 정맥투여 후 마취유도에 30~50초, 의식소실에 10~15분이 소요되며 근육주사도 가능하다. 환각(hallucination), 각성중의 악몽(emergence delirium) 및 지연회복이 초래될 수 있으므로 외래 환자에서는 극소량을 투여하기도 하지만 드물게 사용한다.

Midazolam; 수용성의 benzodiazepine계로 빠른 작용발현(distribution half life; 7~15분)과 짧은 작용시간(elimination half life; 2.5시간)을 가진다.[29] 마취유도제로서는 thiopental 및 methohexital 보다는 작용발현과 회복이 느리며, 수술 후 기억상실이 높게 나타난다. 불안치료와 기억상실에 가장 유용한 약물로서 기억상실은 투여 후 수 시간 지속되며, 특히 많은 양을 사용하는 경우에 잘 나타난다. 이러한 문제는 노인 환자에서 수술 후 지켜야 할 사항에 대한 기억이 저하될 수 있다.[30]

Flumazenil; Benzodiazepine계 약물의 길항제로서 midazolam에 의한 안정을 회복시키며, midazolam의 작용을 변화시킬 수 있다.

Propofol; 지용성의 phenol계 약물로 물에는 전혀 녹지 않으므로 백색의 유탁액으로 분포용량이 많고 간에서 대사되어 빠르게 배설되며 신장과 폐에서도 배설이 된다. Propofol은 빠른 발현시간과 짧은 작용시간으로 외래 환자에서 유용한 약물이다. Thiopental 및 methohexital과 비교하여 수술 후 합병증의 빈도가 낮으며 회복시간도 현저하게 빠르다.[31] 수술 후 오심과 구토와 같은 부작용도 적으며 술후 항구토제의 요구량도 감소한다.[32,33] 부작용으로는 barbiturate와 비교하여 저혈량성 환자와 노인에서 심혈관계 억제가 크다. 무호흡도 barbiturate와 비교하여 자주 나타나며 지속 시간도 길다. 주사에 따른 통증이 있으나 투여 전에 lidocaine의 정주로 저하시킬 수 있다. Propofol 0.1~0.2 mg/kg/min을 점적 정맥투여로 마취를 유지할 수 있다. 일정량을 분할 정맥투여하는 것보다는 원하는 효과에 맞게 적절한 용량을 조절하여 지속적으로 투여하는 것이 최고의 효과를 얻을 수 있다 (예; target control infusion). 외래환자에서 propofol은 다른 마취 방법에 비하여 빠른 회복과 수술 후 오심과 구토의 예방 효과로 병원에 머무르는 시간을 단축시킬 수 있다.[34,35]

(2) 아편유사제

아편유사제 (표 15-4)는 중추신경계에 분포하는 수용체와 결합하는 강력한 진통제이다. 전신마취에서 아편유사제의 작용은 안정제와 흡입마취제의 사용량을 줄일 수 있으며 수술 후 통증치료제의 필요성도 감소시킬 수 있다. 또한 외래 환자에서 빠른 회복을 얻을 수도 있다. Morphine은 외래 환자에서는 드물게 사용되며 3~4시간의 반감기로 안정 효과의 지속 시간이 길어서 회복과 퇴원이 지연될 수 있다. 짧은 작용 시간의 강력한 마약성 진통제로는 fentanyl, alfentanil, sufentanil, remifentanil 등이 있으며 외래 환자에게도 적용할 수 있다.

Fentanyl; Phenylpiperidine계로 morphine 보다 100배의 역가를 가지며 지용성이고 빠른 발현시간(1~2분)을 갖는다. 한 번 투여 후 작용시간은 재분포로 20~30분 정도 지속된다. 외래 환자에서 투여량은 1~3 μg/kg 정주가 적절하다. 외래환자에서 fentanyl과 droperidol의 정맥투여는 흡입마취보다 빠르게 회복되며 수술 후 진통제 요구량도 감소된다. 부작용으로는 이산화탄소 농도변화에 따른 호흡 반응 저하와 함께 급성 호흡억제를 초래한다. 흉벽의 경직은 많은 양의 투여로 나타나지만 외래 환자에서 사용하는 소량에서는 드물다.

표 15-4. 외래 환자에서 사용되는 opioid의 약동학적 특성

Drug	Relative potency	Distribution half-life(min)	Elimination half-life(hr)	Clearance (ml/min)	Vdss (L)
Fentanyl	100	1~2(rapid)	3~4	700~900	200~300
		10~15(slow)	2~4		
Sufentani	700	1~3(rapid)	1~2	600~900	140~200
Alfentanil	15	10~15		200~500	30~70
		1~3			

Vdss, volume of distribution, steady state.

Fentanyl계 약물

Sufentanil; Fentanyl보다 5~10배 강력한 진통작용이 있으며 소실반감기가 매우 짧다. Isoflurane보다 빠른 회복으로 회복실 체류시간이 짧고 수술 후 진통제의 요구량이 감소된다.[36] 부작용은 fentanyl과 비슷하며, 상품화된 것은 fentanyl과 같은 농도(50 μg/ml)로 생산된다. 그러므로 5 μg/ml로 생리식염수에 희석하여 사용하는 것이 안전하다.

Alfentanil; Fentanyl보다 6-8배의 낮은 효력을 가지며 분포용량이 적고 빠른 재분포와 간 대사로 짧은 소실반감기를 갖는다. 마취유도에는 30~50 μg/kg을 사용하며 진통과 균형마취에서는 10~20 μg/kg로 시작하여 5 μg/kg를 추가로 사용한다. 지속적으로 정주하거나 N_2O와 함께 마취 유지에 사용할 경우 처음에 10~30μg/kg 투여하고 환자의 반응에 따라서 0.5~3.0 μg/kg/min를 추가 투여한다. 간헐적 일시 주사보다는 지속적 점적 정주가 총량을 38% 정도 감소시키며 회복 시간을 단축시킬 수 있으나 두 방법 모두 부작용의 발현은 비슷하다. 단점은 다른 아편유사제와 같이 호흡억제, 오심과 구토, 흉벽의 경직 등이 있다.

Remifentanil; 초단기 작용 아편양제제로 작용발현은 alfentanil과 역가는 fentanyl과 비슷하다. 회복은 혈액과 조직의 esterase에 의하여 빠르게 분해되므로 지속 주입이 효과적이다.[37]

아편유사제의 길항제 Naloxone은 아편유사제의 모든 효과를 회복시킬 수 있다.

소량(25~30μg)으로 통증 완화에 영향없이 호흡억제를 회복시킬 수 있다. 부작용은 진통 효과의 중단, 아편유사제 의존 환자에서 금단현상, 부정맥, 고혈압, 폐부종 등이 나타날 수 있다.

(3) 근이완제

흡입마취제는 미약하지만 근이완 효과가 있어 대부분의 정형외과 외래수술을 위한 마취에서는 효과적이다. 근이완제는 신속한 기관내 삽관을 가능하게 하며, 흡입마취제 요구량을 감소시키면서 적절한 조절호흡을 제공하여 빠른 회복과 퇴원을 가능하게 한다.

① 탈분극성 근이완제

Succinylcholine은 빠른 작용발현(정맥주사 후 30초 이내, 일상 용량. 0.5~1.0mg/kg)과 짧은 작용 시간(3~5분)을 갖는다. 대부분 기관내 삽관에서 사용되며 특히 식도열공, 탈장, 임신, 비만 등과 같은 경우에 폐흡인의 위험이 있다. 모든 근이완제와 함께 약물의 효과를 신경자극기로 감시할 수 있다. Pseudocholinesterase에 의하여 대사 및 분해되므로 pseudocholinesterase의 결핍 또는 이상으로 succinylcholine 대사 장애가 있는 환자에서 근이완의 회복이 지연될 수 있으며 반복투여하거나 장기간 투여하는 경우에 phase II 차단이 발생할 수 있다.

Succincylcholine은 악성 고열증을 초래할 수 있는 약물이다. 악성 고열증의 발생은 성인보다 소아에서 많다. 마취통증의학과 의사는 적절한 적응이 아니면 사용에 주의하여야 한다. 악성 고열증의 치료 방법인 냉각기구와 dantrolene을 항상 준비하여 두어야 한다. 미국에서는 Maligment Hyperthermia Association of the United States (MHAUS)를 구성하여 응급 자문을 하고 있다.[38] 국내에도 1995년에 신경근연구회가 발족되어 악성 고열증에 대한 자문과 연구가 진행되고 있다.

속상수축 후 근육통은 succinylcholine을 사용한 후에 나타날 수 있으며, 특히 근육질의 환자, 여자, 수술 후에 곧 활동하는 외래 환자에서 많다. 근육통의 빈도를 낮추기 위하여 비탈분극성 근이완제 소량을 5분전에 먼저 투여하는 방법(precurarization)이 있다. 횡문근의 속상수축으로 위내압, 뇌압, 안압도 상승할 수 있으나 소량의 비탈분극성 근이완제를 먼저 투여하여 예방할 수 있다.

Succinylcholine은 사지마비나 경련성 질환, 말초신경 질환, 화상, 광범위 근육 손상 등에서 과칼륨혈증을 초래하여 부정맥이나 심정지의 원인이 된다. 소아에서 succinylcholine의 반복 투여는 서맥 또는 심정지 등이 미주신경 자극으로 초래될 수 있으나 atropine 또는 glycopyrrolate의 전투약으로 예방할 수 있다. 최근에는 비탈분극성 근이완제 succinylcholine은 응급 상황을 제외하고 사용이 권장되지 않는다.

② 비탈분극성 근이완제

Mivacurium; 짧은 작용 시간을 갖는 비탈분극성 근이완제로 pseudocholinesterase에 의하여 가수분해된다. 기관내 삽관은 적절한 용량(0.2~.25mg/kg)의 정주로 2.5분 후에 할 수 있으며, 20~30분 후에 회복된다. 짧은 작용시간으로 외래환자에서 효과적이지만 응급 상황에서 빠른 기관내 삽관이 필요한 경우에는 succinylcholine 보다는 우수하지 못하다.[39] Histamine 분비로 혈압이 저하될 수 있으나 1분 정도로 서서히 투여하여 최소화할 수 있다. 지속적 점적 정주로 장시간 근육이완을 유지할 수 있으며, 회복 시간도 빠르다.

Atracurium; 중등도의 지속 시간을 갖는 비탈분극성 근이완제이나 ED_{95}는 0.2 mg/kg이며 30~45분의 작용시간을 갖는다. 기관내 삽관에 필요한 용량은 0.5mg/kg이며 근이완이 95% 회복되는 데는 50~ 70분이 필요하다. Atracurium은 Hofmann elimination과 ester hydrolysis로 대사되며, 소실반감기는 20분 정도이므로 외래 수술에 적합하다. 축적작용이 없으므로 지속적 점적 정주도 가능하다. Histamine을 유리시키지만 0.5 mg/kg이하를 사용한다면 저혈압은 드물다. 흡입마취제는 atracurium의 작용을 연장시킬 수 있다. 근래에는 atracurium의 이성체 중에서 histamine 분비작용이 없는 cisatracurium을 선호되고 있다.

Vecuronium; 중등도의 지속 시간을 갖는 비탈분극성 근이완제이다. 스테로이드 구조의 pancuronium과 유사한 구조를 갖는다. ED95는 0.05 mg/kg이며, 작용 시간은 약 30분이다. 기관내 삽관은 0.1 mg/kg로 약 3분 후에 필요한 조건을 제공하며 45분의 작용 시간을 갖는다.

Rocuronium; Vecuronium과 같은 steroid 구조를 하며 작용발현이 빨라서 선호되고 있다. ED_{95}는 0.3~0.4 mg/kg이며 권장 용량 0.9~1.2 mg/kg으로 60~90초 이내에

기관내 삽관을 할 수 있다. 심혈관계 효과로는 미약한 심박수 증가가 나타날 수 있으나 histamine 분비는 없으나 정주통이 있다.

최근에 steroid 구조의 비탈분극성 근이완제 vecuronium과 rocuronium의 길항제인 sugammadex(상품명 bridion)이 소개되어 깊은 근이완에서 회복과 잔류 근이완의 위험 등이 사라지게되었다.

(4) 흡입마취제

휘발성 흡입마취제로는 isoflurane, desflurane, sevoflurane과 N_2O가 주로 사용된다. 마취통증의학 교과서에 상세한 설명이 있으므로 여기서는 간단하게 외래 환자에 관한 점만 기술한다.

N_2O; 혈액가스 분배계수(blood-gas partition coefficient)가 0.47의 낮은 용해도의 가스로 폐를 통하여 빠르게 흡수, 배설된다. 그러나 isoflurane 마취에서 N_2O를 사용하지 않는다고 오심과 구토의 빈도가 감소되는 것은 아니다.[40)]

Isoflurane; 낮은 혈액가스 분배계수(1.4)로 빠른 마취유도와 회복을 할 수 있다. Isoflurane은 자극적인 냄새로 소아에서 흡입마취 유도제로는 제한되고 있다. 그러나 심혈관계의 안정, 낮은 생채내 변화(biotransformation), 빠른 회복 등의 장점으로 널리 사용되고 있다.

Desflurane; Isoflurane 유사체로 흡입마취제의 특성을 개선하기 위한 연구에서 생산되었다. 매우 낮은 혈액가스 분배계수(0.42)로 빠른 마취유도와 회복의 특성이 있으나 비등점이 23.5℃이므로 일반 기화기로는 사용할 수 없다. Desflurane은 화학적으로 안정되어 생체내 대사가 거의 되지 않는다. Ether 구조를 갖지만 자극적인 냄새가 있어 유의하여야 한다.

Sevoflurane; Desflurane과 같이 isoflurane 유사체로 낮은 혈액가스분배계수(0.69)로 빠른 마취 유도와 회복의 특성이 있다. 자극적인 냄새가 없어 외래 환자에서 효과적인 마취제 중 하나이다. 단점으로 이산화탄소 흡수제와 작용하여 compound A를 생산하며 독성을 나타낼 수 있다.

5) 부위마취

외래 환자에서 전신마취와 비교하여 부위마취는 장점이 많으나 환자 선택에서 주의가 필요하다 (제 4, 12, 13장 참조). 부위마취의 장점들은 다음과 같다.[41]

1) 수술 후 진통작용 - 부위마취는 수술 후 수 시간 동안 통증을 차단할 수 있어서 진통제 요구량이 감소된다.
2) 전신마취에 비하여 회복 시간이 짧아서 부위마취 후 병원 체류 시간이 단축된다.
3) 전신마취 후에 관찰되는 합병증으로 오심과 구토, 숙취(hangover), 어지럼증, 기관내 삽관에 따른 인후두 통증, succinylcholine 투여에 따른 합병증의 빈도가 감소된다.
4) 충만 위에서 폐흡인의 위험이 낮다.
5) 수술 중에 무의식 상태에 있기를 원하지 않는 환자에서 선호된다.
6) 전신마취에 비하여 면역억제가 미약하며 수술 후 감염의 빈도가 낮다.[42]

부위마취를 시행할 경우에는 환자에게 충분한 설명을 하여야 한다. 척추마취에서 두통과 같은 합병증에 대하여 수술이 시작되기 전에 설명하여야 한다. 술전 면담에서 부위마취에 대하여 설명하는 것이 효과적이다. 부위마취가 어려운 경우는 심한 비만, 류마치스성 관절염, 시술에 필요한 지표가 없는 경우 등이 있다. 일부 환자에서는 안정제 투여나 전신마취 없이 장기간 특정 체위를 유지할 수 없다. 부위마취는 신경질환이 있는 환자 특히 안정 상태가 아닌 경우에는 금기이다. 중추신경축 차단은 항응고제를 복용하는 환자에서는 거미막밑 또는 경막외 혈종의 위험이 있으므로 금기이다.

성인 외래 환자에서 부위마취를 예정한 경우 술전 투약으로 불안감을 경감하는 약물이 선택된다. 앞에서 설명한 바와 같이 마취통증의학과 의사의 술전 면담은 환자의 안정을 위한 약물보다 효과적이다.[20] Midazolam과 같은 정맥투여하는 안정제는 환자의 불안감은 완화시키고, 신경 차단이 부분적으로 되었을 경우 불쾌감을 감소시켜 줄 수 있지만 안정과 기억상실의 증가와 수술 후에 회복과 퇴실이 늦어질 수 있다.

전투약은 부위마취에서 협조가 되지 않는 소아 외래 환자에서 주로 이용된다. 소아에서 전투약으로 근육주사는 삼가하여야 한다. 안정제 (예; midazolam 등)는 경구투여가 효과적이고 항콜린작용제 (예; atropine, glycopyrrolate)도 투여할 수 있다.

충분한 효과가 발현되려면 1~2시간 전에 투여되어야 한다. 안정제의 항문 투여(예, methohexital 10% 용액 25 mg/kg), midazolam 시럽 또는 짧은 작용 시간을 갖는 마약성 진통제 (예; fentanyl lollipop)를 점막 (예; 코)을 통하여 투여할 수 있으나 아직은 제한적으로 사용되고 있다.[43,44]

6) 국소침윤 마취

국소침윤 마취는 표피에 가까운 병소, 반흔 제거 또는 핀과 이물 제거술에서 안전한 방법으로 중간 작용시간의 lidocaine이나 장시간 작용하는 bupivacaine이나 Ropicacaine을 많이 사용한다. 독성은 최고 권장 용량 이하를 사용하여 예방할 수 있으며 혈관내 주사가 되지 않도록 하여야 한다(표 15-5). Ropivacaine은 bupivacaine보다 심독성이 적어서 많이 사용되고 있다.

표 15-5. 침윤마취를 위한 국소마취제의 용량

종류	농도(%)	Plain Solutions	Solution with Epinephrine
		최대용량 (성인에서)(mg)	최대용량 (성인에서)(mg)
Lidocaine	0.5-1	300	500
Bupivacaine	0.25~0.5	175	225
Ropivacaine	0.2~0.5	200	250

7) 중추신경축 차단

척추마취: 척추마취는 하지수술에서 선호된다. 작용발현을 빨리 확인할 수 있으며 우수한 진통작용과 양호한 수술조건을 제공하며 확실성이 높다. 수술 후 합병증은 전신마취에 비하여 오심과 구토가 드물게 발생되지만[45] 외래 환자가 입원하는 주요 원인이 된다.[5] 또한 수술 후 통증이 적고, 진통제 요구량이 저하되는 장점도 있다.

외래 환자에서 척추마취의 문제점은 경막천자후 두통(PDPH)이다. PDPH의 발생빈도는 모든 경막천자를 한 외래 환자의 18%라고 하며 26G 주사바늘을 사용하여도 40세 이하에서는 39%라고 하였다.[46] 두통 발생의 변수로는 나이, 주사바늘 크기와 사단 모양, 천자 횟수 등이 영향을 줄 수 있으며, 수술 후 환자의 활동을 제한하는 중요한 원인이다.[45] 술전 면담에서 환자에게 합병증의 가능성에 대하여 상세한 설명을 하여야 한다. 치료는 안정과 수분 공급으로 효과가 없다면 경막외 혈액봉합술이 효과적이다.

다른 문제점으로는 교감신경 차단과 척추마취 범위에 따라서 발생되는 저혈압과 서맥이다. 환자는 마비 또는 신경손상의 두려움을 가지고 있으므로 여러 가지 문제점에 대하여 솔직하게 설명하고 의논하여 극복하여야 한다. 장시간 작용하는 bupivacaine 또는 tetracaine을 사용하면 마취시간이 길어진다. 소변저류는 장시간 마취 후에 흔히 나타난다. 수술 후 요통은 시술 중에 피부에 침윤마취를 하고, 골막을 피하여 가능한 범위 내에서 가는 주사바늘을 사용하여 예방할 수 있다. 외래환자에서 척추마취에 사용할 수 있는 국소마취제는 표 15-6과 같다.

표 15-6. 척추마취에서 사용되는 국소마취제

Agent	Concentration	Usual Adult Dose	Baricity	Usual Duration(min)
Lidocaine	5% in 7.5%	30~100mg(1~2ml)	Hyperbaric	45~80
	glucose 1.5%	40~60mg(2~3ml)	Isobaric	60~90
Bupivacaine	0.75% in 8.25%	15~20mg(12~3ml)	Hyperbaric	90~200
	glucose 0.5%	15~20mg(3~4ml)	Isobaric	90~200
Tetracaine	0.5% in 10% glucose	10~20mg(2~4ml)	Hyperbaric	
	0.5%	10~20mg(2~4ml)	Isobaric	150~300
	0.1%	10mg(10ml)	Hyperbaric	
Ropivacaine	0.75%	15~20mg(2~3ml)	Hyperbaric	90~200
	0.5%	15~20mg(3~4ml)	Isobaric	90~200

요추부 경막외마취 요추부 경막외마취는 척추마취 또는 전신마취를 대체할 수 있는 마취 방법으로 하지수술 (예; 슬관절 관절경)을 하는 외래환자에게 적용할 수 있다. 척추나 전신마취에 비하여 빠른 회복과 퇴원을 할 수 있으며, 수술 후 오심과 구토의 빈도도 낮다.

미추부 경막외마취는 발 수술에서 선택될 수 있다. 장점은 마취 범위를 조절하여 작용발현 속도가 늦어지게 되어 교감신경 차단에 의한 저혈압의 정도를 낮게 할 수 있다. 카테터를 사용하는 경우에는 마취 시간을 수술시간 변화에 맞게 연장할 수 있다.

두통의 발생빈도도 척추마취보다 낮으나 경막천자가 있었다면 나타날 수 있다. Levy 등은[47] 술관절 관절경 검사를 위한 경막외마취에서 chloroprocaine을 사용한 후에 발생한 요통을 보고하였다. 이후 chloroprocaine은 금기로 되었다. 부주의로 혈관내 또는 경막하강 투여에 따른 합병증은 조심스러운 시술과 국소마취제의 용량조절로 최소화할 수 있다 (제15장 참조) (표 15-7).

표 15-7. 경막외마취에서 국소마취제의 농도와 용량

Agent	Concentration (%)	Maximum Adult Dose		Duration (min)
		Plain Solution	With Epinephrine	
Chloroprocaine	2~3	≤800mg	≤900mg(30ml 3%)	30~75
Lidocaine	1~2	≤300mg	≤500mg(50ml 1%)	50~120
Mepivacaine	1~2	≤300mg	≤500mg(50ml 1%)	60~150
Bupivacaine	0.25~0.75	≤175mg	≤225mg(45ml 0.5%)	120~240

8) 말초신경 차단

상완신경총 차단은 상지의 정형외과 수술에서 선호된다. 액와 차단은 손과 하완 수술에 효과적이며 합병증이 적으며 성공률도 높은 방법이다.[48] 쇄골하 차단은 팔꿈치나 어깨수술에서 선호되지만 합병증으로 기흉이 발생될 수 있다. 사각근간 차단은 어깨와 상완 수술에서 효과적이며, 어깨탈골의 환원에서도 선호되는 방법이다. 그러나 척골신경이 분포하는 팔꿈치와 손 부위가 차단되지 않을 수 있다. 합병증으로 경막외 또는 거미막밑에 주입되어 중추신경축 차단을 초래하거나 기흉, 반회 후두신경 (예; 쉰 목소리), 횡격신경, 경부 교감신경 (예; Horner syndrome)의 차단과 척추동맥 내 주입 (예; 경련) 등이 발생될 수 있다. 환자는 감각이 완전히 회복될 때까지 마취된 부위를 보호하여야 한다. 운동 감각이 돌아올 때까지 어깨걸이를 하여 주는 것이 안전하다.

정맥부위 마취(Bier block, Intravenous regional block)는 1시간 이내의 전박과 팔 수술에서 효과적인 마취 방법이다. 마취 발현이 빠르고 지혈대를 제거함과 동시에 빠르게 회복되므로 유용하다. 주요 합병증은 사고나 실수로 지혈대를 너무 이르게 제거하여 국소마취제가 전신혈류로 흘러 들어서 독성을 유발할 수 있다. 하지 차단은 중추신경축 차단의 합병증을 피하려고 이용하지만 환자의 거동이 지연될 수 있다.

발목차단(Ankle block)은 발 수술에서 편리한 마취 방법이다. 특히 발바닥은 국소마취제의 침윤이 어렵고 통증에 예민한 부위이기 때문이다.[49] 표 15-8은 외래 환자에서 말초신경 차단에 사용되는 국소마취제에 대한 것이다. Epinephrine이 포함된 국소마취 용액은 손, 발가락과 남자 성기에서는 허혈의 위험이 있으므로 금기이다.

부위마취의 적용이 소아에서 점차 증가되고 있다. 대부분에서 전신마취를 유도한 후에 시행한다. 전신마취의 깊이를 얕게 하므로, 회복이 빠르고, 수술 후에 효과적으로 통증을 관리할 수 있는 장점이 있다. 정형외과의 소아환자에서 흔히 사용되는 국소마취 방법은 액와차단과 정맥부위 마취는 상지수술에서, 대퇴와 좌골신경 차단법은 하지수술 (예; 무릎, 발목)에서 선호된다. 요추와 미추 경막외마취는 골반과 하지의 수술에서 이용된다. 말초신경 차단은 소아에서 근생검(예 악성 고열증의 감수성 검사)에서 안전하게 이용된다.[50,51]

표 15-8. 말초신경 차단에서 사용되는 국소마취제의 종류와 용량

Agent	Concentration (%)	Plain Solution (Adult dose)	With Epinephrine	Duration (min)
Chloroprocaine	2~3	≤800mg	≤1000mg	30~75
Lidocaine	1~2	≤300mg	≤500mg	50~120
Mepivacaine	1~2	≤300mg	≤500mg	120~300
Bupivacaine	0.25~05	≤175	≤225mg	300~720
Ropivacaine	0.20~0.5	≤200	≤250	240~420

6. 회복과 퇴실

외래 수술 후에 수술과 관련되어 시간 연장 또는 과도한 출혈과 같은 합병증으로 입원하는 경우가 있다. 마취와 관련된 합병증 (예; 심한 술 후 통증, 계속되는 오심과 구토, 과도한 안정제 투여 등)과 기존의 질환 (예; 당뇨, 천식, 협심증 등)의

악화로 입원하게 된다.

1) 수술 후 통증 관리

부위마취의 장점은 수술 후까지 연장되어 마약성 진통제의 요구량을 감소시킨다(제15장 참조). 부위마취는 수술 후 통증 관리의 해결 방법이다. 수술기간 중에 fentanyl이나 다른 마약성 진통제 투여로 흡입마취제 요구량이 감소된다. 이러한 방법은 안정제 요구량을 감소시켜 회복을 빠르게 하며, 회복실에서도 진통제 요구량을 감소시킨다. 퇴원 후의 통증은 acetaminophen, codein, NSAIDs와 같은 경구진통제로 조절할 수 있으나 심한 통증관리에서는 입원이 필요하다.

Ketorolac은 prostaglandin합성을 억제한다.[52] 비경구 투여에서도 아편유사제의 단점인 호흡억제는 없다. Ketorolac(30~60 mg)은 12 mg의 morphine 보다 우수한 진통 효과가 있으며, 오래 지속된다. 부작용으로는 위장관의 통증, 오심과 구토, 위염 등이 3~9%에서 나타나며, 부종, 졸림(somnolence), 어지러움과 혈소판 응집 억제, 신독성 등이 있다.

일반적으로 수술 후 과도한 안정은 마취에 사용된 약물과 관계가 있다. 앞에서 기술한 바와 같이 수술 전에 과도한 불안치료제의 투여는 퇴원을 지연시킬 수 있는 졸음을 초래할 수 있다. 정신운동과 인식기능의 장애는 diazepam과 meperidine과 같은 장시간 작용 약물을 사용한 후에 관찰된다. Propofol은 외래 환자에게 지속적 점적 정주를 할 수 있는 적절한 마취제로서 다른 흡입마취제 보다 빠르게 회복되므로 퇴원을 빨리 할 수 있다.

오심과 구토는 수술 후 퇴원이 지연되거나 입원의 원인이 된다. 오심과 구토는 수술 후 통증과 관계가 있어서 통증치료 후 없어질 수 있다. 소량의 droperidol (0.25~0.5 mg i.v)은 회복과 퇴원을 지연시키지 않으면서 항구토작용이 있다.[53] 5-hydroxytryptamine 길항제인 ondancetron, granisetron 등도 술후 오심과 구토에 효과적으로 사용되고 있다.

2) 퇴실 조건

다음의 표 15-9는 postanesthetic discharge scoring system (PADS)이라 불리는 외래

수술 환자가 마취후 귀가를 할 수 있는 준비상태를 측정하는 기준이며 9점 이상일 경우에 퇴원에 적합한 것으로 판단한다.[54)]

표 15-9. Postanesthesia Discharge Scoring System

Vital signs	BP and pulse within 20% of preoperative baseline	2
	BP and pulse 20~40% of preoperative baseline	1
	BP and pulse > 40% of preoperative baseline	0
Activity level	Steady gait, no dizziness, or meet preoperative level	2
	Requires assistance	1
	Unable to ambulate	0
Nausea & vomiting	Minimal : successfully treated with PO medication	2
	Moderate : successfully treated with IM medication	1
	Severe : continues after repeated treatment	0
Pain acceptability	Yes	2
	No	1
Surgical bleeding	Minimal : does not require dressing change	2
	Modreate : up to two dressing changes required	1
	Severe : more than three dressing changes required	0

전신마취에서 회복되어 퇴원하는 환자와 부위마취 후에 퇴원하는 경우나 같은 퇴원 조건이 적용된다. Pflug 등은[55)] 척추 및 경막외마취 후에 안전한 퇴원 조건을 만들었다.

1. 항문 주위(S4-5)의 통각 회복
2. 마취 전과 같은 힘으로 발을 바닥 쪽으로 굴절 할 수 있는 경우 (supine에서)
3. 엄지 발가락의 고유 감각 회복
4. 저혈량증이나 안정제의 잔류 효과가 없는 경우
5. 배뇨가 가능한 경우

많은 양의 국소마취제는 수 시간 동안 정신운동 장애를 초래한다. Lidocaine (200 mg)은 정신운동에 장애를 초래할 수 있으나 500 mg을 epinephrine과 함께 사용할 경우에는 나타나지 않을 수 있다. 이러한 효과는 퇴원을 지연시키지는 않지만 마취통증의학과 의사는 국소마취제의 민감한 효과를 잘 알고 있어야 한다. 전신 또는 부위마취 후 중요한 결정, 운전 또는 기계작동 등 명료한 의식상태가 필요한 활동은 하지 않도록 하여야 한다. 마취 기간이 30분 이하인 경우에 24시간, 2시간 이상의 마취에서는 회복 후 48시간 내에는 운전 등을 삼가 하여야 한다. 환자가 퇴원하기 전에 지켜야 할 사항을 확인시키는 것은 기본이다. 조기 퇴원으로 쓰러지거나, 골절 등이 발생될 수 있으며 법적인 문제가 될 수도 있다.

마취통증의학과 의사는 유연성과 창의력이 있어야 하며 외래 수술의 요구 사항이 증가되는 것에 대한 도전적인 반응이 필요하다. 미래의 외래 환자에게 제공될 마취 관리는 지속적으로 연구와 발전이 계속되어야 한다.

참고문헌

1. Canet J, Raeder J, Rasmussen LS, Enlund M, Kuipers HM, Hanning CD, Jolles J, Korttila K, Siersma VD, Dodds C, Abildstrom H, Sneyd JR, Vila P, Johnson T, Munoz Corsini L,Silverstein JH, Nielsen IK, Moller JT: Cognitive dysfunction after minor surgery in the elderly. Acta Anaesthesiol Scand 2003; 47: 1204-10
2. Bloom BS, Krueger N: Cost and quality effects of outpatient cataract removal. Inquiry 1988; 25: 383-7
3. Kitz DS, Slusarz-Ladden C, Lecky JH: Hospital resources used for inpatient and ambulatory surgery. Anesthesiology 1988; 69: 383-6
4. Warner MA, Shields SE, Chute CG: Major morbidity and mortality within 1 month of ambulatory surgery and anesthesia. JAMA 1993; 270: 1437-41
5. Gold BS, Kitz DS, Lecky JH, Neuhaus JM: Unanticipated admission to the hospital following ambulatory surgery. JAMA 1989; 262: 3008-10
6. Fortier J, Chung F, Su J: Unanticipated admission after ambulatory surgery--a prospective study. Can J Anaesth 1998; 45: 612-9
7. Twersky R, Fishman D, Homel P: What happens after discharge? Return hospital visits after ambulatory surgery. Anesth Analg 1997; 84: 319-24
8. Kaplan EB, Sheiner LB, Boeckmann AJ, Roizen MF, Beal SL, Cohen SN, Nicoll CD: The usefulness of preoperative laboratory screening. JAMA 1985; 253: 3576-81
9. Wilson ME, NB WI, Baskett PJ, Bennett JA, Skene AM: Assessment of fitness for surgical procedures and the variability of anaesthetists' judgments. Br Med J 1980; 280: 509-12
10. Welborn LG, Ramirez N, Oh TH, Ruttimann UE, Fink R, Guzzetta P, Epstein BS: Postanesthetic apnea and periodic breathing in infants. Anesthesiology 1986; 65: 658-61
11. Maltby JR, Sutherland AD, Sale JP, Shaffer EA: Preoperative oral fluids: is a five-hour fast justified prior to elective surgery? Anesth Analg 1986; 65: 1112-6
12. Maltby JR, Reid CR, Hutchinson A: Gastric fluid volume and pH in elective inpatients. Part II: Coffee or orange juice with ranitidine. Can J Anaesth 1988; 35: 16-9
13. Sandhar BK, Goresky GV, Maltby JR, Shaffer EA: Effect of oral liquids and ranitidine on gastric fluid volume and pH in children undergoing outpatient surgery. Anesthesiology 1989; 71: 327-30
14. Memis D, Turan A, Karamanlioglu B, Saral P, Ture M, Pamukcu Z: The effect of intravenous pantoprazole and ranitidine for improving preoperative gastric fluid properties in adults undergoing elective surgery. Anesth Analg 2003; 97: 1360-3
15. Goresky GV, Maltby JR: Fasting guidelines for elective surgical patients. Can J Anaesth 1990; 37: 493-5
16. Schreiner MS, Nicolson SC: Pediatric ambulatory anesthesia: NPO--before or after surgery? J Clin Anesth 1995; 7: 589-96
17. Doze VA, White PF: Effects of fluid therapy on serum glucose levels in fasted outpatients.

Anesthesiology 1987; 66: 223-6
18. Hutchinson A, Maltby JR, Reid CR: Gastric fluid volume and pH in elective inpatients. Part I: Coffee or orange juice versus overnight fast. Can J Anaesth 1988; 35: 12-5
19. Splinter WM, Stewart JA, Muir JG: The effect of preoperative apple juice on gastric contents, thirst, and hunger in children. Can J Anaesth 1989; 36: 55-8
20. Egbert LD, Battit G, Turndorf H, Beecher HK: The value of the preoperative visit by an anesthetist. A study of doctor-patient rapport. JAMA 1963; 185: 553-5
21. Jakobsen H, Hertz JB, Johansen JR, Hansen A, Kolliker K: Premedication before day surgery. A double-blind comparison of diazepam and placebo. Br J Anaesth 1985; 57: 300-5
22. Reinhart K, Dallinger-Stiller G, Dennhardt R, Heinemeyer G, Eyrich K: Comparison of midazolam, diazepam and placebo i.m. as premedication for regional anaesthesia. A randomized double-blind study. Br J Anaesth 1985; 57: 294-9
23. Rita L, Goodarzi M, Seleny F: Effect of low dose droperidol on postoperative vomiting in children. Can Anaesth Soc J 1981; 28: 259-62
24. Segal IS, Jarvis DJ, Duncan SR, White PF, Maze M: Clinical efficacy of oral-transdermal clonidine combinations during the perioperative period. Anesthesiology 1991; 74: 220-5
25. Okuyama K, Inomata S, Toyooka H: Theeffects of prostaglandin E1 or oral clonidine premedication on blood loss during paranasal sinus surgery. Can J Anaesth 2005; 52: 546-7
26. Aho MS, Erkola OA, Scheinin H, Lehtinen AM, Korttila KT: Effect of intravenously administered dexmedetomidine on pain after laparoscopic tubal ligation. Anesth Analg 1991; 73: 112-8
27. Rao TL, Madhavareddy S, Chinthagada M, El-Etr AA: Metoclopramide and cimetidine to reduce gastric fluid pH and volume. Anesth Analg 1984; 63: 1014-6
28. Reich DL, Silvay G: Ketamine: an update on the first twenty-five years of clinical experience. Can J Anaesth 1989; 36: 186-97
29. Richter JJ: Current theories about the mechanisms of benzodiazepines and neuroleptic drugs. Anesthesiology 1981; 54: 66-72
30. Alon E, Baitella L, Hossli G: Double-blind study of the reversal of midazolam- supplemented general anaesthesia with Ro 15-1788. Br J Anaesth 1987; 59: 455-8
31. Mackenzie N, Grant IS: Propofol for intravenous sedation. Anaesthesia 1987; 42: 3-6
32. Hannallah RS, Britton JT, Schafer PG, Patel RI, Norden JM: Propofol anaesthesia in paediatric ambulatory patients: a comparison with thiopentone and halothane. Can J Anaesth 1994; 41: 12-8
33. Weir PM, Munro HM, Reynolds PI, Lewis IH, Wilton NC: Propofol infusion and the incidence of emesis in pediatric outpatient strabismus surgery. Anesth Analg 1993; 76: 760-4
34. Korttila K, Ostman P, Faure E, Apfelbaum JL, Prunskis J, Ekdawi M, Roizen MF: Randomized comparison of recovery after propofol-nitrous oxide versus thiopentone-isoflurane-nitrous oxide anaesthesia in patients undergoing ambulatory surgery. Acta Anaesthesiol Scand 1990; 34: 400-3
35. Pavlin DJ, Rapp SE, Polissar NL, Malmgren JA, Koerschgen M, Keyes H: Factors affecting discharge time in adult outpatients. Anesth Analg 1998; 87: 816-26
36. Zuurmond WW, van Leeuwen L: Recovery from sufentanil anaesthesia for outpatient arthroscopy: a comparison with isoflurane. Acta Anaesthesiol Scand 1987; 31: 154-6
37. Egan TD: Remifentanil pharmacokinetics and pharmacodynamics. A preliminary appraisal. Clin Pharmacokinet 1995; 29: 80-94
38. Larach MG, Localio AR, Allen GC, Denborough MA, Ellis FR, Gronert GA, Kaplan RF, Muldoon SM, Nelson TE, Ording H, et al.: A clinical grading scale to predict malignant hyperthermia

susceptibility. Anesthesiology 1994; 80: 771-9
39. Shanks CA: Pharmacokinetics of the nondepolarizing neuromuscular relaxants applied to calculation of bolus and infusion dosage regimens. Anesthesiology 1986; 64: 72-86
40. Korttila K, Hovorka J, Erkola O: Nitrous oxide does not increase the incidence of nausea and vomiting after isoflurane anesthesia. Anesth Analg 1987; 66: 761-5
41. Bridenbaugh LD: Regional anaesthesia for outpatient surgery--a summary of 12 years' experience. Can Anaesth Soc J 1983; 30: 548-52
42. EdwardsAE, Gemmell LW, Mankin PP, Smith CJ, Allen JC, Hunter A: The effects of three differing anaesthetics on the immune response. Anaesthesia 1984; 39: 1071-8
43. Henderson JM, Brodsky DA, Fisher DM, Brett CM, Hertzka RE: Pre-induction of anesthesia in pediatric patients with nasally administered sufentanil. Anesthesiology 1988; 68: 671-5
44. Wilton NC, Leigh J, Rosen DR, Pandit UA: Preanesthetic sedation of preschool children using intranasal midazolam. Anesthesiology 1988; 69: 972-5
45. Dahl JB, Schultz P,Anker-Moller E, Christensen EF, Staunstrup HG, Carlsson P: Spinal anaesthesia in young patients using a 29-gauge needle: technical considerations and an evaluation of postoperative complaints compared with general anaesthesia. Br J Anaesth 1990; 64: 178-82
46. Clarke GA, Power KJ: Spinal anaesthesia for day case surgery. Ann R Coll Surg Engl 1988; 70: 144-6
47. Levy L, Randel GI, Pandit SK: Does chloroprocaine (Nesacaine MPF) for epidural anesthesia increase the incidence of backache? Anesthesiology 1989 71: 476
48. Davis WJ, Lennon RL, Wedel DJ: Brachial plexus anesthesia for outpatient surgical procedures on an upper extremity. Mayo Clin Proc 1991; 66: 470-3
49. Schurman DJ: Ankle-block anesthesia for foot surgery. Anesthesiology 1976; 44: 348-52
50. Dalens B: Regional anesthesia in children. Anesth Analg 1989; 68: 654-72
51. Yaster M, Maxwell LG: Pediatric regional anesthesia. Anesthesiology 1989; 70: 324-38
52. Litvak KM, McEvoy GK: Ketorolac, an injectable nonnarcotic analgesic. Clin Pharm 1990; 9: 921-35
53. Pandit SK, Kothary SP, Pandit UA, Randel G, Levy L: Dose-response study of droperidol and metoclopramide as antiemetics for outpatient anesthesia. Anesth Analg 1989; 68: 798-802
54. Chung F, Chan VW, Ong D: A post-anesthetic discharge scoring system for home readiness after ambulatory surgery. J Clin Anesth 1995; 7: 500-6
55. Pflug AE, Aasheim GM, Foster C: Sequence of return of neurological function and criteria for safe ambulation following subarachnoid block (spinal anaesthetic). Can Anaesth Soc J 1978; 25: 133-9

| 제16장 |

신경근 질환

신경근 질환이 동반 되어 정형외과 수술을 필요로 하는 환자들은 점차 증가되고 있다. 예를 들면 척추 이상, Parkinson‘s disease, 근무력증, 뇌성마비, 장기간 침상 안정(immobilization)으로 운동성 상실 등과 함께 척추측만증, 기형, 골절, 탈골 등을 동반하는 경우들이다. 신경근 질환이 동반된 환자에서 근이완제의 사용은 심각한 합병증 또는 사망을 초래할 수 있다. 흔한 합병증으로는 장기간 마비, 과칼륨혈증, 근강직, 악성고열증 등이 있다. 이러한 환자에서 술전 관리와 함께 마취 중에 사용될 수 있는 마취 방법과 약물의 선택 및 근이완제에 대한 반응과 발생기전 및 수술 중에 근이완의 유지를 위한 방법에 대하여 설명하고자 한다.

일차적인 병소에 따라서 신경근 질환은 아래와 같이 분류할 수 있다.

1. 두개내 병변: 편측마비(hemiplegia), Parkinson's disease, 다발성 경화증(multiple sclerosis), 미만성 두개내 병변(diffuse intracranial disorder), 뇌성마비(cerebral palsy).
2. 척수 병변: 양측하지마비(paraplegia), 근위축성 축색경화증(amyotropic lateral sclerosis, ALS), 척수회백수염(poliomyelitis).
3. 말초신경 병변: 밀초신경병증(peripheral neuropathy), 근육의 탈신경(muscular denervation).
4. 신경근 접합부 병변: 중증 근무력증(Myasthenia gravis), 근무력 증후군(myasthenic syndrome).
5. 근병변: 근긴장증(myotonias), 근이영양증(muscular dystrophies), 다발성 근염(polymyositis).
6. 선천성 또는 후천성의 pseudocholinesterase deficiency

그 외 근이완제에 대한 이상 반응과 관련이 있는 심한 감염, 화상, 운동성 상실에 따른 위축 등과 같은 여러 가지 다른 질환이 있다. 그러나 이러한 질환이 동반된 경우에는 발병 시기, 치료 방법, 사용 약물, 마취에서 사용될 수 있는 약물과 상호작용 등을 수술 전에 확인하여야 한다 (표 16-1).[1,2]

표 16-1. 신경근 질환이 동반 된 환자에서 수술 전에 확인이 필요한 치료 과정들

신경질환의 종류와 특징(type and characteristics of disease)
발병 및 투병기간(duration of illness)
질환의 침범 범위(extend of disease)
환자 스스로 자신을 가눌 수 있는 능력(capability of taking care)
치료형태(type of therapy)
치료방법과 마취와의 상호 관계 유무 (possibility of interaction of primary therapy and anesthesia)
수술 후 치료의 지속 가능성(possibility of continuing of postoperative therapy)
수술 후 회복과정(postoperative recovery)

1. 두개내 병변

1) 편측마비(hemiplegia)

편측마비는 두개내 상부신경세포(upper motor neuron) 병변이 원인이다. 비탈분극성 근이완제에 저항이 있으며 succinylcholine에 의하여 과칼륨혈증이 초래될 수 있다.

편측마비 환자의 부위 curare 검사(isolated arm neuromuscular experiment) 결과는 정상측에 비하여 근육 활성전위가 크며 쇠퇴율이 낮다.[2] 이러한 반응의 차이로 마비된 측에 비탈분극성 근이완제에 저항이 있음을 알 수 있으며 저항의 정도로 마비의 정도와 기간을 예측할 수는 없다.[1,2]

편측마비 환자에서 비탈분극성 근이완제에 대한 저항은 수술 중에도 관찰될 수 있다.[3,4] 예를 들면 한 환자에서 pancuronium 9 mg을 투여하면 정상 측에서 완전한 근이완을 유발하였으나 마비측에서는 연축반응, 강직성 쇠퇴(tetanic fade) 또는 강직후 촉진(posttetanic facilitation)의 저하가 없다. 또 다른 환자에서는 pancuronium 7 mg을 투여하면 정상 측에서는 완전 마비를 유발하지만 마비 측에서는 단지 0.8

의 사연속 반응비를 나타내는 미미한 마비를 유발할 수 있다.[3,4)]

편측마비 환자에서 비탈분극성 근이완제에 대한 저항의 원인은 확실하게 밝혀지지 않았다. 마비측의 EMG와 근육의 조직학적 검사에서 운동단위(motor unit)의 감소와 잔류 운동단위의 증식이 관찰된다. 새로운 축삭(axon) 분지들이 새로운 신경근 접합부를 만들고 정상 신경근 접합부의 acetylcholine에 예민한 부위로 확대된다.[5)] 심지어는 전체 근육막에서 acetylcholine 수용체가 발현되는 경우도 있다. 이러한 현상은 탈신경된 근육에서 흔히 나타나며 신경근 접합부외 화학적 감수성(extrajunctional chemosensitivity, EJC)라고 한다.[5-7)]

EJC는 편측마비 환자에서 비탈분극성 근이완제에 대한 저항을 조장한다.[4)] 이러한 설명은 EJC가 하부 운동 신경원(lower motor neuron)에 병변이 있는 경우에도 발생되므로 논란이 있으며,[6)] 비탈분극성 근이완제에 저항보다는 감수성이 증가된다.[8-11)] 더욱이 편측마비 환자에서 비탈분극성 근이완제에 대한 저항은 뇌졸중 발병 2일 후부터 나타나지만 EMG와 조직학적 변화는 2개월 이후에 나타난다.[5)] 이와 같이 비탈분극성 근이완제에 대한 저항이 증가하는 이유는 신경근 접합부에서 nicotinic acetylcholine receptor (nAChR)의 변화가 나타나기 때문이다. 신경손상뿐만 아니라 화상, 부동화 등으로 nAChR의 아단위가 성인형 2αβδε에서 태아형 2αβδγ과 신경원성 5α7 nAChR로 전환되기 때문이다.[7)]

뇌졸중 발생과 비탈분극성 근이완제에 대한 저항 발현의 관계는 신경근 접합부에 중추신경계가 직접 작용하기 때문으로 예측하고 있다. Brown과 Charlton은[3)] 정상적으로 중추신경계는 신경근 접합부에 억제와 촉진 작용의 균형을 유지한다. 이러한 균형은 중추신경계에 병변이 있으면 파괴된다.

이러한 학설에 의하면 중추신경계 병변의 정도에 따라서 근이완제에 대한 반응이 항진과 억제반응 모두가 나타날 수 있다. 두개내 병변은 신경근 접합부 기능을 항진하고 근이완제에 저항을 나타낸다.

전신마취 중에 편측마비 환자에서 마비측의 신경근 전달 기능의 감시는 신경근 차단 정도를 저평가할 수 있다. 이로 인하여 근이완제를 과도하게 투여 할 수 있다. 또한 수술 후에는 마비 측의 감시는 조기에 보조 호흡을 중단하게 할 수 있다.

편측마비 환자에서 근이완제의 과량 투여와 불충분한 자발호흡의 회복 가능성은 감시와 관찰에 의하여 예상할 수 있다. 이러한 환자에서 정상측 골격근은 비탈분극성 근이완제에 예민하다.[12] 그러므로 신경 자극에 대한 마비측 근육은 충분한 회복을 나타내어도 횡격막은 아직 마비된 상태를 유지할 수 있다.

Succinylcholine에 의한 과칼륨혈증과 심실성 세동이 반신불수 환자에서 유발될 수 있다.[13,14] 과칼륨혈증은 편측마비 환자에서 유발 될 수 있으나 취약한 시기는 확인되지 않았다. 과칼륨혈증은 뇌졸중 발현 후 1주일부터 6개월 후까지 위험하며, 발현 6개월 이후에는 과칼륨혈증의 발현에 대한 보고는 없으나 succinylcholine의 사용은 권장되지 않는다.[13,14]

2) Parkinson's disease

Parkinson's disease는 extrapyramidal system의 이상으로 dopaminergic action의 저하로 발생하는 질환이다. 병리학적으로 흑색질(substantia nigra)에서 dopaminergic neuron 소실로 발생하며, 증상으로는 근허약, 경직, 떨림(tremor), 운동완만(bradykinesia), 자세 불균형(postural imbalance) 등을 특징으로 하는 중추신경계 이상이다.[1,15] 치료 목적은 basal ganglia에 dopamine 농도를 증가시키고 acetylcholine의 효과를 감소시키는 데에 있으며, 사용 약물로는 L-dopa, dopamine 수용체 작용제 (예; bromocriptine, ropinirole, pergolide, pramipexole caberogoline 등)를 사용한다. L-dopa는 수술 전까지 복용하여야 하며, 술후에도 지속 투여되어야 하며 반감기는 6~12시간이다. 마취과적으로 긴 수술에서는 Parkinson's disease 증상이 악화 될 수 있으므로 술중에 위식도 관 등을 통하여 L-dopa를 투여 할 수 잇으나 역류에 의한 폐 흡인의 위험이 있어 유의하여야 한다.[15,16]

일부 환자에서는 저작과 삼킴 장애, 후두 근육의 근육 기능 장애로 영양실조가 있어 술 전에 적절한 영양공급이 필요할 수 있으며, 호흡근의 허약으로 수술 후 기관튜브의 발관이 어렵거나 호흡 보조가 필요할 수 있다.

마취유도제로는 propofol, etomidate는 권장되며, thiopental, ketamine을 사용할 경우 증상을 악화시킬 수 있다.[17,18] 비탈분극성 근이완제는 안전하게 사용될 수 있으나,[16,19] succinylcholine에 대한 반응은 논란이 많다. 대개 혈중 칼륨이 정상으로 유지될 수 있으나[20,21] 일부에서 칼륨이 증가되고 심전도에서 과칼륨혈증 소견을 관찰될 수 있다고 한다.[22]

그 외 증상을 악화 시킬 수 있는 모든 antidopaminergic drug(예; phenothiazine, butyrofenone, metoclopramide, 등)은 사용을 금지하여야 한다. MAO 억제제와 narcotics (예; meperidine)의 함께 사용을 피하여야 하며, 다른 진통제들도 근육 경축(muscle rigidity)을 유발 할 수 있으므로 사용에 유의하여야 한다.[16,19]

3) 다발성 경화증(Multiple Sclerosis)

다발성 경화증은 뇌와 척수의 백질(white matter)에서 발생하는 다발성 탈수초성(demyelination) 질환으로 근허약, 저림(numbness), 감각이상(paresthesia), 시각이상(visual disturbance), 간헐적 근수축 등을 호소하고, 자율신경 기능장애로 체위성 저혈압이 나타나며 말초신경 이상은 발생하지 않는다. 발생과 회복이 반복되면서 나타나는 이차적인 진행성 중추신경계 염증반응이 multiple sclerosis 증상 발현의 일차적인 원인이다.[1] 정확한 원인은 아직 밝혀지지 않았으나 환경적 요인 또는 유전적 요인으로 중추신경계에 T-cell의 작용으로 발생하는 자가면역성 질환으로 추측한다.[23] 축삭(axon)과 수초(myelin)의 소실이 중요 병태생리학적 소견으로 면역세포와 면역활성화 연속단계(immune activation cascade)에 의한 세포 손상이 원인이다.[1]

증상은 다양하게 나타나서 차이가 많으며, 불안, 우울(depression), 인지장애, 통증, 운동장애, 어지러움(vertigo), 감각이상, 소뇌 증상, 소화기관과 방광 기능장애, 뇌간(brainstem) 증상 등이 있다.[24,25] 치료를 위하여 baclofen, tizanidine, gabapentin, cannabinoids, Interferon β-Ib, methylprednisolone 등을 사용하며, 이러한 약물의 부작용은 마취관리에 중요한 영향을 줄 수 있다 (표 16-2).[26,27]

연수와 척수를 침범하여 기침과 가래 배출 및 횡격막 운동 장애가 발생하므로 위 내용물의 흡인에 의한 폐렴의 위험이 높다.[27] 자율신경계 손상으로 인해 마취유도 및 유지를 하면서 혈역학적 불안정을 야기하여 혈압 저하가 발생할 수 있으며, 이 때의 혈압 저하는 수액 공급과 승압제에 반응이 약하거나 없을 수 있다.[27] 전신마취는 다발성경화증을 악화시킬 수 있는 인자이므로 술전에 보호자에게 설명을 하여야 한다. 흡입마취제와 정맥마취제 모두 효과적으로 사용할 수는 있다.[27] 발병 4일 후부터 신경근 접합부의 아세틸콜린수용체의 upregulation으로 succinylcholine에 의하여 과칼륨혈증, 심정지 등을 유발 할 수 있다.[20,27] 비탈분극성 근이완제에

표 16-2. Multiple Sclerosis 치료 약물의 작용과 부작용

약물	작용기전	부작용
Baclofen	GABA 수용체와 결합 척수반사 활성화를 억제	근허약, 감각이상, 진정, 졸음, 위장관증상, 환상, 경련
Tizanide	확실하지 않음 접합전 신경원에서 홍분작용 아미노산의 분비 억제	피로감, 졸음, 체위성저혈압, 어지러움, 간기능이상
Gabapentin	접합전 신경원에서 분비되는 glutamate농도를 저하	졸음, 어지러움, 위장관증상
Canabinoids	canabinoid 수용체와 작용 신경전달물질 유리를 억제	확실한 자료 없음
Interferon β-Ib	항체형성과 T-cell 증식 억제	감기증상, depression, 주사부 위반응 간효소증가, 백혈구 감소

대한 반응은 탈신경과 nicotinic Acetylcholine 수용체의 upregulation으로 저항이 나타난다.[27] 근허약, 근육 소실(loss of muscle mass) 등이 있다면 감수성이 증가된다. 수술 중에는 다발성경화증을 악화시킬 수 있는 체온 상승을 예방하여야 한다.[1,27]

부위마취의 선택은 전신마취보다 주의하여야 한다. 척추마취는 잠복되거나 진행되지 않은 다발성경화증의 급격한 발현을 조장할 수 있다.[18,28] 원인으로 뇌척수액에서 국소마취제 독성과 대량의 국소마취제에 의한 것으로 추측하고 있다. 척추마취에 따른 혈압 저하는 승압제에 저항이 크다.[23] 국소마취제를 낮은 농도와 적은 용량으로 사용할 것을 권하며 척추마취보다 경막외마취가 영향이 적다. 척추마취 및 경막외마취와 같은 중추신경축 마취는 절대적인 금기는 아니므로 선택에 신중하여야 하며,[29] 말초신경차단은 관련이 없다고 한다. 아편유사제는 국소마취제에 비하여 장점과 안전에 대하여 밝혀진 바는 적다.[1]

4) 뇌성마비(cerebral palsy)

뇌성마비는 일반적으로 태아 또는 신생아시기에 발생한 뇌손상으로 유발되며 경련성 운동마비를 호소하는 만성 비진행성 질환이다. 발생빈도는 생존출생에서 1:500이며, 조산아에서 100배 정도 호발 한다. 신경학적 손상 정도와 동반된 내과적 상태에 따라서 분류할 수 있다 (표 16-3).[30,31]

표 16-3. 뇌성마비의 분류

Spatic (70%)
Quadriplegis (27%)
Biplegia (21%)
Hemiplegia (21%)
Dyskinestic (10%)
Dystonia (twisting torso)
Athetosis (slow purposeless, distal movement)
Chorea (quick, jerky proximal movement)
Ataxia (10%)
Intension tremor
Mixed (10%)
Spastic athetoid

술전에 뇌성마비의 심한 정도와 동반된 질환의 정도를 확인하여야 한다. 복용하고 있는 약물 (예; anticonvulsants, anti-spasticity, anti- reflux medication 등)을 확인하고 지속적으로 투여와 중단 여부를 결정하여야 한다. 예를 들면 baclofen은 갑작스런 투여중단으로 금단증상을 유발할 수 있으며, clonidine은 주의 결핍과 hyperactive disorder 또는 spasticity에 사용하므로 환자 안정에는 효과가 있으나 과도하게 투여한다면 마취 유도 중에 심정지 등의 위험이 있다.[32] 경직 (강직, spasticity) 치료제인 dantrolene과 baclofen은 마취에서 각성 중에 충분한 호흡 회복이 지연되거나 미약할 수 있다. 위식도 역류가 있는 경우에는 흡인과 분비물 배출의 어려움으로 만성 폐렴이 발생하거나 기도반사부전 같은 원인으로 호흡기능에 장애가 동반될 수 있다.

충분한 기간 동안 항생제를 투여하여 급성 폐렴이 치료 된 후에 마취를 계획하여야 하며, 천명(wheezing)이 들린다면 기관지 확장제로 치료를 하고, 이 후에도 천명이 지속된다면 추가 치료와 분석이 필요하다. 뇌성마비 환자의 30% 이상에서 항경련제를 복용하고 있으며, 당일수술을 하는 경우에는 소량의 물과 함께 경구 복용을 하거나, 항문, 정맥주사 등의 방법으로 투여할 수 있다.[3)]

술전 불안이 심한 경우에 서로 의사소통이 되지 않는다면 midazolam을 경구 또는 정맥 투여하여야 하며, 정맥 또는 흡입마취제로 마취를 유도할 수 있다. Propofol은 정주통이 있으므로 미리 lidocaine(1 mg/kg)을 투여하여 예방할 수 있다.[34,35)] 기도유지는 상후두 기도유지기 또는 기관튜브를 이용할 수 있으며, 환자가 척추측만증이 동반되어었다면 후두경 조작을 위한 체위 유지에 유의하여야 한다.[30)]

근이완제에 대한 반응은 50세 이후에서 succinylcholine은 과칼륨혈증을 유발 위험이 적지만, 소아에서는 니코틴성 아세틸콜린 수용체의 upregulation으로 신경근 접합부의 수용체의 증가를 보여 succinylcholine 반응을 예측할 수 없으므로 유의하여야 한다.[36)] 비탈분극성 근이완제 (예; vecuronium)에는 저항이 있으며, 근이완제를 사용한다면 용량 조절과 감시가 중요하다.[37,38)]

소아에서 항경련제의 장기간 복용은 흡입마취제의 MAC을 약 30%를, 복용하지 않았다면 약 20% 저하시키므로 정상 환자보다 bispectral index score(BIS)가 전투약과 1% sevoflurane으로 10~20 점 정도 낮아질 수 있다.[39)]

통증은 인지장애가 있다면 판단이 어려우며, 정상 환자보다 호흡억제 작용이 크므로 아편유사제는 적은 량을 투여하여야 한다.[33,40)]수술 후 통증 치료는 특히 6세 이하에서 부모 또는 보호자가 직접 조절을 할 수 있도록 하는 것이 효과적이다.[41)]

수술 중에 체온 유지는 피하지방이 적고, 체온 손실 감지 기능이 저하되고, 열생산이 적으며, 신경인지장애(neurocognitive dysfunction)로 오한(shivering)을 유도할 수 없다. 그러므로 공기 및 수액 가온기 등을 이용하여 수술실내 온도와 환자의 체온 유지와 감시에 유의하여야 한다. 혈액학적으로도 영양결핍과 흡인, 폐렴 등으로 빈혈이, 항경련제 복용으로 혈소판 수와 기능 저하 등이 동반될 수 있으므로 확인이 필요하며, 적은 출혈에서도 수혈이 필요할 수 있다.[30)]

5) 미만성 두개내 병변(diffuse intracranial lesion)

Succinylcholine에 의한 과칼륨혈증과 심정지 등이 초래될 수 있다.[42-45] 국소적인 신경학적 이상이나 근육의 탈신경은 동반되지 않는다. 두부손상 26일과 35일 후에 심정지 증례가 보고되었으며,[13] 두부손상 52일과 60일 후에 과칼륨혈증과 심실성 빈맥이 보고된 증례도 있었다.[45]

뇌염 환자와 뇌동맥류 파열 환자에서 succinylcholine에 의한 과칼륨혈증이 보고되었다.[42,44] 뇌동맥류 파열 10에서 50일 후에 환자 22명 중에 8명에서 혈중 칼륨이 1~6 mEq/L 증가되었다고 하였다.[44]

6) Alzheimer's disease

Alzheimer's disease는 진행성 퇴행성 신경질환(progressive neurodegenerative disease)으로 cortex amygdale와 hippocampus를 지배하는 콜린성신경단위에서 퇴행성 변화가 나타난다.[1] 증상으로는 인지 장애, 주의력 집중과 유지 장애, 기억과 학습 장애 등이 있으며, 점차 진행되면 먹거나 세면과 목욕 및 대 소변 처리 등과 같은 일상생활도 간병하는 사람에게 완전히 의지하게 된다.[28]

최근에는 치료 목적으로 anticholinesterase 억제제 (예; donepezil, rivastigmine, galantamine 등)와 NMDA 길항제 (예; memantine)를 사용하기도 한다.[17,18] 수술 후에도 지속적으로 투여하여야 하며, 대부분의 노인 환자에서 초조(agitation), 환청(hallucination) 등은 나타날 것으로 예측하여야 한다.

Cholinergic system은 뇌의 신경전달물질 조절에서 가장 중요한 부분이다. Alzheimer‘s disease에서 전신마취와 마취약물의 효과에 대한 확실한 결과는 아직 없다. 전신마취에서 흡입마취제는 cholinergic transmission 저하 효과가 있다. 반면에 흡입마취제는 퇴행성 신경질환과 관련이 있다.[1]

Alzheimer’s disease에서 thiopental, propofol 등은 영향이 없으며 근이완제들도 금기증은 아니다. 그러나 치료에 사용되는 약물들은 succinylcholine 작용을 연장하여 회복을 지연시킬 수 있다.[18] Anticholinergics(예; atropine, scopolamine)은 인지기능 장애를 초래할 수 있으므로 뇌혈관장벽(blood brain barrier)을 통과하지 않는 glycopyrrolate를 권장한다.[17,28]

7) 간질(epilepsy)

간질은 가장 흔한 만성신경성 질환으로 대부분 소년기에 발병한다.[46] 간질은 뇌 기능 장애가 예측할 수 없이 반복하여 나타나는 특징을 가지며, 단순한 한 가지 질환이 아니고 많은 원인에 의하여 발생하는 다양성을 갖는 질환이다.[47]

수술 전에 치료를 위하여 사용되는 약물에 대하여 다음과 같은 것을 알고 있어야 한다.

① 마취제가 간질을 유발 또는 억제작용을 갖는가?
② 복용하고 있는 항간질 약물들이 마취제와 보조 약물들과 상호작용을 갖는가?
③ 수술 기간 중에 치료는 어떻게 할 것인가?
④ 다른 동반된 질환이 있는가? 또는 합병증을 유발 할 수 있는가?

항간질 약물은 수술기간 중에도 복용하여야 하며, 수술 후에도 가능하다면 조기에 투약을 시작하여야 한다.[48] 항간질 약물을 장기간 복용하였다면 마취약물과 다른 동반된 질환의 치료 약물들의 작용에 변화가 나타날 수 있다.[49] Carbamazepine, phenobarbital, phenytoin과 같은 약물은 간효소 유도 작용으로 혈중 약물의 농도를 저하시킨다.[1,49] Phenobarbital은 마취 약물의 생체내 대사를 촉진하며, phenytoine, carbamazepine 등을 사용한 환자에서는 비탈분극성 근이완제에 저항이 나타난다.[50,51] 경련을 조장할 수 있는 enflurane, ketamine, etomidate 등은 피해야 한다. 많은 용량의 fentanyl과 propofol은 논란이 있으나 propofol은 뇌파에서 문제가 없는 것으로 밝혀졌다.

Pentobarbital을 치료제로 사용한 환자에서는 안정제 투여에 주의하여야 한다. 과도한 진정은 과이산화탄소 혈증(hypercapnea), 산증(acidosis)으로 간질의 역치를 저하시킬 수 있다.[52] 척추마취는 뇌척수액내 국소마취제 농도 증가 또는 뇌척수액 역학적 변화로 수술 중에 간질의 빈도를 증가시킨다.[53]

2. 척수 병변

1) 양측하지마비(paraplegia)

양측하지마비는 척수의 외상 또는 병리적 절단이 원인이며 비탈분극성 근이완제에 감수성이 증가되며 succinylcholine에 의하여 과칼륨혈증이 초래된다. 양측하지마비는 상부 운동신경원 병변이 원인이지만 부위 curare 검사에서 비탈분극성 근이완제에 저항보다는 감수성이 증가된다. 이러한 차이점은 두개내 질환에서와 같은 기전으로 설명할 수 있다.[54,55)]

양측하지마비 환자에서 비탈분극성 근이완제에 대한 감수성 증가는 척수 손상 높이에 따라서 차이가 있다. 호흡근이 포함된다면 비탈분극성 근이완제에 의하여 수술후 호흡부전을 초래한다. 양측하지마비 환자에서 succinylcholine에 의하여 과칼륨혈증과 심정지를 초래 할 수 있다.[54-56)] 감수성이 증가되는 시기는 확인되지 않았으나 척수 손상 3주 후에서 85일 후에 호발 한다.[57,58)]

2) 근위축성측색경화증(Amyotrophic lateral sclerosis)

근위축성측색경화증은 운동신경절 질환으로, 피질척수로(corticospinal tract), 뇌간, 척수의 전각뉴런(anterior horn neuron) 과 같은 중추신경계의 퇴행성 변화로 발병한다. 발생 기전으로 단백질 축적, 미토콘드리아 기능부전, 세포자멸(apoptosis), 미세교세포활성화(microglial activation)로 알려져 있다.[59)] 증상으로는 사지 허약으로 팔의 움직임, 걷기를 할 수 없으며, 말하기, 삼킴, 호흡 곤란 등을 호소한다. 조직학적으로 발병된 근육에 운동단위 수가 감소되고 잔류 축삭의 증식이 나타난다.[60)]

임상 소견은 중증근무력증과 유사하여 운동 중에 진행성 근 허약, curare에 감수성이 증가되고, anticholinesterase에 효과적인 반응이 나타난다. 말초신경에 강직성 자극을 하면 쇠퇴가 나타난다.[2,8)]

신경근 접합부 기능이상의 원인은 확실하지 않지만 신경근 접합부에서 acetylcholine 합성을 위한 기본 효소가 낮기 때문이라고 추측한다.[10)] 이러한 효소는 척수의 운동신경절에서 합성되며, 신경근 접합부의 운동축삭을 따라서 이동한다.[61)] Mulder 등은[10)] 척수 신경절의 퇴행성 변화는 운동신경 말단에서 효소 저하에 의하여 초래된다. 이러한 변화는 신경근 접합부에서 acetylcholine 합성을 감소시켜 신경근 전달 장애의 원인이 된다. 때로는 myotonia와 유사한 근수축이 succinylcholine에 의하여 유발 될 수 있다.[62]

마취 관리에서 휴식 또는 체위 변경 중에 호흡곤란을 유발 할 수 있을 정도의 근 허약으로 보조 호흡이 필요할 수 있으며, 삼킴 장애로 영양실조, 체중손실 등이 동반된 경우에는 술전과 후에 영양공급이 필요하다.[1,63] 척추마취를 한 후에 새로 발병하거나 악화된 증례는 없다고 하였다.[29]

3) 회색질척수염(Poliomyelitis, 소아마비)

회색질척수염은 척수와 연수의 운동신경절에 바이러스 감염으로 발생되는 질환이다. 사지의 이완성 마비(flaccid paralysis)를 초래하고 호흡근을 침범할 수도 있다. 침범된 근육의 근전도(EMG) 검사에서 신경근 접합부의 기능이상 소견을 관찰 할 수 있으며[64], 운동활성전위는 작고 강직성 자극에서 쇠퇴가 나타난다. 비탈분극성 근이완제에 감수성이 증가된다.[65]

신경근 기능 이상의 기전은 확실하지 않으나 근위축성축색경화증(amyotropic laterla sclerosis)과 유사할 것으로 추측한다. 신경근 기능이상의 임상 소견은 중추신경계 병변의 정도에 따라서 차이가 있다. 호흡근이 침범되었다면 비탈분극성 근이완제는 작용시간의 연장으로 수술 후 호흡부전을 초래할 수 있다.[1)]

3. 말초신경 병변

1) 말초신경병증(Peripheral neuropathies)

말초신경병증(Peripheral neuropathy)들은 당뇨, 말초혈관질환, 전이성 종양, 알코올 중독, 비타민 결핍, 중금속 중독과 같은 전신 질환과 관련이 있다. 임상 증상으로는 감각손실, 이상감각(paresthesias), 근허약과 위축 등이 나타나며 일부 환자에서는 EMG소견이 중증근무력증과 유사하며 신경근 접합부 기능이상을 추측하게 한다.[66] 그러나 중증근무력증 환자와 유사하지 않은 환자에서는 anticholinesterase에도 반응하지 않는다.

부위 curare 검사는 정상이지만 신경섬유종증(neurofibromatosis) 환자에서는 succinylcholine에 저항이 나타나고, 비탈분극성 신경근차단제에는 감수성이 증가된다.[56,57] 예를 들면 succinylcholine 100 mg에 근이완의 발현이 되지 않으나 curare 30 mg에는 2시간 반 동안 완전한 근이완이 나타나고 5시간동안 부분적인 근이완이 유지된다고 한다.[66] Succinylcholine에 의한 과칼륨혈증이 초래될 수 있다. 일부 환자에서 succinylcholine 투여 후에 심실성 빈맥이 유발되었다. 혈중 칼륨 농도는 확인되지 않았으나 과칼륨혈증으로 부정맥이 초래될 수 있다. Guillian Barre 증후군에서도 succinylcholine에 의한 과칼륨혈증이 보고되었다.[69,70]

2) 근육의 탈신경

근육의 탈신경은 주로 외상으로 말초신경에서 발생한다. 탈신경된 근육은 위축되고 EMG에서 세동이 나타난다. 신경근 접합부의 화학적 감수성은 탈신경 1일에서 2주 후에 나타나며 탈신경된 전체 근육에서 관찰된다.[71]

탈신경 근육의 curare에 대한 반응은 정상이나,[1,2] succinylcholine에 대한 반응은 비정상으로 근수축과 과칼륨혈증이 나타날 수 있다.[22,72]

근경축(contracture)은 acetylcholine, succinylcholine과 같은 작용제에 의하여 근긴장도가 비정상적으로 증가된 상태를 말하고 완전히 전기적으로 정적인 상태(활동전위 0)가 동반된다. 반대로 근수축(contraction)은 acetylcholine과 신경근 접합부 수용체의 상호작용으로 나타나는 정상적인 상태이다.[3]

근경축은 탈신경 근육[22,72], 다발성 경화증[73], 근위축성측색경화증,[42] 근경직증[74] 등에서 나타나며, 저절로 또는 succinylcholine에 의하여 발생할 수 있다. 근경축의 발생 기전에 대한 몇 가지 학설이 주장되고 있다. 대부분은 acetylcholine에 대한 탈신경된 근육의 감수성 증가에 기초한 것이다.[1,75]

그러나 이러한 학설들은 신경근 접합부의 기본 생리와 일치되지 않는 부분이 있다. 접합부 종판의 탈분극은 all-or-none 현상이다. 한번 접합후막이 활성 전위에 도달하게 되면 완전하게 탈분극이 된다. Acetylcholine이 더욱 증가하여도 근수축을 증강시키지 않는다. 이에 반하여 succinylcholine은 탈분극을 연장시켜서 이완성 마비(phase II block)를 유발한다.

수용체와 acetylcholine의 상호작용으로 근육의 활동전위를 유발한다. 근경축은 이와 같은 상호작용에도 불구하고 전기적으로 정적인 상태이다.[1] 근경축의 보다 정확한 기전으로 acetylcholine이 탈신경된 근육 세포에 calcium의 통과를 촉진하여 발생한다고 주장한다. Jenkinson과 Nicholls는[76] acetylcholine이 탈분극 후에 장기간 탈신경된 근육 세포에서 calcium의 통과를 촉진하는 것을 확인하였다. 근육 세포내로 calcium 유입은 근경축을 유발하지만 근 활성전위와 동반되어 나타나지 않는다. Acetylcholine은 calcium의 탈분극 후에 탈신경 근육 세포내로 통과를 촉진한다.[76] Calcium 이온은 근육 세포내의 수축 성분과 직접 작용하여 근경축을 유발한다.

Succinylcholine에 의한 과칼륨혈증은 탈신경 근육을 가진 환자에서는 흔히 발생한다.[76,77] 탈신경 근육에서 succinylcholine에 의한 과칼륨혈증은 발병 3주 후부터 6개월까지 나타날 수 있으며 혈중 농도는 평균 4 mEq/L 이상으로 증가될 수 있다.[78] Succinylcholine에 의한 근경축과 과칼륨혈증은 비탈분극성 예방은 비탈분극성 근이완제로 대체하거나 precurarization을 적용할 수 있다.[71),78] 상당한 부분의 탈신경 근육 질환이 2주 이상 동반된 환자에서는 succinylcholine의 사용은 권장되지 않는다.

4. 신경근 접합부 질환

1) 중증근무력증(Myasthenia Gravis)

중증근무력증은 골격근의 허약과 피로를 주소로 하는 자가면역성 신경근접합부 질환으로 흔히 흉선종을 동반한다. 조직학적으로는 신경근 접합부의 접합후막 acetylcholine 수용체 수가 감소되며, 일부에서 골격근이 아닌 근육에 침범하는 경우도 있다.[1] 침범 부위에 따라서 증상에 차이가 있으며, 눈의 근육에서는 안검하수, 복시(diplopia), 연수부에서는 조음곤란(dysarthria, 말더듬), 삼킴곤란(dysphagia), 저작근 허약, 발음장애(dysphonia) 등이, 호흡근을 침범한다면 앉아 숨쉬기장애(orthopnea), 빠른 호흡(tachypnea), 호흡곤란(respiratory failure), 흡기곤란(poor inspiratory sniff), 기침 등이 나타날 수 있으며, 척추 주변 근육을 침범하면 목 굴절과 신전 이상으로 머리처짐(head drop)이 나타난다.[79,80] 이러한 증상과 이환된 기간에 따라 표 16-4와 같이 구분한다.[81]

표 16-4. Osserman and Genkis classification of Myasthenia gravis, modified by MGFA/Task force.81)

Classification	Clinical forms	Symptoms
I/MGFA I	Ocular form	Ptosis, diplopia
IIa/MGFA IIa	Mild generalized form	Mild generalized weakness
IIb/MGFA IIb	Faciopharyngeal form	IIa + Bulbar weakness
III	Sere acute generalized form	Acute severe general weakness + Bulbar symptoms + respiratory insufficiency
	Medium generalized form	
MGFA IIIa		Medium severity general weakness with involvement of the extremities / trunk muscles > faciopharyngeal musculature
MGFA IIIb		Faciopharyngeal, respiratory muscle > extremities/trunk muscle
IV	Severe chronic generalized form	Severe, often progressive generalized weakness
MGFA IVa		
MGFA IVb	Severe generalized form	Extremity/trunk muscle > faciopharyngeal/respiratory Faciopharyngeal/respiratory muscle >extremity/trunk
V	Myasthenia with severe residual deficits	Severe chronic form with muscle atrophy
MGFA V	Severe MG requiring intubation	

MGFA: Myasthenia Gravis Foundataion Association

중증근무력증의 치료를 목적으로 pyridostigmine을 투여하면 부교감신경계의 활성이 증가되어(parasympathetic hyperactivity)로 근 허약과 함께 서맥, 과도한 타액분비, 축동(miosis), 복부경련(abdominal cramp) 등을 초래할 수 있다. 그 외 면역억제를 목적으로 plasma exchange, 스테로이드 (예; prednisone), immunoglobin, azathioprine, cyclosporin 등과 같은 면역억제제를 사용한다.[1]

부위 curare 검사에서는 curare에 대한 반응이 증강되고 연장된다.[82] 이는 nAChR

와 비탈분극성 근이완제의 친화성이 증가되기 때문이다. Succinylcholine에 대한 반응도 비정상으로 초기에는 저항을 나타내며 조기에 phase II반응이 유발된다.[83] 근이완제에 대하여 비정상적인 반응을 하므로 중증 근무력증 환자에서는 권장되지 않으며 외과적 근이완은 sevoflurane과 같은 흡입마취제를 권고한다.[80]

그러나 흡입마취제의 사용 또한 약점이 있다. 대부분의 ether 계 흡입마취제들은 중증 근무력증의 증상을 악화시킬 수 있다. 심지어는 낮은 농도에서도 완전 근이완을 유발할 수 있다. 또한 높은 지용성으로 수술 후에 체내에 축적되는 경향이 있다. 이와 같은 특성은 중증 근무력증 증상을 악화시키고 수술후 호흡부전의 원인이 될 수 있다.[84,85]

중증근무력증 환자에서 근이완제의 부적절한 적용 증례들에서 succinylcholine 1 mg/kg 의 일시주입은 안전하며 효과적이다.[86] 그러나 추가 투여는 phase II 차단을 초래할 수 있다. 소량의 비탈분극성 근이완제로 안전하게 사용할 수도 있다.[87-90]

근이완의 회복이 완전하지 못할 수 있으므로 근이완제 사용은 신중하여야 하며 신경근 기능의 철저한 감시가 필요하다.[91,92] 현재 임상에서 주로 사용되고 있는 rocuronium도 유사한 반응을 나타내지만 새로운 길항제로 아미노스테로이드계 신경근차단제에 대해 선택적으로 길항을 할 수있는 제제인 sugammadex의 도입으로 이들 환자들의 신경근차단으로부터의 회복에 도움이 될 수 있을 것이다.[93-95] Sugammadex를 사용하기 시작하면서 신경근차단제, 특히 rocuronium의 사용용량 선택을 좀 더 자유롭게 할 수 있을 것으로 보인다. 일부는 여전히 rucuronium ED_{95}의 절반 정도의 적은 용량을 사용하기도 하지만[96,97] 일부에서는 통상적인용량 (1-2 × ED95) 도 안전하게 사용할 수 있다는 보고가 있다.[98-100]

마취 관리에서 근이완제를 사용하여야 한다면 신경근 접합부에 작용하는 다른 약물과 상호작용을 피할 수 있도록 신중하여야 한다. 예를 들면 소량의 비탈분극성 근이완제에 정상반응을 하는 중증근무력증 환자에서 cyclophosphamide의 사용은 비탈분극성 근이완제의 작용을 증강시킬 수 있다.[101] 유사한 반응으로 항부정맥 약물인 quinidine과 procainamide도 근이완제의 작용을 증강시키고 중증근무력증 증상을 악화시킨다.[102]

2) Myasthenic syndrome

Myasthenic syndrome은 일부 중증 근무력증과 유사한 부분이 있으나 임상적으로나 EMG 검사에서 차이가 있다. 대부분 50~70세의 남자에서 발병하며, 60% 환자에서 폐의 소세포암과 다른 악성 종양과 관련이 있다. 증상으로는 사지 근위부 근육의 피로와 근육통이 있다. 중증근무력증환자의 80%에서 nAChR 항체가 발견되며 나머지에서 근육특수성 tyrosine kinase에 대한 항체가 발견된다. 반면 Lambert-Eaton 증후군(LES)에서는 접합전막 수용체에 대한 자가면역 질환으로, 흔히 자율신경계 증상, 반사작용의 감소 및 운동후 항진, 복합근활동전위(compound muscle action potentials, CMAP)의 저활동전위 기준치 또는 고빈도 반복성 신경자극(high-frequency repetitive nerve stimulation)과 같은 접합전막의 전기생리학적 이상증상 등을 보인다.[103)]

병리학적으로 myasthenic syndrome은 운동신경 신경근 접합부의 접합전 수용체에서 나타난다.[104)] Acetylcholine의 분비가 지연되지만 분비되는 양은 충분하다. 중증근무력증 환자와 비교에서 근육은 운동으로 증강되며 anticholinesterase에 반응하지 않고 비탈분극성 근이완제와 같이 탈분극성 근이완제에도 감수성이 증가된다.[105)]

5. 근육 질환

1) 근 긴장증(Myotonia)

근긴장증은 골격근의 수의적인 수축후에 이완이 지연되어 나타남을 특징으로 한다. 병소는 근육 섬유 자체이며 신경계통과는 관계가 없다. 빨리 움직이면 움직일수록 근육의 수축이 나타나며 근섬유는 오히려 정상인보다 더 발달해 있기도 한다. 근육의 불수의적 수축이 지속되어 반흔성 섬유화가 진행되기도 한다.

반복된 자극은 근육의 활동전위 없이 점차적으로 근육의 긴장도를 증강시킨다. 부위 curare 검사에는 정상반응을 한다.[2)] 침범된 근육에서 운동신경 축삭의 발육과 EJC, 신경근 접합부에서 true cholinesterase 감소를 관찰할 수 있다. 일부 증례보고를 제외하고 비탈분극성 근이완제의 임상용량에 정상 반응을 한다.[106-108)]

Succinylcholine에 대한 반응은 예측을 할 수 없으며 환자에 따라 반응에 차이가 일을 수 있다. 일부 보고에서는 정상 반응을 한다고 하지만 다른 보고에서는 전신적인 근긴장과 호흡부전, 근긴장 상태의 이완 등이 관찰되었다고 하였다.[109-111]

Succinylcholine 40 mg은 근긴장 환자에서 전신적인 경축을 유발하였다. 대량을 투여하여도 근긴장 반응이 악화되지 않으나 근긴장 상태의 이완을 유지하게 된다.[69]

이와 같은 succinylcholine에 대한 복합적인 반응은 신경근 접합부에서 이중적인 효과를 나타내기 때문이다. 연축반응은 감소되고 마비를 유발하지만 succinylcholine은 근육의 긴장도를 증가시켜서 경직상태를 유발한다.[62,112] 그러나 근긴장 환자에서 succinylcholine에 의한 경직은 악성고열증 환자와 유사하다. 근긴장증 환자에서 악성고열증 발생이 보고되었으나 caffeine-halothane contracture test에서는 음성이라고 하였다.[113,114] 근긴장증 환자에서 succinylcholine에 대한 반응은 예측할 수 없으므로 권장되지 않는다.

근 긴장 환자의 마취관리에서 주요 문제는 근이완의 유지이다. 수술 중에 자연적으로 근긴장성 경축이 나타난다. 병소가 근섬유 자체에 있기 때문에 근이완제, 부위마취 중에 어느 방법으로도 근경축을 해소할 수 없다.[115,116] 근섬유에 직접 작용하는 약물만이 근긴장성 경축을 치료할 수 있다. 이러한 약물로는 quinidine,[62] procainamide,[116] 국소마취제,[117] diphenylhydantoin,[82] 흡입마취제[108] 등이 있다. 이와 같은 약물 모두 치료에 실패하였다면 수술을 위한 절개부위에 국소마취제를 침윤시키는 방법을 적용할 수 있다.

칼륨, neostigmine, 저체온과 떨림(shivering) 등은 근긴장성 경축을 유발할 수 있으므로 주의하여야 한다.[117-119] 저체온과 떨림은 가온기구 (예; 보온 담요, 수액가온기 등)를 사용하거나 실내온도를 높여서 저하시킬 수 있다.

2) 근이영양증(Muscular dystrophy)

근이영양증의 병리학적 변화는 신경근 접합부에서 시작하지만 일차적으로 근육섬유에 발생하는 질환이다. 진행성의 근허약과 함께 일부 환자에서는 심장과 소화관 합병증을 호소하는 경우도 있다. 근이영양증에는 Duchenne's muscular dystrophy,

Becker's muscular dystrophy, Emery-Dreifus muscular dystrophy 등과 같은 형이 있다.[30)]

a. Duchenne's muscular dystrophy

유전질환으로 Xp21 염색체 이상으로 X-linked recessive 유전을 하며 남자에서 1:3500 빈도로 발생하며 90%에서 가족력을 가지고 있다. 대부분에서 2~6세에 발생하며 근위부 근육 (예; 어깨, 엉덩이 부위)의 허약함(Gower's sign)을 호소하며, 제한성 폐질환과 심장에서는 심전도 이상 (예; Q-wave abnormality, ST-segment elevation, poor -R-wave progression, tachycardia, conduction defects 등)과 cardiomyopathy 가 거의 전체 증례에서 관찰된다.[120)] 치료는 glucocorticoids와 심폐 기능을 보조해주는 방법이 효과적이다.[30)]

b. Becker's muscular dystrophy

Becker's muscular dystrophy는 1:40,000-1:100,000 빈도로 발생하며 남성에서 많다. 임상증상은 Duchenne's muscular dystrophy보다 약한 형태로 나타나며 10대에서 호발하며 기대수명은 50대라고 한다. 심장증상은 16세 이전에 나타나며 75%에서 심전도 이상을 가진다.[121)]

c. Emery-Dreifuss muscular dystrophy

Emery-Dreifuss muscular dystrophy는 Xq28 염색체 이상으로 X- linked recessive 또는 상염색체 우성으로 유전되며 남성에서 많다. 골격근의 세포질을 구성하는 emrin, lamin A와 C의 생산에 이상으로 발생한다. 호발 연령은 10대이며 근위부 근육이서 나타난다. 심장 증상으로는 심전도 이상으로 syncope가 흔히 나타나며, cardiomyopathy는 흔하지 않으며 cardiac pacemaker가 필요할 수 있다.[121)]

근이영양증에서 succinylcholine은 흡입마취제와 함께 투여할 경우 악성고열증을 유발할 것으로 고려되지는 않으나[122-126)], 소아 환자에서 칼륨, myoglobin, creatinine phosphokinase (CPK), lysosomal enzyme 등의 유리가 증가되며, 최근에는 succinylcholine을 거의 사용하지 않고 있지만 흡입마취제에 단독으로 노출되면 횡문근융해증을 유발한다.[30,127)] 근이영양증에서 흡입마취제 사용이 금기는 아니나 전정맥마취가 선호되며 흡입마취제에 노출을 피하려고 마취기계는 깨끗한 것(예; 흡입마취제를 사용하지 않고, 소독된 마취회로를 사용 함)으로 사용할 것을 권장한다.[30)]

Succinylcholine은 급격하게 횡문근융해증과 과칼륨혈증 등이 심혈관계 기능 악화와 함께 나타나면서 심정지가 발생할 수 있으며, 특히 남성에서 호발 한다.[128,129)]

비탈분극성 신경근차단제에 정상 반응을 하지만 근육 손실, 신경근 접합부의 수용체 수 증가로 근이완의 지속시간이 연장될 수 있다.[110,130)] 그러므로 투여 용량 조절과 신경근 기능 감시가 중요하다.[131,132)]

3) 미토콘드리아성 근육병증(mitochondrial myopathy)

미토콘드리아성 근육병증은 미토콘드리아에서 에너지 생산에 장애가 있는 질환으로 생존 출생(live birth)에서 1:5,000 빈도로 발생한다. 미토콘드리아 내막에 위치한 다섯 개의 protein/enzyme 복합체(I-V)를 가지고 있는 respiratory chain에서 에너지를 생산한다. 이 respiratory chain에 손상이 발생하면 미토콘드리아성 근육병증이 발생 한다. 이러한 손상은 두 가지 기전으로 발생하게 된다.[133)] ① nuclear genome (nucDNA). protein subunit의 85%를 구성하며 멘델 법칙으로 유전되며, DNA 복제(replication)와 유전정보 번역(translation)에 작용한다. ② mitochondrial genome (mitoDNA) protein subunit와 mitochondrial RNA의 15%를 차지하며, 9:1 비율로 모계 유전을 한다.[134)] 소아에서는 미토콘드리아성 근육병증의 대부분은 nucDNA, 성인에서는 mitoDNA에 의하여 결정된다. 근허약의 발생은 소아에서 시작되며 경과에는 차이가 있으나 성인에서는 경증으로 나타난다. 소화기관 기능 장애, 시력, 신경학적, 심장기능 장애 등이 나타나며, nucDNA와 mitoDNA 결손이 분포된 조직과 심한 정도에 따라서 차이가 있다.[30)]

미토콘드리아성 근육병증의 분류는 어려우나 진단을 위한 몇 가지 병리학적, 유전적 검사 방법을 적용하여 흔히 다음과 같이 10가지로 나눌 수 있다.[134,135)]

Keans-Sayre syndrome

Leigh's syndrome

Mitochondrial DNA depletion syndrome,

Mitochondrial encephalomyopathy,

Lactic acidosis and stroke-like episodes (MELAS)

Myoclonus epilepsy with ragged red fibers
Mitochondrial neurointestinal encephalomyopathy
Neuropathy
Ataxia and retinitis pigmentosa (NARP)
External ophthalmoplegia

일반적으로 소아에서 중추신경계를 침범하게 되면 encephalopathy, seizures, stroke, ataxia 등과 비특이성의 근병증, 청력과 시력의 소실, 소화기관 기능이상으로 삼킴장애, 심근병증으로 전달장애, 호흡기능 저하로 흡인과 폐렴, 간과 신장 기능 장애 또는 기능 부전, 저혈당증, 혈중 lactate 농도 증가, 빈혈 등이 나타난다.[136] 심근병증은 20%에서 동반되며 70%의 사망률로 30세 전에 사망하게 된다.[137]

마취관리에서 여러 가지 장기의 기능장애를 동반할 수 있으므로 병력과 이학적 검사와 함께 추가 검사의 필요성을 확인하여야 하며, 특히 술전에 심전도와 심초음파 검사는 반드시 실시하여야 한다.[30] MELAS 에서는 90%이상에서 lactic acidosis가 나타나며, 술전 금식과 대부분의 수액에 lactate가 포함되어 있기 때문이다. 수액공급은 포도당이 포함된 수액으로 기본 투여속도를 유지하며, 과혈당이 되지 않도록 유의하여야 한다.[137]

대부분의 마취제 (예; 흡입마취제, propofol)들은 respiratory chain의 protein/enzyme 복합체 I과 II를 억제하므로 과량(propofol > 5 mg/kg/h) 또는 장기간(48시간 이상)투여한다면 치명적일 수 있다 (예; propofol infusion syndrome).[138,139] 그러므로 흡입마취제보다 위험할 수도 있으므로 환자 상태에 따라서 마취제 선택에 유의하여야 한다.

이들 환자에서 비탈분극성 근이완제의 사용에 대하여 논란이 많다. 항경련제에 의한 nicotinic acetylcholine receptor의 up-regulation, 중추신경계 병변, 근육의 재생(regeneration)으로 비탈분극성 근이완제에 대해 저항이 나타날 수 있기 때문에 용량 조절과 기능 감시가 중요하다.[140,141]

4) 다발성 근염(Polymyositis)

다발성 근염은 근육에 염증과 퇴행성변화를 특징으로 하는 전신성 결합조직질환이다. Succinylcholine에 대한 비정상 반응 보고는 없으나 vecuronium에서는 회복

이 지연된다.[142)]

5) 감염 (infection)

특히 심한 감염, 파상풍 등은 근이완제에 대한 신경근 접합부의 반응을 변화시킬 수 있다. 이러한 환자들에서 succinylcholine은 과칼륨혈증을 유발하며 비탈분극성 근이완제에는 저항을 나타낸다.

파상풍은 파상풍균 (clostridium tetani)에 의한 감염성 질환으로 내독소를 분비하여 말초 신경근 접합부에서 중추신경계의 정상적인 억제 작용을 차단한다. 이로 인하여 근육의 연축과 경련을 유발한다. 근육은 기능적으로 탈신경되고 EJC가 나타난다.[143)]

파상풍환자에서 succinylcholine에 의한 과칼륨혈증과 심정지가 보고되었다.[144)] 이러한 감염은 pancuronium에 저항을 나타내며, 복부감염과 다른 심한 감염들에서도 succinylcholine에 의한 과칼륨혈증이 보고되었다.[145-147)]

6) 화상 (burn)

화상 환자에서도 흔히 근이완제에 대한 비정상적인 반응이 보고되었다. 비탈분극성 근이완제에 저항을 나타내고 succinylcholine에 의하여 혈중 칼륨이 증가될 수 있다고 하였으나 발생 기전은 밝혀지지 않았다. 이와 같은 비정상 반응은 순환되는 매개체들과 근이완제의 단백결합 증가에 의한 것으로 예측한다. 그러나 비정상 반응을 완전하게 설명하지는 못한다. 화상환자에서 근이완제에 대한 비정상 반응의 원인으로는 근육의 탈신경과 신경근접합부에서 nAChR의 증가로 설명할 수 있다.[148)]

비탈분극성 근이완제에 대한 화상 환자의 저항성은 화상의 범위 및 나이와 밀접한 관계가 있다. 체표면적의 20% 이상이거나 1주 이상 경과된 경우에 근이완제에 대한 저항이 증가된다. 저항은 화상이 치유된 후에도 수년간 지속될 수 있으므로 succinylcholine은 특히 위험하다. 심한 과칼륨혈증과 심실성 빈맥과 세동이 초래될 수 있다. 위험한 시기는 화상 7~10일 후부터 시작된다. 이러한 화상 환자에서 완전히 치유가 될 때까지 succinylcholine은 권장되지 않는다.[149)]

7) 부동화 위축(Immobilization atrophy)

신체의 전체 또는 일부의 장기간 부동화는 비탈분극성 근이완제에 저항이 나타나고 succinylcholine에 의하여 혈중 칼륨이 증가된다. 조직학적으로 부동화 근육은 탈신경 근육과 유사한 변화가 진행되어 위축과 신경근 접합부의 nAChR가 증가되어 EJC를 유발할 수 있다.[150)]

비탈분극성 근이완제에 대한 저항 증가는 부동화 사지에서 나타난다.[151)] Succinylcholine에 의한 과칼륨혈증은 일차적으로 전신의 부동화에서 위험이 증가된다. 장기간 중환자 관리를 받은 환자에서 흔하다.[152)] 위험한 시기는 부동화 10일 후부터 운동을 시작 한 20~50일 후까지 지속된다.[150)]

6. Pseudocholinesterase deficiency

Pseudocholiesterase는 true cholinesterase와 구별되어, butyrylcholinesterase, serum cholinesterase, plasma cholinesterase, acylcholine acylhydrolase 등으로 불리는 효소로서 간에서 생산되며 적혈구를 제외한 대부분의 조직 (예; 혈장, 췌장, 심장, 중추신경계 백질 등)에 분포한다. Pseudocholiesterase deficiency는 약물 유전질환으로 염색체 3q26.1~ 26.2의 긴팔에 위치한다.[153)] 신경근 전달 과정에 이상이 있는 것이 아니고 효소 활성 이상으로 약물 대사가 정상적으로 이루어 지지 않으므로 발생하며, 원인은 유전과 후천적 및 의원성으로 나눌 수 있다. Pseudocholinesterase는 활성에 따라서 atypical(A), fluoride-resistance(F), silent(S)와 효소 농도가 저하되었으나 활성은 유지하는 형태인 H, J, K형 도 있다 (표 16-5).[154,155)] Dibucaine number가 80이상은 정상이며 50~60은 hetero-genous atypical 형이며, 30이하는 homozygous atypical 형이다.[156)]

유전적인 요인은 돌연변이이며, 후천적으로 활성이 저하되는 경우는 생리적 요인으로 신생아, 노인과 임산부에서 저하되며, 병태생리학적으로는 만성감염 (예; 결핵), 화상, 간질환, 악성 신생물, 영양실조, 유기인산 화합물 (예; 살충제, 제초제, 신경가스 등) 중독, 급성 실혈 등에서 관찰된다.[154,157)] Anticholinesterase와 경쟁적으로 작용하는 약물 (예; succinylcholine, mivacurium)과 pseudocholinesterase에 대사되는 약물들, etomidate, ester형 국소마취제 (예; procaine, chloroprocaine, tetracaine), methotrexate,

표 16-5. Butyrylchlinesterase의 유형들

이름	약어	유전자변이	빈도	설명
Usual	U		0.85	정상
Atypical	A	A209G	0.018	효소활성 저하, dibucaine resistant
Fluoride resistant	F	C728T G1169T	0.002	효소활성 저하, fluoride resistant
Silent	S	Multiple	?	효소활성 없음
H	H	G424A	?	효소농도 10% 저하
J	J	A1490T	0.002	효소농도 33% 저하
Kalow	K	G1615A	0.128	효소농도 66% 저하

esmolol, propanidid, MAO 억제제, 유기인산 (예; ecothiopate) 등과 anticholinesterase (예; neostigmine, pyridostigmine, edrophoneum) 등을 함께 투여할 경우에 상호작용으로 작용시간이 연장될 수 있다.[157,158]

Pseudocholiesterase의 결핍 또는 활성에 이상이 동반된다면 succinylcholine, mivacurium 작용이 연장되고 회복이 지연되어 장시간 호흡보조가 필요할 수 있다.[154,159]

Pseudocholiesterase는 마취에서 사용되는 약물 중에 근이완제 (예; succinylcholine, mivacurium), ester형 국소마취제 대사에 작용한다. Pseudocholinesterase 활성에 문제가 있다면 약물 선택에 유의하여야 하며, 신경근 기능에 대한 감시가 필요할 것이다.[160,161]

참고문헌

1. Palibrk I, Kalezic N, Vucetic C, Dimitrijevic I, Arsenijevic V, Stefanova E. Preoperative assessment and preparation of patients with neurologic disorders. Acta Chir Iugosl. 2011; 58: 137-42.
2. Brown JC, Charlton JE: Study of sensitivity to curare in certain neurological disorders using a regional technique. J Neurol Neurosurg Psychiatr 1975; 38: 34.
3. Craham DH: Monitoring neuromuscular block may be unreliable in patients with upper-motor-neurone lesions. Anesthesiology 1980; 52: 74.
4. Moorthy SS, Hilgenberg JC: Resistance to non-depolarizing muscle relaxants in paretic upper extremities of patients with residual hemiplegia. Anesth Analg 1980; 59: 624.
5. McComas AJ, Sica REP, Upton ARM, et al: Functional changes in motoneurones of hemiparetic patients. J Neurol Neurosurg Psychiatr 1973; 36: 183.
6. Baraka A: Myasthenic response to muscle relaxants in Von Recklinghausen's disease. Br J Anaesth 1974; 46: 701.
7. De Boer HD : Neuromuscular transmission : new concepts and agents. J Crit Care 2009; 24: 36-42
8. Martyn JA, White DA, Gronert GA, Jaffe RS, Ward JM. Up-and-down regulation of skeletal muscle acetylcholine receptors. Effects on neuromuscular blockers. Anesthesiology. 1992 May;76(5):822-43. Review.
9. Lambert EH, Mulder DW: Electromyographic studies in amyotrophic lateral sclerosis. Proc Mayo Clin 1957; 32: 441.
10. Mulder DW, Lambert EH, Eaton LM: Myasthenic syndrome in patients with amyotrophic lateral sclerosis. Neurology 1959; 9: 627.
11. Rosenbaum KJ, Neigh JL, Strobel GE: Sensitivity to non-depolarizing muscle relaxants in amyotrophic lateral sclerosis: Report of two cases. Anesthesiology 1971; 35: 638.
12. Laycock JR, Smith CE, Donati F, et al: Sensitivity of the adductor pollicis and the diaphragmatic muscles to atracurium in a hemiplegic patient. Anesthesiology 1987; 67: 851.
13. Smith RB, Grenvik A: Cardiac arrest following succinylcholine in patients with central nervous system injuries. Anesthesiology 1970; 33: 558.
14. Thomas ET: Circulatory collapse following succinylcholine: Report of a case. Anesth Analg 1969; 48: 333.
15. Docherty MJ, Burn DJ: Parkinson's disease dementia. Curr Neurol Neurosci Rep 2010; 10: 292-8.
16. Nicholson G, Pereira AC, Hall GM: Parkinson's disease and anaesthesia. Br J Anaesth 2002; 89: 904-16.
17. Babat LB, McLain RF, Bingaman W, Kalfas I, Young P, Rufo-Smith C: Spinal surgery in patients with Parkinson's disease: construct failure and progressive deformity.Spine (Phila Pa 1976) 2004; 29: 2006-12.

18. Crowe S, Collins L: Suxamethonium and donepezil: a cause of prolonged paralysis. Anesthesiology 2003; 98: 574-5.
19. Burton DA, Nicholson G, Hall GM: Anaesthesia in elderly patients with neurodegenerative disorders: special considerations. Drugs Aging 2004; 21 :229-42.
20. Cooperman LG: Succinylcholine induced hyperkalemia in neuromuscular disease. JAMA 1970; 213: 1867.
21. Muzzi DA, Black S, Cucchiara RE: The lack of effect of succinylcholine on serum potassium in patients with Parkinson's disease [letter]. Anesthesiology 1989; 71: 322.
22. Gronert GA, Lambert EH, Theye RA: The response of denervated skeletal muscle to succinylcholine. Anesthesiology 1973; 39: 13.
23. Weiner HL: The challenge of multiple sclerosis: how do we cure a chronic heterogeneous disease? Ann Neurol 2009; 65: 239-48.
24. Beiske AG, Svensson E, Sandanger I, Czujko B, Pedersen ED, Aaseth, Myhr KM: Depression and anxiety amongst multiple sclerosis patients. Eur J Neurol 2008; 15: 239-45.
25. Maghzi AH, Etemadifar M, Saadatnia M: Clinical and demographical characteristics of primary progressive multiple sclerosis in Isfahan, Iran. Eur J Neurol 2007; 14: 403-7.
26. Thompson AJ, Toosy AT, Ciccarelli O: Pharmacological management of symptoms in multiple sclerosis: Current approaches and future directions. The Lancet Neurology 2010; 9: 1182-99.
27. Dorrota IR, Schubert A: Multiple sclerosis and anesthetic implications. Curr Opin Anaesthesiol 2002; 15: 365-70.
28. Fodale V, Quattrone D, Trecroci C, Caminiti V, Santamaria LB: Alzheimer's disease and anaesthesia: implications for the central cholinergic system. Br J Anaesth 2006; 97: 445-52.
29. Hebl JR, Horlocker TT, Schroeder DR: Neuraxial anesthesia and analgesia in patients with pre-existing central nervous system disorder. Anesth Analg 2006; 103: 223-8.
30. Lerman J : Perioperative management of the paediatirc pqatient with coexisting neuromuscular disease. Br J Anaesth 2011; 107: 179-89
31. Nolan J, Chalkiadis GA, LowJ, Olesch CA, BrownTC. Anaesthesia and pain management in cerebral palsy. Anaesthesia 2000; 55: 32-41.
32. Goldfinger MM, Tripi PA. Cardiac arrest in a child with cerebral palsy undergoing sevoflurane induction of anesthesia after preoperative clonidine. Paediatr Anaesth 2007; 17: 270-2.
33. Theroux MC, Akins RE. Surgery and anesthesia for children who have cerebral palsy. Anesth Clin North Am 2005; 23: 733-43.
34. Picard P, Tramer MR. Prevention of pain on injection with propofol: a quantitative systematic review. Anesth Analg 2000; 90: 963-9.
35. Jalota L, Kalira V, George E, et al. Prevention of pain on injection of propofol: systematic review and meta-analysis. Br Med J 2011; 342: d1110.
36. Dierdorf SF, McNiece WL, Rao CC, et al. Effect of succinylcholine on plasma potassium in children with cerebral palsy. Anesthesiology 1985; 62: 88-90.
37. Moorthy SS, Hartwood TN, Krishna G: Resistance to vecuronium in children with cerebral palsy. Anesth Analg 1991; 73: 275.
38. Dierdorf SF, McNiece WL, Rao CC et al: Effect of succinycholine on plasma potassium in children with cerebral palsy. Anesthesiology 1985; 62: 88.
39. Frei FJ, Haemmerle MH, Brunner R, Kern C. Minimum alveolar concentration for halothane in

children with cerebral palsy and severe mental retardation. Anaesthesia 1997; 52: 1056-60.
40. Fitzgerald DA, Follett J, Van Asperen PP. Assessing and managing lung disease and sleep disordered breathing in children with cerebral palsy. Paediatr Respir Rev 2009; 10: 18-24.
42. Cowgill DB, Mostello LA, Shapiro HM: Encephalitis and a hyperkalemic response to succinylcholine. Anesthesiology 1974; 40: 409.
43. Frankville DD, Drummond JC: Hyperkalemia after succinylcholine administration in a patient with closed head injury without paresis. Anesthesiology 1987; 67: 264.
44. Iwatsuki N, Kuroda N, Omaha K, et al: Succinylcholine-induced hyperkalemia in patients with ruptured cerebral aneurysm. Anesthesiology 1980; 53: 64.
45. Stevenson PH, Brich AA: L Succinylcholine-induced hyperkalemia in a patient with a closed head injury. Anesthesiology 1979; 51: 89.
46. Kwan P, Brodie MJ : Definition of refractory epilepsy: defining the indefinable? Lancet Neurol 2010; 9: 27-9.
47. Fisher RS, van Emde Boas W, Blume W, Elger C, Genton P, Lee P, et al: Epileptic seizures and epilepsy: definitions proposed by the International League Against Epilepsy (ILAE) and the International Bureau for Epilepsy (IBE). Epilepsia 2005; 46: 470-2.
48. Gratrix AP, Enright SM: Epilepsy in anaesthesia and intensive care. Critical Care & Pain 2005; 5: 118-21.
49. Patsalos PN, Perucca E: Clinically important drug interactions in epilepsy: interactions between antiepileptic drugs and other drugs. Lancet Neurol 2003; 2: 473-81.
50. 이윤경, 박수경, 김종욱, 양홍석, 한성민: Effects of phenytoin on rocuronium- induced neuromuscular blockade using a rat phrenic nerve-diaphragm preparation Korean J Anesthesiol 2003; 45: 244-50.
51. 이윤경, 양홍석, 좌우종, 전고운 : Effects of phenytoin and carbamazepine on rocuronium-induced partial neuromuscular blockade. Anesth Pain Med 2007; 2: 232-6
52 Chen IC, Lin CS, Chou HM: Unexpected recurrent seizures following repeated spinal injections of tetracaine: a case report. Acta Anesthesiol Sin 2000; 38: 103-6.
53. Vercauteren M, Vundelinckx G, Hanegreefs G: Postpartum headache, seizures and bloodstained C.S.F.: a possible complication of dural puncture? Intensive Care Med 1988; 14: 176-7.
54. Brooke MM, Donovon WH, Stolov WC: Paraplegia: Succinylcholine-induced hyperkalemia and cardiac arrest. Arch Phys Med Rehabil 1978; 59: 306.
55. Snow JC, Kripke BJ, Sessions GP, et al: Cardiovascular collapse following succinylcholine in a paraplegic patient. Paraplegia 1973; 11: 119.
56. Stone WA, Beach TP, Hamelberg W: Succinylcholine-Danger in the spinal cord-injured patient. Anesthesiology 1970; 32: 168.
57. Tobey RE: Paraplegia, succinylcholine and cardiac arrest. Anesthesiology 1970; 32: 359.
58. Walker DE, Barry JM, Hodges CV: Succinylcholine-induced ventricular fibrillation in the paralyzed urology patient. J. Urol 1975; 113: 111.
59. Turner MR, Kiernan MC, Leigh PN, Talbot K: Biomerkers in amylotrophic lateral sclerosis. Lancet Neurol 2009; 8: 94-109.
60. Wohlfart G: Collateral regeneration from residual motor nerve fibers in amyotrophic lateral sclerosis. Neurology 1957; 7: 124.
61. MacIntosh FC: Formation, storage, and release of acetylcholine at nerve endings. Can J Biochem

Physiol 1959; 37: 345.
62. Orndahl G, Sternberg K: Myotonic human musculature: Stimulation with depolarizing agents. Mechanical registration of the succinylcholine, succinylmonocholine, and decamethonium. Acta Med Scand 1962; 172: 389.
63. Radunovic A, Mitsumoto H, Leigh PN: Clinical care of patients with amylotrophic lateral sclerosis. Lancet Neurol 2007; 10: 913-25.
64. Hodes R: Electromyographic study of defects of neuromuscular transmission in human poliomyelitis. Arch Neurol Psychiatr 1948; 60: 457.
65. Gyermek L: Increased potency of nondepolarizing relaxants after polio. J Clin Pharmacol 1990; 30: 170.
66. Baginsky RG: A case of peripheral polyneuropathy displaying myasthenic EMG patterns. Electroencephalogr Clin Neurophysiol 1968; 25: 397.
67. Magbagbeola JAO: Abnormal responses to muscle relaxant in a patient with Von Recklinghausen's disease (multiple neurofibromatosis) [letter]. Br J Anaesth 1970; 42: 710.
68. Manser J: Abnormal responses in Von Recklinghausen's disease [letter]. Br J Anaesth 1970;42: 183
69. Fergusson RJ, Wright DJ, Willey RF, et al: Suxamethonium is dangerous in polyneuropathy. Br J Med 1981; 282: 298.
70. Feldman JM: Cardiac arrest after succinylcholine administration in a pregnant patient recovering from Guillain-Barre syndrome. Anesthesiology 1990; 72: 942.
71. Hogue CW Jr, Itani MS, Martyn JAJ: Resistance to d-tubocurarine in lower motor neurone injury is related to increased acetylcholine receptors at the neuromuscular junction. Anesthesiology 1990; 73: 703.
72. Baraka A: Antagonism of succinylcholine-induced contracture of denervated muscles by d-tubocurarine. Anesth Analg 1981; 60: 605.
73. Weintraub MI, Megahed MS, Smith BH: Myotonic-like syndrome in multiple sclerosis. NY State J Med 1970; 70: 677.
74. Paterson IS: Generalized myotonia following suxamethonium. Br J Anaesth 1962; 34: 340.
75. Axelsson J, Thesleff S: A study of supersensitivity in denervated mammalian skeletal muscle. J Physiol (Lond) 1957; 149: 178.
76. Jenkinson DH, Nicholls JG: Contractures and permeability changes produced by acetylcholine in depolarized denervated muscle. J Physiol (Lond) 1961; 159: 111.
77. Gronert GA, Theye RA: Pathophysiology of hyperkalemia induced by succinylcholine. Anesthesiology 1975; 43: 89.
78. Tobey RE, Jacobsen PM, Kahle CT, et al: The serum potassium response to muscle relaxants in neural injury. Anesthesiology 1972; 37: 332.
79. Meriggioli MN, Sanders DB: Autoimmune myasthenia gravis: emerging clinical and biological heterogeneity. Lancet Neurol 2009; 8: 475-90.
80. Nitahara K, Sugi Y, Higa K, Shono S, Hamada T. Neuromuscular effects of sevoflurane in myasthenia gravis patients. Br J Anaesth. 2007; 98:337-41.
81. Schneider-Gold C, Toyka KV. Myasthenia gravis: Pathogenesis and Immunotherapy. Dtsch Arztebl 2007: 104; A 420-6.
82. Brown JC, Charlton JE: A study of sensitivity to curare in myasthenic disorders using a regional

technique. J Neurol Neurosurg Psychiatr 1975; 38: 27.
83. Eisenkraft JB, Book J, Mann SM, et al: Resistance to succinylcholine in myasthenia gravis: A dose response study. Anesthesiology 1988; 69: 760.
84. Foldes FF, McNall PG: Myasthenia gravis: A guide for anesthesiologists. Anesthesiology 1962; 23:837.
85. Elder BF, Beal H, De Wald W, et al: Exacerbation of subclinical myasthenia by occupational exposure to an anesthetic. Anesth Analg 1971; 50: 383.
86. Baraka A, Afifi A, Muallem M, et al: Neuromuscular effects of halothane, suxamethonium, and tubocurarine in myasthenic undergoing thymectomy. Br J Anaesth 1971; 43: 91.
87. Blitt CD, Wright WA, Peat J: Pancuronium and the patient with myasthenia gravis. Anesthesiology 1975; 42: 624.
88. Smith CE, Donati F, Bevan DR: Cumulation dose-response curves for atracurium in patients with myasthenia gravis. Can J Anaesth 1989; 36: 402.
89. Nilsson E, Meretoja OA: Vecuronium dose-response and maintenance requirements in patients with myasthenia gravis. Anesthesiology 1990; 73: 28.
90. Fillmore RB, Herren AL, Pirlo AF: Curare sensitivity in myasthenia gravis [letter]. Anesth Analg 1978; 57: 515.
91. 최인철, 석은하, 양홍석, 심지연, 조명원: 근무력증 환자의 마취관리에서 mivacurium의 사용경험. 대한마취과학회지. 1999; 36: 1075-80.
92. 신다휜, 최인철, 양홍석: 중증 근무력증 환자의 마취관리에서 rocuronium의 사용경험. 정맥마취 2003; 7: 115-9.
93. Unterbucherner C, Fink H, Blobner M : The use of sugammadex in a patient with myasthenia gravis. Anaesthesia. 2010; 65: 302-5
94. Blichfeldt-Lauridsen L, Hansen BD : Anesthesia and myasthenia gravis. Acta Anaeshesiol Scand 2012; 56: 17-22
95. Sungur Ulke Z, Yavru A, Camci E, Ozkan B, Toker A, Senturk M. Rocuroniumand sugammadex in patients with myasthenia gravis undergoing thymectomy. Acta Anaesthesiol Scand 2013; 57: 745-8.
96. Petrun AM, Mekis D, Kamenik M. Successful use of rocuronium and sugammadex in a patient with myasthenia gravis. Eu J Anaesth 2010; 27: 917-22.
97. Garcia V. Diemunsch P. Use of rocuronium and sugammadex for caesarean delivery in a patient with myasthenia gravis. Int J Anesth 2012; 21: 286-7.
98. Belval AC, Tramoni G, Vedrinne JM. Theuse of sugammadex in patient with myathesnia gravis. Ann Fr Anesth Reanim 2013; 31: 569-70.
99. De Boer HD, van Edmond J, Driessen JJ, Booij LHJD. A new approach to anaesthesia management in myasthenia gravis. Rev Esp Anesthesiol Reanim 2010; 57: 181-4.
100. Uleke ZS, Yavru A, Camci E, Ozkan B, Toker A, Senturk. Rocuronium and sugammadex in patients with myastheniagravis undergoing thymectomy. Acta Anaesthesiol Scand 2013; 57:745-8.
101. Bennett EJ, Schmidt GB, Patel KP, et al: Muscle relaxants, myasthenia, and mustards? Anesthesiology 1977; 46: 220.
102. Kornfeld P, Horowitz SH, Genkins G, et al: Myasthenia gravis unmasked by antiarrhythmic agents. Mt Sinai J Med 1976; 43: 10.
103. O'Neill JH, Murray NM, Newsom-Davis J. The Lambert-Eaton myasthetic syndrome: a review

of 50 cases. Brain. 1988; 111: 577-96.
104. Cull-Candy SG, Miledi R, Trautmann A, et al: On the release of transmitter at normal, myasthenia gravis, and myasthenic syndrome affect human end-plates. J Physiol (Lond) 1980; 299: 621.
105. Wise RP: A myasthenic syndrome complication bronchial carcinoma. Br J Anaesth 1962; 17: 488.
106. Mudge BJ, Taylor PB, Vanderspek AFL: Perioperative hazards of myotonic dystrophy. Anaesthesia 1980; 35: 492.
107. Ravin M, Newmark Z, Saviello G: Myotonia dystrophica, an anesthetic hazard: Two case reports. Anesth Analg 1975; 54: 216.
108. Muller J. Suppan P: Case report: Anesthesia in myotonic dystrophy. Anaesth Intensive Care 1977; 5: 70.
109. Thiel RE: The myotonic response to suxamethonium. Br J Anaesth 1967; 39: 815.
110. Cobham IG, Davis HS: Anesthesia for muscle dystrophy patients. Anesth Analg 1964; 43: 22.
111. Cwizewicz-Adamska J, Wilmowska-Pietrnszymska A: Anaesthesiological problems in myotonic syndromes (description of two cases). Anaesthesia Resuscitaton and Intensive Therapy 1974; 2: 93.
112. Mitchell MM, Ali HH, Savarese JJ: Myotonia and neuromuscular blocking agents. Anesthesiology 1978; 49: 44.
113. Morley JB, Lambert TF, Kakulas BA: A case of hyperpyrexia with myatonia congenita. Excerpta Med Int Congr Series 1973; 295: 543.
114. Moulds RFW, Denborough MA: Myopathies and malignant hyperpyrexia [letter]. Br Med J 1974; 3: 520.
115. Geschwind N, Simpson JA: Procainamide in the treatment of myotonia. Brain 1955; 78: 81.
116. Landau WM: The essential mechanism in myotonia: An electromyographic study. Neurology 1952; 2: 369.
117. Wheeler AS, James FM: Local anesthesia for laparoscopy in a case of myotonic dystrophica [letter]. Anesthesiology 1979; 50: 169.
118. Kennedy F, Wolf A: Experiments with quinine and prostigmine in treatment of myotonia and myasthenia. Arch Neurol Psychiatr 1937; 37: 68.
119. Winters JL, McLaughlin LA: Myotonia congenita: A review of four cases. J Bone Joint Surg 1970; 52: 1345.
120. Hsu DT. Cardiac manifestations of neuromuscular disorders in children. Paediatr Respir Rev 2010; 11: 35-8.
121. Goodwin FC, Muntoni F. Cardiac involvement in muscular dystrophies: molecular mechanisms. Muscle Nerve 2005; 32: 577-88.
122. Brownell AKW, Paasuke RT, Elash A, et al: Malignant hyperthermia in Duchenne muscular dystrophy. Anesthesiology 1983; 58: 180.
123. Kelper HM, Singer WD, Reynolds RN: Malignant hyperthermia in a child with Duchenne muscular dystrophy. Pediatrics 1982; 71: 118.
124. nter SPK, Thomas PR, Withington PS, et al: Suxamethonium associated hypertonicity and cardiac arrest in unsuspected muscular dystrophy. Br J Anaesth 1982; 4: 1131.
125. Miller ED, Sanders DB, Rawlingson JC, et al: Anesthesia-induced rhabdomyolysis in a patient with Duchenne's muscular dystrophy. Anesthesiology 1978; 48: 146.
126. Oka S, Igarashi Y, Takagi A, et al: Malignant hyperpyrexia and Duchenne muscular dystrophy:

A case report. Can Anaesth Soc J 1982; 29: 627.
127. Isaacs H, Barlow MB: Malignant hyperthermia during anaesthesia: Possible association with muscular dystrophy. Br J Med 1970; 1: 275.
128. Genever EE: Suxamethonium-induced cardiac arrest in unsuspected pseudohypertrophic muscular dystrophy. Br J Anaesth 1971; 43: 984.
129. Seay AR, Ziter FA, Thompson JA: Cardiac arrest during induction of anesthesia in Duchenne muscular dystrophy. J Pediatr 1978; 93: 88.
130. Richards WC: Anaesthesia and serum creatine phosphokinase levels in patients with Duchenne's pseudohypertrophic muscular dystrophy. Anaesth Intensive Care 1972; 1: 150.
131. Baraka AN, Jalbout MI. Anesthesia and myopathy. Curr Opin Anaesthesiol 2002; 15: 371-6.
132. Wick S, Muenster T, Schmidt J, Forst J, Schmitt HJ. Onset and duration of rocuronium-induced neuromuscular blockade in patients with Duchenne muscular dystrophy. Anesthesiology 2005; 102: 915-9.
133. Schapira AHV. Mitochondrial myopathies; mechanisms now better understood. Br Med J 1989; 298: 1127-8.
134. Driessen JJ. Neuromuscular and mitochondrial disorders: what is relevant to the anaesthesiologist? Curr Opin Anaesthesiol 2008; 21: 350-5.
135. Muravchick S, : Clinical implications of mitochondrial disease. Adv Drug Deliv Rev 2008; 60: 1553-60
136. Di Donato S. Multisystem manifestations of mitochondrial disorders. J Neurol 2009; 256: 693-710.
137. Holmgren D, Wahlander H, Eriksson BO, Oldfors A, Holme E, Tulinius M. Cardiomyopathy in children with mitochondrial disease: clinical course and cardiological findings. Eur Heart J 2003; 24: 280-8.
138. Wolf A, Weir P, Segar P, Stone J, Shield J. Impaired fatty acid oxidation in propofol infusion syndrome. Lancet 2001; 357: 606-7. 16. Short TG, Young Y. Toxicity of intravenous anaesthetics. Best Pract Res Clin Anaesthesiol 2003; 17: 77-89.
139. Short TG, Young Y : Toxicity of intravenous anaesthetics. Best Pract Res Clin Anaesthesiol 2003; n17: 77-89
140. Vilela H, Garcia-Fernandez J, Parodi E, Reinosos-Barbero F, Duran P, Gilsanz F. Anesthetic management of a patient with MERRF syndrome. Paediatr Anaesth 2005; 15: 77-9.
141. Aouad MT, Gerges FJ, Baraka AS. Resistance to cisatracurium in a patient with MELAS syndrome. Paediatr Anaesth 2005; 15: 1124-7.
142. Usche G, Unger-Sarson J, Lambert DH: Prolonged neuronuscular paralysis with vecuronium in a patient with polymyositis. Anesth Analg 1987; 66: 188.
143. Ukovic J, Brin MF: Therapeutic uses oof botulinium toxin. N Engl J Med 1991; 324: 1186.
144. Roth F, Wutrich H: The clinical importance of hyperkalemia following suxamethonium administration. Br J Anaesth 1969; 41: 311.
145. Dubaldestin P, Gilbert C, Henzel D, et al: Pancuronium blood level monitoring in patients with tetanus. Intensive Care Med 1979; 5: 111.
146. Kohlshutter B, Baur H, Roth F: Suxamethonium-induced hyperkalemia in patients with severe intrabdominal infections. Br J Anaesth 1976; 48: 557.
147. Khan TZ, Khan RM: Changes in serum K following succinylcholine in patients with infection. Anesth Analg 1983; 62: 327.

148. Fink H, Luppa P, Mayer B, Rosenbrock H, Metzger J, Martyn JA, et al : Systemic inflammation leads to resistance to atracurium without increasing membrane expression of acetylcholine receptors. Anesthesiology. 2003; 98: 82-8.
149. Fung DL, White DA, Jones BJ et al: The onset of disuse-related poatassium efflux to succinylcholine. Anesthesiology 1991; 75: 650-3.
150. Gronert GA: Disuse atrophy with resistance to pancuronium. Anesthesiology 1981; 55: 547.
151. Hemming AE, Charlton S, Kelly P: Hyperkalemia, cardiac arrest, suxamentonium, and intensive care [letter]. Anaesthesia 1990; 45: 990.
152. Azar I: Complications of neuromuscular blockers. Anesthesiology Clinics of North America 1993; 11: 409-425.
153. Giard T, Kindler CH. Pharmacogenomics and anesthesiology. Curr Pharmacogenomics. 2004; 2: 119-35.
154. Levano S, Ginz H, Siegemund M, Filipovic M, Voronkov E, Urwyler A, et al : Genotyping the butyrylcholinesterase in patients with prolonged neuromuscular block after succinylcholine. Anesthesiology 2005; 102: 531-5.
155. Pandit JJ, Gopa S, Arora J. A hypothesis to explain the high prevalence of pseudocholinesterase deficiency in specific population groups. Eur J Anaesthesiol 2011; 28: 550-2.
156. Elamin B. Dibucaine inhibition of serum cholinesterase. J Biochem Mol Biol 2003; 36: 149-53.
157. Iravant M. Anesthesia and pharmacogenetics. Am J Ther 2009; 16: 313-5.
158. Iohom G, Fitzgerald D, Cummingham AJ. Principles of pharmacogenomics – implication for the anaesthetist. Br J Anaesth 2004; 93: 440-50.
159. Galley H, Mahdy A, Lowes DA. Pharmacogenetics and anesthesiologists. Pharmacogenomics 2005;6: 849-56.
160. Cerf C, Mesguish M, Gabriel I, Amselem S, Duvaldestin P. Screening patients with prolonged neuromuscular blockade after succinylcholine and mivacurium. Anesth Analg 2002; 94: 461-6.
161. Mollerup HM, gatke MR. Butyrylcholinesterase gene mutation in patients with prolonged apnea after succinylcholine for electroconvulsive therapy. Acta Anaesthesiol Scand 2011; 55: 82-6.

| 제17장 |

악성 고열증(Malignant Hyperthermia)

악성고열증은 사람과 일부 동물에서 halothane, enfluran, isoflurane, sevoflurane, desflurane과 같은 할로겐화 흡입마취제와 succinylcholine과 같은 탈분극성 근이완제에 의하여 유발되는 치명적인 골격근 과대사 증후군(hypermetabolic syndrome)이다. 상염색체 우성 유전을 하며, 심각한 호흡성 및 대사성 산증, 과칼륨혈증, 빈맥과 같은 부정맥, 골격근 강직, 횡문근변성(rhabdomyolysis) 등과 함께 급격하고 지속적인 체온 상승과 다발성 장기 기능부전 등을 특징적인 증상으로 하는 약물유전학적 질환(pharmacogenomic syndrome)이다.[1-4] 일부 환자에서는 높은 온도에 의한 열성 자극, 과격한 운동 등과 같은 환경요인에 의하여 발생하기도 한다. 일부 학자들은 고열보다는 호기말 이산화탄소 농도 증가와 빈맥 등이 먼저 나타나므로 악성 과대사증후군(malignant hypermetabolism)이라고 하여야 한다는 주장도 있다.[5,6]

악성고열증의 병태생리는 아직 확실하게 규명되지는 않았으나 골격근에서 흥분수축 결합(excitation-contraction coupling)에 관여하는 세포내 Ca^{2+} 농도 조절 기능의 이상으로 알려져 있다.[2-3] “악성”이라고 하는 이유는 발병 후 진행이 빠르고 치료를 하지 않을 경우에는 80% 이상의 높은 사망률을 가지기 때문이다.

악성고열증은 1960년 처음 보고된 이후 70% 이상의 높은 사망률을 나타내었으나, 조기 진단과 함께 치료제로 dantrolene을 사용하게 되면서 사망률이 10%이하로 낮아졌다. 그러나 dantrolene을 투여할 수 없는 경우에는 골격근 과대사가 급격하게 진행되면서 예후를 예측할 수 없으며, 일부에서는 전혀 증상이 없거나 경미한 증상

으로 인지하지 못할 수도 있으므로 임상적으로 중요한 의미를 가진다.[1-4)]

치료는 유발 마취제 투여 중단, 충분한 산소 공급과 과환기, 과감한 냉각법의 적용, dantrolene 투여, 과칼륨혈증 치료 등이며, 적극적으로 치료한다면 악성고열증과 관련된 사망률을 저하 시킬 수 있을 것이다.[7-9)]

악성고열증 과민성을 가진 대부분의 사람에서 유발인자(triggering anesthetics)에 노출되어 발병하기 전에는 증상 발현이 없어 특별한 진단을 위한 방법이 없다. 악성고열증 과민성이 의심되는 환자에서는 caffeine-halothane contracture test(근육생검 구축검사, in vitro contracture test, IVCT)를 이용하여 과민성 여부를 진단할 수 있으나 근육 생검을 위하여 마취가 필요하므로 비용과 위험부담이 있다.[7-10)]

특히 정형외과 수술은 악성고열증의 23~27.1%를 차지하며,[11)] 선천성 기형, 신경질환, 근골격계 질환이 동반된 경우와 척추측만증, 내반족(clubfoot) 등과 같은 수술에서는 악성고열증 발생 위험이 높으므로 환자의 병력뿐만 아니라 가족력, 검사소견(예; creatinine kinase, CK)을 확인하고 마취 방법과 약물의 선택에 신중하여야 할 것이다.[12,13)] 아직 국내에서는 caffeine-halothane contructure test를 실시하는 곳이 없어 적용할 수가 없으므로 발병하더라도 조기 발견과 빠른 dantrolene 투여 등 적극적인 치료가 필요하다.

악성고열증에 대한 관심이 증가되면서 유럽에서는 EMHG(European malignant hyperthermia group), 미국에서는 MHAUS (malignant hyperthermia Association of the United States)가 설립되면서 연구와 함께 치료와 예방 및 계몽활동이 진행되고 있다.[7-9)] 국내에서는 1995년 신경근 연구회가 결성되었으며 대한마취통증의학회와 함께 준비와 연구가 시작되고 있다.[1,4)]

1. 역사

과거에 마취와 관련되어 마취 중 또는 후에 발생한 고열과 사망한 증례 및 chloroform 또는 ether 등을 사용한 환자에서 “ether convulsion” 등이 보고되었다.[14-18)] 그러나 악성고열증으로 보고된 증례로는 1960년과 1962년 Denborough 등이 호주에서 10여명의 가족 구성원이 마취와 관련되어 고열로 사망한 가계와 청년의 증례가 처음이었으며, 악성고열증의 유발 인자로 마취와 가족력의 관련성과 우성 유전되는 대사성 질환 가능성이 제시되었다.[17,19,20] 1967년에는 악성고열증 환자에서 근육의 이상과 함께 CPK (creatine-phosphokinase)가 증가된다는 것을 발견하였으며,[21,22] 1970년대에는 동물 실험에서 myoplasm에 Ca^{2+}이 증가된다는 것을 발견하게 되었다.[17]

악성고열증 과민성 환자의 조기 발견과 예방 및 진단에 대한 연구가 지속되면서 골격근이 caffeine에 노출되면 수축이 일어나는 현상을 발견하게 되었다. 이러한 수축이 악성고열증 과민성 환자의 골격근에서는 더 강력한 수축이 발생한다는 것을 발견하게 되었다.[23,24] 이러한 발견은 악성고열증 과민성 진단에 필수적인 방법인 IVCT 개발에 결정적인 계기가 되었다. 이후 Ellis 등에[25] 의하여 halothane도 caffeine과 같은 반응을 유발한다는 사실이 증명되었다. 1984년 유럽 학자들은 halothane과 caffeine을 이용한 IVCT를 개발하였으며[26] 1989년 북미 학자들도 유럽 기준에서 일부를 수정하여 북미 기준을 개발하였다.[27] 유럽에서는 EMHG을, 미국에서는 MHAUS를 조직하여 교육과 연구를 진행하고 있다.[26,27] 국내에서는 1995년 신경근 연구회가 결성되어 대한마취통증의학회와 함께 dantrolene 공급과 IVCT에 대한 준비와 함께 연구가 진행되고 있으나 아직은 실시된 증례가 없다.[1,4,28,29]

2. 역학

악성고열증은 할로겐화 흡입마취제와 탈분극성 근이완제를 이용한 전신마취 중 또는 후에 성별, 연령, 인종에 관계없이 발생할 수 있다. 발생빈도는 남자가 여자에 비하여 2배 정도 많으며, 신생아에서부터 70세 이상의 노인까지 모든 연령에서 발생할 수 있으나 노인층보다는 젊은층에서 높다. 소아와 청소년은 1/2,000~15,000, 성인은 1/20,000~260,000 빈도로 발생한다.[30-34] 그러나 연간 전체 인구의 2% 만이 악성고열증 유발 약물에 노출되며 전혀 증상이 없는 경우도 있으므로 확실하지 않다.[35] 젊은층 특히 15세 이하가 전체의 50% 이상이며, 할로겐화 흡입마취제와 탈분극성 근이완제를 함께 투여하는 경우 투여량과 기간에 비례하여 발생율도 증가되고, 흡입마취제만을 투여한 경우에 비하여 빈도가 높으며, 증상도 심한 것으로 알려져 있다.[36] 수술 종류에서는 일반적으로 귀, 코, 인후두부, 정형외과, 안과, 치과 수술에서 많이 발생한다.[35] 소아에서 빈도가 높은 이유는 성인보다 정상 체온 유지를 위한 생리적 반응이 크며, 흡입마취제를 이용한 전신마취에 노출 빈도가 많기 때문이다.[30,31,36] 그리고 악성고열증 과민성 진단을 위한 근생검을 하면서 유발 작용이 없는 마취제를 이용하였음에도 불구하고 악성고열증 과민성을 가진 환자의 0.46%(5/1082)에서 악성고열증 증상이 관찰되었다.[37]

악성고열증 과민성은 상염색체 우성으로 유전되며 관련된 유전자 변이의 유병율은 1/3,000 정도로 추정되고 있다. 그러나 악성고열증 과민성이 있다고 하여 유발인자에 노출되었을 때마다 악성고열증이 발현되는 것은 아니며, 유발약제에 노출되었을 때 악성고열증 발생빈도는 연구자마다 차이가 있다. 원인으로는 증상이 거의 없거나 가볍게 나타나게 되는 경우를 쉽게 놓칠 수 있으며, 일생에서 전혀 마취에 노출되지 않을 수도 있기 때문이기도 하지만 다양한 인자가 원인으로 작용하기 때문이다.[38]

악성고열증 발생은 나이, 마취제 종류, 주위 온도, 동시에 사용된 약제 그리고 스트레스 등에 의해 영향을 받는 것으로 알려져 있다. 악성고열증의 발생은 남자에서 많으며 사망률은 여성에서 높다. 이러한 차이는 병태생리학적 기전, 유발약물에 노출, 정보 수집과정과 치료과정 등의 영향으로 추축하고 있다. 선택수술 환자보다 응급 환자에서 사망률이 높은 것은 succinylcholine에 노출될 위험이 높으며, 진단과 치료가 지연되기 때문이라고 하였다.[39]

Dantrolene이 악성고열증 치료 효과가 밝혀지면서 임상에 적용되어 사망률이 70~80%에서 10% 이하(1/500,000)로 급격하게 감소하게 되었다.[30,40] 악성고열증의 이환율은 혼수(coma), 심장기능 부전, 폐부종, 신기능 부전, 파종성 혈관내 응고장애(disseminated intravascular coagulation), 간기능 부전 등을 포함하여 35% 이상이며, 체온이 2℃ 상승하면 합병증은 3배, dantrolene 투여가 30분 지연되면 2배 증가한다.[41] 이는 나라와 병원 및 마취통증의학과 의사가 가지고 있는 악성고열증에 대한 개념의 차이도 인자로 작용한 것으로 추측된다.[39]

3. 악성고열증에서 골격근의 수축과 이완 반응 (그림 17-1)

악성고열증에서 병태생리적 반응은 골격근 세포내 Ca^{2+} 농도 조절 기전의 결함에 의한 것이다. 원인으로는 근육세포질그물(sarcoplasmic reticulum), 특히 RYR-1의 Ca^{2+} 농도 조절 결함, inositol-1, 4, 5-triphosphate(IP3)와 같은 2차 전달자(second messenger) 또는 세로토닌(serotonin)의 역할이 주목을 받고 있다. 이중 RYR-1의 Ca^{2+} 농도 조절 기전의 결함이 주요한 역할을 하는 것으로 밝혀져 있으나 IP3 작용은 아직 확실하지 않다.[42-46] RYR-1은 가로세관과 근육세포질그물 연접부위에 존재하여 골격근 흥분수축 결합과정에 참여하고 조절하는 단백질들의 고분자 집합체인 Ca^{2+} 분비단위(calcium release unit, CRU)의 중심 구성요소이다.[47,48] 악성고열증 과민성을 가진 사람이나 돼지의 골격근을 이용한 연구에 따르면 정상과 비교에서 RYR-1이 활성화 상태에서 오랜 기간 열려있으며 또한 소량의 Ca^{2+}에 의해 Ca^{2+} 분비가 유도된다.[49-51] 악성고열증 위기(malignant hyperthermia crisis)에서 특징적으로 나타나는 고열, 골격근 강직 등은 세포내 Ca^{2+}의 비정상적인 지속적 증가와 관련이 있다. 이러한 비정상적으로 증가된 세포내 Ca^{2+}을 제거하기 위하여 Ca^{2+}펌프와 교환기의 활동이 증가하면서 ATP 소모가 증가되어 과도한 열을 생성하여 악성고열이라는 임상 징후로 나타나게 된다.[1-3]

악성고열증 위기(malignant hyperthermia crisis)는 근육 수축이 증가되고 glycogenolysis를 활성화시키는 sarcoplasmic reticulum에서 세포액내로 Ca^{2+}이 대량 유입되고 충만되어 발생한다.[52,53] 다른 기전으로 악성고열증 과민성 환자에서 acetylcholine 수용체가 증식되어 succinylcholine 투여로 비정상적인 신호가 전달되고 RYR-1 통로로 과도하게 Ca^{2+} 유리되어 악성고열증은 더욱 악화된다.[54,55] 악성고열증 과민성 환자에서 RYR-1은 정상보다 Ca^{2+} 부하량 비율이 50% 이상 저하되는 휴지기(resting state) 상태를 유지한다.[56,57] 그러므로 sarcoplasmic reticulum으로부터 Ca^{2+} 유리에 장애가 있거나 재흡수가 감소된다면 세포액내 Ca^{2+} 농도가 증가되어 ATP 의존성의 actin과 myocin 상호작용이 지속된다. 이러한 결과로 ADP와 Ca^{2+}은 glycolysis, glycogenolysis를 자극하여 pyruvate의 mitochondrial oxidation을 유도하게 되어 hypermetabolism 상태를 만들게 된다. Oxidative cycle의 활성화는 산소 소모와 이산

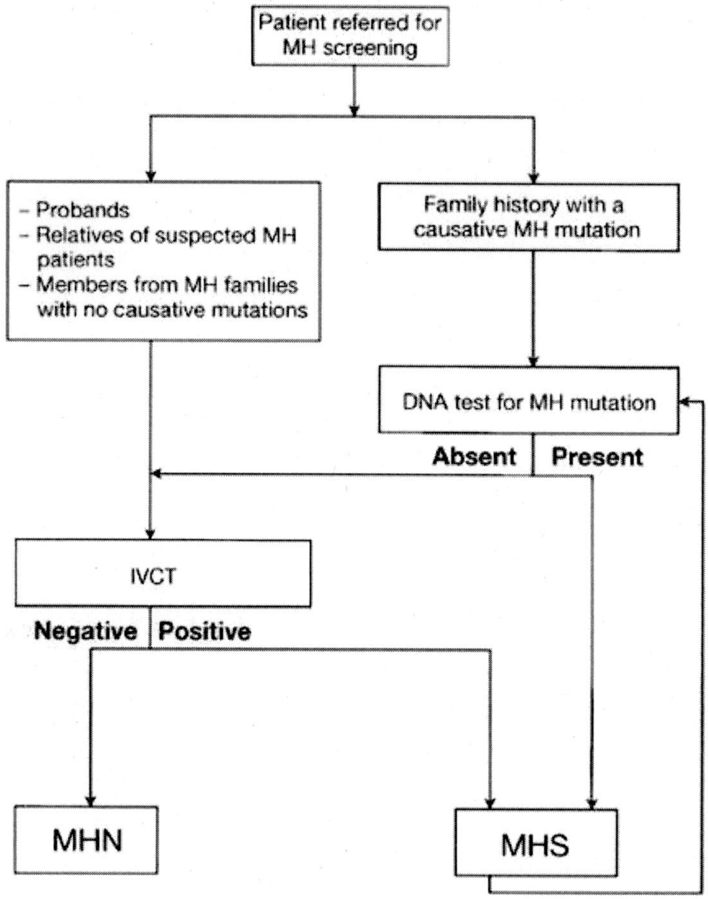

<그림 17-1> 악성고열증에서 근수축의 발생 기전
IVCT=*in vitro* muscle contracture test; Mhn=malignant hyprethermia negative; Mhs=malignant hyperthermia susceptible.

화탄소 생산이 증가되고, ATP를 고갈시키게 되며, 근육 손상으로 이온 균형이 파괴되어 전신적인 근육경직과 대사성 및 호흡성 산증, 과호흡(hyperpnea), 저산소증, rhabdomyolysis, myoglobinuria, hyperkalemia 등과 함께 열생산이 증가하게 된다.[52,58) 그러나 mitochondria에 free fatty acid의 증가, sarcoplasmic reticulum에서 Ca^{2+} 유리 증가와 Ca^{2+} 재흡수 억제 등과 phospholipase 2 역할은 아직 논란이 많다.[59)] 악성고열증 발생에서 자율신경계 활성은 증가되지만 증상의 심한 정도와 발생 기간 등에는

영향이 없다.[60] 결론적으로 악성고열증 위기를 유발하는 기전은 아직 명확하지 않다.[61]

4. 유전적인 특성

악성고열증은 상염색체 우성 유전을 하므로 환자의 자식은 50%에서, 손자에서는 25%에서 과민성을 가질 수 있다.[62] 악성고열증 위기를 초래하는 RYR-1 변이가 일어나는 인자들은 (1) 작용제에 대한 변이된 RYR-1 과민성, (2) 변이에 의한 비정상적인 통로의 개방성 정도, (3) 유리될 수 있는 Ca^{2+} 저장 정도와 저하된 휴지기 Ca^{2+} 농도, (4) Ca^{2+}의 항상성을 유지하기 위한 대상반응 정도 등을 들 수 있다.

유전자 변이는 각 나라와 지역에 따라서 차이가 있다. 그러므로 RYR-1 유전학적 변화를 기준으로 악성고열증의 진단은 각 지역에 따라서 흔히 발생하는 변이를 기준으로 염기서열 형태를 조사하여야 한다, RYR-1 유번자 변이는 200개 이상의 변형이 있으며 악성고열증 환자의 70~86%에서 유전자 변이를 찾을 수 있었으나 핵심변이 부분 외에서도 변이를 발견할 수 있었으며, 전세계적으로 서로 다른 가족에서 변이가 일치하는 경우는 단지 10% 정도이다. 2006년에 28개의 RYR-1 변이 목록을 발표되었으며 앞으로 점차 더 증가할 것이다. 지금까지 보고된 변이는 178개로 반복되는 변이 72개, 단독변이 106개에서 확인할 수 있었다.[63,64]

기능적 분석에서 RYR-1 변이는 Ca^{2+} 불활성화를 위한 통로 kinetics와 ligand의 활성화와 비활성화에 대한 과과민성과 저과민성을 만들기 위한 변화이다.[63,64] RYR-1 변이는 기본 세포질액의 Ca^{2+} 농도 저하, sarcoplasmic reticulum으로 부터 Ca^{2+} 유리와 부하를 저하시킨다.[65,66] 자생형 RYR-1와 변이형 RYR-1의 coexpression은 자생 RYR-1의 열림을 위한 Ca^{2+} 역치 농도가 저하되고 Ca^{2+} 초기 저장에서 유리가 저하되어 central defect를 나타내며, RYR-1 변이로 중심핵질환(Central core disease)이 초래되어 Ca^{2+} 유리가 나타난다.[65,66] 악성고열증 환자의 유전자 연쇄(linkage)에서 주축이 되는 유전자 지도를 기준으로 여러 위치에서 유전자 변이가 96%에서 밝혀졌으며, 악성고열증 환자의 41%, 가족은 80%에서 유전자 변이가 확인되었다.[63,64] 악성고열증 과민성은 유전적으로 이질성(heterogeneity)이며, 동질성(homogeneity)은 드물게 보고되고 있다.[68-70] 그러나 악성고열증 과민성과 관련된 유전자 변이는 단지 20%에서만 확인되었다. 사람에서 처음 밝혀진 악성고열증 과민성 유전자 변이는 염색체 19q13.1~13.2 이다.[71,72] 그 외 의심되는 2가지 유전자가 염색체 1q32(CACNA1S)와 7q11.23~q1.1 (CANA2D)에 위치한 voltage-gated dihydropyridine 수용체의 α1-subunit와 α2/δ subunits에서 찾을 수 있다.[69,73]

악성고열증 과민성은 앞서 설명한 변이와 같이 단일 유전자 이상으로 발생한다. 그러나 악성고열증 과민성을 가진 130가계의 transmission disequilibrium test에서 8개 위치(RYR-1, CACNA1S, CACNA2D, 악성고열증 과민성 4 ; 3q13.1, 악성고열증 과민성 6; 5p, hormonic- sensitive lipase; 19q, muscular dystrophy type 1; 19q13.3, dystrophin; Xq2)에서 의심되는 유전자 변이가 있었다.[68,69,73] 한가지 대립 유전자는 악성고열증 과민성을 증가시킬 수 있으나 질병의 발현에 필요하거나 충분하지 않을 수 있다. 이러한 모델에서 대립유전자의 결합으로 악성고열증 과민성을 유발할 수 있는 역치 효과(threshold effect)를 확인할 수 있다. 유전학적 소견을 기준으로 악성고열증 과민성은 단순한 질병이 아니고 유전적으로 이질적인 상태의 많은 질병 소인을 가지는 임상적 증후군이다. 유전적인 이질성은 명백하지만 대부분의 악성고열증 과민성 가계에서 관련성을 분석하기에는 표본수가 너무 적다. 악성고열증 과민성과 관련된 유전학적 분석에서 중요한 문제점은 임상 증례를 위한 검사 결과의 정의와 설명이다. 악성고열증을 의심할 수 있는 유전자 변이가 있더라도 IVCT에서 음성이면 과민성은 없는 것이다.[63,64]

5. 임상 증상 및 진단

악성고열증 과민성은 실제 임상 증상으로 발현되는 빈도보다는 높을 것으로 추정되며, 임상 증상의 심한 정도도 환자에 따라서 차이가 있다. 악성고열증은 대부분 마취유도 중에 발생하지만 드물게 마취가 끝난 후에 병실에서 발생하기도 한다. 일단 발생하면 비정상적으로 빠르게 진행되나 악성고열증에 특이적인 증상이 없이 비특이적인 증상만 나타날 수도 있으므로 신속한 진단은 쉽지 않다. 그리고 마취와 관련없이 악성고열증과 유사한 증상들이 과열(overheating), 운동(exertion), 감염 등으로 인하여 발생될 수 있으며,[74] sudden infant death syndrome도 관련이

있는 것으로 예측하고 있다.[75,76]

유발약물들은 근육의 RYR-1을 통하여 sarcoplasmic reticulum에 저장된 Ca^{2+}이 통로를 통하여 유리시켜 myoplasmic Ca^{2+} 농도 증가를 유발한다. 이와 같이 myoplasmic Ca^{2+} 증가는 저작근(masseter muscle)을 시작으로 골격근의 수축을 유발하게 되면서 glycogenolysis와 세포대사를 활성화하여 과도한 열과 lactate를 생산하게 된다.[2,3] 높은 산소 소모와 이산화탄소를 생산하게 되는 oxidative cycle의 활성화는 근육에서 ATP 감소와 산증, 과이산화탄소혈증(hypercapnea), 저산소증 등과 같은 전신적인 변화를 초래한다. 이와 함께 빈맥이 발생하고 시간이 경과되면서 고열이 나타난다. 악성고열증 위기(crisis)가 진행되면서 creatine kinase(CK) 증가, 심부정맥, 심정지 등을 유발할 수 있는 과칼륨혈증, 신부전의 위험을 증가시키는 myoglobinuria와 함께 rhabdomyolysis가 나타난다.[5,6] 악성고열증 위기에서 회복된다면 근육 부종과 CK가 10~15일 이내에 정상화된다. 악성고열증 증상의 발생 기전은 (표 17-1)과 같이 정리할 수 있을 것이다.[77]

표 17-1. 악성고열증의 임상 증상들의 발생 기전.

병태생리학적 기전	관련된 증상들
myoplasmic Ca^{2+} 증강	Masseter muscle 경련(spasm) 전신적인 근육 경련 열생산 증가 과대사(hypermetabolism) Rhabdomyolysis
과대사(hypermetabolism)	빈맥 산증(acidosis) ATP 저하 과이산화탄소 혈증(hypercapnia) 전산소증(hypoxemia)
Rhabdomyolysis	CK, K^{+} 상승 심 부정맥(cardiac arrhythmia) myoblobinuria 신부전

초기 징후로 빈맥, 호기말 이산화탄소분압의 증가, 근육강직 (특히 succinylcholine 주입 후) 등이 나타난다. 체온상승은 악성고열증의 중요한 징후 중 하나이지만 대부분의 경우 늦게 관찰된다. 그러나 고열이 악성고열증을 확진하는데 중요하므로 20분 이상 전신마취를 시행하는 모든 환자에서는 반드시 중심 체온 감시는 시행되어야 한다. 그 외의 징후로는 대사성 및 호흡성 산증, 빈호흡 (자발 호흡이 유지되는 경우), 고칼륨혈증 등이 있다. 이러한 징후들이 나타나는 시기는 경과가 매우 빠른 경우부터 느린 경우까지 다양하며, 느린 경우에서는 마취 시작 이후 많은 시간이 지나서 나타날 수도 있다.[5,6]

체온 상승은 중심체온이 5분마다 약 1~2℃씩 증가하며, 44℃ 이상까지 상승할 수 있다. 만일 환자가 적절한 처치를 받지 못한다면, 근육세포의 지속적 파괴와 고칼륨혈증, myoglobulinuria 등에 의한 급성 신부전 등으로 진행되어 생명이 위험하다. 그 외 생명을 위협하는 합병증으로 파종성 혈관내 응고이상, 울혈성 심부전, 장 허혈, 사지 부종으로 인한 구획증후군 등이 있다. 만일 체온이 41도 이상까지 상승하게 되면 주된 사망 원인은 파종성 혈관내 응고증이다.[8-10]

악성고열증은 임상 증상이나 검사실 검사 결과를 통하여 진단할 수 있는데 중요한 진단적 특징은 설명할 수 없는 호기말 이산화탄소분압의 증가, 근육강직, 빈맥, 대사성 및 호흡성 산증, 고열, 그리고 고칼륨혈증이다. 이러한 증상과 징후가 나타나는 시간과 순서가 다양하기 때문에 조기 진단은 어려울 수 있다. 악성고열증을 의심할 수 있는 가장 예민한 초기 징후는 설명할 수 없는 급격한 호기말 이산화탄소분압 증가이다.[78,79] 그러나 적극적으로 환기량을 증가시키는 경우 호기말 이산화탄소분압의 증가 양상이 둔화될 수도 있다.[62]

악성고열증의 재발은 약 25%에서 마취 중과 후 언제든지 발생할 수 있으며, 대부분 48시간 이내에 발생하며, 초기 증상이 나타난 약 13시간 이후이다. 그러므로 치료과정에서 dantrolene의 반감기와 적절한 혈중 농도를 감안하여 투여하여야 한다.[80,81] 재발은 특히 근육이 발달된 환자, 마취 유도 후부터 발병까지 시간이 길 경우, 고열이 나타난 환자에서 빈도가 높다. 그러므로 혈액가스분석, 전해질, CK 등 검사소견과 증상을 확인하면서 지속적 감시와 함께 dantrolene을 최대 용량(10 mg/kg)까지 투여할 수 있다.[82]

악성고열증 위기를 효과적으로 치료를 하여도 재발하거나 여러 가지 합병증이 발생할 수 있으므로 지속적인 감시와 처치가 필요하다. 만일 즉각적인 치료가 되지 않는다면 70% 이상의 환자들은 심실세동(verticular fibrillation), 파종성 혈관내 응고장애(disseminated intravascular doagulopathy), myoglobinemia로 인한 급성 신부전, 과도한 냉각에 의한 저체온증, 폐부종, 국소 저산소증과 산증에 의한 골격근 종창(swelling), 중추신경계 손상, 대뇌 손상(decerebration), 심정지와 사망에 이르게 될 수 있으므로 악성고열증 위기가 발생하면 조기에 dantrolene을 투여하여야 한다.[80,84] 이러한 지용성 hydantoin 계열 약물들은 sarcoplasmic reticulum으로부터 Ca^{2+} 분비를 억제하므로 유발약물에 의한 근육의 수축을 억제하고 myoplasmic Ca^{2+} 농도를 정상화 한다.[84] 조기에 dantrolene을 투여하면 악성고열증 위기에서 성공적으로 회복되어 사망률을 70%에서 10%이하로 저하시킬 수 있을 것이다.[85,86] 그러므로 마취통증의학과 의사의 정확한 진단과 예방 및 치료가 합병증과 사망률을 저하시킬 수 있을 것이다.[87]

6. 감별 진단

마취 중에 악성고열증과 유사한 다양한 비정상적인 상태를 만날 수 있다. 불충분한 환기 또는 마취깊이가 유지되는 경우, 패혈증, 갑상선 기능항진증(thyroid crisis), 갈색세포종(pheochromocytoma), 의인성 과열(iatrogenic overheating), 파상풍(tetanus), ecstasy intoxication, serotonin syndrome, neuroleptic malignant syndrome cerebral hypoxia, 열사병(heat stroke), 수혈반응(transfusion reaction) 등에서 관찰되는 증상들은 악성고열증에서 보이는 증상들과 매우 비슷할 수 있다.(표 17-2)[74] 악성고열증과 이러한 질환들을 감별진단을 하기 위하여 호기말 이산화탄소분압을 주의 깊게 감시하고 필요하면 혈액가스분석 등을 시행하여야 한다. 일반적으로 마취약제는 열반응(febrile response)을 억제하기 때문에 심한 고열이 마취 각성기에 나타날 수 있다. 이러한 경우 패혈증의 초기 징후일 가능성이 높으나 반드시 악성고열증과 감별진단이 필요하다. 해열제에 대한 반응 및 임상 상황 등을 종합하여 판단하면 도움이 될 수 있다.[74]

표 17-2. 수술실에서 악성고열증과 감별 진단해야하는 질환들

Thyrotoxicosis (Thyroid strom)
Pheochromocytoma
Iatrogenic overheat
Infection, Sepsis
Machine malfunction : rebreathing
Ionic contrast into CSF
Cocaine overdose
Anaphylaxis
Inadequate anesthesia/analgesia
Cerebral ischemia
Neuroleptic malignant syndrome (NMS)
Tourniquet ischemia

악성고열증의 초기 증상은 정상적 생리 반응과 감별해야 하며, 특히 소아에서 빈맥과 호흡수 증가는 통증에 대한 반응과 감별해야 한다. 발열(fever)은 수술 시기에 흔히 나타나며 맹장염에서와 같이 염증성 질환과도 감별을 하여야 한다.[62)]

호기말이산화탄소 분압 상승은 불충분한 호흡 또는 약물(예; opioid)에 의한 호흡억제 등에 의하여 유발될 수 있다.[62)] 마취 중 호기말이산화탄소 분압의 급격한 증가가 관찰되는 경우는 패혈증으로 인한 고열, 의인성 과열, 마취기 호흡회로 판막(valve)의 고장, 재호흡, 이산화탄소 흡수제 수명이 다되었을 경우, 장비의 오류 등과 감별진단 해야 한다.[88-90)]

수술실 밖에서 악성고열증과 감별해야 하는 유사 증후군은 뇌척수강내 이온성 조영제 주사, 코카인 과용, Serotonin syndrome, NMS (Neurolept malignant syndrome) 등이 있다.(표 17-3)[91-93)]

표 17-3. 중환자실에서 악성고열증과 감별진단이 필요한 질환들

Adrenergic fever
Anticholinergic fever
Antidopaminergic fever
Neuroleptic malignant syndrome, (NMS)
Serotonin syndrome
Uncoupling of oxidative phosphorylation
Bacrofen withdrawal

1) Serotonin syndrome은 serotonin 작용제의 다중약물요법(polypharmacy) 또는 serotonin 작용제와 관련된 약물의 상호작용이 원인이다.[94] 1960년대에는 "indolamine syndrome"으로 불렸으나 Sternbach가 1991년 처음 38증례를 정리하여 보고 하였다.[95] 발생 빈도는 많은 증례에서 정확하게 인지하지 못하므로 확실하지 않다. 원인 약물로는 tricyclic antidepressants, monoamine oxidase inhibitors(MAO inhibitor), serotonin-norepinephrine reuptake inhibitor(SNRI, 예; venlafaxine, duroxetine), triptans, tramadol, meperidine, carbamazepine, methylenedioxymethamphetamine(예; MDMA, ecstascy) 등이 있다. 발생기전에 대한 많은 설명들이 있으나 생산, 재흡수 또는 대사 과정의 이상으로 중추신경계가 과도한 5-HT에 노출되어 발생한다.[94] 그러므로 과도한 serotonin 작용제 복용을 피하고 투여 중에는 환자의 상태변화를 감시를 하여야 한다. 증상으로는 의식변화(예; clauded sensorium, restless, agitation), 자율신경계 장애(예; 빈맥, diaphoresis, labile blood pressure, shivering, tachypnea, mydriasis, sialorrhea), 신경 증상(예; tremor, myoclonus, hyperreflexia, ankle clonus, muscle rigidity, ataxia), 고열 등이 나타난다. 검사소견에서는 leukocytosis, rhabdomyolysis, CK 증가, myoglobinuria, 간효소 증가 등이 나타나며 심하면 신장과 간기능 부전으로 치명적일 수 있다. 치료는 투여약물의 중단과 함께 serotonin과 histamine 길항제인 cyproheptadine이 효과적인 해독제로 추천되며, dantrelene, benzodiazepine 등은 근육 강직과 항경련제로 추천된다.[94]

2) Neuroleptic Malignant Syndrome(NMS)은 dopamine-blocking agents를 복용하였을 때 발생하는 치명적인 고열증후군으로 0.07~ 2.2%에서 투약 후 약 24~72시간에 나타나며, 사망률은 9~25% 정도 이다. Antipsychotics인 clozapine도 dopamine-2 수용체에 약한 친화성을 가지므로 원인약물이 될 수 있다.[94,95] 그 외 Huntington's disease와 Parkinson's disease의 치료제로 사용되는 levodopa와 amantadine과 같은 dopamine 작용제의 갑작스런 투여중단으로 NMS를 유발할 수 있다. NMS 징후는 근육경직, 고열, 의식변화(예; stupor, coma, delirium, catatonia), 자율신경계 장애(예; 빈맥, 혈압 변화, 호흡곤란) 등이다. 근육강직은 "lead pipe"과 같이 심한 경우도 있으나 대부분 akinesia, dyskinesia, 납굴증(waxy flexibility), 톱니바퀴경축(cogwheel rigidity) 등이 나타난다. 검사소견에서는 CK, LDH, ALT/AST 등이 증가되고 leukocytosis가 나타나며 횡문근융해와 myoglobinuria 등으로 신부전이 초래될 수도 있다. 악성고열증

과 교차 과민성은 보이지 않으며, NMS 진단을 위한 검사법은 아직 없다. 치료는 원인 약물의 투여 중단과 함께 dopamine 작용제인 bromocriptine, amantadine, dantrolene, benzodiazepine 등을 사용하며 드물게는 elelctroconvulsive therapy(ECT)를 적용하기도 한다.94)

3) 근육병증(myopathy)을 가진 젊은 남성에서 마취 중 또는 직후에 갑자기 발생하는 고칼륨성 심정지는 악성고열증과 혼동될 수 있다. Larach 등은[96] 잠복성 근육병증(특히 Duchenne형 근위축증 같은 dystrophinopathy)을 가진 사람에게 succinylcholine을 투여하면 생명을 위협하는 고칼륨혈증이 발생될 수 있으며, 흡입마취제를 투여할 때도 유사한 반응이 나타날 수 있다.[94]

7. 동반될 수 있는 질환들

악성고열증 과민성과 관련성에 대하여 많은 질환, 증후군, 효소 장애 등이 임상증상, 비정상적인 검사결과 등과 함께 보고되고 있다.[97] 특수한 질환이 동반된 모든 환자에게 마취과적 처치 지침을 제공할 수는 없으나 악성고열증이 보고된 질환, 증후군 등의 관리와 치료 및 마취에 따른 위험을 체계화하고 정보를 제공하는 것이 가능할 것이다.[87,97,98]

악성고열증의 빈도가 증가되는 수술, 질환 등에 대한 보고를 종합하면

1) 수술의 종류는 근골격계, 구강과 인두부, 안과, 치과 수술 등에서 특히 15세 이하 소아에서 빈도가 높다. 악성고열증 환자의 39.4%가 머리와 목부위 수술이었으며, 코, 구강, 인두 수술로서 구개열, 편도와 인두편도 절제술에서 높다.[97]

2) 질환으로는 근골격계 이상을 동반하는 선천성 질환들로 구개순, 구개열(언청이, cleft palate), 내반족(club foot), 척추측만증(scoliosis), 안검하수(ptosis), 사시(strabismus), 잠복고환(cryptorchism), 선천성탈장(congenital hernia) 등에서 호발하며, 악성고열증 환자의 30%에서 동반한다.[97,98]

3) 악성고열증 환자의 40%에서 유전성 근골격계 질환을 가지고 있다.[97] 특히 근육이 발달된 환자(musclar bulk), 국소적인 근 허약(muscle weakness), 근육 경련(muscular cramp), 관절 운동과잉증(joint hypermobility) 등의 증후가 있거나 creatinine

phosphokinese가 높은 환자라면 악성고열증 가능성을 예측하여야 할 것이다.[87]

8. 악성고열증이 동반될 수 있는 근골격계 질환

1) 저작근 강직(Succinylcholine induced masseter muscle rigidity : MMR)

저작근 강직은 succinylcholine 투여 약 2분 후에 나타나는 사지근육의 이완과 동반된 턱근육의 강직("Jaws of Steel")이다. 저작근 강직은 모든 연령에서 발생 가능하지만 어린이나 청소년에서 더 흔하며 가장 호발하는 연령은 8~12세이고, halothane과 succinylcholine을 동시에 사용한 어린이의 약 1%에서,[99] 전체 MMR 환자의 7%에서 악성고열증이 발생한다.[100] Succinylcholine과 흡입마취제를 함께 사용하는 경우가 thiopental, propofol과 함께 사용하는 경우보다 높다.[101] 저작근과 외측 익돌근(lateral pterygoid muscle)은 느린 긴장성 섬유(slow tonic fiber)를 포함하고 있기 때문에 탈분극성 근이완제에 의해 수축이 일어날 수 있다. 정상에서도 succinylcholine 투여 후 턱근육의 긴장이 나타날 수는 있으나 긴장이 점점 강해지면서 지속적이거나 또는 매우 강력해진다면 50%에서 악성고열증과 연관이 있는 것으로 알려져 있다.[102,103] 또한 다른 근육의 강직과 함께 저작근 강직이 나타나면 악성고열증과 연관성은 더욱 높아진다. 그러나 불완전한 근이완과 구별이 필요하다.[104]

Succinylcholine을 투여한 이후 저작근 강직이 나타나면 응급 수술이 아니라면 마취를 중단하고 수술을 연기하는 것이 바람직하며, 상황이 허락하지 않는 경우에는 심전도, 호기말 이산화탄소분압, 체온 등의 감시와 dantrolene을 준비하고 악성고열증을 유발하지 않는 마취 약제로 교체하여 마취를 유지 한다. 저작근 강직을 보인 대부분의 환자에서 횡문근융해증이 유발될 수 있으므로 규칙적으로 CK 값을 측정하여야 한다. 저작근 강직 후에 IVCT검사 결과는 소아에서 50%, 성인에서 25%가 양성이라고 하며, 정상범위에 있다면 다른 가족 구성원의 검사는 추천되지 않지만 마취를 받게 될 경우 흡입마취제와 succinylcholine의 사용은 피해야 한다.[100] 특히 응급수술에서는 "trigger-free anesthesia"를 권장한다.[144] 최근에는 halothane이 desflurane과 sevoflurane 으로 대체되고, succinylcholine 사용 범위의 제한과 함께

사용 빈도가 감소되면서 MMR에 대한 문제점도 저하되는 것으로 예측된다.[100,105]

2) 중심핵질환

a. 중심핵질환(Central core disease)

중심핵질환은 제 1형 골격근에서 근섬유의 mitichondria와 oxidative enzyme 활성이 결핍된 선천성 근병증이다. 상염색체 우성과 열성 유전 모두와 관련된 드문 질환으로 RYR-1 유전자 변이를 90%에서 가지고 있으며,[106] 환자의 10%에서 새로운 변이가 발견되며, RYR-1 유전자 변이는 44가지 이상 보고되어 있다. 이러한 유전자 변이는 중심핵질환 단독, 악성고열증 과민성 단독 또는 중심핵질환과 악성고열증 과민성 동반 등 여러 형태의 원인이 될 수 있다.[107,108]

중심핵질환은 안검하수(ptosis), 근위축(muscle atrophy), 운동신경 발육 지연(delayed motor development), 상지 허약(proximal limb weakness) 등이 동반된 안면 근육 허약(facial weakness), 저혈압 등과 같은 특징이 나타난다. 드물게 muscle clamp, 하지허약(distal limb weakness) 등이 foot drop과 함께 나타날 수 있다. 흔히 hip dislocation, pes cavus, pes planus, Achilles tendon의 shortening, 과도한 lumbar lordosis, kyphoscoliosis 등과 같은 근골격계 이상들이 동반된다. 중심핵질환 환자의 40%는 증상이 없으며,[109] 약 25% 이상에서 악성고열증 위기가 나타날 수 있으므로 악성고열증 과민성과 같은 마취 관리를 준비하여야 한다. 그러나 극히 일부 환자에서는 전신마취에서 전혀 발생이 없을 수도 있다.[110,111]

중심핵질환과 관련된 질환으로 multiminicore/minicore/multicore disease가 있다. 이러한 질환과는 조직학적 소견과 임상 소견으로 구분하지만 일정 부분은 일치한다.[107,108]

b. Multi-minicore Disease(MmD)

MmD는 selenoprotein N(SEPN1)과 RYR-1의 변이에 의한 열성 유전 질환이다. 골격근의 oxidative enzyme 결핍과 sarcomere 수축에 작용하는 단백질의 파괴와 같은 변화를 관찰할 수 있다. 근골격계 이상으로 척추강직(spinal rigidity), 척추측만증과 호흡장애를 특징으로 하며 근긴장 저하(hypotonia), 근허약, external ophthalmoplegia, wasting 또는 predominant hip girdle 등은 중심핵질환과 유사하다.[111,112]

3) King–Denborough syndrome

King-Denboverough (Denborough) syndrome은 매우 드문 근육병증으로 이상형태의 얼굴, 짧은 키, 운동신경의 발달지연, 비진행성 근육병증(nonprogressive myopathy), web neck, 누두흉, 낮은 귀, 어금니 형성저하증(molar hypoplasia), 소하악증(micrognathia), 안검하수, 아래로 경사진 눈꺼풀열(down-slanting palpebral fissures), 혈중 CK 증가 등과 같은 특징을 가진다. RYR-1 유전자 변이로 발생하며 악성고열증 위험이 크므로 유발약물의 사용은 금기이다.[113,114]

4) Noonan syndrome

Noonan syndrome은 다양한 임상 증상을 나타내지만 작은 키, web neck, 낮은 귀(low set ear, 아래로 처진 귀), 누두흉(pectus excavatum, 오목가슴), 잠복고환, 청력소실, 출혈성향 등을 관찰할 수 있으며 상염색체 우성 유전을 하고 1:1000-2500 빈도로 발생한다. 환자의 50%에서 protein-tyrosine phosphatase, nonreceptor type II (PTPN II) 변이가 있다. King-Denborough syndrome과 감별진단이 필요하며, 마취관리에서는 악성고열증의 위험이 있으므로 흡입마취제와 succinylcholine을 사용하지 않는 것이 안전하다.[113)]

5) Osteogenesis imperfecta

Osteogenesis imperfecta는 사지 뼈가 부서지기 쉬운(fragility) 유전 질환으로 출생 1/30,000 빈도로 발생한다. Type I collagen COLIA1, COLIA2, CRTAP와 LEPRE1 유전자에 변이가 있으며, 8가지 형태의 osteogenesis imperfecta를 유발한다. 임상 증상은 blue sclera, 청력소실, 출혈성향, 심혈관계와 신경계 이상 등이 있다. 악성고열증이 발생할 수 있으므로 확인을 위한 IVCT 검사를 시행하여야 하며, 마취관리에서도 흡입마취제와 succinylcholine을 제외할 것을 권장한다.[113,115]

6) Arthrogryposis

Arthrogryposis는 출생 전부터 발생하는 다발성 관절수축을 특징으로 하며, 다양한 증후군과 동반되어 발생한다. Arthrogryposis는 중추성과 신경근 질환으로 분류할 수 있으며, distal arthrogryposis는 β-tropomyosin으로 부호화된 TPM2 유전자 변이가 원인이다. 발생빈도는 다양하고 유전성향도 확실하지 않으며 멘델법칙을 따르는 것으로 추측하고 있다. 악성고열증과 관련이 있는 것으로 추측되므로 IVCT와 함께 흡입마취제와 succinylcholine 투여를 삼가할 것을 권장하며, 과칼륨혈증의 위험도 있다.[113,116]

7) 골격근의 효소병증(enzymopathies)

효소 결핍에 의한 골격근 이상이 있는 환자에서 마취관리는 악성고열증의 위험이 있으므로 언제나 체계화된 원칙을 따라야 한다. 효소병증은 아래와 같이 분류할 수 있다.[113]

a. Camitine Palmitoyltransferase II deficiency
b. Myophosphorylase deficiency(McArdle disease)
c. Myoadenylate deaminase deficiency
d. Brody disease
e. Asymptomatic hyperCKemia

* Idiopathic hyperCKemia

Idiopathic hyperCKemia는 CK 값이 최소한 3개월 이상 정상의 2배 이상을 유지하게 되는 경우를 말하는 것으로[117] 상염색체 우성 유전을 하며 악성고열증을 유발할 가능성이 높은 질환이다. 임상소견은 근허약과 같은 증상이나 신경학적 검사, 근전도, 근생검 등에서 신경근 질환, 과격한 근육 운동, 근육 손상 등을 의심할 소견은 없으며, 갑상선 증상, 가족력에서도 특별한 소견이 없다.[118] 그러나 환자의 30% 정도에서 근육통, 피로(fatigability), 경련(cramp), 관절경직 등을 호소하며, 지속적으로 혈중 CK가 증가된 상태를 유지한다. 남자에서 많으며 나이와는 관련성이 없다. 남성에서 많은 원인은 호르몬의 영향, 근육의 발달, 활동이 많은 점 등으로 추측하고 있다.[160] Idiopathic hyperCKemia는 CK 값이 최소한 3개월 이상 정상의 2배 이상으로 유지되는 경우를 말하며, 다양한 dystrophinopathy를 동반하고, 45%에서 IVCT 검사에 양성반응이며, 악성고열증 환자의 80%에서 CK가 증가된다.[117,119] CK가 증가된 환자에서 악성고열증의 위험은 94%이며 저하된 환자에서는 17%로 감소한

다.[120] 그러나 악성고열증 과민성을 알기 위한 검사로서는 적용할 수 없다.[121,122]

Idiopathic hyperCKemia를 발견한 후 1~7년내에 신경근 질환으로 distal myopathy, myoadenylate deaminase deficiency, polymyositis, mitochondrial myopathy, sarcoid myopathy, McAdle's disease, 중심핵질환, multicore disease, inclusion body myopathy, Duchenne muscular dystropathy 등이 약 30%에서 발견된다.[117,123]

Idiopathic hyperCKemia가 있으면 임상 증상이 없더라도 환자와 가족들에게 악성고열증 과민성 환자와 같은 방법으로 마취관리를 하여야 한다.[117,124]

8) 근이영양증(Muscular dystrophy)

a. Duchenne's muscular dystrophy

Duchenne's muscular dystrophy (DMD)는 남자 신생아에서 1:3500의 이환율을 나타내며 Xp21 염색체를 통하여 X-linked 열성 유전을 한다. 호발연령은 2~6세이며, DMD의 가족력이 있으면 90%에서 악성고열증 유병율을 가지고, 10%에서 산발적으로 발생한다. DMD는 근육 세포의 골격을 구성하는 단백질 dystrophin 결핍(정상의 3% 이하)으로 발생한다. 주요 증상으로 근허약, 근육의 손실(loss of muscle mass) 등을 호소하며, 앉거나 걷는 것, 호흡과 음식물 섭취가 어려워지면서 호흡부전과 심장 허탈로 사망하게 된다.[105]

b. Becker's muscular dystropathy

Becker's muscular dystropathy는 Duchenne muscular dystrophy의 경한 형태로 1:40,000~100,0001 빈도로 10대 남자에서 호발하며 기대수명은 50세이다. 심전도 이상이 75%에서 동반되지만 15세 이전에는 드물다.[105]

c. Emery-Dreifust muscular dystrophy

Emery-Dreifust muscular dystrophy는 Xq28 염색체를 통한 X-linked 열성 또는 상염색체 우성 유전을 하며, 남자에서 호발한다. 유전자 변이로 근육세포의 골격을 이루는 기본 단백질, emerin, lamin A 또는 C의 생산 결핍으로 발생한다. 발병은 10세 전후에 하며, 심장이상으로 실신(syncope)이 흔히 나타나며 전도 이상으로 cardiac pacemaker를 필요로 할 수 있다.[105]

d. Mitochondrial myopathy

Mitochondrial myopathy는 미토콘드리아에서 에너지 생산 장애를 특징으로 하는 선천성 대사 장애로 이질성(heterogenous)군에 속하며, 생존출산에서 1:5000 빈도를 가진다. 미토콘드리아에서 에너지는 내부에 있는 다섯가지 단백질과 효소 복합체로 구성된 호흡사슬(respiratory chain, I-V)에 의하여 생산된다. 이러한 호흡사슬은 nuclear genome과 mitochondrial genome 두가지 유전자에 의하여 장애가 발생하게 된다. Mitochondrial myopathy 임상적 및 유전적 특성이 서로 겹치게 되지만 다음과 같이 10가지로 분류한다.[105)]

Kearns-Sayre syndrome,
Leigh's syndrome,
Mitochondrial DNA depletion syndrome,
Mitochondrial encephalopathy,
Lactic acidosis와 stroke-like episodes (MELAS),
Myonuclonus epilepsy과 regged red fibres,
Mitochondrial neurogastrointestinal encephalopathy,
Neuropathy,
Ataxia와 retinitis pigmentosa(NARP),
External ophthalmopledgia,

일반적으로 증상은 중추신경계 증상(예; encephalopathy, seizure, strokes, ataxia), 듣기와 시력 손실, 위장관 증상(예; 삼킴 장애, 장 운동 장애), 심근병증(예; 전도장애), 호흡부전(예; 폐흡인, 폐염)과 간과 신기능 장애, 저혈당증, lactic acidosis와 빈혈 등이 나타나며 근병증 증상은 exercise intolerance와 전신적인 근긴장 저하가 나타난다.[105)]

마취관리에서 흡입마취제와 정맥마취제 모두를 사용할 수 있으며, 위험한 합병증은 없었다고 하였으나 악성고열증의 위험이 있으므로 신중한 약물선택과 IVCT를 권장한다. 비탈분극성 근이완제에 대한 예민함과 저항성의 보고가 다양하게 있으므로 사용할 경우에는 신경근 기능감시와 함께 용량 조절이 필요하다.[105)]

9) 근육무긴장증(Myotonia)

Myotonia는 dystrophic과 non dystrophic 두가지 군으로 나눌 수 있으며, 유전자 검사와 함께 전기생리학적 검사 또는 magnetic resonance imaging(MRI) 등으로 진단 할 수 있으며 다음과 같이 분류할 수 있다.[124)]

가. Dystrophic myotonia

1. Type I myotonic dystrophy : Steinert disease
2. Type 2 myotonic dystrophy : Proximal myotonic dystrophy/ myopathy

나. Nondystropic myotonia

1. Chloride channelopathies
   - a. myotonia congenita : Thomson's disease
Becker's disease
Myotonia levier
Fluctuating myotonia congenita
2. Sodium channelopathies
   - a. Paramyotonia congenita(Hyperkalemic periodic paralysis with myotonia)
   - b. Potassium-aggrevated myotonia
   - c. myotonia fluctuans
   - d. myotonia permanens
   - e. acetazolamide-responsive myotonia
   - f. hyperkalemic periodic paralysis(adynamia episodica hereditaria)
3. Calcium channelopathy
   - a. Hypokalemic periodic paralysis
   - b. Anderson-Tawil syndrome

이와 같은 근육병증 환자에서 악성고열증 과민성을 확인하기 위해서 IVCT를 하여야한다. 그러나 위의 질환이 동반된 환자에서 succinylcholine과 anticholinesterase는 myotonia를 악화시키거나 K^+ 농도를 증가시킬 수 있으므로 피하여야 하며, 악성고열증 과민성을 예상하고 모든 마취과정을 악성고열증 환자와 같이 준비를 하여야

한다.[125-127]

10) 뇌성마비(cerebral palsy)

뇌성마비는 소아에서 인지기능과 감각신경 장애가 동반된 운동신경과 자세 장애를 특징으로 하는 만성 비진행성 질환이다. 발생빈도는 500생존출산에서 1례 정도라고 하며,[41,128] 원인으로는 출산중 질식(asphyxial birth injury)이라고 하지만 대부분 출산전에 자궁내에서 발생하므로 예방할 수 없으며 정확한 원인은 밝혀지지 않았다. 최근에는 질식보다는 염증반응, 혈관질환, 태반이상 등에 의한 것으로 추측하고 있다. 뇌성마비 위험은 만삭아보다 미숙아에서 100배 더 높다. 뇌성마비는 심한 정도, 시지마비, 경직성 양측마비(spastic diplegia), 경련(seizure) 등이 동반된 상태에 따라서 분류된다.[105] 뇌성마비의 심한 정도와 동반된 상태에 따라서 항경련(anticonvulsant), 항경직(antispasticity), 항역류(anti-reflux) 등을 위한 투약을 하고 있으므로, 술전에 투약 여부를 확인하고 투약을 지속할 것인가를 결정하여야 한다. 예를 들면 뇌척수내 bacrofen 투여를 중단하면 autonomic dysreflexia, malignant hyperthermia, neuroleptic malignant syndrome, serotonin syndrome 등과 감별하여야 할 정도의 금단증상이 나타나며, agitation, diaphoresis, spasticity 강화, rigidity, jitteriness, hyperreflexia, clonus, 빈맥, 혈압상승, rhabdomyolysis 등이 나타난다. 치료는 bacrofen을 다시 투여하면서 benzodiazepine 정주, cyproheptadine 경구투여를 시도할 수 있다.[129] 뇌성마비에서 인지장애가 있는 경우에는 흡입마취제의 MAC이 감소된다. 통증은 매우 어려운 증상으로 치료에서 아편유사제에 대한 요구량이 감소할 수 있으며, 호흡억제가 쉽게 발생할 수 있다.[105]

뇌성마비 환자의 마취에서 propofol, sevoflurane을 유도제로 사용하며, 근이완제로 succinylcholine을 사용하여도 hyperkalemia와 같은 부작용은 적다. 뇌성마비에서 nicotinic acetylchopline receptor의 up-regualtion이 유발될 수 있으나 미약하며, 신경근 접합부외 수용체(extrajunction receptor) 증식은 미미하여 succinylcholine 사용에 따른 부작용도 드물다. 비탈분극성 근이완제 (예; vecuronium)에는 저항성이 있어 신경근 기능의 회복이 빠르므로 신경근 기능 감시가 중요하다.[105](제18장 참조)

11) 마취와 관련되지 않은 악성고열증 유발 원인

과열(overheating), 운동(exertion), 감염(infection) 등은 악성고열증과 유사한 반응을 유발할 수 있다.[125] 일부에서는 sudden infant death syndrome도 관련이 있다고 한다.[119,123,130] 드물게 보디빌더(bodybuilder), 운동유발 횡문근융해증(exercise-induced rhabdomyolysis), 운동성 열사병(exertional heat stroke) 에서도 발생 할 수 있다. 이러한 환자에서 myopathy 과정으로 악성고열증과 유사한 증상과 발현이 악성고열증 과민성을 갖는 변이에 의한 것인가는 확실하지 않지만 완전하게 배제할 수는 없다.[130]

Suddeen infant death syndrome은 1세 이하 소아에서 갑자기 원인 모르게 사망하는 것으로 주위 온도가 높고, 소아의 체온이 높으며, 과도하게 옷을 입히거나 감싸는 것 등이 위험인자로 알려져 있다.[135] 고열은 중추신경계 자율신경에 작용하여 특히 젊은 층에서 후두내전 신경의 과도한 흥분을 유발하여 후두내전(adduction)으로 무호흡(upper airway-induced central apnea)을 초래하여 죽음에 이르게 한다.[132,133] 모유 수유는 sudden infant death syndrome을 예방할 수 있다.[134]

12) 동물실험

악성고열증은 드물며 치명적이기 때문에 환자에서는 임상 연구를 위한 접근은 매우 어렵다. 동물 특히 일부 돼지에서 과도한 높은 온도에 노출(overheating), 운동(exercise), 교배(mating). 무리짓기(herding), 이동(transportationt), 공포감 등과 같은 신체적 및 정서적 자극으로 근강직, mottling of skin, 빈맥, 발열 등이 발생할 수 있다. 이러한 유사한 증후군이 탈분극성 근이완제 succinylcholine과 흡입마취제를 단독 또는 함께 사용한 실험에서 Procine stress syndrome을 초래할 수 있다. Porcine stress syndrome은 악성고열증 위기의 동물 모형으로 제공되며, 유사한 증례가 말과 개에서도 보고되고 있으나 RYR-1 변이는 아직은 찾아볼 수 없다.[135]

악성고열증을 유발할 수 있는 여러 가지 질환들은 증fP보고를 중심으로 예를 들어 설명하였다. 앞서 설명한 바와 같이 반드시 악성고열증이 발생하는 것은 아니므로 마취 전에 정확한 병력과 가족력 조사, 검사 소견의 확인, 치료 약물(예; dantrolene, emergency kit)의 준비는 환자와 의사의 안전을 위하여 반드시 필요한 사항들이다.

9. 악성고열증과 관련된 마취 약물들

1) 악성고열증 위기의 유발 약물들(triggers of MHC)

악성고열증 위기는 대부분이 전신마취 중에 발생한다. Denborough 등의 보고에 의하면 Evans 가족들은 ether와 ethyl chloride를 이용한 전신마취에서 발생하였다.[20)] 유발 인자는 지금까지 사용하였거나 현재 하고 사용되고 있는 모든 흡입마취제와 탈분극성 근이완제 succinylcholine이다.[2,3)]

흡입마취제를 투여한 후 악성고열증 발생은 투여 약물에 따라서 차이가 있다. 흡입마취제 중에서 악성고열증 유발 효과는 halothane > isoflurane > enflurane > methoxyflurane 순서이며,[62,136)] desflurane과 sevoflurane은 유발 효과가 약하며 succinylcholine과 함께 투여하지 않는다면 발생이 지연될 수 있다. Xenon과 nitrous oxide는 유발하지 않는다.[137)] Halthane의 경우 20분(5~45분), enflurane 55분(20~450분), isoflurane은 30분(5~210분), sevoflurane 60분(10~210분) 후에 나타난다. 위의 반응은 succinylcholine의 영향을 배제한 것이며, 흡입마취제의 영향은 투여 용량과 시간에 비례한다.[2,3)] 증상의 발현은 소아에서 성인보다 빠르다. 이는 소아 마취유도에서 높은 농도의 흡입마취제를 사용하는 것과 sarcoplasm reticulum으로 Ca^{2+} 흡수를 증가시키는 작용이 관련된 것으로 추측한다.[138)]

Succinylcholine은 가장 강력한 악성고열증 유발 약물로 알려져 있다. Succinylcholine에 의한 저작근 강직은 악성고열증의 전구 증상으로 나타지만 흡입마취제를 함께 사용하지 않는다면 심각하지 않고 catecholaminergic response로 생각할 수도 있다.[2,5)]

악성고열증 과민성을 가지고 있는 환자에서도 유발 약제들을 이용한 마취를 경험할 수 있으며, 환자의 평균 노출 횟수는 2회 정도였으며 안전하게 관리할 수도 있다.[62,97)] 그러나 마취전에 환자의 병력과 가족력 등을 확인하여 유발 약물을 사용하지 않도록 하여야 할 것이다.

그 외 악성고열증 유발 약물로는 serotonergic 약물들[48)], phosphodiesterase type III 억제제, statins, tetracaine, methylene blue, ondansetron 등이 있다. 생리적으로 골격근 내로 Ca^{2+}이 유입되도록 하는 약물과 t-tubule의 탈분극과 함께 sarcolemma를 통한

Ca^{2+}의 conductance에 작용하는 약물들은 악성고열증을 유발할 가능성이 있다.[2,3]

악성고열증 위기의 발현은 각성상태에서 정서적인 스트레스로 인하여 유발 될 수 있다고 하지만 확인된 것은 아니며, 심한 더위에서 과도한 운동, 감염, neuroleptic drugs, 소아에서 과도한 가온 등에 의하여 유발 될 수 있다.[132,133] Phosphodiesterase III inhibitor(예; enoximone)을 복용한 증례 보고도 있다.[2]

2) 악성고열증을 유발하지 않는 약물

악성고열증을 유발하지 않거나 흡입마취제의 유발 효과에 대항하는 대표적인 약물들은 정맥마취제와 비탈분극성 근이완제가 있다.[2]

정맥마취제: 동물실험 (예; pig)에서 thiopental은 halothane 단독 또는 succinylcholine과 함께 사용하거나 sevoflurane을 단독으로 사용할 때에 악성고열증의 발현을 지연시킨다.[2,3] 이러한 효과는 투여량에 비례하며 작용기전은 밝혀지지 않았다. Etomidate와 propofol은 동물실험에서 thiopental과 같은 효과를 얻을 수 없으므로 사람에서 악성고열증 과민성 환자에게 안전한 적용을 확신 할 수 없다는 주장도 있다.[2,5]

비탈분극성 근이완제: d-tubocurarine은 악성고열증 과민성 돼지에서 succinylcholine에 의한 과도한 근강직으로부터 보호하는 효과가 있다고 하나 일부에서는 악성고열증 과민성 환자에서 금기라는 주장도 있다. 악성고열증 가족에서 흡입마취제와 succinylcholine을 피하기 위하여 curare를 투여하였으나 심각한 빈맥, 근강직과 함께 체온 상승이 나타난 증례보고가 있다. 위의 증례는 1970년대 심전도, 중심체온의 감시가 일반화 되지 않았을 시기의 증례로 마취유도 후 심박수 증가 또는 염증반응과 감염에 의한 상태와 감별이 어려웠기 때문에 확실한 증례는 아니라고 생각된다.[139]

대부분의 자료가 사람에서 얻은 자료가 아니라 동물 실험(돼지) 자료이지만 흡입마취제와 함께 비탈분극성 근이완제를 사용할 경우에 악성고열증 발현시간과 혈장 CK 농도에 대한 분석 자료를 통하여 비탈분극성 근이완제는 발현시간을 지연시키고 수술 후 CK 혈장 농도를 저하시킨다는 것을 알 수 있다. 최근 일부에서 비탈분극성 근이완제 (예; pancuronium, vecuronium, rocuronium, atracurium)을 사용한 후에 악성고열증이 발병하였다는 보고가 있다.[140] 그러나 이러한 증례들에서는 흡입마취제를 사용하였으며, 임상 증상과 가족력 및 검사소견 등에 따른 등급 분석(MH clinical grading scale), IVCT, 유전자 검사 등과 같은 확진을 할 수 있는 검사가 부족하여 다른 질환과 감별진단을 할 수 없으며 아직은 의심만 할 뿐이다.[139]

국소마취제의 통상적인 용량은 안전하다. 일부에서 악성고열증 유발 가능성에 대한 주장이 있으나 안전한 약물로 사용할 수 있다[141,142] 악성고열증 과민성이 있거나 의심되는 환자에서는 유발 약물들을 제외한 propofol과 같은 정맥마취제, nitrous oxide, xenon 등과 같은 흡입마취제, 아편유사제, dexmedetomidine 등과 비탈분극성 근이완제을 이용하여 마취를 하여야 할 것이다.[816,143-148] 지속적으로 다양한 인자들에 대한 분석을 진행하고 있지만 중요한 것은 지속적인 관심과 연구가 필요하다는 사실이다.

10. 악성고열증 과민성 진단을 위한 검사 방법

악성고열증 위기의 진단은 증상과 검사소견을 기준으로 하며, 악성고열증 과민성의 판별을 위한 표준 방법은 IVCT를 적용하고 있으며, 유전자 검사도 시행은 하고 있으나 아직 적용할 수 있는 확정된 기준은 없다.[149]

1) 임상 증상

악성고열증의 진단을 위한 증상으로는 a. 원인이 불분명한 빈맥, b. 저작근의 불충분한 이완 또는 강직, c, 급격하게 상승하는 체온(5분에 1℃ 상승), d, 호흡수 증가, e, 대사성 및 호흡성 산증, f. 산소소모량 증가 g. 말초 청색증 등이다. 검사소견으로는 a. $PaCO_2$가 100~200 mmHg까지 상승하고, b. 대사성과 호흡성 산증이 동반되어 나타나며 pH가 6.8~7.15 정도까지 저하될 수 있다. c. 혈중 Ca^{2+}과 K^+ 값이 상승하며, d. CK, lactic dehydrogenase(LDH)가 증가되고, e. rhabdomyolysis로 인하여 myoglobinuria가 나타난다.[87] 악성고열증 과민성을 가진 환자에서는 CK가 증가된다. 그러나 CK 증가는 악성고열증 환자 중에서 10% 이하에서 나타나므로 진단에 제한적인 도움이 될 뿐이다.[118-119]

미국마취과학회에서 1994년에 임상적으로 악성고열증의 위험도를 판단 할 수 있는 임상 소견과 검사결과를 이용한 임상등급표를 소개하였다. 임상등급표(표 17-4, 5)가 악성고열증에 대한 과민성 유무를 결정할 수 있는 지표가 될 수는 있으나 임상 증상이 확실하지 않다면 악성고열증 과민성을 예측하기에도 충분하지 않다.[41]

표 17-4. 악성고열증 여부를 판단하기 위한 임상 소견.

단 계	임상 소견	점 수
단계 I :	전신적인 근강직(저체온, 또는 전신흡입마취 직후의 떨림이	15
근강직	없을 때)	
	Succinylcholine 주입 직후 저작근강직	15
단계 II :	Succinylcholine 사용한 경우 creatine kinase>20.000 IU	15
근육 손상	Succinylcholine 사용 안한 경우 creatine kinase>10.000 IU	15
	주술기동안의 콜라색 소변	10
	소변내 myoglobin>60 μg/L	5
	혈청내 myoglobin>170 μg/L	5
	혈액/혈장/혈청 K+> 6mEq/L (신부전이 없을 때)	3
단계 III :	적절한 조절환기시 $PETCO_2$>55 mmHg	15
호흡성 산증	적절한 조절환기시 $PaCO_2$>60 mmHg	15
	자발호흡시 $PETCO_2$>60 mmHg	15
	자발호흡시 $PaCO_2$>65 mmHg	15
	부적절한 과이산화탄소증 (마취의사의 판단에 따름)	15
	부적절한 빈호흡	10
단계 IV :	체온의 부적절하고 급격한 상승 (마취의사의 판단에 따름)	15
체온상승	주술기에 체온의 부적절한 증가 >38.8℃(101.8℉)	10
	(마취의사의 판단에 따름)	
단계 V :	부적절한 동성빈맥	3
심장의 이상	심실성빈맥이나 심실세동	3
단계 VI :	1세대에 악성고열증 가족력*	15
가족력	1세대를 넘어선 악성고열증 가족력*	5
그 밖의	-8mEq/L 이하의 동맥염기과다	10
임상 소견†	동맥혈 pH<7.25	10
	Dantrolene 정주로 대사성, 호흡산증 등 MH 증후의 빠른 회복	5
	혈청 creatine kinase 증가외의 지침들과 악성고열증의 가족력	10
	휴식시 혈청 creatine kinase 상승 (악성고열증 가족력 환자)	10

* 이 지침은 악성고열증에 대한 과민성을 결정할 때만 사용되어야 함

† 다른 임상소견에 추가로 더해져야 함

한 단계에 두 가지 이상의 임상 소견이 있을 때는 한 가지만 선택.

Larash MG 등. Anesthesiology 1994;80:771-779에서 인용.

표 17-5. 임상소견에 따라 합산한 점수에 의한 악성고열증의 등급.

점수*	등급	가능성
0	1	거의 없음
3~9	2	매우 적음
10~19	3	적음
20~34	4	높음
35~49	5	매우 높음
50+	6	거의 확실

* 표 1의 단계별 점수를 합한 것

2) 근육생검 구축검사(in vitro contracture test, IVCT)

악성고열증 과민성을 진단하기 위한 검사방법중 "Gold standard"로 사용되는 방법은 caffeine과 halothane에 노출된 근육의 수축 반응을 확인하는 in vitro contracture test (IVCT) 이다. 현재 IVCT는 2개의 표준 기준을 가지고 있는데 유럽 악성고열증 그룹(European Malignant Hyperthermia Group, EMHG)은 신선한 근육(quadriceps muscle; vastus lateralis muscle)을 길이 2 cm, 두께 3 mm로 절취하여 Krebs solution 수조(예; 30 ml)에 고정하여 95% 산소와 5% CO_2 가스를 공급하면서 두 전극사이에 거치시키고 transducer와 연결하여 0.2 Hz, 1 ms의 자극을 하면서 안정을 유지한 다음 Caffeine 0.5, 1. 2, 3, 4, 8, 32 mmol/L에 노출시켰을 때 2.0 m M/L에서 0.2g 이상, halothane 0.5, 1, 2, 3, 4%에 노출시켜 2%에서 0.2 g 이상 수축반응이 있으면 양성이다. 수축반응은 약물에 노출된 3~4분 후에 나타나며 제거하면 5~7분에 회복된다.[150] MHAUS 표준에 따르면 caffeine-halothane contracture test에서 3% halothane에 10분 노출되면 0.5 g 수축이 증강되고, caffeine 2 mmol/L에서 0.3 g 이상 수축반응이 나타나거나, 4 mmol/L 이하에서 수축반응이 나타나거나, 2~32 mmol/L 의 농도에서 7% 이상의 수축력이 증가되면 양성이다. MHAUS가 정한 기준은 EMHG와 실험방법은 같으나 근육에서 수축반응이 발생하는 caffeine과 halothane 농도에 차이가 있다.[77,151]

검사를 시행하는 방법이나 결과를 해석하는 방법 등에서 두 기준이 대부분 유사하지만, 중요한 차이점은 악성고열증 과민성 여부를 판정하는 기준이다. 유럽 기준에서는 caffeine과 halothane 검사에서 모두 양성으로 나오면 악성고열증 과민성

(MHS) 환자로 판정하고, 두 검사에서 모두 음성일 때 악성고열증 과민성이 없는 정상(MHN)으로 판정하며 만일 둘 중 하나에서 양성이면 악성고열증 불확실(MHE)로 판정한다. 북미 기준에서는 halothane, caffeine 둘 중 하나에라도 양성 반응을 보이면 악성고열증 과민성으로 판정하며, 모두 음성일 때 악성고열증 과민성이 없는 정상으로 본다. 유럽 기준이 북미 기준에 비해 위양성이나 위음성률이 적을 수는 있지만 전체적으로는 비슷한 결과를 보이며, 유럽 기준은 민감도(sensitivity) 99%, 특이도(specificity) 94%, 북미 기준은 민감도 97%, 특이도 78%로 알려져 있다.[152-154]

EMHG protocol에 의하면 악성고열증 과민성 환자로 진단하려면 caffeine과 halothane 모두에서 비정상적인 반응이 있어야 한다. 나머지 10~15% 의심이 되는 환자는 caffeine과 halothane 중에서 어느 한쪽에서 양성반응인 경우이다. Caffeine과 halothane 양쪽 모두에서 정상 반응이면 악성고열증 과민성이 없는 환자라고 확인할 수 있다.[154,155]

IVCT 검사에서 의양성, 의음성은 절취한 근육의 신선도가 떨어지거나, 검사 중에 투여 약물의 변화, 검사에 사용하는 약물의 농도 유지에서 발생하는 오류 등으로 추측할 수 있다. 또는 유전자 변이가 다발성으로 나타나거나 변형된 유전자에 의하여 나타날 수도 있을 것으로 추측한다. 의음성이 의양성 보다 마취에 따른 악성고열증 위험이 더 높다. 이는 다발성 변이와 유전자 변화에 기인하였거나 검체인식의 실수 또는 기타 환경 조건에 의한 것으로 추측할 수 있을 것이다. 그러나 음성인 환자에서는 안전하게 악성 고열증 유발 마취약물을 사용할 수 있다.[156,157]

IVCT를 시행할 수 있는 적응증으로는 (1) 마취 중에 유발 마취제에 의하여 고열, 근육강직, 고혈압, 산증, rhabdomyolysis, 등과 같은 증상이 나타난 환자, (2) 유발 약물을 투여 한 후에 정도에 관계없이 저작근 강직이 나타난 환자, (3) 악성고열증 과민성 환자의 가족 등이 있다. "가족력이 있다."는 것은 악성고열증 위기를 경험한 환자의 가족 모두 구분 없이 IVCT를 실시하여야 한다. 악성고열증 위기로 사망한 가족을 포함하여 많은 가계 구성원으로 과거에 문제점 없이 마취에 노출된 경험이 있어도 포함되어야 한다.

IVCT는 침습적이며 비용부담도 있으며 소아에서는 적용하기 어렵다는 단점이 있다. 근육의 미성숙으로 10세 이하(20 kg 이하)에서는 시행할 수 없다.[62] 추가되는 문제점으로 환자가 근육 생검을 원하지 않을 뿐만 아니라, 각 검사실에 따른 정확도에 차이가 있다는 문제점이 있다. 악성고열증 과민성에 대하여 두 곳의 검사실에서 43명의 환자를 대상으로 한 결과에서 56%에서 차이가 있었다.[158,159]

IVCT의 적합한 대체 검사법으로

(1) Ca^{2+} release channel agonist인 4-chloro-m-cresol은 배양된 myotubules의 extracellular acidification을 자극한다.

(2) Caffeine 또는 4-chloro-m cresol은 B-lymphocyte에서 Ca^{2+}를 증가시킨다.

(3) Halothane으로 체취한 근육세포 배양에서 세포내 Ca^{2+} 증가를 유도하는 방법으로 IVCT에서 악성고열증 과민성, 의양성 및 음성인 환자에서 Ca^{2+} 증가의 차이로 판별하는 방법이다.[160]

(4) Caffeine을 근육내 주입하면 국소에 이산화탄소 분압이 증가된다.

등의 방법이 도움이 될 수 있을 것으로 추측된다.[151-156]

IVCT와 다른 검사방법으로 일본에서 시행하고 있는 skinned fiber contracture test 또는 유발약물로서 4-chloro-m-cresole[161,162] 또는 ryanodine 을 이용한 수축검사들이 시행되고 있으나 실제 임상에 적용하기 전에 많은 조사와 분석이 필요하다. Skinned fiber contracture test는 IVCT보다 sensitivity가 낮다.[163,164]

3) 유전자 검사(Molecular genetic test)

검사과정이 복잡하고 침습적인 IVCT를 대신하여 악성고열증 과민성 여부를 진단하기 위한 유전자 검사는 1990년대 RYR-1 유전자 변이에 의해 악성고열증 과민성이 유전된다는 사실이 밝혀지면서 활발하게 연구되고 있다. 악성고열증 과민성과 연관이 있는 RYR-1 유전자 변이는 IVCT에서 양성반응을 보인 사람의 50~80%에서, 중심핵질환을 가진 대부분의 사람에서 발견된다. 유전자 변이의 대부분은 단독 염기 변화이지만, 삭제나 절단도 보고되고 있다. 현재 100여개 이상의 유전자 변이가 악성고열증 과민성과 연관이 있는 것으로 보고되어 있다.[165-167]

악성고열증 과민성과 관련이 있는 RYR-1 유전자 변이가 계속해서 발견되면서 유전자 검사를 통해 비침습적으로 악성고열증 과민성을 확인할 수 있을 것이라고 기대하고 있으나 아직은 해결해야 할 많은 과제들을 가지고 있어 임상 적용에는 한계가 있다. 특히 악성고열증이 이질적인 유전 질환(heterogenous genetic disorder)으로 IVCT를 통해 악성고열증 과민성이 확인된 모든 사람에서 RYR-1 유전자 변이가 존재하지 않을 수 있으며, 또한 전혀 다른 악성고열증 유발 유전자 변이 부위가 있을 것이라고 추측하고 있다.[156)]

EMHG의 RYR-1 유전자 변이를 이용한 악성고열증 과민성 진단지침에 따르면 먼저 IVCT를 통해 악성고열증 과민성을 확인하고 이후 RYR-1 유전자 변이를 탐색한다. RYR-1 유전자 변이가 발견되면 유전자 검사를 통하여 동일한 유전자 변이를 가진 가계 구성원은 IVCT를 시행하지 않고 악성고열증 과민성을 가진 것으로 진단할 수 있다. 그러나 동일한 RYR-1 유전자 변이가 발견되지 않은 가계구성원의 과민성 진단을 위해서는 IVCT를 시행하여야 한다. 이 지침에 따라 유전자 검사를 시행하는 경우 과민성의 예측 정도는 50~80%까지 다양하다.[156)]

국내에서는 김 등이[28)] 경험한 악성고열증 환자에서 RYR-1 G7304A변이를 확인하고 160여명의 가계 구성원 추적검사를 통하여 30명에서 변이를 확인하여 보고한 것이 악성고열증 과민성 진단을 위한 유전자 검사법을 활용한 첫 보고이며, 이후 이 가계에 속한 2명의 구성원의 마취 전 상담에서 과민성 판별을 위한 자료로 활용한 사례가 있다.[29)]

EMHG 에서는 악성고열증 과민성 진단에 IVCT와 유전자 검사 모두를 새로운 지침으로 수용하고 있다.[168)] 그러나 유전자 검사의 제한성으로 아직은 IVCT를 대체하지 못하고 있다.[6,9)] 악성고열증 과민성의 진단에 Gold standard는 IVCT이지만 임상 점수 등급표(clinical grading scale test), 유전자 검사 등이 서로 보완하며 적용되고 있다.[153-156)]

11. 악성고열증의 치료

악성고열증 위기가 발생하면 환자의 생명을 보존하기 위하여 즉각적이고 적극적인 치료가 필요하다. 악성고열증의 치료 단계를 요약하면 다음과 같다.

(1) 악성고열증을 의심할 수 있는 증상들이 나타나면 신속하게 동맥혈 가스분석과 전해질 검사, CK와 LDH 등 효소 검사를 실시하면서 흡입마취제와 succinylcholine의 투여를 중단한다. 마취기계에 잔류 흡입마취제의 영향을 제거하기 위하여 마취기계 전체 또는 이산화탄소 가스 흡수제를 포함한 전체 호흡회로를 교체하거나 charcol filter를 이용하여 마취회로내의 잔류 마취가스 농도를 최대한 낮게 유지한다.[169-171]

(2) 잔류 마취가스 제거와 산소공급을 위하여 신선가스 류량을 증가시킨다.(flushing), 분당 10 L 이상의 100% 산소로 과호흡을 시행하면서 도움을 청한다.[171,175]

(1)과 (2)의 과정에서 마취 회로 특히 흡기회로에 신선가스량이 증가되면 양에 비례하여 마취가스 농도는 저하될 것이다. 또한 마취가스의 plastic/gas, rubber/gas patition coeffcients의 영향을 감안하여야 한며 halothane>isoflurane>sevoflurane>desflurane 순서이다. 신선가스 10 L/min로 20분 간 마취회로를 세척하였을 경우 desflurane은 99.9%, sevoflurane은 99.7%, halothane은 99% 감소한다. 마취기계를 새것으로 교환 또는 호흡회로에 charcol filter를 거치하는 것도 마취가스 제거에 효과적이다.[7,17] 결국은 마취회로에서 흡입마취제 농도를 저하시킬 수 있는 중요한 인자는 ① 마취기계 내의 흡입마취제 농도, ② 마취기계 형태, ③ 신선가스류량 등으로 마취기계 회로 내의 마취제 농도를 최대한 저하시켜 재호흡 예방과 이산화탄소 농도를 저하시킬 수 있도록 하는 것이다. 높은 신선가스 유량을 낮추게 된다면 “rebound effect”가 초래될 수 있다.[171]

(3) Dantrolene sodium 2.5 mg/kg을 초기 용량으로 5~10분마다 증상이 사라질 때까지 정맥주사하고 총량 10 mg/kg까지 계속하여 임상증상이 호전될 때까지 투여하며, dantrolene sodium 총투여량 10 mg/kg/day(30 mg/kg)이 투여되어도 임상 증상이 호전되지 않으면 악성고열증에 대한 감별진단이 필요하다. 혈중 치료 농도는 3 μg/㎖이며 2.5 ㎎/kg를 정맥주입하면 7시간 유지할 수 있으며 반감기는 10시간으로 천천히 저하된다.[173]

Dantrolene은 악성고열증을 치료하는 약제로 임상에서 사용되는 제품은 20 mg의 dantrolene과 3 g의 mannitol, sodium hydroxide의 혼합물로 pH 9.5이다. 증류수 60 ml에 녹여 정맥주사하는데 결정체로 되어 있어 가온 (주의, 39℃보다 낮게)을 하면 잘 녹지만 대개 수분 이상 소요되며, 오렌지색이 되면 곧 환자에게 투여한다.[105]

보관은 빛을 차단하여야 하며 용액은 6시간이내 사용하여야 하며, 일시보관은 15~30℃에서 한다. 주입은 빠른 속도로 하며 천천히 주입한다면 dantrolene을 투여한 사지 정맥로에는 정맥염(phlebitis), 혈전증(thrombosis) 등이 유발될 수 있다.[174) 단점으로는 유효기간이 짧으며, 증류수에 쉽게 녹지 않는다는 것이다. 산모에서는 신생아의 허약, 과도한 출혈을 동반하는 자궁 무력증(uterine atony)의 위험이 있으므로 악성고열증이 확실한 경우에만 사용하여야 한다.[174)]

(4) 전신적으로 냉각치료법을 적용한다. 특히 큰 혈관이 피부와 가까이 위치하는 부위(예; 사타구니, 액와, 목 등)에 얼음주머니를 이용하거나, 냉각수(얼음+물)로 위세척을 통하여 체온 상승을 최소화 하는 조치를 취하고, 체온이 38.5℃ 정도로 저하되면 냉각치료를 중단한다.[1-3)]

(5) 혈액가스 분석 결과에 따라 sodium bicarbonate를 투여하여 계속적으로 대사성 산증을 교정한다.[1-3)]

(6) 심각한 부정맥의 원인이 되는 과칼륨혈증의 진단과 치료를 한다. 부정맥 치료를 위하여 칼슘통로차단제를 dantrolene과 함께 투여하면 과칼륨혈증이 나타날 수 있으므로 칼슘통로차단제는 사용하지 않는다.[1-3)]

(7) 즉각적이고 적극적인 치료 후에 혈액가스, 전해질 및 CK, 혈액과 뇨의 myoglobin 등을 정기적으로 측정하면서 교정을 한다. 또한 6~12시간 간격으로 혈액응고상태를 점검한다.[5,6)]

(8) 신장 손상 또는 급성 세뇨관 괴사 등을 예방하기 위하여 필요하면 mannitol, furosemide 및 수액 투여 등을 통하여 소변량을 2 ml/kg/h로 유지한다.[9-10)]

(9) 악성고열증의 임상 증상이 호전되면 중환자실에서 최소한 24~48시간 이상 재발현에 대한 철저한 감시를 한다. 악성고열증 증상의 호전이 느리거나 지속된다면 1 mg/kg의 dantrolene sodim을 4~8시간 간격으로 투여한다.[170)]

악성고열증의 치료는 team을 이루어 접근하는 것이 치료의 속도와 효과를 증진시킬 수 있다. Team 구성원은 마취통증의학과 의사를 비롯하여 집도하는 외과의사, 마취간호사, 수술간호사(scrub, circulating nurse)와 기타 수술실에서 근무하는 인원을 말하며, 각각 분담된 역할을 신속 정확하게 수행할 수 있도록 지속적인 교육과 실습이 필요하다. 또한 치료에 필요한 기구와 약물들을 정리 보관하여 발생 즉시 치료에

사용할 수 있도록 하여야 한다.(표 17-6)[170,171]

악성고열증 환자가 1차 또는 2차 병원에서 발생하여 약품 및 장비와 시설이 구비된 상위급 병원으로 이송시킬 경우에 어떠한 처치와 관리가 필요한가?

우선 의원과 1, 2차 병원 단위에서는 수술을 시작하기 전에 신경질환, 근골격계 질환 및 마취와 관련된 사고 등 환자 병력과 가족력을 확인하고, 의심스러운 환자에서는 적절한 마취 방법과 기계를 사용할 수 있도록 준비하여야 한다. 악성고열증이 의심스럽다면 조기 진단과 함께 빠른 처치를 할 수 있도록 dantrolene을 비롯한 약품과 장비가 구비되어 있어야 한다.[175]

표 17-6. 악성고열증 치료를 위한 응급 구비약품들

Dantrolene 36 vials
5% dextrose dolution
50% dextrose solution
Antiarrythmics
Calcium chloride
calcium gluconate
Sodium bicarbonate
insulin
diuretics ; furosemide 등
Ice
water for injection
(심폐소생술에 필요한 약물과 함께 준비되어야 한다.)

악성고열증 환자의 치료에서 dantrolene 투여와 부정맥, 산증의 교정 및 체온 저하를 위한 치료와 합병증 예방을 위하여 상위급 병원으로 이송하는 것을 중요한 처치과정으로 인식하고 준비되어야 할 것이다. 악성고열증 환자와 같은 중환자의 병원간 또는 병실에서 중환자실로 이동은 보다 나은 결과를 얻기 위한 처치로서 우선적으로 환자에게 정확한 진단, 적합한 치료와 함께 이동 중에도 적합한 감시가 함께 이루어져야 한다. 환자의 이동에 앞서 dantrolene 투여는 시작되어야 하고, 이동 중에도 안정을 유지할 수 있어야 하며, 병원 상호간의 정보교환과 준비상태를 확인하고 dantrolene을 필요에 따라 추가 투여할 수 있어야 한다. 이동을 관리하는

구성원들과 이송을 받는 병원은 악성고열증 환자 관리를 위한 인적자원뿐만 아니라 장비와 약품이 준비되어 있어야하고 항상 확인과 점검이 실시되어야 한다.[176)]

12. 악성고열증 관리와 미래

1) 악성고열증 과민성의 평가 및 마취관리

악성고열증 과민성 여부를 평가하는 데는 과거력, 가족력, 이학적 검사 등이 이용될 수 있는데 환자 또는 보호자와 면담을 통하여 얻을 수 있는 가족력이 중요하다. 악성고열증에 대한 과민성 여부를 평가하는 방법으로 IVCT 외에 caffeine이나 halothane을 근육에 미세투석 주입하여 국소적 산-염기 변화를 관찰하는 방법, 백혈구에 존재하는 악성고열증 관련 돌연변이를 추적하는 방법, 핵자기공명장치 등이 시도되고 있으나 임상적 효용은 확인되지 못한 상태이다.

가족이나 가까운 친척 중에 악성고열증으로 의심되는 증상을 보였거나 악성고열증 과민성을 가진 것으로 판정을 받은 경우 IVCT나 유전자 검사를 통하여 악성고열증 과민성 여부에 대해 평가를 받아야 한다. 이러한 환자에서 악성고열증 과민성 여부에 대해 평가가 어려운 경우는 악성고열증 과민성을 가진 것으로 생각하고 마취 관리를 시행하여야 한다.

악성고열증 과민성을 가진 환자에서 전신 마취를 시행할 때는 dantrolene이 준비되어 있어도 모든 할로겐화 흡입마취제와 succinylcholine을 사용하여서는 안되며, 마취제는 정맥마취제 (예; propofol, barbiturate, etomidate, benzidoazepine, ketamine 등), 아편유사제 (예; fentanyl, remifentanil 등), nitrous oxide, 국소마취제 등을 사용한다.[1-3)] 수술 중에 근이완이 필요하다면 비탈분극성 근이완제 (예; rocuronium, cisatracurium 등)를 사용한다. 해당 수술실은 흡입마취제에서 완전한 격리가 유지되어야 한다. 마취기계는 100% 산소로 flushing하면서 일회용 circuit, 수동 및 기계호흡기의 호흡낭을 모두 교체하며, 신선가스 공급관 등도 모두 새 것으로 교체한다. 마취 기계도 세척하여 잔류 할로겐화 흡입마취제를 완전하게 제거하여야 하며, 호흡회로는 일회용이 아니면 고압증기멸균소독(autoclave)을 권장하며, 마취기계내에 잔류 약물이 전혀 없도록 준비한다.[5,6)] 마취 중에는 중심체온, 호기말 이산화탄소 분압

(capnography), 혈압, 혈액가스, CK, myoglobin 등을 감시하며 즉시 dantrolene을 사용할 수 있도록 준비한다. 악성고열증 과민성 환자를 마취하게 된다면 회복 후에도 24시간 이상 감시를 하여야 한다.[9-10]

악성고열증 치료제인 dantrolene은 마취제로 할로겐화 흡입마취제와 응급수술 또는 기도유지와 후두 경련의 치료 목적 등으로 succinylcholine을 극히 드물게 5~10% 범위내에서 사용하더라도 항상 즉시 사용할 수 있도록 준비를 하여야 한다.[177] 그렇지 못하다면 악성고열증의 급격한 진행과 함께 치료의 지연으로 사망에 이르게 할 수 있다.

2) 악성고열증 환자와 가족에 대한 관리(consultation and counseling)

악성고열증 환자의 가족들에서도 악성고열증 과민성 환자와 같이 시행한다. 악성고열증 환자의 가족들도 반드시 과민성과 근골격계 질환 등에 대하여 전문가 분석을 받을 수 있어야 한다.

(1) 각 환자와 가족의 병력, fatigue, muscle cramp, dark urine, 마취에 노출된 후의 합병증 등에 평가

(2) 가족들에 대한 마취와 관련된 합병증, 다른 가족 구성원들에서 악성고열증 발병 유무 확인. 부모 중에 한쪽에서 악성고열증 검사를 하여 양성으로 과민성이 의심된다면 다른 쪽 부모가 정상이더라도 자손에게 유전되어 예측하지 못한 악성고열증이 발병할 수 있다.[62]

(3) CK, 다른 근육 효소, myoglobin, NMR spetroscopy 의 측정

(4) 유발 약물을 사용한 마취에서 고열, muscle cramp, 혈압상승, 산증, rhabdomyolysis, 저작근 강직 등이 발생하였거나 가족 중에서 확실하게 악성고열증 발생 병력이 있다면 IVCT와 RYR-1 유전자, dihydropyridine 수용체 유전자 변이에 대한 검사를 한다.[1-3]

(5) 가족 중에서 열(heat) 또는 운동(exercise)과 관련되어 rhabdomyolysis 발생 병력을 확인하여야 한다. 이러한 경우에도 악성고열증 과민성 환자와 같은 마취 관리를 한다. 미국에서는 악성고열증 과민성 환자에서는 군입대를 위하여 heat-tolerance test를 받아야 한다고 하였다.[178]

(6) 마취 전에 악성고열증의 예방을 목적으로 dantrolene 투여는 효과가 없으므로 사용하지 않는다.

(7) 악성고열증 과민성 환자 또는 의심되는 환자의 마취 관리에서 호기말 이산화탄소, 심전도, 체온 등 감시 장비를 거치하고 마취 기계에서 잔류 마취가스가 없도록 준비한다.

(8) 악성고열증 과민성은 유전 질환이지만 환자에게 다른 이상이 동반되어 생활에 어려움이 있는 것이 아니며, 일생동안 반드시 악성고열증이 발생하여 치명적인 손상을 받게되는 것도 아니므로 환자와 가족에게 정확한 설명과 주의사항을 이해시키고 숙지시켜 만일 마취에 노출될 경우에 마취통증의학과 의사에게 병력 또는 가족력을 이야기 하여 마취방법의 선택과 처치과정에서 준비와 정확한 판단을 할 수 있도록 하는 것이 중요하다.

마취통증의학과 의사는 악성고열증 관리와 치료에 대한 반복된 교육과 실습으로 두려움을 주는 높은 사망률의 증후군에서 잘 조절되고 치료될 수 있는 질환으로 의식전환이 되도록 하여야 할 것이다. 국내에서도 악성고열증 과민성을 가진 가족이 보고되고 있으므로 아직 확인되지 않은 환자와 가족의 발견과 마취 관리에 유의하여야 할 것이다.[4,28,29)]

국내의 80% 이상의 마취통증의학과 의사들이 IVCT의 필요성은 인지하고 있으나 침습적이고 근육의 생검을 위한 마취를 하여야 하는 위험과 경제적인 부담이 있다. 또한 IVCT 검사 시설의 유지와 경비부담과 함께 과연 악성고열증이 의심되는 환자와 보호자가 근육생검을 권유하면 수용할 것인가 하는 문제점이 있다.[179)] 국가 또는 학회 차원에서 악성고열증 과민성을 확인하기 위한 검사를 할 수 있도록 지원과 함께 마취통증의학과 의사는 조기에 환자를 인지하고 치료할 수 있도록 연구와 교육을 지속하여야 한다.

3) 악성고열증 환자에 대한 관리

악성고열증은 드물고 치명적인 질환으로 임상연구가 어려우므로 환자가 발생하여도 진단과 치료에 많은 어려움이 있다. 국내에서도 학술단체 또는 연구재단 등에서 관리의 주관단체가 되어 악성고열증에 대하여 국민에게 홍보를 할 뿐만 아니라, 악성고열증 과민성을 예측할 수 있는 IVCT 검사와 RYR-1 유전자 검사를 의심이 되는 모든 환자와 가족에서 통상적으로 실시 할 수 있게 하고, 환자 등록과 발생 보고 체계를 유지하고, dantrolene을 모든 병원에서 응급의약품으로 준비를 할 수 있게 되고, 환자를 적절한 감시와 함께 조기에 진단하고 치료하게 된다면 합병증 예방뿐만 아니라 이후 환자와 가족을 악성고열증에서 보호할 수 있을 것으로 생각된다.

참고문헌

1. 대한신경근연구회 : 임상마취를 위한 신경근 약리학. 2nd ed. 여문각. 서울, 2011
2. Hopkins PM. Malignant hyperthermia: pharmacology of triggering. Br J Anaesth 2011; 107: 48-56.
3. Wappler F. Malignant hypertheмia. Eur J Anaesthesiol 2001;18: 632-52
4. 양홍석, 박숙희, 김대영, 서병태 : 국내에서 보고된 악성고열증에 대한 분석. 대한마취과학회지 1999; 37: 105-12
5. Hopkins PM. Malignant hyperthermia: advances in clinical management and diagnosis. Br J Anaesth 2000; 85: 118-28.
6. Finsterer J. Current concepts in malignant hyperthermia. J Clin Neuromuscul Dis 2002; 4: 64-74.
7. Kim TW, Nemergut ME. Preparation of modern anesthesia workstations for malignant hyperthermia-susceptible patients: a review of past and present practice. Anesthesiology 2011; 114: 205-12.
8. Rosero EB, Adesanya AO, Timaran CH, Joshi GP. Trends and outcomes of malignant hyperthermia in the United States, 2000 to 2005. Anesthesiology. 2009; 110: 89-94.
9. Rosenberg H, Davis M, James D, Pollock N, Stowell K. Malignant hyperthermia. Orphanet J Rare Dis 2007; 2: 21.
10. Zhou J, Allen PD, Pessah IN, Naguib M. Malignant Hyperthermia. In: Anesthesia 7th ed. Edited by Miller RD: New York, Churchill Livingstone 2010, pp 1181-95.
11. Stratman RC, Flynn JD, Hatton KW. : Malignant hyperthermia: a pharmacogenetic disorder. Orthopedics 2009; 32: 835.
12. Strazia KP, Fox AW : Malignant hyperthermia: a review of published cases. Anesth Analg 1993; 77: 297-304.
13. Hoenemann CW, Halene-Holtgraeve TB, Booke M, Hinder F, Daudel F, Reich A, et al : Delayed onset of malignant hyperthermia in desflurane anesthesia. Anesth Analg 2003; 96: 165-7.
14. Brewer GE. Heat-stroke as a post-operative complication. JAMA 1900; 35: 1685.
15. Moschcowitz AV. Postoperative heatstroke. Surg Gynecol Obstet 1916; 23: 443-51.
16. Brown C. Hyperpyrexia and anaesthesia. Br Med J 1954; 2: 1526-7
17. Bali C. Unravelling the mystery of malignant hyperthermia. Anesth Intensive Care 2007; 35(suppl 1): 26-31.
18. Harrison GG, Isaacs H. : Malignant hyperthermia. an historical vignette. Anaesthesia. 1992; 47: 54-6.
19. Denborough MA, Lovell RRH. Anaesthetic deaths in a family. Lancet 1960; 2: 45.
20. Denborough MA, Forster JFA, Lovell RRH, Maplestone PA, Villiers JD. Anaesthetic deaths in a family. Br J Anaesth 1962; 34: 395.
21. Ellis FR, Clarke IM, Modgill M, Currie S, Harriman DG. : Evaluation of creatinine phosphokinase in screening patients for malignant hyperpyrexia. Br Med J 1975; 3: 511-3.

22. Malandrini A, Orrico A, Gaudiano C, Gambelli S, Galli L, Berti G, et al : Muscle biopsy and in vitro contracture test in subjects with idiopathic HyperCKemia. Anesthesiology 2008; 109: 625-8.
23. Britt B. Recent advances in malignant hyperthermia. Anesth Analg 1972; 51: 841-8.
24. Relton JES, Britt BA, Steward DJ. Malignant hyperthermia. Br J Aanesth 1973; 45: 269-75.
25. Ellis FR, Harriman DGF, Keaney NP, Kyei-Mensah K, Tyrrell JH.Halothane- induced muscle contracture as a cause of hyperpyrexia. Br J Anaesth 1971; 43: 721-2.
26. The European Malignant Hyperpyrexia Group. A protocol for the investigation of malignant hyperpyrexia (MH) susceptibility. Br J Anaesth 1984; 56: 1267-9.
27. Larach MG. North American Malignant Hyperthermia Group. Standardization of the caffeine halothane muscle contracture test. Anesth Analg 1989; 69: 511-5.
28. Kim DC Kim DS : Identification of G7304A mutation in the ryanodine receptor type 1 gene in a patient with malignant hyperthermia and an extended pedigree study in a Korean malignant hyperthermia family. Korean J Anesthesiol 2003; 44: 56-64.
29. Lee JW Yi JS, Lee JR, Kim DC. Anesthetic experience for patients with malignant hyperthermia susceptibility determined by molecular genetic test -A report of 2 cases-. Korean J Anesthesiol 2009; 57: 387-91.
30. Loke J, MacLennan DH. Malignant hyperthermia and central core disease: disorders of Ca^{2+} release channels. Am J Med 1998; 104: 470−86.
31. Abraham RB, Adnet P, Glauber V, et al. Malignant hyperthermia. Postgrad Med J 1998; 74: 11−7.
32. Hogan K. The anesthetic myopathies and malignant hyperthermias. Curr Opin Neurol 1998; 11: 469−76.
33. Hogan K. The anesthetic myopathies and malignant hyperthermias. Curr Opin Neurol 1998; 11: 469-76.
34. Psujek M, Bartosik-Psujek H, Wojczal J. Pathogenesis and clinical aspects of malignant hyperpyrexia (MH). Ann Univ Mariae Curie Sklodowska 1996; 51: 241−5.
35. Robinson R, Carpenter D, Shaw MA, Halsall J, Hopkins P. : Mutations in RYR1 in malignant hyperthermia and central core disease.Hum Mutat 2006; 27: 977-89.
36. Wappler F. Malignant hyperthermia. Eur J Anesthesiol 2001; 18: 632−52.
37. Carr AS, Cunliffe M, McLeod ME, Britt BA : Incidence of malignant hyperthermia reactions in 2214 patients undergoing muscle bipsy. Can J Anaesth 1995; 42: 281-6
38. Iaizzo PA, Kehler CA, Carr RJ, et al. Prior hypothermia attenuates malignant hyperthermia in susceptible swine. Anesth Analg 1996; 82: 803−9.
39. Rosero EB, Adesanya AO, Timaran CH, Joshi GP. : Trends and outcomes of malignant hyperthermia in the United States, 2000 to 2005. Anesthesiology 2009; 110: 89-94.
40. Denborough M. Malignant hyperthermia. Lancet 1998; 352: 1131−6.
41. Larach MG, Gronert GA, Allen GC, Brandom BW, Lehman EB. : Clinical presentation, treatment, and complications of malignant hyperthermia in North America from 1987 to 2006. Anesth Analg 2010; 110: 498-507.
42. Dulhunty AF, Beard NA, Pouliquin P, Kimura T : Novel regulators of RyR Ca^{2+} release channels: insight into molecular changes in genetically-linked myopathies. J Muscle Res Cell Motil 2006; 27: 351-65.
43. MacLennan DH, Phillips MS. Malignant hyperthermia. Science 1992; 256: 789-94.

44. Vilven J, Coronado R. Opening of dihydropyridine calcium channels in skeletal muscle membranes by inositol trisphosphate. Nature 1988; 336: 587-9.
45. Berridge MJ. Inositol trisphosphate and calcium signalling. Nature 1993; 361: 315-25.
46. Combettes L, Champeil P. Calcium and inositol 1,4,5-trisphosphate-induced Ca^{2+} release. Science 1994; 265: 813-5.
47. McPherson PS, Campbell KP. The ryanodine receptor/Ca2+ release channel. J Biol Chem 1993; 268: 13765-8.
48. Coronado R, Morrissette J, Sukhareva M, Vaughan DM. Structure and function of ryanodine receptors. Am J Physiol 1994; 266: C1485-C1504.
49. Fill M, Coronado R, Mickelson JR, Vilven J, Ma JJ, Jacobson BA, et al. Abnormal
50. Nelson TE, Lin M, Volpe P. Evidence for intraluminal Ca++ regulatory site defect in sarcoplasmic reticulum rom malignant hyperthermia pig muscle. J Pharmacol Exp Ther 1991; 256: 645-9.
51. Nelson TE. Abnormality in calcium release from skeletal sarcoplasmic reticulum of pigs susceptible to malignant hyperthermia. J Clin Invest 1983; 72: 862-70.
52. Ball RA, Annis CL, Topel DG, Christian LL. Clinical and laboratory diagnosis of porcine stress syndrome. Vet Med Small Anim Clin 1973; 68: 1156-9.
53. Denborough MA, Forster JFA, Lovell RRH, Maplestone PA, Villiers JD. Anaesthetic deaths in a family. Br J Anaesth 1962; 34: 395.
54 Beggs AE, McCann JQ, Powers JM : Delayed-onset malignant hyperthermia in association with rocuronium use. Am J Health-Syst Pharm 2012; 69: 1128-34
55. Nelson TE : malignant hyperthermia a pharmacogenetic disease of Ca++ regulating proteins. Curr Mol Med 2002; 2: 347-69
56. O'Sullivan GH, McIntosh JM, Heffron JJ. : Abnormal uptake and release of Ca^{2+} ions from human malignant hyperthermia-susceptible sarcoplasmic reticulum. iochem Pharmacol 2001; 61: 1479-85.
57. Carrier L, Villaz M, Dupont Y. : Abnormal rapid Ca2+ release from sarcoplasmic reticulum of malignant hyperthermia susceptible pigs. Biochim Biophys Acta 1991; 1064: 175-83.
58. Briskey EJ: Etiological status and associated studies of pale, soft, exudative porcine musculature. Adv Food Res 1964; 13: 89-178.
59. The European Malignant Hyperpyrexia Group. A protocol for the investigation of malignant hyperpyrexia (MH) susceptibility. Br J Anaesth 1984; 56: 1267-9.
60. Häggendal J, Jönsson L, Carlsten J. : The role of sympathetic activity in initiating malignant hyperthermia. Acta Anaesthesiol Scand 1990; 34: 677-82.
61. Larach MG. North American Malignant Hyperthermia Group. Standardization of the caffeine halothane muscle contracture test. Anesth Analg 1989; 69: 511-5.
62. Pollock N, Langton EE, Stowell KM, Bulger TF. Safety of exposure of malignant hyperthermia non-susceptible patients and their relatives to anaesthetic triggering agents. Anaesth Intensive Care 2011; 39 :887-94.
63. Robinson R, Carpenter D, Shaw MA, Halsall J, Hopkins P. : Mutations in RYR1 in malignant hyperthermia and central core disease. Hum Mutat 2006; 27: 977-89.
64. Brandom BW : Genetics of malignant hyperthermia. Scientific World Journal 2006; 6: 1722-30.
65. Balshaw D, Gao L, Meissner G. Luminal loop of the ryanodinereceptor: a pore-forming segment? Proc Natl Acad Sci USA 1999; 96: 3345−7.
66. Sambuughin N, McWilliams S, de-Bantel A, et al. Single-aminoacid deletion in the

ryanodine-receptor 1 gene, associated with malignant hyperthermia susceptibility and unusual contraction phenotype. Am J Hum Genet 2001; 69: 204−8.

67. McCarthy TV, Quane KA, Lynch PJ. Ryanodine receptor mutations in malignant hyperthermia and central core disease. Hum Mutat 2000; 15: 410−7.
68. Robinson RL, Curran JL, Ellis FR, et al. Multiple interacting gene products may influence susceptibility to malignant hyperthermia. Ann Hum Genet 2000; 64: 307−20.
69. Robinson RL, Hopkins PM. A breakthrough in the genetic diagnosis of malignant hyperthermia. Br J Anaesth 2001; 86: 166−8.
70. Lynch PJ, Krivosic-Horber R, Reyford H, Monnier N, Quane K, Adnet P, et al : Identification of heterozygous and homozygous individuals with the novel RYR1 mutation Cys35Arg in a large kindred. Anesthesiology 1997; 86: 620-6.
71. McCarthy TV, Healy JMS, Heffron JJA, et al. Localisation of the malignant hyperthermia susceptibility locus to human chromosome 19q12−13.2. Nature 1990; 343: 562−4.
72. Ball SP, Johnson KJ : The gentics of malignant hyperthermia. J Med Genet 1993; 30: 89-93.
73. Stewart SL, Hogan K, Rosenberg H, et al. Identification of the Arg1086His mutation in the alpha subunit of the voltage-dependent calcium channel (CACNA1S) in a North American family
74. Lehmann-Horn F, Klingler W, Jurkat-Rott K. : Nonanesthetic malignant hyperthermia. Anesthesiology 2011; 115: 915-7.
75. Vennemann MM, Bajanowski T, Brinkmann B, Jorch G, Sauerland C, Mitchell EA, et al : Sleep environment risk factors for sudden infant death syndrome: the German Sudden Infant Death Syndrome Study. Pediatrics 2009; 123: 1162-70.
76. Kleemann WJ, Schlaud M, Poets CF, Rothämel T, Tröger HD. : Hyperthermia in sudden infant death. Int J Legal Med 1996; 109: 139-42.
77. Jurkat-Rott K, McCarthy T, Lehmann-Horn F. Genetics and pathogenesis of malignant hyperthermia. Muscle Nerve 2000; 23: 4−17.
78. Karan SM, Crowl F, Muldoon SM. Malignant hyperthermia masked by capnographic monitoring. Anesth Analg 1994; 78: 590-2.
79. Baudendistel L, Goudsouzian NG, Cote CJ, Strafford M. End-tidal CO2 monitoring: Its use in the diagnosis and management of malignant hyperthermia. Anaesthesia 1984; 39: 1000-3. with malignant hyperthermia. Clin Genet 2001; 59: 178−84.
80. Poddranski T, Bouillon T, Schumacher PM, Tagichi A, Sessler DI, Kurz A : Compartmental pharmacokinetics of dantrolene in adults: do ,malignant hyperthermia association dosing guidelines work? Anesth Analg 2005; 101: 1695-9.
81. Ali SZ, Taguchi A, Rosenberg H. : Malignant hyperthermia. Best Pract Res Clin Anaesthesiol 2003; 17: 519-33.
82. Burkman JM, Posner KL, Domino KB. : Analysis of the clinical variables associated with recrudescence after malignant hyperthermia reactions. Anesthesiology 2007; 106: 901-6.
83 Schutte JK, Becker S, Burmester S, Starosse A, lenz D, Kroner L, et al : Comparison of the therapeuric effectiveness of a dantrolene sodium solution and a vovel nanocrystalline suspension of dantrolene sodium in malignant hyperthermia normal and susceptible pig Eur J Anaesthesiol 2011; 28: 256-64
84. Aldrete JA, : Adverces in the diagnosis and treatment of malignant hyperthermia. Acta Anaesthesiol Scand 1981; 25: 477-83.

85. Zhao F, Li P, Louis CF, et al. Dantrolene inhibition of ryanodine-receptor Ca2+ release channels. Molecular mechanism and isoform selectivity. J Biol Chem 2001; 276: 13810-6.
86. Kolb ME, Horme ML, Martz R : Dantrolene in human malignant hyperthermia. Anesthesiology 1982; 56: 254-62.
87. Yacoub OF, Morrow DH : Malignant hyperthermia and ECT. Am J Paychiarty 1986; 143: 1027-9
88. Rosenberg H, Davis M, James D, Pollock N, Stowell K. Malignant hyperthermia. Orphanet J Rare Dis 2007; 2: 21.
89. Pile JC : Evaluating postoperative fever: a focused aspproach. Cleveland Clinic Journal of Medicine 2006; 73: S62-6.
90. Chiharu N, Lenhardt R. Fever during anesthesia. Best Pract Res Clin Anesthesiol 2003; 17: 499-517.
91. Rosenberg H, Grant M : Ascending tonic-clonic syndrome secondary to intrathecal Omnipaque. J Clin Anesth 2004; 16: 299-300.
92. McAllen KJ, Schwartz DR : Adverse drug reactions resulting in hyperthermia in the intensive care unit. Crit Care Med 2010; 38: S244-52.
93. Chan TC, Evans SD, Clark RF : Drug-induced hyperthermia. Crit Care Clin 1997; 13: 785-808.
94. Perry PJ, Willborn CA : Serotonin syndrome vs neuroleptic malignant syndrome: a contrast of causes, diagnoses, and management. Ann Clin Psychiatry 2012; 24: 55-62.
95. Sternbach H. The serotonin syndrome. Am J Psychiatry 1991; 148: 705-13.
96. Larach MG, Rosenberg H, Gronert GA, Allen GC: Hyperkalemic cardiac arrest during anesthesia in infants and children with occult myopathies. Clinical Pediatrics 1997; 36: 9-16.
97. Strazis KP, Fox AW. : Malignant hyperthermia: a review of published cases. Anesth Analg 1993; 77: 297-304.
98. Ranklev E, Henriksson KG, Fletcher R, Germundsson K, Oldfors A, Kalimo H. : Clinical and muscle biopsy findings in malignant hyperthermia susceptibility. Acta Neurol Scand 1986; 74: 452-9.
99. Littleford JA, Patel LR, Bose D, Cameron CB, McKillop C. : Masseter muscle spasm in children: implications of continuing the triggering anesthetic. Anesth Analg.1991; 72: 151-60.
100. Rosenberg H, Shutack JG : Variants of malignant hyperthermia. special problems for the paediatric anaesthesiologist. Paediatr Anaesth 1996; 6: 87-93
101. Bandschapp O, Girard T. : Malignant hyperthermia. Swiss Med Wkly 2012; 142:w13652.
102. Rosenberg H, Fletcher JE. : Masseter muscle rigidity and malignant hyperthermia susceptibility. Anesth Analg 1986; 65: 161-4.
103. Flewellen EH, Nelson TE. : Masseter spasm induced by succinylcholine in children: contracture testing for malignant hyperthermia: report of six cases. Can Anaesth Soc J 1982; 29: 42-9.
104. Hannallah RS, Kaplan RF : jaw relaxation after a halothane/ssune suence in children. Anesthesiology 1994; 81: 99-103.
105. Lerman J : Perioperative management of the paediatric patient with coexisting neuromuscular disease. Br J Anaesth 2011; 107: 179-89.
106. Wu S, Ibarra MC, Malicdan MC, Murayama K, Ichihara Y, Kikuchi H, et al. Central core disease is due to RYR1 mutations in more than 90% of patients. Brain 2006; 129: 1470-80.
107. Robinson R, Carpenter D, Shaw MA, Halsall J, Hopkins P. : Mutations in RYR1 in malignant hyperthermia and central core disease. Hum Mutat 2006 27: 977-89.

108. Monnier N, Romero NB, Lerale J, Landrieu P, Nivoche Y, Fardeau M, et al : Familial and sporadic forms of central core disease are associated with mutations in the C-terminal domain of the skeletal muscle ryanodine receptor. Hum Mol Genet 2001; 10: 2581-92.
109. Shuaib A, Paasuke RT, Brownell AKW : Central core disease: clinical feature in 13 patients. Medicine 1987; 66: 389-96.
110. Lynch PJ, Tong J, Lehane M, Mallet A, Giblin L, Heffron JJ, et al : A mutatio in the transmembrane/luminal domain of the ryanodine receptor is associated with abnormal Ca^{2+} release channel function and severe central core disease. Proc Natl Acad Sci U S A. 1999; 96: 4164-9.
111. Dulhunty AF, Beard NA, Pouliquin P, Kimura T : Novel regulators of RyR Ca^{2+} release channels: insight into molecular changes in genetically-linked myopathies. J Muscle Res Cell Motil 2006; 27: 351-65.
112. Jungbluth H. : Multi-minicore Disease. Orphanet J Rare Dis 2007; 2: 31.
113. Benca J, Hogan K : Malignant hyperthermia, coexisting disorders, and enzymopathies: risks and management options. Anesth Analg 2009; 109: 1049-53.
114. Issacs H, Badenhorst ME : Dominantly inharited malignant hyperthermia(MH) in the King-denborough syndrome. Muscle Nerve 1992; 15: 740-2.
115. Rosenberg H : Clinical presentation of malignant hyperthermia. Br J Anaesth 1988; 60: 268-73.
116. Hopkins PM, Ellis FR, Halsall PJ : Hypermetabolism in arthroglyposis multiple congenita. Anesthesia 1991; 46: 374-5.
117. Weglinski MR, Wedel DJ, Engel AG. : Malignant hyperthermia testing in patients with persistently increased serum creatine kinase levels. Anesth Analg 1997 84: 1038-41.
118. Capasso M, De Angelis MV, Di Muzio A, Scarciolla O, Pace M, Stuppia L, et al : Familial idiopathic hyper-CK-emia: an underrecognized condition. Muscle Nerve 2006; 33: 760-5.
119. Britt BA, Endrenyi L, Peters PL, Kwong FH, Kadijevic L. : Screening of malignant hyperthermia susceptible families by creatine phosphokinase measurement and other clinical investigations. Can Anaesth Soc J 1976; 23: 263-84.
120. McPherson E, Taylor CA Jr. : The genetics of malignant hyperthermia: evidence for heterogeneity. Am J Med Genet 1982 11: 273-85.
121. Ellis FR, Clarke IM, Modgill M, Currie S, Harriman DG. : Evaluation of creatinine phosphokinase in screening patients for malignant hyperpyrexia. Br Med J 1975; 3: 511-3.
122. Malandrini A, Orrico A, Gaudiano C, Gambelli S, Galli L, Berti G, et al : Muscle biopsy and in vitro contracture test in subjects with idiopathic HyperCKemia.
123. Afifi AK. : Idiopathic hyperCKemia revisited. J Child Neurol 1998 13: 251-2.
124. Ryan AM, Matthews E, Hanna MG : Skeletal-muscle channelopathies: periodic paralysis and nondystrophic myotonias. Curr Opin Neurol 2007; 20: 558-63. Anesthesiology 2008; 109: 625-8.
125. Jurkat-Rott K, Lerche H, Lehmann-Horn F. : Skeletal muscle channelopathies. J Neurol 2002; 249: 1493-502.
126. Gurnaney H, Brown A, Litman RS : Malignant hyperthemia and muscular dystropies. Anesth Analg 2009; 109: 1043-8.
127. Parness J, Bandschapp O, Girard T. : The myotonias and susceptibility to malignant hyperthermia. Anesth Analg 2009 109: 1054-64.
128. Nelson TE, Sweo T. Ca2+ uptake and Ca2+ release by skeletal muscle sarcoplasmic reticulum. Anesthesiology 1988; 69: 571-7.

129. Salazar ML, Eiland LS. : Intrathecal baclofen withdrawal resembling serotonin syndrome in an adolescent boy with cerebral palsy. Pediatr Emerg Care 2008; 24: 691-3.
130. Ellis FR, Halsall PJ, Harriman DG. : Malignant hyperpyrexia and sudden infant death syndrome. Br J Anaesth 1988; 60: 28-30.
131. Burke S, HananiMThe actions of hyperthermia on the autonomic nervous system: central and peripheral mechanisms and clinical implications. Auton Neurosci 2012; 168: 4-13.
132. Vennemann MM, Bajanowski T, Brinkmann B, Jorch G, Sauerland C, Mitchell EA, et al : Sleep environment risk factors for sudden infant death syndrome: the German Sudden Infant Death Syndrome Study. Pediatrics 2009; 123: 1162-70.
133. Kleemann WJ, Schlaud M, Poets CF, Rothämel T, Tröger HD. : Hyperthermia in sudden infant death. Int J Legal Med 1996; 109: 139-42.
134. Vennemann MM, Bajanowski T, Brinkmann B, Jorch G, Yücesan K, Sauerland C, et al : Does breastfeeding reduce the risk of sudden infant death syndrome? Pediatrics 2009; 123: e406-10.
135. Seeler DC, McDonell WN, Basrur PK. : Halothane and halothane/succinylcholine induced malignant hyperthermia (porcine stress syndrome) in a population of Ontario boars. Can J Comp Med 1983; 47: 284-90.
136. Britt BA, Endrenyi L, Frodis W, Scott E, Kalow W. : Comparison of effects of several inhalation anaesthetics on caffeine-induced contractures of normal and malignant hyperthermic skeletal muscle. Can Anaesth Soc J 1980; 27: 12-5.
137. Baur CP, Klingler W, Jurkat-Rott K, Froeba G, Schoch E, Marx T, et al : Xenon does not induce contracture in human malignant hyperthermia muscle. Br J Anaesth 2000; 85: 712-6.
138. Migita T, Mukaida K, Kobayashi M, Hamada H, Kawamoto M. : The severity of sevoflurane-induced malignant hyperthermia. Acta Anaesthesiol Scand 2012; 56: 351-6.
139. Albrecht A, Wedel DJ, Gronert GA. : Masseter muscle rigidity and nondepolarizing neuromuscular blocking agents. Mayo Clin Proc 1997; 72: 329-32.
140. Beggs AE, McCann JQ, Powers JM. : Delayed-onset malignant hyperthermia in association with rocuronium use. Am J Health Syst Pharm 2012; 69: 1128-34.
141. Murray C, Sasaki SS, Berg D : Local anesthesia and malignant hyperthermia: review of the literature and recommendations for the dermatologic surgeon. Dermatol Surg 1999; 25: 626-30.
142. Haas DA. : An update on local anesthetics in dentistry. J Can Dent Assoc 2002; 68: 546-51.
143. Froeba G, Marx T, Pazhur J, Baur C, Baeder S, Calzia E, et al : Xenon does not trigger malignant hyperthermia in susceptible swine. Anesthesiology 1999; 91 : 1047-52.
144. McKenzie AJ, Couchman KG, Pollock N. : Propofol is a 'safe' anaesthetic agent in malignant hyperthermia susceptible patients. Anaesth Intensive Care 1992; 20: 165-8.
145. Krivosic-Horber R, Reyfort H, Becq MC, Adnet P. : Effect of propofol on the malignant hyperthermia susceptible pig model. Br J Anaesth 1989; 62: 691-3.
146. Dershwitz M, Sréter FA, Ryan JF. : Ketamine does not trigger malignant hyperthermia in susceptible swine. Anesth Analg 1989; 69: 501-3.
147. Harrison GG. : Propofol in malignant hyperthermia. Lancet 1991; 337: 503.
148. Dewhirst E, Naguib A, Tobias JD : Dexmedetomidine as part of balanced anesthesia care in children with malignant hyperthermia risk and egg allergy. J paediatr Pharmacol Ther 2011; 16: 113-7.
149. Urwyler A, Deufel T, McCarthy T, West S, European Malignant Hyperthermia Group: guidelines

for molecular genetic detection of susceptibility to malignant hyperthermia. Br J Anaesth 2001; 86: 283-7.

150. Kalow W, Sharer S, Britt B.Pharmacogenetics of caffeine and caffeine-halothane contractures in biopsies of human skeletal muscle. Pharmacogenetics 1991; 1: 126-35.

151. MacKenzie AE, Allen G, Lahey D, Crossan ML, Nolan K, Mettler G,et al : A comparison of the caffeine halothane muscle contracture test with the molecular genetic diagnosis of malignant hyperthermia. Anesthesiology 1991; 75: 4-8.

152. Larach MG. Standardization of the caffeine halothane muscle contracture test. North American Malignant Hyperthermia Group. Anesth Analg 1989; 69: 511-5.

153. Larach MG, Landis JR, Bunn JS, Diaz M. Prediction of malignant hyperthermia susceptibility in low-risk subjects. An epidemiologic investigation of caffeine halothane contracture responses. The North American Malignant Hyperthermia Registry. Anesthesiology 1992; 76: 16-27.

154. Allen GC, Larach MG, Kunselman AR. The sensitivity and specificity of the caffeine-halothane contracture test: a report from the North American Malignant Hyperthermia Registry. The North American Malignant Hyperthermia Registry of MHAUS. Anesthesiology 1998; 88: 579-88.

155. Ording H, Brancadoro V, Cozzolino S, Ellis FR, Glauber V, Gonano EF, et al. In vitro contracture test for diagnosis of malignant hyperthermia following the protocol of the European MH Group: Results of testing patients surviving fulminant MH and unrelated low-risk subjects. The European Malignant Hyperthermia Group. Acta Anaesthesiol Scand 1997; 41: 955-66.

156. Brown RL, Pollock AN, Couchman KG, Hodges M, Waaka R, Lynch P, et al. A novel ryanodine receptor mutation and genotype-phenotype correlation in a large malignant hyperthermia New Zealand Maori pedigree. Hum Mol Genet 2000; 9: 1515-24.

157. Robinson RL, Anetseder MJ, Brancadoro V, van Broekhoven C, Carsana A, Censier K, et al. Recent advances in the diagnosis of malignant hyperthermia susceptibility: how confident can we be of genetic testing? Eur J Hum Genet 2003; 11: 342-8.

158. Girard T, Treves S, Voronkov E, Siegemund M, Urwyler A. Molecular genetic testing for malignant hyperthermia susceptibility. Anesthesiology 2004; 100: 1076-80.

159. Rueffert H, Olthoff D, Deutrich C, Meinecke CD, Froster UG: Mutation screening in the ryanodine receptor 1 gene (RYR1) in patients susceptible to malignant hyperthermia who show definite IVCT results: Identification of three novel mutations. Acta Anaesthesiol Scand 2002; 46: 692-8.

160. Girard T, Litman RS. Molecular genetic testing to diagnose malignant hyperthermia susceptibility. J Clin Anesth 2008; 20: 161-3.

161. Baur CP, Bellon L, Felleiter P, Fiege M, Fricker R, Glahn K, et al : A multicenter study of 4-chloro-m-cresol for diagnosing malignant hyperthermia susceptibility. Anesth Analg 2000; 90: 200-5.

162. Gilly H, Musat I, Fricker R, Bittner RE, Steinbereithner K, Kress HG. : Classification of malignant hyperthermia-equivocal patie

163. Maehara Y, Mukaida K, Hiyama E, Morio M, Kawamoto M, Yuge O. : Genetic analysis with calcium-induced calcium release test in Japanese malignant hyperthermia susceptible (MHS) families. Hiroshima J Med Sci 1999; 48: 9-15.

164. Adnet P, Börtlein ML, Tavernier B, Nivoche Y, Etchrivi T, Krivosic-Horber R, et al : [Caffeine skinned fiber tension test: application to the diagnosis of susceptibility to malignant hyperthermia]. Ann Fr Anesth Reanim 1999; 18: 624-30.

165. McCarthy TV, Healy JM, Heffron JJ, Lehane M, Deufel T, Lehmann-Horn F, et al. Localization of the malignant hyperthermia susceptibility locus to human chromosome 19q12-13.2. Nature 1990; 343: 562-4.
166. MacLennan DH, Duff C, Zorzato F, Fujii J, Phillips M, Korneluk RG, et al. Ryanodine receptor gene is a candidate for predisposition to malignant hyperthermia. Nature 1990; 343: 559-61.
167. Gillard EF, Otsu K, Fujii J et al. A substitution of cysteine for arginine 614 in the ryanodine receptor is potentially causative of human malignant hyperthermia.
169. Johns CD, Stoudt RS, Scholtis MP, Gavel T. : Malignant hyperthermia: a crisis response plan. OR Manager 2012; 28: 18-21.
170. Malignant Hyperthermia Association of United States. Emergency therapy for malignant hyperthermia. Available at: http//medical.mhaus.org/Pubdata/PDFS /treatmentposter.pdf. Accessed May 24. 2008
171. Kim TW, Nemergut ME : Preparation of mordern anesthesia workstations for malignant hyperthermia-susceptible patients. Anesthesiology 2011; 114: 205-12
172. Hopkins PM. : Recrudescence of malignant hyperthermia. Anesthesiology 2007; 106: 893-4.
173. Burkman JM, Posner KL, Domino KB. : Analysis of the clinical variables associated with recrudescence after malignant hyperthermia reactions. Anesthesiology 2007; 106: 901-6.
174. Brandom BW, Larach MG, Chen MS, Young MC. : Complications associated with the administration of dantrolene 1987 to 2006: a report from the North American Malignant Hyperthermia Registry of the Malignant Hyperthermia Association of the United States. Anesth Analg 2011; 112: 1115-23.
175. Gurunluoglu R, Swanson JA, Haeck PC; ASPS Patient Safety Committee. : Evidence-based patient safety advisory: malignant hyperthermia. Plast Reconstr Surg 2009; 124(4 Suppl): 68S-81S.
176. Larach MG, Dirksen SJ, Belani KG, Brandom BW, Metz KM, Policastro MA, et al ;Special article: creation of a guide for the transfer of care of the malignant hyperthermia patient from ambulatory surgery centers to receiving hospital facilities. Anesth Analg 2012; 114: 94-100.
177. Dexter F, Epstein RH, Wachtel RE, Rosenberg H : Estimate of the relative risk of succinylcholine for triggering malignant hyperthermia. Anesth Analg 2013; 116: 118-22.
178. Hirshey Dirksen SJ, Larach MG, Rosenberg H, Brandom BW, Parness J, et al : Specia article: future directions in malignant hyperthermia research and patient care. Anesth Analg 2011; 113: 1108-19.
179. 최윤지 、양홍석 、김하정 、이윤경 、최우종 、노영진 : 악성고열증 진단을 위하여 caffeine and halothane contracture test가 가능한 센터 설립을 위한 사전 설문 조사. Anesth Pain Med 2011; 6: 372-9.

| 제18장 |

합병증(Complications)

정형외과 수술과 관련된 합병증은 감염, 출혈, 약물에 대한 이상반응, 지방, 공기와 혈전에 의한 색전증과 외과적 손상 등 수술에 따른 문제들과 마취관리에 따른 문제점들이 있다. 모든 가능성 있는 수술과 마취에 관련된 문제들은 각각 전문서적에 상세히 기록되어 있다. 이 장에서는 국소마취와 정형외과 수술과 관련된 색전현상의 위험도와 마취과적 합병증이 초래될 수 있는 외과와 내과적 문제에 대한 분석과 치료에 대하여 기술하고자 한다.

1. 부위마취의 합병증(Complication of Regional Anesthesia)

1) 위험관리(Risk Management)

부위마취에 따른 합병증은 투여되는 약제의 독성과 알러지, 주사바늘과 카테터의 잘못된 거치에 따른 조직손상 (예; pneumothorax)등이 있다. 약제와 수기에 따라 정상적으로 나타나는 생리적 변화에 의한 부작용과 합병증을 구분하는 것은 중요하다. 척수마취에 따른 저혈압은 부작용이다. 그러나 국소마취제를 경막외 마취 용량을 사고로 지주막하에 투여하여 전척추마취를 초래하게 되는 경우는 합병증이다. 수술수기, 체위 또는 환자 상태에 따라서 부위마취의 합병증으로 나타날 수 있다. 수술 후 마취통증의학과 의사의 방문과 환자 분석을 통해 수술 후에 발생되는 모든 합병증을 적절히 평가하게 된다. 마취통증의학과 의사는 어려운 수술 후

발생되는 변화를 분석하고 치료하는 모든 과정에서 확실한 위치를 확보할 수 있다.(표 18-1)

표 18-1. 부위마취와 관련된 합병증과 예방법

수술전인자들
환자선택
마취수기와 약물의 선택
환자의 과거병력의 파악
부작용과 합병증에 대한 인지정도
수술중인자들
적절한 감시
심폐소생술과 관련된 약물과 기구의 준비상태
수술후인자들
적절한 시기에 수술후 상태에 대한 점검
조기 진단과 치료를 위하여 여러 전공분야의 복합적인 접근

흔히 법의학적인 문제로 부위마취와 관련된 주요한 합병증의 과대평가된 위험부담으로 부위마취를 피하고 전신마취를 선택하게 된다. 법적인 소송을 두려워하거나 부위마취 수기가 미숙한 마취통증의학과 의사는 전신마취의 위험부담을 가볍게 생각하는 반면에 부위마취의 드물고 거의 문제가 되지 않은 사항에 대하여 술전 마취 선택 기준에 중점을 두어 전신마취를 선택하도록 설득한다. 많은 환자에서 부분마취에 의한 신경차단으로 보호될 수 있는 부분보다 척수마취와 관련된 위험이 일반적으로 훨씬 크게 느낀다. 그러나 정형외과 환자에게 적용되는 부위마취로 얻을 수 있는 출혈의 감소,[1] 혈색전증의 위험저하[2], 수술후 통증의 완화와 같은 장점들이 신경차단법을 선호하는 데에 설득력이 있다 (제 8, 9장 참조). 또한 부위마취의 중요한 위험부담이 과대평가되기도 한다. 전신마취와 비교하여 부위마취가 합병증의 빈도가 높지는 않다. 예를 들면 척수 마취와 미추 요추 등의 경막외 마취에서 안전성에 관한 조사에서 마취방법과 관련된 영구적인 신경학적 손상은 드물다.[3-7] 그러나 미국에서 마취통증의학과 의사들의 일반적인 개념으로는 부위마취가 전신마취보다 법적 소송이 재기되는 경우가 많다는 것이 보험회사의 조사에서 나타났다.[8]이러한 현상은 잘 이해가 되지 않은 부분이지만 많은 요인이 작용한다. 일반적으로 부위마

취의 선택이 적고, 외과환자의 비현실적인 기대감, 원인이 분명하지 않은 모든 수술 중의 마취과적 합병증, 건강한 환자에서 주요 신경학적 합병증에 대하여 잘 알고 있다는 것이다. 부위마취의 선택이 증가되는 것은 의사들이 부위마취의 장단점을 잘 이해하고 있으며, 마취를 시행함에 따른 불안감의 감소와 함께 더 큰 기대의식을 갖게 됨에 기인한다.

마취과적 위험이 있는 환자에 적절한 접근 방법은 무엇인가? 확실하게 전신마취와 부위마취의 여러가지 알려진 합병증은 과도한 것으로 법의학적 문제에서 마취통증의학과 의사를 단지 최소한의 보호를 할 뿐만 아니라 환자의 불안감을 증가시킨다. 권장되는 접근방법은 합리적으로 일반적인 위험에 대하여 환자에게 설명하여야 한다(많은 연구조사에서 1/1,000 이상의 빈도를 갖는 것에 대하여). 또한 마취전 진료의뢰의 중요한 목적은 마취관리에 대하여 확실하게 이해하여 결정할 수 있도록 환자에게 도움이 될 수 있도록 여러가지 방법의 장점을 잘 설명하여 주는 데에 있다. 그러나 실제 마취과정에서 최선의 마취방법 선택을 마취통증의학과 의사가 아닌 환자가 독자적으로 결정하기에는 너무 복잡하고 많은 설명이 필요하다. 마취통증의학과 의사의 책임은 마취관리에 필요한 지식에 기초를 두고 개개인의 환자를 분석과 평가를 하고 적절한 추천을 하는 것이다. 마지막으로 마취통증의학과 의사에게 친숙하고 안정된 전문성을 고려하여야 한다. 안전한 마취수기는 마취통증의학과 의사의 가장 안정된 방법의 하나이다.

합병증의 예방은 조기 진단과 치료를 통해 부위마취의 위험요인을 제거하는 것이 가장 중요하다. 수술전기간 동안에 환자 상태의 분석과 평가, 마취방법의 선택과 적절한 감시가 위험관리에 필요하다. 수술 중에는 까다로운 부위마취 수기, 세심한 감시와 관찰, 수술후 적절한 시기에 환자방문은 지연 발생되는 합병증의 조기 진단과 치료로 회복 가능하게 한다. 수술후 방문은 마취통증의학과 의사에게 요통, 뇨저류 등 드물게 나타나는 문제점을 확인 할 수 있다. 이러한 사소한 문제점들은 환자의 불안감과 여러가지 수술 후의 불편함에 따른 개인적인 반응에 초첨을 둘 수 있으며 더욱 마취관리에 대하여 이해를 하지 못하거나 나쁜 느낌을 갖게 될 수 있다.

2) 수술전 판단

수술전에 환자에 대한 분석 평가는 마취통증의학과 의사에게 적절한 마취방법의 선택과 수술전 환자준비를 할 수 있도록 한다. 이러한 준비는 전신 또는 부위마취 모두에서 적용된다. 그러나 이러한 것들은 다른 관점으로 또는 일상적인 마취방법에서 다소 변형된 부위마취로 환자의 안전과 외과 의사의 만족이 기본적인 것이다. 수술전 준비는 위험부담의 관리에도 중요하다. 술전방문은 신경차단의 합병증 발생 위험에 영향을 줄 수 있는 환자의 기질적, 약리학적, 정신과적 및 정서적으로 분석 평가하는 매우 중요한 과정이다. 드물게 부위마취가 금기인 경우를 접하게 된다. 또한 이러한 술전 방문은 환자와 의사의 관계를 개선 증진시킬 수 있다. 마취통증의학과 의사는 방문 중에 환자와 보호자의 신임을 얻도록 하는 것을 과소평가하지 말아야 한다. 이러한 관계는 위험관리에 주요 인자이다.

(1) 부위마취의 금기

일부에서 물리적, 정신과적 또는 정서적으로 부위마취에 적합하지 않은 경우가 있다 (표 18-2). 부위마취가 절대적으로 또는 상대적 금기인 경우가 있다. 이러한 경우는 마취과 의사의 열의와 경험에 따라서 마취범위와 유지에 차이가 있다.

① 절대적 금기

신경차단의 절대적 금기를 두가지 상황으로 생각할 수 있다. 첫째, 환자가 거부하는 경우이고, 둘째는 주사바늘을 삽입하는 부위에 감염이 된 경우이다. 세균의 오염을 피하는 것은 당연하다. 그러나 신경차단법이 환자의 강력한 거부를 당하게 된다면 대부분의 경우 법적인 문제를 고려하여야 한다. 만일 부위마취에서 환자의 장점과 안전을 지켜주는데에 실패한다면 적절한 전신 또는 부위마취를 시행하는데에 신중하여야 한다. 아직까지 전신마취보다 부위마취가 우수하고 안전하다는 확실한 증거는 없다.

표 18-2. 부위마취를 위한 수술 전 판단

절대적금기
환자의 거부
천자부위의 감염
상대적금기
진행성신경 질환(예; 다발경화증, multiple sclerosis)
심장판막 질환(aortic 또는 mitral valve stenosis에서중추신경축차단)
심한 또는 안정되지못한 정신과 질환
심한 정서불안
응고기전이상
저혈량증
폐혈증
영향을 줄 수 있는 상태
안정된 신경질환(예; 말초신경장애, 뇌혈관질환)
당뇨
약물복용(예; 항고혈압제제, 항혈소판제제)
심혈관계질환
안정된 정신과 질환과 정서장애

② 상대적 금기

상대적 금기는 특별한 환자에게 적용하였을 경우 절대적인 특성이 나타난다. 예를 들면 심한 대동맥판 협착증이 있는 환자에서 전신혈관저항을 떨어뜨리는 일회투여 척추마취(single-shot spinal anesthesia)는 심허혈 또는 급작스러운 교감신경계 차단으로 치명적일 수 있으므로 선택되지 않는다. 하지만 이러한 경우에도 신중하게 지속적인 척수마취가 전신마취보다 선호될 수 있다. 위험과 장점의 비율(risk/ benfgit ratio)을 조심스럽게 비교하여 개인적인 차이에 따라서 적용하여야 한다. 혈액응고에 이상이 있는 환자에서도 신중하여야 한다. 만일 전신마취도 같이 안전하다면 주사바늘에 의한 혈종의 위험으로 인하여 마취통증의학과 의사는 신경차단방법을 포기할 수도 있다.

(2) 부위마취에 영향을 주는 질환들

부위마취에 영향을 줄 수 있는 모든 질환과 약제는 술 전에 환자와 충분히 이야기하여 알아야 한다. 일부 특수한 경우에는 부위마취를 시행하는데 세심한 주위가 필요하다. 수술전에 부위마취에 영향을 줄 수 있는 질환과 약제에 대하여 기술하고자 한다.

① 신경질환

다발성 경화증(multiple sclcrosis) 또는 근위축성 측삭경화증(amyotrophic lateral sclerosis)과 같은 진행성 신경질환 환자에서 부위마취 또는 수술후에 새로운 신경병소가 나타날 수 있다. 이렇게 뒤이어 발생되는 증상은 수술조작, 체위, 마취 등의 결과에 의한 것인지 구분이 어렵다. 일반적으로 가장 안전하고 보호되는 방법은 부위마취를 피하는 것이다. 그러나 병발될 수 있는 기존 질환의 위험이 있어도 부위마취가 다른 여러가지 상태와 환자의 요구, 마취와 수술에 따른 신경학적 합병증에 대한 충분한 의논이 있었다면 환자의 병력지에 수술전 상태에 대하여 상세히 기술한 후 시행할 수 있다.

술전부터 있었으나 안정되게 유지되는 신경학적 병변, 뇌혈관질환 후에 나타난 편측마비성 운동결손(hemiparetic motor deficit), 당뇨에 따른 말초신경 병변 등은 적절하게 분석 평가가 될 수 있다면 신경차단법이 금기증은 아니다. 그러나 이러한 병변의 세심한 분석으로 원인을 알아야 한다. 예를 들면 편측대마비는 척추마취 금기증이 아니며 기존의 뇌혈관 병리에 대한 신경차단에 따른 예상된 교감신경차단으로 대뇌 관류압의 감시와 혈압저하에 대한 치료가 필요할 것이다. 이러한 이유로 부위마취 선택에 영향을 줄 수 있다. 즉 교감신경차단을 조절하고 피할 수 있으며 마취높이와 작용발현을 조절할 수 있는 지속적인 척수 또는 경막외마취가 일회투여방법보다 선호된다. 이러한 처치의 전문성은 처음부터 도전적인 것으로 예를 들면 의식이 있는 환자에서 뇌혈관의 관류압 변화를 감시할 수 있는 장점이 부위마취를 선택하는 경우 결정되어야 할 요인이다.

② 당뇨병

당뇨병은 미세혈관 질환을 동반하는 높은 혈당의 영향으로 신경조직에 병리학적 영향이 있다는 것은 잘 알려져 있다. 신경학적 증상은 마취시간과 일치하며 또는 회복시기에 발생할 수 있으며, 신경조직은 회복 중에 손상받기 쉽고 회복이 늦어진다. 이러한 요인들 때문에 당뇨환자 마취관리에서 수술실에서 신경손상 위험을 감소시키기 위한 특별한 주위가 필요하다. 수술대에서 체위를 취하는 것부터 중요하다 (제3장 참조). 신경차단과 척수마취에서 국소마취제와 epinephrine을 혼합하는 것은 장점과 합병증의 관계를 잘 고려하여야 한다. 혈관수축제의 혼합은 당뇨환자에서 미세혈관질환이 있을 경우 필요하지 않다. 그러나 epinephrine 사용과 신경학적 합병증의 관계를 증명하는 자료는 없으며, 합병증의 위험과 차단 효과를 증가시킴과 함께 혈관내 주입 문제를 현명하게 판단하여야 한다. 또 다른 당뇨환자에서 문제점은 말초신경차단의 확인에서 감각이상을 이용하는 것이다. 일부에서는 감각이상법의 사용은 말초신경 손상의 위험이 높으므로 주의가 필요하다고 주장한다.[9] 이러한 것은 당뇨환자에서 중요한 문제로 신경손상이 임상에서 문제가 되는 것으로 가능하다면 감각이상을 이용하는 것을 어렵게 한다. 다시 말하여 국소마취제의 신경내 주입과 주사바늘에 의한 손상을 피할 수 있다면 모든 신경차단을 적용하는 것은 안전하다고 말할 수 있다.

술전 검사와 병력조사에 따라서 마취과 의사는 적절한 마취방법과 약제 선택을 결정하여야 한다. 환자와 마취의 위험에 대한 상세한 설명과 의논이 필요하다. 예를 들면 뇌혈관 질환이 있는 환자에서 부위마취의 장점은 당뇨환자에서 저혈당의 증상을 의식이 있는 상태로 감시할 수 있는 것이 위험부담이 있지만 신경차단법을 선호하는 이유이다. 최근에는 부위마취에 초음파 장비를 적용하여 정확한 위치에 약물 주입하고 합병증의 예방과 조기발견을 을 가능하게 하였다.[10,11]

③ 약물치료

항혈소판 제제는 통증완화, 류마치스성 관절염, 정형외과 영역과 노인에서 뼈와 관절상태에 따른 치료를 위한 처방으로 많은 경우에서 자가투여를 하고 있다. 낮은 용량의 아스피린 투여는 흔한 내과 질환에서 예방을 목적으로 투여되어 거의 만병통치약처럼 되어있다. 비스테로이드 소염제(NSAID)의 효과는 비교적 짧고 하루 정도 지속되지만 아스피린의 항혈소판작용은 복용후 수주이상 지속된다. 중추신경축차단의 출혈성 합병증에 항혈소판 제제의 영향은 알려져 있지 않다. 그러나 일부에서는 이와같은 치료 병력이 있다면 bleeding time의 연장으로 혈종 형성의 위험이 있으므로 중추 신경축차단법은 금기라고 한다 [12](제6장 참조). 결론적으로 술전에 항혈소판 제제를 복용한 환자의 관리에 대한 논란점은 아직 해결되지 않았으며 많은 연구가 필요하다. 합병증이 드물지만 경막외 출혈이 저절로 발생하는 경우도 알려져 있기 때문에 많은 연구가 필요하다.[13)]

다른 흔한 처방들 중에서 특히 정형외과 환자의 마취관리에 영향을 줄 수 있다. 항고혈압제제 특히 이뇨제와 β-차단제는 epinephrine의 혈관내 주사에 따른 맥박수 증가를 억제할 것이나 혈압 상승은 차단하지 못한다. 위와 같은 예들은 부위마취를 선택할 경우 술전 평가의 중요성을 보여주는 것이다.

④ 감염

중추신경축차단에서 감염에 의한 신경학적 합병증은 매우 드물다. 균혈증이 있는 경우에는 위험도가 증가되므로 수술전에 확인하여야 한다. 경막외 또는 척수 감염에 따른 합병증의 원인으로 주사부위에 국소적 감염의 중요성은 밝혀지지 않았으나 매우 밀접한 관계가 있을 것이다.

⑤ 심혈관계

심혈관계 질환은 여러가지 방법의 마취수기 선택에 영향을 미친다. 판막질환이 있으면 심박출량의 제한성으로 중추신경축 차단은 금기이다. 특히 허혈성 심장질환, 노인 환자에서 매우 흔하다. 하지의 관절질환이 통증으로 운동을 할 수 없어 병력에 따른 허혈성 심장질환의 진단에 어려움이 있다. 이러한 질환을 가지고 있는 환자 평가에서 또 다른 문제점은 마취제와 상호작용으로 영향을 줄 수 있는 여러 가지 약제들로 치료를 받는 경우이다. 적절한 분석과 평가는 제1장 술전 분석평가에서 설명한 것과 같이 심실기능의 판단과 허혈의 위험을 침습 또는 비침습적 방법으로 검사할 수 있을 것이다.

⑥ 정신과적 질환

정신질환은 특히 현실의 왜곡(distortions of reality, psychoses)이 있다면 수술 승낙서를 쓸 수 있는 환자 능력을 방해한다. 이러한 경우에는 다른 의학적 요인을 기준으로 하여 부위마취가 적절할 수 있다. 그러나 환자가 의식이 있는 상태에서 가능한 가를 고려하여야 한다. 깊게 안정시키거나 전신마취와 함께 부위마취를 하는 것이 선호된다. 비슷하게 정서적으로 안정되지 못하거나 높은 불안감이 있는 경우에는 수술전에 확인하여야 한다. 이러한 환자에서는 움직일 수 없다는 것에 대한 두려움, 수술에 대한 조절할 수 없는 불안감 때문에 신경차단법의 선택은 효과적이지 않을 수 있다. 깊게 안정시키거나 얕은 전신마취는 일차마취방법인 신경차단법에 도움이 되지만 개개인 환자마다 맞게 선택하여야 한다. 부위마취에 따른 정신적인 반응은 심한 합병증과 유사하게 나타날 수 있다. 감별진단에서 전환반응(Convesion reaction)의 가능성을 고려하여야 하지만 기질적이고 치료가능한 원인을 먼저 판단하여 제외하는 것이 안전하다.

3) 수술중의 합병증

마취통증의학과 의사는 부위마와 관련된 문제들을 생각하여야 한다면 일차적으로 수술 중에 세심한 관찰이 필요하다. 수술 중에 마취과적인 문제점은 신경차단방법의 약리학적 조절, 환자 관리요인 등과 관계가 있다 (표 18-3).

표 18-3. 신경차단과 관련된 수술 중 문제점

차단수기에 따른 문제점
혈관내주입
혈종형성
차단에 의한 교감신경 차단
말초신경손상
기흉
카테터의 절단, 매듭 형성 및 말림
바늘의 부러짐
전척추마취
척수손상
약리학적문제점
과도한 안정(oversedation)
국소마취제의 독성
약물에 대한 알러지
잘못된 약물의 주입
환자처치에따른문제점
미약한 진정(undersedation)
환자의 보상반응 상실(decompensation)
적절한 감시의 미흡

환자의 질환과 상태, 수술수기와 관련되어 나타나는 문제들이 수술 중에 발현될 수 있다. 환자의 체위, 외과적 손상, 외과의사의 부탁으로 투여되는 약물, 상처소독이나 석고붕대의 적용 등 부수적 처치가 수술 후에 신경차단법에 따라서 합병증을 초래 할 수 있다.

(1) 신경차단법

부적절하거나 잘 못 처치된 신경차단법은 환자 상태를 악화시키는 급성 혈관 및 심혈관, 신경학적, 호흡기계의 변화를 초래하게 된다. 주사바늘 또는 지속적 카테터 방법과 관련된 기술적인 어려움도 있다.

(2) 심혈관계의 합병증

국소마취 독성: 정맥 또는 동맥 내 투여는 급성 국소마취제 독성반응의 원인이 되지만 반응은 서로 다르다. 동맥 내 투여는(경동맥 또는 척추동맥) 성상신경절 차단, 사각근간 차단 또는 경추부 교감신경차단 등의 시술에서 발생할 수 있다. 이러한 경우에는 중추신경계 독성 또는 경련 등이 최소 용량의 국소마취제로도 즉시 뇌에 도달하게 되어 유발하게 된다. 또한 적은 양의 국소마취제로 실어증(aphasia), 편측부전마비(hemiparesis)와 갑작스런 의식상실 등이 나타날 수 도 있다.[14] 일부 경우에서 척추 또는 경동맥에 직접 투여되어 발생되지만 상완, 대퇴동맥과 같이 머리와 목 부위에서 뇌혈류로 역행성 순환으로 나타나기도 한다. 이러한 합병증을 예방하려면 적은 용량을 조심스럽게 자주 흡인하면서 천천히 투여하는 것이다. 그러나 적은 양의 국소마취제로 독성반응을 유발할 수 있으므로 예방법이 항상 성공적인 것은 아니다. 마취통증의학과 의사는 머리와 목 주위에서 부위마취를 할 경우에는 합병증의 진단과 치료에 대한 준비를 반드시 확인하여야 한다.

국소마취제의 정맥내 투여는 동맥에 투여하는 경우보다 더 흔히 발생하며, 중추신경계 독성을 초래할 수 있는 양이 많아서 안전범위가 넓지만 이러한 합병증은 말초신경차단을 하면서 경막외 주사 또는 카테터 주입, 정맥국소마취(intravenons block, Bier block) 등을 통하여 발생될 수 있다. 주사기나 카테터를 통한 돌발적인 정맥내 투여는 자주 조심스런 흡인, 점차 증가하면서 국소마취제 투여, 정맥투여의 지표로서 epinephrine의 혼합 사용 등으로 조기 발견하여 예방할 수 있다. 국소마취제 투여와 함께 환자를 관찰하면 혀의 감각이 무디어 지면서 발음이 분명치 않아지거나, 어지러움을 호소하거나, 안면연축(facial twitching) 입주위의 얼얼한 느낌 등이 경련이 있기 전에 전구증상으로 나타난다. 즉시 투여를 중지하고, 심한 저산소증과 산증 등이 혈관 내 주사 후에 경련 등으로 초기에 발견할 수 있다.[15)]

국소마취제 독성에서 기본치료법은 응급처치에서와 비슷하다. 기도확보, 100% 산소공급, 충분한 혈압유지와 경련의 치료이다. 술전 금식이 되어있다면 기관내삽관 없이 마스크와 호흡낭에 의한 호흡관리로 충분할 것이다. 경련은 대부분 저절로 없어지며, barbiturate 또는 benzodiazepine으로 치료가 가능하다. 작용시간이 긴 항경련성 약제는 필요치 않으며, 경련 후 환자 평가가 어려워질 수 있다. Succinylcholine은 응급 기관내 삽관을 위하여 준비하여 둔다. 근육이완제를 투여하였다면 경련성 근육의 움직임을 중지시키지만 중추신경계의 산소소모량이 증가되는 경련 활동은 차단되지 않는 것을 기억하여야 한다. 국소마취제 독성으로 이차적 심혈관계 억제는 심근억제와 말초혈관 확장과 관계가 있다. 환자의 다리를 높이 올리면 심장 충만압이 증가되고 심박출량이 회복된다. 그러나 이러한 방법은 저혈압을 회복시키기에는 적절하지 못하므로 승압제를 투여하여야 한다. 많은 양의 국소마취제가 혈관내로 투여되었다면 모든 생리적 기능이 억제될 수 있다. 치료는 적극적으로 장시간 관찰 치료하여야 할 것이다.

Bupivacaine 독성은 치료하기가 힘든 심한 심혈관계 억제와 부정맥을 동반할 수 있다.[16-18)] 심장의 전기생리학적 연구에서 심장 활성전위, 탈분극의 빠른 반응기(depolarization의 rapid phase)의 억제와 회복기(recovery phase)를 연장시키기 때문이다.[19)] Guinea pig의 심장 유두근(papillary muscle)에서 bupivacaine과 lidocaine 모두 느린 칼슘통로(slow calcium channel)을 억제한다.[20)] 이 결과는 심실성 부정맥의 회구현상(reentry)의 결과에 의한 전도로(conducting pathway)의 편측성 차단(unidirectional blockade) 가능성을 나타내는 것이다. 원인이 무엇이든 bupivacaine독성의 치료는 적극적이고 지속적으로 하여야 한다. 흉부마사지와 반복된 심율동전환(cardiovarsion)이 필요하며, bretylium이 부정맥치료에서 lidocaine보다 효과적일 것이다.

정맥 부위 마취중에 사고로 지혈대가 풀려서 발생되는 국소마취제 독성의 치료는 지혈대의 정확한 조작, 약제에 대하여 잘 이해하고 선택하여 적절한 용량을 사용하여 피할 수 있다. 수기는 기도관리, 국소마취제 독성 치료 등 소생술에 숙련된 의사만이 시행할 수 있을 것이다.

부위마취의 높이와 심혈관계 영향(Cardiac Effects of High level Blockade) : 수술기간 중 신경차단에 따른 생리적인 효과와 같이 국소마취제는 직접, 간접적으로 심혈관계에 영향을 미치게 된다. 중추신경축 차단으로 교감신경계가 차단되는 높이와 환자의 신체상태에 따라서 다양하게 심혈관계에 영향을 미치게 된다. T4 또는 그 이상의 감각 소실은 거의 완벽한 교감신경계 차단을 초래하여 심한 저혈압과 대상성 빈맥을 유발한다. T2 이상이 차단되면 심장촉진신경이 차단되므로 서맥과 함께 혈액량, 혈관 긴장도, 심장 충만압 등이 정상반응을 잃어 버리게 된다. T8 이상 차단을 필요로 하는 정형외과 수술은 드물다.

마취높이는 국소마취제의 용량 조절과 지속적인 카테터를 통한 투여, 마취높이 조절을 위한 등장 또는 저장 용액의 선택 등으로 조절할 수 있다. 그러나 조심하여 중추신경차단을 하여도 때로는 혈역학적 변화를 초래할 수 있는 높이까지 올라갈 수 있어서 척수마취 중에 예기치 못한 심정지가 발생할 수 있다. 이는 심장의 대상부전으로 갑자기 예고없이 치명적인 손상을 초래할 수 있다.[21] 원인은 분명하지 않으나 가능한 인자로는 저산소증을 초래하는 호흡억제, 심혈관계 억제 등에 기인하는 것으로 생각된다. 적극적인 심폐소생술과함께 권장되는 과정에 따른 치료를 한다. 적절한 술 중 감시는 매우 중요한 예방법으로 치명적인 합병증을 조기 진단과 치료를 가능하게 하다.

혈종: 혈종 형성은 정형외과 환자에서 말초신경차단 후 흔히 발생되는 것으로 치명적이지는 않다. 혈관공급이 많은 목과 음낭 등과 같은 해부학적 위치에서 잘 발생한다. 작은 크기의 예리한 단면을 가진 주사바늘을 사용하여 표피의 혈종 형성의 위험을 저하시킬 수 있다.[22] 그러나 말초혈관의 벽이나 내강에 혈종 형성은 신경차단 중 근육 내 주입하는 결과로 발생한다. 이러한 드물게 발생하는 합병증 중에는 상완신경총 차단 후에 액와정맥의 정맥류에 의한 폐색이나 액와동맥을 막는 경우도 있다.[23] 이와 같은 경우는 수술 중에 인식하지 못하고 상완신경총 차단을 만족스럽게 유지하며, 혈관병변에 의한 수술 후에 순환 부전으로 나타난다. 부위마취에 따른 경막외, 척수 또는 두개내 혈종 위험은 매우 적으나, 발생된다면 매우 심각하다. 이러한 경우의 증상은 수술 후에 발견된다.

(3) 신경학적 합병증

신경학적 합병증은 부위마취에서는 비교적 드물다. 그러나 발생되면 심각한 법적 문제가 될 수 있다. 이러한 문제들은 대부분 수술 후에 발견된다. 그러나 예방과 초기 치료는 수술 중에 하는 것이 최선이다.

조심스런 수기가 말초신경손상을 막는데 중요한 요소이다. 신경위치 확인을 위한 감각이상이 증명되지는 않았으나 위험요인으로 남아있다. 그러나 큰 주사바늘, 예리한 바늘 끝, 신경내 국소마취제의 투여, 부적당한 약제 투여에 의한 직접 신경손상을 초래할 수 있는 원인들이다. 신경 차단된 팔이나 다리를 수술 중에 조심스럽게 체위를 취하는 것도 중요하며, 전신마취 후에도 신경 손상의 위험이 있다.[8,24-56]

국소마취제를 투여하는 동안 통증의 유무와 함께 시술 중에 정확한 감각이상의 적용은 수술 후 신경학적 증상의 원인을 규명할 때 도움이 된다. 지혈대의 압력과 착용기간, 수술대 위에서 환자의 체위, 위험한 곳에 적절한 지지대와 쿠션의 사용, 국소마취제의 투여기록 등은 마취기록으로 잘 보관하여야 한다.

(4) 호흡기 합병증

수술 중에 발생하는 호흡기 합병증은 안정제의 효과, 신경차단의 부작용(예; 사각근간 차단에 의한 횡격신경차단), 폐의 외상(예; 쇄골상차단에 의한 기흉), 높은 중추신경차단 등에 의하여 발생될 수 있다.

호흡억제(Respiratory depression): 부위마취 중에 과도한 안정제 투여는 기도관리 능력이 저하되는 호흡억제를 초래할 수 있다. 과이산화탄소 혈증, 저산소증 등으로 심장의 과민성(cardiac irritability) 증가, 혈압 상승, 뇌압 상승 등이 다른 여러 장기에 자극을 주는 원인이 된다.

과이산화탄소 혈증은 경련에 대한 역치를 낮추게 되어 국소마취제 독성의 위험을 증가시킨다. 적절한 안정의 정의는 환자와 외과 의사에 의하여 표현되는 불안감, 마취통증의학과 의사의 경험과 철학, 약에 대한 환자의 반응 정도에 따라서 차이가 있다.

안정정도와 효과에 대한 감시와 기도관리를 하지 않는다면 안정은 호흡기 합병증의 원인이 될 수 있다. 적절한 수술 중 감시는 심각한 합병증을 조기에 예방과 치료를 할 수 있게 한다.

기흉: 늑막과 해부학적으로 밀접한 관계가 있는 신경차단법에서 발생할 수 있는 합병증이다. 정형외과 영역에서는 성상신경절, 경추신경총, 쇄골상 차단, 사각근간 차단, 늑간신경 차단 등이 있다. 발생빈도는 차단수기와 함께 시술자의 숙련도와 관계가 있다. 수술 후에 흉부 x-ray 검사의 일상화는 기흉이 신경차단 후 6~12시간까지 발견되지 않으므로 증상이 없는 환자에서는 한계가 있다. 치료는 기흉의 정도에 따라서 차이가 있다. Moore는 20% 이하의 기흉은 흡인을 권장하며, 그 이상의 경우에는 흉관 삽입을 필요로 한다.[27,28]

기계적 호흡기능의 파괴: 부위마취도 호흡의 기계적인 장애로 호흡상태를 변화시킬 수 있다. 높은 중추신경축 차단으로 늑간근 운동차단은 호흡에 관련된 합병증 위험을 증가시키므로 주의하여야 한다.

하지수술을 하는 정형외과 환자에서는 높은 지각손실은 거의 필요하지 않으므로 차단높이의 조절이 필요하다. 횡격신경 차단은 상완신경총차단, 경추신경절과 경추교감신경차단 후에 흔한 부작용으로 일부 환자에서는 호흡부전의 원인이 된다. 사각근간 차단에서는 36~100%에서 동측 횡격신경 차단을 초래한다.[29] 이러한 합병증은 일반적으로 저절로 회복되지만, 사각근간차단 후 수년간 횡격신경마비가 지속되는 경우도 있다.[30]

양측을 차단하는 경우에는 양측의 횡격신경의 차단으로 양측 횡경막 마비를 초래하게 되므로 호흡기계에 문제가 있는 환자에서는 위험하므로 주의하여야 한다. 국소마취제의 양과 농도를 감소시키고, 약물의 주입 속도 조절과 위험 인자를 예상하여 합병증 발생을 저하시켜야 한다.

호흡기에 미치는 높은 척수 또는 전 경막외마취 효과는 매우 복잡하다. 흉추부 높이의 마취는 혈액가스, 일회호흡량, 최대흡기량에 영향이 없다. 그러나 최대환기량(maximum breathing capacity), 호기량(expiratory volume), 호기시 최대 기도내압 등이 감소되며, 환자가 기침할 수 있는 능력이 감소된다. 경추부 중간 높이의 감각과 운동 소실은 횡격신경 기능에 영향이 없다. 전척추마취에서 호흡억제는 호흡중추와 호흡운동신경에 대한 국소마취제에 의한 것이 아니고, 심박출량 감소에 따른 혈압저하에 의한 연수의 허혈로 초래되는 것이다. 국소마취제의 경막외 마취용량이 척수강 내 투여로 인하여 발생하는 전 척추마취는 조심스런 흡인과 적절한 test dose로 피할 수 있다. 전 교감신경계차단은 높은 척수 또는 경막외 마취와 함께 나타나며, 원하지 않는 기도 근육을 지배하는 부교감신경 긴장도가 증가되어 기관지경련을 초래할 수도 있다.

(5) 완전하지 못한 기구와 수기(faulty equipment & technique)

완전하지 못한 기구와 숙련도는 차단에 따른 합병증의 원인이 될 수 있다. 주사바늘을 통하여 경막외 또는 척수강 카테터 제거를 시도한다면 카테터가 절단될 수 있으며, 경막외 및 척수강 내에 남게 된다. 최근 상품화된 카테터는 안정된 물질로서 경막외강에 남아있더라도 손상의 원인이 되지 않는다. 환자에게 카테터의 일부가 남아 있다는 것을 알려준 후에 외과적 수술로 제거하는 것은 권장되지는 않는다. 때로는 카테터가 피부 바로 아래 부위에서 끊어지는 경우도 있다. 이러한 경우에는 카테터가 세균오염을 경막외강으로 전파할 수 있어 카테터를 제거하여야 한다. 카테터 삽입은 4 cm 이내로 하여야 경막외강에서 꼬이거나 매듭을 형성하는 위험이 적다. 이러한 문제는 서서히 당겨질 경우에 카테터 제거에 어려움이 있다. 경막외 카테터는 높은 탄성을 가진 물질로 만들어 졌으므로 서서히 지속적으로 힘을 가하면 경막외강의 구조물들에 의하여 당겨질 수 있는 매듭을 형성하게 된다. 제거 조작의 위험은 카테터를 끊어지게 할뿐만 아니라 여러 다른 제한사항이 있다. L2-3 신경근 주위에서 카테터가 매듭을 형성하여 제거를 시도할 경우 통증을 유발하는 증례 보고가 있다.[31] 그러므로 경막외강 내로 4cm 이내로 삽입하여 이러한 합병증을 예방하여야 한다.

과거에는 조작과정에서 주사바늘의 hub와 shaft 접합부가 약하여 주사기파손이 흔하게 발생하였지만 최근의 제품들은 견고하다. 그러나 부러져 남아있는 주사바늘이 체내에서 이동과 조직손상의 위험이 있으므로 수술에 의한 제거가 권고된다.

기술적으로 신경차단 실패에 대한 설명은 해부학적 이상 또는 부적절한 약물투여 등이라고 하지만 일차적으로는 수기와 경험부족이다. 불충분한 차단이 되었을 경우에는 마취통증의학과 의사는 여러 가지 선택방법이 있다. 다시 차단을 시도하든가, 삽입된 카테터를 확인 조작, 국소마취제 추가 투여, 안정제 투여, 또는 전신마취를 하는 것이다.

(6) 약리학적 합병증

국소마취제의 혈관내 주사와 과도한 안정제 투여에 대하여는 앞에서 설명하였다. 빠르고 조기에 발견 치료하고 적극적인 소생술이 좋은 결과를 얻을 수 있는 방법이다.

마취약제의 부적절한 선택: 약리학적 문제는 약제의 선택과 추가되는 약제와 관련되어 있다. 짧은 작용시간의 약제를 선택하게 되면 충분치 못한 작용시간을 제공하게 된다. 반면에 외래환자에서 작용시간이 긴 말초신경차단도 부적절한 것이다. 차단으로 신경손상 뿐만 아니라 차단된 팔, 다리를 보호할 수 없기 때문이다. 마취통증의학과 의사는 국소마취제의 약역동학적 지식과 외과적 수기의 일상적인 소요시간을 알고 있어야 하며, 각 외과 의사의 수술시간 등 특성을 파악하고 있어야 한다. 국소마취제의 약리학적 기본지식은 약제에 대한 특수한 문제를 조기 진단과 치료를 촉진한다. 예를 들면 prilocaine과 methemoglobinemia의 관계를 알고 있다면 조기에 발견하는 데에 도움이 될 것이다. 국소마취제의 부적절한 다량 투여 특히 높은 농도로 투여하면 말초신경 독성 뿐만 아니라 높은 혈중농도에 의한 독성 위험이 증가된다. 국소마취제에 일상적으로 추가되는 약제에 대한 지식도 중요하다. 예를 들면 epinephrine은 손가락과 남성 성기에는 말단동맥(terminal artery)으로 국소조직의 허혈을 초래할 수 있으므로 사용하지 않는다.

국소마취제의 알러지 반응: 국소마취제에 대한 알러지 반응은 매우 드물며 대부분 ester-형과 관련 된다. 그러나 안정제로 사용되는 methylparaben은 amide-형의 국소마취제에 혼합되어 있어 ester-형에 알러지반응이 있는 환자에서도 원인이 될 수 있다. 작용기전은 일상 대사산물과 교차반응으로 알려졌다. 마취통증의학과 의사의 일반적인 문제는 국소마취제에 알러지가 있는 환자의 치료이다. 대부분의 경우에서 국소마취제 알러지 반응은 치과 환자에서 발생한다. 상세한 병력조사는 약리학적 문제인 epinephrine으로 통상 지명한다. 대부분의 치과의사는 통상적으로 중등도 지속시간의 국소마취제 lidocaine, mepivacaine prilocaine과 epinephrine 1:60,000의 비교적 높은 농도로 사용한다.

환자와 의료인들은 일반적으로 모든 국소마취제를 procaine이라고 지칭한다. 이 약제가 알러지 반응의 원인인 경우가 많다. 혈관부종(angioedema), 두드러기(wheal), 피부 발적, 기관지 경련 등이 나타나며 고유증상 없이 일시적인 심계항진, 어지럼증, 불안감 등의 병력이 반응의 원인을 확인하게 한다.

피부첩포검사(skin patch test)는 국소마취제의 알러지반응을 결정하는 데에 효과적이지 못하다. 일부에서는 국소마취제를 희석(1:1000)하여 피하주사후 점차 높은 농도로 투여하는 방법을 주장한다.[32] 이러한 방법이 매우 적은 용량에서 알러지 항원(allergen)으로 작용하여 반응할 수 있는 감수성이 있는 환자에서는 anaphylaxis에 대한 치료를 준비한 후에 시행하여야 한다 Atopy성향이 있는 환자에서는 국소마취제 용액은 안정제를 혼합하지 않은 것을 사용하여야 한다.

사고에 의한 마취약과 다른 약제의 투여: 국소마취제가 아닌 약제를 사고로 투여하는 것은 심각한 문제들을 초래할 수 있으므로 주의하여야 한다. 특히 KCl,[33] thiopentone[34] 등을 포함한 용액을 투여하게 되는 경우에는 더욱 주위하는 것이 중요하다.

(7) 환자관리에 따른 문제

수술전에 조심스런 환자 선택에도 불구하고 부위마취 후 의식이 있는 상태로 마취를 하게 되는 경우에 정서적으로 적응을 하지 못하는 경우가 있다. 불안감은 미주신경반사, 과환기, 지리멸렬(incoherent agitation), 반항(hostility) 등과 같이 여러 가지 형태로 나타날 수 있다. 의식이 있는 경우에는 불안정하거나 미주신경 흥분상태를 나타낼 수 있다. 조절이 불가능한 상태가 수술 중 어느 시기에서든 발생할 수 있다. 그러나 대부분 주사기 때로는 정맥주사 카테터를 보는 순간에 나타난다. 대부분의 환자에서는 midazolam과 fentanyl 정주 후 조용하고 적절하게 안정된 상태를 유지한다. 드물게 전신마취가 필요한 경우도 있다. 앞에서 설명한 바와 같이 술 전 준비에서 환자와 의사의 원만한 관계를 형성하는 것이 매우 중요하며, 예방할 수 있는 최선의 방법이다.

4) 수술 후 합병증(postoperative complications)

신경손상과 같은 부위마취의 합병증들은 수술 후 국소마취제 효과가 없어진 뒤에 발견된다. 뿐만 아니라 국소마취제 또는 진통제를 지속적으로 투여한 경우에는 지속투여에 관한 문제들이 수술후에도 지속된다. 회복기 직후 또는 수술후 수시간에서 수일까지 나타난다. 지속적 관찰과 조기 치료는 위험관리와 좋은 결과에 매

우 중요하다.(표 18-4)

표 18-4. 수술 후 합병증

수술직후 합병증 (회복실과 당일수술 환자)	지연된 합병증 (수술후 12시간 → 영구적)
약리학적	약리학적
안정 → 호흡억제	(국소마취제의 지속적 주입과 마약성진통제)
	독성, 호흡부전
신경계	카테터 이동
지연회복	혈관내 또는 거미막하 주입
신경허혈 손상	
Cast/dressing	신경계
체위	소합병증
	경막천자후 두통
심혈관계	지속적인 감각이상(days-weeks)
교감신경 차단 →체위성 변화	대합병증
	영구적인 말초신경 손상
호흡	전척수동맥 증후군
기흉	두개내 혈종
	경막외 농양과 혈종
	뇌막염(세균성, 비세균성)
	만성유착성 거미막염

(1) 수술직후의 합병증(complication in the immediate postoperative period)

부위마취를 한 환자들을 수술직후에 특별한 관리와 감시가 필요하다. 안정제와 마취에 따른 잔류효과가 심각할 수 있으며, 호흡과 심혈관계 억제를 초래할 수 있다. 지속적으로 감각이 차단된 부위는 부주의로 인해 손상을 받을 수 있다. 마취된 팔이나 다리는 특히 장시간 작용 국소마취제를 사용한 경우에 조심스럽게 체위를 취하고 지지대를 대어준다. 체신경(somatic nerve)이 차단된 경우에는 수술에 따른 문제점, 조직의 허혈, 압박(예; tight cast, compartment syndrome, surgical dressing 등) 등으로 이상을 초래할 수 있다.

척수 또는 경막외 마취와 같은 중추신경축 차단에 의한 교감신경계의 차단 정도에 따라서 수술 후에도 영향을 미친다. 체위에 따른 기립성 변화와 관련된 병원성

문제를 피하기 위하여 이러한 생리적 효과를 완전하게 이해한 간호관리와 회복실에서 혈압 저하의 치료는 차단의 잔류효과와 함께 순환 혈액량 판단에 필요하다. 환자가 점차 앉고 일어서는 것에 대한 반응과 함께 혈압 변화에 대한 관찰은 기본적인 것이다.

중추신경축 차단의 신경계 합병증은 드물지만 수술 후 초기에 발견된다. 감각 손실은 회복되었는데 운동의 영구적 소실은 전척추동맥(anterior spinal artery)의 폐색 또는 경련을 가르킨다. 척수 또는 경막외 마취로부터 회복이 예견된 시간보다 지연되면 작용시간이 긴 bupivacaine의 부작용으로 추측한다.[35,36] 또한 경막외 또는 지주막하 혈종의 초기 증상일 수도 있다. 초기에 치료하는 것이 최악의 합병증을 치료하는 성공여부에 중요하다. 적절한 신경학적 분석 평가는 자기공명영상(MRI), 전산화단층촬영(CT) 또는 척수강조영술(myelography) 등을 포함한다.

압박받는 병소가 있을 경우에는 초기 외과적 치료가 중요하므로 조기 진단이 기본이다. 회복실에서 일어나는 대부분의 문제는 국소마취제, 안정제, 부위마취과 관련된 신경차단의 잔류효과이다. 부위마취 후 24시간내 적절한 시간에 수술 후 방문은 국소마취제와 안정제의 효과가 없어진 후에 나타나는 합병증의 발견에 중요하다. 신경학적 검사는 주요 신경학적 이상을 찾을 수 있을 것이다. 환자는 체성 증상 즉 지속적인 감각이상 등을 물어볼 것이며, 증상의 유무에 대한 상세하고 정확한 기록이 중요하다.

(2) 외래환자 관리

외래환자에서 부위마취의 적용은 여러 가지 장점이 있다. 오심과 구토가 감소하고, 졸음(drowsiness)이 적고, 통증관리가 양호하며, 회복시간이 짧다는 것이다. 그러나 외래환자에서 부위마취 관리의 몇가지 문제점이 있다. 많은 경우에서 퇴원시기까지 잔류 차단이 남아있다는 것이다. 특히 중추신경축 차단 후에 문제가 된다. 국소마취제는 짧은 작용시간을 갖는 것을 선택하고 환자는 퇴원시기에 완전히 회복되어야 한다. 완전회복이란 교감신경계차단이 없어지고 모든 운동과 감각이 회복된 것을 말한다. 체위변화에 따른 혈압을 검사하고 환자가 설 수 있고 보조 없이 걸을 수 있는 경우를 말한다. 방광의 과대 팽창을 막기 위하여 교감신경과 체신경의 기능회복을 알기위하여 퇴원 전에 소변을 볼 수 있는가를 확인하여야 한다.

완전한 신경학적 기능의 회복은 말초신경차단 직후에는 중요하지 않다. 지속적인 신경차단은 효과적인 통증해소와 수술부위의 혈류를 증가시킨다. 그러나 부위마취를 하여 수술을 한 후, 하지에서 사고에 의한 신경손상의 위험은 병원외부에서 더욱 높다. 환자에게 위험을 잘 설명하고 상, 하지를 잘 관리하도록 하여야 한다. 권고한 치료방법에 동의할 수 없는 환자에서는 부위마취는 좋은 선택이 아니며, 퇴원 전에 완전히 회복되어야 한다. 모든 경우에서 수술 후 첫째날에는 차후관리 전화 방문과 함께 차단된 나머지 부위와 감각이상과 같은 신경기능 변화에 대하여 설명하여야 한다.

어떤 환자든지 마취와 수술에 관하여 설명하여야 한다. 외래환자 중에서 척수마취를 하였거나 경막외 마취 중 경막천자를 한 경우에는 두통의 위험에 대한 설명이 필요하다. 또한 문제가 발생하면 마취통즈의학과로 연락하도록 하여야 한다. 경막차단 후 두통은 24~72시간 동안 침상안정과 수액공급 등으로 치료하며 지속될 경우에 경막외혈액봉합술을 고려한다.

(3) 수술후 통증관리에 따른 합병증
(Complication involving pain control in the postoperative period)

수술후 통증치료의 가장 좋은 방법은 경막외 또는 척추와 말초에 지속적으로 카테터를 거치하여 희석한 국소마취제 또는 진통제를 지속적으로 투여하는 것이다. 이 방법은 수술 후 병동에서 흔히 이용하는 방법이다.

흔한 합병증으로는 경막외강으로 약물 투여에 사용하는 카테터의 이동이다. 경막외 카테터는 척수강 내, 혈관 내, 경막 내로 움직일 수 있으며,[37] 가장 흔한 것은 피하로 이동하는 것이다. 척수강 내로 이동은 마약성 진통제 투여로 심혈관계와 호흡기계 부전을 초래하는 높은 척수마취를 초래하고 혈관내이동은 국소마취제의 독성과 진통효과의 저하를 초래하며 피하조직으로 이동은 통증관리가 되지 않는다. 이러한 경우에는 카테터를 다시 삽입하거나 다른 방법으로 통증을 치료하여야 한다. 상완신경총에서 카테터가 말초 방향으로 이동하거나 혈관 내 또는 피하조직으로 이동할 수 있다. 진통효과가 저하되고, 투여속도가 빨라지면 독성증상이 나타나고 충분한 진통효과를 위하여 일시에 다량 투여하여야 하는 경우가 초래된다.

드믈게는 지속적인 경막외 마취방법에서 중한 신경학적 문제가 발견된다. 누공

형성(fistula formation)[38], 경막외 농양[39], 경막외 공기에 의한 요추신경근의 압박[40], 카테터의 자극과 경련에 의하여 일시적 일측 척수전삭증후군(anterior spinal cord syndrome)[41], 비골이식에 따른 분획증후군의 발생[42] 등이 나타난다.

지속적인 진통치료법은 환자에게 매우 효과적이다. 그러나 안전하게 관리하기 위한 감시와 효과적인 통증관리가 요구된다. 방사선과적인 방법(예; 방사선 투시법)으로 카테터 이동과 압박효과의 진단과 적절한 치료법을 선택할 수 있다. 교육과 함께 숙련된 간호관리는 불완전한 진통 효과로 인한 분획증후군과 같은 술 후 문제와 카테터를 통한 투여법과 관련된 문제를 조기에 발견할 수 있다.

(4) 지연된 신경학적 합병증(Delayed Neurologic Complications)

부위마취의 신경학적 합병증들은 환자가 회복실에 보내진 후에 일상적으로 발견된다. 이들은 소(minor)합병증으로 척수마취 후 두통, 경미한 지속적인 감각이상, 뇨 저류 등과 대(major)합병증으로 심각한 문제들은 척수강내 혈종, 경막외 농양, spinal artery syndrome등으로 모두 하반신 마비를 초래할 수 있다.

진단은 어렵고, 진단과 치료사이의 시간에 의하여 결과가 결정된다. 이들 합병증 중에서 가장 심한 경우는 전신마취에 의한 죽음에 책임을 갖는 것 이상으로 부위마취 합병증의 불명예를 얻게 된다. 다행한 것은 부위마취 후에 심각한 신경학적 문제들은 드물다는 것이다.[43]

① 신경학적 소합병증(“Minor” Neurologic Complications)

경막천자 후 두통(Postdural puncture headache, PDPH) : 경미한 것이지만 비교적 흔한 지주막 천자에 따른 합병증이다. 경막을 천자한 것을 발견한 시간에 예방하는 방법은 경막외강에 예방목적으로 경막외 혈액 봉합술[44] 또는 경막외 생리식염수 투여[45,46] 등을 할 수 있다. 그러나 예방은 성공적이지 못하다. 가장 가능한 예방할 수 있는 인자들은 적은 pencil-point needle(표 18-6)의 사용과 노인환자를 선택하여 적용하는 것이다. 흥미있는 것은 척수강내 카테터 거치를 큰 크기의 경막 주사바늘(18G)를 사용하여도 크기에 따른 두통의 발생빈도가 예상보다 높지 않다는 것이다.[47] 이러한 모순의 이유는 모르지만 카테터와 섬유증식성 반응에 의한 것으로 추정한다. PDPH의 조기 발견과 적극적인 치료가 권장되며 특히 외래환자에서 권장된다.

수액공급, 휴식 등과 같은 고식적인 치료방법도 시도될 수 있다. 만일 이것이 성공적이지 못하다면 1~3일 후에 경막외 자가혈액 봉합술을 시행할 수 있으며 치료는 지연시키지 말아야 한다. PDPH후에 뇌내혈종[48], 경막하혈종[49-52], 뇌신경마비[53]의 증례보고에서 뇌척수액의 과량 손실은 드물게 주요 사망원인이 된다. PDPH 치료에 경구 또는 정주 형태로 caffeine 사용을 권장하기도 한다.[54,55]

초기 치료효과가 두가지 방법 모두 양호하다고 하지만 50% 이상에서 증상이 재발하는 경향이 있다. 치료 처방은 부작용이 적어야하지만 경막외 혈액 봉합술 방법을 지연 시킬 수 있다. 최근에는 theophylline 사용을 제시하지만 장기간 사용의 이점은 caffeine과 비슷하다.

일시적인 지속적 감각이상(transient persisting paresthesias) : 말초신경차단 후에 일시적으로 지속되는 감각이상은 경미한 이상감각(dysesthesia)이 며칠 지속되는 것부터 심한 통증과 국소마취 등 다양한 형태의 증상이 있다. 기전은 국소마취제의 신경내 주입과 주사바늘의 삽입에 의한 직접 신경손상일 것이다. 국소마취제와 생리식염수액을 신경섬유속내 투여로 혈액신경장벽(blood-nerve barrier)에 손상과 축삭의 퇴행성변화라고 설명한다.[22] 주사바늘 끝의 단면이 날카로운 것은 무딘 것보다 신경손상의 증가와 관련이 있다. 그러나 감각이상을 이용하는 수기는 신경손상의 위험이 있으므로 모든 환자에서 삼가야 할 것이다.[9,56-58]

말초신경 손상을 예방할 수 있는 방법에는

1) 감각이상이 나타났을 때는 주사바늘의 움직임을 주의하여야하며, 2) 환자가 어떠한 통증이나 감각이상이 초기 0.5ml이하 투여시에 나타날 경우 다시 주사바늘의 위치를 찾아서 신경내 투여하는 것을 피한다. 3) 주사바늘(표18-5), 국소마취제, 환자, 모두를 잘 선택하여 시행한다. 지속적인 감각이상은 수술 후 2~3일 까지는 관찰하여야 한다. 다른 원인으로는 체위 이상, 장기간 지혈대 거치에 따른 허혈, 꽉 죄는 석고붕대 또는 외과적 손상과 수술 전에 진단하지 못한 말초신경질환 등을 고려하여야 한다.(표 18-6) 다행히 이러한 문제점들의 결과는 대부분 양호하며 수일에서 수 주 내에 정상으로 완전하게 회복된다.

표 18-5. 요추천자에서 사용되는 바늘의 크기와 경막천자 후 두통의 빈도

바늘의 크기	증례 수	두통발생 증례 수	%
16	839	151	18
19	154	16	10
20	2,698	377	14
22	4,954	430	9
24	634	37	6

표 18-6. 마취와 관련이 없는 신경학적 후유증의 원인

환자의 체위
수술중 지나친견인(surgical retractors)
외과적 손상
지혈대에 의한 손상
부목등에 의한 손상
수술전에 진단되지 못한 신경질환

뇨 저류: 정형외과 환자에서 수술 후 뇨 저류의 위험은 점차 증가하고 있다. 슬관절 치환술 후에는 21%~55%로, 고관절 치환술 후에는 11%~48%로 증가한다.[16,20,31-33] 뇨저류는 입원 기간의 연장과 재활 치료의 지연과 함께 뇨 저류는 배뇨를 위한 카테터 삽입으로 비뇨기 감염으로 일시적인 균혈증을 초래하여 인공관절기구를 재거하여야 하는 경우도 유발될 수 있다.[34] 고관절 치환술을 시행한 환자에서 뇨저류가 있다면 0.5~6.2%에서 관절의 감염이 발생할 수 있다.[35]

② 신경학적 대합병증("Major" neurologic Complications)

척수와 경막외 마취의 가장 흔한 수술후 합병증은 비교적 경한 것으로 PDPH, 요통, 뇨저류 등이 있다. 중추신경축 차단 후 회복이 되지 않거나 회복 후 다시 차단현상이 나타나는 것은 경막내, 외의 농양, 혈종과 전척수동맥허혈에 의한 척수의 압박과 같은 중한 문제이다. 그러나 광범위한 조사에서 중추신경축차단에 의한 신경학적 합병증에 대하여 특별하게 기록된 문제는 매우 드물다. 다른 드물게 발생하는 합병증으로는 뇌막염, 농양, 지주막염, 두개강 내출혈 또는 혈전증과 신경근(nerve root) 손상 등이 있다. 말초신경차단에 따른 영구적인 신경손상 또는 다른

신경학적 합병증은 드물다.

감염성 합병증(Infectious Complications): 척수 주변의 세균성 감염은 뇌막염과 농양형성에 따른 이차적인 척수압박이다. 원인은 외인성으로 오염된 기구와 약제 등이 있으며, 내인성으로는 주사기 또는 카테터 거치에 따른 직접 또는 혈행성으로 발생한다. 거치된 카테터는 피부나 피하조직이 세균오염된 것으로부터 전파되는 통로가 될 수 있다. 특히 면역성이 떨어져 있는 경우에 주의하여야 한다. 무균성 뇌막염도 감염성 또는 패혈성 뇌막염과 비슷한 과정을 갖는다. 뇌척수액 분석은 세균의 유무를 결정할 것이다. 뇌척수액 검사전에 항생제 사용은 세균의 숫자를 감소시키므로 진단에 혼돈이 올 수 있다. 무균성 뇌막염은 세척제나 phenol과 같은 화학적 자극제가 기구에 오염되거나 사고로 잘못 투여하여 뇌척수액이 세균없이 오염되어 발생한다.[59,60] 그러나 수술용 장갑의 전분가루와 같은 독성물질도 뇌척수액내에 들어가게 되면 자극반응을 유발한다. 무균성 뇌막염에서 뇌척수액 분석은 단핵구 세포가 보이며, 단백질과 당은 정상이며, 세균은 없다.[60,61] 세균성과 무균성 뇌막염 모두 주사바늘 거치 후 24~48시간 후에 발열, 목의 뻣뻣함, 그외 뇌막자극증상을 나타낸다. 뇌척수액 분석으로 세균이 있다면 적절한 항생제 치료를 할 수 있다. 경막외 또는 척수마취 후 농양 발생은 피부에 가까이 있어 단순한 배농과 항생제로 치료할 수 있다. 그러나 경막외강 깊은 곳에서 척수 압박과 함께 발생될 수도 있으나 매우 드물다. 치료는 적극적으로 조기에 척추궁절제술과 배농을 시켜 주는 것이 효과적이다.

피부 가까이 발생하는 것은 국소조직의 부종, 홍반, 화농성 액의 배출과 함께 발열이 있다. 드물게 치료 지연으로 주위 신경조직에 전파되어 신경학적 문제를 야기할 수 있다.

경막외 농양의 발생은 심한 요통, 국소 압통, 백혈구 증가와 함께 발열과 뇌척수액에 백혈구와 세균의 발견 등이 동반되어 나타난다. 여러 가지 신경학적 증상과 함께 방사선 소견에는 경막외 종괴 소견이 나타난다. 발견 12시간이내 외과적 치료는 신경학적 회복에 최선의 방법이다. 경막외 스테로이드 투여는 국소적 면역억제효과로 경막외 감염의 위험을 더욱 증가시킬 수 있다.[62,63] 면역계에 이상이 있으면 감염의 위험이 증가되므로 경막외 카테터를 계속 유지하여야 할 경우에 세심한 관찰이 필요하다. 세균에 오염될 위험이 높은 곳(예; 천골열공)에 국소마취제 투여와 카테터 거치는 농양 형성의 위험이 크다.[64] 그러므로 확실한 무균조작이 매우 중요하다.

만성 유착성 지주막염은 세균, 척수손상, 척수 허혈, 투여액의 오염, 국소마취제의 직접 독성 효과, 국소마취제의 첨가제인 bisulfite, 증류수, 또는 혈액의 사고에 의한 주입 등이 원인이 되어 발생하며, 마미증후군이 초래될 수 있다. 임상증상으로는 위장관과 방광의 기능이상, 감각소실, 지속적 통증과 하지 마비 등이 수일에서 수주에 걸쳐 천천히 나타난다. 호소하는 증상과 발현시간이 다양하여 진단이 지연될 수 있다. 뇌척수액 검사와 방사선 검사는 원인과 문제의 존재여부 결정에 도움이 되지 않지만 회복 가능한 해부학적 또는 감염질환을 감별은 하여야 한다.

마비증후군에서 방광압력곡선(cystometrogram)은 방광용량이 증가되고 긴급뇨(urgency)에 대한 감각이 둔화된다(neurogenic bladder). 근전도검사는 범위를 결정하고 임상 증상을 확인하는 데에 도움이 된다. 마미증후군의 수술 후 발생보고에서 척수강내 미세 카테터 거치와 관련이 있다.[65] 초기에 충분한 마취를 위하여 카테터를 통한 많은 량의 국소마취제를 투여하였기 때문이라고 하며, 원인은 분명하지 않으나 신경손상은 천추신경근으로 많은 량의 국소마취제가 투여되어 발생할 것으로 추측한다. 거치된 카테터를 통한 반복된 국소마취제 투여와 잘못되었거나 실패하여 여러 번 척수마취를 시도하는 것은 매우 위험한 수기이다. 주사바늘에 의한 손상 또는 신경내 투여에 의한 통증이 아니더라도 신경은 손상받을 수 있다. 위험을 저하시키기 위한 주의점은 1) 지주막하에 국소마취제를 투여하기 전에 뇌척수액를 확인하여야 한다. 2) 국소마취제가 적절하게 분포하는 것을 확인하기 위하여 천추부위의 차단 범위를 확인한다. 3) 최대 안전용량으로 국소마취제 용량을 제한한다. 4) 반복하여 투여한다면, 같은 부위에 약물의 분포하는 것을 피하기 위하여 수기를 변화시킨다 (예 체위변경, 약의 비중 등). 5) 뇌척수액이 약물투여 후 흡인이 되지 않는다면 물리적 검사에서 신경차단의 증상이 없더라도 다시 투여하지 않는다.[66] 이러한 합병증은 드물기 때문에 광범위한 조사연구보다는 조심스럽고 숙달된 수기를 원칙으로 하는 것이 권장된다.

척추강내 출혈과 혈전(Intraspinal hemorrhage and thrombosis): 경막외와 척수강내 혈종은 척수압박증상으로 발견하게 된다. 경막외 주사바늘과 카테터는 후유증없이 회복되는 미량의 출혈과 관련된 혈관손상의 원인이 된다.[67,68] 혈액응고기전에 이상이 있는 환자에서는 특히 미세한 손상 후에도 경막외 혈종 위험이 증가된다. 정상환자에서 혈종이 병발될 수 있는 위험이 있듯이 항응고제 치료를 받는 환자에서는 저절로 발생할 위험이 있다.[69] 주요 혈관 수술에서 heparin을 투여하기 전에 경막외 카테터를 거치하는 것이 안전하다.[70,71] 수술 후 진통을 목적으로 지속적으로 국소마취제를 투여하거나 마약성진통제를 사용할 환자에서 약제투여 전에 경막외 마취에서 회복을 시도하는 것은 수술 후에 환자의 신경학적 상태를 분석 평가하기 위하여 허용될 수 있다. 요통, 운동과 감각차단의 강도가 증가되는 것을 호소한다면 특히 새로운 마비가 발생될 것이 예상된다면 즉시 경막외 혈종에 대한 적극적인 분석과 치료를 하여야 한다.

전척추동맥혈전 또는 경련은 일차적으로 다양한 감각소실과 하지 마비를 동반하는 증후군이다. 일반적으로 진단은 신경차단이 회복되는 수술직후에 진단하게 된다.

원인은 확실하지 않지만 전척추동맥에 직접손상, 저혈압 또는 혈관수축제에 의한 척수압박과 구분하기가 힘들다 (표 18-7). 노인, 말초 혈관질환 병력이 환자의 중요한 위험요인이다. 국소마취제에 혈관수축제의 첨가는 밀접한 관계가 있으나 일차적인 원인은 아니다. 척수의 관류상태에서도 epinephrine의 첨가에 따른 악영향은 보이지 않는다.[72]

표 18-7. 경막외 농양, 경막외 출혈, 전척수동맥 증후군의 감별진다.

	경막외 농양	경막외 출혈	전척수동맥 증후군
나이	Any age	50세이상이 50%	Any age
과거력	감염a	항응고제사용	동맥경화
발생	1-3 일후	갑자기	갑자기
증상		경막외강을차단할때까지 나타나지않음 일시적인예리한통증	없음
감각신경	없거나이상감각		
운동신경	이완성마비, 후에는경직성마비	이완성마비	이완성마비
분절반사작용	증강되나a후에둔해진다.	없다.	없다.
Queckenstedt's sign과 myelogram	경막외압박징후	경막외압박징후	정상
뇌척수액	세포수증가	정상	정상
혈액건사소견	ESR 증가	응고시간연장a	정상

신경근 손상(Nerve root trauma): 직접 주사바늘에 의한 척수 손상은 성인에서는 L2, 어린이에서는 L4이하에서 경막 천자를 하여 피할 수 있다. 척수나 신경근이 주사바늘이나 카테터 거치 중에 손상을 받았다면 신경지배지역 또는 삽입한 아래쪽에 찌르는 것과 같은 통증을 호소할 것이다. 이러한 것이 발생하면 마취통증의학과 의사는 신경차단을 연기하고 신경학적 손상을 의심할 수 있는 증상을 관찰한다. 만일 의심스럽다면 신경학적 검사를 하여야 한다. 주사바늘이 정중선에서 외측으로 삽입이 되었다면 척수의 신경근을 자극하여 감각이상이 나타날 것이다. 주사바늘이나 카테터 거치 중에 일측에서 감각이상을 호소한다면 주사바늘을 제거하고 체위를 바로 하여 치료를 한다. 만일 신경 손상이 있다면 감각이상은 수술 후에도 지속될 것이므로 증상은 계속 추적 관찰하여야 한다. 일반적으로 일시적으로 나타나지만 병소를 정확하게 기록하여 진행을 관찰하는 것은 위험관리에 중요하다. 관계 당사자의 밀착 관찰은 환자와의 관계 유지에 매우 중요하다.

이상을 종합하면 부위마취의 주요 합병증은 매우 드물다. 그러나 환자와 마취통증의학과 의사에게는 매우 치명적이다. 예방과 치료는 수술기간 중에 환자의 병력, 적절한 교육과 함께 시작한다. 시행할 마취방법의 위험, 장점, 단점에 대한 솔직한 의견교환이 있어야 한다. 수술기간 중에는 적절한 감시장치와 소생술에 필요한 기구와 신경차단의 조심스런 수기와 약리학적 지식을 거지고 시작한다. 신경차단의 합병증들은 수술이 끝난 수시간에서 수일 뒤에 나타날 수 있다. 위험이 증가되는 문제의 예견과 수술 후 환자의 분석은 조기 진단과 치료에 매우 중요하다. 대부분의 주요 신경학적 증상은 신경과, 방사선과, 내과, 외과, 정신과 등 여러 분야에서 함께 접근하는 것이 적절하고 즉시 분석과 치료를 시작하는 것이 효과적이다.

2. 정형외과 수술에 따른 합병증 (Complications related to Orthopedic Surgery)

1) 혈전 현상(Embolic phenomena)

정형외과 수술은 색전현상에 의한 여러 가지 합병증과 관련이 있다. 수술중과 후에 발생되는 색전은 지방, 골시멘트, 공기와 혈전 등이 있다 (제 2장 참조). 이것은 체위, 긴 뼈의 골절, 압력을 가한 골 접합제주입, 환자의 내과적 상태 등 여러 가지 요인이 원인이다. 정맥공기색전증은 수술부위가 우심방보다 높이 위치하여 정맥으로 공기가 들아가게 되어 초래되며 위험하고 치명적이다. 정형외과 수술에서 복와위의 척추 수술, 앉은 자세에서 어깨 수술을 하는 경우에 발생될 수 있다.

많은 량의 공기가 들어가게 되면 높은 치사율을 갖으며, 우심실의 박출로를 차단하거나 난형공(foramen ovale)이 남아있는 경우에는 좌측 심장을 통하여 전신 동맥으로 퍼지게 된다 (제8장 참조).

2) 폐혈전색전증(pulmonary thromboembolus, PTE)

폐혈전색전은 심부 정맥혈전증(deep venons thrombosis, DVT)의 결과로 하지 정형외과 수술을 하는 경우 심각한 합병증이다. 고관절 성형술과 관련이 있는 DVT의 발병위험은 20~80%정도나 된다.[73-76] 슬관절 성형술에서는 50%의 위험율이 된다고 한다.[77] 골반 관절골절과 관련된 치명적인 PTE의 위험율은 4~7%, 고관절 성형술은 0.3~2.4% 이다.[78] 예방법은 항응고제, 하지 공기압박기구(external pneumatic compression device, pneumatic tourniquet), 조절된 용량의 heparin으로 할 수 있으나 치명적인 합병증을 막을 수는 없다. DVT 위험이 현저하게 증가되는 조건으로는 연령의 증가(노인), 비만, 악성종양에 있는 경우, 울혈성 심부전, 급성 심근경색증, 에스트로겐 치료, 정맥류성 정맥, 부동(immobilization) 등이 있다. 수술에 따른 요인으로는 혈액과 수액의 공급, 수술중에 체위 변경, 수술수기 등이 작용할 수 있다. 여러 연구에서 경막외[2,73] 또는 척수마취[74-76]로 고관절과 슬관절 수술을 할 경우 DVT와 PTE의 빈도가 저하 된다고 한다.[78,79] 이와 같은 감소의 원인으로는

1)유체역학적 변화로 하지의 혈류가 활발해지므로 정맥저류가 감소하고, 혈전 형성을 예방할 수 있다. 2)국소마취제 용액에 epinephrine의 첨가로 순환효과를 증대시키며, 3)중추신경계 차단으로 수술에 따른 혈액 응고 성향이 저하되고 섬유소 용해기전에 변화가 있다.[80] 4) 양압호흡이 없으며, 이에 따른 순환계의 변화가 없다. 5)혈소판 응고를 감소시키는 국소마취제의 효과가 있다. 또한 척추와 경막외 마취로 하지의 혈류가 개선된다는 것이 확실하며 다른 의견은 증명하기가 어렵다. 이에 관한 연구 분석에서 여러 가지 요인들, 수술수기, 수액 공급상태, 환자체위 등에

대한 고려가 필요하다. 예를 들면 정형외과 환자에서 경막외 마취는 섬유소용해를 촉진한다고 한다.[80] 혈액응고의 변화는 미묘한 것으로 다른 환자에서와 같은 소견으로 수술 후 빠르게 antithrombin III가 정상으로 회복되는 한가지 변수가 관계될 수도 있다[75] 끝으로 예방목적으로 권장되는 약제를 쓰지 않은 환자의 PVT나 PTE의 예방으로 경막외와 척수마취의 효용성에 관한 연구가 필요하다. 합리적인 위험과 장점의 비율을 결정할 수 있는 항응고제를 투여한 환자의 위험과 보호를 할 수 있는 범위를 분석하기 위한 부위마취의 가치에 대한 재평가가 필요하다.

3) 지방색전증(Fat embolism)

지방 색전 증후군(Fat Embolism Syndrome FES)는 긴 뼈 골절이 포함된 다발성 손상 환자와 관련이 있다.[81] 위험인자는 성별, 나이 (남자, 20~30대), 저혈량성 쇽, 골수내 기구 설치, 류마치스성 관절염,[82] 골 접합제 주입과 고관절 성형술의 수술 수기[83] 양측성 전 슬관절 전치술[84]등이 있다. 단순 긴 뼈의 골절에서 FES의 빈도는 3~4%이며, 사망율은 10~20%이다.

FES의 임상 및 검사 결과를 Gurd[85]가 major와 minor로 분류하였다 (표 18-8). 진단에는 손상 후에 발생되는 저산소증의 다른 원인을 제외하고 최소한 major 1개와 4개의 minor가 필요하다.

표 18-8. 지방색전증의 진단을 위한 기준 증상

대증상
겨드랑이와결막밑 점출혈
저산소증(PaO2<60mmHg;FIO2<0.4)
중추신경계억제 (저산소증과관련없이)
폐부종
소증상
빈맥(>110 beats/min)
체온상승
망막지방색전
소변에서 지방구가 나타남
혈소판과 적혈구 용적율 저하
적혈구침전율 증가
객담에서 지방구가 나타남

주요 대증상에는 액와부와 결막하 출혈, 심한 저산소증, 저산소증의 정도에 따른 것보다 심한 중추신경계의 억제, 폐부종이 포함되고, 소증상에는 빈맥, 고열, 안저검사에서 망막 지방색전, 소변의 지방구, 설명할 수 없는 적혈구용적율과 혈소판의 감소, 적혈구침강반응의 증가, 객담에 지방구가 나타나는 것이 있다. 증상은 손상 후 12~40시간에 발생되며, 경미한 호흡곤란에서 완전 의식 불명까지 넓은 범위에 있다. 동맥혈 산소분압의 저하가 가장 일치하는 검사 소견이다.[81] 손상이 있은 후 수시간 내에 급작스럽게 발생할 수 있으며, 심한 저산소증, 호흡부전, 심한 신경학적 장애 등이 나타날 수 있다. DIC도 FES와 함께 발생될 수 있다. 모든 환자가 FES진단 범위에 맞는 지방색전 소견을 갖는 것은 아니다. 발생기전을 2가지로 설명한다.

1) 긴 뼈 손상으로 지방구가 유리되는 기계적인 학설로서 찢어진 정맥을 통하여 혈관계로 들어가서 폐혈관계로 운반되어 미세 혈전으로 작용한다.
2) 생화학적 학설로 독성과 폐쇄성 2가지로 나눌 수 있다.
   a. 독성론은 유리지방산이 손상으로 유리되어 직접 폐세포에 영향을 주어 성인성 호흡부전증을 유발하게 된다. 유리지방산의 이동 결과로 catecholamine유리가 증가된다.
   b. 폐쇄론은 지방 용해도에 영향을 주는 매개체가 골절부위에서 유리되는 비특이성 화학반응은 지방이 엉겨 붙게 되어 색전을 초래한다. 이와 같은 학설이 FES 발생에 주요 역할을 한다. 다른 발생요인으로는 쇽, 저혈량증, 폐혈증, DIC등이 지방색전이 FES로 전환을 촉진한다.

FES의 적절한 치료법은 조기에 발견하여 저혈량증, 조기에 골절부위의 고정 유지, 적극적인 호흡관리로 악화시킬 수 있는 요인을 제거하는 것이다. 스테로이드 사용은 논란이 많지만 효과가 있을 것이다. 그 외 heparin, dextran과 같은 약제의 사용은 FES치료에 효과적이지 못하다.

4) 맺음말

색전 현상은 정형외과 환자에서 사망율과 유병율에 중요한 원인이다. 합병증의 조기진단과 적극적인 치료가 회복에 매우 중요하다. 마취통증의학과 의사는 진단과 치료에서 정형외과 의사의 도움을 받을 수 있다.

수술과 마취에 따른 유병율과 사망률은 여러 가지 인자의 영향을 받게 된다. 우선 각 병원과 마취통증의학과에 의하여 관리되는 술전 방문, 수술실, 술 후 관리를 위한 회복실, 병동과 중환자실 등 각각의 개별적인 특성과 각 의료진의 수와 숙련도와 함께 이를 보조하는 인력과 장비 등이 복합적으로 작용하므로 치료와 예방을 위한 지침의 확립과 지속적인 교육과 실습 및 장비의 확충이 필요할 것이다.[86,87]

참고문헌

1. Modig J: Regional anaesthesia and blood loss. Acta Anaesthesiol Scand 1988; 32(98): 44.
2. Modig J, Borg T, Karlstrom G et al: Thromboembolism after total hip replacemtne: role of epidural and general anesthesia. Anesth Analg 1983; 62: 174.
3. Lund PC: Peridural anesthesia. A review of 10,000 administrations. Acta anaesthesiol Scand 1962; 6: 143.
4. Dawkins CJM: An analysis of the complications of extradural and caudal block. Anaesthesia 1969; 24, 554.
5. Usubiaga JE: Neurological complications following epidural anesthesia. Int Anesthesiol Clin 1975; 13: 1.
6. Noble AB, Murray JG: A review of the complications of spinal anaesthesia with experiences in Canadian teaching hospitals from 1959 to 1969. Can Anaesth Soc J 1971; 18: 5.
7. Phillips OC, Ebner H, Nelson AT: Neurologic complications following spinal anesthesia with lidocaine: a prospective review of 10,440 cases. Anesthesiology 1969; 30: 284.
8. Kroll DA, Caplan RA, Posner K et al: Nerve injury associated with anesthesia. Anesthesiology 1990; 73: 202.
9. Selander D, Adshage Sm, Wolff: Paresthesiae or no paresthesiae? Acta Anaesth Scand 1979; 3: 27.
10. Halaszynski TM. Ultrasound brachial plexus anesthesia and analgesia for upper extremity surgery: essentials of our current understanding, 2011. Curr Opin Anaesthesiol. 2011; 24: 581-91.
11. Dalens B. Some current controversies in paediatric regional anaesthesia. Curr Opin Anaesthesiol. 2006; 19: 301-8.
12. O'Meara PM, Kaugman EE: Prohylaxis of venous thromboembolism in total hip arthroplasty: a review. Orthopedics 1990; 13: 173.
13. Horlocker TT, Wedel DJ, Offord KP: Does preoperative antiplatelet therapy increase the risk of hemorrhagic complications associated with regional anesthesia? Anesth Analg 1990; 70: 631.
14. Scott DL, Ghia JN, Teeple E: Aphasia and hemiparesis followingstellate ganglion block. Anesth Analg 1983; 62: 1038.
15. Moore DC, Crawford RD, Scurlock JE: Severe hyposia and acidosis following local anesthetic-induced convulsions. Anesthesiology 1980; 53: 259.
16. Albright GA: Cardic arrest following regional anesthesia with etidocatine or bupivacaine. Anesthesiology 1979; 51: 285.
17. Kotelko DM, Schnder SM, Dailey PA et al: Bupivacaine-induced cardiac arrhythmias in sheep. Anesthesiology 1984; 60: 10.
18. Kasten GW, Martin ST: Successful cardiovascular resuscitation after massive intravenous bupivacaine overdosage in anesthetized dogs. Anesth Analg 1985; 64: 491.
19. Clarkson C, Hongde ghem L: Mechanism for bupivacaine depression of cardiac conduction: fast

block of sodium channels during the action potential with slow recovery from block during diastole. Anesthesiology 1985; 62: 396.
20. Coyle DE, Sperelakis N: Bupivacaine and lidocaine blockade of calcium-mediated slow action potentials in guinea pig ventricular muscle. J Pharmacol Exp Ther 1978; 242: 1001.
21. Caplan RA, Ward RJ, Posner K, Cheney FW: Unexpected cardiac arrest during spinal anesthesia: a closed claims analysis of predisposing factors. Anesthesiology 1988; 68: 5.
22. Selander D, Dhuner KG, Lundborg G: Peripheral nerve injury due to injection needles for regional anaesthesia. An experimental study of acute effects of needle point trauma. Acta Anaesth Scand 1977; 21: 182.
23. Ott B, Neuberger L, Frey HP: Obliteration of the axillary artery after axillary block. Anaesthesia 1989; 44: 773.
24. De Buck F, Devroe S, Missant C, Van de Velde M. Regional anesthesia outside the operating room: indications and techniques. Curr Opin Anaesthesiol 2012; 25: 501-7.
25. Barrington MJ, Snyder GL. Neurologic complications of regionalanesthesia. Curr Opin Anaesthesiol 2011; 24: 554-60.
26. Ilfeld BM. Continuous peripheral nerve blocks: a review of the published evidence. Anesth Analg 2011; 113: 904-25.
27. Vermeylen K, Engelen S, Sermeus L, Soetens F, Van de Velde M. Supraclavicular brachial plexus blocks: review and current practice. Acta Anaesthesiol Belg 2012; 63: 15-21.
28. Moore DC: Regional Block. 4th Ed. Charles C Thoma, Springfield, IL 1981.
29. Urmey WF, Talts KH, Sharrock NE: One hundred percent incidence of hemidiaphargmatic paresis associated with interscalene brachial plexus anesthesia as diagnosed by ultrasonography. Anesth Analg 1991; 72: 498.
30. Bashein G, Robertson HT, Kennedy WF Jr: Persistent phrenic nerve paresis forlowing interscalene brachial plexus block. Anesthesiology 1985; 62: 102.
31. Sidhu MS, Asrani RV, Bassell GM: Anunusual complication of extradural catheterization in obstetric anaesthesia. Br J Anaesth 1982; 55: 473.
32. Fischer MMcD, Graham R: Adverse responses to local anaesthetics. Anaesth Intensive Care 1984; 12: 325.
33. Shanker KB, Palkar NV, Nishkala R: Paraplegia following epidural potassium chloride. Anaesthesia 1985; 40: 45.
34. Cay DL: Accidental epidural thiopentone. Anaesth Intensive Care 1984; 12: 61.
35. Cuerden C, Buley R, Downing JW: Delayed recovery after epidural block in labour. Anaesthesia 1977; 32: 773.
36. Pathy GV, Rosen M: Prolonged block with recovery after extradural analgesia for labour. Br J Anaesth 1975; 47: 520.
37. Abouleish E, Goldstein M: Migration of an extradural catheter into the subdural space: a case report. Br J Anaesth 1986; 58: 1194.
38. Wanscher M, Riishede L, Krogh B: Fistula formation following epidural catheter: a case report. Acta Anaesthesiol Scand 1985; 29: 552.
39. Strong WE: Epidural abscess associated with epidural catheterization: a rare event? Report of two case with markedly delayed presentation. Anesthesiology 1991; 74: 943.
40. Kennedy TM, Ullman DA, Harte FA et al: Lumbar root compression secondary to epidural air.

Anesth Analg 1988; 67: 1184.
41. Richardson J, Bedder M: Transient anterior spinal cord syndrome with continuous postoperative epidural analgesia. Anesthesiology 1990; 72: 764.
42. Strecker WB, Wood MB, Bieber EJ: Compartment syndrome masked by epidural anesthesia for postoperative pain. J Bone Joint Surg 1986; 68: 1447.
43. Kane RE: Neurologic deficits following epidural or spinal anesthesia. Anesth Analg 1981; 60: 151.
44. Palahniuk RJ, Cumming M: Prophylactic blood patch does not prevent post lumbar puncture headache. Canad Anesth Soc J 1979; 26: 132.
45. Craft JB, Epstein BS, Coakley CS: Prophylaxis of dural puncture headache with epidural saline. Anesth Analg 1973; 52: 228.
46. Bart AJ, Wheeler AS: Comparison of epidural saline placement and epiddural blood placement in the treatment of post-lumbar puncture headache. Anesthesiology 1978; 48: 221.
47. Peterson DO, Borup JL, Chestnut JS: Continuous spinal anesthesia: case review and discussion. Reg Anesth 1983; 8: 109.
48. Wedel DJ, Mulroy MF: Hemiparesis following dural puncture. Anesthesiology 1983; 59: 475.
49. Rudehill A, Gordon E, Rahn T: Subdural haematoma. A rare but lige-threatening complication after spinal anaesthesia. Acta Anaesthesiol Scand 1983;27: 376
50. Blake DW, Donnan G, Jensen D: Intracranial subdural haematoma after spinal anaesthesia Anaesth Intensive Care 1987;15: 341
51. Giamundo A, Benvenuti D, Lavano A, D Andrea F: Cronic subdural haematoma after spinal anaesthesia: a case report. J Neurosurg Sci 1985;29: 153
52. Jonsson LO, Einarsson P, Olsson GL: Subdural haematoma and spinal anaesthesia. Anaesthesia 1983;38: 144
53. King RA, Calhoun JH: Fourth cranial nerve palsy following spinal anesthesia: a case report. J Clin Neurol Ophthalmol 1987;7: 20
54. Abboud TK, Zhu J, Reyes A et al: Efficacy of intravenous caffeine for post dural puncture headache (abstract). Anesthesiology 1990;73: A936
55. Camann WR, Murray RS, Mushlin PS et al: Effects of oral caffeine on pstdural puncture hedache: a double-blind, placebo-controlled trial. Anesth Analg 1990;70: 181
56. Winschell SW, Wolfe R: The incidence of neuropathy following upper extremity nerve blocks. Reg Anesth 1985;10: 12
57. De Pablo JS, Diez-Mallo J: Experience with three thousand cases of brachial plexus block; its dangers: report of a fatal case. Ann Surg 1948; 128: 956.
58. Thompson AM, Newman RJ, Semple JC: Brachial plexus anaesthesia for upper limb surgery: a review of eight years' experience. J Hand Surg 1988; 13B: 195.
59. Garfield JM, Andriole GL, Vetto JT, Richie JP: Prolonged diabetes insipidus subsequent to an episode of chemical meningitis. Anesthesiology 1986; 64: 253.
60. Kilpatrick ME, Girgis NJ: Meningitis-a complication of spinal anesthesia. Anesth Analg 1983; 62: 513.
61. Bert AA, Laasberg LH: Aseptic meningitis following spinal anesthesia-a complication of the past? Anesthesiology 1985; 62: 674.
62. DuPen SL, Peterson DG, Williams A, Bogosian AJ: Infection during chronic epidural

catheterization: diagnosis and treatment. Anesthesiolofy 1990; 73: 905.

63. Fine PG, Hare BD, Zahniser JC : Epidural abscess following epidural catheterization in a chronic pain patient : a diagnostic dilemma. Anesthesiology 1988; 69:422.
64. Rustin MHA, Flynn MD, Coomes EN : Acute sacral epidural abscess following local anaesthetic injection. Postgrad Med J 1983; 59: 399.
65. Rigler ML, Drasner K, Krejcie TC et al: Cauda equinal syndrome after contimuous spinal anesthesia. Anesth Analg 1991; 72: 713.
66. Drasner K, Rigler ML : Repeat injection after a "failed spinal" : at times, a potentially unsafe practice. Anesthesiology 1991; 75: 7131.
67. Beck H, Brassow F, Doehn M et al : Epidural catheters of the multi-orifice type : dangers and complications. Acta Anaesthesiol Scand 1986; 30: 549.
68. Verniquet AJW : Vessel puncture with epidural catheters. Experience in obstetric patients. Anaesthesia 1980; 35: 660.
69. Srecrama V, Ivan LP, Dennery JM, Richard MT : Neurosurgical complications of anticoagulant therapy. Can Med Assoc J 1973; 108: 305.
70. Baron HC, LaRaja RD, Rossi G, Atkinson D : Continuous epidural anesthesia in the heparinized vascular surgical patient : a retrospective review of 912 patients. J Vasc Surg 1987; 6: 144.
71. Rao TLK, El Etr AA : Anticoagulation following placement of epidural of neurologic sequelae. Anesthesiology 1981; 55: 618.
72. Kozody R, Palahniuk RJ, Wade JG, Cumming MO : The effect of subarchnoid epinephrine and phenylephrine on spinal cord blood flow. Can Anaesth Soc J 1984; 31: 503.
73. Moding J, Borg T, Bagge L, Saldeen T : Role of extradural an of general anaesthesia infibrinolysis and coagulation after total hip replacement. Br J Anaesth 1983; 55: 625.
74. Thorburn J, Louden JR, Vallance R : Spinal and general anaesthesia in total hip replacement : frequencyof deep vein thrombosis. Br J Anaeth 1980; 52: 117.
75. Donadoni R, Baele G, Devulder J, Rolly G:Coagulation and fibrinolytic parameters in patients undergoing total hip replacement : inlfuence of the anaesthesia technique. Anta Anaesthesiol Scand 1989; 33: 558.
76. Davis FM, Laurenson VG, Gillespie WJ et al : Deep vein thrombosis after total hip replacement : a comparison between spinal and general anaesthesia. J Bone Joint Surg 1989; 71: 181.
77. Sharrock NE, Haas SB, Hargett MJ et al : Effects of epidural anesthesia on the incidence of deep-vein thrombosis after total knee arthropplasty. J Bone Joint Surg 1991; 73: 502.
78. Dehring DJ, Arens JF : Pulmonary thromboembolism : disease recognition and patient menagement. Anesthesiology 1990; 73: 146.
79. Nielsen PT, Jorgensen LN, Albrechtbeste E et al : Lower thrombosis risk with epidural blockade in knee arthroplasty. Acta Orthop Scand 1990; 61: 29.
80. Slimpson PJ, Radford SG, Forster SJ et al: The fibrinolytic effects of anaesthesia. Anaesthesia 1982; 37: 3.
81. Carr JB :Fulminant fat embolism. Orthopedics 1990; 13: 258.
82. Monto RR, Garcia J, Callaghan JJ : Fatal fat embolism following total condylar knee arthroplasty. J Arthroplasty 1990; 5: 291.
83. Watson JT, Stulberg BN : Fat embolism associated with cementing of femoral stems designed for press-fit application. J Arthroplasty 1989; 4: 133.

84. Dorr LD, Merkel C, Mellman MF, Klein I: Fat emboli in bilateral total knee arthroplasty. Clin Orthop 1989; 248: 112.
85. Gurd AR : Fat embolism : an aid to diagnosis. J Bone Joint Surg 1970; 52: 732-7.
86. Arbous MS, Meursing AE, van Kleef JW, de Lange JJ, Spoormans HH, Touw P, et al. Impact of anesthesia management characteristics on severe morbidity and mortality. Anesthesiology 2005; 102: 257-68.
87. Arbous MS, Grobbee DE, van Kleef JW, de Lange JJ, Spoormans HH, Touw P, et al. Mortality associated with anaesthesia: a qualitative analysis to identify risk factors. Anaesthesia 2001; 56: 1141-53.

| 제19장 |

수술 후 통증관리
(Postoperative Analgesia)

수술기간 중 환자처치에서 수술 후 통증이 치료되지 않는다는 것은 수년 동안 마취통증의학과 의사와 외과의사에게 알려진 사실이라고 한다.[1-3] 다행히 임상의사들이 효과적으로 통증을 관리할 수 있는 여러 가지 방법이 점차 증가되고 있다. 더 나아가서 효과적 진통작용이 수술 후 회복과 이환율에 영향을 줄 수 있다는 인식이 증가되고 있다.[4,5] 수술 후 통증이 나쁜 영향, 진통제에 의한 영향, 정형외과 수술 후 적절한 진통방법에 대하여 간단하게 기술하며 통증에 관한 신경 해부학과 생리에 대한 참고문헌을 많이 읽을 것을 권하고 싶다.[6-8]

1. 수술 후 통증의 부작용(Adverse Effect of Postoperative Pain)

수술 후 통증은 환자의 건강과 회복에 나쁜 영향을 줄 수 있는 많은 인자(표 19-1)들 중 하나로 중요 장기의 기능 변화를 초래할 수 있다. 이러한 변화의 일부는 수술의 종류 및 부위와 관련이 있다.

1) 폐기능(Pulmonary Effects)

수술 후 폐기능 이상과 폐렴은 상복부와 흉부 수술 후 (예; anterior spinal fusion) 이환율과 사망률의 주요 원인이다. 효과적인 진통으로 빈도와 심한 정도를 감소시킨다.[9-11] 폐 합병증은 정형외과 소수술 에서는 심각한 문제는 아니다.

표 19-1. 통증에 의한 생리적 변화

호흡기
폐 용량(forced vital capacity, tidal volume, functional residual volume)과
폐 유량 (peak expiratory flow rate)의 감소
기침 능력저하
분비물의 저류와 무기폐
혈관계
혈관수축
사지 혈류 감소
정맥 혈전 형성 유발
심장
빈맥(심근 산소소모량 증가)
고혈압(심근 산소소모량 증가)
내분비
단백 대사의 변화(negative nitrogen balance)
수분과 전해질 변화
과혈당
위장관과 비뇨기
뇨 저류
위장관 운동 장애

2) 심장기능(Cardiac Effect)

급성 통증은 교감신경계를 활성화시키며, catecholamine 증가로 관상혈관 질환 환자에서 나쁜 영향을 주게 된다. 맥박과 혈관저항의 증가는 심근 허혈을 초래할 수 있는 심근 산소요구량을 증가시킨다. 적절한 진통은 심혈관계의 이환과 사망에 어떠한 효과가 있는가에 대한 정확한 자료는 없지만 교감신경계 반응을 둔화시키므로 진통에 많은 관심을 갖게 되었다.

3) 혈류의 변화(Effective Blood Flow)

교감 신경계의 긴장도 증가와 다른 여러 요인들은 사지 혈류를 감소시킨다. 특히 신경차단 (지속적 상완신경총과 경막외 차단)은 관련된 부분의 혈류를 개선시킨다.[12-15] 이것은 상처회복, 혈관재접합, 혈전예방에 효과적이다.

4) 응고기전의 변화(Effect on Coagulation)

수술은 정맥색전 발생에 좋은 조건을 제공한다. 정맥색전과 폐색전은 슬관절과 고관절 수술을 비롯한 정형외과 수술의 이환율을 증가시키는 주요 원인이다. 내피혈관세포의 손상, 응고항진 상태, 혈류정체 모두가 수술 후에 나타난다. 응고항진은 여러 조직에서 혈전형성물질 유리의 결과이다. 혈류정체는 부동화와 교감신경계의 긴장도 증가로 나타난다. 더욱이 섬유소 용해는 대부분의 환자에서 수술 후에 발생되는 것이다.[16] 국소마취제에 의한 경막외 마취는 이러한 모든 인자에 영향을 줄 수 있으며,혈전색전 현상의 정도를 감소시킨다. 혈류 정체는 교감신경계 긴장도의 영향으로 감소되며 섬유소 용해는 마약성 진통제보다 경막외 진통(epidural analgesia)에서 효과적으로 보존된다.[19,20] 혈전색전 합병증이 마약성 진통보다는 경막외 국소마취제 투여에서 감소될 수 있다.[18,21,22]

5) 만성통증과 기능이상(Chronic Pain and Dysfunction)

정형외과 수술환자의 일부에서 만성통증증후군(chronic pain syndrome)이 발생될 수 있다. 예를 들면 반사성 교감신경성 이영양증(reflex sympathetic dystrophy), 작열통(causalgia), 만성요통(chronic low back pain), 절단 후의 환지통(phantom pain)과 같은 경우들이 있다.[23,24] 또한 수술한 사지의 통증과 보호는 수술한 사지를 유착과 수축시킬 수 있는 고정을 선택하게 된다. 적절한 진통은 정형외과 수술 후 움직일 수 있도록 하여 특히 지속적으로 수동적 운동(continuous passive motion, CPM)을 하는 경우에 효과적이다.

6) 환자의 만족도(Patient Satisfaction)

정형외과 수술 특히 사지를 수술하는 경우 흔히 부위마취를 실시한다. 수술 후 진통작용을 위하여 부위마취를 지속적으로 유지한다. 환자의 편안함과 만족은 또 다른 중요사항이다. 전신적인 마약성 진통제의 투여보다는 경막외 마약성 진통제와 국소마취제 투여가 진통작용이 우수하다.[29]

효과적인 진통작용을 가지는 경막외 진통치료는 종래의 전신적인 마약성 진통제에 비교하여 입원기간을 단축시킬 수 있어서 병원비 절감의 효과가 있다.[9,25,26,30]

자가조절 정맥 진통법(intravenous patient-controlled analgesia, IV- PCA)과 근육주사 또는 피하주사를 하는 전신 마약성 진통제와 비교하면 PCA 사용이 많은 장점이 있다. 종래의 방법은 세심한 감시와 필요한 경우 실제로 약물 투여가 이루어진다.[31-34] 이러한 방법은 병실에서의 통증 관리에 적합한 방법이 아니다. 항상 환자에게 적절한 용량의 약물을 투여할 수 없기 때문에 PCA가 급격한 발전을 하게 되었다. 새로운 방법으로 fentanyl을 경피(transdermal)로 투여하는 방법과 NSAID (ketorolac)을 비경구로 투여하는 방법이 있으나 아직은 효과에 대하여 명백하게 증명된 것은 없다.

정형외과 환자에서 적용할 수 있는 진통방법에 대하여 기술하고자 한다.

2. 진통제(Systemic Analgesia)

전신적 진통을 위한 약제는 많이 있으며, 아편유사제와 NSAIDS가 정형외과 분야에서 가장 많이 사용되는 약제이다. 전신적으로 아편유사제를 경구 또는 비경구로 투여할 수 있으며 비경구 아편유사제는 간헐적 또는 지속적으로 투여하는 방법이 있다 (표 19-2).

표 19-2. 수술 후 통증 치료 방법

통증정도	수술 종류	치료방법
경도에서 중등도 통증 (24 시간 이내)	수근관 증후군 금속제거술 발과 발목 수술	Cyclooxygenase-2 억제제들 (수술 전과 후) 국소마취제 침윤마취 일회 신경차단 Oxycodone, hydrocodone PRN
중등도에서 심한 통증 (24시간 이상)	슬관절 치환술 고관절 치환술 견관절 치환술 발과 발목의 대수술 관골구 정복술 (acetabular ORIF) 전방십자인대 수술 인대 재건술	Cyclooxygenase-2 억제제들 (수술전과 후) 수술부위와 관절내 국소마취제, 침윤마취 지속적 신경차단 PCA를 이용한 아편유사제의 투여 Oxycodone (PRN 또는 물리치료 전에)

ORIF : open reduction and internal fixation(개방성 정복술 및 내고정)
PCA : patient-controlled analgesia(자가조절 진통), PRN: pro reta nata(필요에 따라).

1) 경구용(Oral Analgesics)

경구 진통제는 위장관 기능이 양호하며 통증이 중등도 이하에서 효과적이다. Codeine, oxycodone과 hydrocodone을 함유한 약제들이 가장 많이 사용된다. 그러나 morphine,hydromorphone과 levorphanol이 중등도 이하의 통증에 효과적이다.(표 19-3)[36] 이러한 작용의 약제들은 많이 있으나 효과는 비슷하다. 약물의 선택은 가격과 투여법이 편리한 것이 선호된다 (예 bid vs. qid등).

표 19-3. 경구 비스테로이성 항소염제 종류와 용량

Drug	Usual Adult Dose
Diflunisal(Dolobid)	500mg bid
Diclofenac(Voltaren)	75~150mg tid
Fenoprofen(Nalfon)	300mg tid
Ibuprofen(Motrin)	50~100mg tid
Indomethacin(Indocin)	400~600mg tid
Ketoprofen(Orudis)	25~50mg tid
Ketorolac tromethamine(Toradol)	50~100mg tid
Meclofenamate(Meclomen)	10mg tid
Naproxen(Naprosyn)	100mg tid
Naproxen sodium(Anaprox)	375~500mg tid
Piroxicam(Feldene)	275mg bid
Sulindac(Clinoril)	20mg qd
Tolmetin(Tolectin)	200mg bid
Etodolac(Lodine)	200~400 mg tid

많은 인자들이 비경구 진통치료를 필요로 한다. 무딘 감각(전신마취 직후), 위장관 기능장애, 심한 통증 등은 비경구 또는 부위 진통치료를 하도록 한다. 아래에 기술한 바와 같이 부위 진통이 가능하다면 이를 선호한다. 그러나 일부 수술에서는 부위 진통치료를 할 수 없는 경우 또는 금기가 있다. 이러한 경우에 비경구 진통치료를 하게 된다. 종래의 근육 또는 정맥으로 투여하는 간헐적 마약성 진통제의 효과는 증명되었다. 간호사에 의하여 실시되는 근육주사 방법은 낮은 용량과 불충분한 진통작용 때문에[1-3] PCA, 지속적 마약성 진통제 투여 또는 두 가지를 함께 사용하는 방법이 선호한다.

2) 지속적 아편유사제의 투여(Continuous Opioid Infusion)

지속적인 점적 투여는 PCA를 사용할 수 없는 환자에서 가장 적합한 방법이다. 손을 사용할 수 없거나 감각이 둔화된 상태(전신마취의 잔류효과)로 기구를 사용하는 방법을 습득하기 어려운 경우 (예; 어린이, 정신박약, 정신이상) 등에서 사용된다. 지속적으로 아편유사제의 약물을 사용할 경우 주의사항은 다음과 같다. 처음에는 충분한 진통작용을 얻기 위한 부하용량(loading dose)이 투여되어야 한다. 그 후 안정된 투여를 환자상태에 따라서 조절하여 간헐적 또는 지속적으로 투여한다. 처음 투여량이 충분하지 못하다면 진통작용을 얻을 수 있는 반복된 추가량을 투여하여 단순하게 점적 투여하는 것보다 높은 용량에서 시작하는 것이 효과적이다. 단순점적 투여법은 효과적이지 못하다. 스스로 통증을 조절할 수 없는 경우에 이용되기 때문에 부작용, 진통효과, 안전과 효과적 사용에 대한 감시가 필요하다. 가장 많이 효과적으로 사용되는 것은 morphine과 fentanyl을 지속적으로 투여하는 방법이며 일반적 투여용량은 표 19-4에 있다.

표 19-4. 지속적 정맥 또는 피하 주입을 위한 아편유사제의 용량

	상대적 역가	부하용량	지속 주입량
Morphine	1	0.05~0.20mg/kg	0.025~0.075mg/kg/h
Fentanyl	250~500	1.0~3.0μg/kg	1.0~2.0μg/kg/h
Hydromorphone	7~10	0.01~0.03mg/kg	0.005~0.02mg/kg/h

3) 환자 조절 통증관리(Patient-Controlled Analgesia, PCA)

PCA는 효과적인 진통방법으로 인정받았다. PCA는 대부분 정맥으로 투여하지만 피하, 경막외 투여도 이용된다. 정맥투여 PCA의 안전성과 효과는 입증되었으며, 전신 진통방법과 비교하여 PCA가 만족도가 높다.[37-41] 성공 여부는 근육주사의 진통효과가 제한되는 경우에 결정된다. 즉 과용량이 투여되는 두려움으로 낮은 일회 투여량 또는 긴 투여중단시간(lockout time) 등 부적절한 방법으로 낮은 용량이 투여될 수 있다. 그러므로 성공을 결정하는 4가지 인자에 관심을 두어야 한다.

1. 효과적인 부하용량

2. 적절한 일회투여량
3. 투여중단 간격
4. 최대 4시간 투여량

일회 마약성 진통제가 PCA보다 우수하다는 소견은 없다. 아직은 이상적인 진통제는 없지만 적절하게 마약성 진통제를 사용한다면 효과적인 진통 작용을 얻을 수 있다. 일반적으로 fentanyl, sufentanil, alfentanil등과 같은 짧은 작용시간의 약제는 PCA에 적합하지 않다. 지속적으로 투여하는 방법에서는 초기의 효과적인 용량 정도는 증가된 용량 또는 지속적 투여량에 따라서 결정된다. 적절한 투여중단 시간, 증가된 일회 투여량, 단위시간당 최대 투여량의 결정과 투여계획은 PCA 기구에 입력한다(표 19-5). 환자가 PCA를 작동할 경우 적절히 증가된 일회 투여량은 PCA방법의 성공과 결부된다. 약역학적, 약동학적인 차이가 중요하다는 것은 잘 알려진 것이므로 모든 환자에서 같은 증가된 투여량을 사용한다는 것은 합당하지 않다. 흔히 모든 환자에서 표준 수술 지침에 통일된 투여량을 적용한다. 치료초기에는 결정된 용량의 효과를 분석 평가하고 조절하는 것이 필요하다. 비슷하게 계획된 투여중지간격은 환자가 다음 투여되는 시간을 예민하게 기다리면서 시계만 쳐다보게 되므로 장기간 사용하지 않는 것을 권장한다. 한 번 투여한 후에 치료효과를 경험하게 하여서 다른 용량으로 투여하는 방법을 시도하여야 한다.

최근의 PCA기구들은 지속적 투여와 간헐적으로 필요에 따라서 환자가 작동하여 투여하는 방법을 이용하여 기본 진통효과 정도를 판단할 수 있다. 이러한 방법이 선호되지만 종래의 PCA와 PCA+기본 투여량의 효과 비교에 대한 논란이 많으며[42-44] 앞으로 연구되어야 할 분야이다.

표 19-5. 자가조절 통증관리에서 가장 많이 사용되는 약물의 일시주입량과 차단간격

약물	일시 주입량(mg)[a]	차단간격(min)
Morphine	0.5~3	5~15
Meperidine	10~30	5~15
Hydromorphone	0.1~0.5	5~15

a. 초기 부하용량으로 진통이 효과적으로 조절된 후 추가 일회 투여량

4) 경피적 진통(Transdemal Analgesia)

진통제의 경피적 투여법은 비침습적이고 위장관 기능과 관계없이 투여할 수 있으므로 선호되는 방법이다 (이 방법은 경구 투여의 first-pass hepatic metabolism이 없다.) 현재까지 단지 fentanyl만 경피적 투여에 적용되었으나 최근 buphrenorphine의 첩포가 개발되어 경피적 투여가 가능하다. Fentanyl의 경피적 투여에 따른 진통작용은 여러 연구에서 검증되었다.[35,45,46] 최근 사용하는 첩포는 12, 25, 50과 100μg/hr로 투여되는 상품들이 있으며 3일간 지속적인 진통효과가 있다. 이 방법은 수술 후 사용에 다음과 같은 문제점이 있다.

첩포를 붙이고 최고 진통효과 발현과의 시간차이가 크다. 경피적 fentanyl(75 μg/ml)를 정형외과 수술 후에 적용하여 2시간 후부터 혈중에 검출되며 최고 혈중농도에 도달하는 시간은 평균 22시간이다.[46] 첩포 제거 후 반감기는 15~25시간이다.[46,47] 효과의 지속시간과 반감기가 길어서 진통효과의 적절한 조절이 어려우며 더욱이 긴 반감기는 독성을 나타낼 수 있다. 급성 또는 수술 후 진통에 사용한다면 PCA와 같은 다른 방법에 세밀한 조절 또는 적절한 진통을 시킬 수 있는 기본 진통을 제공하는 데에 가치가 있을 것이다. 아직까지는 새로운 방법으로 경피적 진통제 투여는 많은 경험과 연구가 필요하다.

5) 비경구 비스테로이드성 소염제
(Parenteral Nonsteroidal Anticinflammatory drugs)

Ketorolac은 최근에 소개된 NSAID계의 진통제이다. 호흡억제 없이 정형외과 수술 후 진통제로 효과적이다.[48-50] 비경구용 morphine과 비슷한 효과가 있지만 아편유사제를 대체할 정도의 역가는 아니다. 그러나 아편유사제의 보조제로 사용할 수 있다. 아편양제제와 NSAID의 함께 사용하는 것은 서로 다른 통증 전달 경로에서 작용하므로 통증치료의 효과를 높일 수 있다.

Ketorolac은 호흡억제 없이 경막외 아편양제제 진통치료 중에 통증치료에 사용될 수 있다. 또한 ketorolac은 수술 후 후반기(latter postoperative day)에서도 효과적이며, 마약성 진통제를 대신할 수 있으므로 마약성 진통제의 부작용을 피할 수 있다. 경구용 NSAIDs는 위장관 독성과 관련은 있지만 수술 후로 사용기간이 제한되므로 염려할 정도의 문제는 되지 않는다. 그 외 다른 문제점은 항혈소판 작용이다. 출혈이 계속 될 수 있는 주요 재건수술과 척추수술의 초기에 문제가 된다. 주의하여 사용하여야 하며, 신장과 간 기능에 이상이 있는 경우에서도 마찬가지이다. Ketorolac은 처음 부하용량과 유지량을 비경구로 투여한다. 권장량으로 부하량은 30~60mg 근주, 추가량은 매 6시간마다 15~30mg 근주한다 (참고. 근주를 권장하지만 합병증 없이 정맥투여도 할 수 있다).

4. 척수 아편유사제(Spinal Opioids)

척추 아편유사제의 약력학의 많은 연구 보고가 있다.[29,51,52] 이 장에서는 척추 아편유사제의 약리학적 특징, 특히 임상과 관련된 부분에 대하여 기술하고자 한다.

척추(경막외, 척수강내) 아편유사제를 이용한 진통은 PCA를 종합한 전신 아편유사제의 진통효과보다 우수하다.[53-57] 척추진통제로 morphine과 fentanyl이 가장 넓게 사용되고 있다. 척추진통에 다른 종류의 아편유사제 선택의 원인은 생리학적 특성과 관련된 서로 다른 부작용이 일차적인 것이다.[29]

1) 생리적 변화(Physiology)

척추 아편양제제 진통의 장점은 감각, 운동, 교감신경계의 차단 없이 진통효과를 강력하고 선택적으로 나타내는 것이다. 척수 후각(dorsal horn)에 있는 아편유사제 수용체와 결합하여 통증전달을 차단하기 때문이다.[29] 항 통증효과는 시납스 전과 후 현상이다. 아편유사제의 시납스 전 수용체와 결합은 후각의 시납스에서 C와 A-δ fiber에서 통증 신경전달물질의 유리를 억제하는 것이다. Postsynaptic 아편유사제 수용체는 신경전달 물질의 결합과 이차 신경세포(뉴런, second-order neuron : 예 spinothalamic tract)의 활성화를 억제한다.

확실하게 진통효과가 있음에도 불구하고 척추 아편양제제가 완전한 진통작용을 하지 못한다. 원인은 분명하지 않지만 신경전달 체계가 아편유사제 수용체의 결합에 영향을 받지 않는다. 즉 서로 다른 아편양제제 수용체 형태(subtype)와 척추 아편유사제의 구심성 섬유의 감수성의 차이이다.[58] C-fiber를 통과하는 통증감각은

Aδ-fiber보다 더욱 크게 영향을 받는다.[59] 이것은 예리하고 한 부위에 국한된 표피의 절개통은 둔하고 쑤시는 심부 통증과 같이 차단이 되지 않는 것으로 설명할 수 있다. 이와 같이 완전하게 차단되지 않는 것은 국소마취제와 아편유사제를 함께 사용하여 진통작용을 호전시킬 수 있을 것이다.

2) 척수강내 아편유사제(Intrathecal Opioid Analgesia)

척추 아편유사제는 척수강내 또는 경막외로 투여한다. 급성뇌 수술 후 통증치료에서 여러 가지 이유로 경막외 아편유사제를 선택한다. 경막외 카테터는 반복 또는 지속적으로 약물을 투여할 수 있으므로 적절하게 용량조절과 장기간 진통작용을 할 수 있다. 대부분의 의사들은 수술 후 통증치료를 위한 척수강 내 카테터는 감염과 신경손상의 위험이 크므로 선택하지 않는다. 또한 경막외 아편유사제보다 높은 빈도로 부작용이 발생한다.[29,60] 경막외 카테터 거치는 짧은 기간의 진통치료에는 권장되지 않으므로 척수마취에서와 같이 일회 투여하는 척수강내 아편양제제를 선호한다. 척수강내 아편유사제의 일회 투여법이 고려될 경우에는 morphine은 작용시간이 아편양제제 중에서 길며, 신경독성이 적어서 안전하므로 최고의 선택이다. 대부분의 하지 수술에서 morphine 0.125~0.25 mg은 12.2시간 동안 훌륭한 진통작용이 있다. 척추 수술에서는 외과의사가 직접 척수강 내로 morphine 0.25 mg일회 투여로 12~24시간 만족한 진통작용을 얻을 수 있다. 그러나 오심과 구토, 호흡억제와 같은 부작용은 경막외 투여에서보다 많다.

3) 경막외 아편유사제 진통(Epidural Opioid Analgesia)

경막외 아편유사제 진통은 수술 후 진통치료에 선택되는 효과적인 방법이다. 많은 수술이 경막외 마취를 하게 되고, 카테터를 거치시킨다면 수술 후 진통에 이용될 수 있다. 요추부의 어느 곳에 카테터가 위치하더라도 하지의 진통작용에는 충분하다. 척추 수술 후에 직접 경막외 카테터를 거치시킬 수 있으나 수술조작이나 환자의 움직임으로 위치 이동이 있을 수 있다.[61] 어떠한 마약성 진통제를 사용하더라도 관계없으나 morphine과 fentanyl을 가장 많이 사용한다. 주로 간헐적 또는 지속적 투여법을 초기에 적절한 부하용량과 함께 이용한다. Fentanyl은 짧은 작용

시간으로 간헐적 투여법은 매력적이지 못하다. 대부분에서 지속적인 투여법을 사용한다. 이것은 혈중농도의 변화가 많고 독성 위험이 있는 일정한 농도유지와 농도 변화 없이 진통작용을 할 수 있기 때문이다. 적절한 투여량은 표 19-6과 같다.

표 19-6. 하지 수술에서 경막외 fentanyl과 morphine의 용량

약물	부하용량	지속주입용량
Fentanyl	1.0~1.5μg/kg	0.075~1.5μg/kg/h
Morphine	0.03~0.07mg/kg	0.005~0.0075mg/kg/h

4) 척수 아편유사제의 부작용(Adverse Effect of Spinal Opioids)

척수 아편유사제의 부작용은 호흡억제를 제외하면 대부분 불쾌한 문제점들이다. 정형외과적 측면에서 가장 귀찮은 부작용은 20~30%에서 발생하는 요저류이다. Fentanyl 보다는 morphine에서 흔히 발생한다. 관절 성형술 환자에서 배뇨를 위한 카테터를 사용하게 된다면 수술한 관절에 혈행성 감염의 위험과 함께 요로감염의 위험이 있다. 확실한 조사와 통계는 흔하지 않지만많은 정형외과 수기 중에 발생할 가능성이 있다.

최근 연구에서 요저류의 원인이 되는 신경절전 천추부 부교감신경 억제(preganglionic sacral parasympathetic inhibition)로 인한 방광 괄약근 근실조(vesicosphincter dyssynergy)는 약리학적 처치(예; dopamine agonists)[62]로 치료 가능할 것으로 보고있다. 경막외 아편유사제 용액에 droperidol의 첨가를 시도하였을 경우에 요저류를 현저하게 감소시킬 수 있으나,[63] 경막외 droperidol의 신경독성에 대하여는 더 연구가 필요하다.

임상적으로 심각한 오심과 구토는 경막외 아편유사제 투여 환자의 30%에서 발생한다. 또한 fentanyl보다 morphine 투여 환자에서 발생 빈도가 높다. 아마도 오심과 구토는 뇌척수액의 순환으로 뇌간으로 이동하여 뇌척수액에 오랫동안 남아있을 수 있는 수용성의 morphine이 구토중추에 작용하여 나타나는 것이다. 치료방법은 표 19-7에 설명하였다.

표 19-7. 경막외 아편유사제에 의한 반응과 문제점의 처치방법

불충분한 진통

- 경막외 공간의 카테터 확인
    - Lidocaine(1.5%) 5~10ml
- 일회 주입과 함께 지속 주입
    - Fentanyl : 일시주입(0.5~1.0μg/kg) 후에 지속 주입을 10~20μg/h 증가시킨 후에 효과를 다시 확인한다.
    - Morphine : 일시주입(0.025~0.05mg/kg) 후에 지속 주입량을 0.1~0.2mg/h 증가시킨다.
- 다른 약물의 추가 투여; 예: 희석한 bupivacaine
- ketorolac(근육주사, 부하용량 30~60mg과 6시간마다 15~30mg 투여)
- 위의 방법의 적용 후에도 진통이 불충분하다면 심리적 접근, neuropathic pain, 과거 사용한 마약성 진통제에 대한 내성 등을 고려한다.
- 경막외 아편유사제와 함께 전신적 투여를 시도할 수 있다. 심한 호흡억제를 유발할 수 있으므로 주위하여야 한다.

부작용

- 졸음과 호흡억제(호흡수<8)
    - 경막 천자 확인 : 카테터 흡인
    - 주입속도 저하(morphime의 주입을 일시 정지가 필요할 수 있다.)
    - 다른 약물로 교체 (예; morphine을 fentanyl으로 교체)
    - 소량의 naloxone 투여a
    - Naltrexoneb

소양증

- 항히스타민제제(성인에서 diphenhydramine 25mg IM/IV, hydroxyzine 25~50mg IM)를 먼저 시도한다.
- 소량의 naloxone infusiona
- Naltrexoneb 경구 투여

요 저류

- 카테터를 이용하여 배출시키거나 카테터를 장기간 거치한다.
- Naloxone 또는 naltrexone의 투여를 시도하기도 한다.

오심과 구토

- 항구토제를 투여한다.
- Phenothiazine 또는 butyrophenone 제제: prochlorperazine 2.5~5.0mg IV/IM Scopolamine 첩포: 약 3일간 효과 지속
- Diphenhydramine 25mg q4~6h IV/IM
- 소량의 naloxone 투여a
- Naltrexoneb 의 경구 투여
- Ondasetron Granisetron 등 5-HT3 수용체 차단제

a. Naloxone infusion : 5~10μg/kg/h 진통을 유지하면서 부작용을 최소화 할 수 있도록 조절이 필요하다.

b. Oral naltrexone: 5mg PO.

소양증의 기전은 명백하게 설명할 수 없다. 그러므로 치료도 경험에 따라 대증적으로 시행한다. 호흡 억제 기전은 뇌간의 호흡중추로 뇌척수액 순환에 따른 morphine의 작용으로 추측한다. 아편유사제가 호흡 억제 관여하는 뇌간의 μ-receptor와 결합한다. 모든 경막외 마약성 진통제는 CO_2에 대한 호흡반응을 억제하지만 fentanyl은 임상적으로 현저한 호흡억제는 드물다.[60] Morphine에서는 세심한 감시로 감소시킬 수 있다. 더욱이 한번 안정된 진통작용이 유지되면 호흡억제와 과도한 졸음과 같은 것은 12~24시간 이내에 나타나지 않으며 경막외 morphine은 호흡억제가 매우 드물다. 경막외 아편유사제를 투여한 환자의 적절한 감시를 지속하여야 하는가는 논란이 지속되고 있다. 문제점은 경막외 아편유사제를 투여하는 환자는 모두 ICU에 있어야 하는가이다. 또 다른 문제점은 호흡억제를 위한 감시는 어떻게 할 것인가 이다. 많은 해결방법이 있으며, 많은 병원에서 안전한 경막외 아편유사제를 다른 방법으로 이용하고 있다. 저자는 middle-of-the-road-approach를 사용한다. 경막외 아편유사제를 투여한 환자를 직접 병실로 보내고, 숙련된 간호사의 보호를 받게 한다. 처음 12시간 동안은 비침습적이고 지속적으로 감시가 가능하고 쉽게 적용할 수 있는 맥박산소계측기를 거치하여 두고(심각한 hypercarbia와 somnolence는 desaturation보다 먼저 발생한다.) 호흡수와 의식상태를 시간마다 확인 한다. 때로는 과도한 졸림증은 호흡억제의 전구 증상이며, 과도한 경막외 아편양제제 투여를 시사하는 증상이다. Naloxone은 응급상황에서만 사용이 가능하다. 경막외 아편유사제에 의한 대부분의 부작용은 아편유사제 길항제(naloxone, naltrexone)로 치료할 수 있다 (표 19-7). Naloxone의 간헐적 또는 지속적으로 5~10mg/kg/h 정도로 투여하는 것은 안정된 진통작용과 함께 호흡 억제를 회복시킬 수 있다. 경구로 복용할 수 있는 경우에는 naltrexone을 투여하여도 비슷한 결과를 얻을 수 있다. Naloxone과 naltrexone의 사용은 마약성 진통제에 장기간 노출된 경우에는 심한 금단 현상이 나타날 수 있으므로 금기이다.

5) 경막외 국소진통(Epidural Local Analgesia)

경막외 국소마취는 많은 하지 수술 수술 후에 CPM(critical path method)이 필요한 경우에 특히 무릎수술에서 선호되는 방법이다. 경막외 국소진통은 투여량에 따라서 진통작용이 나타나며, 근육 경련을 예방하고, 교감신경계 차단으로 하지 혈류를 개선시키며, 통증 없이 활동이 가능하게 한다.

단점은 운동신경과 자율신경계의 차단이다. 운동신경 차단으로 하지가 허약하게 되어 조기 거동이 불가능하다. 자율신경계의 차단 범위에 따라서 저혈압, 체위성 저혈압 등이 문제가 된다. 천추부 부교감신경의 차단으로 요저류가 초래된다. 경막외 국소진통은 경막외 마약성 진통을 대체하여 선택된다. 일차적으로 교감신경계 차단과 하지 혈류를 증가시키며, 아편유사제에 의한 호흡억제를 피하고, 수술 후 근육경련을 예방할 수 있기 때문이다. 경막외 국소마취제는 경막외 아편유사제보다 진통효과가 크다. 경막외 아편유사제 진통은 매우 효과적인 방법이지만 항상 완전한 진통효과가 있는 것은 아니다. 경막외 국소진통을 위한 용량은 부분적인 감각차단에서 완전한 외과적 진통까지 원하는 진통효과에 따라서 조절할 수 있다. 이것은 매우 통증이 큰 수술 (예; CPM과 함께 슬관절 전치술 등) 후에 초기 진통작용에 효과적이다.[64,65] 경막외 국소진통은 적절한 부하용량과 지속적 투여로 최고의 효과를 얻을 수 있다. 간헐적 투여법도 사용될 수 있으나 많은 양의 투여가 필요하며 (전신적인 축적량이 증가된다.) 속성내성(tachyphylaxis)이 쉽게 일어날 수 있으며, 대부분의 약제들에서 2~3시간마다 자주 투여하여야 하는 번거로움이 있다.[66,67] 지속적인 투여법은 낮은 마취 용량으로 속성내성의 부담을 최소화할 수 있다. 모든 국소마취제가 사용 가능하지만 bupivacaine, levobupivacaine과, ropivacaine 등이 다른 약제보다 감각과 운동신경의 차단(differential block)성향이 크므로 가장 흔하게 사용되고 있다. 다시 말하면 운동 소실이 낮으면서 감각 차단이 가능하다는 것이다.

성공적으로 진통작용을 얻기 위한 중요한 요소는 지속적으로 투여하기 전에 부하용량을 투여하고 수술이 끝나기 전에 투여를 시작하여야 한다.

일반적으로 마취높이가 T10 정도 유지되는 시기에 투여를 시작한다. Bupivacaine (0.125~0.25%, 0.2~0.3 mg/kg/h)으로 시작하여 적절하게 조절 한다. 저혈압을 최소화하려면 마취높이를 T10~T12 정도로 유지한다. 건강한 성인의 약동학적 자료에서 장기간 bupivacaine 투여의 안전하고 독성농도를 예방할 수 있는 농도는 30mg/hr 이하이다. 경막외 국소진통을 위한 처치는 경막외 아편유사제 진통과 유사하다. 목표는 적절한 진통효과와 부작용을 최소화하는 데에 있다. 가장 흔한 문제점들을 표 19-8에 정리하였다. 가장 곤란한 문제점인 불충분한 진통은 카테터 위치를 적절하게 거치시키고 다시 효과적 진통을 위한 약제를 투여하는 것이다. 적절한 마취 높이를 유지하는 것으로 추측되었음에도 불충분한 진통을 호소하는 경우 Ketorolac 또는 아편유사제(예; PCA 또는 transdermal fentanyl)를 추가로 사용할 수 있다. 또 다른 방법으로는 경막외 아편유사제와 국소마취제를 함께 사용하는 방법도 있다.

표 19-8. 경막외 진통에서 문제점들

불충분한 진통
- 카테터의 위치 확인(참조 표 14-6)
- 0.25% bupivacaine 5~10ml 일시 주입과 지속 주입량을 2~4ml/h 증가 시킨다.
- Bupivacaine 농도 증가
- Ketorolac을 근주하거나 PCA에 추가한다.
- 마약성 진통제와 국소마취제의 혼합 사용

부작용
- 요 저류
  - 일시적 또는 지속적으로 배뇨를 위한 카테터 삽입 및 거치
- 운동 신경 차단
  - 운동 신경이 회복 될 때까지 일시적으로 주입 중단:
  - (주의; 통증이 먼저 회복될 수 있다.)
  - 마약성 진통제와 국소마취제의 혼합 사용에서 국소마취제를 감량 한다.
- 저혈압
  - 충분한 혈관내 용량과 혈색소 농도 유지
  - 마취 높이의 조절: 하지수술에서 T10-12 차단으로 충분하다
  - 카테터의 이동을 흡인으로 확인한다.

혈관내 주입에 따른 독성(예; 이명, 입주위 감각이상, 어지럼증, light-headedness, 시력 변화, 떨림 또는 근 연축)
- 주입 중단
- 카테터를 흡인하여 확인과 필요하면 카테터를 제거하고 다른 진통제로 교체한다.
- 산소 투여
- 심폐소생술 기구, 항경련제(예; thiopental, midazolam) 준비

a) 부작용(Side Effect)

저혈압은 수술 중 또는 후에 불충분한 수액과 혈액공급으로 초래되는 문제이다. 마취높이에 대한 분석과 필요하다면 마취제 투여 속도와 량의 조절을 하고 순환

혈액량을 평가한다. 대부분의 혈압저하는 수액공급에 반응하며 응급의 경우에는 승압제를 사용할 수 있다.

운동신경 차단이 장시간 지속되는 경우는 희석된 용액에서도 초래될 수 있다. 활동이 필요 없는 환자에서는 문제가 되지 않으나, 활동이 회복이나 무기폐 예방에 중요한 환자에서는 다른 진통방법을 적용할 수 있다.

경막외강에 거치된 카테터는 경막 또는 경막외 혈관을 천자할 수 있다. 이러한 중요한 문제의 발생을 임상증상과 숙련된 간호사에 의하여 빨리 발견될 수 있다. 경막천자는 일반적으로 짧은 시간에 마취 정도가 빠르게 진행된다. 혈관천자는 이명(tinnitus), 입 주위 감각이상, 어지러움(dizziness), lightheadeness, 시각장애 (visual disturbance), 근육연축(muscle twitching) 등이 나타날 수 있다. 치료는 약물투여를 중지하고 카테터를 제거하는 것이다.

어떠한 국소마취 방법이든 수술기간 중의 합병증의 발현을 가릴 수 있다. 이로 인하여 deafferentation, 분획 증후군, 방광의 과팽창(bladder overdistention), pressure sore, 장파열(bowel perforation) 등의 조기 발견을 방해한다. 의사와 간호사의 세심한 감시는 예방과 조기 발견에 중요하다.

b) 경막외 마약성 진통제와 국소마취제의 병용
(Epidural Narcotics and Local Anesthetic Combination)

경막외 아편유사제와 국소마취제를 함께 사용하는 것은 많은 장점이 있다. 일반적으로 두가지 약제는 서로 다른 부위에 작용한다. 각 약제를 한가지만 사용할 경우보다 적은 용량을 사용한다. 또한 부작용과 진통효과를 개선할 수 있다. 예를 들면 무릎수술에서 0.005% fentanyl과 0.075~0.100% bupivacaine의 병용은 10~14 ml/h로 투여하면 효과적인 진통효과를 얻을 수 있다.[70-74]

5. 상완신경총 통증관리(Brachial Plexus Analgesia)

상지 수술환자에서도 수술 후 통증이 문제점이다. 어깨, 팔꿈치와 손 등의 수술은 통증을 동반한다. 과도한 교감신경계의 긴장과 혈관 경련은 상처회복과 수술결과에 나쁜 영향을 주게 된다. 부목 고정은 과도한 반흔 형성과 수축을 초래한다.

상완신경총 진통(brachial plexus analgesia, BPA)은 통증 완화, 교감신경 긴장도 저하, 혈류개선, 팔의 움직임을 촉진할 수 있는 부목 고정과 근육경련을 감소시킨다. BPA는 수술이나 회복기에 간헐적 또는 지속적으로 투여할 수 있다. 사각근간 차단도 어깨 관절 수술 후 bupivacaine 또는 ropivacaine과 같은 작용시간이 긴 약제를 사용한다.

사각근간 카테터는 고정이 어려우며, 환자의 움직임에 따라서 빠지는 경우가 흔하다. 사각근간 차단은 간단하게 간헐적으로 매일 필요에 따라서 시행할 수 있다. 팔의 원위부 진통을 목적으로 한 경우에는 BPA는 액와와 쇄골하 혈관주위접근법으로 하는 것이 효과적인 방법이다.[75-77]

지속적 투여방법은 지속적으로 진통작용이 있으며, 속성내성(tachyphylaxis) 위험이 적고, 감각과 운동 신경의 차단 정도를 쉽게 조절할 수 있으며, 국소마취제 용량을 최소화할 수 있다. 액와와 쇄골하방법 모두 효과적인 방법으로 그 장점에 따라서 선택하기 보다는 숙달된 방법을 적용하면 된다. 카테터 거치는 상품화된 것을 적절하게 선택 적용한다.

어떤 지속적인 투여방법을 선택하더라도 초기에 적절한 부하용량을 투여한 후 시작한다. 마취 시작 전에 투여를 시작한다면 소급 적용하게 되므로 수술을 상완신경총 차단으로 하지 않은 경우에는 부하용량으로 0.75~1.0mg/kg의 0.25% bupivacaine을 8~12ml/hr로 투여하는 것이 안전하고 충분하며 정도에 따라서 조절한다.[68,77] 불충분한 진통은 원인에 따라서 조절한다. 카테터를 거치한 경우에는 정확한 위치를 확인하는 것도 필요하다. 이는 신경분포에 따라서 만족한 마취를 할 수 있기 때문이다. 마취가 충분치 못하다면 국소마취제와 epinephrine 일회 시험용량(test dose)을 투여하여 혈관 내 위치하였는가를 확인한 후에 마취에 필요한 추가량을 투여한다.[78] 다른 방법으로는 X-선 비투과성 염료를 소량 투여하여 확인할 수 있다.[77]

카테터가 상완신경총의 신경초에 위치한다면 비교적 면이 부드럽고 소세지 모양으로 나타난다. 카테터가 피하조직이나 근육 내에 위치한다면 X-선 비투과성 염료 소견이 "fuzzy blob" 또는 근육의 외형으로 나타난다. 일회시험용량에 반응이 없거나 방사선 소견이 틀린다면 카테터는 다시 위치시켜야 한다 (참고로 먼저 투여한 마취제나 일회검사용량으로 많은 양의 국소마취제를 투여하였다면 다시 투여하기 전에 충분한 시간을 기다려야 한다).

6. 말초신경차단(Peripheral Nerve Block)

상완신경총 차단과 함께 많은 말초신경차단법이 수술 후 진통목적으로 이용되고 있다 (표 19-9). 팔목과 팔꿈치 차단은상완의 하부 수술에서 효과적인 진통방법으로 사용된다. 신체의 대부분에서 지배하는 말초신경을 차단을 할 수 있다. 장점으로 효과적인 진통작용, 전신 진통보다 약제의 용량과 부작용을 최소화 할 수 있다. 수술을 위한 신경차단법은 제 12, 13장에서 설명하였다. Bupivacaine과 ropivacaine과 같은 장기간 작용제는 수술 후 12~24시간 진통작용이 지속된다.

표 19-9. 정형외과 수술에서 수술 후 급성 통증의 치료 방법

원인	치료 수기
대퇴골 골절	대퇴신경차단 경막외 진통법
하지 원위부 골절	좌골신경차단 경막외 진통법
척추수술	거미막밑 공간 morphine 일회 주입법 경막외 아편유사제 진통법 (카테터는 외과 의사가 거치한다.)
고관절 수술	거미막밑 공간 morphine 일회주입법 경막외 진통법 요추신경총 차단
슬관절 수술	요추신경총 차단 (지속주입법 또는 일회주입법) 경막외 진통법
어깨수술	사각근간 차단법
팔꿈치, 상지 원위부수술	상완신경총 차단 (지속주입법 도는 간헐적 주입법)
상완 골절	상완신경총 차단

7. 정신과적 방법(Psychological Techniques)

의사들은 많은 만성통증 환자에서 의미 있는 정신과적 문제를 경험하였을 것이다. 여러 가지 이유로 급성 또는 수술 후 통증은 당연히 있을 것을 기대하는 것이며,

짧은 기간에 지속되며, 대부분의 환자에서 통증을 경감시킬 수 있는 방법을 알지 못하기 때문이다.

같은 수술에서도 환자에 따라서 통증 정도가 다르다. 예를 들면, 건강한 사람이 기능회복을 위한 선택수술로 재건수술(reconstructive orthopedic operation)을 받은 환자는 전이성 골종양으로 일시적 완화목적으로 수술한 환자와 다른 통증을 호소한다. 또한 일반적인 마취방법으로 호소하는 통증을 감소시킬 수는 없다. 대부분의 처치나 투약은 조직손상에 의한 통증감각을 효과적으로 처치하지만 환자가 호소하는 것을 항상 만족시키지는 못한다. 문화적, 사회적, 정신과적 요인에 의하여 이유는 다양하고 복합적이다. 물리적 또는 정신적으로 호소하는 통증을 한 쪽으로만 접근하는 것보다는 양쪽을 복합적으로 접근하는 방법이 효과적이다.

단순하고 효과적이고 기본적인 과정은 개인적으로 술전 방문하는 것으로 환자의 수술 후 통증관리에 반응이 나을 것이다. 일반적으로 통증은 많은 관심과 공포의 대상으로 마취통증의학과 의사로서 만족한 진통을 할 수 있으며 많은 방법이 있다는 것은 환자를 편안하게 한다. 예를 들면 Egbert 등은 술전 방문은 수술 후 통증과 진통에 매우 만족할만한 가치가 있다고 하였다.[79)]

많은 진통을 위한 방법이 있지만 가장 중요한 것은 임상의사가 이것을 잘 알고 적응이 되는 경우에 적절하게 의뢰하는 것이다. 적절한 수기에는 여러 가지 coping strategies, 전환방법(distraction technique), 이완연습(relaxation training) 등이 있고 이의 적용이 제한사항은 아니다.[80.81)]

종합하면 의사는 환자의 통증호소에 따라서 적절한 약제와 수기를 적용한다. 효과적이고 적절한 여러 가지 방법과 기구에 대하여 이해하는 것이 선택하는 데에는 중요하다.

8. 수술 후 통증치료 관리(Postoperative Pain Services, PPS)

만성통증치료에서는 복합적 접근(team approach)이 가장 적절한 방법이다. 급성 또는 수술 후 통증치료에서도 복합적 접근이 효과적이다.[82)] 많은 환자에서 여러 가지 요인에 의하여 수술 후 통증이 체계화되어 지속될 수 있다. 요인으로는 환자의 신체상태, 전체 환자수, 수술 후 감시체계, 숙련된 관리요원의 유용성 등이 있다. 마취통증의학과 의사는 한 분야에 숙달되고 국소마취제, 아편유사제 등의 약리작용을 잘 이해하고 있지만 여러 훈련과정에서 숙달된 의사가 의료관리자(medical director) 또는 임상의사로 통증치료에 관심이 있는 분야의 인원 구성이 필요하다. 교육받은 외과와 내과 전문의, 약제실(pharmacy support)과 숙달된 간호사, 광범위한 임상분야에서 전공의와 보조의료인(예 RN, CRNA, physician assistant 등)의 도움이 필요하다. 24시간 근무체제가 적절한 환자관리의 기본이며, 합병증과 부작용을 빨리 처치할 수 있다. PPS의 또 다른 중요한 임무는 환자의 교육, 의사, 간호사의 교육, 질적 향상과 연구 등에 있다.

결론은 수술 후 통증은 많은 생리적 변화와 함께 환자의 물리적, 정서적 문제를 포함하고 있다. 의사는 약리학적, 기술적, 정신적인 접근으로 여러 가지 원하지 않는 결과를 예방과 처치하여야 한다. 효과적인 진통방법에 부위마취가 많이 적용되는 것은 좋은 결과로서 의사는 환자에게 효과적인 진통을 제공해야 하는 책임이 있으므로 노력하여야 한다.

1) 선행 진통 또는 예방적 진통(Preemptive analgesia or Preventive analgesia)

최근에 수술 후 통증에 대해 많은 관심을 받는 분야가 선행 진통 또는 예방적 진통에 관한 부분이다. 여러 약제 (예; 국소마취제, 경구 진통제 등)나 투여 경로(예; 수술 부위 침윤, 경구투여, 정맥투여, 경막외 투여 등)가 서로 다른 수술들에 대해 수술 후 통증을 감소시킬 수 있는지 여부를 연구한 결과들이 많이 보고되고 있고, 아직 그 결과에 대해서는 엇갈린 해석들이 존재하는 것이 사실이다.

이론적으로는 Wall과 Woolf 등이 주장하는 것처럼 선행된 통증 치료가 중추 감작을 예방하고, 통각과민의 발생 빈도를 줄이며, 술후 통증의 강도를 줄일 수 있을 것으로 생각되나,[87,88] 실제 여러 동물 실험과 임상 실험에서 이에 맞지 않는 결과들이 도출되곤 한다. 이는 아마도 여러 실험들의 진통 방법이나 평가 방법의 차이에서 기인되는 것으로 생각된다. 이러한 여러 연구 결과에서 얻을 수 있는 결론은 단지 수술적인 자극에 앞서 진통제를 투여하는 것, 즉 선행 진통이 중요한 것이 아니라 수술 자극으로 인해 발생되는 조직 손상으로 인하여 유발되는 말초 감작 및 중추 감작을 예방하기 위해서는 이러한 과정이 발생되는 기간 동안 충분한 정도의 진통작용이 이루어져야 한다는 것이다. 즉 기간과 진통 효과의 측면이 중요하다는 소위 예방적 진통의 개념이 주장되기도 한다.[89)]

향후 추가적인 연구들에 대한 지속적인 관심이 필요할 것으로 사료된다.

참고문헌

1. Donovan M, Dillon P, McGuire L: Incidence and characteristics of pain in a sample of medical-surgical inpatients. Pain 1987; 30: 69.
2. Watt-Watson JH : Nurses' knowledge of pain issues : a survey. J Pain Symptom Manage 1987; 2: 207.
3. Grossman SA, Sheidler VR : Skills of medical students and houseofficers in prescribing narcotic medications. J Med Educ 1985; 60: 552.
4. Yeager MP, Glass DO, Neff RK, BrinckJohnson T: Epidural anesthesia and analgesia in hiph-risk surgical patients. Anesthesiology 1987; 66: 729.
5. Lamer TJ : Postoperative pain management with epidural narcotics results in shorter hospial stay than IV or IM narcotics. Reg Anaesth 1990; 15: S82.
6. Bonica JJ: Anatomic and physiologic basis of nociception and pain. p. 28. In Bonica JJ(ed) : The Management of Pain. 2nd Ed. Lea & Febiger, Philadelphia, 1990.
7. Wilson PR, Lamer TJ : Pain mechanisms : anatomy and physiology. p. 65. In Raj PP(ed) : Practical Management of Pain. 2nd Ed. Mosby-Year Book, Chicago, 1992.
8. Yaksh TL : Neurologic mechanisms of pain. p. 791. In Cousins MJ, Bridenbaugh PO(eds) : Neural Bolckade in Clinical Anesthesia and the Management of Pain. 2nd Ed. JB Lippincott, Philadelphia, 1988.
9. Lutz LJ, Lamer TJ : Management of postoperative pain : review of current techniques and methods. Mayo Clin Proc 1990; 65: 584.
10. Cuschieri RJ, Morran CG, Howre JC, McArdle CS : Postoperative pain and pulmonary complication : comparison of three analgesic regimens. Br J Surg 1985; 72: 495.
11. Shulman M, Sandler AN, Bradley JW et al : Postthoracotomy pain and pulmonary functionfollowing epidural and systemic morphine. Anesthesiology 1984; 61: 569.
12. Bowler GMR, Lamont MC, Scott DB : Effect of extradural bupivacaine ro I.V. diamorphine on calf blood flow in patients after surgery. Br J Anaesth 1987; 59: 1412.
13. Haljamäe H : Effects of anesthesia on leg blood flow in vascular surgical patients. Acta Chir Scan 1988; 550(suppl): 81.
14. Haljamäe H, Holm FJ, Akerström G:Epidural versus general anesthesia and leg blood flow in patients with occlusive atherosclerotic disease. Eur J Vasc Surg 1988; 2: 395.
15. Moding J, Malmberg P, Karlström G: Effect of epidural versus general anesthesia on calf blood flow. Acta Anaesthesiol Scand 1980; 24: 305.
16. Emeis JJ: The vascular wall and fibrinolysis. Haemostasis 1979; 8: 332.
17. Henry CP, Odoom JA, Ten Cate H et al: Effects of extradural bupivacaine on the haemostatic system. Br J Anaesth 1986; 58: 301.
18. Modig J, Borg T, Bagge L, Saldeen T : Role of extradural and of general anaesthesia in fibrinolysis

and coagulation after total hip replacement. Br J Anaesth 1983; 55: 625.
19. Luostarinen L, Evers H, Lyytikäinen MT: Antithrombic effects of lidocaine and related compounds on laser induced microvascular injury. Acta Anaesthesiol Scand 1981; 25: 9.
20. Borg T, Modig J : Potential antithrombotic effects of local anaesthetics due to their inhibition of platelet aggregation. Acta Anaesthesiol Scand 1985; 29: 739.
21. Hendolin H, Mattila MAK, Poikolainen : The effect of lumbar epidural analgesia on the development of deep vein thrombosis of the legs after open prostatectomy. Acta Chir Scand 1981; 147: 425.
22. Modig J, Maripuu E, Sahlstedt B:Thromboembolism following total hip replacement. Reg Anaesth 1986; 11: 72.
23. Bach S, Noreng M, Tj'ellden NU: Phantom limb pain in amputees during the first 12months following limb amputation, after preoperative lumbar epidural blockade. Pain 1988; 33: 297.
24. Wall PD:The prevention of postoperative pain. Pain 1988; 33: 289.
25. Walmsley RHN, Colclough GW, Mazloomdoost M et al: Epidural PCA/infusion for post-nephrectomy pain : shorter hospitalization. Anesthesiology 1989; 71: A684.
26. Isaacson IJ, Weitz FI, Berry AJ et al : Intrathecal morphine's effect on the postoperative course of patients underoning abdominal aortic surgery. Anesth Analg 1987; 66: S86.
27. McQuay HJ, Carroll D, Moore RA:Postoperative orthopedic pain:the effect of opiate premedication and local anesthetic block, Pain 1988; 33: 291.
28. Dahl JB, Rosenberg J, Dirkes WE et al:Prevention of postoperative pain by balanced analgesia. Br J Anaesth 1990; 64: 518.
29. Sultan P, Gutierrez MC, Carvalho B : Neuraxial morphine and respiratory depression: finding the right balance. Drugs. 2011; 71:1807-19.
30. Bellamy CD, McDonnell FJ, Colclough GW : Postoperative epidural pain management results in shorter hospital stay than IV PCA morphine:a comparison in anterior cruciate ligament repair. Anesthesiology 1989; 71: A686.
31. Rogers DA, Dingus D, Stanfield J et al: A prospective study of patient-controlled analgesia. Am Surg 1990; 56(2): 86.
32. Brewington KC:Patient-controlled analgesia. Am Surg 1990; 56(2): 86.
32. Brewington KC:Patient-controlled analgesia in gynecologic oncology surgery. Ala Med 1989; 59(5): 15.
33. Welchew EA:On-demand analgesia. A double bind comparison of on-demand intravenous fentanyl with regular intramuscular morphine. Anaesthesia 1983; 38: 19.
34. Dahl JB, Daugaard JJ, Larsen HV et al: Pati-controlled analgesia:a controlled trial. Acta Anaesthesiol Scand 1987; 31: 744.
35. Rowbotham DJ, WyldR, Peacock JE et al: Transdermal fentanyl for the relief of pain after upper abdominal surgery. Br J Anaesth 1989; 63: 56.
36. Rigamonti G,Zanella E, Lampugnani R et al: Dose-response study with indoprofen I.V. as an analgesic in postoperative pain. Br J Anaesth 1983; 55: 513.
37. Ferrante FM, Ostheimer GW, Covino BG: Patient Controlled Analgesia. Blackwell Scientific Publichers, Boston, 1990.
38. Egbert A, Parks LH, Short LM, Burnett ML : Randomized trial of postoperative patient-controlled analgesia versus intramuscular narcotics in frail elderly men. Arch Intern Med 1990; 150: 1897.
39. Eisenach JC, Gore SC, Dewan DM: Patient-controlled analgesia following cesarean section : a

comparison with epidural and intramuscular narcotics. Anesthesiology 1988; 68: 444.
40. Hecker BR, Albert L: Patient-controlled analgesia : a randomized prosppective comparison between two commercially available PCA pumps and conventional analgesic therapy for postoperative pain. Pain 1988; 35: 115.
41. Bollish SJ, Collins CL, Kirking DM, Bartlett RH: Efficacy of patient-controlled versus conventional analgesia for postoperative pain. Clin Pharm 1985; 4: 48.
42. Owen H, Szekely SM, Plummer JL et al: Variables of patient-controlled analgesia. 2. Concurrent infusion. Anaesthesia 1989; 44: 11.
43. McKenxie R, Rudy T, Tantisira B:Comparison of PCA alone and PCA with continuous infusion of pain relief and quality of sleep. Anesthesiology 1990; 73: A787.
44. Vickers AP, Derbyshire DR, Burt DR et al: Comparison of the Leicester Micropa;;iatorand the Cardiff Palliator in the relief of postoperative pain. Br J Anaesth 1987; 59: 503.
45. Caplan RA, Ready B, Oden RV et al: Transdermal fentanyl for postoperative pain management. JAMA 1989; 261: 1036.
46. Plezia PM, Kramer TH, Linford J, Hameroff SR: Transdermal fentanyl : pharmacokinetics and preliminary clinical evaluation. Pharmacotherapy 1989; 9: 2.
47, Duthie DJR, Rowbotham DJ, Wyld R et al: Plasma fentanyl concentrations during transdermal fentanyl concentrations during transdermal fentanyl delivery to surgical patients. Br J Anaesth 1988; 60: 614.
48. O'Hara DA, Fragen RJ, Kinzer M, Pemberton D: Ketorolac tomethamine compared with morphine surfate for treatment of postoperative pain. Clin Pharmacol Ther 1987; 41: 556.
49. Yee JT, Brown CR, Allbon C, Koshiver J:Analgesia from intramuscular ketorolac tromethamine compared to morphine in severe pain following major surgery. Pharmacotherapy 1986; 6: 253.
50. Brandon Bravo LJC:The effect on ventilation of ketorolac in comparison with morphine. Eur JClin Pharmacol 1988; 35: 491.
51. Cousins MJ, Bridenbaugh PO:Spinal op0ioids and pain relief in acute care. p. 151. In Cousins MJ, Philips GD(eds):Acute Pain Management. Churchill Livingstone, New York, 1986.
52. Cousins MJ, Mather LE:Intrathecal and epidural administration of opioids. Anesthesiology 1984; 61: 276.
53. Loper KA, Ready LB:Epidural morphine after anterior cruciate ligament repair:a comparison with patient-controlled intravenous morphine. Anesth Analg 1989; 68: 350.
54. Harrison DM Sinatra R, Morgese L, Chung JH:Epidural narcotic and patientcontrolled analgesia for post cesarean section pain relief. Anesthesiology 1988; 68: 454.
55. Bengtsson M, Lofstrom JB, Meritz H:Postoperative pain relief with intrathecal morphine after major hip surgery. Reg Anaesth 1983; 8: 138.
56. Gustafsson LL, Friberg-Niclson S, Garle M:Extradural and parenteral morphine: kinetics and effects in postoperative pain. A controlled clinical study. Br J Anaesth 1982; 54: 1167.
57. Rechtine GR, Reinert CM, Bohlman HH:The use of epidural morphine to decrease postoperative pain in patients undergoing lumbar laminectomy. J Bone Joint Surg 1984; 66: 113.
58. Arner S, Arner B:Differential effects of epidural morphine in the treatment of cancer related pain. Acta Anaesthesiol Scand 1985; 29: 32.
59. Zieglgansberger W: Opioid actions on mammalian spinal neurons. Int Rev Neurobiol 1984; 25: 243.

60. Etches RC, Sundler AN, Duley MD:Respiratory depression and spinal opioids. Can J Anaesth 1989; 36: 165.
61. Ray CD, Bagley R:Indwelling epidural morphine for control of post-lumbar spine surgery pain. Neurosurgery 1983; 13: 338
62. Durant PAC, Yaksh TL:Drug effects on urinary bladder tone during spinal morphine induced inhibition of the micturition reflex in unanesthetized rats. Anesthesiology 1988; 68: 325.
63. Naji P, Farschtschian M, Wilder-Smith O, Wilder-Smith C: Epidural droperidol and morphine for postoperative pain. Anesth Analg 1990; 70: 583.
64. Pettine KA, Wedel DJ, Cabanela ME, Weeks JL: The use of epidural bupivacaine following total knee arthroplasty. Orthop Rev 1989; 18: 894.
65. Raj PP, Kinarr DC, Vigdorth E et al : Comparison of continuous epidural infusion of a local anesthetic and administration of systemic narcotics in the manaagement of pain after total knee replacement surgery. Anesth Analg 1987; 66: 401.
66. Bromage PR, Pettigrew RT, Crowell DE : Tachyphylaxis in epidural analgesia. 1. Augmentation and decay of local anesthesia. J Clin Pharmacol 1969; 9: 30.
67. Cousins MJ, Mather LE:Clinical pharmacology of local anesthetics. Anaesth In ternsive Care 1980; 8: 257.
68. Denson DD, Raj PP, Saldahna F et al: Continuous perineural infusion of bupivacaine for prolonged analgesia: pharmacokinetic considerations. Int J Clin Pharmacol Ther Toxicol 1983; 21: 591.
69. Denson DD, Myers JA, Hartwick CT:The relationship between free bupivacaine concentration and central nervous system toxicity. Anesthesiology 1984; 61: A211.
70. Badner NH, Reimer EJ, Moote CA, Komr WE: Addition of bupivacaine 0.1% dose not improve postoperative epidural fentanyl analgesia after knee joint replacement. Anesthesiology 1990; 73: A761.
71. Lee A, Simpson D, Whitfield A, Scott DB: Postoperative analgesia by continuous extradural infusion of bupivacaine and diamorphine. Br J Anaesth 1988; 60: 845.
72. Hjorts NC, Lund C, Mogensen T et al:Epidural morphine improves pain relief and maintains sensory analgesia during continuous epidural bupivacaine after abdominal surgery. Anesth Analg 1986; 65: 1033.
73. Bisgaard C, Mouridsen P, Dahl JB:Continuous lumbar epidural bupivacaine versus epidural morphine after abdominal surgery. Eur J Anaesthesiol 1990; 7: 219.
74. Youngstrom P, Eastwood D, Putel H et al: Epidural fentanyl and bupivacaine in labor-double-blind study. Anesthesiology 1984; 61: A414.
75. Winnie AP, Collins VJ:The subclavian perivascular technique of brachial plexus anesthesia. Anesthesiology 1964; 25: 353.
76. Gaumann DM, Lennon RL, Wedel DJ:Continuous axillary block for postoperative pain management. Reg Anesth 1988; 13: 77.
77. Hall JA, Lennon RL, Wedel JD:Continuous bupivacaine infusion for postoperative pain relief via an axillary catheter. Reg Anesth 1990; 15: S58.
78. Lennon RL. : The 2-chloroprocaine test for axillary brachial plexus. Anesth Analg. 1985 ; 64: 646..
79. Egbert LD, Buttel GE, Turndorf H:The value of the preoperative visit by an anesthetist. JAMA 1963; 185: 553.

80. Van Dulfsen PJ, Syrjula KL:Psychological strategies in acute pain management. Anesth Clin North Am 1989; 7: 171.
81. Peck C:Psychological factors in acute pain management. p.251. In Cousins MJ, Phillips GD(eds): Acute Pain Management. Churchill Livingston, New York, 1986.
82. Ready LB, Oden R, Chadwick HS et al: Development of an anesthesiology-based postoperative pain management service. Anesthesiology 1988; 68: 100.
83. Rewal N, Schott U, Dahlstrom B et al: Influence of naloxone on analgesia and respiratory depression following epidural morphine. Anesthesiology 1986; 64: 194.
84. Abbound TK, Afrasiabi A, Davidson et al: Prophylactic oral naltrexone with epidural morphine:effect onadverse reactions and ventilating responses to carbon dioxide. Anesthesiology 1990; 72: 233.
85. Cullen M, Altstatt AH, Kwon NJ et al: Naltrexone reversal of the side effects of epidural morphine. Anesthesiology 1988; 69: A336.
86. Schultz P, Anker-MollerE, Dahl JB et al:Postoperative pain treatment after open knee surgery : Continuous lumbar plexus block with bupivacaine vs. epidural morphine. Reg Anesth 1991; 16: 34.
87. Wall PD. The prevention of postoperative pain. Pain 1988; 33: 289.
88. Woolf CJ, Chong MS. Preemptive analgesia-treating postoperative pain by preventing the establishment of central sensitization. Anesth Analg 1993; 77: 362.
89. Pogatzki-Zahn EM, Zahn PK. From preemptive to preventive analgesia. Curr Opin Anaesthesiol 2006; 19: 551.

| 제20장 |

만성통증 관리

일반적인 통증의학의 원리와 정형외과적 통증에 대하여 간단하게 설명하고자 한다. 통증은 유쾌하지 않은 감각과 감정적인 경험[1-3]으로서 쉽게 측정할 수 없다.[4] 이러한 문제가 명확한 연구방법의 발전에 장애가 되고,[5] 실험적인 통증모델이 임상적 상황과 연관이 되지 않는다.[6]

유해자극은 정상 조직이 손상을 받는 자극에 대한 복합적인 감각반응으로서 운동반사(withdrawal)와 자율신경반응("fight and flight")을 포함한다. 통증과는 다르게 불유쾌한 경험을 꼭 포함하지는 않는다 (예; 유해자극은 전신마취 중에도 일어난다.). 많은 비생리적이고 유해 자극적이지 않은 요소가 통증을 경험하고 표현하는데 존재하는 것은 확실하며,[7] 다음과 같은 것들을 포함한다.

문화적 영향(사회, 인종, 윤리)
교육, 기대
인지 능력
공포와 불안
신경증,외향성 또는내향성 성격
지각 조절
Coping style 집중/우울
일차, 이차, 삼차적 이득
비정상적인 병의 행태
Sick role

또한 뚜렷한 병태생리적 변화 없이 통증을 호소한다. 이러한 통증에는 정신적인 원인이 있다는 것을 표시한다.[8] 그러나 내재된 생화학적 또는 병태생리적인 통증 기전을 찾아낼 적절한 진단방법이 없기 때문일 수도 있다. 따라서 아주 단순하게 보이는 정형외과적인 문제라도 많은 요소를 가진 통증으로 나타날 수 있다는 것을 염두에 두어야 한다. 특히 손상, 수술 또는 보존적 치료에 예상치 못한 반응을 나타낼 경우 가능한 합병 요인과 다양한 통증범위에 대하여 고려하여야 한다. 만일 환자가 법률적인 문제, 보험에 따른 보상문제 또는 재해보상에 따른 문제로 통증 클리닉(pain clinic)을 방문한다면 특별한 치료를 반드시 해야 한다.

1. 통증범위

유해 감각과 통증의 병태생리는 집중적이고 면밀한 검사가 필요하며 일반적인 통증은 급성, 아급성과 만성으로 분류하는 전통을 더 이상 주장하지 않는다.[9] 더욱 명확한 표현은 통증기전에 대한 새로운 정보가 밝혀져야 할 것이다.

다음에 분류한 몇 가지는 병태생리와 정신과 치료에 대한 용어를 구분한 것이다.[10] 만성 통증은 급성 통증으로부터 유발되기 때문에 급성 통증 치료에 대하여 간단히 기술한다. 급성 통증에 대한 예방과 적절한 치료는 만성 통증의 예방에 꼭 필요하다.

1) 급성통증

급성(유해감각) 통증(표 20-1)은 통증 분류 중 가장 잘 연구되었고 이해되고 있다.[11] 말단조직에서 수용체가 자극을 받게 되면 A-δ와 C 감각신경이 활성화된다. 이러한 활성도는 척수와 뇌간 그리고 시상(視床, thalamus)과 같이 잘 알려진 통증 전달통로를 지나서 대뇌피질에 전달된다. 많은 신경전달 물질이 신호들을 전달하고 조절(표 20-2)하는데 관여하고,[12] 신호들의 생성과 전달은 한 곳 또는 복합적으로 몇 군데에서 변화될 수 있다. 급성 통증관리의 대략적 원리는 표 20-1과 같이 (1) 말초의 항염제는 유해감각기의 활성화를 차단한다. (2) 말초신경과 중추신경축의 국소마취제를 이용한 차단은 짧은 기간에 유용하다. (3) 마약에 의한 차단을

표 20-1. 급성 통각수용기 통증

병태생리학적 기전
조직 손상에 대한 경고, 생물학적으로 유용하다.
확인된 기전으로 말초 침해수용체 기전, 말초신경전달, 척수연결통로,

중추신경 전달 경로, 하행성과 국소 조절 기전 등.
신경약리학
운동신경, 자율신경, 호르몬성 반사기전

정신과적 인자들
발생과 해소에 대한 기대
사회, 문화, 개인적, 종교적, 가정적인 요인의 상호작용
불안감

치료 방법들
말초 함영증성 약물
말초신경 차단법
중추신경축 차단법
마약성 진통제
중추신경축(거미막밑, 경막외 뇌실내 등) 마약성 진통제
불안 제거를 위한 약물
정신과적인 방법

표 20-2. 통증 수용체 약리학.

일차적 구심성 말단부(primary afferent terminals)
- Histamine
- Kinins(bradykinin)
- Lipidic acids(예; leukotrienes, prostanoids)
- Cytokines(예; interleukines)
- 일차 구심성 peptides(예; calcitonin gene-related peptide [CGRP]: substance P [sP])

중추 구심성 말단부(central afferent terminals)
- 흥분성 amino acids(예; glutamate, aspartate)
- Peptides(예; sP, vasoactive intestinal peptide [VIP], bombesin, CGRP)

척추 조정 체계(spinal modulatory systems)
- 감각과민(예; n-methyl-d-aspartate [NMDA])
- 이질통(예; adenosine)

척추 진통 체계(spinal analgesic systems)
- μ/δ opioid
- a2-adrenergic
- Serotonin

전신적으로 또는 척수 내로 투여하는 방법은 그 적용이 증가하고 있다. (4) 다른 clonidine이나 baclofen 같은 약제들이 연구, 선택되고 있다. 급성 통증은 진단적 기능을 하는 것 외엔 이점이 없고 많은 생리적인 부작용을 야기한다는 것을 꼭 인식하여야 한다. 만성통증은 급성통증에서부터 초래되므로 급성통증의 성공적 예방과 치료는 만성통증을 예방할 것이다.[13)]

2) 수술 후 통증

수술 후 통증은 19장에서 설명하였으며 표 20-3에 요약하였다. 수술 후 통증이 다양한 생리적 변화를 초래하므로 수술 후 통증의 예방과 적절한 치료는 수술의 결과를 더 좋게 하고 사망률과 유병율을 감소시키며, 치료 비용도 절감된다.

표 20-3. 수술후 통증

병태생리학적 기전
- 외과적 조직 손상
- 생물학적으로 호용성 없음
- 침해수용성 통증의 변형
- 스트레스 반응과 반사작용

정신과적 요인들
- 발생과 해소의 기대
- 발생전 정신과적 요인들
- 수면 장애는 부작용을 악화시킨다.

치료 방법들
- 기본적으로 급성 통증 치료법을 적용한다
- 이론적으로 예방 가능
- 치료에 환자의 참여가 효과적이다.
- 인지 전략이 중요하다.

3) 말기통증

말기통증은 정신적 요소가 다르기 때문에 다른 통증과는 구분된다 (표 20-4).

말기통증은 죽음이 임박했다는 것을 인식하는 정신적인 문제가 정의에 포함된다. 최근 통증관리의 전문분야로 대두되고 있고, 여러 분야의 복합적 접근법이 필요하다. 여러 가지 통증이 동반되고 각 원인에 따른 적합한 치료가 필요하게 된다. 다시 말하면 통증을 치료하기 위한 기본 원리를 바탕으로 하여 모든 원인요소에 대한 최선의 방법을 적용하고 있다는 것을 환자에게 설명하여야 한다.[14]

표 20-4. 말기 통증

병태생리학적 기전
조직 손상
생물학적으로 우해하다.
확실한 침해수용성 구송 요소가 있다.
스트레스 반응과 반사작용은 유해하다.
다른 통증이 함께 있을 수 있다.
정신과적 인자들
원인 질환의 해소를 기대할 수 없다.
정신과적인 결과가 임상적으로 중요하다.
불안, 우울증(depression), 공포와 노여움(anger) 등이 있다.
심각한 개인적인 장애
치료 방법들
항염증성 약물
마약성 진통제(예; 전신적, 거미막 밑)
불안제거와 항우울제 등
중추신경축 차단(예; 일회 주입법, 지속 주입법)
정신과적 치료
복합접근법

4) 신경병증성 통증

신경병증성 통증(표 20-5)은 신경계의 손상이나 기능이상으로 발생한다.[15,16] 기초 신경생리적 기전은 밝혀지지 않았으나 많은 연구가 진행되고 있다.[17] 신경병증성 통증 증후군(neuropathic pain syndrome)은 반흔 통증(scar pain), 반사성 교감신경계 이영양증(reflex sympathetic dystrophy), 환상지(phantom limb)와 환상통(phantom pain), 신경종 통증(neuroma pain) 그리고 척수신경근통(radicular pain), 신경총 통증(plexus pain) 등을 포함하여 정형외과 환자에서 흔히 관찰된다. 신경병증성 통증의 기전을 정확히 모르기 때문에 합리적인 치료는 어려우며, 광범위한 치료는 더 이상의 손상이 없도록 많은 주의와 함께 시행하여야 한다. 성공적인 치료의 객관적인 원리의 중

거로 기능 회복이나 투약 감소와 같은 변화를 반드시 치료 지침에 포함하여야 한다. 반사성 교감신경계 이영양증과 failed back에 대한 많은 치료방법이 소개되었으나 아직은 성공적이지 않다. 신경병증성 통증의 치료는 매우 어려우며 동반된 생리적, 신체적 그리고 정신적 영향을 조절할 수 있는 여러 전문 분야가 함께 복합적으로 접근하여야 한다.

표 20-5. 신경병증성 통증

병태생리학적 기전
- 말초 또는 중추신경축의 손상 또는 기능이상
- 신경화학적 이상(아직 확인되지 않음)
- 발생과 회복의 예측이 어렵다.

정신과적 인자들
- 발병전 성격, 병발된 병리적 이상의 밝혀지지 않은 효과
- 예견할 수 없는 정신과적 문제점

치료 방법들
- 아직 확실한 합리적인 치료법이 없다.
- 중추신경계와 말초 작용 약물을 시도하고 있다.
  (예; 항우울제, 하영련제, 불안제거제, 교감신경차단제,
  corticosteroids, substance P 고갈제, 등.)
- 예방이 어렵다.
- 중추신경축 차단은 예측이 어렵다.
- 신경자극법, 신경박리법(neural ablation)도 예측이 어렵다.

신경종의 경우에서는 손상된 신경의 재생된 끝부위는 기계적 자극에 예민하고 norepinephrine에 의하여 더욱 활성화 된다. 신경종이 기계적 또는 화학적 자극으로 활성화되면 통증이 나타난다. 이러한 신경종의 민감도는 스테로이드(corticosteroids)를 투여함으로 감소된다.[18] 또한 국소에서 norepinephrine의 소진이나 교감신경차단에 의하여 감소된다. 신경종은 수술을 위한 절개, 기계적, 화학적(alcohol, phenol 등) 또는 온도에 의한 (예; radiofrequency 또는 cryotherapy) 외상을 포함한 모든 말초신경 손상으로 발생할 수 있다. 그러므로 반흔과 신경종 생성을 유도할 수 있는 경우에는 치료방법의 신중한 선택이 필요하다.

5) 만성통증(Chronic pain)

만성통증(표 20-6)은 증상의 발현 기간과 관련이 있는 것만이 아니라 정신 사회적 요소가 증상과 연관되어 있다.[19] 점차적으로 육체적, 정신적으로 악화 되는 것과 함께 생리적, 정신적으로도 심각한 손상이 있다.[20] 일반적으로 이차적 이득과 sick role 이 있다. 가족과 일터에서 사회적인 기능이 손상되고 소송(litigation)과 무능력(disability) 등의 문제가 점차 중요하게 되고 있다. 다른 유형(예; 유해감각 또는 신경병 통로)의 통증과 동반되어 있으며 치료는 대개 성공적이지 못하다.

만성 통증 증후군은 치료에 대한 저항이 크지만 재활 요법에 근거한 행동양식에 관한 프로그램에 의하여 행동양태가 조절되기도 한다. 그러나 환자가 더 이상 가지고 있는 통증 자체에 대해서 더 이상의 근본적 치료방법이 없다는 것을 수용해야 한다. 이와 같은 프로그램의 결과는 직장으로 복귀, 투약의 감소, 의료기관 이용의 감소 등으로 측정할 수 있다. 삼차 요양기관은 이런 프로그램에 대한 비용/이득을 조사하기 시작하였고, 환자들에게 성공적인 프로그램으로 분류하게 하였다. 주목해야 할 것은 통증 정도의 감소가 의미 있는 성적 평가에 포함되지 않는다는 것이다.

표 20-6. 만성 통증

병태생리학적 기전	
	신경학적 기전이 확인 되지 않음
	생물학적으로 유용성 없음
	스트레스 반응은 해롭다.
정신과적 인자들	
	발병전 성격이 중요하다.
	우울증이 흔하다.
	흔히 비정상적인 질병 행동이 있다.
	이차적 이득이 있다.
치료 방법들	
	통상적으로 약물 요법은 금기이다.
	중추신경축 차단은 효과이지 못하다.
	흔히 인지와 행동 요법이 효과적이다.

6) 정신적 통증

통증을 호소하는 것은 많은 수에서 정신병리학적 원인에 의한 정신과 질환의 대표적 증상이다(표 20-7, 8). 질환의 유병율은 정확하게 측정할 수 없고 신체적인 병리를 먼저 찾는 것이 합리적이다. (특히 정형외과에서)그러나 이런 통증은 진단이나 치료에 있어 비정상적인 반응이 보일 때 꼭 고려하여야 한다. 반대로 만성 신체적인 통증은 정신적 장애도 대개 동반한다.[21] 그러나 정신적 통증의 진단은 다른 범주의 통증이 없을 경우에 이루어져야 한다. 정신적 통증을 진단할 믿을만한 방법이 없고, 신체적 증상이 있을 때는 Minnesota Multiphasic Personality Inventory (MMPI)와 같은 표준 방법도 소용이 없다.[22] 또한 고려할 것은 정신병리적 통증은 위약반응이나 감별차단에 대한 반응으로 진단할 수 없다. 진단에서 제외시키기 어렵고, 유해 감각이나 신경병리적 원인을 확인과정의 최후 방법으로 적용할 수 있다.

7) 사회적 통증

통증은 사회적인 요소를 일차적으로 가지고 나타난다 (표 20-8). 예를 들면 소송된 외상(litigated injury)에 의한 통증 (사법적 통증(jurisgenic pain): 책임과 의무의 동반(product liability), 개인적 손상(personal injury). 의료적 과실), 산업적인 문제 (재발성 염좌)[23,24]와 보상성 신경증이다.[25]

이러한 경우 의학적 치료는 결과에 거의 영향이 없다.[26] 통증과 호소는 과학적, 의학적 범주와 법적인 범주에서의 관리에 의해서 제거되고, 법과 태도에 따라 확실히 다르다.[27] 이런 현상에 대해서 과학적인 조사는 거의 없다.[28]

2. 통증관리와 재활

통증은 국소 근육 경련을 야기하고, 이로 인한 통증이 유발되고 전파되어 증가하게 된다. 고통이 있는 부위의 보호 역할 (예; 사용중지, disuse)을 하게 되고 통증으로 연결된다 (예; stiff joints). 아래 기술된 어떤 사용중지와 연관된 예측 못한 변화라도 반드시 정상적인 사용이나, 적극적인 운동요법으로 원상 복귀시켜야 한다.

근육의 긴장도 소실, 신건과 내구성(endurance),관절운동의 소실

인대, 건과 근육의 수축,뼈 칼슘의 소실

심폐기능의 건강 소실(aerobic power)

말초혈류의 감소, 운동과 감각 기능의 변화

자율신경기능의 변화, 정신적 변화 (우울증, 불안, 분노 etc)

성공적인 모든 통증 치료는 반드시 이차적인 변화 (예; deconditioning and disuse)도 관찰해야 하고, 이런 변화를 원상 복귀시키는 것으로 치료 방향도 이루어져야 한다.

표 20-7. 정신적 통증

병태생리학적 기전
- 신경해부학, 신경생리학 신경병리학 및 신경약리하적으로 확인 되지 못하였다.
- 침해수용성과 신경병증성 통증의 상호작용으로 추측

정신과적 인자들
- 특별한 소인은 확인되지 않았다.
- 발병전 성격과 외부 및 내부 스트레스의 상호작용”
- 일차, 이차와 삼차적 이득이 있다.

치료 방법들
- 특별한 약리학적 치료법이 없다.
- 행동요법을 시도한다.

표 20-8. 사회적 통증

병태생리학적 기전
- 사실적, 이학적 또는 정서적 손상의 결과
- 의학적, 개인적, 노동 또는 생산적 손상
- 증상의 정도는 최대이다. 환자와 변호사에게 경제적인 보상이 가장 빠르게 많이 올 수 있도록 하기 위하여 증상은 최대가 된다.

정신과적 인자들
- 건강 회복의 필요성과 증상들의 존속과의 투쟁

치료 방법들
- 상반되는 감정의 투쟁을 인지하여야 한다.
- 환자와 변호사의 교육
- 법적 대리인으로 가능한 빠르게 방어하여야 한다.
- 자연스럽게 도움을 주는 자세를 취한다.

1) 치료 원칙

해부학적, 생리학적인 한계까지 최대한 또는 정상기능을 복구하는 것이 재활의 목표이며, 이러한 원칙은 모든 통증치료에 적용되며 치료계획은 현실적이고 기능적인 결과 측정도 포함해야 한다. 통증을 단순히 완화시키는 것으로 충분하지 않고, 치료 목표는 반드시 최대의 기능으로 회복하고 편안해야 한다. 환자는 통증이 완전히 제거되지는 않더라도 기능은 최대한 회복될 것이라는 결과에 대하여 이해하여야 한다. 그러나 이러한 요구는 환자와 적극적인 치료 분과로 위임하는 것이 필요하다. 이는 이루기 어려우며 특히 동기가 사라진 환자 또는 다른 사회적 문제 또는 소송이 있는 환자에서는 도달하기 어렵다.

치료는 따라서 사용중지 효과를 회복시키고 탈조건화(deconditioning)와 함께 다음을 포함해서 방향을 잡아야 한다.

환자와 목표를 정한다
정상기능을 재건한다
특별한 능동적 그리고 수동적인 운동
유산소능력을 증가시키는 전신적인 운동
움직임을 가능하게 하는 생리적 방법의 이용
통증을 감소시키는 생리적 방법의 이용 (예; TENS. heat, cold)
적절한 투약 (예; 소염제)

이 장에서는 이런 원칙과 방법을 자세히 다루자는 것이 아니며 여러 분야의 상호협조 필요성을 다시 강조한다.

3. 통증 관리 원칙

정형외과 환자의 통증은 복합된 장애로서 치료도 복합적으로 이루어져야 한다. 독립적으로 시행하는 것으로 성공적인 단독 방법은 없는 것 같다. 통증의 요소는 자세히 알고 치료되어야 하며, 최대의 기능회복도 목표이다.

1) 약물적 방법

통증의 생성, 전달과 감지는 표 20-9에 요약된 몇가지 기전에 의해 변화시킬 수 있다. 여기서 어떤 약물요법을 사용할 때에는 내성과 육체적 의존성, 금단의 바람직하지 못한 생화학적인 결과를 야기한다는 것을 염두에 두어야 한다. 일부 약제(예: corticosteroid)는 심한 대사 이상을 야기할 수 있다. 통증증후군을 관리하는 이런 치료방법이 아직 확실히 규명되지 않았다. 확실하게 적응증, 목표, 위험성을 이해하고 솔직하게 모두 환자와 이야기하지 않고는 약물을 처방하여서는 안된다. 또한 회복을 위한 최대의 반응조건은 환자라는 사실을 인정해야 한다.

표 20-9. 통증의 치료 원칙

- 약리학적 치료 방법
  - 말초
    - 항염증성 약물(예; steroid, nonsteroid)
    - 신경차단법(예; 국소마취제, 일시적 또는 지속적)
  - 중추신경축
    - 아편유사제(예; 정맥투여, 거미막밑)
    - 보조약물(예; 항우울제)
    - 진경제(예; antispasmodics: baclofen, benzodiazepines, 등)
- 재활 치료방법
  - 맞자극법(반대자극법, Counterirritation)
    - 냉각법(Cold)
    - 온열법(Heat)
    - 초음파(예; Ultrasond, short wave diathermy)
  - Gate mechani는
    - TENS
    - 후각자극법(Dorsal column stimulation)
  - 수기(manipulation: 마사지)

2) 진단적 차단

진단적 부위마취, 신경차단이 필요한 경우가 있다. 그러나 기술과 목표와 그 한계에 대해 잘 이해해야 한다 (표 20-10). 진단적 차단으로 얻어지는 정보는 이득이 많지만 차단의 결과가 잘못 판정되면 환자에게는 이전보다 더 불이익이 될 수도 있다.[29] 예를 들면 정신적인 통증에서는 위약차단이 적용 될 수 있다. 위약차단에 대하여 현재는 어떤 종류의 통증이든 모든 환자에서 효과가 있을 수 있음이 확실

표 20-10. 진단 목적의 신경 차단법

객관적인 방법
통증의 해부학적 위치 확인
통증의 신경학적 전달통로 확인
통증의 체신경과 자율신경의 구성 확인
연관통의 평가
비침해수용성 구성요인의 평가(신경병증성 요인)
정신적 구성요인의 예측
효과의 적절한 기간을 결정
위약차단법
위약 반응의 판단이 불확실하다.
신경지배의 중복
연관통에 대한 반응을 예측할 수 없다.
신경 섬유의 차단 순서를 예측할 수 없다.
국소마취제의 농도에 대한 반응을 예측할 수 없다.
감별차단법(diferential nerve block)을 예측할 수 없다.

해졌다. 정상인에서 30%가 위약효과가 나타난다. 모든 환자에 있어서 위약효과가 나타나는 것을 측정할 수 있는 믿을만한 방법은 없다. 마찬가지로 만일 주사바늘의 위치와 투여된 약물의 확산을 모른다면 결과를 감지한다는 것은 불가능하다. 말초신경(운동)은 신경자극기로 위치를 알 수 있고 감각신경은 감각이상으로 알 수 있지만 주사한 약물이 확산되는 것은 알 수 없다. 진단적 차단을 분석하는 데는 어려움이 따르며, 감별차단도 역시 어렵다. 원칙적인 방법은 지주막하에 위약으로 생리식염수를 주사하고 국소마취제의 농도를 증가시키며 투여하는 것이다. 이 방법은 낮은 농도에서 교감신경성 통증이 중등도 농도에서 체성 통증이 그리고 높은 농도에서 정신적 통증이 차단되어 나타난다. 이러한 이론은 결정적 결함을 갖는데 특히 혼합신경은 말초 또는 중추 신경에서 국소마취제의 특이한 농도를 찾는 것이 어렵다. 예를 들면 어떤 경우에는 0.125% bupivacaine이 완전한 운동차단을 일으키지만 0.5%로 미미한 정도의 운동차단만 일으키는 경우가 있다.

진단적인 방법으로 차단 효과의 지속기간은 중요한 정보를 줄 수 있다. 진단적 차단은 단기간 작용 그리고 장기간 작용 국소마취제로 계획할 수 있다 (예; 이중맹검법으로 시행하며 최소한 한가지 맹검법으로 시행). 예를 들어, lidocaine은 추관절 차단(spinal facet block)에서 주사바늘을 거치하는 동안 피부와 심부 조직에 사용할 수 있다. Bupivacaine은 추관절에 직접 주사하는데 사용할 수 있다. 만일 환자가 6~12시간 좋아졌다고 보고하면 bupivacaine의 효과이며, 단지 2시간 정도만 좋아졌으면 더 표면에 있는 lidocaine 효과일 것이다.

진단적 차단을 수행할 때 나타나는 통증의 재발과 연관성이 때로 판정하기 어렵다 (예; 요추 추간판 조영에서).[30] 주사바늘을 거치하고 조영제를 주입할 때 통증에 민감한 구조가 자극된다. 환자는 국소통증을 느낄 수 있는데 연관통 또는 일반적인 통증을 동반하기도 한다. 만일 그들이 일반적으로 느끼는 통증이 평상시 위치에서 나타나고 전파된다면 주사바늘 또는 조영제에 의해 자극되는 곳이 병소라고 판단하는 것도 타당성이 있다. 소량의 국소 마취제를 주입하였을 때 일반적인 통증이 적정시간 동안 사라진다면 더 명확한 증거가 될 수 있다. 진단적 차단은 조심스럽게 계획하고 시행하고 정확하다면 근골격 통증 증후군을 조사하는데 가치 있는 정보를 줄 것이다.

4. 근골격 통증 증후군

모든 근골격 통증 증후군을 포함할 수는 없지만 정형외과 또는 통증클리닉에서 보는 일반적인 문제를 포함한다. 이 영역에서 객관적인 결과가 적고, 많은 상태가 임상적 소견이나 믿음, 병원의 추세와 인상에 남던 환자의 기억에 따른다. 근골격계의 통증 관리의 주는 물리치료이며 비스테로이드계 소염제에 의해 촉진된다. 비스테로이드계 소염제의 생화학적 효과는 잘 알려져 있고 사용법도 잘 소개되었다. 모든 NSAIDs는 비슷한 생화학적 효과를 가지나 약동학과 부작용은 다양하다. Corticosteroid는 근골격 통증에 많이 이용되고 있다. 그러나 기초적인 권장사항에 대한 객관적인 결과에 대한 연구가 적다. 반복된 주사에 대한 장기적인 영향이 어느 정도까지 가능한가에 대한 전향적 조사는 없지만 자주 많은 용량을 반복 주사하는 것은 전신적 효과를 야기하는 것인 만큼이나 관절을 손상시킨다. 많은 임상가들은 1년에 3회로 주사횟수를 제한하지만 이런 방법에 대한 자료는 없다. 이 약제의 뇌하수체 부신축(pituitary-adrenal axis)에 미치는 전신적 영향에 대한 약간의 연구가 있다.

그러나 depot methylprednisolone (Depo-Medrol) 80mg을 2주 간격으로 3회 주사하는 일반적 용량은 3개월간 부신 기능을 억제한다는 보고가 있다.[31]

1) 퇴행성 질환

(1) 퇴행성 관절 질환

골관절염의 병태생리는 알려져 있지 않고 방사선 소견과 관절이나 추간판에서 발현되는 증상과의 관계는 불명확하다.[32,33] 이런 원인에 의하여 야기되는 통증은 상기된 재활원칙에 의거하여 치료하여야 한다. 관절강 내 corticosteroid 주입 같은 침습적 치료는 제한을 받는다. 그러나 이것은 재활의 노력을 방해하는 통증이 심한 관절의 일시적 치료 또는 병변 관절의 진단에 유용하다. 통증 유발점(trigger point)이 있는 근근막통증이 동반될 수 있고, 국소 치료에 반응한다.

(2) 퇴행성 추간판 질환

추간판은 나이가 들수록 탈수되고 건조해진다. 추간극은 좁아지고 유연성이 저하된다. 이런 변화는 방사선과 자기영상에 나타난다. 그러나 영상표현과 증상 간의 연관성은 적다.[34] 추간판 조영술(Discography)은 추간판이 구조적으로 비정상이고 증상이 있다고 결정하는 데에 제한된 이용범위를 갖는다. 그러나 추간판은 구조적으로 이상이 있어도 증상이 없을 수 있다. 추간판성 통증(discogenic pain)의 치료는 반드시 모든 퇴행된 추간판의 자극을 줄이는 재활적인 방법에 기초를 두어야 한다. 이는 체위유지 근육(postural muscles)의 긴장도 감소와 근력과 지구력을 항진시켜서 자세와 같은 인체공학적 요소(ergonomic factor)를 해소하는 것이다. 소염제 투약에는 많은 제한요소가 있다. 급성 신경근 질환 (예; radiculopathy)이 없는 퇴행성 추간판 질환에서 경막외 steroid 효과에 대한 장기적인 결과에 대한 객관적 연구가 필요하다.

2) 근근막 통증과 섬유근통(Myofascial pain, Fibromyalgia)

연부조직 통증은 어디에서나 발생할 수 있으며 많은 증후군이 결과로서 서술되었다.[35-37] 표 20-11은 근근막 통증과 섬유근통의 개요를 살펴 보았다. 근근막 통증

과 유발점은 모든 책의 제목이 될 정도이므로 유발점의 존재에 대해서는 잘 이해하여야 한다.[38,39]

표 20-11. 섬유근 통증과 근근막 통증의 비교

섬유근통
  통증부위가 넓다.(흔히 전신 통증을 호소한다)
  누름통증 부위(압통점)가 최소한 11-18 정도 된다.
    양측 목덜미, 하경부, 등세모근, 가시위근, 두 번째 늑골늑연골 관절 부위, 외측 상관절융기, 둔부, 큰 대퇴돌기, 무릎 내측부위.
  심한 피로감
  다양한 자율신경 반응(예; Raynaud's와 sympathetic pain를 포함)
  여러 가지 주관적인 증상들:
    만성 두통, 수면장애, 불안, 부종, 저림, 과민성 대장 증후군, 활동의 증가, 기후 변화 및 스트레스와 함께 통증도 증가된다.
  치료에 저항: 재활과 행동 치료법이 효과적이다.

근근막 통증
  바이러스 감염과 관련을 의심(예; Epstein-Barr Virus)
  근근막 통증과 증상이 유사하다.
  치료에 저항: 재활과 행동 치료법이 효과적이다.

증후군의 특징은 외성이나 알려진 병리 없이 근육과 근육접착부위 인대에 국소적인 통증이 나타나는 것이다. 염증성 또는 퇴행성 관절염, 염증성 근육 또는 다른 전신 질환의 증거가 없다. 실험실 검사에서도 흔히 아무 결과도 나타나지 않는다. 섬유근통, 근근막통증과 만성피로증후군(chronic fatigue syndrome)에서는 알려진 명확한 병태 생리적 기전이 없다.[40,41] 따라서 치료는 집과 일터에서 건강한 생활방식을 유지할 수 있도록 육체와 정신적인 재활에 중점을 두는 것을 원칙으로 한다. 때로는 "spray and stretch technique"과 국소적인 유발점 주사로 일시적인 통증완화를 기대할 수 있다.[42] 유발점 주사는 여러 가지 약제 (예; 국소마취제, corticosteroid, 증류수와 "proliferant"[glucose-phenol-water 혼합액 prolotherapy])를 선택할 수 있다. 이러한 가능성은 국소마취제와 depot corticosteroid의 주사가 국소적인 유해 자극적 염증 기전을 해소시킨다는데 근거를 둔다. 국소 마취제와 depot corticosteroids의 유발점 주사는 통증치료에서 많은 연구가 있다. 그러나 국소마취 또는 corticosteroid 용량과 주사횟수, 빈도는 확실하지 않다. 개개의 통증유발점 주사량은 0.1~20 ml 범위의 lidocaine과 bupivacaine이 흔히 사용되며 depot methylprednisolone의 용량 범위는 1~120 mg으로 알려져 있다. 일반적인 자료는 없지만 모든 약제에서 최소량을 사용하며 특히 corticosteroid에서 그렇다. 다른 방법들로 침(acupuncture), 마사지(shiatsu), 지압(chiropractic)과 biobehavioral 치료 (예; biofeedback) 등이 효과적으로 적용될 수도 있다. 여기에는 이들 치료에 대한 객관적인 결과를 나타내는 기본 연구가 거의 없다. 연구는 방법론적인 것에 대한 것과 위약효과에 준하는 성공률만 나타낸다.

3) 반흔 통증(Scar pain)

수술, 외상 그리고 화상은 처음 손상 받을 때 통증이 발생되고 지속되다가 나중에도 남을 수 있다. 지속적인 반흔 통증에 대한 기점은 거의 알려져 있지 않다. 반흔 통증은 신경병성 통증(neuropathic pain)의 일환으로 여겨진다. 수술에서 신경들이 절개로 손상을 받고 봉합될 것이다. 신경종 형성 가능성이 항시 존재한다. 아직 해결되지 않은 질문은 반흔통증이 지속적으로 남는 경우가 드물다는 것이다. 특히 흉부절개부(thoracotomy incision)와 뼈 제공부위 (예; 장골능) 같은 곳은 치료에 대한 반응이 좋지 않다. 이런 경우 신경통증은 늑간신경과 둔부신경(cluneal nerves)에서 유래된다고 생각된다. 그러나 모든 반흔은 지속되는 통증을 야기할 수 있다. Failed back은 또 다른 특이한 경우로 통증은 지속적인 화끈거리는 통증이지만 움직이거나 작은 외상에 의해서 전기적인 충격이 간헐적으로 나타난다. 지속적인 반흔 통증은 명확하게 규명된 병태생리가 없으면 치료하기 어렵다. 국소적인 역자극(TENS, ice, heat)이 재활적인 관리에 도움된다. 반흔에 국소마취제나 corticosteroid를 주입하는 것은 증상을 해소시키는데 도움을 주며 때로는 반복투여도 필요하다. 이 방법의 가설은 만일 통증을 없애는데 성공했다면 신경종이 탈감작되었거나 기계적인 자극에 덜 예민하게 된 것이다. 계속된 투여로 점차 증상 완화가 되기를 기대하지만 용량, 시간, 빈도가 알려져 있지 않다.

다른 치료법으로 항전간제와 항우울제, 아편유사제, NSAIDs, benzodiazepine 계 약물 등이 있다. 이런 종류의 약제를 장기 복용할 경우에는 확실한 위험이 따른다.

추정되는 신경종을 고주파(radiofrequency), 저온탐침(cryoprobe), 수술과 신경파괴제와 같은 방법으로 제거하는 것은 신경손상을 더 야기하게 되고 통증이 더 심하게 된다. 심지어 후각신경근절개술(dorsal rhizotomy), 후각자극법(dorsal column stimulation), 이식된 말초신경 자극(implanted peripheral nerve stimulation)과 척수강내 아편유사제의 투여 등이 반흔통증의 치료에 이용된다. 그러나 이런 치료의 일반적인 성적은 실제 임상적인 경험보다 과장되기 쉽다. 심하고 참기 어려운 반흔통증이 있는 환자에서 행동치료법이 환자의 기능적인 능력을 늘리는데 도움이 된다.

4) 요통(Low Back Pain)

(1) 병태생리

요통은 산업화 사회에서 의학적 그리고 사회 경제적인 주요 문제이다.[43] 불행히도 대부분 경우에서 개개의 환자에서 병태생리적인 경과는 알지 못한다.[44] 대부분의 경우에서 급성 하부요통은 추간판 탈출, 퇴행성 추간판 질환 또는 추관절의 퇴행성 질환으로 초래되지 않는다. 대부분의 만성 하부요통 또한 이런 질환에 의해 유발되지 않는다. 하부 요통의 진단과 치료는 의학적, 사회적, 철학적인 접근이 필요하다.[45,46]

(2) 진단

요통의 해부학적인 요소를 결정하는 데에 일과성의 진단적인 차단을 수행하는 것이 필요하다. CT 또는 fluoroscopy같은 방사선 조절을 하며 조영제 주사를 하는 것이 종종 도움이 된다.[47-49] 이 수기는 해부적 주사 위치를 확인하고, 주사된 조영제가 함유된 용액이 퍼지는 것을 관찰 할 수 있으며 통증을 야기시키는 구조도 알 수 있다. 일반적으로 진단을 목적으로 차단을 하는 동안 2종류의 통증이 발생될 수 있다. 국한된 통증은 국소조직의 자극을 의미한다. 조영제를 주사하는 동안 구조물로부터 통증이 방사될 수 있는데 특히 조영제가 고장성일 때 그렇다. 환자에게 유발된 통증을 평상시 통증과 비교할 수 있다. 만일 유발된 통증이 평상시와 같은 특징, 위치와 방사성을 보이면 투여된 조직이 통증을 유발하는 위치라는 것을 알 수 있다. 만일 국소마취제를 투여하여 통증이 해소된다면 구조부위가 병변임을 확인하는 증거가 될 수 있다.

통증이 반응하는 해부적 구조의 진단에 있어서 통증의 재발과 해소를 분석 판단하는 데는 많은 주의를 기울여야 한다. 예로서 추간판 조영술을 시술하는 동안 추간판이 자극되는 것은 때로 잘못 판정될 수 있다.[50] 한편으로 요추 신경근이 자극되어 나타나는 통증이 좌골신경에 투여한 국소마취제에 의하여 통증이 완화된다는 것이 보고된 바 있다.(국소마취 차단보다 상부)[51] 이것은 일반적인 신경전달(neuronal traffic)을 감소시킴으로써 더 중추부에서 야기된 통증이라 할지라도 말초부위차단을 함으로서 통증을 감소시킬 수 있다는 것을 의미한다.[52] 모든 가능한 임상적인 정보는 반드시 이용되어야 한다. 예를 들면 국소적인 통증과 전파된 통증이 추관절에 투여할 때 조영제가 주사바늘의 위치를 확인하고 투여되는 동안 모두 유발되고, 국소마취제와 depot corticosteroid에 의하여 만족할만한 반응을 보이면 이것은 이 구조부위가 통증의 유발점이 될 수 있다. 연조직 구조에서도 구별해서 투여할 수 있다. 흔히 통증부위는 천추장골관절, quadratus lumborum과 pyriformis muscle 부착부위의 흉요근막 (thoracolumbar fascia) 부착부위[53]와 척추주위근육(paraspinous muscle) 들이다. 만일 corticosteroid가 포함된다면 국소염증이 있을 경우의 치료에 도움이 될 것이다.

(3) 진단과 치료법(Diagnostic and Therapeutic Interventions)

경막외 steroid 투여법(Epidural Corticosteroid Injection): 지주막하[54]와 경막외 depot corticosteroid는 요통 치료에 널리 이용되어 왔다. 그러나 안전성[55]과 효용성[56]에서 중대한 논란이 야기되었다. 환자의 선택에 또는 최소 필요한 검사에 대한 어떤 추천도 없으며 corticosteroid의 양과 종류 뿐만 아니라 수기, 투여빈도 및 효과 추적에 대하여 확실히 알려진 것이 없다.

추관절 투여와 탈신경(Facet Injection and Denervation): Depot corticosteroid를 요추부 관절에 주사하는 것은 15년이상 시행되어 왔다. 그러나 현재에는 전향조사를 목적으로만 이용된다.[57] 임상적인 추관절 증후군을 인식하는 것이 불가능하고, 단지 29% 환자에서 통증 해소를 경험하였다. 그것은 또한 하부요통환자에서 추관절이 단독 또는 일차적 원인으로서 90% 이상 되지 않는다는 것을 알려 준다. 다른 보고는 추관절의 탈신경을 조심스럽게 선택해서 시행한다면 하부요통을 해소할 수 있다고 하였다.[58] 그러나 장기, 객관적인 전향조사에서 기능적인 결과가 없다. 고주파 용해(radiofrequency lysis), 냉동신경용해(cryoneurolysis)와 phenol, alcohol, chlorocresol 또는 ammonium sulfate를 추관절 신경절 절개술(facet rhizotomy) 의 결과를 향상시키기 위하여 사용하지만, depot steroid 주사와 적극적인 물리적 재활 치료로 돌아섰다. 다시 말하면, 전향적이고 객관적인자료가 없기 때문에 어떤 제안도 할 수 없다.

추간판 조영술(Discography): 진단 목적의 추간판 조영술은 추간판 병리와 증상론[59]에서 중요한 정보를 제공할 수 있으나 이 또한 중단되었다.[60]드물게 경막외 depot corticosteroid주사는 급성 추간판 탈출증(disc herniation)의 화학적 신경근염(chemical radiculitis) 또는 채찍손상("whiplash" injury)후 후종인대 (posterior longitudinal ligament) 염좌와 같은 회복 가능한 척추 내 손상이 있는지 결정하는 진단방법으로 가치가 있다. 모든 진단적, 치료적인 처치에서 특히 삽입된 기구들 주변에 투여하면서 특별히 무균조작에 주의하여야 한다.

(4) 치료원칙(Treatment Principles)

신경근병증이나 척수병증(myelopathy)이 없는 경우에 하부 요통의 외과적 치료나, 약물치료는 재활과 스포츠 의학의 원칙에 따른다. 반드시 염두에 두어야 할 것은 고가의 변형된 의료 기구로 두통, 요통과 근육과 관절 통증 같은 흔한 증상을 빠르고 쉽게 과학적으로 해결되지 않기 때문에 존재한다. 대부분 이런 치료는 과학적으로 검증되지 않았다. 그러나 TENS와 같은 일반적인 치료는 placebo보다 더 효과적이지 않다.[61]

사용중지(disuse)와 탈조건(deconditioning) 효과를 예방하고 역전시키는 노력을 기울여야 한다. 최종분석은 환자 자신의 노력이 모든 치료의 결과를 결정한다. 요통에서 복합된 문제를 해결하는 빠르고 쉬운 방법은 없다. 그러나 재활이 덜 고통스럽고 의학적인 제안에 더 신축성 있게 하는 치료가 필요하다.

치료 원칙은 요통의 병태 생리적인 기전에 근거하여 이루어 져야 한다.[62] 진단과 치료에 대한 보기가 표 20-12에 있다.

경막외강으로 depot corticosteroid 투여가 요통을 치료하기 위한 방법으로 시행되고 있으나 효과에 대한 자료가 거의 없다. 급성 추간판 탈출증 치료에서 효과가 있는 경우가 있다. 그러나 다른 요통 증후군에서는 효과가 적으며 경막외 농양과 지주막

표 20-12. 하부 요통의 부위에 다른 치료 방법

병소	촉진 부위	주사부위
Facet joints	Facets	Facet, muscle
Sacroiliac joint	Sacroiliac, muscle	Joint, muscle
Quadratus lumborum	Stretch muscle	Muscle
Pyriformis syndrome	Stretch/relaxation	Muscle
Disc herniation	Rarely	Epidural steroid
Iliac crest syndrome	Stabilize	Muscle attachment

염이 동반될 수 있다.

여러 가지 치료방법은 전체 재활 과정 중에서 일부로 봐야만 한다. 다른 정형외과 통증 문제에서 요통이 동반되는 경우가 있다. 예를 들면 대퇴윤활낭염(trochanteric bursitis)과 통증이 장경인대(iliotibial tract)에 있는 것은 요통환자에서 흔하다.[63]

5) 척추수술후 증후군(Failed Back Surgery Syndrome)

"Failed back"이란 용어는 요추 추궁절제술이나 융합술 환자에서 완치가 되지 않은 환자에서 적용한다. 실패가 환자의 이상인지 또는 수술이 잘못됐는지 불명확하다. 이런 환자들은 다양하게 여러 번 수술 받았고, 때로 일시적으로 호전되지만 점차 나빠지는 경과를 갖게 된다. 만성적인 통증의 증상과 징후를 보이고 생리적, 정신적, 사회적으로 모든 부분에서 그 기능을 잃게 된다. 병태생리는 복합적이고 척추에 구조적인 기능이상 즉 추간판과 추관절 손상, 근육과 인대손상, 그리고 신경근과 말초신경손상이 있다. 진단적으로 투여하기에 장소가 제한되어 있고 교정될 수 있는 병변이 발견되기 힘들다. 그러나 융합이 안된 가관절(pseudoarthrosis)[64], 융합 상부의 통증성 관절증(arthrosis), 또는 통증성의 느슨한 기구와 같은 경우가 있으며 수술이 가능하다. 이렇게 진단을 할 수 있다면 방사선 조절로서 병소에 진단적 투여를 하는 것이 해부학적인 병리를 결정할 것이다.

재활은 여러 분야에서 다양하게 구성된 팀으로 접근하는 것이 필요하다. 통증을 치료하는 과정에는 약물 (예; NSAIDs, 아편유사제, 항우울제(antidepressants), 항경련제(anticonvulsants), 진경제(antispasmodics), depot steroid 주사), 그리고 TENS같은 물리적 치료가 필요하다. 마지막 방법으로 후각 자극기의 삽입(implanted dorsal column stimulator) 또는 장기적인 아편유사제가 마지막 방법으로 사용된다. 그러나 이런 치료에 결과를 추정하기는 어렵다.

6) 고정기구 통증(Hardware pain)

내고정술(internal fixation)은 정형외과 수술의 주류이다. 대부분의 경우에서 고정기구는 가골(callus)로 덮여지므로 문제를 야기시키지 않는다. 그러나 드문 경우에 고정기구가 느슨해지고 통증을 야기 한다. 통증은 흔히 깊고 치통 같은 상태로 묘사된다. 통증은 움직이면 심해지고 쉬면 해소되며, 염증이 없을 때는 기전은 밝혀지지 않았다. 몇몇 경우 활액낭과 같은 구조가 조영제 주사에 의하여 확인되거나 깨끗하고 gelatin 같은 액체가 흡인되어 확인 된다. 이런 경우에 확실히 감염이 존재하지 않는다면 고정기구에 국소마취제와 depot corticosteroid를 주사하는 것이 합당하다. 이는 일시적인 효과를 얻을 수 있고 반복해서 투여할 것인지 또는 고정기구를 제거할 것인지 결정할 수 있다. 유감스럽게 많은 예에서 주사하였지만 확인된 자료가 적고 관찰이 임상적 경험에 의해서 이루어 졌으므로 잘못 분석된 것일 수 있다. 고정기구 주위에 약물을 투여하는 것은 매우 조심하여 무균환경에서 이루어 져야 하고, 고정기구 주변의 감염이 된다면 파국적인 합병증을 야기한다.

7) 경부통과 경부 두통 (Neck pain Whiplash and Cervicogenic Headache)

경추의 연구는 그 자체로 전문적이고 독자는 확실한 교과서를 다시 참고해야 한다.[65] 경추는 요추와 비슷한 병리를 갖게 되고, 비슷한 증상을 보일 수 있다. 경부통증의 진단원칙이 표 20-13에 요약되어 있다.[66] 만성 경부통증은 흔하고, 의미있는 장애와 많은 비용을 소모하게 된다. 국소적인 (예; 후두부) 경부통증은 흔한 상황으로 어깨, 팔과 머리로 연관통이 야기된다.[68] 요추와 같이 MRI가 좀 더 유용하지만 증상과 일반 평면 방사선 검사와는 서로 연관성을 찾기 힘들다.[69] 경부통증이 대부분 자연적으로 시간에 따라 사라진다는 경향이 있지만 1/3정도는 중등도에서 심한 통증이 남는 것을 경험한다.[70] 이런 경부통증 증후군은 통증클리닉 외래에서 치료하게 된다. 그러나 몇가지 잠재된 병리는 반드시 증상 치료를 계획하기 전에 제외해야 한다.[71]

표 20-13. 경부통증의 감별진단

Myelopathy or myeloradiculopathy

? Infection

? Tumor

? Spondylosis with canal stenosisAcute radicular signs

Acute radicular signs

? Infection

? Tumor

? Disc herniationa

? "Soft tissue"[a]

Chronic radicular signs

? Infection

? Tumor

? Disc degenerationa

? Facet arthropathya

Neck pain without referred pain

? Infection

? Vertebral artery pathology

? Facet joint pathology[a]

? "Myofascial pain"[a]

? Chronic ligamentous strain[a]

[a] : Consider treating with physical therapy modalities + corticosteroid injections.

(1) 치료

경추관절 투여(Cervical facet injection): 국소마취제나 depot corticosteroid를 경추부 추관절에 투여하는 것은 만일 회복 가능한 염증성 반응이 있을 때는 증상을 해소시킬 것이다.[72] 그러나 결정적인 전향조사가 필요하다.

경추부 경막외 steroid 투여(Cervical epidural steroid injection): Depot corticosteroid를 경막외강에 주입하는 것은 염증성 반응이 steroid에 반응한다면 합리적이다. 이런 경우는 급성 신경근 자극(radicular irritation)[73]에서 적용되며 채찍손상(whiplash: acceleration-deceleration)과 같이 다른 구조들도 손상을 받은 경우는 제외된다. 이런 경우는 직접적인 치료가 적절하다. 만일 국한된 병리가 예상되면 유발점 주사, 물리적요법과 일반적 재활치료가 필요하다.

8) 복합부위 통증증후군(Complex Regional Pain Syndrome, CRPS)

복합뷔위 통증증후군 또는 반사성 교감신경 이영양증(Reflex Sympathetic Dystrophy) 통증이 손상된 부위 주위로 퍼지고 회복된 부위에 지속되는 병력이 있다. 이는 어떤 통증이 지속되는 데에 교감신경계의 중요성을 인식했던 Weir Mitchell과 Claude Bernard 등에 의하여 1세기 전에 명문화되었다. 통증 상태(또는 증후군의 범위)를 확인하기 위한 수많은 시도가 있었다. 가장 최근의 통증과 교감신경계에 대한 것은 Internal Association for the Study of Pain Special Interest Group에서 있었다.[74)]

CRPS는 외상에 의하여 손상된 사지에서 신경병변 유무와 관계없이 발생하는 복합된 장애 또는 장애군으로 정의한다. 또한 CRPS는 또한 내부장기 질환과 중추 신경계 질환 또는 드물게 확실한 사전 손상 없이 나타난다. 이는 통증과 감각이상, 비정상적 혈액순환과 발한, 운동계의 이상과 표재성, 심부성 모든 구조의 영양성 변화(trophic change)로 구성된다. 모든 요소가 다 존재할 필요까지는 없다. CRPS는 질환에 따른 증상 및 징후를 표현하는 것이며 특별한 원인기전을 포함하는 것은 아니다.

이런 정의는 유용하거나 더 자세히 나누거나 상태의 범위를 확장시키는 데는 도움을 주지 못한다. CRPS의 교감신경계 요소는 작열통, 교감신경성 통증, 환지통, 통증-기능이상과 반사성 정형외과적 이영양증("reflex orthopedic dystrophy")과 같은 요소가 있다.[75)]확실히 규정된 진단적 범주가 없으므로 유병률, 치료, 예후의 결정이 불가능하다. 40개가 넘는 치료 방법이 일반화 되었으나 거의가 기준이 없는 조사이거나 증례기록이므로 모두 확실한 결과는 가지고 있지 못하다. 적절한 치료를 결정하는 것은 명확한 전향적이며 대조되고 이중 맹검조사가 장기적으로 이루어져야만 가능하다. 중간보고에서 문제에 대한 합리적인 접근이 되기 위한 시도가 이루어졌다. CRPS가 예상되는 환자의 조사에 있어 필요한 임상적 고찰의 개요를 표시하였다 (표 20-14).

반드시 기억하여야 할 것은 CRPS는 몇가지 생리적 기전에 의하여 재구성되고 임상적인 관찰은 모든 생리적 기전이 연관될 위험이 있다는 것을 포함해야 한다. 신경계의 모든 요소를 검사하는 것이 필요하다. 말초신경의 감각, 운동과 자율신경계 요소 모두에서 변화를 보인다. 중추신경계 내에 변화가 생길 것이고 정신적

표 20-14. 반사 교감 이상증(Reflex Sympathetic Dystrophy)의 임상적 진단법

감각신경계 검사
  통증과 감각 이상의 특성을 분석하고 기록한다.
    자발적인 통증(burning in nature)
    allodynia, hyperpathia, hyperalgesia(예; 기계적, 온도)
    joints, muscles, ligaments, skin 등에서 유발된 통증
    동반된 말초 신경 손상
자율신경계 검사
  기능 변화에 대한 비침습적 검사
    Vasomotor function(예; thermometry[infrared], thermography)
    Sudomotor function(예; cobalt blue, starch/iodine, acetylcholine stimulation[QSART])
    Bone blood flow(예; three-phase bone scan)
    Skin capillary microscopy
    Laser Doppler
운동신경계 검사
  근육의 강도, 관절의 움직임 (예; 능동적 및 수동적 운동 범위),
  떨림(trophic)의 유무 등
영양(trophic) 상태의 검사
  변화 정도를 질적 분석을 한다.
    Bone density(예; plain radiographs)
    부종 (정상 측과 비교하여 평가한다)
    모발과 손.발톱의 성장

기능에서 또한 변화가 생길 것이다. 통증, 사용중지 또는 최초 외상에 대한 이차적인 원인인지 일차적인 원인인지 아는 것은 어렵다. 말초감각은 임상적으로 조심스럽게 근전도 검사, 체성감각 유발전위, 양적 감각역치 등과 같은 검사를 하여야 하지만 실험적 검사가 CRPS진단에 감수성(sensitivity) 또는 특이성(specificity)을 높이는 것으로 여겨지는 자료가 없다. 그러나 교감신경계 검사는 유용한 정량적 정보를 정보를 제공할 수 있다. 혈관운동 기능(vasomotor function)은 정확하게 적외선 온도계(infrared thermometer)로 측정할 수 있다. 또한 복합적이고, 정확하지만 고가의 thermography로 측정할 수도 있다. 발한은 전분과 요오드 또는 cobalt blue powder를 피부에 바르거나 이온 도입된(iontophoresed) acetylcholine으로 정량화할 수 있

다.[76] 이런 검사는 CRPS에서 심화된 반응을 나타낼 수 있다. 뼈의 혈류는 3 phase bore scan으로 검사 할 수 있다.[77] 이 방법은 CRPS에서 방사능이 관절주위에 흡수되는 것이 지연되는 것을 나타낸다. 피부모세혈관 현미경과 laser Doppler 피부혈류 측정과 같은 다른 정량검사는 아직 연구 중에 있다. 가능하다면 영양성 변화에 대한 객관적인 검사를 하는 것이 필요하다. 능동적인 것과 수동적인 관절운동도 각도계로 직접 측정할 수 있다. 생활 활동(Convenientaction)의 강도 (예; 쥐는 힘, 오므리는 힘과 미는 힘)를 쉽게 측정할 수 있다. 골밀도는 평면 방사선으로 측정할 수 있다. 사지 부종도 물의 위치이탈로 측정할 수 있다. 이런 측정이 영양상태 변화와 무능력 또는 장애 정도 등의 조사와 치료에 의하여 호전되는 것을 정량적으로 측정할 수 있다. CRPS의 진단과 치료에서 가장 어려운 부분 중의 하나는 많은 CRPS변화가 사용중지의 변화와 비슷하다는 것이다. 따라서 일차적 원인을 확인하는 것은 매우 어렵다. 사용중지 변화를 역전시키는 신경차단이나, 약물, 비타민, 음식물, 호르몬 또는 다른 외부적인 수기는 없다. 단지 사용하는 것으로 호전되며 치료도 반드시 그 방향으로 이루어져야 한다.

(1) 진단 범주(Clinical Criteria)

최근 통용되는 CRPS의 진단 기준은 주로 AMA 6판이나 IASP 기준이 사용되는데, 그 진단 기준은 표 20-15와 같다. IASP 기준은 4가지 범주의 증산 및 징후를 기준으로 3가지 범주 이상의 증상과 2가지 이상의 징후가 관찰될 때 진단을 내릴 수 있으며, AMA 6판과 같은 경우는 이러한 증상 및 징후와 더불어 검사 소견과 같은 보다 객관적 지표를 추가적으로 이용하고 있다.

이러한 방법에는 잠재적인 결점이 있다. 증상, 징후와 검사는 단순 사용중지, 통증-기능이상, 반복되는 염좌 손상과 같은 운동신경장애와 같은 다른 이상을 감별하기 힘들다. 또한 어떤 중요시 할만한 떨림(tremor), 다른 운동이상에 보상은 없다. 특이한 증상과 검사에 어떠한 중요성도 두지 않는다. 다른 단계와 심한 정도의 평가에 대한 가능성을 포함하지 못하였고 어떤 정신적인 상황이나 상태도 역시 포함하지 못하였다. 이것은 새로운 정확한 진단법을 적용하지 못한 것이다.

표 20-15. 반사 교감 이상증의 진단 기준

임상적 징후들	
	Burning pain
	Allodynia/hyperpathia
	Skin temperature/color changes
	Sweating changes
	Edema/hair/nail changes
검사 방법들	
	Thermometry/thermography
	Three-phase bone scan
	Bony density
	Quantitative sweat test
	Response to sympathetic blockade(central or peripheral)
판별 방법	
	> 6 RSD 확실
	3-5 RSD 의심
	< 3 RSD 아님

9) 통증 기능이상 증후군(Pain–Dysfunction Syndromes)

다양한 통증증후군이 작열통, 감각변화, 자율신경변화, 운동신경변화와 사용중지/이영양증/위축(atrophy) 등을 포함하는 CRPS의 많은 특징을 갖는다.[79] 그러나 교감신경차단이 통증을 해소시키거나 상태를 호전 시키지 않는다. 이런 상황에 대한 확실한 보고는 없고 불응성 CRPS도 보고되고 있다. 일반적으로 원칙적인 재활치료를 하고, 특별한 치료법은 없다.

(1) 치료: CRPS 또는 다른 이영양증에 대한 확실한 정의가 없기 때문에 특수한 치료가 있을 수 없다. 확실한 기준이 없는 것이 적절한 치료에 대한 설명을 재검토하는 것이 불가능하다. 그러나 40개 이상이 보고되었고 비슷하게 좋은 성공을 보이고 있으나 어떤 것도 일반적 상태만을 제시하였다 (표 20-16). 아직 CRPS에서 적절한 치료를 지침하는 객관적인 결과 기준을 가진 전향조사가 이루어지지 않았다는 것을 강조한다.

표 20-16. 반사 교감 이상증의 치료 방법들

재활을 위한 물리 치료법	
	Active and passive range of movement
	Increase strength and endurance
	Desensitize skin and deeper structures
	Proprioceptive retraining
	Encourage normal use
통증 치료법	
	NSAIDs
	Peripheral nerve blocks (repeated or continuous)
	Central neuraxial blockade (repeated or continuous)
	Opioids
	TENS
	Heroic invasive methods (dorsal column stimulation, spinal narcotics)
교감신경 차단법	
	Peripheral end-organ depletion (oral or intravenous regional guanethidine)
	Peripheral blockade (α-blockers)
	Ganglion blockade (stellate, lumbar sympathetic)
	Surgical or chemical sympathectomy (rarely, last resort)
정신과적 치료법	
	Psychological assessment
	Rehabilitation/vocational counselling
	Medicolegal support

(2) 물리치료: 사지의 사용중지는 근육긴장도, 강도와 지구력의 소실, 관절운동능 소실, 인대, 관절 및 근육의 수축, 부위 혈류의 감소, 운동감각(kinesthesia)의 변화, 뼈 칼슘의 소실, 모발, 조갑, 발한 등의위축성 변화를 초래할 수 있다. 변화 원인과 관계없이 역전되어야 한다. 표준 재활법은 수동적이고 능동적인 운동과 정상적인사용과 힘든 일을 할 수 있게 하는 것을 포함한다. CRPS에서 통증은 재활 진행에 장애요인이 된다.

(3) 통증 감소(Pain reduction): 통증은 CRPS에서 뚜렷하고 통증 감소는 더 효과적인 치료를 가능케 한다. 투약, 감각 또는 교감신경차단을 치료와 병행한다면 탄력성을 촉진하게 된다. 후각 자극과 척수강내 마약성 진통제 투여를 CRPS 환자에서

통증해소를 목적으로 두가지 모두 시행할 수 있다.[80)]

(4) 교감신경차단: 교감신경의 원심성 활성도는 guanethidine, bretylium, prazosin 또는 phentolamine으로 말단기관에서 차단할 수 있다.[81,82)] 교감신경절은 국소마취제로 일시적 또는 신경파괴제(neurolytics, 요추부에서)로 장기적으로 차단할 수 있다. 말초 또는 중추신경계에서 혼합신경을 차단하는 것은 국소마취제로 일시적으로 이룰 수가 있는데 이는 체성통증 감소와 교감신경차단을 할 수 있다.[83)] 혈류 변화가 일차적인 기능장애로 대두되는지 또는 국소 반사 변화에 연관된 것인지는 확실하지 않다.[84)]

(5) 정신 사회적 지원(Psychosocial Support): CRPS 환자가 우울하게 되고, 통증, 욕구불만이 있고, 장애와 고용주에게 악착 같은 소송 제기하는 것 등 드물게 있는 것은 아니다. 정신적인 지원은 치료의 일환으로 꼭 필요하다.

CRPS를 이영양성 변화를 역전시키는 것과 성공적으로 치료하기 위하여 집중적이고 헌신적이며 여러 분야의 복합적인 접근법과 환자와 충분히 의사소통이 이루어지는 것이 필요하다. 또한 법적인 산업보상과 사회보장제도의 충분한 보조가 필요하다.

(6) 예방(Prevention): 수술 중에 통증제거와 교감신경 용해(sympatholysis)는 술 후 CRPS 발생을 막을 수 있다는 증례보고가 있지만,[85)] 전향적 연구조사가 없다. 무릎관절경(knee arthroscopy), 팔목터널 유리(carpal tunnel release) 같은 CRPS를 야기할 위험이 높은 위험도가 있는 환자는 guanethidine 또는 bretylium을 말초 교감신경 용해가 될 수 있게 포함해서 정맥주입 부위마취로 시행해야 한다는 것은 합리적이고 합당한 것 같다. 그러나 이 가설도 확실하지는 않다.

(7) 반사성 정형외과 이영양증(Reflex Orthopedic Dystrophy): 교감신경과 무관한 통증이 있는 경우가 있다. 일반적인 상태를 나타내면 이는 말초감각신경 손상으로 초래된다. 가장 흔한 경우는 관절경 후의 무릎[86)]과 팔목터널 유리 후의 경우이다. 첫번째 형태는 예상한 것보다 심한 잔여통증과 장애가 더 심한 경우에 보는 임상

적인 소견이다. 비록 무릎이 CRPS 소견들을 보여도 교감신경계 장애는 국한되어 있다. 또한 일반적인 교감신경차단이 어떤 통증도 해소시키지 못하고 물리치료도 받지 못하게 한다. 그러나 관절경에 의하여 손상된 복재신경의 슬개골하 분지 (infrapatellar branch)에 주입하는 것은 진단적 가치가 있다. 만일 무릎이 따뜻하고, 건조하고, 편안하다면 반흔과 신경에 다시 국소마취제와 depot corticosteroid를 주사할 수 있다. 주사는 몇 번에 걸쳐 재주사해야 하고 신경종을 치료해야 한다. 이런 상태에 대한 빈도는 CRPS 빈도와 신경손상이 5%정도 이다.[87)]

상지에서 손이 CRPS 양상을 보이나 교감신경 조작에 반응하지 않는다. 다시 정중신경 (또는 척골신경, 가능하면)의 피부 신경분지에 투여하면 온도와 통증이 감소되고 치료가 가능해진다. Depot corticosteroid를 신경종이 발생되는 부위에 주사하는 것이 필요하다. 요골신경도 손목 골절에서 위험하다. 다시 한번 강조되어야 할 것은 확진과 확인된 적절한 조사가 없는 임상적인 진단이라는 것이다.

10) 환지통(Phantom Pain)

사지가 없는 상태에서 통증이 경험되며 중추에서 기인된 것으로 생각되며,[88,89)] 빈도는 80%이상이다.[90)] 60가지 이상의 임상적인 치료방법이 있음에도 불구하고 효과적인 치료법이 없다.[91)] 임상적인 진단과 관련된 연구는 Sherman 등[90,91)]에 의하여 확실히 규명되었다. 첫번째는 통증클리닉에서 각 치료법의 성공률과 사용된 방법들에 대한 의문이다. 조사된 통증클리닉에서 방법에 따른 성공률은 26~73%이다. 보존적 치료가 수술적 치료에 비해서 더 효과적이다. 이는 62%의 평균 성공률과 52%에서 통증이 감소되었다고 한다. 통증클리닉에서 사용된 같은 방법을 치료받은 환자의 결과 조사에서 절단환자들은 단지 0.4%에서 완치되었고 0.7%가 큰 영구적 변화를 가져왔다. 통합해서 8.4%가 실제로 도움이 되었다고 하였다.[92)]

그러나 전향적인 시도로 경막외 진통을 절단 3일전, 절단 중, 절단 후에 3일 동안 시행하는 것이 적어도 일년 이상 환지통의 발생을 억제한다.[93)]이는 장려할만한 보고이며 만성 또는 신경병성 통증은 급성통증을 적절하게 조절함으로써 예방할 수 있다는 것을 제시한다. 절단환자가 잘려진 사지의 통증을 호소할 때 그 원인이 반흔통증, 환지통, 신경통증, 또는 다른 신경병변성 통증 (예; 신경근 또는 신경자극통)인지를 결정하는 것이 중요하다. 또한 절단의 이유가 혈관성, 신경성, 또는 종양 상태에 따른 것인지 결정하는 것도 중요하다.

다른 방법으로 TENS와 척수 후각자극법과 같은 것이 환지통을 관리하는데 도움이 된다. 그러나 이런 종류의 신경병적 통증의 변형에서 특별한 치료가 없다는 것과 일반적인 재활원칙을 사용해야 한다는 것을 고려해야 한다.

요약하면, 몇가지 명확한 범주의 통증이 단독으로 또는 복합적으로 나타날 수 있다는 것이 점차 확실해지고 있다. 병태생리에 의해서 규명되고 자료도 병태생리에 따라 이루어지게 된다. 이런 관점에서 통증관리를 요리책과 같이 접근하여서는 안된다. 근골학적인 마취관리는 급성 그리고 만성 근골격계 통증의 진단과 치료에 있어서 더 많은 것을 제공하지만, 여러 분야의 복합된 환경에서 더 적절한 결과를 얻어야 한다.

참고문헌

1. Bonica JJ(ed):The Management of Pain. 2nd Ed. Lea & Febiger, Philadelphia, 1990.
2. Raj PP(ed): Practical Management of Pain. 2nd Ed. Mosby-Year Book, St. Louis, 1992
3. Internaational Association for the study of Pain, Committee on Taxonomy. Pain (suoppl. 3): S1, 1986.
4. Chapman CR:The concept of measurement:coexisting theoretical perspectives. p. 1. In Chapman CR, Loeser JD(eds) : Advances in Pain Research and Therapy. Vol 12. Issues in Pain Measurement. Raven Press, New Yor, 1989.
5. Lasagna L:Clinical analgesic research :a historical perspective. p. 1. In Max MB, Portenoy RK, Laska EM(eds) : Advances in Pain Research and Therapy, Vol. 18. The Design of Analgesic Clinical Trials. Raven Press, New York, 1991.
6. Gracely RH: Experimental pain mo. p. 33. In Max MB, Portenoy RK, Laska EM(eds): Advances in Pain Research Therapy. Vol. 18. The Design of Analgesic Clinical Trials. Raven Press, New York, 1991.
7. Peck CL:Psychological factors in chronic pain management. p. 251. In Cousins MJ, Phillips GD(eds): Acute Pain Management. Churchill Livingstone, New York, 1986.
8. American Psychiatric Association. Diagnostic and Statistical Manual of Mental Disorders. 3rd Ed., Revised. American Psychiatric Association, Washington, DC, 1987.
9. Wilson PR:Taxonomy again?(editorial) Clin J Pain 7: 171, 1991.
10. Wilson PR, Lamer TJ: Pain mechanisms: anatomy and physiology. p. 65. In Raj PP(ed): Practical Management of Pain. Mosby-Year Book, St. Louis, 1992.
11. Yaksh TL: Neurologic mechanisms of pain. p. 791. In Cousins MJ, Bridenbaugh PO(eds): Neural Blockade. 2nd Ed. JB Lippincott, Philadelphia, 1987.
12. Yaksh TL:Pain receptor pharmacology for the clinicina. American Society for Regional Anesthesia 1992 Annual Meeting Abstract. p. 255
13. U.S. Department of Health and Human Services, Public Health Service, Agency for Health Care Policy and Research:Acute Pain Management: Operative or Medical Procedures and Trauma. Clinical Practice Guideline, February 1992.
14. Foley KM, Bonica JJ, Ventafridda V(eds): Advances in Pain Research and Therapy. Vol. 16. Second International Congress on Cancer Pain. Raven Press, New York, 1990.
15. Pain and central nervous system disease. In Casey KL(ed): The Central Pain Syndromes. Reven Press, New York, 1991.
16. Levitt M: The theory of chronic deafferentiation dysesthesias. J Neurol Sci 43: 71, 1990.
17. Yaksh TL, Yamamoto T: Studies on the pharmacology of spinal systems underlying anomalous pain states. p.197. In Nashold B, Ovelmen-Levitt(eds): Advances in Pain Research and Therapy. Vol. 19. Deafferentiation PainSyndrome: Pathophysiology and Treatment. Raven Press, New York,

1991.
18. Devor M, Govrin-Lippmann R, Raber P: Corticosteroids reduce neuroma hyperexcitability. p. 451. In Fields HL, Dubner R, Cervero F(eds) : Advances in Pain Research and Therapy. Vol. 9. Proceedings of the Fourth World Congress on Pain. Raven Press, New York, 1985.
19. Large R, Butle M, James F, Peters J: A systems model of chronic musculoskeletal pain. Aust NZ J Psychiatry 1990; 24: 529.
20. Covington EC: Depression and chronic fatigue in the patient with chronic pain. Prim Care 1991; 18: 341.
21. Dworkin SF, Von Korff M, LeResche L: Multiple pains and psychiatric disturbance. Arch Gen Psychiatry 1990; 47: 239.
22. Turk DC: Customizing treatment for chronic pain patients:who, what, and why. Clin J Pain 1990; 6: 255.
23. Hadler NM:Industrial rheumatology. The Australian and New Zealand experiences with arm pain and backache in the workplace. Med J Aust 1986; 144: 191.
24. Miller MH, Topliss DJ : Chronic upper limb pain syndrome(repetitive strain injury) in the Australian workforce :a systematic cross-sectional rheumatological study of 229 patients. J Rheumatol 1988; 15: 1705.
25. Modlin HC: Compensation neurosis. Bull Am Acad Psychiatry Law 14: 263, 1986
26. Wiesel SW: Compensation neck pain. p. 823. In The Cervical Spine Research Society Editorial Committee: The Cervical Spinw. JB Lippincott, Philadelphia, 1989.
27. Rein H : Thermography : medical and legal implications. Leg Med p. 95. 1986.
28. Parsons GE, Robinson WT III : Preparation and presentation of medical evidence. p. 947. In Raj PP (ed): Practical Management of Pain. 2nd Ed. Mosby-Year Book, St. Louis, 1992.
29. Boas R, Cousins MJ: Kiagnostic blockade. p. 885. In Cousins MJ, Bridenbaugh PO(eds) : Neural Blockade. 2nd Ed. JB Lippincott, Philadelphia, 1984.
30. MacMillan J, Schaffer JL, Kambin P: Routes and incidence of communication of lumbar discs with surrounding neural structures : Spine 1991; 16: 167.
31. Kay J, Raff H, Findling JW: Epidural triamcinolone causes prolonged and severe suppression of the pituitary-adrenal axis. Anesthesiology 1991; 75(3A): A694.
32. Wiesel SW, Tsourmas N, Feffer HL et al. : A study of computer-assisted tomography. I. The incidence of positive CAT scans in an asymptomatic group of patients. Spine 1984; 9: 549.
33. Miller GM, Forbes GS, Onofrio BM : Magnetic imaging of the spine. Mayo Clin Proc 1989; 64: 986.
34. Gore DR, Sepic SB, Gardner GM: Roentgenographic findings of the cervical spine in asymptomatic people. Spine 1986; 11: 521.
35. Thompson JM : Tension myalgia as a diagnosis at the Mayo Clinic and its relationship to fibrositis, fibromyalgia, and myofascial pain syndrome. Mayo Clin Proc 1990; 65: 1237.
36. Yunus MB, Masi AT, Aldag JC : Preliminary criteria for primary fibromyalgia syndrome (PFS): multivariate analysis of a consecutive series of PFS, orther pain patients, and normal subjects. Clin Exp Rheumatol 1989; 7: 63.
37. Bennett RM : Myofascial pain syndromes and the fibromyalgia syndrome : a comparative analysis. p. 43. In Fricton JR, Awad EA(eds) : Advances in Pain Research and Therapy. Vol. 17. Myofascial Pain and Fibromyalgia. Raven Press. New York, 1990.

38. Travelll JG, Simon DG(eds) : Myofascial Pain and Dysfunction, The Trigger Point Manual. Vols. I & 2. Williams & Wilkins, Baltimore, 1983 and 1992.
39. Hadler NM(ed) : Clinical Concepts in Regional Muscoloskeletal Illness. Grune & Stratton, Orlando, FL, 1987.
40. Holmes GP, Kaplan JE, Gantz NM et al : Chronic fatigue syndrome: a working case definition. Ann Intern Med 1988; 108: 387.
41. Goldenberg DL, Simms RW, Geiger A, Komaroff AL : High frequency of fibromyalgia inpatients with chronic fatigue seen in a primary care practice. Arthritis Rheum 1990; 33: 381.
42. Fricton JR:Management of myofascial pain syndrome : p. 325. In Friction JR,Awad EA (eds): Advances in Pain Research and Therapy. Vol. 17. Myofascial Pain and Fibromyalgia. Raven Press, New York, 1990.
43. Frymoyer JW, Ducker TB, Hadler NM et al : The future of spinal treatment. p. 43. In Frymoyer JW(ed) : The Adult Spine. Vol. 1. Raven Press, New York, 1991.
44. Mooney V : Differential diagnosis of low back disorders : principles of classification. p. 1551. In Frymoyer JW(ed) : The Adult Spine. Vol. 2. Raven Press. New York, 1991.
45. Reesor KA, Craig KD: Medically incongruent chronic back pain : physical limitations, suffering, and ineffective coping. Pain 1988; 32 : 35.
46. Hadler NM : Backahe and humanism. p. 55. In Frymoyer JW(ed): The Adult Spine. Vol. I. Raven Press, New York, 1991.
47. Mooney V : Injection:role in pain definition. p.527. In Frymoyer JW(ed) : The Adult Spine. Vol. 1. Raven Press, New York, 1991.
48. El-Khoury TY, Ehara S, Weinstein JN, Montgomery WJ et al : Epidural steroid injection : a procedure ideally performed with fluoroscopic control. Radiology 1988; 168: 554.
49. Walsh TR, Weinstein JN, Spratt KF et al: Lumbar discography in normal subjects. A controlled, prospective study. J Bone Joint Surg 1990; 72A: 1081.
50. Weinstein J, Claverie W, Gibson S : The pain of discography. Spine 1988; 13: 1344.
51. Xavier AV, McDanal J, Kissin I : Relief of sciatic radicular pain by sciatic nerve block. Anesth Analg 1988; 67: 1177.
52. Abram SE : Pain mechanisms in lumbar radiculopathy (editorial). Anesth Analg 1988; 67: 1135.
53. Collee G, Dijkmans BAC, Vandenbroucke JP, Cats A: Iliac crest pain syndrome in low back pain. A double blind, randomized study of local injection therapy. J Rheumatol 1991; 18: 1060.
54. Wilkinson HA : Intrathecal Depo-Medrol: a literature review. Clin J Pain 1992; 8: 49.
55. Johnson A, Ryan MD, Roche J: Depo-Medrol and myelographic arachnoiditis. Med J Aust 1991; 155: 18.
56. Benzon HT : Epidural steroid injections for low back pain and lumbosacral radiculopathy. Pain 1986; 24: 277.
57. Jackson RP, Jacobs RR, Montesano PX : Facet joint injection in low-back pain. A prospective statistical study. Spine 1988; 13: 966.
58. Silvers HR : Lumbar percutaneous facet rhizotomy. Spine 1990; 15: 36.
59. Executive Committee, North American Spine Society : Position statement on discography. Spine 1988; 13: 1343.
60. Nachemson A : Lumbar discography where are we today? Spine 1989; 14: 555.
61. Deyo RA, Walsh NE, Martin DC et al : A controlled trial of transcutaneous electrical nerve

stimulation(TENS) and exercise for chronic low back pain. N Engl J Med 1990; 32: 1627.
62. Kirkaldy-Willis WH : A comprehensive outline of treatment. p. 247. In Kirkaldy- Willis WH(ed) : Managing Low Back Pain. 2nd Ed. Churchill Livingstone, New York, 1983.
63. Collee G, Dijkmans BAC, Vandenbroucke JP, Cats A: Greater trochanteric pain syndrome(trochanteric bursitis) in low back pain. Scand J Rheumatol 1991; 20: 262.
64. Lauerman WC, Bradford DS, Transfeldt EE. Ogilvie JW: Management of pseudarthrosis after arthrodesis of the spine for idiopathic scoliosis. J Bone Joint Surg 1991; 73A: 222.
65. The Cervical Spine Reserarch Society, Editorial Committee: The Cervical Spine. 2nd Ed. JB Lippincott, Philadelphia, 1989.
66. Roberts WA, Garfin SR, White AA: An algorithm for the diagnosis of neck pain. p. 611. In The Cervical Spine Reserach Society, Editorial Committee: The Cervical Spine. 2nd Ed. JB Lippincott, Philadelphia, 1989.
67. Hadler N, Acker JJ: Neck pain. p. 83. In Hadler N(ed) : Medical Management of the Regional Musculoskeletal Diseases. Grune & Statton, Orlando, FL, 1984.
68. Dwyer A, April C, Bogdule N: Cervical zygapophyseal joint pair patterns. I: a study in normal volunteers. Spine 1990; 15: 453.
69. Ullrich CG: Magnetic resonance imaging of the cervical spine and spinal cord. p. 157. In The Cervical Spine Research Society, Editorial Committee: The Cervical Spine. 2nd Ed. JB Lippincott, Philadelphia, 1989.
70. Gore DR, Sepic SB, Gardner GM, Murray MP : Neck pain: a long-term follow- up of 205 patients. Spine 1987; 12: 1.
71. Wilson PR: Chroni neck pain and cervicogenic headache. Clin J Pain 1991; 7: 5.
72. Wedel DJ, Wilson PR: Cervical facet arthrography. Reg Anesth 1985; 10: 7.
73. Warfield CA, Biber MP, Crews DA, Dwarkanath GA: Epidural steroid injectioon as a treatment for cervical rediculitis. Clin J Pain 1988; 4: 201.
74. Jänig W: Experimental approach to reflex sympathetic dystrophy and related syndromes. Pain 1991; 46L: 241.
75. Wilson PR:Sympathetically maintained pain:diagnosis, measurement, and efficacy of treatment. p. 91. In Stanton-Hicks M(ed) : Pain and the Sympathetic Nervous System. Kluwer Academic Publishers, Boston, 1990.
76. Low PA, Caskey PE, Tuck RR, Fealey RD et al: Quantitative sudomotor axon reflex in normal and neuropathic subjects. Ann Neurol 1983; 14: 573.
77. Kozin F, Soin JS, Ryan LM et al: Bone scintigraphy in the reflex sympathetic dystrophy syndrome. Radiology 1981; 138: 443.
78. Gibbons JJ, Wilson PR:"RSD score": criteria for the diagnosis of reflex sympathetic dystrophy and causalgia. Clin J Pain(in press)
79. Amadio PC: Pain dysfunction syndromes, J Bone Joint Surg 1988; 70A: 944.
80. Barolat G, Schwartzmann R, Woo R: Epidural spinal cord stimulation in the management of reflex sympathetic dystrophy. Appl Neurolphysiol 1987; 50: 442.
81. Bonelli S, Conoscenti F, Movilia PG et al: Regional intravenous guanethidine vs. stellate ganglion block in reflex sympathetic dystrophies: a randomized trial. Pain 1983; 16: 297.
82. Raja SN, Treede R, Davis KD, Campbell JN: Sympathetic alpha-adrenergic blockade with kphentolamine:a diagnostic test for sympathetically maintained pain Anesthesiology 1991; 74: 691.

83. Gibbons JJ, Wilson PR, Lamer TJ, Elliott BA: Interscalene blocks for chronic upper extremity pain. Clin J Pain(in press)
84. Wakisaka S, Kajander KC, Bennett GJ : Abnormal skin temperature and abnormal sympathetic vasomotor innervation in an experimental painful peripheral neuropathy. Pain 1991; 46: 299.
85. Hobelman CF Jr, Dellon AL: Use of prolonged sympathetic blockade as an adjunct to surgery in the patient with sympathetic maintained pain. Microsurgery 1989; 10: 151.
86. Poehling GG, Pollock FE Jr, Koman LA: Reflex sympathetic dystrophy of the knee after sensory nerve injury. Arthroscopy : J Arthroscopic Related Surg 1988; 4: 31.
87. Committee on Complications of Arthroscopy Association of North America: Complications of arthroscopy and arthroscopic surgery: results of a national survey. Arthroscopy:J Arthroscopy Related Surg 1985; 1: 214.
88. Melzack R:Phantom limbs. Sci Am 1992; 266: 120.
89. Iacono RP, Linford J, Sadyk R: Pain managemetn after lower extremity amputation. Neurosurgery 1987; 20: 496.
90. Sherman RA, Sherman CJ, Parker L: Chronic phantom and stump pain among American veterans: results of a survey. Pain 1984; 18: 83.
91. Sherman RA, Sherman CJ, Gall NG: A survey of current phantom limb pain treatments in the United States. Pain 1980; 8: 85.
92. Sherman RA, Ernst JL, Barja RH, Bruno GM : Phantom pain: a lesson in the necessity for careful clinical research on chronic pain problems. J Rehab Res Dev 1988; 25: 7.
93. Bach S, Noreng MF, Tjellden NU: Phantom limb pain in amputees during the first 12months following limb amputation after preoperative lumbar epidural blockade. Pain 1988; 33: 297.

찾아보기